二十一世纪中医学教材系列

中医
肿瘤防治学

曹勇 主编

暨南大学出版社
JINAN UNIVERSITY PRESS

中国·广州

图书在版编目（CIP）数据

中医肿瘤防治学/曹勇主编. —广州：暨南大学出版社，2024.6
二十一世纪中医学教材系列
ISBN 978 - 7 - 5668 - 3895 - 7

Ⅰ.①中… Ⅱ.①曹… Ⅲ.①肿瘤—中医治疗法—高等学校—教材 Ⅳ.①R273

中国国家版本馆 CIP 数据核字（2024）第 069533 号

中医肿瘤防治学

ZHONGYI ZHONGLIU FANGZHIXUE

主　编：曹　勇

....

出 版 人：阳　翼
策划编辑：杜小陆
责任编辑：康　蕊
责任校对：曾小利　王雪琳　许碧雅　黄晓佳　何江琳
责任印制：周一丹　郑玉婷

出版发行：暨南大学出版社（511434）
电　　话：总编室（8620）31105261
　　　　　营销部（8620）37331682　37331689
传　　真：（8620）31105289（办公室）　37331684（营销部）
网　　址：http：//www.jnupress.com
排　　版：广州良弓广告有限公司
印　　刷：佛山市浩文彩色印刷有限公司
开　　本：889mm×1194mm　1/16
印　　张：30.5
字　　数：880 千
版　　次：2024 年 6 月第 1 版
印　　次：2024 年 6 月第 1 次
定　　价：99.80 元

编写说明

《中医肿瘤防治学》是我们在中医肿瘤防治学讲义的基础上补充完善修订而成的，为了传播和弘扬中医文化，我们从 2003 年开始在暨南大学中医系（现为中医学院）开设中医肿瘤防治学选修课，选课人数逐年增多，同学们对中医防治肿瘤非常感兴趣。并且，我们通过三十几年的临床实践，证明了中医在肿瘤治疗中的临床疗效和作用。中医药与现代医学放化疗、靶向治疗、内分泌药物治疗以及免疫治疗联合应用有减毒和协同增效作用，可减轻毒副作用，增强疗效；也能促进肿瘤康复，尤其在肿瘤术后、放化疗后防止肿瘤复发和转移方面具有确切的临床效果；对于晚期肿瘤患者，中医药可以改善其临床症状，提高生活质量，稳定病灶，使其长期带瘤生存，做到人瘤共存、延长生存期。中医药在肿瘤中西医结合综合治疗中凸显优势和特色，也被广大肿瘤患者接受。随着党和政府对中医的重视以及相关政策的加强及措施的落实，中医药在肿瘤中的疗效和优势更加突显。

《中医肿瘤防治学》全书分为上、中、下三篇，上篇为中医肿瘤防治基础，上篇全面阐述了中医肿瘤防治学的概念、中医防治肿瘤的优势、中医肿瘤防治学的形成与发展、肿瘤的中医病名与分类、中医肿瘤病因病机、肿瘤的诊断与辨证、中医肿瘤治疗原则和治疗方法、中医肿瘤防治的思路与方法、中医对肿瘤的预防、中医肿瘤防治的用药特点、肿瘤常见并发症的中医治疗与预防、中医防治肿瘤的疗效评价。中篇选择了临床常见头颈部、胸部、消化系统、妇科、泌尿系统、造血及淋巴系统、骨与软组织、皮肤肿瘤等，并阐述了每个肿瘤的病因病机、诊断与鉴别诊断、辨证治疗、辨病治疗、对症治疗、后遗症治疗、食物疗法，转归预后，临证备要等。下篇介绍了肿瘤防治常用中药及中成药。该教材适用于普通高等教育中医类和中西医结合类专业学生的专业选修教材，也可作为中医肿瘤或中西医结合肿瘤临床医师的参考书。

本书的上篇第一章至第六章由曹勇编写，第七章第一节由安云编写，第七章第二节至第七节及第八章由汤晓娟编写，第九章、第十章由宋璟编写。中篇第十一章第一节、第二节由苏广编写，第十一章第三节、第十二章第三节由黄远良编写，第十一章第四节由郭宏编写，第十一章第五节、第六节由曾秀娣编写，第十二章第一节、第十五章第三节由许林利编写，第十二章第二节及第十三章第一节、第四节由李亮编写，第十三章第二节、第六节及第十五章第二节由孟金成编写，第十三章第三节、第五节由钟安朴编写，第十四章第一节、第二节由张丽霞编写，第十四章第三节由方灿途编写，第十五章第一节由王铁军编写，第十六章由周丽婷编写，第十七章第一节、第二节由夏清华编写，第十七章第三节、第十八章由张树涌编写。下篇第十九章由汤晓娟、郭宏编写，第二十章由汤晓娟、郭宏编写。

曹　勇

二〇二四年四月

目　录

中篇 中医肿瘤临床证治

下篇　肿瘤防治常用中药及中成药

上篇

中医肿瘤防治基础

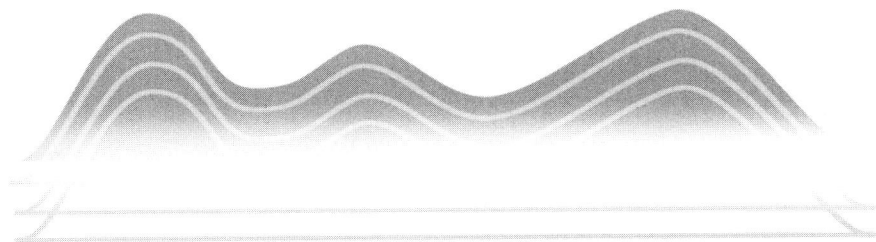

第一章　绪论

第一节　中医肿瘤防治学的概念与研究范围

一、中医肿瘤防治学的概念

中医肿瘤防治学是在中医理论指导下研究肿瘤的预防和治疗的一门学科，是中医学的重要内容。

二、中医肿瘤防治学的研究范围

其研究范围包括中医防治肿瘤的优势，肿瘤的中医病因与病机，中医四诊与肿瘤的中医诊断，肿瘤的辨证与治疗，中医肿瘤防治的思路与方法，癌前疾病和癌前病变的中医防治，肿瘤术后复发或转移的中医预防，以及肿瘤放化疗、靶向治疗、内分泌治疗、免疫治疗毒副反应的中医防治。肿瘤常见并发症的中医治疗与预防，运动、起居以及饮食与肿瘤的预防，中医肿瘤防治的用药特点，中医防治肿瘤的疗效评价等。

三、中医对肿瘤的预防

在肿瘤的预防方面，根据肿瘤形成的中医病因采取相应的措施，如饮食不节、情志不舒、正气不足、外邪侵袭，或毒邪积聚等致癌因素，采用饮食调理，或改善饮食结构的方法，合理搭配具有防癌抗癌作用的食物，可以减少或预防肿瘤的发生；通过调理情绪，保持良好的心态，正如《黄帝内经》所说，"恬淡虚无，真气从之，精神内守，病安从来"；通过中医药的调理，增强体质，扶正祛邪，或避免接触有毒之邪，防止毒邪对人体的侵袭，从而减少癌瘤的发生。并且不论是癌前疾病还是癌前病变，采用中医药治疗，都可有效减少或防止癌症的形成。

四、中医对肿瘤的治疗

在肿瘤的治疗方面，中医采用辨证论治，并且不论是肿瘤的早期、中期，还是晚期，肿瘤在不同阶段的现代医学治疗时均可以配合中医治疗。失去现代医学治疗机会的晚期肿瘤患者，或处在肿瘤康复期的患者都可以采用中医药的治疗，中医药对肿瘤的治疗贯穿于肿瘤治疗的全过程。

在肿瘤早期，西医多以手术为主，也可放化疗、靶向治疗。手术可以根治肿瘤，但肿瘤在术后、放化疗后或靶向治疗后，都可能复发或转移，因此，早期肿瘤术后可以采用中药治疗，一方面，减少术后并发症，如手术后的术口不适或疼痛，可用活血化瘀或行气活血中药；乳腺癌淋巴清扫术后，会引起上肢淋巴管的损伤淋巴回流受阻出现上肢水肿，可用活血通络、利水消肿中药以减轻水肿。另一方面，术后中药治疗可以促进康复，恢复健康，重要的是可以防止肿瘤复发转移。

在肿瘤中期，西医多采用手术、放化疗、靶向治疗、内分泌治疗、免疫治疗等综合治疗，因此本阶段配合中药治疗可以减轻因放化疗、靶向治疗、内分泌治疗、免疫治疗出现的毒副反应，如放疗引起的口干、皮肤损伤，可用清热解毒、益气生津中药；化疗引起的骨髓抑制白细胞、红细胞减少，可用补肾填精、健脾生血中药；靶向治疗引起的皮疹、口腔溃疡、甲沟炎，可用滋阴清热、凉血解毒中药。另外，在肿瘤中期综合治疗阶段，配合中药还可协同增效，提高对肿瘤的治疗效果。

在肿瘤的晚期，大多数肿瘤患者失去了手术、放化疗的治疗机会，此阶段用中药治疗可以改善肿瘤患者临床症状，如疲倦乏力、食少纳差，可用健脾益气、消食导滞中药；失眠、多梦、心悸，可用养心安神中药；肢体关节疼痛，可用活血化瘀、通络止痛中药；水肿可用利水消肿、温阳利水中药等。通过改善临床症状，以提高患者生存质量，并且可以延长患者生存期。

总之，中医对肿瘤的防治，贯穿于肿瘤预防和治疗的始终，与现代肿瘤病学的三级预防思想基本一致。

五、肿瘤的三级预防

现代肿瘤学的三级预防，一级预防是指采取有效措施，减少或消除各种致癌因素对人体产生的致癌作用，治疗癌前病变，降低癌症的发生率；二级预防是指利用普查和早期诊断的方法，发现早期癌症患者，对其进行早期治疗，即三早（早期发现、早期诊断、早期治疗），可取得较好疗效；三级预防是指在治疗癌症患者时，预防和减少复发、转移，防止并发症和后遗症，提高其生存率和生活质量。

世界卫生组织在1981年就明确提出：三分之一的癌症是可以预防的，三分之一的癌症如能早期发现、早期诊断是可以治愈的，另三分之一的癌症患者不能治愈，但经过治疗可以减轻痛苦、延长生命。肿瘤"可防可治"，肿瘤防治要贯彻预防为主的方针，医学界尤其要重视中医的"治未病"思想，做好一级预防，控制主要致癌因素，提高早期发现、早期诊断、早期治疗的水平，把治疗、预防、康复结合起来，结合中医药综合提高我国肿瘤的防治水平，为确保人民群众身体健康做出应有贡献。

第二节　中医防治肿瘤的优势

一、肿瘤的中医预防优势

中医对肿瘤的发生和发展有独特的认识和见解，现代中医在分析肿瘤病因的基础上使用中医药治疗干预高危人群，可降低此类人群的肿瘤发病率，从而有效预防肿瘤的发生。

中医不但可以预防肿瘤的形成和发生，还可预防肿瘤的发展和进一步加重。肿瘤的发病是一个漫长的过程，对于许多致癌因素的长期影响，可通过中医药进行预防和阻断，防止肿瘤的形成。把临床已发展形成的肿瘤变成"慢性病"，让肿瘤的发展速度减慢，让肿瘤像糖尿病、高血压一样得到控制，甚至让患者与肿瘤和平共处，让患者带瘤生存。大量的临床表明：中医药有稳定肿瘤病灶、控制病情、防止肿瘤进一步发展的作用。

并且，肿瘤的形成与癌前疾病和癌前病变关系密切，中医药对诸如萎缩性胃炎、胃溃疡、肺结节、乳腺增生、慢性乙型病毒性肝炎、甲状腺结节等有较好的临床效果，可以有效预防肿瘤的发生。

二、中医在肿瘤综合治疗中的优势

目前，肿瘤治疗已经逐渐进入了多学科综合治疗的时代，单一的治疗方法将被摒弃。中医药不仅是肿瘤综合治疗的重要组成部分，并且能与各种西医治疗手段有机结合起来，参与肿瘤治疗的全过程。我国围绕西医治疗模式形成了中医综合治疗肿瘤的模式，中医药治疗肿瘤各阶段的优势在于：

1. 以人为本，带瘤生存

中医认为肿瘤的发病是由于机体的正气不足，邪毒留聚而成，而正气不足是发病的根本原因。"壮人无积，虚人则有之。"而疾病的最终转归亦由正邪之间的交争结果而决定。所以中医治疗肿瘤，特别重视患者的正气与病邪之间的关系。在疾病的早期，患者邪气盛，正气未衰，治疗常以祛邪为主；在疾病的中期，患者正邪交争较甚，多以扶正与祛邪并用，遵循攻补兼施的原则；在疾病的晚期，患者正气多以虚衰较甚，癌毒虽仍亢盛，但机体不胜攻伐，治疗以扶助正气为主。现代医学对于治疗恶性肿瘤的疗效评价，多注重瘤体的缩小与生存时间的延长，特别是瘤体的缩小。而中药对肿瘤的细胞毒作用治疗方面较弱，对于大多数经中医药治疗的恶性肿瘤患者，瘤体的缩小可能并不明显，但中医药对于治疗恶性肿瘤的疗效更多是体现在对临床症状的改善和患者生活质量的提高，因此尽管能达到 CR＋PR 的患者较少，但往往可维持较好的生存质量，很多患者经过治疗后能够达到"带瘤生存"状态，总的生存期延长，这常常是中医药取得较好疗效的表现，也体现了中医治疗肿瘤"以人为本"的优势与特色。

中医药治癌是继手术、放化疗后的重要措施，也是晚期癌症的治疗手段，中医药在肿瘤治疗中的应用日益广泛，其可稳定瘤体，增强患者体质，使患者达到"带瘤生存"状态，提高患者对治疗的耐受性，使患者顺利接受各种治疗。减轻放化疗的毒副作用，减少术后复发转移，延长生存期，改善晚期患者症状，提高患者生存质量，成为中医治疗肿瘤的重要优势。

2. 肿瘤术后中医的治疗优势

手术切除是针对肿瘤重要的治疗手段，也是有效的治疗方法，可以实现根治。手术作为一种创伤性治疗，在切除局部肿瘤病灶的同时，耗伤气血，打破了机体"阴平阳秘"的平衡状态，使阴阳失衡。肿瘤患者术后多表现为"正气亏虚"，正气亏虚不仅不利于患者体能状态的恢复，更是导致肿瘤的复发和转移的根源所在。中医药在治疗肿瘤术后的患者时应掌握攻补法度，以扶正培本为大原则，根据术后患者气虚、气滞的病机，治疗以"补气""行气"为主，促进机体的恢复，减少术后并发症，调节机体内环境，如降低腹部肿瘤术后肠梗阻的发生率。由于肿瘤是全身性疾病的局部表现，手术切除的仅仅是局部的病灶，对于隐匿病灶毫无作用，隐匿病灶在机体内能否被控制，也取决于正气与邪气斗争的结果。正气强于邪气，则邪气被压制，癌毒得以被束缚而不肆虐，病情稳定，促进术后机体的康复。术后还可根据不同阶段以及中西医治法特点确定治疗方案。中医药毒副作用较小，对人体伤害较小，更有利于术后患者身体的恢复。中医力求改善人体的内部机体环境，治疗多部位、多靶点，有效防止肿瘤术后复发及转移。

3. 肿瘤放化疗期间中医的解毒增效优势

放化疗目前仍然是现代医学治疗肿瘤最常用的手段，放化疗在根除肿瘤的同时可能会给患者带来后续功能障碍，从而出现一些症状和体征。因此，放疗和化疗后大部分患者都会出现严重的毒副反应。中药对于改善肿瘤放化疗引起的各种症状具有显著效果，患者在服用中药后其临床症状会得到明显改善甚至完全消除。这就是中医药对于肿瘤放化疗的减毒增效优势。

（1）中医药对放疗的减毒增效优势。

放疗是治疗恶性肿瘤的有效手段之一，但毒副作用较大，放疗患者常有局部的放射性炎症，放疗会给患者带来巨大的痛苦。比如头颈部肿瘤患者放疗后常患有口腔炎，出现口干、咽痛等不适，现代医学缺乏有效治疗，中医认为放射线是一种热毒火邪，容易伤阴耗气，损伤气血及脏腑功能，表现出热毒壅盛、气血损伤、津液不足、肝肾亏虚和脾胃虚弱等证候。放疗初期为温毒热邪耗气伤阴，放疗后期正气受损，气血两虚。中医治疗以益气养阴、清热解毒为主，以减少放射性炎症的发生。一是使患者顺利完成放疗，减轻放疗的不良反应（如放射炎症、骨髓抑制、免疫低下和胃肠系统症状等）；二是提高疗效，减轻肿瘤引起的症状，改善患者的生活质量。临床上加用养阴清热解毒的中药后能明显减少这些毒副作用，患者常觉得放疗毒副作用明显减少，可增加机体免疫功能、增加肿瘤细胞对放疗的敏感性，并能改善患者的生活质量，可以顺利完成放疗，同时还可增加放疗的敏感度，提高放疗的疗效。

（2）中医药对化疗的减毒增效优势。

化疗是目前现代医学治疗恶性肿瘤的重要方法，但是由于化疗存在着较多的毒副作用，如骨髓抑制、胃肠道反应、心肝肾肺功能损伤，以及周围神经毒性、脱发等对脏器功能的损害，给患者带来了巨大的痛苦，也严重限制了它们在临床上的使用。中医认为化疗为"药毒"侵害机体，加重机体"虚""毒""瘀"，一方面导致脾气亏虚，胃失和降，胃气上逆，出现纳差、恶心和呕吐等症状；另一方面致肾气亏虚，不能化血生髓，可出现骨髓抑制，同时伴神疲乏力等症状。现代医学针对其毒副反应，目前主要采用集落刺激因子等进行防治，但存在着价格昂贵、作用不稳定等缺陷，临床使用受到一定限制。而中医学将骨髓抑制归纳于虚证的范畴，采用健脾补肾，益气养血的方法，常常取得良好的疗效。又如消化道反应，是大多数化疗患者觉得最痛苦的一关，而中医认为此乃胃气不降、气逆于上所致，常常在化疗期间采用健脾和胃、降逆止呕的方法，患者明显感觉到消化道不良反应减轻。

化疗期间配合中医药治疗，一方面使患者顺利完成化疗，减轻化疗的不良反应（如恶心呕吐、神疲乏力、白细胞减少等）；另一方面可以提高临床疗效，减轻肿瘤引起的症状，改善患者的生活质量。

4. 肿瘤靶向治疗期间中医治疗优势

近年来，随着分子生物学的发展，对癌症的治疗已能针对其特异分子或信号转导通路进行靶向治疗，通过抑制细胞内转导通路或封闭细胞表面受体而达到抑制肿瘤的目的。靶向仍存在皮疹、甲沟炎、脱皮、瘙痒、口腔溃疡，以及腹泻或腹痛等毒副反应，严重者影响治疗效果或停药。此外，大部分靶向药物存在获得性耐药问题。中医认为，靶向治疗后患者多表现为阴虚热毒症状，因此，采用滋阴清热解毒方药可取得较好临床效果，既可减轻靶向药物的毒副反应，又可增强靶向药物的治疗效果。

三、晚期肿瘤中医治疗优势

晚期肿瘤患者，由于发现较晚，有的病灶已经发生转移，或已经出现恶病质，或年龄偏大，体力状态差，失去了有效的手术、放化疗机会，或不能承受西医的治疗手段，纯中医药治疗就成为晚期肿瘤患者的主要治疗手段，这也是我国在晚期肿瘤治疗领域的优势所在，是国际上任何一个国家都无法超越的。中医认为，晚期肿瘤患者多正气亏虚，脏腑虚弱，气血阴阳不足，痰瘀毒结，临床表现为正气亏虚为主，此时治疗以扶正补虚、适当化瘀解毒散结。有的晚期肿瘤患者由于肿瘤的并发症，或情绪不畅，心情抑郁，可以辨证用药，疏肝解郁，改善不适症状，调节情绪，稳定病情，提高生活质量，延长生存期，充分发挥中医优势。

四、肿瘤复发转移的中医治疗优势

防治肿瘤复发转移一直是肿瘤术后患者所面临的重要问题。作为我国独特的治疗方式，中医药一直发挥着西医治疗后疗效维持和巩固的作用，在一定程度上还发挥着防治肿瘤复发转移的作用。

当代医学认为，完成手术和放化疗周期后，即完成了整个治疗方案。但手术和放化疗却无法改变机体的内环境，更无法降低恶性肿瘤患者的术后复发率和转移率。预防肿瘤复发转移是肿瘤治疗的重点和难点，因此，维持治疗和巩固治疗显得尤为重要。虽然目前对于维持治疗和巩固治疗的临床价值和治疗方案并未达成统一的认识，但是由于其有可能延缓肿瘤的复发，延长患者生存期，越来越受到重视。临床研究证实，许多肿瘤术后或放化疗后，采用中医药治疗可以有效防止其复发转移。如鼻咽癌放化疗后复发转移、乳腺癌术后放化疗后的转移、肺癌术后复发转移、胃癌术后的转移、肠癌术后化疗后的转移，中医药均能有效防治，这体现了中医药在肿瘤术后复发转移的防治优势。

五、整体观与个体化治疗优势

整体观是中医相对于西医来讲在肿瘤治疗方面最显著的优势，中医疗法注重对患者全身状况的评估，而非仅仅关注肿瘤病灶局部。这是因为中医自古以来便讲求整体调节，虽然肿瘤病灶具有局部性，但是和整个身体有不可分割的联系，身体的宏观状态对病灶的影响极大，调整好身心状态对于缓解局部病灶具有积极意义。中医治疗肿瘤在重点击败病灶的基础上主张攻补兼施，最大限度地保证了治疗效果。即使是相同肿瘤类型的治疗，针对不同的个体也需要采取个性化的治疗，这也体现了局部病灶受整体影响的中医治疗理念。

中医对肿瘤的治疗除了注重整体观念，还重视辨证论治和三因（因时、因地、因人）制宜，这与现代医学对肿瘤的治疗注重个体化治疗思路基本一致，中医的辨证论治、三因制宜也体现了中医治疗肿瘤的优势。

研究发现同样的肿瘤和病理分型，因没有相同的治疗靶点，同一药物的疗效迥异；不同的肿瘤，因存在相同的治疗靶点，用相同的药物治疗，同样可收到较好疗效。中医辨证论治肿瘤时，相同的肿瘤，辨证分型不同，治疗方药不同；不同的肿瘤，辨证分型相同，可用相同的方药治疗。这种治疗方法即是中医的"同病异治""异病同治"，体现出西医个体化治疗与中医辨证论治的高度相似，也体现了中医治疗肿瘤的个体化优势。

总之，不论是在防治肿瘤的形成上，还是在肿瘤的术后、放化疗期间结合中医药治疗，以及晚期肿瘤患者或年老体虚肿瘤患者单一的中医药治疗，包括对肿瘤治疗的整体观和辨证论治、带瘤生存，都是中医防治肿瘤的明显优势所在。

第三节　中医肿瘤防治学的形成与发展

中医对肿瘤的防治，是人类在同肿瘤疾病的漫长斗争中，不断总结经验，不断修正，不断丰富和完善的过程，尤其是历代医家在前人的基础上，不断探索和创新，历经三千余年，形成的比较完整的中医肿瘤防治理论体系，其积累了许多宝贵的防治经验，特别是在肿瘤的辨证论治和肿瘤的预防方面具有独到的认识。追溯中医学中有关肿瘤防治的理论与经验，对中医药有效防治肿瘤、充分发挥中医药在肿瘤防治中的优势具有重大意义。

一、殷周时代

早在公元前 1600 年的殷周时代，甲骨文上已有"瘤"的病名记载，该字由"疒"及"留"组成，说明了当时对该病已有"留而不去"的解释，是迄今为止中医记载肿瘤的最早文献。两千多年前的《周礼·医师章》已有"疡医掌肿疡、溃疡、金疡、折疡之祝药，劀杀之齐。凡疗疡，以五毒攻之，以五气养之，以五药疗之，以五味节之"的记载。表明这一时期古人对包括肿瘤在内的肿疡的治疗方法已有深入的认识，并在治疗中主张内治与外治相结合。外治用"祝"意为用药外敷，"杀"即用药腐蚀恶肉。内治使用"五毒攻之"，同时要调养五脏，这为后世治疗肿瘤提供了思路与方法。

二、春秋战国

春秋战国时期，《黄帝内经》形成了中医学的基本理论体系和基本框架，也包括了许多中医肿瘤防治理论的记载。

在肿瘤命名方面，《黄帝内经》中已有"瘤"的分类记载，其按肿瘤的生长部位、形态、症状等提出了一些肿瘤病名，如昔瘤、息贲、筋瘤、肠覃、石瘕、伏梁、积聚、噎膈等，并对这些疾病的症状进行了系统的描述，如《灵枢·水胀》曰："肠覃何如？歧伯曰：……其始生也，大如鸡卵，稍以益大，至其成，如怀子之状，久者离岁，按之则坚，推之则移，月事以时下，此其候也。"又云："石瘕生于胞中……日以益大，状如怀子，月事不以时下，皆生于女子。"这些描述与现代医学的腹腔肿瘤和妇科子宫、宫颈肿瘤症状极为相似。再如《灵枢·邪气藏府病形》云："肺脉……滑甚为息贲，上气。"《灵枢·本藏》："肝高，则上支贲，切胁挽，为息贲。"这些描述与现代医学的肺癌症状相似。

在肿瘤的病因方面，《黄帝内经》概括为饮食不节、情志不舒、外邪侵袭。如《灵枢·上膈》曰："喜怒不适，食饮不节，寒温不时……邪气胜之，积聚以留。"具体而言，肿瘤外邪多为风寒热邪，如《灵枢·九针论》曰："四时八风之客于经络之中，为瘤病也。"强调风邪可致瘤病。《灵枢·百病始生篇》曰："黄帝曰：积之始生，至其已成奈何？歧伯曰：积之始生，得寒乃生，厥乃成积也。"指出寒邪可致积病。《灵枢·刺节真邪篇》中曰："虚邪之入于身也深，寒与热相搏，久留而内着。"强调肿瘤的形成与正气虚弱，寒热相搏相关。

肿瘤与饮食有关，如《素问·异法方宜论》曰："东方之域……其民食鱼而嗜咸，皆安其处，美其食……其病皆为痈疡。"又《灵枢·百病始生篇》云："卒然多食饮，则肠满，起居不节，用力过度，则络脉伤……汁沫与血相搏，则并合凝聚不得散，而积成矣。"均强调了饮食不节、起居劳逸失常皆可导致积聚。

肿瘤与情志因素有关，如《灵枢·百病始生篇》曰："厥气生足悗，悗生胫寒，胫寒则血脉凝涩，血脉凝涩则寒气上入于肠胃，入于肠胃则胀，胀则肠外之汁沫迫聚不得散，日以成积……卒然外中于寒，若内伤于忧怒，则气上逆，气上逆则六俞不通，温气不行，凝血蕴里而不散，津液涩渗，着而不去，而积皆成矣。"强调了情志因素的致病作用，以及气机失常的病理变化。

在肿瘤的病机方面，《黄帝内经》强调肿瘤的形成及转移与"营气不通""寒气客于肠外与卫气相搏"，以及脏腑内虚、气血阴阳失和密切相关。如《灵枢·五变》曰："人之善病肠中积聚者，何以候之？少俞答曰：皮肤薄而不泽，肉不坚而淖泽，如此则肠胃恶，恶则邪气留止，积聚乃伤。肠胃之间寒温不次，邪气稍至，蓄积留止，大聚乃起。"其中"肠胃恶"即为脏腑内虚、阴阳失和之态。又如《灵枢·百病始生篇》载："是故虚邪之中人也，……留而不去，传舍于肠胃之外，募原之间，留着于脉，稽留而不去，息而成积。"以及《灵枢·刺节真邪篇》云："虚邪之入于身也深，寒与热相搏，久留而内着……有所疾前，筋屈不得伸，气居其间而不反，发为筋瘤也；有所结，气归之，卫气留之，不得复反，津液久留，合而为肠瘤。"

在肿瘤的预后判断方面，《黄帝内经》对近似于现代医学腹膜后肿瘤的预后进行了描述。如《素问·腹中论》云："帝曰：病有少腹盛，上下左右皆有根，此为何病？可治不？岐伯曰：病名曰伏梁。帝曰：伏梁何因而得之？岐伯曰：裹大脓血，居肠胃之外，不可治，治之每切按之致死。帝曰：何以然？岐伯曰：此下则因阴，必下脓血，上则迫胃脘，生膈，侠胃脘内痈，此久病也，难治。居脐上为逆，居脐下为从，勿动亟夺，论在《刺法》中。帝曰：人有身体髀股胻皆肿，环脐而痛，是为何病？岐伯曰：病名伏梁，此风根也。其气溢于大肠而著于肓，肓之原在脐下，故环脐而痛也。不可动之，动之为水溺涩之病。"其对于近似于现代医学腹膜后肿瘤的整体预后判断，依据发病部位进行的顺证、逆证判别，以及误治后的病理变化、病情转归都进行了具体阐述。

在肿瘤的治疗方面，《素问·至真要大论》中所提出"坚者削之""结者散之"的治则至今仍具有临床指导意义，还提出应用"毒药"应该中病即止，即《素问·六元正纪大论》所云："大积大聚，其可犯也，衰其太半而止，过者死。"《黄帝内经》虽然没有提出具体方药，但是却提出了一些针灸方法，如《灵枢·四时气》曰："饮食不下，膈塞不通，邪在胃脘。在上脘则刺抑而下之，在下脘则散而去之。"又如《灵枢·九针论》曰："四时八风之客于经络之中，为瘤病者，也故为之治针，必筒其身而锋其末，令可以泻热出血，而痼病竭。"同时提出针灸禁忌和导引康复配合药物治疗的综合疗法，如《素问·奇病论》载："帝曰：病胁下满气逆，二三岁不已，是为何病？岐伯曰：病名曰息积，此不妨于食，不可灸刺，积为导引服药，药不能独治也。"为后世防治肿瘤杂合以治思想奠定基础。由此可见，《黄帝内经》对肿瘤的分类、病因病机、诊法、治则和针灸治疗等方面均有一定的概括，成为后世医家理论阐释的根据。

与上述同时期的《难经·五十五难》中论述了"积"与"聚"的区别。如《难经·五十五难》曰："气之所积者曰积，气之所聚者曰聚，故积者五脏所生，聚者六腑所成也。积者阴气也，其始发有常处，其痛不离其部，上下有所始终，左右有所穷处。聚者阳气也，其始发无根本，上下无所留止，其痛无常处，谓之聚。"指出"积"是固定的，而"聚"是活动的。《难经·五十六难》进一步提出了五脏积的概念，如肝之积曰"肥气"、心之积曰"伏梁"、脾之积曰"痞气"、肺之积曰"息贲"、肾之积曰"奔豚"。

总之，在春秋战国时期，中医对肿瘤的认识为后世肿瘤学术体系的形成与发展奠定了基础。

三、汉代

成书于西汉后期的《神农本草经》，是我国现存最早的本草经典著作，书中记载了中药治病的法则，以及治疗癥瘕积聚的中药。《神农本草经》曰："欲疗病，先察其原，先候病机……鬼注蛊毒，以毒药；痈肿疮瘤，以疮药……各随其所宜。"可见当时针对痈疽、肿毒、创伤、瘤病已有专门治法及药物。其将药物分属上、中、下三品，上药主养命以应天，中药主养性以应人，下药主治病以应地。书中记载能用于治疗癥瘕积聚者有一百余味，分属三品，上品，如干地黄："味甘寒，主折跌绝筋，伤中，逐血痹，填骨髓，长肌肉，作汤，除寒热积聚，除痹，生者尤良。"中品，如苦参："味苦，寒，无毒。治心腹结气，癥瘕积聚，黄疸，溺有余沥，逐水，除痈肿，补中，明目，止泪。"下品，如大黄："味苦寒，主下瘀血，血闭，寒热，破癥瘕积聚，留饮，宿食，荡涤肠胃，推陈致新，通利水谷，调中化食，安和五脏。"以上对药性与药物主治功效的描述，对后世防治肿瘤具有较高参考意义。

东汉华佗首创麻醉下手术治疗人体肿瘤疾病，如《后汉书·华佗传》就有关于外科手术割治胃肠肿瘤类疾病的最早记载："乃令先以酒服麻沸散，既醉无所觉，因刳破腹背，抽割积聚"。并在《中藏经》中进一步指出了癥瘕积聚的成因："积聚癥瘕杂虫者，皆五脏六腑真气失，而邪气并遂乃生焉，久之不除也，或积，或聚，或癥，或瘕，或变为虫。其状各异，有能害人者，有不能害人者。有为病缓者，有为病速者。有疼者，有痒者，有生头足者，有如杯块者，势类不同。盖因内外相感，真邪相犯，气血熏抟，交合而成也。"认为肿瘤发病为脏腑元真虚损与外邪侵袭共同作用的结果。并针对体表的痈疽疮疡肿毒提出"五脏六腑蓄毒不流"的病机认识，如《中藏经·论痈疽疮肿》指出："夫痈疽疮肿之所作也，皆五脏六腑蓄毒不流则生矣，非独因营卫壅塞而发者也。"发展了《黄帝内经》中有关肿瘤病因病机的认识，认为肿瘤的发病不单是营卫之气的壅塞引起，更重要的是由脏腑"蓄毒"所生，明确指出肿瘤是全身性疾病的局部表现，强调了"内因"在发病中的作用。

东汉末年张仲景《伤寒杂病论》《金匮要略》中有许多类似肿瘤性疾病的诊治，记载了大量临床行之有效的方剂，书中对于积聚、虚劳、疟母（癥瘕）、胃反、癥病的病因病机、治疗法则、处方用药已经有了相对完善的论述。如《金匮要略·五藏风寒积聚病脉证并治》曰："问曰：病有积、有聚、有馨气，何谓也？师曰：积者，藏病也，终不移；聚者，府病也，发作有时，展转痛移，为可治；馨气者，胁下痛，按之则愈，复发，为馨气。"对积、聚、馨气进行了鉴别，并阐释了诊断积聚的脉法，曰："诸积大法：脉来细而附骨者，乃积也。寸口积在胸中；微出寸口，积在喉中；关上积在脐旁；上关上，积在心下；微下关，积在少腹。尺中，积在气冲；脉出左，积在左；脉出右，积在右；脉两出，积在中央；各以其部处之。"又如《金匮要略·血痹虚劳病脉证并治》曰："五劳虚极羸瘦，腹满不能饮食……内有干血，肌肤甲错，两目黯黑，缓中补虚。"其描述和肿瘤的恶液质极为类似，并提出了治疗大法应该缓中补虚，以不伤正为度，并拟定出治疗虚劳、疟母、妇人癥病的大黄䗪虫丸、鳖甲煎丸、桂枝茯苓丸、抵当丸、抵当汤、麦门冬汤、硝石矾石散等专门方剂，至今仍为肿瘤的常用方药。仲景采用养阴、甘温法治疗"肺痿"（似肺癌）；软坚散结、活血祛瘀法治疗"瘕"（似肝脏肿物）；益气化痰法治疗"胃反"（似胃癌）；缓中补虚、攻逐瘀血法治疗虚劳等，开启了后世辨证论治肿瘤之先河。

四、晋代

晋代葛洪《肘后备急方》则对肿瘤的发生、发展、恶化过程、转归预后已有全面的认识，认为"凡藏坚之起，多以渐生，如有卒觉便牢大，自难治也。腹中藏有结节，便害饮食，转羸瘦"，认为肿瘤发展到晚期，形成恶液质，预后不良。在治疗上，葛洪用咸寒的海藻"疗颈下结囊……成瘿者"。到目前为止，海藻仍然是治疗甲状腺肿瘤的常用药。

晋代皇甫谧《针灸甲乙经》是一部针灸专著，书中载有大量的使用针灸方法治疗肿瘤疾病如噎膈、反胃、五脏积等内容，如《经络受病入肠胃五脏积发伏梁息贲肥气痞气奔豚第二》曰："息贲时唾血，巨阙主之；腹中积，上下行，悬枢主之；……心下大坚，肓俞、期门及中脘主之；……腹中积聚时切痛，商曲主之；……小腹积聚，劳宫主之。"并在《水胀鼓胀肠蕈石瘕第四》云："胞中有大疝瘕积聚，与阴相引而痛，苦涌泄，上下出，补尺泽、太溪，手阳明寸口皆补之。"指出子宫肿瘤后期，吐泻并作，治疗以补为主。

五、隋代

隋代巢元方所著《诸病源候论》是一部病因证候学专著，不但分门别类记载了许多肿瘤疾病的症状，如癥瘕、积聚、食噎、反胃、瘿瘤等病证，而且还论述了这些病证形成的病因与病机。如将"噎膈"按其病因分为气、忧、食、劳、思五噎和忧、恚、气、寒、热五膈，为后世医家鉴别噎与膈奠定了基础，并提出了用脉证法来鉴别肿瘤及预后。书中对石痈的描述："石痈者，亦是寒气客于肌肉，折于血气，结聚所。成其肿结确实，至牢有根，核皮相亲，不甚热，微痛，热时自歇。此寒多热少，硬如石，故谓之石痈也。久久热气乘之，乃有脓也。"这与体表肿瘤破溃后症状相似。对于积聚的病机则明确提出："由阴阳不和，腑脏虚弱，受于风邪，搏于腑脏之气所为也。"并指出存在"诸脏受邪，初未能为积聚，留滞不去，乃成积聚"的病理变化过程。对于癥瘕发病及其病理转归的记载为："由寒温失节，致腑脏之气虚弱，而食饮不消……若积引岁月，人即柴瘦腹转大，遂致死。""血气衰少，腑脏虚弱，故令风冷之气独盛于内，其冷气久积不散，所以谓之久寒积冷也。其病令人羸瘦，不能饮食，久久不瘥，更触犯寒气，乃变成积聚，吐利而呕逆也。"说明其发病主要与脏腑虚弱同时外界寒温失节有关，发展到晚期，则出现消瘦、腹胀大、饮食不能、吐利呃逆等症状，与肝、胃恶性肿瘤临床表现相类似。又如《诸病源候论》论述："瘤者，皮肉中忽肿起，初梅李大，渐长大，不痛不痒……"认识到肿瘤是逐渐变大，没有痛痒的症状。此外，书中还记载运用"缝亦有法"的外科手术方法，这在肿瘤治疗学上有重要的历史意义。

六、唐代

唐代孙思邈在《备急千金要方》中将瘤分为瘿瘤、骨瘤、脂瘤、石瘤、肉瘤、脓瘤及血瘤等种类，首载肿瘤专方五十余种，方中突出虫类药、剧毒药及攻痰化瘀药的使用，如蜈蚣、僵蚕、全蝎、虻虫、斑蝥、蜣螂等，为后世使用虫类药物治疗肿瘤提供参考。并告诫后世医家："凡肉瘤勿治，治则杀人，慎之。"《千金翼方》书中也记载了许多治疗肿瘤的方药，其中有专治固冷、积聚、腹痛、肠坚中药 45 种，治癖积方剂 14 首，矿物药和虫类药物较多，特别是"鹿靥"即梅花鹿之甲状腺治疗瘿瘤的记载，开创了内分泌治疗肿瘤的先河，对后世有很好的借鉴作用。

王焘《外台秘要》中收录了大量治疗肿瘤性疾病的方药，已有专门的心痛癥块方、癥癖等一切病方、积聚方、八瘕方、小儿癥瘕癖方等方论，并提出了具体的治法如"其汤熨针石，别有正方，补养宣导"。

七、宋代

宋代对中医学的重视和规范，促进了中医学的发展，使中医肿瘤学防治理论的内容得到了充实和完善，推动了中医肿瘤防治学的发展。

宋代《圣济总录》进一步阐述了："瘤之为义，留滞不去也。气血流行不失其常，则形体和平，无或余赘。及郁结壅塞，则乘虚投隙，病所由生。"

宋代东轩居士于《卫济宝书》第一次使用"癌"字，在《卫济宝书·痈疽五发篇》中云："一曰癌，二曰瘭，三曰疽，四曰痼，五曰痈。"将"癌"作为一个特定的病名，列为痈疽"五发"之一，提到用麝香膏外贴治疗"癌发"。书中"五善七恶"的观察方法，对肿瘤的诊治及判断预后均有一定参考价值。

宋代杨士瀛在《仁斋直指附遗方论》中对"癌"的特征进行了形象描述："癌者，上高下深，岩穴之状，颗颗累垂，……毒根深藏。"认为"毒根深藏"是形成癌症的主要原因，为后世运用清热解毒法治疗肿瘤提供了理论依据，并认识到癌具有"穿孔透甲"的特性，与癌症的侵袭、转移相似。杨士瀛在《仁斋直指附遗方论》进一步论述："癌者，……外证令人昏迷，治法急用蓖麻子等药外敷，以多出其毒水，如痈疽方中乳香膏、神功妙贴散是也；内则于小便利之，盖诸痛痒疮，皆属于心，心与小肠为表里，所当宣毒于小便。但诸发蕴毒，又非麦门冬、灯心草之所能宣，必如是斋方中立应散，以地胆为主，以白牵牛、滑石、木通佐之，而后可以宣其毒矣。"指出癌症可导致昏迷，治疗以内治和外治相结合，这对后世治疗癌症并发症具有参考作用。

陈无择《三因极一病证方论》将肿瘤进行了系统的分类，包括现今临床上的甲状腺瘤等颈前肿物及其他软组织良性或恶性肿瘤。如书中提到"坚硬不可移者，名曰石瘿""瘤则有六：骨瘤、脂瘤、气瘤、肉瘤、脓瘤、血瘤，亦不可决溃。"并且陈无择在《三因极一病证方论》中将其肿瘤病因归纳为外所因、内所因、不内外因，认为五积的形成与脏腑气机不平、时令相逆有关，指出："五积者，五脏之所积，皆脏气不平，遇时相逆而成其病。"并创立了以五积为名，专治五脏积的方药，如"肥气丸""伏梁丸""痞气丸""息贲汤""奔豚汤"，为后世治疗肿瘤方药的配伍提供了指导作用。

许叔微《类证普济本事方》提出了各种积证的对药治疗，并根据积聚病因的不同，阐释了用药区别，突出审因论治、辨病论治特色。如书中云："大抵治积，或以所恶者攻之，以所喜者诱之，则易愈。如硇砂、水银治肉积；神曲、麦蘖治酒积；水蛭、虻虫治血积；木香、槟榔治气积；牵牛、甘遂治水积；雄黄、腻粉治涎积；礞石、巴豆治食积，各从其类也。若用群队之药，分其势则难取效。"

严用和《严氏济生方》认为："夫积者，伤滞也，伤滞之久，停留不化，则成积矣。"指出饮食积滞在肿瘤发病中的影响，并提出"治疗之法，调顺阴阳，化痰下气，阴阳平均，气顺痰下，膈噎之疾，无由作矣"。此外还记载了割治手术与药物结合治疗肿瘤的病例。

《太平圣惠方》认为肿瘤的发生是由于阴阳虚损、血气凝涩，以致经络不宣通而致。如书指出："夫虚劳积聚者，脏腑之病也。积者脏病也，阴气所生也；聚者腑病也，阳气所成也。虚劳之人，阴阳气伤损，血气凝涩不宣通于经络，故成积聚于内也。"并且《太平圣惠方》对30余类治疗肿瘤方剂进行了类编和记载，其中包括治虚劳积聚诸方、治虚劳癥瘕诸方、治肝积气诸方、治心积气诸方、治脾积气诸方、治肺积气诸方、治肾积气诸方、治积聚诸方、治积聚心腹痛诸方、治积聚心腹胀满诸方、治寒疝积聚诸方、治癥病诸方、治久积癥癖诸方、治暴癥诸方、治食不消癥癖诸方、治癥瘕诸方、治食癥诸方、治积年厌食癥块诸方、治水癥诸方，以及治妇人积聚诸方、治妇人疝瘕诸方、治妇人癥痞诸方、治妇人月水不通腹内癥块诸方、治产后积聚癥块诸方、治小儿癥瘕诸方等，极大地丰富了肿瘤方剂学内容。

八、金元时期

金元时期，四大学术流派的争鸣促进了中医肿瘤防治学的发展。

刘完素倡"六气皆从火化"，在对肿瘤性疾病的认识上也以火热立论，倡导寒凉用药以治疗火热病，如其《素问玄机原病式》云："然则经言瘕病亦有热者也，或阳气郁结，怫热壅滞，而坚硬不消者，非寒癥瘕也，宜以脉证别之。"对后世用清热解毒、清热泻火等法治疗肿瘤具有指导性作用。

李杲提出了"内伤脾胃，百病乃生"的学术思想，在论治肿瘤性疾病时，强调辨证论治、因时制宜，更加明确地强调正气，尤其是后天脾胃之气的作用，较为系统地提出了肿瘤扶正培本为主，祛邪为辅，佐以饮食起居调摄的综合治疗思路。李氏所创制的方剂如补中益气汤、广茂溃坚汤、散肿溃坚汤、连翘散坚汤、救苦化坚汤等，为临床治疗肿瘤的常用方剂。

张子和作为攻下派倡导人，用药多寒凉，认为：病之所生，乃邪气所致，并非人体所固有，邪去则元气自复，主张汗、吐、下三法尽括百法，旨在祛邪。这对用于肿瘤治疗具有借鉴作用。其所著《儒门事亲·五积六聚治同郁断》述"九积图"，遵《黄帝内经》坚者削之之旨，以攻邪为主，如"癖积两胁刺痛，三棱、莪术之类，甚者甘遂、蝎梢"。并认为肿瘤是邪毒瘀结于内，所以倡导应用以毒攻毒、破坚散结的治法。在肿瘤发病方面，他还十分注重情志因素，在《儒门事亲》中明确提到

"积之成之，或因暴怒喜悲思恐之气"。

朱丹溪倡导"阳常有余，阴常不足"的"相火论"，力主养阴的学术思想，创立了大补阴丸、琼玉膏等方。对"翻胃""噎膈""奶岩"等肿瘤类疾病的形成、演变、预后和治疗进行了较为细致的描述，主张以"润养津血，降火散结"为法。如《丹溪心法》指出："翻胃大约有四，血虚、气虚、有热、有痰兼病……翻胃即噎膈，噎膈乃翻胃之渐。"用药在辨证论治选择四君、四物、二陈的基础上还提出"必用童便、韭汁、竹沥、牛羊乳、生姜汁"。

朱丹溪还倡导肿瘤从痰论治，如《丹溪心法》云："凡人身上中下有块者多是痰……治痰者，实脾土，燥脾湿是治其本。"力主去痰以治块，创制了许多攻痰方剂，有清热化痰、软坚化痰、燥湿化痰、活血化痰、健脾化痰诸法，认为积聚痞块为痰与食积死血而成，可用醋煮海石，醋煮三棱，蓬术，桃仁，红花，五灵脂，香附之类为丸，石碱白术汤吞下。并推荐瓦楞子能消血块，次消痰。临床上可按照病位和病性的不同遣方用药，如《丹溪心法》曰："痰挟瘀血，……乃火动其痰，用二陈汤加山栀子、黄连、黄芩之类。噫气吞酸，此食郁有热，火气上动，以黄芩为君，南星、半夏为臣，橘红为使，热多加青黛。痰在胁下，非白芥子不能达；痰在皮里膜外，非姜汁、竹沥不可导达。"为后世从痰论治肿瘤奠定基础。朱氏在诊治肿瘤方面对后世的影响较其他三位医家更为深远。

金元时期罗天益《卫生宝鉴》首倡"养正积自除"。其云："养正积自除，……今令真气实、胃气强、积自消矣。"可见当时治疗肿瘤强调扶正培本的治则已经得到重视。

九、明代

明代张景岳《景岳全书》较为全面系统地总结了前人对于肿瘤病因病机的认识。曰："积聚之病，凡饮食、血气、风寒之属，皆能致之。"并在继承前人的基础上，将积聚进一步区分为血分、气分之病。曰："旋成癥块者，皆积之类，其病多在血分，血有形而静也。无形者，或胀或不胀，或痛或不痛，凡随触随发，时来时往者皆聚之类，其病多在气分，气无形而动也……临此证者，但当辨其有形无形，在气在血，而治积治聚，自可得其梗概矣。"此外，张景岳特别重视脾肾与肿瘤的关系，如《景岳全书》云："脾肾不足及虚弱失调之人，多有积聚之病。"在肿瘤治疗方面，张景岳将治疗积聚的方法归纳为攻、消、补、散四大类，提出了对噎膈、反胃等病的不同治法，还提出及早治疗轻浅病证以防止噎膈等肿瘤类疾病的发生，对当今肿瘤的早期治疗具有重要的指导作用。在治疗肿瘤时张景岳尤其重视顾护脾胃，如《景岳全书》云："积聚渐久，元气日虚……只宜专培脾胃以固其本。"认为在"积聚渐久，元气日虚"阶段，应补益脾胃、扶正固本。

明代赵献可已观察到肿瘤性疾病的发生与年龄有关，其多发于老年人。如其在《医贯》中曰："唯男子年高者有之，少无噎膈"。明代申拱宸《外科启玄》进一步认为："癌发初起时，不作寒热疼痛，紫黑色不破，里面先自黑烂。二十岁后，不慎房事，积热所生。四十岁以上，血亏气衰，厚味过多，所生十全一二，皮黑者难治，必死。"说明随着年龄的增加，脏腑功能逐渐亏虚，气血不足是肿瘤发生和预后的重要因素，这与现代医学肿瘤流行病学发现肿瘤多发生于 40 ~ 70 岁相符。

明代李时珍所著《本草纲目》为中医治疗肿瘤提供了极其丰富的药物和方剂。书中记载了不少对肿瘤有治疗功效的药物，按其功效，分属血气、食气和痰饮三大类，治血气者，如三棱、莪术、郁金、姜黄、香附等 89 种；治食气者，如青木香、白蒿、蕎叶、海苔等 64 种；治痰饮者，如威灵仙、牵牛、芫菪、续随子、狼毒等 87 种。书中所载治疗瘿瘤疣痣的药物如贝母、黄药子、海带、夏枯草等和治疗噎膈的半夏、南星、三棱、莪术等均为临床常用肿瘤治疗药物，也极大地丰富了后世防治肿瘤的中药内容。

明代陈实功认为肿瘤的形成与饮食习惯有关。如《外科正宗》所云："茧唇乃阳明胃经症也，因食煎炒，过餐炙爆，又兼思虑暴急，痰随火行，留住于唇。"指出唇癌的发生与过度食用高热煎炒的肥甘厚味有关。饮酒与其他不良饮食习惯，尤其是烫食对于食管癌的影响也得到认识，明代叶文龄认为噎膈、反胃也与饮食习惯有关，如《医学统旨》云："酒面炙煿，黏滑难化之物，滞于中宫，损伤脾胃，渐成痞满吞酸，甚则为噎膈、反胃。"

明代李中梓主张肿瘤应初、中、末分期治疗。如在《医宗必读》云："初者，病邪初起，正气尚强，邪气尚浅，则任受攻；中者，受病渐之，邪气较深，正气较弱，任受且攻且补；末者，病魔久，邪气侵凌，正气消残，则任受补。"并明确提出肿瘤初期，人体正气强、邪气浅，治疗以攻为主；中期，邪气较深，正气较弱，适宜攻补兼施；晚期，正气亏虚，邪气侵袭，治法以补为主。这种按肿瘤分期治疗的思路丰富了肿瘤的治疗方法，对现代肿瘤的治疗具有重要的指导作用。

十、清代

清代，中医肿瘤防治理论体系逐步完善，不论是肿瘤的病因病机、治疗方法，还是肿瘤的预后及预防都得到进一步发展和丰富，并出现大量的肿瘤案例记载。

清代叶天士《临证指南医案》认为噎膈因血枯气衰所致，阳气结于上，阴液衰于下，必有痰血顽痰逆气阻膈胃气，未成时用消瘀去痰降气之药。对反胃主张胃为阳府，以通为主，应苦降辛温，佐以养胃等。在扶正方面倡导养胃阴，临证使用益胃汤治疗胃阴不足的病证，对于后世治疗肿瘤具有参考意义。对积聚的认识提出了"久病入络"，如《临证指南医案》云："初为气结在经，久则血伤入络，辄仗蠕动之物，松透病根，是又先生化裁之妙。"为后世络病学说及虫类药在肿瘤防治中的应用奠定了基础。

清代沈金鳌重视肿瘤的发生与体质壮弱的关系，如《杂病源流犀烛》云："壮盛之人，必无积聚。"并且非常重视理气解郁法防治未成之积，如云："故当积之未也，必先有以解其郁，而使当升者升，当降者降，当变化者变化，不致传化失常（宜入门六郁汤、越鞠保和丸、加味越鞠丸），斯气血冲和，而百疾不作。"对于已成之积，倡导调和营卫、扶正脾胃中焦，兼以祛邪之药剂。其曰："若积之既成，又当调营养卫，扶胃健脾，使元气旺，而间进以去病之剂，从容调理，俾其自化，夫然后病去而人亦不伤。"

清代王清任提出了肿瘤的形成与瘀血有关，开创了活血化瘀法治疗肿瘤，所创活血化瘀方剂可用于肿瘤的治疗，如《医林改错》曰："无论何处，皆有气血……气无形不能结块，结块者必有形之血也。血受寒则凝结成块，血受热则煎熬成块。"指出寒热皆可成血瘀，而凝结、煎熬成块的病理变化，为后世活血化瘀治疗肿瘤提供了理论依据。

清代吴谦认为肿瘤病变与脏腑、经络有关，如在《医宗金鉴》提出"乳岩"属于肝脾病变，崩漏、带下等属于肿瘤类病者多属冲、任二脉病变，口腔肿瘤多属心、脾两经的病变，喉部肿瘤是由肺经郁热，更兼多语损气而成等。并提出对积聚的攻补应基于食量的多少、胃气的强弱，如《医宗金鉴·积聚治法》曰："积聚宜攻，然胃强能食，始可用攻，若攻虚人，须兼补药，或一攻三补，或五补一攻，邪去而不伤正，养正而不助邪，则邪正相安也。"对于后世治疗中晚期肿瘤具有重要参考意义。

清代外治大师吴师机在《理瀹骈文》中，采用外治法治疗各种肿瘤，丸、散、膏、丹俱全，丰富了肿瘤治疗方法的内容。

清代王维德《外科证治全生集》所列阳和汤、阳和膏、犀黄丸、小金丹、千金托里散内服，蟾蜍外贴，均为防治肿瘤有效的方剂，至今许多仍在临床应用。

清代医家观察到肿瘤多预后不良，如徐大椿曰："膈病乃胃口枯槁之症，百无一治。"高秉均在《疡科心得集》中把"舌疳""失荣""乳岩""肾岩"列为四大绝症。俞震在《古今医案按》中指出："风、劳、鼓、膈四大恶病，而噎膈尤恶，十有九死。"说明难治性肿瘤疾病预后较差。

十一、近代

20 世纪 30 年代，西方医学大量传入，人们对肿瘤的认识进入了中西医的汇通时期，肿瘤医学研究也有了显著的进步，使中医学对肿瘤的认识更加深入。唐容川是中西医汇通学派的较早期代表，在其所著的《血证论》《中西汇通医书五种》书中所论痞滞，与胃癌、肝癌、胰腺癌等病相似，认为痞满、积聚、癥瘕等肿瘤类疾病与气血瘀滞脏腑经络有关，主张活血化瘀治法，确有一定的治疗效果。张锡纯著《医学衷中参西录》在治膈食方中提出用参赭培气汤治疗膈食证，阐释了食管癌与胃底贲门癌的病因病机及理法方药，强调补中逐瘀法则，并附有若干详细痊愈病例，为当今防治肿瘤的扶正培本法提供了有力的依据，其他如张山雷、恽铁樵等均有诊治肿瘤性疾病的医案、医论，可供今人参考。

中华人民共和国成立以来，中医药对恶性肿瘤的防治，无论从临床或基础都进行了系统、深入的研究，并逐步形成了较系统的中医肿瘤防治学科。20 世纪 50 年代，开始有中医药防治肿瘤的文献报道；20 世纪 60—70 年代，开始了有组织的中医药防治肿瘤的药物实验研究；20 世纪 80 年代，中医药被广泛地应用于恶性肿瘤的防治，各种治疗肿瘤的中药剂型如雨后春笋般问世；20 世纪 90 年代，则更注重于应用现代医学的先进研究技术和方法，开展了对中医药防治恶性肿瘤机制方面的研究。近代中医药学在肿瘤的病因病机、诊断、治疗及疗效与预后评价方面都形成了自己鲜明的特色。传统中医学对肿瘤的认识有了很大的提高，中医肿瘤学的发展也非常迅速，从有关肿瘤的基础研究、流行病学及预防方面的研究、临床诊断和治疗的进展等多方面进行了深入挖掘。由于我国中医政策的实施，提倡继承和发扬祖国医学遗产，中医肿瘤的防治事业也蓬勃发展，各地区中医院肿瘤科和肿瘤医院中医科相继建立，还成立了中医或中西医结合防治肿瘤研究机构，并编写出有关中医肿瘤学的书籍、教材和杂志。我国的肿瘤临床治疗逐渐形成了一套中西医结合的取长补短、相辅相成、相互协调的独特治疗方法，可稳定或缩小病灶，改善临床症状，提高患者生活质量，延长患者生存期，在增强放化疗、靶向治疗、内分泌治疗效果的同时调节机体免疫功能，抑制或杀灭人体内残留的癌细胞，减轻并防止放化疗、靶向治疗、内分泌治疗毒副反应。可以说从预防到治疗，从基础到临床研究，中医药都显示出了其防治恶性肿瘤独特的优势和潜在的作用，中医药对肿瘤治疗的临床效果有了明显的提高，随着中医药在肿瘤防治中精准辨证和精准用药，辨病和辨证结合，中医药在肿瘤的综合治疗中将展现其巨大的作用和优势。

第二章　肿瘤的中医病名与分类

中医肿瘤的病名与分类，散于古代文献中，多以肿瘤病灶的形状、患者的症状体征、肿瘤所在的部位和病因等加以命名、分类。历代医家对中医肿瘤的诊断、命名、分类，虽不够系统，但内容丰富，并且古代文献对恶性肿瘤和良性肿瘤的区别，亦有较为详细的论述，对后世研究发展中医肿瘤病学具有重要的参考价值。

第一节　根据肿瘤病因命名

一、痰核

《医宗金鉴》云："痰核者，心脾痰涎郁热。"此记载包括了现代医学的淋巴癌、癌肿淋巴转移灶、淋巴结核、淋巴炎症等。

二、血瘤

古医籍载："此瘤色红或微紫，软硬间杂，皮肤隐隐，缠有红缕，擦破则流血，禁之不住。"这些记载与现在的海绵状血管瘤相似。

三、气瘤

古医籍记载："此瘤软而不坚，皮色如故，无寒无热，随喜怒消长。"由于"劳伤元气，腠理不密，寒邪相搏而成"，这可能是软组织一类的良性肿瘤。

四、脏毒（痔菌、翻花痔疮、锁肛痔）

窦汉卿《疮疡经验全书》说："脏毒者，其大肠尽头是脏头……毒者其势凶恶也……肛门肿痛，大便坚硬则殊痛，其旁小者如贯珠，大者如李核，煎寒作热，疼痛难安，势盛肿胀，翻行虚浮。"清代祁坤《外科大成》载："锁肛痔，肛门内外如竹节锁紧，形如海蜇，里急后重，便粪细而带扁，时流臭水，此无治法。"唐容川《血证论》说："脏毒者，肛门肿硬，疼痛流血，与痔漏相似。"与现代医学中肛门部位的癌症、直肠癌、直肠息肉恶变等有相似的临床表现，同时也包括一些肛门的良性疾患，临证时宜注意鉴别。

第二节　根据肿瘤症状命名

一、噎膈（膈噎、膈证、噎食）

《素问·通评虚实论》曰："膈塞闭绝，上下不通。"《灵枢·邪气脏腑病形》谓："膈中，食饮入而还出，后沃沫。"明代李梴《医学入门》云："饮食不下，大便不通名膈噎""噎近咽，膈近胃。"古代文献中所说的噎膈，就是指的水饮可行，食物难入之证。它描述的症状与食管癌或食管末端的贲门癌的症状相符。

二、反胃（胃反、翻胃）

《灵枢·四时气》说："饮食不下，隔塞不通，邪在胃脘。"《金匮要略》曰："朝食暮吐，暮食朝吐，宿谷不化，名曰胃反。"明代赵献可《医贯》记载："翻胃者，饮食倍常，尽入于胃矣。或朝食暮吐，或暮食朝吐，心胸痞闷，往来寒热，或大便不实，或嗳腐噫酸。"古医籍中的反胃与胃癌所致的幽门梗阻相似。

三、鼻渊（鼻痔、脑漏、鼻息肉、控脑砂）

《素问·气厥论》曰："鼻渊者，浊涕不止也。"清代吴谦《医宗金鉴》说："此症……鼻窍中时流黄色浊涕……若久而不愈，鼻中淋沥腥秽血水，头眩虚晕而痛者，必系虫蚀脑也，即名控脑砂。"清代医家时世瑞《疡科捷径》载道："鼻痔初生榴子形，久垂紫硬气难行，肺经风热相兼湿，内服辛夷外点平。"陈士铎的《洞天奥旨》对其症状做了更为详细的描述。这些对鼻渊的描述与鼻咽部肿瘤有共同之处。

第三节　根据肿瘤病灶形状命名

一、乳岩

金末元初窦汉卿谓："乳岩，此毒阴极阳衰……捻之内如山岩，故名之。"宋代陈自明对乳岩病灶的描述最为形象，如《妇人良方·乳病证治》云："若初起内结小核，或如鳖棋子，不赤不痛，积之岁月渐大，岩崩破如熟榴，或内溃深洞，血水滴沥，此属肝脾郁怒，气血亏损，名曰乳岩，为难疗。"明代陈实功《外科正宗》对乳岩的症状描述更为具体："初如豆大，渐若棋子；半年一年，二载三载不痛不痒，渐渐而大，始生疼痛，痛则无解，日后肿如堆栗，或如覆碗，色紫气秽，渐渐溃烂，深者如岩穴，凸者如泛莲，疼痛连心，出血则臭，其时五脏俱衰，四大不救，名曰乳岩。"文中"乳岩"相当于现代医学上的乳腺癌。

二、茧唇

窦汉卿《疮疡经验全书》云："茧唇者，此症生于嘴唇也，其形似蚕茧故名之……始起于一小瘤，如豆大或再生之，渐渐肿大，合而为一，约有寸厚，或翻花如杨梅，如疙瘩，如灵芝，如菌，形状不一。"《医宗金鉴·茧唇》曰："初起如豆粒，渐长若蚕茧，坚硬疼痛，妨碍饮食……若溃后如翻花，时津血水者属逆……"清代许克昌《外科证治全书》中也有类似的描述："（茧唇乃）唇上起白皮小疱，渐肿渐大如蚕茧，或唇下肿如黑枣，燥裂疼痛。"以上古代文献描述了唇癌的主要症状，早期为豆粒大小，至后来病灶肿起、黏膜皱裂，"若蚕茧"，因此命名该病为茧唇。"若溃后如翻花"与唇癌后期出现的菜花状溃疡型病灶的症状很相似。

三、失荣（失营、脱营、恶核）

《外科正宗》云："失荣者……其患多生于肩之已上，初起微肿，皮色不变，日久渐大，坚硬如石，推之不移，按之不动；半载一年，方生隐痛，气血渐衰，形容瘦削，破烂紫斑，渗流血水，或肿泛如莲，秽气薰蒸，昼夜不歇，平生疙瘩，愈久愈大，越溃越坚，犯此俱为不治。"清代高秉均《疡科心得集》曰："失荣者，犹树木之失于荣华，枝枯皮焦故名也。生于耳前后及项间，初起形如栗子，顶突根收，如虚疾疬瘤之状，按之石硬无情，推之不肯移动，如钉着肌肉是也。不寒热，不疼痛，渐渐肿大，后遂隐隐疼痛，痛着肌骨，渐渐溃破，但流血水，无脓，渐渐口大，肉腐，形如湖石，凹进凸出，斯时痛甚彻心……"清代邹岳《外科真诠》亦谓："失荣症生于耳下，初起状如痰核，推之不动，坚硬如石，皮色不变，日渐长大……若病久日渐溃烂，色现紫斑，渗流血水，胬肉高突，顽硬不化，形似翻花疮瘤症。"以上古代文献记述的失荣症，可见于某些恶性肿瘤，如恶性淋巴瘤以及喉癌、鼻咽癌颈部淋巴转移灶、腮腺癌等。

四、舌菌

《薛已医案》曰："咽喉口舌生疮，甚则生红黑菌，害人甚速。"《医宗金鉴》将舌菌命名为舌疳。清代许克昌《外科证治全书》指出："初如豆，次如菌，头大蒂小，亦有如鸡冠样者，妨碍饮食语言……或舌本强鞭短缩，或兼项颌结核，外势颇类喉风……"清代沈善谦《喉科心法》补充道："莲花风，又名舌菌风，生于大舌中间。初起红肿如豆，渐大如菌，腐烂无皮，若成莲花形、鸡冠形、口流臭津，或患上出血不止者不治。"这些描述符合舌癌的体征，说明舌菌属舌癌的范畴。

五、耳蕈

《医宗金鉴》谓："此证皆生耳内，耳蕈形类初生麻菇，头大蒂小……微肿闷疼，色红皮破，不当触犯，偶犯之，痛引脑巅。"此段文献对耳蕈的描述与外耳道肿瘤相似。

六、阴菌（阴蕈、阴茄、失合症、阴中息肉、崩中漏下、带下病）

隋代巢元方《诸病源候论》云："阴中息肉候其状如鼠乳。"唐代孙思邈《备急千金要方》谓：

"崩中漏下，赤白青黑，腐臭不可近，令人面黑无颜色，皮骨相连，月经失度，往来无常，小腹弦急，或苦绞痛上至心，两胁肿胀，食不生肌肤，令人偏枯，气息乏力，腰背痛连胁，不能久立，每嗜卧困懒。"金代窦汉卿《疮疡经验全书》云："阴中肿块如枣核者，名阴茄；匾如蕈者，名阴蕈；阴中极痒者，名蚀疮。"清代邹岳《外科真诠》指出："阴器外生疙瘩，内生小虫作痒者，名为阴蚀，又名阴蟹……若阴中腐烂，攻刺疼痛，臭水淋漓，口干发热，形削不食，咳嗽生痰，有此证者，非药能愈，终归于死。此又名失合证，与痨瘵相似。妇人久居寡室者患此。"清代沈金鳌《杂病源流犀烛》对"阴痔"作了具体描述："凡人九窍有肉突出者，皆名为痔。今阴中有肉突出，故即名阴痔，俗谓之茄子疾；往往心躁，如连绵黄水出者易治，白水出者难治。"上述文献所描述的症状与子宫、宫颈、阴道及外阴部恶性肿瘤相似，包括部分良性肿瘤。

七、牙菌（口菌、牙岩、牙蕈）

清代许克昌《外科证治全书》曰："（口菌）多生在牙龈肉上，隆起形如菌，或如木耳，紫黑色。"余景和《外科医案汇编》中说："牙蕈，形似核桃，坚硬如石。"上述症状与牙龈癌及牙龈黑色素瘤相似。

八、翻花疮（反花疮、石疗、石疽、黑疗）

隋代巢元方《诸病源候论》记载："反花疮者……初生如饭粒。其头破则血出，便生恶肉，渐大有根，脓汁出，肉反散如花状，因名反花疮。凡诸侯恶疮，久不瘥者，亦恶肉反出，如反花形。"清代邹岳在《外科真诠》中说："翻花疮溃后，疮口胬肉突出，其状如菌，头大蒂小，愈努愈翻……流血不止。"上述症状描述与皮肤癌、癌性溃疡、黑色素细胞瘤极为相似。

九、肾岩翻花（翻花下疳、外肾岩）

清代高秉钧在《疡科心得集》中说："初起马口之内生肉一粒，如竖肉之状，坚硬而痒，即有脂水，延之一两年或五六载，始觉疼痛应心，玉茎渐渐肿胀，其马口之竖肉处翻花岩榴子样，次肾岩成也。渐至龟头破烂，凸进凹出，痛楚难胜，甚或鲜血流注。"邹岳《外科真诠》也云："肾岩翻花，玉茎崩溃，溃岩不堪，脓血淋漓，形如翻花。"上述症状的描述类似于现代医学中的阴茎癌，可能也包括睾丸结核、阴茎结核、梅毒等所引起的阴茎溃烂。

第四节　根据肿瘤体征命名

一、肺积

《难经》记载："肺之积，名曰息贲，在右胁下，覆大如杯，久不已，令人洒洒寒热，喘咳，发肺痈。"《济生方》所述与肺癌淋巴管转移而引起的腋下及锁骨上淋巴结肿大的体征颇为相似。息贲的症状"令人洒洒寒热，喘咳，发肺痈"与肺癌产生的咳嗽、气急、发热等症相似。肺之积的息贲，类似于现在晚期肺癌的征象。

二、伏梁

《素问·腹中论》云："病有少腹盛，上下左右皆有根。病名曰伏梁……裹大脓血，居肠胃之外，不可治……"《难经》云："心之积名曰伏梁，起脐上，其大如臂，上至心下，久不愈，令人病烦心。"《济生方》的记述，指的是消化系统肿瘤中的上腹部腹块体征，如肝癌、胃癌、胰腺癌等。

三、积聚

《难经·五十五难》曰："气之所积名曰积，气之所聚名曰聚，故积者五脏之所生，聚者六腑之所成也。积者阴气也，其始发有常处，其痛不离其部，上下有所终始，左右有所穷处。聚者阳气也，其始发无根本，上下无所留止，其痛无常处，谓之聚。"《金匮要略》《证治要诀》《灵枢·邪气脏腑病形》《诸病源候论》等，所说的各种积聚实际上包括了腹内胃、肠、肝及胰等良性和恶性的肿瘤，肝脓疡、肝硬化、脾肿大、肠梗阻等非肿瘤性疾病也会出现类似的体征。

四、胎瘤（红丝瘤）

《医宗金鉴》曰："此证……发无痛处，由小渐大，婴儿落草，或一二岁之间患之。瘤皮色红，中含血丝；亦有自破者。"相当于现在的小儿血管瘤。

五、肉瘤

一般所指为恶性肿瘤。另一种说法是指脂肪瘤等良性肿瘤。如明代的《外科正宗》云："肉瘤者，软若绵，高似馒，皮色不变。"

六、喉瘤（喉疳、喉岩、锁喉疮、破头症、开花疔、喉蕈、单松果症、双松果症）

元代危亦林《世医得效方》记载："咽喉间生肉，层层相叠，渐渐肿起，不痛，多日乃有窍子，臭气自出，遂退饮食。"清代高秉均《疡科心得集》云："咽菌状如浮萍，略高而厚，紫色，生于喉旁。"《医宗金鉴》曰："此证由肺经郁热，更锭多语，损气而成，形如元眼，红丝相裹，或单或双，生于喉旁，亦有顶大蒂小者，不犯不痛，或醇酒炙煿或怒气喊叫，犯之则痛。"清代张善吾《喉舌备要》云："（双松果症）症发于喉镜内，左右俱有，形如松果样，先起三五白点、黄点，后凑成一个。未开花者可治，已开花者切勿就医，（单松果症）此症喉镜内起一片或左或右，形如松果样，先起三五黄点、白点，后凑成一个。未开花者可治，已开花者难就医。"上述文献所描述的症状与咽部的乳头状瘤、纤维瘤、血管瘤相似。

七、肠蕈

《灵枢·水胀》谓："其始生也，大如鸡卵，稍以益大，至其成如怀子之状，久者离岁，按之则坚，推之则移，月事以时下，此其候也。"这与卵巢肿瘤的体征和症状很近似。

八、脂瘤（粉瘤）

"此瘤色若粉红，多生于耳前项后，亦有生于下颌者，由痰气凝结而成。"此述与脂肪瘤和纤维瘤相似。

九、瘿瘤

陈无择《三因极一病证方论》说："坚硬不可移者，名曰石瘿；皮色不变者，名曰肉瘿；筋脉露结者，名曰筋瘿；赤脉交结者，名曰血瘿；随忧愁消长者，名曰气瘿。五瘿皆不可妄决，破则脓血崩溃，多致夭枉。""瘤则有六：骨瘤、脂瘤、气瘤、肉瘤、脓瘤、血瘤。"上述记载与甲状腺腺瘤、甲状腺癌相近似。

十、骨疽

骨疽包括了现代医学中的骨肉瘤、骨母细胞瘤、软骨母细胞瘤、骨转移瘤等良性、恶性骨肿瘤，也包含了骨结核、骨髓炎等病证。

十一、癥瘕（肠覃、石瘕）

葛洪《肘后备急方》云："凡癥坚之起多以渐生，如有卒觉便牢大，自难治也，腹中癥有结节，便害饮食，转羸瘦。"《诸病源候论》曰："癥者，由寒温失节，致腑脏之气虚弱。而食饮不消，聚结在内染渐生长块段，盘牢不移动者是也，……若积引岁月，人皆柴瘦，腹转大，遂致死。""其病不动者名曰为癥，若病虽有结而可推移者，名为瘕。瘕者假也，谓虚假可动也。"《灵枢·水胀》中描述石瘕："其始生也，大如鸡卵，稍以益大，至其成，如怀子之状，久者离岁，按之则坚，推之则移，月事以时下，此其候也。"又云："石瘕生于胞中，寒气客于子门，子门闭塞，气不得通，恶血当泻不泻，衃以留止，日益以大，状如怀子，月事不以时下，皆生于女子，可导而下。"可见本病主要是指腹部的肿瘤，而石瘕则与妇科的卵巢肿瘤、子宫肌瘤及宫颈癌等的体征和症状很近似。

第五节　常见中医良恶性肿瘤

一、相当于恶性肿瘤者

（1）噎膈：食管癌或贲门癌。
（2）反胃（胃反、翻胃）：胃体、胃窦部癌。
（3）癥瘕（积聚）：腹腔恶性肿瘤，部位包括肝、脾、子宫、卵巢、胰腺及肾脏等。
（4）脾积（痞气）：包括肝癌及肝脾肿大、慢性白血病脾大。
（5）肝积（肥气、癖黄、肝着）：原发或继发肝癌及肝淋巴肉瘤。
（6）肺积（息贲）：晚期肺癌。

（7）失荣：鼻咽癌颈部转移、恶性淋巴瘤、腮腺癌及颈部转移癌。

（8）伏梁：胰腺癌或横结肠癌。

（9）乳岩（乳石痈）：乳腺癌。

（10）妒乳：湿疹样乳癌。

（11）肾岩：阴茎癌。

（12）翻花：阴茎癌或其他体表恶性肿瘤破溃，呈菜花状隆起。

（13）茧唇：唇癌。

（14）舌菌：舌癌。

（15）喉百叶：喉癌。

（16）五色带下：宫颈癌、子宫癌、阴道癌。

（17）石瘕：子宫肉瘤及盆腔良、恶性肿瘤。

（18）骨疽：骨的良、恶性肿瘤。

（19）石疽：颈淋巴结转移癌及何杰金病。

（20）缓疽（肉色疽）：软组织恶性肿瘤。

（21）石疔、黑疔、青疔、翻花疮：体表的恶性肿瘤、黑色素瘤、癌性溃疡。

（22）石瘿：甲状腺腺癌、甲状腺腺瘤。

（23）肠蕈：卵巢、盆腔、胃肠道的恶性肿瘤。

（24）肉瘤：据《备急千金要方》记载，相当于软组织恶性肿瘤；按《外科正宗》所述，相当于脂肪瘤等良性肿瘤。

二、相当于良性肿瘤者

（1）瘿瘤：甲状腺腺瘤、囊肿及癌。

（2）脂瘤：脂肪瘤及皮脂腺囊肿。

（3）痰包：舌下囊肿。

（4）痰核：慢性淋巴结炎及结核。

（5）血瘤：海绵状血管瘤。

（6）胎瘤（红丝瘤）：小儿血管瘤。

（7）筋瘤：腱鞘囊肿。

（8）气瘤：软组织肿瘤。

（9）耳菌：外耳道乳头状瘤。

（10）骨瘤：骨的良性肿瘤。

（11）疣、痣、息肉、赘生物：指体表良性小肿瘤及疣赘。

第三章　中医肿瘤病因病机

第一节　中医肿瘤病因

中医认为肿瘤是一种全身性疾病的局部表现。纵观古代文献资料，并根据历代医家对肿瘤病因的认识，将肿瘤的病因归纳为内因和外因。外因主要指外感六淫邪气、疫毒戾气、饮食失节等，内因则主要指机体本身所具有的致病因素，特别是情志因素、先天不足、脏腑亏虚等。而且在强调外因的同时，中医尤其重视内因，认为肿瘤是正气亏虚、外邪侵袭、情志不舒、饮食不节、劳逸失度等多种病因综合作用而致，造成机体脏腑功能失调、阴阳失衡、气血运行障碍，引起局部气滞血瘀、痰湿凝聚、毒邪蕴结等。

一、正气内虚

中医在肿瘤的发病上，重视人体正气，认为正气的强弱决定了疾病的易患性和倾向性。所谓正气，中医认为是人体的机能活动，是人体抵抗外邪，防止病邪侵入，并祛邪外出，恢复机体正常功能的能力，包括脏腑、经络、气血、津液和阴阳等的功能活动。人体正气也决定了体质的强弱。《黄帝内经》认为"正气存内，邪不可干""邪之所凑，其气必虚"，以及《医宗必读》提出："积之成也，正气不足，而后邪气踞之。"说明正气不足是肿瘤发生的基础和前提。

人体正气随着年龄的增加而逐渐变弱，肿瘤也随之而生。明代《景岳全书》认为噎膈之证："少年少见此证，而惟中年衰耗伤者多有之。"《外科启玄》在论述癌的发生也指出："四十岁以上，血亏气衰，厚味过多所生。"明代赵献可在《医贯》中指出："惟男子年高者有之，少无噎膈。"说明随着年龄的增大，正气愈虚，机体的防御功能减弱，故易受致癌因素的影响而致癌。

人体正气还与脏腑气血功能有关，脏腑气血功能减弱，正气不足，从而易发肿瘤。如金代张元素《活法机要》曰："壮人无积，虚人则有之，脾胃虚弱，气血两衰，四时有感，皆能成积。"明代张景岳《景岳全书》也说"脾胃不足及虚弱失调之人，皆有积聚之病"，还说"噎膈反胃，名虽不同，然病出一体，皆由气血虚弱而成"。明代李中梓《医宗必读》亦谓："大抵气血亏损，复因悲思忧恚，则脾胃皆伤，血液渐耗，郁气而生痰……噎塞所由成也。"《诸病源候论》在论述黑痣时强调："黑痣者，风邪搏于血气，变化生也，夫人血气充盈，则皮肤润悦，不生庇痕，若虚损，则黑痣变生。"《古今医统大全》亦曰："气血日亏，相火渐炽，几何不至于膈噎。"

二、六淫邪气

"六淫"即风、寒、暑、湿、燥、火六种外感病邪的总称。中医认为肿瘤的发生与邪气侵袭有关，尤其与寒邪、湿邪、火邪关系密切。中医认为，寒主收引、凝聚，寒邪侵入机体易导致经脉收引、气血凝滞，久之经脉瘀阻易成瘤；湿性黏滞，易阻滞气血运行，气滞血瘀，血瘀成积；火为阳邪，易炼津成痰，痰凝血瘀，久而成积。正如《灵枢·九针论》曰："四时八风之客于经络之中，为瘤病者。"指出外邪侵入停留于经络中，使气血阻滞，经脉不通，久积成瘤。《灵枢·刺节真邪篇》曰："虚邪之入于身也深，寒与热相搏，久留而内着……邪气属其间而不反。发为筋瘤……肠瘤……昔瘤，以手按之坚，骨疽……肉疽。"说明虚邪、寒、热等搏结久留，可以导致肿瘤的产生。《灵枢·百病始生篇》亦曰："积之所生，得寒乃生，厥乃成积也。"提出积之所成与感受寒邪有关。

《诸病源候论》中对六淫所致肿瘤有较多描述。如其曰："脑湿，谓头上忽生肉如角，乃湿气蕴蒸冲击所生也。""黑痣者，风邪搏于血气，变化生也。""恶核者，肉里忽有核，累累如梅李，小如豆粒……此风邪挟毒所成。""有下于乳者，其经虚，为风寒气客下，则血涩结成痈肿，而寒多热少者，则无大热，但结核如石。""恶核者，是风热毒气，与血气相搏结成核，生颈边，又遇风寒所折，遂不消不溃。"又《诸病源候论》云："积聚者，阴阳不和，脏腑虚弱，受于风寒，搏于脏腑之气所为也。"以上文献说明，六淫之邪侵袭人体客于经络，扰及气血，使阴阳失调，气血逆乱，津液代谢失调而致气滞血瘀，痰湿凝聚，日久成积，变生肿瘤。《诸病源候论》还云："翻花疮者，有风毒相搏所为。"翻花疮类似于体表肿瘤，风邪或风热等外界致病因素入侵机体，从肌肤渐而入肌肉、经络、血脉，或致气滞血瘀，或蕴结成痰，郁而化热，痰热与风毒相搏而发翻花疮。不外乎古人用六淫邪气或疫疬之气所概括的外来致癌物质。

《医宗金鉴》指出唇癌（茧唇）是"脾胃积火"结聚而成。

上述古文献的论述说明了风邪、寒邪、湿邪、风邪夹毒、火邪等外邪是发生肿瘤的外源病因。当然，除了古人所述"六淫"邪气之外，由于工业的不断进步，社会生活环境亦发生了重大变化，空气污染日趋严重，现代医学所谓的化学、物理以及病毒等致癌因素，已成为癌症发生的重要外因。

三、饮食因素

饮食与肿瘤的关系非常密切，中医认为饮食无度、饮食不洁，或饮食偏嗜都易损伤脾胃，脾胃损伤，运化失常，水湿不化；湿浊内生，聚湿成痰，痰凝血瘀，痰瘀互结，日久成瘤。同时，不良饮食习惯，也是肿瘤形成的重要原因。

1. 饮食无度

暴饮暴食，过食肥甘厚味，或过食生冷，都会影响胃的受纳与腐熟，脾的运化与升清，食物不化，气机阻滞，水湿不运，酿生痰湿，气滞血瘀，痰瘀交织成积，易患各种肿瘤。正如《黄帝内经》所云："饮食自倍，肠胃乃伤。""膏粱之变，足生大丁。"又如《济生续方》在论述积聚病因时指出："或饮食过度或生冷过度，不能克化，致成积聚结块。"

2. 饮食不洁

不注意饮食卫生，食用腐败霉变食品，或常吃腌制熏烤食物，毒邪损伤肠胃，或毒邪壅滞脏腑经脉，气机不畅，毒邪不化，久伏体内，易致瘤变。如《金匮要略·禽兽鱼虫禁忌并治第二十四》所云："秽饭、馁肉、臭鱼，食之皆伤人……六畜自死，皆疫死，则有毒，不可食之。"

3. 饮食偏嗜

食之五味，酸、苦、甘、辛、咸，并与肝、心、脾、肺、肾相配，饮食偏嗜，极易损伤脏腑，导致功能损伤，出现各种病变或肿瘤。

（1）偏食五味，易伤五脏。如《素问·生气通天论》云："味过于酸，肝气以津，脾气乃绝；味过于咸，大骨气劳，短肌，心气抑；味过于甘，心气喘满，色黑，肾气不衡；味过于苦，脾气不濡，胃气乃厚；味过于辛，筋脉沮弛，精神乃央。"又《素问·五脏生成篇》曰："多食咸，则脉凝泣而变色；多食苦，则皮槁而毛拔；多食辛，则脉结而爪枯；多食酸，则肉胝𬸚而唇揭；多食甘，则骨痛而发落。"

（2）偏食生冷，易生寒热。如《景岳全书·饮食》所云："素喜冷食者，内必多热；素食热食者，内必多寒；故内寒者不喜寒，内热者不喜热。然热者嗜寒，多生中寒，寒者嗜热，多生内热。"

《济生方》提出了积聚癥瘕是饮食偏嗜所致的说法，曰："过餐五味，鱼腥乳酪，强食生冷果菜停蓄胃脘……久则积结为癥瘕。"

此外，中医还重视不良的饮食习惯在肿瘤的发生，尤其是在消化道肿瘤发生中的作用。如《医学统旨》在论述噎膈病因时指出："酒面炙煿，粘滑难化之物，滞于中宫，损伤肠胃，渐成痞满吞酸，甚则噎膈反胃。"《医门法律》亦曰："滚酒从喉而入，自将上脘烧灼，渐有热腐之象，而生气不存，狭窄有加，只能纳水，不能纳谷者有之，此所以多成膈症。"《外科正宗·茧唇地六十三》认为茧唇的成因是："因食煎炒，过餐炙煿，又兼思虑暴急，痰随火行，留注于唇。"喻嘉言在《医门法律》中指出："过饮滚酒，多成膈症。"清代何梦瑶《医碥》说："酒客多噎膈，好热酒者尤多，以热伤津液，咽管干涩，食不得深入也""好热者，多患膈症"。

以上这些古代医籍的论述都说明：长期过度饮酒、食炙煿膏粱之品易损伤脾胃，蓄毒体内，郁热伤津，气机不利，脉络不通，毒邪与痰瘀互结，导致肿瘤。

近年来对饮食营养与癌症关系的研究已引起了国内外医学界和营养学界的高度重视，他们对大量的调查结果进行统计分析，认为硒或维生素C的营养状况越差，食管癌与胃癌的病死率越高，胡萝卜素摄入量越少，胃癌病死率越高；血中胆固醇越高，肝癌、结肠癌、直肠癌和肺癌死亡率越高；人体对致癌物亚硝胺的摄入量越多，往往食管癌、肝癌、结肠癌、直肠癌患者的病死率就越高。流行病学研究还表明，西方人由于长期食用高脂膳食，乳腺癌、前列腺癌和结肠癌发病率明显高于东方人。饮食习惯对癌症的发生也有重要的影响，长期大量饮酒并抽烟者，消化系统和呼吸系统肿瘤发生率大大增加。东南亚有的地区居民嗜嚼槟榔，其口腔癌高发。我国河南省林州市为食管癌高发区，这与居民长期吃酸菜的习惯有很大关系。南京医科大学研究了启东市秦潭镇居民饮水类型与常见癌症的发病关系，发现饮井水者癌症发病率低，饮河水者发病率明显更高。

四、情志不舒

中医认为肿瘤发病与情志因素关系密切。中医情志是指怒、喜、思、悲、恐、惊、忧七种情志，属于人体正常的情志活动，其与脏腑、气血有着密切关系。七情太过或不及均可引起体内气血运行失常及脏腑功能失调，从而引发多种疾病，尤其是肿瘤。正如《素问·举痛论》云："百病生于气也，怒则气上，喜则气缓，悲则气消，恐则气下……惊则气乱……思则气结矣。"《素问·阴阳应象大论》亦云："喜伤心，怒伤肝，思伤脾，悲伤肺，恐伤肾"，以及《灵枢》曰："内伤于忧怒……而积聚成矣。"

根据古代文献记载，现代医学中多种肿瘤的发生都与情志不舒有关。

1. 噎膈类似于现代医学中的食管癌

《医学津梁》指出噎膈"由忧郁不升，思虑太过，急怒不伸，惊恐变故，以致血气并结于上焦，而噎膈多起于忧郁，忧郁而气结，气结于胸，臆而生痰，久者痰结块胶于上焦，通络窄狭，不能宽畅，饮或可下，食则难入而病成矣"。

《医宗必读·反胃噎膈》认为噎膈"大抵气血亏损，复因悲思忧虑，则脾胃受伤，血液渐耗，郁气生痰，痰则塞而不通，气则上而不下，妨碍道路，饮食难进，噎塞所由成也"。

《景岳全书》亦认为"噎膈证必以忧愁思虑积劳积郁而成"。

上述医家均认为噎膈的发生，主要在于情志的异常变化。突然强烈或长期持久的情志刺激，可以直接影响机体的正常生理功能，使脏腑气血功能紊乱，经络不能畅达，郁结胸中，久则癌肿成矣。当然，临床所见，不仅噎膈，与此关系密切者尚有多种。

2．乳岩类似于现代医学中的乳腺癌

《妇人大全良方》认为乳岩："此属肝脾郁怒，气血亏损。"《医学正传》亦认为："此症多生于忧郁积忿之中年妇女。"《格致余论》曰："……忧怒抑郁，朝夕积累，脾气消阻。肝气积滞，遂成隐核……又名乳岩。"《丹溪心法》指出乳腺癌病是"忧悲郁闷，晰晰积累，脾气消阻，肝气横逆"所致，更明确提到没有丈夫或失志于丈夫的女子患病较多，其曰："憔不得于夫者，有之妇以夫为天，失于所天，乃生乳岩。"这比国外提到"寡居者"早几百年。

《外科正宗》亦曰："忧郁伤肝，思虑伤脾，积想有心，所愿不得志者，致经络疲惫，聚结成核……其时五脏俱衰，四大不救。"明确指明了情志因素，特别是忧思在"乳岩"发病中的重要地位。《医宗金鉴·外科心法要诀》也云："乳岩由肝脾两伤，气郁凝结而成。"

3．失荣类似于现代医学中的恶性淋巴瘤

《外科正宗》云："失荣者，或因六欲不遂，损伤中气，郁火相凝，隧痰失道，停结而成。"《外科真诠》也云："（失荣）由忧思哀怒，气郁血逆，与火凝结而成。"

4．茧唇、舌疳、喉菌、翻花岩分别类似于现代医学中的唇癌、舌癌、喉癌、皮肤癌

《疮疡经验全书》云："茧唇皆由六气、七情相感而成，或忧思太过，忧思过深则心火焦炽……"《疡科心得集》云："舌疳者……由心绪烦扰则生火，思虑伤脾则气郁，郁甚而成斯疾，其证最恶。"《图位喉科杓指》曰："（喉菌）此症属忧郁血热气滞，妇人多患之……"《外科问答》曰："翻花岩，与乳岩仿佛，由肝郁不舒，木火鸥张而得，甚不易治。"

以上古代文献的记载说明了乳岩、噎膈、失荣、茧唇、舌疳、喉菌、翻花岩等各类癌肿的发病都与情志失调密切相关。

现代医学亦证明了肿瘤的发生与情志有关。英国科学家约翰在1983年曾对患宫颈癌、卵巢癌、子宫癌的妇女进行研究，发现癌症患者常常压抑自己的情绪，对前途悲观失望，过分自责并伴有轻度焦虑。美国本松博士调查了500名癌症患者都有明显的精神创伤史，结果发现：如果人每天处于高度紧张的环境中，就会引起血液中皮质酯酮的浓度迅速增加，导致免疫器官中T、B淋巴细胞和其他免疫成分被破坏，不能及时消除体内突变细胞，发生癌症的可能性就明显增加。我国山西省曾报道：食管癌患者中56.5%有忧虑、急躁的消极情绪，在发病前有重大精神刺激者占比为52%。以上资料表明：中医肿瘤学中的情志失调是癌症的一个重要发病原因，这一观点和西医学中的心理因素致癌的观点基本一致。

五、劳逸失度

过劳即过度劳倦，包括劳力过度、劳神过度及房劳过度，过劳可以损耗人体正气或使脏腑虚损，从而引发多种疾病，包括肿瘤。过逸即过度安逸，包括体力和脑力。过度安逸，则使人体气血不畅，脾胃功能减弱，同样会导致肿瘤形成。如《素问·宣明五气篇》曰："久视伤血，久卧伤气，久立伤骨，久行伤筋，是谓五劳所伤。"《素问·调经论》亦曰："阴虚生内热奈何？""歧伯曰：有所劳倦，形气衰少，谷气不盛，上焦不行，下脘不通，胃气热，热气熏胸中，故内热。"过劳、过逸均可造成正

气虚弱，脏腑经络气血功能障碍，血脉运行不畅，瘀血内生而为瘤。可见过劳、过逸是肿瘤形成的重要因素，防止劳逸过度也是肿瘤防治的重要环节。

第二节　中医肿瘤病机

中医肿瘤病机指在中医理论指导下认识肿瘤发生、发展及其变化的机理，又称病理，历代医家均十分重视肿瘤病机。肿瘤病机是在机体正虚的基础上，多种致病因素作用于机体，导致机体阴阳失调，脏腑经络气血功能障碍，产生病理产物聚结于机体不同部位，引起病理改变，从而发生肿瘤。肿瘤本身是一个全身性疾病，是全身为虚，局部为实的疾病。由于肿瘤的病因繁杂，病种不一，临床表现多样，所以其病理变化也非常复杂，综合临床观察，结合前人理论，肿瘤的病机大致体现在以下几方面。

一、气滞血瘀

气滞血瘀是肿瘤发生的基本病机。常由情志抑郁不舒，或因痰、湿、食积、瘀血等有形之邪阻碍气机，或因外邪侵袭抑遏气机，或因脏腑功能障碍（如肝失疏泄、肺失宣肃，皆可引起气滞），也有因气虚、运行无力而滞者。气机阻滞，血行不畅，气滞则血瘀，瘀结日久，凝滞不散，终成癥瘕积聚或肿瘤。故《黄帝内经》曰："百病皆生于气""喜怒不适……寒温不时……积聚以留。"血瘀在不同部位，形成不同的病变，可发生在脏腑、形体、经络、九窍的任何部位。由于血瘀，血流不畅，也阻碍了气的运行，形成气滞。气滞可加重血瘀，血瘀又可加重气滞，两者形成恶性循环。血瘀较重时，血液逐渐瘀积，进而形成瘀血、肿块。这种肿块持续存在，位置固定不移，导致了肿瘤的发生。总之，气滞血瘀，不通则痛；血瘀而形成瘀血积聚，发为肿块而成癌瘤。如《诸病源候论》在论述噎膈时曰："忧恚则气结，气结则不宣流使噎。"《订补明医指掌》曰："噎膈多起忧郁，忧郁则气结于胸，久而生痰……病成矣。"《古今医统大全》亦曰："凡食下有碍，觉屈曲而下，微作痛，此必有死血。"上述说明噎膈的形成与气滞血瘀有关。

此外，历代医家在论述乳岩时均认为其发病与肝脾有关，多由于郁怒伤肝，肝气不舒，思虑伤脾，脾失健运，痰湿内生，痰气互结，气滞血瘀而成。如《医宗金鉴·外科心法要诀》曰："乳房结核坚硬……由肝脾二经，气郁结滞而成……轻成乳核，重成乳岩。"故在乳腺肿瘤初期多以理气为治，随肿块增大，通常配以活血化瘀之品。《奇效良方》论"积"之成因时曰："气上逆，则六腑不通，但气不行，凝血蕴里不散，津液凝涩渗着不去而成积矣。"《医林改错》亦曰："肚腹结块者，必有形之血。"

应注意的是，临床上不同的肿瘤有不同的病期，有偏于气滞，有偏于血瘀，但气滞血瘀贯穿于肿瘤的始终。一般临床而言，初期结块多以气郁为主，而随病情发展，血瘀征象日渐明显，所以用药上宜有偏气、偏血之差异。

瘀血学说的研究已被国内外学者广泛重视，专家们大多通过活血化瘀法或方药研究，以阐明癌症的瘀血病机。复旦大学上海医学院等报道用荧光探针标记红细胞膜脂区测量荧光偏振度的方法，测定细胞膜流动性和膜微黏度，发现血瘀型恶性肿瘤患者的荧光偏振度和膜微黏度明显高于健康对照组，表明红细胞膜的流动性低下，可能参与恶性肿瘤血瘀形成，这为活血化瘀法治疗恶性肿瘤提供了客观依据。

二、痰湿凝聚

痰湿是指机体失其正常运化而停积于体内的病理产物。由于它随体质、疾病性质而有热化、寒化之异，形态上有清稠之分。常受外感六淫、饮食、劳逸、七情诸因素的影响，使肺、脾、肾等脏腑气化功能失常，水液代谢障碍，以致水湿不化，津液不布，聚湿成痰。痰凝血瘀，痰瘀互结，日久成瘤。如朱丹溪《丹溪心法》曰："凡人身上中下，有块物者，多属痰症。"表明肿瘤多为痰所致。痰既是病理产物，又是致病因素，外而经络筋骨，内而五脏六腑，全身上下内外无处不至，从而可导致多种病变。故古人云："百病皆生于痰""怪病皆由痰作祟"。临床常见瘰疬，与现代医学淋巴瘤、肿瘤颈部淋巴结转移灶相似，多为痰湿凝聚。如《外科正宗·瘰疬论》曰："夫瘰疬者，有风毒、热毒之异，又有瘰疬、筋疬、痰疬之殊……痰疬者，饮食冷热不调，饥饱喜怒不常，多致脾气不能传运，遂成痰结。"表明饮食情志损伤脾胃，脾虚失运，水湿不化，聚湿成痰，痰凝为痰核，久而成肿块。

发生于颈部的失荣，与现代医学颈部恶性淋巴瘤相似，为痰毒深痼所为。如《外科正宗·失荣症》所云："失荣者，先得后失，始富终贫，亦有虽居富贵，其心或因六欲不遂，损伤中气，郁火相凝，随痰失道停结而成。"

并且，湿性黏滞，阻遏气机，血行不畅，气滞血瘀，血瘀日久，瘀积成瘤。并且湿蕴于内，久成湿毒，湿毒浸淫，生疮，经久不愈，被称为"湿毒流注"。如《备急千金要方》曰："妇人女子，乳头生小浅热疮，搔痒之黄汁出，浸淫为长，百治不差……"说明乳头生疮与湿毒浸淫有关。

总之，痰湿为病，甚为复杂，病机变化多端。临床上，体表或皮下不痒不痛、经久不消之肿块，均按痰核论治，多以消痰散结、化痰通络之法来治疗，而对湿毒为患则以祛湿解毒法来治疗。现代药理研究亦表明，许多具有化痰散结作用的中药均有抗癌活性。如半夏、山慈菇、瓜蒌、前胡等，而祛湿药中具有抗癌作用的药物更多。综上所述，痰湿凝聚亦是肿瘤发病中的一个重要病理变化。

三、热毒内蕴

热毒内蕴也是肿瘤的基本病机。传统中医把体表的肿瘤归属于疮疡范畴，与火热毒邪密切相关。肿瘤晚期出现坏死、溃烂甚或并发感染的肿瘤，如晚期乳腺癌、恶性淋巴瘤常有局部红肿热痛及全身发热、口渴、尿赤、便秘等热性证候；直肠瘤大便脓血伴肛门红肿热痛等，均为热毒内蕴表现。如《灵枢·痈疽》说："大热不止，热胜则肉腐，肉腐则为脓，故名曰痈。"《素问·至真要大论》又说："诸痛痒疮，皆属于心。"心即指心经火热。因此《医宗金鉴·痈疽总论歌》云："痈疽原是火毒生。"

热毒内蕴多由外邪侵袭机体而致，包括了病毒感染，烟草、油烟的污染毒素，职业环境中的化学毒素，生活环境中的空气、水、土壤污染毒素，酒、饮食中的各种毒素等。或由痰、湿、瘀血等病理产物久积体内，经络、脏腑气机阻碍，郁而生毒，热由毒所生。热毒内蕴可形成肿瘤，因血遇热则凝，津液遇火则灼液为痰，气血痰浊壅阻经络脏腑，遂结成肿瘤。如《杂病源流犀烛·口齿唇舌病源流》论述"疮菌"的病理时指出："舌生芒刺，皆由热结之故，或因心劳火盛，而生疮菌。"《医宗金鉴·外科心法要诀》论舌痈："此证皆由心脾毒火所致，其证最急……舌本属心，舌苔属脾，因心绪烦扰而生火，思虑伤脾则气郁，郁甚而成斯疾。"将舌痈的病理归为心脾毒火所为。宋代佚名藏本《咽喉脉证通论》论喉菌指出："此证因食膏粱炙煿，厚味过多，热毒积于心脾二经，上蒸于喉，结成如菌。"明代赵献可《医贯》曰："论噎膈，丹溪谓得之七情六淫，遂有火热炎上之化。"清代邹岳《外科真论》说："耳痔、耳蕈、耳涎三证，……具由肝经怒火，肾经相火，胃经积火，凝结而成。""牙疗、耳菌二症，具由阳明胃火所致。"以上论述的"火"都是指实火。清代高秉均《疡科心得集》曰肾岩的形成是"其人肝肾素亏，或又郁虑忧思，相火内灼，水不涵木，肝经血燥……阴精消涸，火邪郁结"，精辟论述了肾岩由内生火邪、毒热郁结的肾岩病理。

清代易方坞《喉科肿瘤》曰："喉疳此由肾液久亏，相火炎上，销铄肺金，熏燎咽喉。"这说明：如果热毒郁结较甚，肌体正气虚弱，不能透毒外出，以致热毒结滞难化，积聚不去，久而久之，发为癌肿。因此，热毒内蕴是癌瘤发病的重要病机。

临床研究资料表明：清热解毒中药确有改善癌症患者的症状，以及控制肿瘤发展的临床效果。现代药理研究证实：清热解毒药中的白花蛇舌草在体外实验中表明对急性淋巴细胞型、粒细胞型、单核细胞型以及慢性粒细胞型的白血病有较强的抑制作用，其水煎液对小鼠子宫颈癌、小鼠肉瘤、肝癌实体型、艾氏腹水型癌均有抑制作用。又如：半枝莲对动物实验性肿瘤，如肉瘤、艾氏腹水型癌、脑瘤均有抑制作用。

四、脏腑失调

脏腑失调是肿瘤发生的重要病机，多由七情不舒、饮食不节等因素导致脏腑生理功能失调，产生痰湿瘀等病理产物，以及气血生成不足、从而痰凝血瘀或痰瘀互结，日久聚积成瘤。气血不足、气虚血瘀，或血虚血瘀，皆可造成血瘀气滞，瘀积成瘤。因此，脏腑失调，功能受损，气血紊乱或气血不足，皆为肿瘤发生的内在因素。

心主血脉，推动血液的运行，心功能失常，推动血脉无力，血行缓慢，气虚血瘀，久可成瘤。肺布散津液，通调水道，肺功能失调，不能通调水道，津液不布，聚津成痰，痰凝血瘀，痰瘀互结，日久成瘤。脾主运化，化生气血，脾脏受损，水湿不化，聚湿成痰，痰凝血瘀，气血不畅，瘀阻日久，聚积成瘤。肝主疏泄，肝气不舒，气机郁结，以致气机阻滞，血行不畅，瘀血内停；肝郁犯脾，运化失司，水湿内停，湿聚成痰，痰瘀互结，皆可成瘤。肾主水，水液的代谢与肾的温煦气化相关。肾功受损，气化不足，水液代谢失常，水湿不化，聚湿成痰，痰凝血瘀，日久成瘤。说明五脏受损，功能失调，皆可致瘤。如《诸病源候论·卷十九·积聚候》曰："积聚者，由阴阳不和，脏腑虚弱，受之风邪，搏于脏腑之气所为也。"将积聚的产生归于脏腑虚弱，阴阳不和，感受外邪，内外合邪。陈藏器亦言："夫众病积聚，皆起于虚也，虚生百病，积者五脏之所积，聚者六腑之所聚。"简明扼要地说明了"积聚"之病与正虚、脏腑之间的内在关系。

虽然肿瘤之成与五脏功能失调密切相关，但中医学更注重肿瘤与肝、脾、肾三脏的关系，尤其是脾肾。如张景岳所言："脾肾不足及虚弱之人，多有积聚之病。"李东垣《脾胃论》亦云："脾病，当脐下有动气，按之牢苦痛，动气筑筑然，坚牢如积而硬，若似痛，甚则亦大痛，有是则脾虚病也。"《辨证录》曰："人有脾气虚寒，又食寒物，结于小腹之间久不能消，遂成硬块……谁知是命门火衰不能化物乎？夫脾乃湿土，必借命门之火熏蒸。倘命门火衰，则釜底无薪，何以蒸腐水谷哉？"说明脾肾不足可引起肿瘤。

临床上肝郁亦是癌肿发病的一个重要因素。因为从病因上看，情志与发病有关，而七情致病最易伤肝，有肿块皆夹郁之说。古人云："六脉弦紧，心下伏梁，非易化之症，一生忧伤，肝之郁可知……"

五、癌毒化生

癌毒病机理论是中医肿瘤病机理论的重大创新，对于丰富完善中医肿瘤理论体系、提高中医药抗肿瘤临床疗效具有重要的意义。癌毒是导致恶性肿瘤发生和发展的特异病因，既不同于传统毒邪，亦不同于外感六淫邪气及气滞、血瘀、痰凝诸邪，而是由于在体内、体外多种因素诱导下脏腑功能失调，气血运行失常，各种生理、病理产物不能及时排出，蕴积于体内，以致气滞血瘀、痰凝湿聚、热毒内蕴日久化生而成的一种致癌毒邪。癌毒日积，气血暗耗，入血入络，流窜全身，停滞脏腑形成癥瘕积聚。归纳起来，癌毒具有如下特性：

（1）癌毒为"阴毒"。其性深伏，为病缠绵。

（2）癌毒为有形实邪。正是有形之癌毒留滞，侵犯脏腑络脉，耗伤脏腑功能、络脉气血，导致脏腑虚损、络脉空虚、络脉互渗、脏腑津血功能紊乱所致的肿瘤是全身性疾病的局部表现，全身为虚，局部属实。

（3）易于耗散正气，导致正虚不固。恶性肿瘤自始至终表现为一系列的正气被癌毒所耗散的过程。

（4）易于扩散、转移。癌毒一旦产生，即处于恶性肿瘤的初期阶段，此期主要表现为癌毒向原发病灶周围的侵袭扩散；癌毒沿经脉、络脉流散，在适宜的环境下又会发生肿瘤，形成转移病灶，即进入中、晚期。癌毒淫溢流窜，正气耗散，此消彼长，癌毒的扩散转移趋势愈盛，病情更趋深重。

（5）癌毒非外邪。癌毒是一类特殊毒邪，毒自内生是其重要特点之一。在正虚的基础上，多种致病因素相互作用，机体阴阳失调，脏腑经络气血功能障碍，导致病理产物聚结，日久化生癌毒，发生肿瘤。癌毒既是病理产物，又是肿瘤的直接致病因素。

（6）癌毒的产生与局部气滞、血瘀、痰凝有关。肿瘤发生之后，癌毒又进一步加重了气滞、血瘀、痰凝等证候，形成恶性循环。气滞、血瘀、痰凝状态还是癌毒扩散和转移的适宜土壤与环境，癌毒由原发部位扩散，沿经脉、络脉循行过程中，为气、瘀、痰诸邪所阻，气滞血瘀，痰凝毒聚而生肿瘤。

（7）毒性猛烈。恶性肿瘤的中、晚期，癌毒深重，重阴必阳，化热化火，更伤正气，病势之凶险，反映了癌毒毒性猛烈的一面。

肿瘤是一种全身性疾病，肿块是全身性疾病的局部表现。肿瘤病因病理复杂，变化多端。在肿瘤的发生发展过程中，又有因虚致实，或因实致虚，虚实夹杂。上述气滞血瘀、痰湿凝聚、热毒内蕴、脏腑失调、癌毒化生是肿瘤发生、发展过程中最常见的病理机制，但这些病理机制并非单独存在，而是相互关联或复合在一起。因此，辨证论治时，不能单纯着眼于局部病灶，而要从整体出发，根据每个患者的不同临床病理特点，分清病机主次，审证求因，审因论治，根据具体情况给予治疗，才能取得更好的治疗效果。

第四章　肿瘤的诊断与辨证

第一节　肿瘤的早期诊断

　　肿瘤早期无症状，或症状不典型，患者容易放松对肿瘤的检查与诊断，当出现典型症状时，已是肿瘤中、晚期。如能对肿瘤进行早期发现，早期诊断和早期治疗，就能提高肿瘤的治愈率。所以，为了对肿瘤进行早期诊断，必须重视癌前病变及一些特殊的癌前信号。

一、目前临床上常见的癌前病变

　　（1）胃溃疡、萎缩性胃炎。
　　（2）肝炎、肝硬化。
　　（3）子宫、结直肠等部的息肉。
　　（4）子宫颈糜烂。
　　（5）黏膜白斑，一般发生在唇、舌、子宫颈、外阴部。
　　（6）经久不愈的溃疡、疤痕和瘘管，特别是小腿上的慢性溃疡、外伤性和化学性损伤的溃疡等。
　　（7）食管上皮重度增生。
　　（8）隐睾或睾丸下降不全的基础上容易发生睾丸肿瘤；包皮过长或包茎存积包皮垢，导致阴茎癌的发生等。
　　（9）肺结节，大于1cm的实性结节或磨玻璃结节。

二、临床上癌症常见的初发症状（癌前信号）

　　（1）身体皮肤或皮下出现肿块，并呈进行性增大。
　　（2）身体任何部位，如舌体、颊黏膜、皮肤等处出现久治不愈溃疡。
　　（3）中年以上妇女出现不规律阴道流血或分泌恶臭液体。
　　（4）进食后胸部闷胀、异物感或进行性加重的吞咽不畅。
　　（5）久治不愈的咳嗽、胸痛或痰中带血、声音嘶哑。
　　（6）上腹部疼痛、食欲减退、黑便、恶心、呕吐；原有胃病症状加重，疼痛规律改变，服药后症状不缓解。
　　（7）大便习惯和性状改变，腹泻、便秘持久不愈，大便变细、黏液便、便血等。
　　（8）无明显原因的鼻塞、鼻涕带血、单侧头痛或伴复视。
　　（9）黑痣突然增大或有破溃、出血、原有的毛发脱落。
　　（10）无痛性血尿。

（11）无痛性淋巴结肿大（如颈部、锁骨上、腋窝和腹股沟等）。

（12）乳房出现短期内生长迅速的肿块，局部皮肤呈"橘皮样"外观，乳头有血性分泌物。

（13）原因不明的贫血、乏力、消瘦与低热。

一旦出现上述症状要及时就医，完善必要的辅助检查，只要做到早发现、早诊断、早治疗，恶性肿瘤可获得较好治疗效果。

第二节 肿瘤的中医诊断

肿瘤的临床诊断，基本上和诊断其他疾病的方法相同，即通过中医望、闻、问、切四诊收集肿瘤患者详细资料，并结合西医的体格检查、常规化验与特殊检查（如生物化学、CT、CT/PET、核磁共振、内窥镜、细胞学、病理学、同位素、超声波、免疫学等检查）。辨病与辨证相结合，利用现代医学技术与手段对肿瘤良恶进行鉴别，同时根据中医四诊八纲辨证规律对肿瘤在某一阶段的病理变化的表现进行综合分析、归纳，明确中医肿瘤诊断，确立中医治则、治法和选方用药。

总之，肿瘤的中医诊断，须四诊合参，不可偏废，尤其须参考现代医学对肿瘤检查所获得的信息，才能全面系统地了解病情，作出正确的判断，其对肿瘤的防治、预后具有重要意义。

一、望诊

（一）望神

望诊是中医诊断疾病的重要方法之一，就是通过视觉观察患者的精神、色泽、形态和舌苔、皮肤黏膜等变化的一种方法。中医认为人体内外是紧密相连的，体内发生病变，必然会反映到体表。正如《丹溪心法·能合色脉可以万全》所记载："欲知其内者，当以观于外；诊于外者，斯以知其内。盖有诸内，必形诸外。"

《黄帝内经》有"望而知之谓之神"之说，所谓审神气的存亡，可测生死；察色泽的善恶、形态的常变，可别疾病的轻重浅深。例如：目光奕奕、神情爽朗是精力充沛的表现，是谓"有神"；目光无彩、神情呆板或萎靡不振，谓之"失神"。对于肿瘤患者来说，望神非常重要。初诊时，望之患者尚有"神"，病虽重，只要措施得当，仍有九死一生之机会；若望之神色已去，神已失，即便是中、早期肿瘤，此为难治之证。通常晚期肿瘤患者，缺乏信心，悲观失望，常可见神志淡漠，精神颓废。若病已至晚期，循衣摸床，两手撮空，两目呆滞，是神气将绝的先兆。

（二）舌诊

舌诊是中医肿瘤诊断中的重要内容，主要观察舌质、舌体、舌苔及舌下络脉。舌质可以反映脏腑气血的虚实，舌苔可反映邪气的深浅与胃气的存亡，以及消化功能状态和睡眠可否，舌下络脉则反映体内瘀血情况。肿瘤患者的舌象不仅与证候性质、疗效和预后有关，而且可以指导肿瘤临床分期，并可作为制订治疗方案的参考。舌为心之窍，且五脏都与舌有关，按部位来说，舌尖属心肺，舌中属脾胃，舌边属肝胆，舌根属肾。总之舌诊是肿瘤诊断与辨证不可缺少的客观依据。

1. 舌质

舌质指舌的肌肉脉络组织，薄薄的一层苔状物下有着丰富的肌肉、血管与神经组织等，望舌质主要包括观察舌质的神、色、形质、动态以及舌下脉络等。

（1）淡红舌。

淡红舌是健康人的常见舌色，而早期肿瘤的淡红舌虽也属淡红舌范畴，却常见舌质两边颜色晦暗，有淡淡的瘀斑、裂纹、齿痕等改变。病理性淡红舌多是肿瘤形成，精神抑郁，心火内炽所致。

（2）淡白舌。

舌色淡白，舌质胖嫩。主虚寒证，为阳气虚弱，气血不足之象。淡白舌以白血病最为突出，也常见于骨髓瘤或晚期肿瘤贫血之证。

（3）红舌。

舌质鲜红，是体内有热或阴虚生内热，鲜红无苔是阴虚火旺，舌红起刺是阴分热盛；按部位说，舌尖红为心肺热盛，舌边红为肝胆热盛，舌心干红为胃热阴伤，舌光红无苔（镜面舌）为津液大伤之象。这种舌在鼻咽癌、腮腺癌以及头颈部肿瘤作局部放射治疗时多见。在胃肠道肿瘤手术后，有瘘管形成，大量消化液丢失时，亦可见镜面舌，这说明它与消化液的分泌有关。此外，有中度以上腹水、胸腔积液者，也可出现镜面舌。

（4）青紫舌。

舌质微带青紫，多为气滞血瘀，血行不畅；舌有紫斑瘀点，多为久病内有瘀血；舌青紫转紫红色而干，多为热入血分；舌淡紫而润，多为寒证；舌色紫蓝，面唇俱青，见于严重缺氧。中、晚期恶性肿瘤患者舌质颜色多见青紫或紫暗，或伴有瘀斑、瘀点。青紫舌在肺癌、肝癌、食管癌患者中多见。卵巢癌患者中亦较常见。此外，化疗反应大者，舌质青紫很明显，可以说青紫舌反映了化疗的毒性程度。另外，部分早期肝癌患者，舌的两边（肝胆区）可出现青紫色或少量瘀斑、瘀点。如肿瘤患者在病程中出现青紫舌，或青紫舌持续不退，常提示肿瘤转移及预后不良，因此密切观察青紫舌的变化对肿瘤的辨证、治疗、预后判断有重要意义。

（5）红绛舌。

较淡红色为深，甚至呈鲜红色，称红舌；较红舌更深的称为绛舌。舌红或绛，苔黄厚多为里热实证；舌红绛，少苔或无苔是阴虚火旺；舌绛少苔而津润者，多有瘀血。肿瘤患者如舌质淡红为邪浅病轻，舌质由淡红转红为毒已深，病情加重。舌质由红转绛为热盛津伤，阴虚火旺，预后不良。凡是舌绛无苔，呈镜面舌多不吉；晚期肿瘤患者出现光红舌，兼有糜苔或溃疡时，多为濒死的预兆。

（6）肝瘿线。

在原发性肝癌患者的舌左侧、右侧或双侧缘（偶见舌尖）呈紫色或青紫色，呈条纹状或不规则形状的斑块或瘀点，境界分明，易于辨认，被称为"肝瘿线"。因此"肝瘿线"可作为对中、晚期原发性肝癌患者的诊断辅助体征之一。当部分肝硬化与肝癌患者在放射性核素扫描、B超、AKP、AFP定性与定量确不易鉴别时，"肝瘿线"有一定参考价值。

2. 舌体

某些肿瘤患者的舌体较胖，以胖大舌和裂纹舌多见。胖大舌以白血病、肠癌多见，裂纹舌以胃癌居首位。早期胃癌患者裂纹舌不多见，而中、晚期病例则多见裂纹舌，且裂纹随病情加重而加深。

（1）胖大舌、齿印舌。

舌体较正常舌为大，伸舌满口，称胖大舌。舌体边缘见牙齿的痕迹，称齿痕舌或齿印舌。中医认为其多由脾肾亏虚，不能运化水湿，或水湿痰饮阻滞所致。胖大舌、齿印舌是肿瘤患者多见舌体，其中比例较高者有白血病、膀胱癌、肠癌、乳腺癌、宫颈癌等，白血病患者最多。这些患者绝大多数属虚证或虚实夹杂证。此外手术、放疗后胖大舌、齿印舌也多于未治疗组，因为手术、放疗虽然对癌细胞可起毁灭性打击，但给患者机体亦留下了需要一定时间才能修复，或难以修复的创伤。

（2）裂纹舌。

舌面上有多少不等，深浅不一，各种形态的明显裂沟，称裂纹舌。中医属阴血亏损，不能荣润舌面所致，或是热盛伤阴，或是血虚不润。裂纹舌也是肿瘤患者常见的舌体，其中以鼻咽癌所占比例最高，其次为肺癌、淋巴瘤患者。其他如肝癌、甲状腺癌、口腔癌、胃癌等晚期肿瘤患者都可出现不同程度的裂纹舌。

3. 舌苔

舌苔的生成由三方面所致，一是由胃气所生；二是由邪浊上升而成；三是由饮食积滞所成。舌苔主要是反映胃肠道消化功能的状态和邪浊深浅。正常舌苔由胃气形成，其状薄白而清净，不干不湿。不满舌，是正常情况。癌症患者以黄苔或黄腻苔为主。食管贲门癌患者多见黄厚苔和白厚苔；早期胃癌患者舌苔多白润而腻，中、晚期多见花剥苔或厚腻苔；肺癌患者舌苔多厚腻；早期原发性肝癌患者有时会出现光剥无苔的红舌。

（1）薄白苔。

是健康人与非肿瘤患者最常见的舌苔。而薄白苔大多见于癌症早期，到中、晚期逐渐减少，相反腻苔逐渐增多。许多资料都表明癌症患者的舌苔随病情变化的规律：早期病情轻者，苔色浅，多见薄白或薄黄，中、晚期病情重者苔为黄腻或灰黑。

（2）腻苔、黄苔。

腻苔是由于舌菌状乳头的密度增加，增生致密，乳头间充满细菌、真菌、食物碎屑，脱落的角化上皮和渗出的白细胞等构成油腻状密布舌苔。黄苔是由于舌丝状乳头增殖，唾液分泌减少，舌苔干燥，加上某些颜色微生物作用和大量中性多核细胞存在于舌苔表面而形成。中医辨为舌苔白厚润滑者，属中焦湿阻；黄厚滑苔者，多属中焦湿热；黄厚黏腻者，属湿热重；黄厚干燥者，属里热伤津或津伤燥结。腻苔与黄苔是癌症患者的主要舌苔，所占比例远高于健康人。消化道恶性肿瘤患者以黄腻苔、白腻苔、剥苔为主，其中又以黄腻苔出现率为高。原发性肺癌、急性白血病、肝癌的黄苔、腻苔出现率较高。肝癌与肺癌的早、中期患者腻苔、黄苔均少于晚期患者。此外，某些癌前病变，如萎缩性胃炎治疗后腻苔不退，应警惕癌变可能。

（3）灰苔与黑苔。

多见于晚期肿瘤患者。灰苔由白苔、黄苔转化而来。苔灰而干，多属邪热实火羁留，灼伤津液；舌质淡红，苔浅黑而滑润，为阴寒过盛；灰黑而干燥，舌质鲜红者，多属大热伤阴。白血病恶化时，可出现灰黑苔。黑苔由灰苔、黄苔转化而来。由于高烧、脱水、毒素刺激使舌乳头过长，或大量广谱抗菌素的长期应用，使口腔内正常寄殖菌大量被杀灭而真菌乘机滋长，产生棕褐色至黑色舌苔。癌症晚期常见舌苔灰黑，面带腐浊。

（4）剥苔。

舌苔部位剥落，剥落处光滑无苔，余处斑驳残存舌苔，称花剥苔，是胃之气阴两伤所致。若舌苔全部退去，以致舌面光清如镜，称为光剥苔或镜面舌，是胃之元阴枯竭，胃气将绝的危候。肿瘤患者花剥苔的出现率远高于非肿瘤患者，主要是长期消耗，机体营养不良，导致舌黏膜的萎缩性改变。有人观察到早期肝癌有时会出现光剥无苔的红舌，这对肝内小肿物良恶性的鉴别，特别是肝癌的早期诊断有一定临床意义。如在体检时偶然发现或因肝区不适而应诊发现的肝内小肿物，B超、放射性核素扫描、血管造影、CT等有时难以除外恶性肿瘤，有人以舌诊观察这些患者，发现光剥无苔的红舌组肝癌占绝大多数，而淡红舌组绝大多数是血管瘤等良性肿物。

4. 舌下络脉

舌下络脉异常，主要是指舌下络脉主干长度超过舌尖与舌下肉阜连线的3/5，或主干明显隆起，呈圆柱状伴有弯曲，或外带小静脉扩张。颜色以青紫、紫红、淡红、淡蓝或见出血点、瘀血点等为异常。癌症患者舌脉异常者显著高于正常人。

一般来说，舌质反映机体脏腑器质性变化，而舌苔多反映其功能变化。舌质变化较慢，舌苔变化较快，但是二者相互影响，要统一观察，不可偏废。此外连续动态地观察舌色，注重前后对比是舌诊观察的重要方法。在治疗肿瘤的过程中，患者舌质由紫色转向淡红或由晦暗转向明润，舌苔由厚转薄或由无苔转为薄白苔，提示疾病正在朝好的方向发展；如果相反，则应警惕肿瘤有无转移、扩散及出血等。

二、闻诊

闻诊包括听声音和嗅气味两个方面。听声音是指听患者的语言、呼吸、咳嗽、呕吐、呃逆、嗳气、太息、肠鸣等各种声音；嗅气味是指嗅患者体内发出的各种气味以及分泌物、排泄物和病房的气味。肿瘤患者的闻诊要注意以下内容。

（一）听声音

1. 声音嘶哑

若声嘶渐起，逐日加重，一般消炎治疗不能改善者，应予重视。这常常是肺癌或纵隔肿瘤侵犯、压迫喉返神经，引起声带麻痹所致。这一症状大多在肿瘤晚期出现，但也作为部分患者首诊时的主诉之一。

2. 呼吸

呼吸的强弱、快慢、长短是观察的主要内容，其中喘息多见于肺癌和纵隔肿瘤。发病机制主要有两个方面，其一是肺癌或纵隔肿瘤压迫或侵犯气管，致使气管阻塞，气流通过受阻所致；其二是肺癌肺内扩散，侵犯肺泡，肺内有效换气面积减少所引起。

3. 咳嗽

咳嗽在肿瘤表现中常常是肺癌或肺内转移癌的主要症状之一。肺癌、食管癌或乳腺癌患者在放射治疗时常有热毒伤阴，阴虚肺燥，出现干咳、咳声嘶哑。

4. 呕吐

呕吐一般分为呕、干呕、吐三种情况。与肿瘤有关的主要是吐，如食入即吐或朝食暮吐、暮食朝吐。前者可多见于食管癌、贲门癌，后者则见于胃窦部癌，均为肿瘤腔内生长而引起的梗阻所致。

5. 嗳气

气体自胃向上，出于喉间而发声，多属胸脘不畅，肺胃之气不降。贲门癌、胃癌患者术后胃气不降，常见嗳气。

6. 呃逆

肿瘤患者久病呃逆常表现为顽固的呃逆，有时一连多日不能缓解，多属病之晚期，为晚期胃癌、肝癌等病变侵及横膈或刺激膈神经产生膈肌痉挛所致；亦可见于脑瘤患者之中枢性呃逆。

（二）嗅气味

肿瘤患者的各种排泄物与分泌物，会发出不同气味，可以根据气味加以辨证分析，如溃疡型宫颈癌及乳腺癌、黑色素瘤破溃之后，气味腥臭。恶臭者多属实热证；略带腥味者多属虚寒证；大便色黑气味腥臭者多属上消化道出血；小便腥臭带血无痛者多属泌尿系肿瘤。咳吐浊痰，带有脓血，气味腥臭异常者，多为热毒炽盛，肺内蕴毒所致。上颌窦癌、喉癌以及口腔肿瘤晚期破溃时，口中秽气，腐臭难闻，多属肿瘤溃烂合并感染所致。

三、问诊

问诊是了解病情、诊断疾病的重要方法。对肿瘤患者的问诊，可以根据《景岳全书·十问篇》中"一问寒热二问汗，三问头身四问便，五问饮食六胸腹，七聋八渴俱当辨，九因脉色察阴阳，十从气味神色见"来了解患者的主诉、现病史及过去史。问诊在四诊中占有重要地位，特别是早期肿瘤患者，初发症状往往只是自觉症状而缺乏客观体征，这时问诊就显得特别重要。

（一）发热

癌性发热是恶性肿瘤最常见的症状。发热原因主要有两个方面：一方面是肿瘤本身引起的发热，早期发热以恶性淋巴瘤多见，主要是肿瘤细胞分泌的致热因子所致；中、晚期发热见于多种肿瘤，以肺癌多见，主要是因肿瘤生长旺盛，肿瘤组织内部供血不足，造成细胞坏死而引起发热。另一方面是肿瘤组织压迫周围组织，造成阻塞性感染；或是晚期患者免疫功能低下而并发感染所致。这两种发热可以成为患者就诊时的首诊症状。因此，对于长期发热的病例，如反复检查未查到病因，抗感染治疗效果不佳时，应考虑恶性肿瘤的可能性。对于发热的性质，中医诊断一般分为外感发热与内伤发热，恶性肿瘤发热属于内伤发热，其中很大一部分可辨为瘀血发热，对此，临床辨证应予注意。

临床上大多数肿瘤患者的发热与感染有关，在感染控制之后，发热退净，但有些患者发热原因不明，较常见于恶性淋巴瘤、肝癌、肺癌、骨肉瘤、肠癌及肾癌，或晚期癌瘤患者癌瘤坏死分解产物被吸收而致发热。

（二）疼痛

疼痛也是肿瘤患者最常见的症状之一。它既可以表现为早期患者的首发症状或主诉症状之一，也可以成为中、晚期患者难以忍受的重要症状。它作为首发症状或初诊症状常常容易被忽略，因为此时的疼痛一般表现为间断性隐痛，直至逐渐加重，不易缓解时才引起患者注意而就诊。疼痛部位往往与肿瘤部位有直接关系，如头痛：脑瘤；胸背痛：肺癌、纵隔肿瘤；上腹痛：胃癌、肝癌、胆管癌、胰腺癌、结肠癌；右上腹痛：肝癌、结肠癌；下腹痛：结肠癌、肾癌、膀胱癌以及女性生殖系统肿瘤；骨骼疼痛：多发性骨髓瘤、骨肉瘤、骨转移癌等。这些疼痛一般表现为间断性或持续性隐痛，主要是因肿瘤增大而引起的牵引或反射痛。晚期癌性疼痛一般是肿瘤直接浸润或压迫神经引起的，这类疼痛常常是持续性剧痛，不易缓解，往往需吗啡类麻醉药镇痛。

（三）胸胁

胸闷或不适也是胸部恶性肿瘤的常见症状，有时是唯一症状。胸部肿瘤主要有纵隔肿瘤、肺癌、食管癌。还时常伴有气喘、咳嗽、疼痛等症状。右胁不适者多见肝癌，有时可伴有乏力、纳差、腹胀等症状。这种不适感的个体差异很大，主要有酸、麻、凉、热、胀等，有时是难以用语言描述的。

（四）脘腹

上腹部是肝、胆、胃、脾等脏器所在的部位，包括部分小肠、结肠；下腹部则有肾、小肠、结肠、膀胱、女子胞宫等脏器。故脘腹疼痛胀满多为脾胃失调。其中隐隐作痛，时作时止，喜温喜按者，属虚属寒；若痛而拒按，痞满，喜冷，便秘，则属实属热。腹中结块，其痛不离其部，推之不移的，属积；小腹疼痛、硬满拒按为蓄血证（小便通利）或蓄水证（小便不利）；少腹肿物，状如怀子，按之则坚，推之则移，月经按时下，多为肠覃（卵巢肿瘤）；少腹痛还有因阳气不足，寒凝于内，或寒湿凝聚而成肿块，或郁毒内结形成包块等，均应详查伴随症状加以鉴别。

（五）腰背部

腰痛绵绵，酸软无力，肢冷恶寒，大便溏泻，小便清长，为肾阳亏虚；腰背酸痛，时觉虚火上炎，大便干燥，小便黄赤，为肾阴不足；腰痛如锥如刺，痛处不移，不能转侧，多为瘀血或瘀毒；背部作痛，固定不移，多为痰湿内阻或瘀血所致。

（六）饮食

食欲不振是肿瘤患者的常见症状之一，尤以消化系统肿瘤多见。因此，对于不明原因的食欲不振，不能排除恶性肿瘤的可能。进食不利或有梗阻感往往是食管癌、贲门癌的首发症状，从其感觉异常的部位大体可判断病变位置。

（七）二便

通过对排泄物的分辨，可了解机体的病理生理状态及病情的进与退，故问二便是肿瘤中医诊断的主要内容之一。

1. 小便

间歇性无痛血尿是肾癌和膀胱癌的常见症状之一，其中膀胱癌最常见，往往是首诊症状。排尿困难则常常是前列腺癌的首诊症状。小便白浊是肾癌晚期，肾实质被破坏引起的大量蛋白漏出所致。

2. 大便

大便色黑者应检查大便潜血，一般是上消化道出血所致，不排除胃癌、肠癌的可能；大便见鲜血，如果能排除其他情况如痔疮、息肉等，则应考虑直肠、乙状结肠肿瘤。此外，如发现大便已变细或沿其纵向有凹沟，或附有血液，应引起重视，及时检查是否患有肠癌。

（八）妇女

1. 月经

不规律的阴道出血，常常是妇科恶性肿瘤的症状之一。一般情况下，绒癌多发于青年妇女；子宫内膜癌多发于绝经前、宫颈癌多发于绝经后的老年妇女。

2. 带下

带下异常也是子宫内膜癌和宫颈癌的常见症状，有时是首发症状。子宫内膜癌初期可见少量白带，有时带血，晚期则成血色带，常伴恶臭。宫颈癌初期白带量较大，一般不带血，常伴有异味。

3. 胎产

宫颈癌多见于早产、多产妇女，乳腺癌中以胎产少或无胎产、不哺乳者多见。若已诊断为肿瘤而有妊娠者应尽快停止妊娠，否则，不仅影响肿瘤治疗，也影响胎儿发育，对孕妇和胎儿极为不利。

四、切诊

中医的切诊包括按诊和切脉两部分。按诊是用触、摸、按、叩等手法，以了解肿瘤的局部情况，切诊是用手直接检查身体各部位和脉象的一种诊断方法。脉诊在肿瘤患者的辨证中具有重要意义。脉诊是中国传统医学的一种独特的诊病方法，是医生用手指的触觉切按患者的桡动脉脉搏来探测脉象，借以了解病情、辨别病证的诊断方法。由于肿瘤的生理、病理变化极为复杂，特别是中、晚期肿瘤患者，会发生一系列内环境紊乱，如脏腑器官功能低下或失调而发生各种病证，这些病理生理变化可不同程度地在脉象上反映出来。

1. 浮脉与沉脉

举之有余，按之不足，为浮脉，主表证。轻取不应，重按可得，如石沉水底，为沉脉，主里证。临床上胃癌脉象多沉细，胁下积痛脉象多沉涩，沉紧者多为寒积。

2. 迟脉与数脉

迟脉次数慢于正常，脉来迟缓，一息三至，来去极慢，主寒证。有力为寒实疼痛，无力为阳损虚寒。数脉次数快于正常，一息六至，往来快，主热证。有力为实火，无力为虚火。阳盛实热的癌肿疼痛多见洪数脉；痰火实热者脉多数而弦；阴虚内热者脉多数而细；阴血耗竭者脉多数而涩。

3. 滑脉与涩脉

滑脉跳动往来流利，应指圆滑、如珠走盘。为气血涌盛，主热盛、痰湿、食滞等证。唇癌、喉癌、鼻咽癌、肺癌、胃癌、大肠癌如有痰湿、热盛见证都可出现滑脉。涩脉往来艰涩不流利，如刀刮竹。涩而无力是少血伤精，涩而有力是气滞血瘀，或痰湿内阻。癌肿患者有血瘀见证的常出现涩脉。

4. 弦脉、紧脉与濡脉

弦脉如琴弦，端直而长，指下挺然。主痛，主肝病，多见气滞、疼痛、痰饮、气郁等证，如食管癌、胃癌、贲门癌、肝癌常出现弦脉。紧脉往来绷紧有力，左右弹指如绞转索，如切紧绳，弹指紧张有力，主寒证，一般腹内肿瘤多呈弦紧脉象，如晚期食管癌常有紧而涩之虚寒脉象。濡脉轻按即得，极软而浮细，举之有余，按之渐无。主湿、气虚、血虚、阴虚。肿瘤中、晚期可出现濡脉。

5. 弱脉与微脉

弱脉形体细小，脉位深，轻取不应，重按应指细软无力，主阳衰，脾肾寒湿型大肠癌常见沉细或弱细脉。脉极微细软，轻按应指，若有若无，按之欲绝非绝，主气血大衰、亡阳，多见晚期癌肿患者。

6. 虚脉与实脉

虚脉，脉来迟缓、形大而无力，轻近即得，重按空虚，主正气虚，多见癌症患者放化疗后。实脉，来时坚实有力，形大而长，举之有余，按之有力，来去俱盛，三候皆然，主邪气盛，常见痰湿蕴肺型肺癌患者之脉象。

7. 结脉与代脉

结脉，脉来无常数，时一止，脉来迟缓，呈不规则间歇，主阴盛气结，痰气积聚型癌肿常见结脉。代脉，来数中止，不能自还，止有定数，有规律间歇，是脏气衰微、三阳不足所致，晚期癌肿患者全身衰竭可见代脉。

以上各类脉象中以浮、沉、迟、数、滑、弦、濡、细为最常见。但肿瘤患者的脉象比较复杂，临诊必需四诊合参，才能作出中肯诊断。一般来说，脉证相应，为顺，表示邪实正盛，正气尚足以抗邪。若反见沉、细、弱为脉证相反，为逆，说明邪盛正衰，易致邪陷转移。又如肿瘤晚期，正气已衰，脉见沉、细、微、弱，为顺；若脉象反见浮、数、实，则表示正衰而邪不退，均属逆证。因此，脉诊可以揭示肿瘤患者邪正的盛衰，同时也可以为治疗预后提供依据。

第三节　肿瘤的中医辨证

一、肿瘤临床辨证原则

在临床中，肿瘤的辨证与其他疾病的辨证一样，均遵守中医临床辨证的一般规律，但基于肿瘤本身所具有的特殊性，在临床辨证中应掌握以下原则。

（一）整体与局部辨证相结合

肿瘤是一个全身性的局部表现，肿瘤病灶和整体之间又存在着对立统一的辨证关系。肿瘤的发展过程，是一个因虚致实、因实致虚的恶性循环过程，虚者全身虚，实者局部实。在患病的过程中，由于局部实性病灶的存在使受侵脏腑组织受损，并影响到全身，产生全身各系统的功能失调和形态变化。反之，全身整体状况的好坏又能影响局部病灶发展的快慢和治疗效果的成败。所以，对一个癌症患者，治疗前必须了解其全身机能状况、精神情绪、体质强弱、饮食好坏、各脏腑气血的功能失调状态，并把此作为整体衡量的内容。同时，也要详细掌握肿瘤局部病灶情况，如肿瘤大小、性质等，以便考虑如何消除病灶。

整体观是祖国医学的特点，治疗恶性肿瘤，绝对不能只注意到癌灶的消失而忽视全身的变化。也不能只顾调整体而放弃对癌灶的消散。当整体处于较好的状况时，则偏重局部的攻伐，佐以补益。而病情到了晚期，全身已有衰竭表现时，则侧重整体功能的维护和调理，即扶助正气，特别是对脾胃的调理，补益气血之不足，滋补肝肾之亏虚，均具有特殊意义。这样做的目的在于保"后天之本"，增加机体的抗癌能力，提高生存质量，以延长生存期。在整体尚未达到衰竭时，应攻补并重。故有初期偏攻，晚期偏补，中期宜攻补兼施之原则。

（二）辨病与辨证相结合

辨病是辨明疾病发生的部位（病所）和性质，也就是对疾病的诊断。随着恶性肿瘤发生，解剖部位不同，肿瘤细胞生物特性悬殊，疾病类型有差异，各种恶性肿瘤的性质差别很大。如同样是胃癌，原发部位是在窦部、小弯、胃体或贲门，病期是属早期、中期或晚期。癌细胞恶性程度（分化）的高低，都要搞清楚，才能正确地选择治疗手段，决定疗程，判断预后。在这方面西医比较深入、具体和准确，所以辨病（诊断）应充分发挥西医的优势。但只有西医诊断还不够，还要根据疾病发展过程中所出现的病征、全身和局部的症状，以及舌脉等表现，运用中医理论，辨明所属类型（如肝胃不和、脾胃虚寒、痰湿结聚或气血双亏等），然后分别选用不同的方药进行治疗。使辨证与辨病所有的治疗原则与方药更加紧密，以达到提高治疗效果的目的。

在临床中，应该弄清肿瘤发生的具体部位，病理细胞类型，有无转移、浸润等。在辨病的基础上，进一步结合中医辨证，才能更好地辨证施治，取得更好的疗效。同一肿瘤由于患者体质不一，病理不同，可表现为不同证型。如肺鳞癌患者既可出现气阴两虚型，又可以出现痰湿阻肺型。另外，即使同一个患者，在疾病的发展过程中，随着疾病的发展及治疗情况，其中医辨证类型亦随之变化。如肿瘤患者放疗后往往出现气阴两虚型。所以，将辨证与辨病结合起来，不但可以综观全局，诊断清楚哪种肿瘤，病理性质如何，了解机体阴阳、气血、脏腑功能变化，判断预后，而且在治疗中可在辨证用药的基础上，针对不同类型的肿瘤细胞加入对癌细胞有抑制作用的药物，收到更佳的效果，充分体现古人"同病异治，异病同治"的颇具中医特色的治疗经验。

（三）辨标本缓急

疾病有标本之分，所谓本，就是指疾病的本质，如肺癌在肺部的癌块就是本，由肺癌并发而来的咳嗽、咯血、胸痛、发烧、口干、烦躁和全身酸痛就是标。标证的出现会扰乱全身的功能，降低机体的抗病力。中医有"急则治标，缓则治本""标本兼治"的原则。本病未除之前，当务之急是采用镇咳、祛痰、止血、消炎、镇痛，加上扶正养阴清热的中医疗法。待标证缓解、全身情况好转之后，才有条件考虑手术、放疗或化疗。"治病必求其本"，本证未除，标证难去，因而临床上凡在本病可以攻克的前提下，标证又难以根本解决，绝不能延误治本良机，此时最好的办法是采用"标本兼治"。例如可采用手术或放射办法，快速消散癌块，同时运用扶正培本的中西药物调理手术或放射的毒副反应，本去标除又不伤元气，这是最理想的办法。不过，临床上所遇见的恶性肿瘤，当有标证出现时，大都属中、晚期，要根本解决癌症，比较困难，此时如能在全身和局部情况允许的前提下（阴阳偏颇尚未极化），采用姑息性手术或放疗，也是一种近期治本的办法，应当提倡。但绝对不能忽视全身阴阳失衡的局面，而断然采取攻伐的治本措施，否则会带来严重的后果。

二、肿瘤常见辨证方法

根据肿瘤自身的特点，适合肿瘤临床辨证的方法通常以八纲辨证、脏腑辨证、气血津液辨证为主。

（一）八纲辨证

八纲即阴阳、表里、寒热、虚实，八纲辨证是中医学各种辨证方法中最基本的，是各类辨证的总纲，也是各种辨证的纲领。在八纲中，阴、阳又是总纲，可以概括其他六纲。如表、热、实属阳；而里、寒、虚属阴。八纲辨证之间相互联系又不可分割，只有掌握好八纲辨证，了解肿瘤各类证候的特点及相互关系，才能正确而全面地认识肿瘤，诊断肿瘤。

1. 阴阳辨证

阴阳是八纲辨证的总纲，阴阳辨证在临床辨证诊断上有着重要的意义。在诊断上，可根据临床证候所表现的病理性质，将一切疾病分为阴、阳两个方面。一般里证、寒证、虚证可概属于阴证的范围；而表证、热证、实证可概属于阳证的范围。正如《素问·阴阳应象大论》曰："善诊者，察色按脉，先别阴阳。"明代医家亦强调："凡诊脉施治，必先审阴阳，乃为医道之纲领。"

（1）阴证。

临床常表现为面色暗淡，精神萎靡，身重倦卧，形寒肢冷，倦怠乏力，语声低怯，纳差，口淡不渴，大便溏，小便清长，舌淡胖嫩，脉沉细无力。

毒结陷内，肿不高，色如常，痛不甚或全不知痛痒，形平塌，脓水清稀或臭败，神色疲惫。病在脏在骨，预后其来不聚，其愈最难，有的疮毒未成而精神先困，七恶渐次出现，成为不治之症，这与恶性肿瘤描述极其相似。故恶性肿瘤应多为阴毒之症。肿瘤初期漫肿，不红不肿，经久不消，神疲消瘦，均为阴证，但肿瘤临床表现复杂，变化多端。

（2）阴虚证。

临床上一般常见五心烦热，或午后潮热，形体消瘦，口燥咽干，眩晕，失眠，盗汗，颧红，大便秘结，小便黄赤短少，舌红苔少或无苔少津，脉细数等表现。

肿瘤临床上常见阴虚证证型有肺阴虚证、胃阴虚证、肺胃阴虚证、肝肾阴虚证及肾阴虚证等，其临床表现因各脏腑功能特性差异而有所不同。

（3）阳证。

临床表现面色赤，恶寒发热，肌肤灼热，烦躁不安，语声高亢，呼吸气粗，喘促痰鸣，口干渴饮，小便短赤涩痛，大便秘结奇臭，舌红绛，苔黄黑生芒刺，脉浮数、洪大、滑实。

"上为阳，下为阴"，位近体表的肿瘤属火者多，如乳腺癌、浅表原发性恶性淋巴瘤、精原细胞瘤、前列腺癌，皮肤部位、口腔部、咽喉部、食道部位、子宫颈部位肿瘤往往是鳞癌，属火热者较多。一般而言，皮肤肿瘤颜色红活嫩赤的属阳；皮肤温度灼热的属阳；体表肿物肿胀范围以肿胀局限、根脚收束的属阳；肿块硬度以肿块软硬适度、溃后渐消的属阳；疼痛感觉以疼痛比较剧烈的属阳。

（4）阳虚证。

临床表现一般常见有神疲乏力，少气懒言，倦卧嗜睡，畏寒肢冷，尿清便结，或尿少水肿，面白色淡，脉微无力等。

肿瘤临床上常见阳虚证证型有脾阳虚证、肾阳虚证及脾肾阳虚证等，而以脾肾阳虚证型较为常见。

2. 表里辨证

表、里是辨别病势深浅和疾病病位的两个纲领。一般而言，表证初浅而轻，里证病深而重。肿瘤作为一类病，病因复杂，发病缓慢，故肿瘤多为里证，不仅有寒热虚实之分，而且交错出现，极为复杂。辨证时有里寒、里热、里虚、里实及虚实错杂，寒热错杂等，需当明细审之。一般而言，肿瘤伴有肢冷不温，恶寒喜热，腹痛便溏，尿清长，苔白，脉迟沉为里寒证；如壮热口渴，目赤唇红，烦热不宁，尿黄赤，舌红苔黄，脉沉数为里热证；如气弱懒言，食减倦怠，头昏心悸，舌胖苔白，脉沉弱为里虚证，如壮热气粗，大便秘结为里实证。

3. 寒热辨证

寒、热是辨别疾病性质的两个纲领。寒证与热证反映了机体阴阳的偏盛与偏衰，阴盛或阳虚的表现为寒证，阳盛或阴虚的表现为热证。故《素问·阴阳应象大论》曰："阳盛则热，阴盛则寒。"在肿瘤辨证中，寒热辨证直接关系到肿瘤临床治疗法则及用药。《素问·至真要大论》曰"寒者热之""热者寒之"。从临床上看，肿瘤本质属阴，为阴瘤之病，其基本病机在于阴寒之毒凝滞，通常表现为寒证，故应以温通、补肾阳，消瘤为主。当然，在临床变化中，由于邪毒久郁，亦可出现热证之象，可选用清热解毒之法，但需注意不宜过用寒凉之品。

（1）寒证。

肿瘤寒证是感受寒邪，或阴盛阳衰所表现的证候，其包括表寒、里寒、虚寒、实寒等。从临床上看，肿瘤患者之寒证，常表现为里寒、虚寒或实寒。

临床表现为畏寒怕冷，四肢不温，口不渴或喜热饮，尿清长，大便稀，舌质淡，苔白，沉细。

（2）热证。

肿瘤热证常有实热与虚实之分，实热常由热毒内蕴，或湿热交杂，或瘀久化热等所引起，包括表热、里热、虚热、实寒等类型。肿瘤患者之热证，通常表现为里热、虚热或实热。但与一般疾病的里热、实热有本质之区别。

临床表现因病情而异。虚热常见于肿瘤后期，久病阴津耗损，或放疗后，热伤津液所致。一般常见为肺胃阴虚或肝肾阴虚证之临床表现。

（3）寒热错杂。

肿瘤寒证与热证虽有本质区别，但又相互联系。它们既可以在患者身上同时出现，表现为寒热错杂，又可以在一定条件下相互转化，出现寒证化热、热证化寒，在疾病发展过程中，通常出现假象。对于肿瘤患者，特别是晚期肿瘤患者，临床病情复杂，往往寒热夹杂，虚实相兼，需要详细辨别。

临床表现既有热证证候，又有寒证证候，称为寒热错杂。一般可见上热下寒、上寒下热、上下寒热错杂或表寒里热、表热里寒、表里寒热错杂之临床表现。

此外，还有寒热转化或寒热真假等情况，辨证时应详察诸症，辨别寒热之证。

4. 虚实辨证

虚、实是辨别正气强弱和邪气盛衰的纲领。虚指正气不足，实指邪气较盛。《素问·通评虚实论》曰："邪气盛则实，精气夺则虚。"在肿瘤的辨证论治中，辨明虚实情况是治疗成功的关键。肿瘤为全身属虚，局部属实，由实致虚的疾病，其病理特点就是正虚邪实，所以其治疗应始终抓住扶正环节，做到祛邪勿忘扶正。当然，临证中，初期往往虚象不明显，而主要表现为标实之象，中期则虚象明显，而表现为虚实夹杂。因此，临床辨证，一定要区别虚实轻重以及有无虚实真假，然后采取攻邪为主，佐以扶正或以扶正为主，或攻邪扶正并重的治疗措施。

（1）虚证。

临床表现为面色苍白或萎黄无华，精神萎靡，气弱懒言，食少便溏，自汗盗汗，舌淡嫩，脉无力等。

肿瘤中、晚期，或老年久病肿瘤，或素体虚弱者，常见虚证表现。通常有气虚、血虚、阴虚、阳虚，因其不同而临床症状稍有差异。

（2）实证。

临床表现为高热，口渴，烦躁，便秘，腹痛而满，舌质苍老，苔黄干燥，脉有力等。

肿瘤早、中期，或青壮年肿瘤患者，或素体体质较好者，多表现为实证证候，通常有气滞、血瘀、实热、寒凝等不同而临床症状各有差异。

（3）虚实夹杂。

同一患者，同一时期，存在着正虚与邪实两个方面的病变，即为虚实夹杂。临床需注意有虚证夹实和实证夹虚之不同。

此外，还需注意虚实转化及虚实真假等情况。

（二）脏腑辨证

脏腑辨证是根据脏腑的生理功能、病理表现，对疾病证候进行分析归纳，借以推究病机，判断病变的部位、性质、邪正盛衰的一种辨证方法，是临床各科的诊断基础，是辨证最重要的组成部分。

1. 肺阴虚证

由肺阴亏虚，虚热内生所表现的证候，多见于晚期肺癌、支气管肿瘤等，肺内毒热日久，耗伤肺阴所致；或见于鼻咽癌放疗后，癌毒已除，肺阴已伤之证候。临床表现为干咳少痰，或痰黏不易咯出，或痰中带血、胸中隐痛、口燥咽干，或鼻内干燥、形体消瘦、午后潮热、五心烦热，或气息短促、声音嘶哑、舌红少苔，或舌红嫩光亮无苔、脉细数。

2. 痰热壅盛证

由痰邪与热邪交杂、内窒于肺所表现的证候，主要见于患中、晚期肺癌体质强壮者，或其他肿瘤并发肺部感染所致痰热内盛之证候。临床表现为咳嗽吐痰，痰黏色黄，胸部灼痛，发热口渴，气喘息粗，小便短赤，大便秘结，舌红苔黄，脉数。

3. 痰湿阻肺证

由痰与饮邪留滞于肺所表现的证候，多见于肺癌患者脾气素虚，或肺癌久治不愈，损及肺脾，致脾肺亏虚，输布失常，致水湿凝聚成痰所致。临床表现为咳嗽痰多，色白易出，胸闷胸痛，气促气短，纳食少，神疲乏力，面色㿠白，舌质淡胖有齿印，苔白腻，脉濡滑。

4. 大肠湿热证

指湿热毒邪侵袭大肠所表现的证候，多见于患大肠癌体质较强者。临床表现为腹痛拒按，或腹内肿块，部位固定，推之不移，大便黏稠，里急后重，小便短赤，身热口渴，肛门灼热，或便下鲜血，舌红苔黄腻，脉滑数或濡数。

5. 大肠虚寒证

指大肠气弱，寒湿内盛所表现的证候，多见于大肠癌晚期体弱者。临床表现为腹痛隐隐、绵绵不休，大便稀，或便时艰涩，肛门下坠，肢体不温，神倦乏力，小便清长，苔白，脉沉弱。

6. 脾气虚弱证

指由脾气不足，失其健运而表现的证候，见于各种肿瘤体虚者及肿瘤放疗、化疗、手术后。临床表现为腹胀纳少，食后胀甚，大便溏薄，精神疲乏，肢体倦怠，气短懒言，形体消瘦，面色萎黄，苔白色淡，脉缓弱。

7. 中气下陷证

又称脾气下陷、脾虚气陷等，是指由脾气亏虚，升举无力而反下陷所表现的证候，多见于晚期胃癌、大肠癌、肛门癌、子宫癌等，以及晚期癌性低热患者。临床表现为脘腹坠胀，食后益甚，或便意频数，肛门重坠，或子宫坠出，或长期低热，伴见气短乏力，神疲倦怠，声低懒言，动则气坠，头晕目眩，食少便清，舌淡苔白，脉缓弱。

8. 脾胃湿热证

又称湿热蕴脾、中焦湿热、湿热下注等，是指由湿热内盛，或停留于中焦，或下注于胞中所表现的证候，多见于胃癌、肝癌等消化系统肿瘤及子宫癌等。临床表现为脘腹痞闷，呕恶纳呆，肢体困重，大便清泄，小便短黄，或面目肌肤发黄，色鲜如橘色，或身热起伏，汗出身热不解，或自带色黄，量多，舌红苔黄腻，脉濡数或滑数。

9. 胃阴不足证

指由胃之阴液不足，胃失濡润、和降所表现的证候，多见于胃癌及癌症放疗后。临床表现为口燥咽干，饥不欲食，脘部隐痛，干呕呃逆，大便干结，小便短少，舌红少津，脉细而数。

10. 肝气郁结证

指肝失疏泄，气机瘀滞所表现的证候，多见于肝癌、食管癌、胃癌等消化道肿瘤及乳腺癌、卵巢癌等生殖系统肿瘤早、中期患者。临床表现为胁肋或少腹胀痛，窜痛，纳食呆滞，胸闷易怒，或乳房胀痛、月经不调、甚则闭经，或咽部梗塞，或胁下痞块，或颈项瘿瘤、苔薄白、脉弦数等。

11. 肝火上炎证

又称肝胆火盛、肝胆热毒等，是指由肝胆火（毒）热内盛，或上逆，或横逆，或伤血络、血热妄行所表现的证候，多见于白血病、肝癌等体质较盛者。临床表现为胁肋灼痛，烦躁易怒，大便秘结，口干口苦，小便短赤，发热，或吐血、便血，血色鲜红量多，舌红苔黄，脉弦数。

12. 肝胆湿热证

指湿热毒邪蕴结于肝胆所表现的证候，多见于肝癌、胆癌、胰头癌及男女生殖系统肿瘤。临床表现为胁肋胀痛，或胁下肿块，或身目发黄、黄色鲜明、纳呆腹胀、口苦口干、大便不爽、小便短赤，或睾丸肿胀，或妇女带下黄臭、苔黄腻、脉弦数或滑数。

13. 肾阳虚证

指由肾阳亏虚、失于温煦，气化无权所引起的证候，多见于各种肿瘤晚期患者。临床表现为面色黧黑，形寒肢冷，腰膝以下尤甚，或性欲低下，小便频而清长，夜尿多，或一侧或全身肢体浮肿，舌质淡胖，舌边有齿印，舌苔白滑，脉弱。

14. 膀胱湿热证

指由湿热毒邪侵袭膀胱引起小便异常为主的证候，多见于膀胱癌、前列腺肿瘤、输尿管肿瘤等。临床表现为尿血鲜红，或伴有尿频、尿急、淋漓不尽，或有尿道灼痛，或尿黄赤短少、口干口苦，或身热、苔黄腻、脉数。

15. 肺胃阴虚证

指由肺胃阴液不足，虚热内盛所表现的证候，多见于鼻咽癌、舌癌、口腔癌、喉癌等放疗后损及津液者。临床表现口干咽燥，舌干唇焦，或鼻内干燥，或鼻浊黏稠、难出，纳食少，大便结，小便黄短，舌红嫩，光亮少苔，脉细数。

16. 肝肾阴虚证

指由肝肾两脏阴液不足，虚热内盛所表现的证候，多见于肝癌、膀胱癌、前列腺癌及妇科肿瘤等晚期患者。临床表现为五心烦热，盗汗，或胁肋隐痛、头晕目眩、耳鸣健忘、失眠多梦，或月经量少、形体消瘦，或有胁下及腹部结块、舌红少苔、脉细数。

17. 肝胃不和证

指由肝失疏泄，胃失和降所引起的证候，多见于肝癌、胃癌、食管癌、乳腺癌等患者化疗后。临床表现为胁肋或胃脘胀满疼痛，或为窜痛，喜嗳气，食纳减少，性急易怒，呃逆，恶心欲呕，苔薄黄，脉弦数。

18. 脾肾阳虚证

指由脾肾两脏阳气不足所表现的证候，见于多种肿瘤患者晚期。临床表现为形寒肢冷，面色㿠白，腰膝或腹部冷痛，大便溏泄，完谷不化，或肢体一侧或全身浮肿，小便不利，或腹胀如鼓，舌质淡胖，或淡嫩，苔白滑，脉弱或沉迟无力。

19. 心脾两虚证

指心脾气血不足，机体失养所表现的虚弱证候，多见于血液系统肿瘤及其他各种肿瘤手术、放、化疗后体弱者。临床表现为倦怠无力，心悸怔忡，失眠多梦，眩晕，食少腹胀，月经量少色淡，淋漓不尽，面色萎黄，便溏，舌淡嫩，脉细数。

20. 脾胃虚寒证

指由中焦脾胃阳气失于温运而表现的虚寒证候，多见于消化系统肿瘤晚期。临床表现为腹胀纳少，腹痛隐隐，喜温喜按，畏冷，四肢不温，口淡不渴，大便溏薄清稀，或见肢体浮肿，小便短少，或见带下量多而稀白，舌质淡胖，苔白滑，脉沉迟无力。

（三）气血津液辨证

气血津液辨证，是运用脏腑学理论，分析气、血、津液的病理改变，辨别其不同证候的一种辨证方法。气血津液病证，一般可分为两个方面，一是气、血、津液的亏虚不足，属虚证范畴；一是气、血、津液的运行代谢发生障碍，而表现为邪实有余，属实证范畴。

1. 气病辨证

《素问·举痛论》说"百病皆生于气也"，说明肿瘤的形成和发展与气的功能活动有关。

（1）气虚证。

气虚证是指脏腑组织机能减退所表现的证候，多见于肿瘤久病体虚，或老年体弱，或营养不足之肿瘤患者。临床表现为少气懒言，神疲乏力，头晕目眩，自汗，活动时则诸症加剧，舌淡苔白，脉虚无力等。

（2）气陷证。

气陷证是指以气虚升举无力反而下陷为特点的证候，常由气虚证进一步发展而来，可见于胃肠道肿瘤及某些妇科肿瘤患者。临床表现除上述气虚证候之外，还有腹部坠胀，或脱肛、子宫坠出等。

（3）气滞证。

气滞证是指人体某一部位或某一脏腑的气机阻滞，运行不畅所表现的证候，多由情志不舒，或邪毒内阻等引起。临床表现为闷胀、疼痛、攻窜阵发、部位不固定，或肿块时见时消等。

（4）气逆证。

气逆证是指气机升降失常，气向上而逆行所引起的证候。肿瘤临床多见于肺、胃、肝胆之气上逆。临床表现如肺气上逆者，则可见咳嗽、喘息、咯血等；胃气上逆者，则可见呃逆、嗳气、恶心、呕吐等；肝胆气上逆者，则可见头痛、头晕、口苦、吞酸等。

2. 血病辨证

肿瘤大都有血病证候，由于病因不同而有寒热虚实之别。根据其临床表现一般可分为血虚证、血瘀证、血热证、血寒证等。

（1）血虚证。

血虚证是指血液亏虚，脏腑百脉失养所表现出的全身虚弱性证候。在肿瘤中，形成血虚的原因甚多，如肿瘤久病，脾胃虚弱，生化之源不足；肿瘤引起各种急、慢性出血；肿瘤本身伤气耗血或肿瘤化疗、手术之后等，均可出现血虚证。临床表现为面色无华或萎黄，唇色淡白，爪甲苍白，头晕目眩，心悸失眠，手足麻木，妇女月经量少，色淡，经期后延或闭经。舌淡苔白，脉细无力等。

（2）血瘀证。

血瘀证是指瘀血内阻所引起的一些证候。中医认为，肿瘤之肿块（瘤体，大都为瘀血与毒邪内结，日久如石所形成）。因此，血瘀是肿瘤形成之重要原因。临床表现为肿瘤疼痛，或疼痛如针刺刀割，痛有定处而拒按，常在夜间加重，或痛无休止。肿块，或在肌表，或在腹内，可触及坚硬如石之肿块出血。出血反复不止，血色紫暗或夹有血块，或便色黑如柏油，或崩漏，或经闭，干瘦，面色黧黑，或肌肤甲错，消瘦干而晦暗。舌质淡暗，或边有瘀点或瘀斑，或舌质暗，脉细涩。

（3）血热证。

血热证是指血分有热，或热邪侵犯血分所表现的证候。肿瘤血热之证多由气滞血瘀日久化热，或热毒内盛，或血热瘀毒互结导致脏腑火热炽盛，迫血妄行所引起。临床表现为咯血、吐血、衄血（如鼻衄、齿衄、肌衄）、尿血、便血，妇女月经提前、量多，心烦，口渴，或有局部灼热疼痛。舌质红，脉弦数或滑数。

（4）血寒证。

血寒证是指因寒邪凝滞，血流不畅所引起的证候，多见于妇科肿瘤。临床上见少腹疼痛喜暖，形寒肢冷，月经错后，崩漏夹血块。色紫暗，舌淡暗，苔白，脉沉迟涩等。

3. 气血同病辨证

气血同病辨证是用于既有气又有血的病证的一种辨证方法。临床上常见气滞血瘀、气虚血瘀、气血两虚、气虚失血、气随血脱等证。

（1）气滞血瘀证。

指由于气滞不行以致血运障碍，而出现既有气滞又有血瘀之证候，多因情志不舒，肝气久郁不畅所致。临床表现为胸胁胀闷，走窜疼痛，急躁易怒，或兼胁下痞块，刺痛拒按，妇女可见闭经或痛经，经色紫暗有块，舌质紫暗或见瘀斑，脉涩等。

（2）气虚血瘀证。

指既有气虚之象，同时又兼有血瘀病证，多因久病气虚，运血无力而逐渐形成瘀血内停或肿块内结日久，患者耗气伤神，因瘀而虚所致气虚血瘀证。临床表现为面色淡白或晦滞，体倦无力，少气懒言，疼痛如刺，常见于胸胁部，痛处不移而拒按，舌淡暗或见瘀斑，脉沉涩。

（3）气血两虚证。

指既有气虚之象，又有血虚之征的证候，多见于肿瘤久病不愈，气血两伤；或由化疗、放疗、术后，损伤机体气血等引起。临床表现有少气懒言，神疲乏力，头晕目眩，面色淡白或萎黄，形体消瘦，舌淡而嫩，脉细弱。

（4）气虚失血证。

又称气不摄血证，是指因气虚而不能统血，气虚与失血并见的证候，多见于肿瘤中、晚期患者，久病气虚，失其摄血功能所致。临床表现为肿瘤日益增大，体倦神差无力，纳食较少，形体消瘦，面色晦暗无光泽，吐血，咯血，便血，崩漏淋漓不尽，舌淡暗，脉细弱涩。

（5）气随血脱证。

指大出血时所引起阳气虚脱之证候，多因肿瘤中、晚期，肿块浸及血脉，以致络脉突然破裂引起。临床表现为大出血时突然面色苍白，四肢厥冷，大汗淋漓，甚则晕厥，舌淡白而有瘀斑、瘀点，脉微细欲绝。

4. 津液辨证

津液是体内各种正常水液的总称。津液辨证是分析津液病证的辨证方法，一般可概括为津液不足、水湿内停和痰浊凝聚三个方面。

（1）津液不足证。

指由于津液亏少，失去其濡润滋养作用所出现的以燥化为特征的证候，多见于各种肿瘤放疗后，或患者因汗、吐、下利及失血后等。临床表现为口干咽燥，口渴欲饮，唇焦鼻燥，小便短少，大便干结。舌红光嫩无苔少津，脉细数。

（2）水湿内停证。

指津液输布、排泄失常所引起的证候，以水肿为主要表现，多见于因肺脾肾输布水液的功能失常，或肿块日益增大，阻塞、压迫经脉水道，致水液不能循常道运行的晚期肿瘤患者。临床表现为全身或局部有不同程度水肿，小便短少，脘闷腹胀，纳呆便溏，神倦肢困。舌淡胖而暗，苔白滑，脉沉迟无力。

（3）痰浊凝聚证。

指水液浓度较大、质地稠厚，凝聚于脏腑、经络、组织之间所引起的病变。肿瘤形成痰浊凝聚证多为一个漫长的渐变过程。临床表现为局部包块或肿块、痰核、瘰疬、乳癖等。

第五章 中医肿瘤治疗原则和方法

第一节 中医肿瘤治疗原则

治疗原则是治疗肿瘤的总法则或治疗大法，是在整体观和辨证论治指导下，在对肿瘤的现状进行周密分析的基础上做出的总的治疗原则。肿瘤的治疗原则，同样是在中医整体观指导下，通过对肿瘤的发病病因病理等全面分析、判断、正确辨证后确定的。目前中医肿瘤治疗原则有中西医结合、扶正祛邪、调整阴阳、调整脏腑功能、调理气血、三因制宜等。

一、中西医结合（综合）治疗

传统中医学和现代医学虽然是两个完全不同的理论体系，但是各有长处和短处。在某些方面，传统中医医药的优势可以弥补现代医学治疗上的不足。两者结合，取长补短，相得益彰，可以发挥更好的治疗效果，这一点早已被临床实践所证实。

由于肿瘤诊断技术的局限性，目前 80% 左右的恶性肿瘤在明确诊断时已经是中、晚期，大多数肿瘤患者已经失去早期治疗的机会。即使是能够早期发现、早期治疗的，由于肿瘤细胞的生长特性，也不能保证不再扩散和转移。所以对大多数恶性肿瘤患者来说，仅用单一的治疗方法，疗效很有限。现代医学的治疗手段对杀灭肿瘤细胞有一定效果，但是有明显的毒性反应和不良反应，使治疗效果受到限制，还常常给患者带来许多痛苦。中医中药在减轻放化疗、靶向治疗、内分泌治疗等的毒性反应和不良反应，减轻恶性肿瘤症状，改善患者的症状方面有很好的作用。两者结合起来可以提高疗效。另外，现代医学的治疗手段对患者的免疫机能造成较大伤害，特别是一些晚期患者，机体已不能耐受这些治疗措施。用中医药扶正祛邪的方法，提高患者自身的抗肿瘤能力，既控制了病情，又可以增加其接受现代医学疗法的耐受性，使病情有所转机。临床上许多患者，用中西医结合治疗后，多年带瘤生存。另外，经临床观察和实验研究证实，一些中药还对放射治疗有增效作用，对化学治疗也有增效作用，可以提高放化疗的疗效，这也值得重视。

目前，中医临床常常在肿瘤手术、化疗、放疗、靶向治疗、内分泌治疗期间和之后用中药治疗，以提高患者接受治疗的耐受性，减轻治疗后的毒性反应和不良反应。中西医结合常见的治疗方式有：①常规治疗模式：手术＋术后化疗、放疗、生物学治疗、中医中药治疗；②新辅助治疗模式：化疗和/或放疗＋手术＋化疗、放疗、生物学治疗、中医中药治疗；③放疗＋化疗＋生物学治疗＋中医中药治疗。

从接受现代医学各种抗肿瘤治疗期间到治疗结束后，配合服用中药 5 年，对减轻现代医学各种治疗的毒副反应及并发症，协同增强其疗效，防止复发和转移，有很好的临床效果。

二、扶正祛邪

扶正与祛邪是两大类治疗原则。扶正即调动机体的抗病能力，提高机体的免疫功能，增加免疫系统的作用，达到防治疾病的目的。祛邪就是抑制、排除、消灭致癌因素。《素问·通评虚实论》中的"精气夺则虚"和《素问·三部九候论》中的"虚则补之"，即是确立扶正法则的主要理论依据。而《素问·通评虚实论》中的"邪气盛则实"和《素问·三部九候论》中的"实则泻之"，则是确立祛邪法则的主要理论依据。

肿瘤的发生、发展及其变化过程，就邪正关系而言，是正气与邪气相互斗争的过程。邪正相争的胜负，不仅决定着肿瘤的发生，而且影响着肿瘤的进退。因而任何肿瘤的治疗都是为了扶助正气，祛除邪气，改变邪正双方的力量对比，从而有利于肿瘤向痊愈的方向转化，临床应用扶正与祛邪法则时，应认真细致地观察和分析邪正双方力量对比情况、邪盛与正衰之间的轻重缓急，然后决定扶正与祛邪两者的主次和先后。

从目前临床上看，关于肿瘤治疗中的扶正与祛邪，一般有两种不同的观点和做法。一种主张以祛邪为先，认为"邪能伤正""邪去则正安"。正如张子和所言："若先论攻其邪，邪去则元气自复。"他认为，补虚扶正要有一个过程，缓不济急，故主张攻其邪，邪去正复。在肿瘤论治中，这种祛邪就是抗癌，抑制和杀灭癌细胞，消除癌块。这种祛邪无疑具有积极的治疗意义。

另一种主张以扶正为主，所谓"养正积自除"。古籍文献中，对晚期肿瘤患者大多采用"补益气血，调理阴阳脏腑"以减轻痛苦，延长时间，使其带瘤生存。但在治疗时应把扶正与祛邪辩证地结合起来，依据癌症各个阶段的特点，正确认识扶正与祛邪的辩证关系。根据客观实际病情虚实而定攻补，既要看到祛除病邪的积极意义，如手术切除、放射治疗、化学药物治疗对某些癌症的有效作用和积极意义，又要看到扶持正气是祛邪的重要保证。要更好地接受各种治疗，就必须依靠人体正气。营养状况好、身体抵抗力强、后天脾胃消化功能好的患者，手术后的恢复将更快、更好，其耐受放化疗的能力更强，这就为祛邪抗癌治疗提供了条件。反之，要维护好正气，使之不再受病邪的破坏和损伤，不单纯是扶持正气以抗邪，还必须积极地祛除病邪。

临床上消灭和控制恶性肿瘤生长的常用治疗手段也就是"祛邪"的方法，主要有化学药物治疗、放射线治疗和外科手术治疗。化学药物治疗和放射线治疗能杀灭癌细胞，但是杀伤细胞的选择性不强，在消灭肿瘤细胞的同时，将人体的正常细胞，包括具有免疫功能的细胞也一起杀伤。所以在治疗过程中，会在一定程度上损伤患者的免疫功能。外科手术在切除肿瘤组织的时候，要将正常组织器官的一部分一并切掉，才能防止肿瘤细胞扩散和转移，所以也会影响机体的正常生理功能，削弱机体的抵抗力。若只强调祛邪抗癌，既可伤正，还可造成病情恶化。所以在临床中，应根据病情的具体表现和不同的治疗手段，以及患者的体质状况而区别对待，或以扶正为主，或以祛邪为主，或先攻后补，或先补后攻，或攻补兼施，才能收到较好的效果。

一般而言，早期正气尚未衰，治则重在祛邪，同时考虑到补益，采用大攻小补，攻中有补的原则。中期，癌肿发展到一定程度，机体正气日渐耗损，宜攻补兼施。晚期，正气不支，已不任攻伐，治疗采用大补小攻的措施，补虚扶正为主，祛邪抗癌为佐，借大补以增强患者体质，提高其抗癌能力，小攻使肿瘤停止发展。另外应注意患者经手术、放化疗后，肿瘤已控制或去除，机体受到一定损害时，治疗上应以扶正调理为主。

但应看到，除早期病变手术彻底切除者外，往往余邪未尽，易于复发和转移，故仍以扶正与祛邪相结合治疗为宜。肿瘤患者在放化疗时，由于它们是主要的抗癌攻邪手段，所以治疗期间，最好适当配伍中、西医扶正调理措施，这些措施不仅可以尽量减少放化疗的毒副反应，而且可以加强和保护机体的抗病能力，提高机体免疫力，并且有的与放化疗结合，还可增加治疗效果。所以，在治疗恶性肿瘤时，一定要遵循祛邪与扶正相结合的原则。

三、调整阴阳

疾病的发生，从根本上来说，即是机体的阴阳失于协调平衡，从而形成阴阳偏盛偏衰的病理状态。调整阴阳是根据机体的阴阳失调具体状况，促使其恢复相对的协调平衡。正如《素问·至真要大论》所云："谨察阴阳所在而调之，以平为期。"所以，调整阴阳，恢复阴阳的相对平衡，促进机体阴平阳秘是临床治疗的基本原则，亦是肿瘤临床治疗的基本法则。调整阴阳的方法很多，从狭义上讲即损其有余，补其不足；从广义上讲，由于阴阳是辨证的总纲，疾病的各种病理变化均可以用"阴阳失调"来概括，如气血不和、脏腑经络失调、表里出入与升降异常等，所以诸如解表攻里、升清降浊、扶正祛邪等均属调整阴阳的范畴。适时调整阴阳变化，是治疗恶性肿瘤的关键。因为通过调整阴阳，可以改善机体内环境，使原来失衡的阴阳气血重新达到动态平衡，从而实现"阴平阳秘，精神乃治"。

临床上，调整阴阳具体包括调整阴偏胜和阴偏衰、阳偏胜和阳偏衰。

四、调理脏腑功能

中医认为肿瘤的发生与脏腑功能失调有着密切的关系。因此，调理脏腑功能是中医肿瘤论治的重要原则之一。调理脏腑功能一般包括两个方面：一是调整某一脏腑的某种生理功能的亢进或衰退；二是调整脏腑之间生理功能的失衡。由于人体是一个有机整体，因此各脏腑之间生理上相互联系，病理上相互影响，并且中医五行学说认为脏腑之间存在着相生相克的关系。因此，在调理脏腑时往往不能单独考虑某一脏腑的某种生理功能失常，而应从各脏之间五行生克制化异常的实际情况出发，注意调整各脏腑间的相互关系，以控制疾病的传变，恢复机体生理功能的平衡协调。

根据五行生克制化理论，临床中形成了"虚则补其母""实则泻其子""滋水涵木法""培土生金法""益火生土法""金水相生法"等治疗大法。肿瘤疾病病情复杂，病理过程中往往涉及多个脏器功能失调，所以治疗中更应注意各脏器间"五行生克制化"的关系，做到各脏之间的协同调理。如肝癌患者，临床上除肝脏自身病变外，往往还会影响脾胃而出现消化道症状，如恶心呕吐、纳少等。治疗中往往在治肝的同时，配以健脾胃、消导之品。正如《金匮要略》所言："见肝之病，知肝传脾，当先实脾。"临床应用此法，每获良效。

五、调理气血

气和血，是组成人体的基本物质，各有其生理功能，二者之间存在着相互依存、相互为用的关系。当气和血之间的相互依存、相互为用关系失调时，即形成气血不和的各种病变。肿瘤的发生与气血失调有密切关系，从临床分析来看，气滞血瘀是肿瘤发生的基本病理因素。所以，调和气血，使气机流畅，血瘀得去，在肿瘤治疗中具有重要意义。此外，肿瘤的发展过程实际上是一个慢性消耗过程，主要表现为气血的亏虚，在临床中，大多数晚期癌症患者均有气血不足的征象。故在临床肿瘤治疗中，调整气血时尤应注意益气养血。气血得充，正气得复，则抗癌有力。

六、三因制宜

"三因"即指因人、因地、因时。"三因制宜"是指治疗疾病，必须从实际出发，即必须依当时的季节、环境、人的体质、年龄等实际情况出发，制定和确定适当的治疗方法。"三因制宜"在中医肿瘤防治中具有十分重要的意义。

（一）因人制宜

根据患者年龄、性别、体质、生活习惯等不同特点，来考虑治疗用药的原则，即"因人制宜"。

1. 年龄

不同年龄的人其生理、病理状况和气血盈亏等均有不同，故治疗用药应有区别。正如《温疫论·老少异治论》曰："凡年高之人，最忌剥削，设投承气，以一当十，设用人参，十不抵一。盖老年荣卫枯涩，几微之元气易耗而难复也。不比少年气血生机甚捷，其气勃然，但得邪气一除，正气随复，所以老年慎泻，少年慎补，何况误用也。亦有年高禀厚，年少赋薄者，又当从权，勿以常论。"

肿瘤为常见病、多发病，可发生于任何年龄，但从临床上看，以老年患者居多。正如《外科启玄》曰："癌发四十岁以上，血亏气衰……"说明年高之人，元气衰败，脏腑阴阳气血亏损，这是形成癌症的基础。总之，年老之人患肿瘤，多以正虚为本，治疗中应多加注意。

2. 性别

男女性别不同，各有其生理特点，治疗用药时应结合性别而区别对待。由于两性生理特点的差异，导致对不同病因的易感性及疾病类型的倾向性不同。在肿瘤患者身上亦出现性别不同的特殊疾病。如女性特有的子宫肿瘤、阴道癌、输卵管癌等；男性特有的前列腺癌、睾丸癌等。其治疗以辨证为主，结合不同生理特点配以辨病亦很重要。

3. 体质

体质有强弱与寒热之论，不同的体质状况，临床用药应有所别。从临床上看，不同肿瘤的不同证型表现反映了不同的个体体质，为临床辨治提供了客观证据。

（二）因地制宜

指根据地理特点、环境条件对机体和疾病的影响，考虑治疗用药的原则。我国地域广阔，不同地区地质、地貌环境各异。因为地理条件及各地人们生活习惯不同，所以不同地区的人的生理活动及病理变化特点也就有一定区别，并且还会出现某些地方病，故在确定治疗方法时，必须考虑"因地制宜"。

从肿瘤发病来看，可以说其"因地"不同而高发现象很突出。如食管癌，1972 年开展山西、河北、河南、北京等省市沿太行山区 181 个县市 5000 万人口范围内的食管癌调查与普查，发现食管癌粗死亡率为 53.96/10 万人。死亡率较高的地区为太行山南段三省交界地带，由北向四周逐渐减低，大体形成一个不规则的同心圆分布。高发地区，食管上皮增生的患者亦很多。再如肝癌，在江苏和广西两省区的肝癌高发区进行肝癌的普查和防治研究发现，江苏省某地 1972 年肝癌发病率高达 54.43/10 万人，占恶性肿瘤的首位；江苏省 1974 年标准化发病率为 49.17/10 万人；通过采用血清甲胎蛋白检测普查近 50 万人，发现许多阳性患者等。针对肿瘤这种因地而异的现象，对于"因地制宜"这种治则的运用就显得更为重要。一方面它为我们治疗提供了指导，另一方面也为我们如何预防提供了方向。

（三）因时制宜

气候的寒温，对人体的生理和病理均有相当的影响。根据不同季节、不同气候对人体影响的特点，考虑治疗用药的原则，即"因时制宜"。

1. 因时制宜的运用与年月日节律相结合

亚年节律的应用：治疗疾病必须先确立纪年的干支，掌握该年的大运、司天、在泉、至气、客气等变化情况，用作立法用药参考。在临床中，发现肿瘤转移的部位与亚年节律有一定关系。

年节律的应用：用药时应注意气之寒热。一般而言，秋冬季节阳气潜藏，人体的肌肤腠理，亦随之而逐渐致密，此时若非火热之证，多慎用寒凉药物，以免耗伤阳气。春夏季节，阳气升发，腠理疏，对辛温解表药运用应掌握分寸，五脏补泻顺应五时规律。

日节律的应用：人体的气血随着月亮的盈亏而有盛亏变化。临床可根据月亮的盈亏施以补泻。《素问·八正神明论》曰："月生无泻，月满无补，月郭空无治，是谓得时而调之。"否则，"月生而泻，是谓脏虚；月满而补，血气扬溢，络有留血；月郭空而治是乱经，阴阳两错，真邪不别，治有留上，外虚内乱，淫邪乃起"。这种补泻原则亦适用于肿瘤治疗。

日节律和趋日节律的应用：若能掌握选时择日规律用药，会对某些疾病能起到好的效果。据研究报道，肿瘤细胞具有不同的生物钟，癌细胞在上午 10 时生长最快，第二个生长高峰是晚上 10—11 时，而正常细胞的生长高峰在下午 4 时。这一发现，为我们临床用药提供了依据。

2. 用针、药时应注意四时气血的情况

《灵枢·四时气》曰："四时之气，各有所在，灸刺之道，得气穴为定。故春取经、血脉、分肉之间，甚者深刺之，间者浅刺之。夏取盛经孙络，取分间绝皮肤。秋取经腧，邪在脏，取之合。冬取井荥，必深而留之。"说明四时之异，取穴手法各异。李东垣亦提出顺应四时以确定治则，曰："凡治病本四时升降之性，汗下吐利之宜""春宜吐""夏宜汗""秋宜下""冬宜密"。

综上所述，三因制宜的原则从多个角度体现了中医的辨证观、整体观。在临床中只有注意到这些问题才能获得良好的治疗效果。

第二节　中医肿瘤常用治法

一、中医肿瘤内治法

中医肿瘤内治法，即通过口服中药治疗肿瘤的方法。一般概以汗、吐、下、和、温、清、消、补八法论之。在中医理论的指导下，随着中西医结合研究的进展，中医肿瘤初步形成了其完整的治法体系，常用的治法有：扶正培本法、理气活血法、清热解毒法、软坚散结法、化痰除湿法、以毒攻毒法等。肿瘤为全身性的局部病变，病情复杂，虚实寒热夹杂，所以上述诸法又常配伍应用，而且常以扶正培本为重点，清热解毒、以毒攻毒、活血化瘀等为肿瘤防治中常用配伍法。

（一）扶正培本法

肿瘤是全身性疾病的局部表现，局部属实，全身属虚，其发展和表现属慢性消耗性疾病，多为虚证。根据《黄帝内经》"虚者补之"思想，常用补益扶正法，扶助人体正气，协调阴阳偏盛偏衰。补益人体虚弱状态，调整机体内环境，提高患者免疫功能，加强抵御和祛除病邪的能力，抑制肿瘤细胞的生长，为进一步治疗创造条件。正如中医所言"养正积自除"。当然，在临床中扶正的同时应注意扶正与祛邪的辩证关系。扶正培本的方法很多，如健脾益气、养阴生津、补肾温阳、益气生血等。

1. 健脾益气法

中医认为，脾胃为"后天之本"，人体气血生化之源。《黄帝内经》认为：平人之常气禀于胃，胃者，平人之常气，人无胃气曰逆，逆者死。金元四大家的李东垣专著《脾胃论》，使脾胃研究成为一门独立的学说。因此，脾胃虚弱引起的气血亏虚是肿瘤发生的重要病理基础。肿瘤患者经过手术、放化疗，亦会损伤脾胃功能，形成恶性循环。因此，在临床中，可运用黄芪、太子参、茯苓、白术等药物以健脾益气。

2. 养阴生津法

在肿瘤治疗中，手术易耗伤人体的气血津液，尤其术中出血量多的患者，更易见血虚津亏。放疗可有效杀伤癌细胞，但从中医角度看，放射线属于热邪，热邪最易耗伤津液，放疗患者治疗后常见的口干、口渴、手足心热、干咳等症状，均为热盛津伤的表现。在化疗中常见的消化道反应，影响液体的摄入，呕吐导致大量体液丢失。因此，在治疗时可选用生地黄、沙参、麦冬、石斛、天花粉等药物以养阴生津。

3. 补肾温阳法

肿瘤的发生，在一定程度上与肾阳不足有关，《景岳全书》认为：脾肾不足及虚弱失调之人，多有积聚之病。在各种治疗下，更易见阳虚之症。比如乳腺癌患者行去势治疗后，主要表现为肾阳虚。现代药理学研究证明，温补肾阳药物能激活人体的免疫系统，提高垂体—肾上腺皮质系统兴奋性，从而抑制肿瘤的发生、发展。临床可选用肉苁蓉、仙茅、补骨脂、杜仲等药物以补肾温阳。

4. 益气生血法

气与血相辅相成、相互依存、相互资生，共同维系并促进生命活动。临床常见的血虚患者，也常有气虚的表现，多见于晚期肿瘤患者及肿瘤术后和化疗患者，可见心悸怔忡、头晕、健忘、失眠、乏力等症状。可选用黄芪、当归、紫河车、枸杞子、红枣等药物以益气生血。

根据现代研究证明，扶正培本治癌的作用是多方面的：①培本扶正药物可提高机体非特异性免疫功能。如北沙参、麦冬可使免疫细胞存活时间延长；阿胶、生地黄可提高淋巴细胞转化率；党参、黄芪、白术、茯苓能增强网状内皮系统功能及提高免疫球蛋白。②增强垂体—肾上腺皮质功能，一些培本扶正药具有类似内分泌的功能。人参、黄芪、鹿茸、蛇床子、地黄丸、附桂合剂具有类似激素的作用，甘草具有类似去氧皮质酮的作用。③增强骨髓造血功能的作用。健脾温肾的药物如人参、黄芪、阿胶、鹿角胶、熟地黄、紫河车、补骨脂、女贞子都有恢复骨髓造血功能的作用，尤以人参、鹿茸升高血红蛋白的作用明显；女贞子、鸡血藤有升高白细胞的作用。④减轻放化疗的毒副作用，或者对放化疗有增效作用。

肿瘤发病的最基本的病理特点是正虚邪实。因此，扶正培本法在肿瘤防治中具有重要的意义，可以说它贯穿于肿瘤治疗的全程。临床运用时，首先应辨清阴阳气血盛衰，然后辨别五脏虚损及脏腑间的相互关系，采用五脏分补法。

在肿瘤治疗中，扶正培本实际上并不单纯用补益强壮方药，而是应该把调节人体阴阳平衡、气血、脏腑、经络功能平衡稳定，以及增强机体抗癌能力的方法都包含在内。因而，中医的"补之、调之、和之、益之"等法都属扶正范畴。总的原则是"形不足者，温之以气；精不足者，补之以味；损其肺者，益其气；损其心者，和其营卫；损其脾者，调其饮食，适其温寒；损其肝者，缓其中；损其肾者，益其精"。

临床中除药补外，还应结合食补，选择与身体需要相应的补益食物，起到扶正抗癌，增强体质的作用。祖国医学一向强调饮食疗法，《黄帝内经》曰："毒药攻邪，五谷为养，五果为助，五畜为益，五菜为充，气味合而服之，以补益精气。"如在放疗期间，由于热灼伤阴，在饮食上可多补充些补阴清凉、甘寒生津的食物，如芦笋、甘蔗汁、蜂蜜、白木耳、鳖肉等。化疗期间易出现骨髓抑制，在饮食上可以多补充足量的造血原料，如含铁的食物菠菜、动物肝及健脾食物薏米粥、芡实粥等。在药补的基础上结合食补，注意精神的调摄，对身体的恢复十分有利。

（二）疏肝理气法

中医认为肿瘤的发生与气机运行失调关系极为密切。明代陈实功曰："乳岩由于忧思郁结，所愿不遂，肝脾气逆，以致经络阻塞，结积成核。"《医宗金鉴》也云："乳癌由肝脾两伤，气郁凝结而成。"气机不畅则津液血运行代谢障碍，积而成块以生肿瘤。临床中也能见到，长期的情志刺激或突然强烈的精神打击，常常会诱发肿瘤。如肝癌、乳腺癌、卵巢癌的发生，多数与精神刺激有关。肿瘤发生后，许多患者情绪悲观、恐惧、意志消沉、睡眠不好、纳食减少而致机体抗病能力进一步下降，也加快了病情的发展。气滞是肿瘤最基本的病理变化之一。因此，理气药在肿瘤治疗中十分重要。可见七情内伤致气郁、气滞在肿瘤的发生与发展中是不可忽视的重要因素。而疏肝理气法可调畅气机使气行则血行、气血调和而达抗癌解毒之目的。

现代药理研究证实：①理气药大多对肿瘤细胞有抑制作用。一些药物可诱导癌细胞向正常细胞转化。既能治癌，又能改善由癌细胞影响机体造成的多种紊乱状态。②对肿瘤的抑制作用可能与其对端粒酶活性的调节有关。③一些药还对消化道有兴奋作用，促进平滑肌蠕动，加强平滑肌收缩，促进粪便、积气等代谢产物排出，并能增加消化液及胆汁的分泌。

在临床应用中，往往根据病情的兼夹不同予以适当的配伍。如气滞血瘀，在使用理气药时，应配合丹参、赤芍、桃仁、红花、三棱、莪术等活血化瘀药一起应用；气滞兼痰凝应配伍半夏、天南星、昆布、海藻、象贝等化痰软坚药；气滞兼湿阻，则配伍苍术、白术、薏苡仁、猪苓、茯苓等化湿利湿药；气虚兼气滞，应与黄芪、党参、甘草等药合用。然而，理气药大多辛香而燥，重用、久用或运用不当，会有化燥伤津助火等弊病。但只要配伍运用得当，即可防止上述毒副作用的发生。

（三）活血化瘀法

中医认为肿瘤是因气滞血瘀，日久成肿块。如清代王清任《医林改错》曰："肚腹结块，必有形之血。"说明腹内有形的肿块多由瘀血所致。临床证实瘀血存在于肿瘤的不同阶段，肿瘤始终伴随有瘀血。如体内或体表肿块经久不消，坚硬如石或凹凸不平；唇舌青紫或舌体、舌边及舌下有青紫点或静脉粗张；皮肤黯黑、有斑块、粗糙、肌肤甲错；局部疼痛，痛有定处，日轻夜重，脉涩等。瘀血是肿瘤的病因之一，针对瘀血而采用的活血化瘀法是肿瘤临床常用治法。活血化瘀法不但能祛邪消瘤，亦可配伍其他法对瘀血引起的发热、瘀血阻络引起的出血、血瘀经络所致的疼痛等证起到一定效果。临床上对肿瘤患者施用活血化瘀法，可以起到多方面作用。

常用的活血化瘀药有：丹参、赤芍、红花、郁金、延胡索、乳香、没药、五灵脂、王不留行、水蛭、全蝎、蜈蚣、斑蝥、水红花子、石见穿、血竭等。

研究证实，活血化瘀类中药抗肿瘤的作用主要表现在以下几方面：

1. 改善微循环作用

经研究证明活血化瘀药均有减少血管阻力、增加血流量、扩张血管、改善微循环、减低血管通透性的作用，因此可提高癌细胞的供氧水平，抑制癌细胞的酵解能量来源；另外，微循环的改善有利于提高放疗敏感性。

2. 影响结缔组织增生

对增生病变如肝脾肿大、腹腔内粘连性病变、疤痕疙瘩等，活血化瘀药可使病变减轻或消失。

3. 对凝血状态的影响

活血化瘀药可降低血小板的凝集作用，使动物血管内已形成的血栓重新溶解。由于恶性肿瘤患者的血液常处于高凝状态，容易造成肿瘤转移，用活血化瘀药可减少转移。

4. 对肿瘤有抑制作用

研究证明，许多活血化瘀中药均具有抑癌活性，如丹参对小鼠艾氏腹水痛有明显的抑制作用，莪术对宫颈痛等均具有明显的抗癌疗效，全蝎、水蛭、赤芍、红花、五灵脂等均有明显抗癌作用。

活血化瘀法的临床运用首先要辨别病因。血瘀可有多种病因，如寒、热、气滞、湿、痰、正气虚等，其治疗各不相同。使用活血化瘀药还需注意"气为血帅"之理论，在用活血化瘀药的同时，要佐以理气之品，以达"气行则血行"之功效。气虚者更宜加入益气之品，以推动血液运行。还要注意辨明虚实，血瘀证局部属实，而整体却属虚，实者固可攻之，但不可一味克伐，以致伤气血，而虚者宜当补消并用，以消为补，使消瘀而不伤正，补虚而不留瘀。每当分清寒热，应根据邪气性质及脏腑功能失调之不同，辨别瘀血之寒热，以温经散寒或清热凉血之法，切不可拘泥于"温则行之"而一味温热，亦不可拘泥于"遇寒则凝"而忌用寒凉。

（四）清热解毒法

热毒蕴结是恶性肿瘤的主要病理之一。恶性肿瘤特别是其中、晚期患者，在病情不断发展时，常有发热、疼痛、肿块增大、局部灼热疼痛、口渴、便秘、小便赤黄、舌苔黄、舌质绛红、脉数等热证的临床表现，故应以清热解毒为治疗大法。清热解毒药能控制和清除肿瘤周围的炎症和感染，所以能减轻症状，在恶性肿瘤某一阶段起到一定程度的控制发展的作用。同时清热解毒药又具有较强的抗肿瘤活性，所以清热解毒法是恶性肿瘤治疗中较常用的治疗法则之一。

常用的清热解毒药物有：金银花、连翘、白花蛇舌草、半枝莲、半边莲、龙葵果、七叶一枝花、山豆根、板蓝根、虎杖、紫草、紫花地丁、蒲公英、鱼腥草、夏枯草、败酱草、穿心莲、黄芩、黄柏、苦参、龙胆草、石上柏、土茯苓、大青叶、马齿苋、鸦胆子等。

近几年来关于清热解毒药物抗肿瘤的药理研究报道很多，综合起来其药理作用主要有以下几个方面：

1. 直接抑制肿瘤的作用

经抗癌活性筛选，清热解毒药的抗癌活性最强。如白花蛇舌草、半枝莲、穿心莲、白英、冬凌草、臭牡丹、青黛等均有不同程度的抑瘤作用。冬凌草煎剂和醇剂口服或注射对动物移植瘤 S_{180}、V_{14}、W_{256} 均有一定抑制作用。

2. 调整机体免疫力

许多清热解毒药如白花蛇舌草、山豆根、穿心莲、黄连等能促进淋巴细胞转化，激发或增强淋巴细胞的细胞毒作用，增强或调整巨噬细胞的吞噬作用，提高骨髓造血功能。

3. 抗炎排毒

清热解毒药如白头翁、鱼腥草、黄连、穿心莲、大青叶等均有一定抑菌作用，并能对抗多种微生物毒素及其他毒素，抑制炎性渗出或增生，从而控制或消除肿块及其周围的炎症和水肿，缓解症状。

4. 调节内分泌功能

白花蛇舌草、山豆根等能增强肾上腺皮质的功能，影响肿瘤的发生和发展。

5. 阻断致癌和反突变

某些清热解毒药对诱发小鼠胃鳞状上皮癌癌前病变及癌变有明显抑制作用，如夏枯草、山豆根、白鲜皮等。红藤、野葡萄根、漏芦等能阻断细胞在致癌物质作用下发生突变。

清热解毒法为防治肿瘤的常用治法，属"攻邪"的范畴。临床应用时，首先要辨别热证真伪。热证常有假寒真热、真寒假热之分。临床上屡有清热解毒药用后仍不退热现象，应考虑改用滋阴壮水之剂，阴复则热毒乃退。亦有热炽盛者，服清热解毒药入口即吐，可于清热解毒剂中佐以少量辛温之剂，如姜汁或凉药热服，即反佐之法。热邪炽盛，耗伤津液时，清热解毒药分别与养阴生津药及滋阴凉血药合用，如果出现热盛迫血妄行时，则应与凉血药一起应用。根据热毒蕴结的部位不同，用药有所不同，黄芩清上焦肺热，黄连清胃热，黄柏清下焦热，山栀清三焦之热，龙胆草泄肝胆之积热，大黄泄肠胃之腑热等。清热法常与利湿法、化瘀法同时用。应用清热解毒法还要根据热势轻重、体质强弱而恰当调节药量，热虽易伤津劫液，但寒凉之剂用之过量，亦有邪意不解和损伤脾胃之弊。

（五）软坚散结法

中医理论认为肿瘤是由于邪气聚结形成的坚硬如石之肿块。如《黄帝内经》云："坚者削之……结者散之""客者除之"。所以对于肿瘤多用软坚散结法治疗。凡能使肿块软化、消散的药物均称软坚散结药。根据中医理论及经验，一般认为，涩味中药具有软坚散结作用，如鳖甲的咸平、龟板的甘咸、土鳖虫的咸寒、瓦楞子的甘咸、昆布、海藻的苦咸、海螵蛸的咸涩、海浮石、青黛、地龙的咸寒、五倍子的酸咸等。散结依作用机理不同又分为治热结的清热散结药，治毒结的解毒散结药，治痰结的化痰散结药，治气结的理气散结药，治血瘀结的化瘀散结药，治食结的消导散结药等。

临床中常用的软坚散结类药物有：龟板、鳖甲、牡蛎、海浮石、海藻、地龙、瓦楞子、昆布、海蛤壳、夏枯草、莪术、半夏、胆南星、瓜蒌皮等。

根据现代药理研究，许多软坚散结药具有抗肿瘤作用，如僵蚕对肉瘤 S_{180} 有抑制作用，并可抑制体外人肝癌细胞的呼吸；牡蛎和海藻提取物亦能抑制肿瘤细胞；夏枯草对肉瘤 S_{180} 和子宫瘤 U_{14} 均有抑制作用；体外实验证明土鳖虫对人肝癌、胃癌及急性淋巴白血病均有抑制作用；昆布对艾氏癌有抑制作用，并且能促进病理坏死物及炎性渗出物吸收，使病变组织崩溃和溶解；山慈菇对小鼠肉瘤 S_{180}、肉瘤37、实体肝癌、淋巴肉瘤、大鼠瓦克癌256均有抑制作用，能抑制肿瘤细胞有丝分裂。实验证明，用上述中药治疗肿瘤可使肿瘤体积缩小，瘤细胞广泛高度变性、坏死，癌组织毛细血管增生及渗血、出血等。

临床中软坚散结法适用于不痛不痒的无名肿毒、痰核瘰疬、乳腺包块、喘咳痰鸣、呕吐痰涎、癥瘕积聚、脉滑苔腻、舌质晦暗等。使用软坚散结药必须根据不同病因、不同症状和兼证及个体差异区别施用。

（六）化痰除湿法

痰湿为机体的病理产物，又是致病因素，痰凝湿聚是肿瘤发病的基本病理之一。朱丹溪曰："凡人身上中下，有块物者，多属痰症。"因此对肿瘤的治疗当以化痰除湿为主，凡有痰湿凝聚征象者皆可用之。痰凝湿聚成核成块，如许多无名肿块，不痛不痒，经久不消，逐渐增大增多，多系痰核所致，治宜化痰散结。化痰除湿法为肿瘤治疗的常用治法之一，又常与理气、清热、软坚、通络、健脾、利水等法结合。因此，对于肿瘤的治疗，化痰除湿法具有一定的重要意义。化痰除湿不仅可以减轻症状，而且对肿瘤有控制作用。

现代实验研究表明：有些化痰除湿药对肿瘤有直接抑制作用。如化痰药天南星、瓜蒌对 S_{180} 有抑制作用。除湿药生薏苡仁对艾氏腹水癌有明显抑制作用，汉防己素影响单层培养的人食道上皮细胞株及人食管癌上皮细胞株克隆的细胞分裂。

临床中常用化痰除湿药物有：瓜蒌皮、皂角刺、半夏、山慈菇、贝母、葶苈子、海浮石、苍术、厚朴、茯苓、藿香、佩兰、薏苡仁、威灵仙、海风藤、络石藤、猪苓、泽泻、车前子、防己等。

化痰除湿法是肿瘤临床常用的治疗原则之一。在临床中，合理使用化痰除湿法，能提高肿瘤治疗效果。当然，化痰除湿法并非单独应用，往往结合病情，根据辨证论治的原则配以其他治疗方法。化痰法与理气法合用称理气化痰，用于气郁痰凝者；与清热药合用称清热化痰法，用于痰火互结或热灼痰结者；与健脾药合用称健脾化痰法，用于脾虚痰凝者；与活血药合用称活血化痰法，用于血瘀痰结者等。湿有内外之分，外湿犯人，每与风邪、寒邪相兼，治疗采用祛风除湿；内湿治当除湿利水。同时，根据湿聚部位不同分别采取芳香化湿、淡渗利湿、健脾除湿、温化水湿等法治之。

（七）以毒攻毒法

中医认为，肿瘤之成不论是由于气滞血瘀，或是痰凝湿聚，或热毒内蕴，或正气亏损日久，均能瘀积成毒，毒邪与正气相持，表现出肿瘤的各种证候，尽管病情变化错综复杂，但毒结体内是肿瘤的根本病因之一。并且肿瘤形成缓慢，毒邪深陷，非攻不克。因此，临床常用一些有毒之品，性峻力猛，即所谓"以毒攻毒"法。

临床常用的以毒攻毒药有：蟾蜍（蟾酥）、蜈蚣、全蝎、马钱子、壁虎、露蜂房、砒石、雄黄、蟑螂、斑蝥、僵蚕、水蛭、生半夏、天南星、土鳖虫、急性子、蛇莓等。

实验研究表明，这些有毒药物大多对癌细胞有直接的细胞毒作用。如斑蝥的有效成分斑蝥素或斑蝥酸钠，或斑蝥的水、醇及丙酮提取物，对小鼠移植性肿瘤有明显抑制作用。蟾蜍提取物在体外能抑制人的卵巢腺癌、下颌未分化癌、间皮瘤等多种瘤细胞的呼吸。藤黄酸、别藤黄酸腹腔给药，对 S_{180}、S_7 实体瘤的抑制率较显著，抑制率或生命延长率在 35.6% ～80%。

肿瘤是正虚邪毒结于内，大多表现为阴毒内结，所以在应用攻毒法时，多采用辛温大热有毒之品，以开结拔毒。临床中使用该法时，一定要依据中医理论，结合病情、患者体质等因素，掌握好毒药的剂量。因为许多毒性药的中毒剂量与治疗剂量相近，故应慎重，适可而止。正如《素问·五常政大论》曰："大毒治病，十去其六，常毒治病，十去其七，小毒治病，十去其八，无毒治病，十去其九。"在使用攻毒药的同时，应照顾正气，合理配伍且注意药物的合理炮制，选择适宜剂型，这样既可以发挥其治癌作用，又可以减少其毒副作用。总之，以毒攻毒作为肿瘤治疗中的常用治法，临床中依据辨证，结合其他治法，共同发挥抗癌作用。

二、中医肿瘤外治法

中医肿瘤外治法主要是将中药直接作用于患者体表部位，从体外进行治疗肿瘤的方法，包括体表、肛门、阴道、鼻腔、耳道等部位的中药外治疗法。中医肿瘤外治法中的药物外治是利用熏、洗、敷、贴、滴、吹等方法，将中草药制剂施于患者体表或从体外进行治疗，通过局部皮肤或经络系统的吸收透入，收到局部治疗和全身调节的药理效应，具有简便实用、疗效可靠、安全稳妥的特点。如《素问·至真要大论》："内者内治，外者外治。"外治法在我国历史悠久，内容丰富，早已是一门专门学问。如对于乳岩的治疗，孙思邈用赤龙汤及天麻洗之，敷飞乌膏及飞乌散二物。提出"若始作者，可敷黄芩漏芦散及黄连胡粉散"。宋代东轩居士《卫济宝书》第一次提到"癌"字，并把"癌"列为痈疽五发之一，有"癌发"以麝香膏贴之的外治记载。明代陈实功《外科正宗》中治疗茧唇采用了艾灸及外贴蟾酥饼的方法。《理瀹骈文》是我国第一部外治法专著，其运用很多方法治疗肿瘤，有膏药疗法、湿热疗法、蜡疗法、泥疗法等，丰富了肿瘤外治的理论和方法。

外治法是相对内治法而言，外治法与内治法一样，同样在中医理论指导下辨证用药。外治法在临床应用中有其独到之处，可以补充内治的不足。证如清代名医徐灵胎所言："疾病由外以入内，其流行于经络脏腑者，必服药乃能驱之，若其病既有定所，在皮肤筋骨之间，可按而得者，用膏药贴之，闭塞其气，使药性从毛孔而入腠理，通经贯络或提而出之，或攻而散之，较服药尤有力。"

现代医学研究亦表明，中药外用为体表直接给药，经皮肤或黏膜表面吸收后，药力直达病所，迅速有效，且避免口服药经消化道吸收所遇到的多环节灭活作用及一些内服药带来的某些毒副作用，特别是晚期肿瘤患者，正气衰弱，不耐攻伐，单靠内服药疗效不佳，中药外敷更具优势。当然外治疗法也有一定的适应证和禁忌证，应随病证变化，灵活应用。特别在肿瘤治疗中内外合用，则能相得益彰，提高疗效。肿瘤临床外治方法很多，本篇仅介绍常用外治法，简述如下。

（一）贴敷法

采用新鲜生药，捣成泥状，或将中药粉碎，混合均匀，制成粉末状制剂，或制成膏剂（软膏剂和硬膏剂）外敷于肌表特定部位，如肿瘤对应的体表、疼痛部位、穴位或者脏腑体表投影区域。适用于癌性疼痛或癌性腹水、术后并发症以及静脉给药化疗过程中，因化疗药物对局部组织和血管的强烈刺激而引起的局部持续性疼痛。散剂是与膏剂相比，制备更为简便，吸收更快，节省药材，而且便于使用和携带。临床应用贴敷时，应辨证施治，皮肤过敏、局部渗出较多或有溃疡者慎用或禁用。

（二）腐蚀法

腐蚀法顾名思义，即将药性峻猛且具有腐蚀作用的中药，掺布肿瘤表面而侵蚀组织，从而使癌毒外泄，达到肿瘤组织逐渐凝固坏死脱落的目的。主要用于体表肿瘤，也适用于肠、肛门、子宫颈等处的癌变。腐蚀法主要使用中药腐蚀剂，如红砒、轻粉、汞、卤砂等功能为祛腐生新之品。临床中，如用皮癌净（红砒、指甲、头发等）治疗皮肤癌，用三品丁治疗宫颈癌等，均获较好的临床疗效。

（三）药捻法

将腐蚀药加赋形剂制成线香状的药捻，插入细小的疮口中或瘘管、窦道内，以引流祛腐，促其疮口愈合的方法，是外科透脓祛腐法的一种。主要用于乳腺癌或肿瘤术后吻合口瘘的治疗。

（四）灌肠法

将中药制成药液，用灌肠器从肛门灌入或者点滴入肠道，采用保留灌肠法，以发挥药液在肠道内对肿瘤的直接抑制和杀灭作用，达到治疗肿瘤、缓解症状的一种方法。此法主要针对胃肠道肿瘤及其并发症等。

（五）塞法

将药物捣烂或研成细粉，用纱布包扎，或制成各种栓剂，塞于耳、鼻、阴道、肛门内，以达到消肿止痛、解毒杀虫、润肠通便、腐蚀肿块等作用。常用于子宫颈癌、阴道癌、直肠癌、肛管癌等。

（六）雾化吸入法

利用现代雾化技术将中药雾化后，通过口鼻吸入而达到治疗目的的一种方法。此种方法简便，吸入时口咽黏膜用药均匀，吸收面积较大，温度接近体温，药物易于进入黏膜表皮细胞，但是由于其给药途径的特殊性，临床常用于肺部以及鼻咽部的肿瘤。

（七）涂擦法

主要针对酊剂而言，酊剂多为中药经过酒精或白酒泡制而成，直接涂擦于肌表，具有活血化瘀，舒经通络，行气散滞，利水消肿，镇静止痛之功。尤其适用于各种癌性疼痛以及化疗引起的静脉炎等。

（八）熏洗法

用中药煎汤，乘其热气进行熏蒸、淋洗和浸浴病患部位的方法。此法借助药力和热力的综合作用，可疏通腠理，流通气血，去腐生肌，减轻渗出，改善局部血供和全身机能，适用于肿瘤术后并发症、癌性疼痛等。

（九）吹吸法

把药物研成细末，吹入患者的咽喉、口腔或鼻腔内，以达到消肿止痛、通窍开噤等作用。适用于口腔、鼻咽、肺部等癌肿。

（十）穴位注射法

穴位注射是将中药针剂注射入穴位内，通过经络腧穴的作用发挥穴位和药物的双重治疗作用，常用的中药注射液有黄芪注射液、当归注射液、丹参注射液、柴胡注射液、参附注射液等，临床亦有用西药注射液的如地塞米松、丙酸睾酮、粒细胞集落刺激因子、复合维生素 B 等。适用于放化疗毒副反应、癌痛以及肿瘤引起的顽固性呃逆等。

三、中医肿瘤其他疗法

（一）气功疗法

气功是中医学的重要组成部分，气功疗法，古称"导引术"，是中华民族文化遗产中的宝贵财富。很早以前，古人便将气功疗法用于肿瘤的治疗。如《素问·奇病论》云："积为导引服药，药不能独治也。"《诸病源候论》亦明确指出用养生导引法治疗积聚。近年来，气功作为战胜肿瘤的新武器用于肿瘤临床治疗及康复并发挥着一定的作用。气功是一种整体疗法，它能激发人的潜能，保护和调动机体内在的抗病能力，有扶正固本的作用。它通过意念可调整气机，引导内气循经络通达全身，起到疏经活络、通畅气血、化瘀散结等作用。气功能调节机体内各系统、各器官的功能，使消化、呼吸、心血管、神经内分泌及免疫造血系统等功能得以改善和提高。气功的特点还在于它把意念的自我调控与身体的体力锻炼相结合，有静有动，优于一般的体育运动。肿瘤患者习练气功不但使机体得到锻炼，而且能诱导精神和神经放松，消除杂念，排解紧张、焦虑、抑郁等不良情绪。

肿瘤气功治疗基本从以下几个方面起作用：

1. 调节情绪

气功可使肿瘤患者逐步认识到癌症是可治的，气功是治癌的一个手段，从而有了与癌症作斗争的决心和信心。气功锻炼可使人的不良情绪有所改善，甚至使人产生积极的情绪，有利于调动人体的免疫功能，从而起到治癌的作用。

2. 改变体质

当癌细胞在人体免疫系统薄弱的器官和部位聚集时，就形成了病灶。进一步形成病灶后癌细胞会分泌出大量的酸性毒素，使人体的免疫细胞不能靠近。气功可以显著改变人的酸性体质，大幅提高人体免疫功能，从而达到抑制和清除癌细胞的目的。

3. 提高血氧含量

癌细胞是典型的厌氧细胞，体内血氧含量提高，对抑制癌细胞有很积极的作用。气功可以显著提高呼吸作用，包括外呼吸和内呼吸，使血氧含量提高，癌细胞因失去缺氧环境而萎缩、死亡。

4. 扶正培本

气功养生疗法，把调心修性放在首位，使人体各个关节都得到锻炼，身心双修。对人体进行整体调理后，快速培育精气，疏通经络，使神经系统、呼吸系统、消化系统、心血管系统等功能得到恢复和改善。

5. 软坚散结

经过调心、调身和调息的锻炼后，特别是调心，把意念贯穿在练功的全过程，锻炼意念的导引力，当体内精气充足时，循经运行，以意领气，气随意行，气到力到，经络畅通，活血化瘀，有的患者可以感到气流力像利刀、锐针，在病灶、癌肿及其肌肉组织周围一划而过，有轻微刺痛感或肿胀疼痛感，起到了软坚散结的作用。

6. 清热解毒

气功养生疗法，可以把邪气病毒从体内排出体外。患者通过锻炼，全身从上到下，各个部位得到了运动，调动了脏腑功能，心为动力，精气为药，快速疏通经络，全方位地令人体的毛孔、穴位和关节等处与宇宙沟通，结合练功，意念引导，吸入精气，排除病邪。

目前肿瘤患者在学练气功时，需要注意的是：先要对所学的功法有大概的了解，看看这种气功所要求的条件、具体的功法、它的作用以及所达到的目的，是否适合自己。有些功法虽然对疾病有效，但由于患者身体虚弱无法修炼或坚持，则不应勉强为之。对在修炼中可能出现的偏差和问题应有所认识并加以预防。初练者最好在有经验的老师指导下进行学习，选择适合自己的功法并坚持练习，在其他疗法的综合作用下会收到满意的效果。气功的流派较多，其中的典型代表是"郭林气功"。郭林气功是一种在传统基础上，融合现代科学要素进行方法革新与学理深化的新气功。由于创始人郭林成功治愈了自己的肿瘤，又积极有效地在肿瘤患者中大力推广其体系，再加上其40年卓有成效的康复效果积累，郭林气功已经成为世界上最有影响力的肿瘤康复气功品牌。

（二）针灸疗法

针灸疗法是中医独特的非药物治疗方法，广泛应用于各种疾病，目前已成为肿瘤预防和治疗的常用方法之一。针灸具有提高机体免疫功能、抑制肿瘤生长、缩小肿瘤病灶、减轻放化疗毒副反应、改善临床症状等作用。此外，针灸疗法是基于整体功能的调节，不产生任何毒副作用，具有无损伤治疗优势，这也使其在多学科治疗中占有重要地位。特别是对于一些不适合手术、放化疗的晚期肿瘤患者，针灸治疗可以反映出其独特的优势。针灸疗法主要包括针刺和灸法。

1. 针刺疗法

针刺治疗通过刺激穴位，达到调节内分泌、免疫、促进血液循环等作用，避免了口服药物带来胃肠道反应及肝肾毒性，是一种创伤小、安全、可靠的疗法。

2. 灸法疗法

灸法是通过对患者局部皮肤的温热刺激，激发腧穴经络，传达至五脏六腑，发挥温经通络、行气活血、补虚培本、预防和保健功能的一种疗法。在恶性肿瘤的防治方面，有减轻放化疗不良反应、抑制肿瘤生长等作用。

需要注意的是，在给肿瘤患者针灸时不要针到肿瘤组织位置，因为针到肿瘤位置，可能导致肿瘤组织破损，组织破损就会促进肿瘤发生、发展、转移。

（三）饮食疗法

利用饮食预防和治疗疾病，在我国已有悠久的历史。饮食疗法对于肿瘤患者来说，意义更为重要，它不仅有利于缓解癌症患者的临床症状，而且有利于癌症患者的康复。早在三千年前，我国医学上就有"食医专科"。《黄帝内经》曾曰："谷肉果菜，食养尽之，无使过之……"唐代孙思邈在《备急千金要方》中有"食治"专篇，认为"夫为医者，当须先洞晓病源，知其所犯，以食治之，食疗不愈，然后命药"。主张食疗重于药疗。后世医家，相继补充发挥，形成独具特色的中医食疗，在疾病防治中起到一定作用。

中医食疗学认为食物的性质有寒热温凉的不同，性味有辛、甘、酸、苦、咸之别，五味入口各有所归，酸入肝，辛入肺，苦入心，咸入肾，甘入脾。由于不同的食物，性味不同，归于不同的脏腑，故其作用有别。一般而言，味辛者温散，甘者补中，酸者收涩，味苦清泄，咸味软坚，淡味渗利。在临床配膳中，应注意食物属性与机体脏腑寒热偏盛、虚实强弱相宜，正如《金匮要略》所言："所食之味，有与病相宜，有与身为害，若得宜则补体，害则成疾。"体质属寒者，宜食甘温，忌食凉性；属热者，忌辛辣及一切热性食物；虚弱之体，阳虚宜温补，有虚宜滋补，这样才能用五味之偏调整脏腑失调，借以达到"阴平阳秘"状态。

饮食疗法作为一种辅助治疗，在肿瘤临床治疗中有着不可忽视的作用。临床中应结合治疗手段进行食物调补。

手术前，应尽可能增加营养以增强体质，为手术治疗创造条件。术后可根据手术部位和消化吸收功能循序增加营养，修复创伤。但应注意术后患者脾胃虚弱而食少，有些患者腹胀便溏，则应以健脾胃的食物调补，如山药、茯苓、莲子、麦芽等。

放疗期间，由于接受放射线照射，可出现黏膜溃疡或放射性炎症，应补充生津养阴之品，如芽根汁、荸荠汁、梨汁等增加维生素和矿物质的摄入，而忌香燥、脍炙、烟酒等刺激物。

许多食物对肿瘤有防治作用，如鹅血对肺、胃、淋巴、鼻咽等恶性肿瘤能改善症状，升高白细胞。薏苡仁含有薏苡仁脂，对癌细胞有明显抑制作用，临床常用于肺癌、肠癌、宫颈癌等。绿豆配甘草与化疗药同用，有清凉解毒而降低毒副作用的功效。海藻、紫菜、昆布治疗甲状腺，颈部肿瘤能软坚散结。日常生活中的食物如大蒜、豆制品、绿茶等也都是抗癌良药。花椒、乌梅、山慈菇可治疗妇科肿瘤。据研究表明，香菇、生薏苡仁、无花果、山慈菇、苦瓜等对不同的肿瘤细胞显示一定的抑制作用。

总之，合理饮食对预防和治疗癌症有着极为重要的作用和意义。

第六章　中医肿瘤防治的思路与方法

中医对肿瘤的防治以《黄帝内经》"治未病"思想为指导，贯穿于肿瘤的预防和治疗过程。如《素问·四气调神大论》云"圣人不治已病治未病，不治已乱治未乱"，以及《金匮要略·脏腑经络先后病篇》提出："治未病者，见肝之病，知肝传脾，当先实脾。"在肿瘤的防治上，中医主张未病先防、疑病早治、既病防变、瘥后防复。在疾病未发之前，通过加强养身摄生，增强机体对疾病的抗御能力，防止疾病的发生；在疾病的早期或癌前病变，要早发现、早诊断和早治疗；既病之后，要积极治疗，防止疾病的传变；疾病治愈后要防止疾病的复发，即所谓"上工救其萌芽"。并且中医还重视肿瘤在不同阶段的西医治疗，认为其应与中医并用，或中西医结合。

第一节　未病先防

对于肿瘤而言，未病先防是指在肿瘤未发生之前，针对可能引发肿瘤的各种因素，积极采取合理有效的措施，阻断、延缓肿瘤的发生。中医认为"正气存内，邪不可干"，机体正气充盈，可抵御各种病邪的侵害。肿瘤与其他疾病一样，是正邪交争的结果，在正气不足，脏腑功能失调的情况下易发生肿瘤。正气不足是肿瘤发生的重要原因，如《外证医案汇编》指出"正气虚则成岩"，《医宗必读》也指出"积之成者，正气不足而后邪气居之"。张景岳进一步指出："脾肾不足及虚弱失调之人，多有积聚之病。"金代张元素《治法机要》曰："壮人无积，虚人则有之，脾胃虚弱，气血两衰，四时有感，皆能成积。"表明脾肾虚损对于恶性肿瘤的发生具有重要的影响。因此，在肿瘤尚未发生之前，固护正气、扶正培本，对于预防肿瘤的形成具有重要作用。

顾护正气就要通过辨识不同的体质而采取不同的方法：气虚补气、血虚补血、阴虚滋阴、阳虚补阳、脏腑虚损补益脏腑等。用药方面要以补益脾肾为主，李东垣曾指出："百病皆由脾胃衰而生也。"内而脏腑经络的濡养，外而四肢百骸的濡润，无不依赖于脾胃的运化功能。人之肾气秉受于先天生殖之精，先天肾气充足，则机体强盛，不易被外邪所侵，先、后天之气互相滋养濡润，生命才能生机勃勃。现代医学已经证实，扶正之品可增加骨髓造血功能，提高细胞免疫和体液免疫能力，增强单核巨噬细胞对癌瘤细胞的杀伤力。这也证实了中医扶正祛邪的理论。

此外，恶性肿瘤的发生与所处地理环境、七情、饮食习惯密切相关。同时，流行病学调查显示，不同地区的人群发生癌症的种类及比率各不相同，这可能与当地的水质土壤、饮食习惯、环境卫生、工作节律、医疗条件等有关。因此，"未病先防"，应重视精神调养，情志调畅，清心养性，节欲保精，加强锻炼，增强体质，起居有律，饮食有节，安定居处，保护环境，顺应四时，以保持体内阴阳平衡，固护正气，将预防和养生有机地融合在一起。正如《素问·上古天真论》曰："上古之人，其知道者，法于阴阳，和于术数，食饮有节，起居有常，不妄作劳，故能形与神俱，而尽终其天年，度百岁乃去。"通过积极养生防护，乐观健康地对待工作、生活，就能"未病先防"，做到对肿瘤的预防。

（一）情志调畅

平素心情舒畅精神愉快，则有利于血脉流通，气机调畅，阴阳和调，正气充足。正如《素问·上古天真论》云："恬淡虚无，真气从之，精神内守，病安从来。"

（二）合理饮食

饮食勿偏嗜、失节或食用不洁之品，忌食霉变不洁食物等。饮食和调，脾胃健运，就能化生精气，滋养人体，保持身体健康。如过食肥甘厚味易助湿、生痰、化热等。如《医碥》中说："酒客多噎膈，好热酒者尤多。"江苏启东地区作为肝癌的高发区，在经过"改水、防霉、治肝炎"的措施干预后，发病率大大降低，即是一个实证。从源头上预防是抗御肿瘤的重要方法之一。

（三）适度锻炼

适当的锻炼可以促进气血流畅，增强抗肿瘤能力。持之以恒有规律地锻炼，不但对身体大有裨益，更能很好地锻炼心智，预防肿瘤。

（四）顺应四时

《素问》云："春夏养阳，秋冬养阴……逆之则灾害生，从之则疴疾不起。"表明阴阳四时的变化是万物生长变化的根本，顺应四时，则不容易发生疾病，反之将导致疾病的发生。

（五）培养兴趣爱好

通过培养兴趣爱好，转移患者的情绪和注意力等，如《素问》曰："古之治病，惟其移精变气，可祝由而已。"移精就是转移精神、意志、思念等；变气就是通过移精以充利气血、调整气机，做到"形与神俱"，方可预防疾病。

第二节　疑病早治

肿瘤的最佳治疗效果多在早期，早期肿瘤通过手术或放化疗可以达到根治或痊愈，为了肿瘤达到更好的治疗效果，尽量做到早发现、早诊断和早治疗。目前肿瘤的治疗手段主要有手术、放化疗、生物治疗及中医药治疗。肿瘤早期未发生脏器以及淋巴转移时采取手术可以直接切除病灶，从而延长患者生存期，提高生存率，同时采用中医药扶正固本、辨证施治配合手术、放疗、化疗，可以预防或减少手术的创伤和放化疗引起的毒副反应，从而保证手术、放化疗的成功率，提高临床疗效，改善患者生存质量。可见中医药在恶性肿瘤早期治疗中发挥着重要作用。

并且，肿瘤的早期治疗还包括癌前病变的治疗。肿瘤的发生、发展是一个渐进的过程，从正常上皮细胞发展到浸润癌，常常要经过一段漫长的癌前病变，此阶段通过中药治疗可以逆转或阻止其发展，从而达到有效根治，防止其发作。正如《素问·阴阳应象大论》所云："善治者治皮毛，其次治肌肤，其次治筋脉，其次治六腑，其次治五脏，治五脏者，半死半生也。"应把肿瘤疾病消灭在萌芽阶段。癌前病变指较易转变成癌症的病理组织学变化。如癌前病变有慢性萎缩性胃炎伴有肠上皮化生、不典型增生、胃腺瘤等。其他的癌前病变如食管癌的高级别上皮内瘤变、肠上皮化生、甲状腺癌的弥漫性甲状腺瘤、宫颈癌的人乳头状瘤病毒（HPV）感染、大肠癌的溃疡性结肠炎、家族性腺瘤性息肉病等。早期邪盛，正气尚未大衰，治疗重在祛邪，"当其邪气初客，所积未坚，则先消之而后和之"。如此，在癌前病变即加以中医治疗干预，既可提高治愈率，又能防止其恶变。应用扶正祛邪治疗癌前病变，具有良好的效果，可以阻断部分癌前病变，降低癌变发生率。

第三节　既病防变

既病防变是指对于已经癌变并经确诊的肿瘤，应采取辨病和辨证论治原则，以阻止或延缓疾病转移和进一步发展恶化。转移是恶性肿瘤治疗失败和加快患者死亡的主要原因，中医对于癌症转移的认识，早在《黄帝内经》将转移称作"传舍"，"传"指邪气的传播、扩散，"舍"有居留之意，如《灵枢·百病始生篇》云："虚邪之中人也……留而不去，则传舍于络脉……留而不去，传舍于经……留而不去，传舍于输……留而不去，传舍于伏冲之脉……留而不去，传舍于肠胃……留而不去，传舍于肠胃之外，募原之间。留著于脉，稽留而不去，息而成积。或著孙脉，或著络脉，或著经脉，或著输脉，或著于伏冲之脉，或著于膂筋，或著于肠胃之募原，上连于缓筋。"并且《黄帝内经》认为"虚邪中人，稽留而不去，息而成积"，"积"形成后，可以不断地发生传舍（即转移），以至于"邪气淫溢"。可见，《黄帝内经》认为肿瘤的转移是由局部向远处转移的过程。

人体是一个以五脏为中心的有机整体，脏腑之间相互联系、彼此影响，一脏有病可以累及他脏。如《黄帝内经》还提出疾病脏腑传变理论，对于防治肿瘤的扩散和转移也具有重要的指导作用，如《灵枢·病传第四十二》曰："病先发于心，一日而之肺，三日而之肝，五日而之脾。三日不已，死……病先发于肺，三日而之肝，一日而之脾，五日而之胃，十日不已，死……病先发于肝，三日而之脾，五日而之胃，三日而之肾，三日不已，死……"

对于肿瘤转移的防治，在肿瘤形成后，按照肿瘤的传变规律，先治或先安未病脏腑，可以减少肿瘤的转移，延缓或者阻止癌症的恶化，肿瘤转移的防治应坚持以下原则。

（一）整体观念

中医认为肿瘤是一种全身性疾病的局部表现，其发生、发展是机体内外多种因素作用的结果，所以局部病灶与整个机体是息息相关、密不可分的。癌瘤的转移属于疾病的传变范畴，这种病邪由浅入深，由脏入腑，由局部向远处转移的传变模式，需要早期治疗，及时切断传变途径。由于中医理论脏腑之间是相互联系，一脏有病可以影响到相关的脏腑，故防治肿瘤转移时必须从整体观念出发，联系脏腑之间存在的生克乘侮关系，预先防治未病的脏腑，以防传变。正如《金匮要略·脏腑经络先后病脉证第一》所指出："夫治未病者，见肝之病，知肝传脾，当先实脾。"

（二）综合辨证

肿瘤临床表现错综复杂，病因病机常表现为多脏器的虚损和多种邪实互患。临床上应根据所收集的症状、体征、各种检查进行辨病，明确疾病的诊断，同时肿瘤作为一类特殊的疾病，由于病变部位不同，肿瘤学特性各异，又有各自发展的规律和特点。所以在辨证过程中，应根据患者的具体情况，分析肿瘤不同阶段的动态变化特点，针对病因病机，按照阴阳之所虚，邪毒之所在，标本之缓急，肿瘤所累及脏腑之特性，以及脏腑间的相互关系，明确中医辨证类型进行辨证，从而制定具体病例在特定阶段的治疗方法，强调辨证用药和辨病用药相结合，可以自始至终地选用对某种肿瘤有特殊抗癌作用的药物，如肺癌可配伍白花蛇舌草、鱼腥草、浙贝母，肝癌可配伍鳖甲、半枝莲、莪术，乳腺癌可配伍山慈菇、瓜蒌皮等。宏观辨证与微观辨证相结合，中药传统药性与中药现代药理相结合的综合辨证法，才能发挥全面抗肿瘤转移的作用。

（三）分期论治

肿瘤治疗从临床到康复大体分 3 个阶段：①临床治疗期：手术、放疗、化疗的治疗过程，又称院内治疗期。大约 1 年时间完成。②高危关键期：复发、转移的高危期（临床治疗后半年）及高危关键期（半年中的前 3 个月）。③修复期及康复期（稳定期）：结束医院治疗后的 1 年为修复期，康复期为临床治疗后一年到五年，或修复期至第五年底。临床治疗期患者临床多表现为邪去正伤，或正气已伤、余邪未净，或正虚邪恋的征象。此期病情不稳定，由于此期手术及放化疗的毒副作用大，并发症亦较多，常见免疫功能下降，造血、消化、神经等系统功能障碍，且随时存在转移、恶化的可能，对于邪去正伤或正伤余邪未净者，治疗上以扶正培本为主，抗癌祛邪为辅，对于正虚邪恋者，治疗应是扶正与祛邪并重，用药要循序渐进，连续服药，缓图其功，方能奏效。并且，此阶段配合中医药还可减轻手术并发症和放化疗毒副作用。到了高危关键期，即是肿瘤转移的高峰期，此期正气渐恢复，癌毒已净或渐净，如因劳累等加重正气耗损，固摄功能减退，容易导致癌瘤转移，治疗上以扶正固本为主，兼顾抗癌祛邪，以防止肿瘤转移。到了康复期，病情相对稳定，有的患者已恢复了正常的生理功能。此期正气恢复，免疫力得到不同程度的提高，各个系统的功能基本上得到恢复。为了巩固疗效，原则上应继续服药，治疗上仍以扶正为主，祛邪为辅。肿瘤患者从治疗开始应坚持服用中药 5 年。5 年以后，可视患者康复的程度决定是否继续用药。对于病情稳定但仍未完全康复者，尚需适当地服药，对已完全康复者，可停药或预防性地用药。坚持服用中药 5 年，并定期复查，及时调治，确能预防肿瘤术后的转移，已被临床证实。上海市癌症康复俱乐部对 8000 余名会员的综合调查显示，生存期为 5 ~ 10 年的会员占总数的 32%，生存期 10 年以上的会员占 35%。生存期 10 年以上的 2000 多名会员中，常年坚持服用中药的占 85%，显示中医药在防止癌症转移方面确有效果。

第四节　瘥后防复

恶性肿瘤在早、中期，经过根治手术或规范的放疗和化疗后，达到了完全缓解，但是仍有一定的复发率，即使是分期很早的患者，如胃癌患者在术后有 70% ~ 80% 死于局部或远处转移，即使是早期胃癌，术后 10 年仍有 30% ~ 40% 的复发率；食管癌在接受手术的患者中，即使是分期很早的患者中仍有近 50% 在 5 年内复发；其他肿瘤也是如此，尽管在确诊后一部分的患者可以进行根治手术，但是总体的 5 年生存率仍只有 50% ~ 60%，约 2/3 的接受过根治手术的患者可能复发，且 85% 的复发和转移发生在术后 2 年内。据统计，目前我国肿瘤术后 1 年复发率达 60%，死于肿瘤复发和转移的患者超过80%。复发意味着首次治疗的失败，不但给患者和家属带来了更大的恐慌，而且治疗起来也更复杂。因此，对于大多数的患者，术后调摄防止其复发是肿瘤治疗的一个非常重要的方面。中医药在这方面具有较大的优势，中医认为，疾病初愈，虽然症状消失，但此时邪气未尽，正气未复，气血未定，阴阳未平，所以在病后，通过培补正气，调理脏腑功能，使其紊乱的状态得以恢复。

另外，针对肿瘤的特殊性，调畅情志，适时起居，节制饮食，谨慎劳作，顾护正气，就可以防止病邪的再次侵袭。具体主要通过：顺应天时，强调人与自然、人与社会的和谐统一；饮食调养，倡导科学健康的饮食习惯，提倡食疗；调节情志，要怡情养性，修德怡神，静心养神，最终达到情志舒畅、气血调和的状态；运用心理疗法，调整患者心态；适量运动，生命在于运动，人尽皆知。做到这些，对恶性肿瘤的康复和防止复发意义重大。

第七章　中医对肿瘤的预防

第一节　常见癌前疾病和癌前病变的中医药防治

　　癌前疾病和癌前病变是两个相互关联，而又各自独立的不同病变。前者为一种独立疾病，这种疾病在某种因素作用下，可以变成癌症；而癌前病变则是一个组织病理学概念，是指较相应正常组织或其他病理改变更容易发生癌变的组织病理变化，在某些因素持续作用之下，可发展成恶性肿瘤，癌前疾病常伴有癌前病变。例如慢性萎缩性胃炎是癌前疾病，而在此过程中出现胃黏膜上皮异型增生，或不完全性结肠型肠化生则是癌前病变，WHO 曾建议将有 20% 以上可能性发生癌变的疾病列为癌前疾病。目前公认的癌前疾病有家族性大肠腺瘤病，大肠绒毛状腺瘤，慢性萎缩性胃炎，子宫颈糜烂，食管上皮重度增生，子宫、直肠等部的息肉、黏膜白斑，慢性溃疡性结肠炎、慢性宫颈炎（伴重度不典型增生）、乙型肝炎和丙型肝炎引起的结节性肝硬化等。积极治疗癌前疾病和癌前病变，能有效防止癌症的发生。

一、鼻咽癌癌前疾病的预防

　　慢性鼻炎，是鼻腔黏膜和黏膜下层组织的一种慢性炎症，常见症状有鼻塞、多涕及嗅觉障碍。鼻咽癌一般是由 EB 病毒感染引起的，而慢性鼻炎属于鼻腔黏膜下的慢性炎症，如果慢性鼻炎及时干预、积极预防一般不会变成鼻咽癌，如果慢性鼻炎患者长期食用腌制食品、镍含量高的食物或有家族遗传史，有可能会变成鼻咽癌。慢性鼻炎和鼻咽癌都会出现鼻塞、流涕、打喷嚏、头疼的症状，鼻咽癌病情比较严重，会有可能危害到面部的其他位置，可见流鼻血、喉咙不适、眼部不适、耳鸣等。慢性鼻炎属中医学"鼻窒""鼻鼽"范畴，病因复杂，多因风寒、风热之邪滞留，肺失清肃，鼻窍不利所致。又因患者禀赋、病机不同，或气血郁结、湿热内蕴、痰火结聚、脾肺气虚。

【病理特征】

　　鼻咽癌癌前病变为鼻咽上皮的中度及其以上的异型性改变，即异型上皮占据上皮全层的 2/3 或以上，鼻咽癌癌前病变病理组织学特征为细胞的异型增生/化生，具有细胞分化异常与增殖长期共存的特点。虽然其核酸代谢、DNA 损伤修复可以出现缺陷，但这些改变都是可逆的。一旦达到多基因活化、DNA 的修复功能缺陷和错误转录成为不可逆时，便可转化为癌细胞，但仅少数细胞最后出现这种结局。另外，癌前病变的癌变概率又明显高于正常组织或其他病变，癌变历程平均为 15～20 年。

【西医检查】

（1）鼻腔检查：来源于中鼻道、嗅裂的黏脓性分泌物，中鼻道黏膜充血、水肿或有鼻息肉。

（2）影像学检查：CT扫描显示窦口鼻道复合体或鼻窦黏膜病变。

（3）检测患者血清VCA-IgA抗体水平，对鼻咽癌的早期发现、早期诊断以及鉴别诊断和癌变监测均具有相当价值。当鼻咽黏膜上皮增生患者的血清EBV相关抗原（VCA-IgA）的抗体呈阳性［特别是高滴度，且鼻咽黏膜具有异型增生（或化生）的组织学特征和EB病毒标记EBV-DNA/EBNA时］，其癌变倾向较大，可以认为是鼻咽部癌前病变。

【预防治疗】

1. 辨证治疗

（1）肺经风热证：间歇性或持续性鼻塞，鼻涕量多而白黏或黄稠，嗅觉减退。可伴头痛，兼有发热恶风，汗出，或咳嗽，舌质红，舌苔薄白，脉浮数。治宜疏风清热，宣肺通窍。方用银翘散合苍耳子散加减。

（2）胆腑郁热证：鼻涕浓浊，量多，色黄或黄绿，或有腥臭味，鼻塞，嗅觉减退。可兼有头痛剧烈，烦躁易怒，口苦，咽干，舌质红，舌苔黄或腻，脉弦数。治宜清泄胆热，利湿通窍。方用龙胆泻肝汤合苍耳子散加减。

（3）脾胃湿热证：鼻塞重而持续，鼻涕黄浊而量多，嗅觉减退。兼头昏闷，或头重胀，倦怠乏力，胸脘痞闷，纳呆食少，舌质红，苔黄腻，脉滑数。治宜清热利湿，化浊通窍。方用甘露消毒丹合苍耳子散加减。

（4）肺脾气虚证：鼻塞，头昏，记忆力减退，鼻涕混浊，时多时少。面色萎黄或白，少气乏力，大便溏薄。鼻腔黏膜不充血，但肿胀，并有黏性或脓性分泌物，舌淡，苔白，脉细弱。治宜健脾补肺，祛寒开窍。方用补中益气汤加减。

2. 预防

定期检查EB病毒，注意生活调理，避免体力上的过劳，重体力劳动、熬夜、过度的体育锻炼等，均可使机体的内环境失衡，抵抗力下降，促使鼻咽癌发生并扩散。尽量避免有害烟雾吸入，如煤油灯气、杀虫气雾剂等，并积极戒烟、戒酒。不吃或少吃咸鱼、腌菜等腌制食品。

有鼻咽疾病应及早就医诊治，如发现鼻涕带血或吸鼻后口中吐出带血鼻涕，以及不明原因的颈部淋巴结肿大、中耳积液等，应及时做详细的鼻咽部检查。注意气候变化，预防感冒，注意保持鼻及咽喉卫生，每日数次漱口，必要时进行鼻咽腔冲洗，以避免EB病毒感染。合理搭配饮食可以减小患癌的概率，在日常饮食中要多摄入谷物，选择瘦肉，多吃水果和蔬菜，食物要多选择含抗氧化剂的食物，增加纤维摄取量，减少脂肪进食量，保持理想的体重。

实验研究表明，维胺酯是人工合成的维生素A酸的衍生物，对鼻腔癌癌前病变有抑制作用，对鼻咽癌癌前病变有一定预防和治疗作用的中药，如夏枯草、紫河车、山豆根、败酱草、黄药子、白鲜皮等。临床观察表明黄芪注射液和复方黄连素对鼻咽癌高危人群有治疗作用。

二、食管癌癌前疾病的预防

反流性食管炎发病率较高，占胃食管反流性疾病的48%～79%。典型症状主要为反流和烧心，非典型症状包括慢性咳嗽、哮喘、声音嘶哑、慢性喉炎、胸痛、消化不良和恶心等。随着当今社会经济的发展、人们饮食习惯的改变，本病发病率呈现上升的趋势，且反复发作，病势缠绵难愈，可引起咽炎、哮喘，长期的炎症刺激会导致食管狭窄，更有可能演变为食管腺癌等多种并发症，严重影响人们生活质量。根据反流性食管炎临床表现和病位，归属于中医学"吐酸""噎膈""反胃""食管瘅""嘈杂"等疾病范畴，病位在食管和胃，与肝、胆等脏腑密切，《素问》指出"诸呕吐酸……皆属于热"，认为本病多属于热。主要是由脾胃升降功能失常，肝气犯胃，胃气上逆等所致。《伤寒杂病论》中认为胃气之余从胃中上逆而形成。

【病理特征】

目前认为，食管癌癌前病变有狭义和广义之分，其间有移行及重叠。食管癌的发生是一个渐进的过程，通常是由正常食管上皮经过某种原因的刺激产生炎症，然后到炎性增生（单纯性增生），再发展为不典型增生（包括Ⅰ、Ⅱ、Ⅲ3级，Ⅰ级不典型增生是指异型性上皮细胞占上皮层的下1/3层，Ⅱ级不典型增生是指异型性上皮细胞占上皮层的下2/3层，Ⅲ级不典型增生是指异型性上皮细胞累及上皮全层），进一步发展为癌。3个阶段相互重叠，很难明显区分，炎性单纯性增生与轻度不典型增生交叉，Ⅲ级不典型增生与原位癌交叉。广义癌前病变是泛指各级不典型增生，狭义仅指重度不典型增生，为癌前病变。Ⅱ级不典型增生以前都有可能逆转，为条件性癌前病变；而Ⅲ级不典型增生几乎接近于原位癌的表现，或是早期癌的最早表现，常很难与分化高的原位癌鉴别。由于Ⅱ、Ⅲ级不典型增生的癌变率高，故临床工作中常将Ⅱ、Ⅲ级不典型增生视为癌前病变，而临床应作为早期癌来处理。

【预防治疗】

1. 辨证治疗

（1）肝胃郁热证：嗳气反酸，上腹部或胸骨后有灼热感或烧灼样疼痛，心烦易怒，口干苦臭，大便干结，严重时呕吐，舌红苔黄，脉弦数。治宜疏肝清热。方用左金丸加减。

（2）肝胃不和证：胸骨后灼热或灼痛，嗳气反酸，食欲不振，大便不畅，胸闷，两胁下疼痛，舌苔薄白，脉弦。常因情志不畅而诱发或加重。治宜疏肝理气、和胃降逆。方用柴胡疏肝散加减。

（3）脾虚胃热证：腹部隐痛胀闷或灼热，吐酸水，嗳气，食欲下降，大便时干时稀，口干喜饮冷水，胸中烦闷，舌红苔黄，脉弦缓。治宜健脾清胃。方用半夏泻心汤加减。

（4）脾虚气滞证：胃脘胀满隐痛，剑突下或胸骨后隐隐灼热，嗳气则舒，食欲减退，反酸或吐清水，大便不调，舌淡苔薄白，脉弦细。治宜健脾理气。方用丁香柿蒂汤加减。

（5）气虚血瘀证：面色无华，神疲乏力，形体消瘦，气短懒言，口干咽燥，吞咽困难并且持续性胸骨后疼痛，舌淡暗，边有瘀点、脉沉涩。治宜益气养阴、化瘀散结。方用启膈散合橘皮竹茹汤加减。

2. 预防

改善用水条件，减少饮用水的硝酸盐和亚硝酸盐的含量。不要吃隔夜蔬菜、腐烂水果、发霉的粮食以及煎、炸、烤食品等。提倡不吃酸菜，多吃鲜菜水果。吃东西要尽量细嚼慢咽。不吃过热、过硬和刺激性强的食物。戒烟及不饮烈性酒。积极开展普查肿瘤，做到早诊断、早治疗。补充相关的微量元素、维生素和药物也能够起到预防食管癌的作用。针对病情使用冬虫夏草、六味地黄丸、茶叶、硒元素等。

研究发现，连花参加方可降低食管鳞癌的发生率；清肝健脾方、苓桂半夏汤加味、四君子汤、参储培气汤等具有抗癌功效，治疗食管低级别上皮内瘤变，明显改善患者临床症状，提高食管癌癌前病变的逆转率。

三、胃癌癌前疾病的预防

（一）慢性萎缩性胃炎

慢性萎缩性胃炎是以胃黏膜上皮和腺体萎缩，黏膜变薄，黏膜肌层增厚及伴有肠上皮化生、不典型增生为特征的一种常见的消化系统疾病，其发病随年龄增长而增高，是胃癌的癌前疾病（状态）之一，占胃镜受检病例的14.2%左右。一般认为，胃黏膜发生癌肿是一个量变到质变的多步骤癌变过程，目前较为认可的人体胃癌的发生模式是1988年Correa提出的："正常胃黏膜—浅表性胃炎—萎缩性胃炎—小肠型肠上皮化生—大肠型肠上皮化生—异型增生（中重度）—胃癌（肠型）。"而CAG伴重度肠上皮化生和不典型增生的癌变率为2.0%~13.8%，已引起国内外医学者的广泛重视和研究。祖国医学认为萎缩性胃炎属"胃脘痛""嘈杂"等病范畴，其发病机理为"中土虚弱"，常见有脾胃虚弱、胃阴亏损、肝胃不和、脾虚血热等病型，临床分型论治，疗效卓著。

【病理特征】

胃癌的癌前病变是指胃黏膜上皮易于转变为癌的病理学改变，但其本身尚不具备恶性改变。目前胃黏膜上皮异型增生（或称不典型增生），其病理组织学改变主要是细胞的过度增生和丧失了正常的分化，在结构和功能上部分地丧失了与原组织的相识性。通常将胃黏膜上皮的异型增生分为以下几种组织学发生类型：

（1）腺瘤型异型增生（adenomatous dysplasia）：胃黏膜表面形成扁平隆起病灶，隆起病灶直径一般不超过2cm，超过2cm者需注意有无癌变问题。腺瘤型异型增生在组织病理学上呈明显的局限性灶状，由大量增生的不规则腺管构成。腺管或大或小，但一般多增大，排列紧密，异型程度明显者还可见腺管"背靠背"现象，病灶与周围胃黏膜之间的界限明显，但对周围组织无挤压现象。异型增生发生的早期，少数的异型腺管仅见于局部胃黏膜的表层，随着病变程度的加重，病灶不但逐渐扩大，而且向黏膜深层扩展，并可达黏膜全层。腺瘤型异型增生是一肿瘤性肿物，一般不能逆转，不能向成熟分化或消失，异型增生癌变后的胃癌为高分化腺癌。

（2）隐窝型异型增生（cryptal dysplasia）：内镜下可见多数呈现以胃窦部为主的颗粒样多发的隆起病变，始发于肠化生腺管的隐窝部，即胃黏膜的深层，主要发生在伴有萎缩和肠化生的黏膜，是肠化生储备细胞增殖和分化不正常，在一定条件下，异型的上皮细胞可能逆转向成熟方向分化。

（3）其他比较少见的异型增生类型：再生型异型增生（regenerative dysplasia）、球型异型增生（globoid dysplasia）、异型腺囊或囊性异型增生（dysplastic cyst, cystic dysplasia）。

临床上常把不典型增生分为轻、中、重度三级。一般而言重度不典型增生易发癌变，不典型增生是癌变过程中必经的一个阶段，这一过程是一个谱带式的连续过程，即正常胃黏膜→增生→不典型增生→原位癌→浸润癌，完成这一过程所需的时间目前还不完全清楚或不准确。癌变率报道（多是腺瘤型异型增生）为 5% ~ 10%。另一癌前病变是肠化生（intestinal metaplasia）或简称肠化，是指胃黏膜内出现了肠腺或肠型上皮。肠化生是胃炎中比较常见的病变，在慢性萎缩性胃炎中经常出现，肠化生的出现与胃黏膜的损伤和不能完全再生修复有关。一部分肠化生被视为胃癌的癌前病变，这些肠化生的杯状细胞间的柱状上皮刷状缘发育不完全而且胞浆内还可见黏液颗粒，并且分泌乙酰基唾液酸和硫酸黏蛋白，被称为不完全性大肠型肠化生。

【西医检查】

（1）实验室检查。①胃液分析：A 型 CAG 患者多无酸或低酸，B 型 CAG 患者正常或低酸。②胃蛋白酶原测定：胃蛋白酶原由主细胞分泌，患慢性萎缩性胃炎时，患者血尿中胃蛋白酶原含量降低。③血清胃泌素测定：胃窦黏膜 G 细胞分泌胃泌素。A 型 CAG 血清胃泌素常显著增加：B 型 CAG 胃窦黏膜萎缩直接影响患者血清胃泌素低于正常。④免疫学检查：抗胃壁细胞抗体（PCA）、内因子抗体（IFA）、细胞抗体分泌胃泌素（GCA）可作为慢性萎缩性胃炎及其分类的辅助诊断。

（2）胃镜检查和活检是最可靠的诊断方法。

【预防治疗】

1. 辨证治疗

（1）脾胃虚弱证：胃脘隐痛，喜暖恶寒，稍进冷食疼痛尤甚。神疲乏力，四肢不温，面色青暗，大便溏薄，小便清长，舌淡苔白，脉沉弱。治宜健脾益胃，温中补气。方用黄芪建中汤加减。

（2）胃阴亏损证：多见胃脘嘈杂，食后疼痛，口干舌燥，喜食酸物，五心烦热，心悸失眠，尿少便秘，舌干少苔，脉沉细。治宜养阴清热。方用益胃汤加味。

（3）肝胃不和证：胃脘胀痛，攻窜两胁，胸胁痞满，嗳气呃逆，失眠多梦，头晕目眩，情绪忧郁，食欲不振，舌淡苔白，脉沉弦数。治宜舒肝和胃，活络化痰。方用旋覆代赭汤合失笑散加减。

（4）脾虚血热证：多见胃脘痞满，呕恶不舒，时有血块或血丝呕出，面色苍白或萎黄，脉沉细或沉数而细。治宜温脾益气，凉血止血。方用黄土汤加减。

2. 预防

养成良好的饮食习惯，如按时进餐，不食过烫、过冷、过辣、变质食物，少吃或不吃油炸、腌熏食品，细嚼慢咽，戒除烟酒；多食新鲜瓜果蔬菜、豆类，适当配合一定数量的粗杂粮。既病之后，应注意精神护理，使患者增强战胜疾病的信心，积极配合各种治疗。饮食应尽量做到色香味佳，富于营养又品种多样，如奶类、鱼、肉末、果汁等，有吞咽困难者应进食半流质或流质饮食，少食多餐。积极治疗幽门螺杆菌感染。切忌暴饮暴食、进食过快，不吃高盐食品，不要吃过烫的食物，不要过度食用刺激性食物，避免进食粗糙食物，不在情绪欠佳时进食，以免刺激或损伤胃黏膜。避免长期吃盐腌食品，少吃或不吃腌菜。不吃或少吃烟熏和油煎食物。不吃霉变的食物。多吃新鲜蔬菜和水果，多吃含维生素 A、维生素 B、维生素 E 及 β 胡萝卜素的新鲜蔬菜、水果。

临床观察表明自拟香连复胃汤（香附、黄连、黄芪、灵芝、柴胡、白花蛇舌草、山慈菇、莪术、全蝎）疏肝健胃，清热解毒，治疗胃癌癌前病变，具有逆转胃癌癌前病变的功效。对胃癌癌前病变患者辨证给予解毒活血方及胃复春、安胃汤、化浊解毒方、半夏泻心汤，可减轻胃黏膜慢性炎症，同时可降低胃癌的风险。乐胃饮、健脾清化散瘀饮控制肿瘤促炎因子的生物合成活性和表达，对胃黏膜损伤的修复具有促进作用。其他有抗癌作用的中草药有生薏苡仁、莪术、山楂、白花蛇舌草等。

（二）胃溃疡

胃溃疡是一种常见的胃部疾病，通常由胃黏膜受损引起。它可以导致胃壁发生溃疡，形成溃疡病变。胃溃疡可以在胃的任何部位发生，包括胃底、胃体和胃窦。胃溃疡可能会引起一系列症状，如上腹疼痛、消化不良、恶心、呕吐、胃灼热感等，严重时可能引发并发症，如出血和穿孔，危及生命。胃溃疡为现代医学病名，古代并无胃溃疡一名，可根据临床表现归纳为"胃脘痛""痞满""嘈杂""呕血""便血"等。根据胃溃疡的临床病理特征，《中医临床诊疗术语》将其命名为胃疡。病因可以总结为外邪侵袭、饮食不节、药物损害、七情内伤、素体不足等；病机的关键是寒邪凝滞，热毒瘀阻，湿热阻滞，气机阻滞，脾胃虚弱导致的瘀血阻络，脉络受损、破溃，不通则痛；脾胃虚弱为本，瘀血阻滞为标。

【病理特征】

癌变源于溃疡还是取决于溃疡周边所伴随的萎缩性胃炎、肠上皮化生或不典型增生的癌前期病变，尚有争论。事实上溃疡使黏膜缺损后的再生性修复必然引发不同程度的异型性，这成为重要的癌前期病变基础。胃溃疡癌变的突出特征是早期癌的发病率很高。

根据全国胃溃疡癌变病理研究协作组 1992 年提出的标准，将胃溃疡分为良性胃溃疡（BGU）和恶性胃溃疡（MGU）。其标准为：①BGU：溃疡边缘和底部无癌存在。②MGU Ⅰ：具有慢性胃溃疡的典型结构；癌存在于溃疡边缘；溃疡底部有宽窄不等的无癌、无肌残留区，为慢性胃溃疡癌变。③MGU Ⅱ：溃疡边缘和底部均有癌存在，实为溃疡型胃癌。

萎缩、肠化或非典型增生的胃溃疡在溃疡邻近黏膜内镜表现为黏膜变薄，血管纹理显露，黏膜颜色变浅甚至呈灰白色，黏膜粗糙甚至呈颗粒状改变，质脆、表面渗出增多等。

【西医检查】

（1）内镜检查：内镜检查即胃镜检查，是诊断胃溃疡的主要检查方法，医生可以直观看到患者的胃溃疡情况，明确溃疡部位和大小。

（2）X 线钡餐检查：本项检查结果不如胃镜准确，但是对于老年人和无法耐受胃镜检查的人群仍然有诊断意义。对于怀疑有消化道梗阻或穿孔的患者，应该谨慎应用此项检查。

（3）幽门螺杆菌检测：幽门螺杆菌感染诊断是胃溃疡最常见的检测方法。检测方式较多，包括快速尿素酶试验、组织学检查或培养、碳 13 或碳 14 尿素呼气试验、粪便幽门螺杆菌抗原检测、血清学试验等。

【预防治疗】

1. 辨证治疗

（1）肝胃不和证：胃脘胀痛，窜及两肋，善叹息，遇情志不遂胃痛加重，嗳气频繁，口苦，性急易怒，嘈杂泛酸，舌质淡白或薄黄，脉弦。治宜疏肝理气。方用柴胡疏肝散加减。

（2）脾胃气虚证：胃脘隐痛；腹胀纳少，食后尤甚，大便溏薄，肢体倦怠，少气懒言，面色萎黄，消瘦，色淡苔白，脉缓弱。治宜健脾益气。方用四君子汤加减。

（3）脾胃虚寒证：胃脘隐痛，喜暖喜按，空腹痛重，得食痛减，纳呆食少，畏寒肢冷，头晕或肢倦，泛吐清水，便溏腹泻，舌质胖，边有齿痕，苔薄白，脉沉细或迟。治宜温中健脾。方用黄芪建中汤加减。

（4）肝胃郁热证：胃脘痛势急迫，有灼热感，口苦口干，吞酸嘈杂，烦躁易怒，便秘，喜冷饮，舌质红，苔黄或苔腐或苔腻，脉弦数或脉弦。治宜疏肝泻热。方用化肝煎加减。

（5）胃阴不足证：胃脘隐痛或灼热，似饥而不欲食，口干不欲饮，口干舌燥，纳呆，干呕，失眠多梦，手足心热，大便干燥，脉细数，舌红少津裂纹、少苔、无苔或剥苔。治宜养阴益胃。方用益胃汤加减。

2. 预防

胃溃疡的发生与患者的日常饮食有着密切的联系，患者病后的饮食也对其治疗康复有着重要的影响。在中医理论下，可以运用"药食同源"的理念对患者的饮食进行调节，根据患者病证给予药膳，如桃仁猪肚粥、三七鸡肉汤、人参核桃粥等，能够对患者的疾病治疗起到一定的辅助效果。中药可选大黄、乌贼骨、浙贝母等，可促进肠胃收缩，抑酸、增加胃动力。白芨修复保护受损黏膜。黄连、蒲公英、白花蛇舌草，抗炎抗幽门螺杆菌，促进炎症吸收的作用。丹参、三七增加胃黏膜血流量，改善血循环的作用。

四、肺癌癌前疾病的预防

肺结节为影像学显示直径≤3cm 的局灶性、类圆形、密度增高的实性或亚实性肺部明影。可为单发或多发，不伴有肺不张、肺门淋巴结肿大和胸腔积液。肺部病灶直径 >3cm 者称为肺肿块。在影像检查中（如 CT 或胸片）发现类圆形的直径 <3cm 的病灶通常被描述为结节灶，当直径 <1cm 时常被描述为小结节，而直径 <5mm 时就被称为微小或细小结节。肺内结节或小结节分为良性和恶性两种。常见的肺内结节或小结节包括球形肺炎、结核球、错构瘤良性、纤维增生等，癌前病变为不典型腺瘤样增生，恶性病变则有可能是原发性肺癌或肺内转移癌。部分良性病变长时间之后也可能转化为恶性。根据结节的密度不同，可以分为纯磨玻璃结节、部分实性磨玻璃结节和纯实性结节。在这三类结节中，恶性病变分别占18% 、63% 、7% 。初次 CT 检查发现的肺部小结节，80% ~90% 都是良性病变，但要高度重视，因为其中仍有一定比例的早期肺癌。肺结节临床多无症状，对于存在临床症状的类型，可属中医"咳嗽""喘病"等范畴。中医病因分内外，内因由情志内伤、饮食失宜、劳逸失度及先天禀赋不足所致；外因主要与感受烟毒雾霾、六淫邪气、电离辐射等有关。

【病理特征】

结节病性肉芽肿的特点：①肉芽肿以淋巴管周围分布为主；②紧致、分化良好的肉芽肿的周围可见淋巴细胞、成纤维细胞浸润；③其他原因引起的肉芽肿。结节病性肉芽肿沿淋巴道分布为主（占75% 左右），约半数患者的上皮样细胞肉芽肿累及气道、血管壁。肉芽肿病变分为中心区和周边区两部分：中心区为一种紧密的、非干酪样坏死性上皮样细胞性肉芽肿，由淋巴细胞包绕上皮样细胞或多核巨细胞而成，多核巨细胞内可常见胞浆内包涵体，如舒曼（Schaumann）小体、星状小体、草酸钙结晶等。中心区的淋巴细胞以 CD4 + T 细胞为主，而 CD8 + T 细胞则在中心区的周围带。周边区由圈状的疏松排列的淋巴细胞、单核细胞和成纤维细胞组成。肉芽肿结节可彼此融合，但通常仍保留原有结节轮廓。

【西医检查】

（1）影像学检查

胸部 CT 扫描获得肺结节的大小、形态、密度、边缘及内部特征等信息。推荐肺结节患者行胸部低剂量螺旋 CT 检查时，结节处行病灶薄层（≤1mm 层厚）扫描。尽管"分叶、毛刺、胸膜凹陷征"是恶性病变的特点，但由于在≤10mm 的结节中很少见到这些特点，需要同时结合结节的内部特征协助诊断。

（2）生物学检查

①Pro – GRP、NSE、CEA、CYFRA21 – 1、SCC 等肿瘤标志物对于鉴别良、恶性肺结节有一定参考依据。

②血清自身七项抗体 p53、PGP9.5、SOX2、GAGE7、GBU4 – 5、MAGE A1 和 CAGE 抗体的联合检测对鉴别结节良、恶性具有重要意义。

③液体活检：循环肿瘤细胞、循环肿瘤 DNA、miRNA、DNA 甲基化等多种生物标志物作为诊断依据已多有研究，其中循环肿瘤 DNA 对癌症早期阶段特异性高，但敏感性有限，约为 59%；miRNA 敏感性和特异性相当，能达到 80% 左右；DNA 甲基化则灵敏度较高，可达到 90% 以上。液体活检对于癌症的早期识别具有一定意义，作为非侵袭性的检查方法，展现出了一定的应用前景。

【预防治疗】

1. 辨证治疗

（1）气郁伤肺证：胸闷不畅，时轻时重，常随太息、嗳气而减，情志抑郁，时有咳嗽，可见便秘。舌淡红，苔薄白，脉弦。治宜行气宣肺，散结止咳。方用越鞠丸加减。

（2）寒痰阻肺证：咳嗽痰多，痰质黏稠，或清稀色白，量多易咯，胸闷，或见哮喘痰鸣，形寒肢冷。舌质淡，苔白腻或白滑，脉濡缓或滑。治宜宣肺散寒、化痰散结。方用二陈汤合三子养亲汤。

（3）痰热蕴（壅）肺证：咳嗽，咯黄稠痰而量多，胸闷，气喘息粗，甚则鼻翼翕动，或喉中痰鸣、烦躁不安，发热口渴，或咳吐脓血腥臭痰，胸痛，大便秘结，小便短黄。舌红苔黄腻，脉滑数。治宜宣肺清热，止咳化痰散结。方用千金苇茎汤或清金化痰汤加减。

（4）痰瘀毒结证：咳嗽咳痰，量多质黏，色黄，或痰中带血，胸部憋闷，甚者胸部胀痛或刺痛。神疲乏力，气短，夜寐差，入睡困难。舌暗红，有瘀斑，苔黄腻，脉滑数。治宜化痰活血、解毒清热散结。方用二陈汤合海藻玉壶汤或小陷胸汤与大柴胡汤加减。

（5）肺阴虚证：干咳少痰，或痰少而黏稠，不易咯去，口燥咽干，形体消瘦，五心烦热，午后潮热，盗汗，颧红，或痰中带血，声音嘶哑。舌红少津，苔薄白干或少，脉细数。治宜养阴润肺，止咳散结。方用桑杏汤或沙参麦冬汤加减。

（6）肺脾气虚证：久咳不止，气短而喘，食欲不振、腹胀便溏，声低懒言，乏力少气，或吐痰清稀而多，或见面浮肢肿，面白无华。舌质淡或边有齿印，苔白滑，脉细弱缓。治宜补肺健脾，益气散结。方用四君子汤合玉屏风散加减。

2. 预防

肺结节患者在饮食上需注意少食肥甘之品，脾胃虚弱者难以运化，从而生痰生湿，不利于肺结节的消散。平素可饮服玫瑰花、陈皮等代茶饮以调理气机，服用山药、白扁豆、黄芪等药食同源之品健运脾胃。

日常生活中注意情志的调摄，忌情志过极，宜培养爱好，修身养性，调畅情志。居住室内应保持空气良好，及时通风换气；室外活动应避开雾霾等污染天气。注重规律、适量体育活动，可习练八段锦、五禽戏等传统功法强身健体，借助导引使全身气机通畅。

临床研究发现，防治潜伏于体内的癌毒，以防生变，常用药物有石见穿、半枝莲、金荞麦、白英、红豆杉等。其中生黄芪与黄精配伍，气阴双补，以增强肺气宣发肃降的功能，同时润肺滋阴促排痰。补肺阴药物如黄精、太子参、玉竹、知母，敛肺药物如五味子，温肺药物如桂枝、炙麻黄。

五、肝癌癌前疾病的预防

医学研究表明，肝癌的发生与乙肝、肝硬化密切相关，积极防治乙型肝炎和肝硬化，可减少肝癌的发生。乙型病毒性肝炎具有潜伏期较长（60～160天）、地方性、散在性发病、成人较多见、发病缓慢、发热、黄疸、HBsAg阳性等特点。早期出现疲乏、食欲不振、恶心厌油腻、腹胀便溏、肝区疼痛、舌苔白厚或黄腻、脉沉细弦滑等症状；转为慢性时并见面色晦暗、肝脏肿大、触之疼痛、腹胀消瘦等；后期转为肝硬化时可见舌质紫暗，有瘀斑瘀点，蛋白倒置，脾大，或伴腹水、肢肿、食管及胃底静脉曲张、B超示肝硬化征象。目前西医在治疗上主要采用保肝疗法、对症疗法、免疫疗法及加强营养和休息等。乙型肝炎属中医"黄疸""胁痛"等范畴。中医学认为，湿热、疫、毒等邪气（包括病毒感染、饮酒、化学毒物等）侵入人体，多首先伤及脾胃，中焦失运，痰湿内生，土壅木郁，肝气不畅，气血失和则气滞血瘀。气、血、痰、湿阻于中焦积于胁下而成肝纤维化、肝硬化。病久邪势未衰，正气已伤，瘀毒内盛积而生变，发为肝癌癌前病变。在肝纤维化、肝硬化至肝癌癌前病变的整个发病过程中，脾虚作为病理基础之一始终存在，肝脾不调，痰、瘀、毒互结则为其主要病机，其中毒在肝从肝纤维化、肝硬化向肝癌癌前病变的转化过程中起着关键的作用。

【病理特征】

我国肝细胞癌中肝硬化合并率为84.6%，且以大结节肝硬化为主，肝癌伴大结节型肝硬化占73.6%，而大结节型肝硬化中肝癌的发生率也几乎一致，从而提示肝癌的发生与大结节型肝硬化密切相关。有报道显示，伴有乙型肝炎病毒感染的肝硬化，尤其是呈现不典型大结节的出现，其发展为肝癌癌前病变、肝癌的概率则更大。一般认为，肝硬化中的巨大再生结节，又称腺瘤样增生为肝癌癌前病变，其结节直径一般在0.8cm以上。当结节直径大于1.5cm时其发生癌变的概率就更大。

从病理到形态上看，不典型腺瘤样增生结节结构可呈多样化，细胞有轻中度的异型性，可表现为小细胞不典型增生或大细胞不典型增生，细胞浆嗜酸性增强或呈双染性，有的细胞含Malory小体。另外，肝卵圆细胞也被看作肝癌癌前病变。

【西医检查】

（1）肝功能：包括血清ALT、AST、总胆红素、直接胆红素、间接胆红素、白蛋白、球蛋白、胆碱酯酶、碱性磷酸酶、转肽酶等，了解肝脏损伤程度。

（2）凝血酶原时间（PT）及PTA：PT是反映肝脏凝血因子合成功能的重要指标，PTA是PT测定值的常用表示方法，对判断疾病进展及预后有较大价值，近期内PTA进行性降至40%以下为肝衰竭的重要诊断标准之一，大于20%者提示预后不良。

（3）肝炎病毒学指标：乙肝五项，丙肝抗体，了解有无肝炎病毒感染。

（4）肿瘤标志：如甲胎蛋白AFP、CA199、GGT等，以早期发现肝癌。

（5）影像学：包括腹部肝胆脾彩超，了解肝脏有无慢性损伤以及早期筛查肝癌。

（6）肝脏瞬时弹性成像（Fibroscan）：是一种无创检查，可用于慢性肝炎患者肝脏纤维化程度评估，慢性肝炎患者评估肝纤维化程度对于确定治疗方案非常重要。

（7）肝组织活检：仍然是评估患者肝脏损害程度的金标准。

【预防治疗】

1. 辨证治疗

（1）肝胃不和证：右胁隐痛，头晕失眠，腹胀，四肢乏力，苔白脉细弦。治宜调和肝胃。方用逍遥散加味。

（2）气滞血瘀证：肝区刺痛，腹胀如鼓，矢气得缓，情绪郁闷，舌暗苔黄，脉弦。治宜行气活血。方用膈下逐瘀汤加减。

（3）湿热蕴结证：一身面目俱黄，皮肤瘙痒，恶心呕吐，厌油纳差，腹胀便溏，疲乏，小便深黄，甚则发热，舌红苔黄厚，脉滑数。治宜清利湿热。方用茵陈蒿汤合藿香正气丸加减。

乙肝转为肝硬化时，病情加重，病机复杂，多呈湿热蕴结、气血瘀滞、脾虚不运、肝肾不足，错综复杂。临床常分为肝肾阴虚、脾湿不运、痰瘀互结等病型。

（1）肝肾阴虚证：肝区坠胀刺痛，腰酸腿软，精神倦怠，疲乏，阴虚盗汗，五心烦热，齿龈出血，皮下瘀斑，失眠多梦，月经失调，舌红少苔，脉沉细弦。治宜滋补肝肾，养阴清热。方用六味地黄丸加味。

（2）脾湿不运证：纳差呕恶，胃脘胀满，腹胀腹水，便溏溲短，尿色深黄，四肢沉重，舌胖苔厚，脉沉濡。治宜健脾化湿。方用三仁汤加减。

（3）痰瘀互结证：胁下巨块坠痛，痛有定处，痛如针刺，入夜尤甚，胸闷，胃脘痞满，食少纳差，面色晦暗，皮肤甲错，皮下出血点，青丝赤缕，舌紫暗，脉沉而弦。治宜行气活血，化痰健脾。方用鳖甲煎丸加减。

2. 预防

临床上常用的预防慢性乙肝的药物指的是乙肝疫苗和特异性乙肝免疫球蛋白，而前者的应用广泛且发展迅速，可与其他药物（如猪苓多糖）联合用于治疗慢性乙肝，但最主要的用途是预防接种，这是防治乙肝传播的最有效的方法。

研究表明，中成药肝炎灵（山豆根注射液）、苦味叶下珠（珍珠草、夜合草）糖浆、猪苓多糖注射液、甘利欣注射液、解毒养肝冲剂（北京中医医院陈增潭主任方，该方为参加国家"七五"攻关课题，获国家中医药管理局科技成果三等奖）、参虎解毒丸等具有增强免疫的功能，改善肝功及微循环、降酶、降浊度、利胆退黄、抗炎、抗纤维化等作用，对肝癌高危人群有治疗作用。食药可选用以下任何一方水煎服，连服7~10天。①茵陈30g，生甘草10g。②决明子15g，贯众15g，生甘草10g。③茵陈30g，凤尾草30g。④茵陈30g，大枣10枚。

六、乳腺癌癌前疾病的预防

乳腺囊性增生病亦称慢性囊性乳腺病，简称乳腺病，属于中医"乳癖"的范畴，其发生与肝、胃、冲任等经脉密切相关，其发病率约占育龄妇女的40%，占乳腺疾病的75%，是最常见的乳房疾病。发病年龄为青春期到绝经期的任何年龄，但以25~50岁多见，以35~45岁为发病高峰。社会经济地位高、受教育程度高、初潮早、低胎产状况、大龄初孕和绝经迟的妇女为发病的高发人群。中医称乳腺增生症为"乳癖"，是指乳房部位出现大小不一的慢性非化脓性肿块，多见于30~40岁的妇女，乳腺异常增生经过若干年后，大约3%转变为癌，一般在患囊性乳腺病之后，10年以后渐渐发生乳癌。导管内乳头状瘤患者中，有6%~8%可转变成乳腺癌，所以慢性乳腺异常增生是一种癌前病变。

【病理特征】

不典型导管上皮增生和乳头状瘤病是与乳腺癌密切相关的癌前病变，其中重度不典型导管上皮增生和重度乳头状瘤病中有12.2%发生病变。

乳头状瘤病（papillomalosis）是指发生于乳晕外乳腺周围区中小导管及末梢导管的多发性乳头状病变。根据其病变程度可分为轻度、中度和重度，其中的中度和重度乳头状瘤病与乳腺癌关系密切，为主要的癌前病变之一。其与癌的区别为：细胞异型轻，部分细胞仍有一定排列极性，肌上皮细胞存在，无坏死，无典型筛状结构。轻度乳头状瘤病：多个病变导管轻度扩张，上皮细胞增生1~2层，无异型，肌上皮细胞明显。中度乳头状瘤病：多个受累导管扩张，增生的上皮细胞形成多数乳头结构，分支较多，常相互连接成网状或腺样被覆乳头的腺上皮细胞3~5层或占据管腔的大部分，细胞无异型、肌上皮细胞仍清楚。重度乳头状瘤病：多数受累导管明显扩张，乳头拥挤间质少，常见复杂分支的乳头联结成密集的网状或腺样结构，被覆乳头的腺上皮细胞6层以上或形成实性细胞区，排列极性部分紊乱，细胞可有轻度异型，肌上皮细胞仍可找见。

【西医检查】

（1）乳腺超声检查：适用于腺体丰富且年龄<40岁的年轻女性、孕妇、哺乳期患者，以及钼靶检查无异常的乳腺肿块。经专家组讨论，一致将超声推荐为乳腺增生的首要筛查及辅助诊断方式。

（2）乳腺钼靶检查：钼靶检查是发现早期癌和微小癌的重要检查方法。故针对微钙化，钼靶存在一定的优势。现阶段关于钼靶检查年龄范围尚无定论，美国及中国抗癌协会不推荐40岁以下女性做此检查，临床体检未发现异常进行乳腺钼靶筛查，但该研究是以罹患乳腺癌风险为基础。本共识推荐年龄>40岁的患者，在乳腺彩超筛查的基础上联合乳腺钼靶检查，或彩超筛查、临床体检异常的肿块应注重筛查乳腺钼靶或乳腺MRI。

（3）乳腺MRI检查：因其价格昂贵、具有假阳性率，不作为乳腺增生的标准筛查的影像学检查方法，但在超声及钼靶检查不足以帮助诊断时，推荐MRI检查。MRI检查具有很高的敏感性，但特异性较低。MRI未检测出任何病变时，不意味着应当否认体检时发现的肿块，应综合评判。

（4）病理学检查：针对体检和影像学检查发现的可疑结节须进行病理组织学检查（空芯针穿刺活检、细针穿刺细胞学检查或手术活检）进行明确诊断。

（5）乳管镜、乳管造影检查：针对乳头溢液的患者，在彩超或钼靶的基础上可进行乳管镜或乳管造影检查；若伴有血性溢液，可结合细胞学检查，或病理学检查，但不作为乳腺增生常规推荐检查。

（6）其他：乳腺近红外线扫描、乳腺计算机断层显像、乳腺温度成像由于缺乏明确证据，故不作为乳腺增生病的常规推荐检查。

【预防治疗】

1. 辨证治疗

（1）肝郁痰凝证：乳房内肿块形态多样，经前胀痛，经后减轻，伴心烦易怒，失眠多梦，情绪急躁，舌淡红苔薄白，脉弦滑。治宜舒肝解郁，化痰散结，方用逍遥蒌贝散加减。

（2）痰瘀血互结证：乳房无痛性结块，推之活动，伴月经不调，痛经，舌有瘀点，苔白，脉沉迟而涩。治宜活血化瘀，软坚散结，方用桃红四物汤合棱莪汤加减。

（3）冲任失调证：中年妇女，乳房肿块，经期紊乱，月经量少，腰酸乏力，精神倦怠，舌淡苔薄，脉细弱。治宜调补冲任，方用四物汤合二仙汤加减。

（4）阳明胃热证：初起乳房胀而无肿块，伴口干，烦躁，渐可扪及大小不等的肿块，伴便秘，舌红苔黄，脉数。治宜清泻热结，方用调胃承气汤加味。

2. 预防

掌握乳腺自我检查方法，养成定期乳腺自查习惯，积极参加乳腺癌筛查，防患于未然。建立良好的生活方式，调整好生活节奏，保持心情舒畅，是预防乳腺疾病发生的重要基础。坚持体育锻炼，积极参加社交活动，避免和减少精神、心理紧张因素，保持心态平和。

还要注意养成良好的饮食习惯，婴幼儿时期注意营养均衡、提倡母乳喂养，儿童发育期减少摄入过量的高蛋白和低纤维饮食，青春期不要大量摄入脂肪和动物蛋白，加强身体锻炼，绝经后控制总热量的摄入，避免肥胖，平时养成不过量摄入肉类、煎蛋、黄油、奶酪、甜食等饮食习惯，少食腌、熏、炸、烤食品，增加食用新鲜蔬菜、水果、维生素、胡萝卜素、橄榄油、鱼、豆类制品等，不长期过量饮酒。

临床观察表明消癖口服液、乳宁冲剂可能对乳腺癌癌前病变具有阻断与逆转作用。疏肝补肾类中药对乳腺增生病患者的内分泌系统有调节作用，甚至对整个神经—内分泌—免疫网络系统具有调节作用。疏肝活血类中药可降低雌激素绝对值，促进雌激素在肝脏的代谢，抑制泌乳素分泌，以调整内分泌平衡，阻断乳腺增生的发展。

七、大肠癌癌前疾病的预防

肠息肉可分单发、散在、多发三种类型。多发性肠息肉有一定家族遗传因素，一般在儿童或青年期出现。其在肠内分布可在结肠内的一段，也可累及全部结肠，直肠发生率在90%以上，有时胃和小肠也可出现息肉。其癌变的年龄较一般的结肠癌患者早，男性较多见，早期无症状。40岁后有50%的可能性发生癌变，70岁后几乎100%癌变。常见大便带血，血量不多，合并感染时可出现腹痛、腹泻，甚至痉挛性疼痛，经常腹胀坠痛，大便次数增多，甚至里急后重，大便常有黏液，混合脓血。镜检时可见息肉大小不等，形状各异，直径在数毫米到数厘米，或基底宽广，或有蒂悬于肠腔，伴不同程度的水肿、出血、慢性炎症、溃疡以及肉芽组织形成等症状。钡剂灌肠造影可见充盈缺损，钡剂空气灌肠造影呈蜂窝状改变。可疑恶变时应取活检做病理检查。多发性肠息肉属中医"下痢"范畴，其主要发病机理为湿热下迫大肠，以致肠道气机不利，日久经络阻滞，瘀血浊气凝结而成。临床常见湿热下注、肠风下血、脾虚下痢等证型。

【病理特征】

结肠直肠黏膜的异型增生即为大肠癌的癌前病变，它既可发生在腺瘤的基础上，也可发生在炎症性肠病和结肠血吸虫病的平坦黏膜、溃疡边缘或炎性息肉上。国内外普遍将异型增生分为轻、中、重三级，现认为"异型增生"是一种明确的肿瘤性生长，代表肿瘤生长的起始阶段，属于癌的浸润前期，异型增生的程度是指细胞形态和组织结构上偏离正常的程度。

异型增生又称为不典型增生和间变，肠黏膜异型增生是指肠黏膜出现了显著的细胞分化和结构异常并具有高度的癌变倾向，出现腺管数目减少、不规则分支、背靠背、共壁、发芽等腺管结构异常和细胞增大，胞核呈多形性、嗜碱、浓染伴多个有丝分裂象及假分层，核质比例增大，细胞极性消失等细胞形态异常。

【西医检查】

（1）内镜检查：息肉以直肠、乙状结肠多见，表现为黏膜隆起性肿物或表面结节颗粒状隆起，根据蒂部情况可分为有蒂、无蒂、亚蒂息肉。

（2）X线检查：钡餐及灌肠检查可见息肉呈单个或多个类圆形的充盈缺损，带蒂者可活动。绒毛状腺瘤呈一大簇葡萄米或不规则类圆形充盈缺损，排钡后呈条纹状、网格状外也具有诊断意义。

【预防治疗】

1. 辨证治疗

（1）湿热下注证：腹痛腹泻，便下脓血，肛门灼热，口苦咽干，胃脘胀满，时时欲呕，食欲不振，小便黄赤，舌红苔黄腻，脉滑数。治宜清热利湿，健脾化滞。方用白头翁汤合槐花散加味。

（2）肠风下血证：大便下血，血色鲜红，血量较多，下坠灼痛，重者头晕目眩，心悸口干，小便短赤，大便偏干，舌红嫩脉细数。治宜清热凉血，解毒化积。方用槐花散加味。

（3）脾虚下痢证：脘腹胀痛，大便溏泄，便下黄赤黑白夹杂，经久不愈，伴四肢无力，腰酸腿软，下肢畏寒，心悸气短，舌淡苔白，脉沉细。治宜健脾解毒，利湿止痢。方用真人养脏汤加味。对于具有癌变倾向的结肠腺瘤，早期发现是非常重要的。切除结肠腺瘤性息肉可以降低将来发生大肠癌的风险。因此，越来越多的医生推荐对有结直肠癌的高危人群进行结肠镜筛查，一旦发现结肠息肉，及早进行内镜或手术治疗。

2. 预防

预防肠息肉主要是预防结肠腺瘤性息肉。养成良好的饮食习惯是预防结肠腺瘤性息肉的主要途径，主要是通过改变以肉类及高蛋白食物为主食的饮食习惯。控制高脂肪性食物摄入，特别是动物性脂肪。多吃含有丰富的碳水化合物及粗纤维的食物，如蔬菜、水果等，主食中粗粮和杂粮的比例要增加。最好能坚持每日锻炼身体，提高免疫力，放松心情，减轻压力，保持良好的心态。

目前大肠息肉的治疗仍然以内镜下切除为主，该方法安全、有效，可有效预防息肉癌变，有研究表明鲜青蒿汁、白花蛇舌草、黄连素（小檗碱）以及三仁汤中杏仁、薏苡仁、法半夏可有效预防腺瘤性息肉复发和癌变。

八、宫颈癌癌前疾病的预防

宫颈炎是妇科常见的疾病之一，有急性宫颈炎和慢性宫颈炎之分。急性宫颈炎是宫颈受到病原体感染时所引起的急性炎症反应，也可以继发于子宫内膜或阴道的感染，多见于产褥感染及感染性流产。近年来，随着性传播疾病发病率的增高，急性宫颈炎的发病率也较前明显增高，并且其感染菌谱也较前明显扩大。慢性宫颈炎是女性生殖系统最为常见的炎症性疾病，多为急性宫颈炎治疗不彻底转变而来。该病在已婚或有性生活的妇女中发病率超50%，又是宫颈癌发病的高危因素之一。本病属于中医的"带下病"范畴，确切提出"带下病"并说明相关病因病机的是在《诸病源候论》中。该文献认为"带下病"是由于"经血受风邪则成带下，带下之病日沃与血相兼而下"而导致"胞内受邪"，主要的病根在于"子脏"。《兰室秘藏》中指出"此病皆然寒湿瘀其胞内"，是由于患者体内蕴结寒、湿、瘀血造成的。《沈氏女科辑要笺正》则指出"虚脱之带下"，认为女性阴虚不固是该病的主要诱因。

【病理特征】

CIN Ⅰ级（宫颈低度上皮内瘤变）：即轻度异型。上皮下1/3层细胞核增大，核质比例略增大，核染色稍加深，核分裂象少，细胞极性正常。

CIN Ⅱ级被称为高级别鳞状上皮内瘤样变，又被称为癌前病变，或者是宫颈原位癌，即中度异型。上皮下1/3~2/3层细胞核明显增大，核质比例增大，核深染，核分裂象较多，细胞数量明显增多，细胞极性尚存。

CIN Ⅲ级被称为高级别鳞状上皮内瘤样变，又叫做宫颈原位癌，或者是癌前病变。就是指宫颈在受到高危型HPV病毒感染的刺激下，引起了宫颈局部细胞病变，包括重度异型和原位癌。病变细胞占据2/3层以上或全部上皮层，细胞核异常增大，核质比例显著增大，核形不规则，染色较深，核分裂象增多，细胞拥挤，排列紊乱，无极性。

【西医检查】

宫颈防癌刮片的检查和随访是非常必要且重要的，阴道镜检查及必要时的宫颈活检对宫颈癌癌前病变及早期宫颈癌的发现有重要意义，建议中度以上宫颈糜烂患者常规进行阴道镜检查。宫颈糜烂治疗前应常规做宫颈防癌刮片，排除恶性后，再进行治疗。

（1）TCT是薄层细胞学检测系统。检查方法是用窥器充分暴露宫颈，采用特制小毛刷将宫颈管内及宫颈外口的细胞刷洗在放有细胞保存液的小瓶中，刮片毛刷在小瓶内搅拌数十秒钟，再通过高精密度过滤膜过滤后，将标本中的杂质分离，取滤后的上皮细胞制成直径为20毫米薄层细胞于载玻片上，95%酒精固定，经巴氏染色、封片，由细胞学专家肉眼在显微镜下阅片，按TBS法作出诊断报告。此法对异常细胞的诊断率提高了13%，对低度鳞状上皮以上病变的检出率提高了65%。

（2）宫颈刮片：用干棉签拭去宫颈口过多黏液，于宫颈外口鳞状及柱状上皮细胞交界处，用木制刮板，以宫颈外口为圆心，轻刮一周，涂于玻片上，固定液固定。宫颈刮片是防癌普查简单可靠的重要方法。

（3）宫颈管吸片：为了解颈管病变。先拭尽颈口的分泌物，以吸管进入宫颈管内少许，吸出物涂片。

（4）宫颈碘试验：正常鳞状上皮含丰富糖原，与碘接触即染成棕褐色或褐黑色，如宫颈发生癌变（包括原位癌前病变）或非典型增生，鳞状上皮细胞内糖原含量明显减少或消失，碘染后淡染或不着色区为碘染阳性，应进一步于阳性区取材活检，值得提出的是，碘试验并非癌的特异试验，此法仅有助于了解病变范围及指示选择作宫颈活检的部位。

（5）宫颈活组织检查：久治不愈的慢性宫颈炎或可疑宫颈癌患者，均应取宫颈活体组织检查，用活组织钳在碘染可疑部位或于阴道镜检查的异常部位下取材，将标本送病理科进行检查。

【预防治疗】

1. 辨证治疗

（1）脾肾两虚：带下量多，色白或淡黄，无臭味，神疲倦怠，纳少便溏，小腹坠痛，腰膝酸软，小便频数清长，面色萎黄或㿠白，舌淡，苔白滑，脉沉缓。治宜健脾温肾，除湿止带。方用完带汤加减。

（2）肝经湿热：带下量多，色赤或赤白相兼，质黏稠秽味，淋漓不断，精神抑郁易怒，胸胁胀满，口苦咽干，小便色黄。舌质红，舌苔黄，脉弦数。治宜疏肝泻火。方用龙胆泻肝汤加减。

（3）湿热蕴结：带下量多，色黄或赤白相兼，质稠，其气秽臭，脘闷少食，大便溏而不爽，小便短黄。舌红，苔黄腻，脉滑数。治宜清热利湿止带。方用止带方加减。临床上较为常用红藤、黄柏、忍冬藤、枯矾、丹参、益母草、黄芪、冰片、鸡血藤、苦参及地榆等中药，将上述药材进行煎服使用是中医常规、传统的使用方式。还需注意合理的饮食，规律的生活。女性不宜食用寒气过重的食物，在月经前几天就要开始忌口，不能吃生冷的食物，直到月经结束为止。

2. 预防

经常锻炼身体，增强体质，这样就可以增加女性的身体抵抗力，不容易受到外界的刺激而被感染等。平时的生活中一定要注意卫生清洁，勤换洗内裤，清洁外阴。性生活中要保证性交前后的清洁，洗澡并清洗外阴。在生活中洁身自好，不能有滥交的行为，忌烟酒。

定期检查：妇科检查很重要，因为很多妇科疾病有时候并没有很明显的身体不适的特征，即使有也不易察觉，所以定期做妇科检查可以帮助我们及早发现妇科疾病，及早进行治疗，免除后患。

临床研究表明，术后治疗基础上予中药汤剂（鸡血藤、丹参、土茯苓、忍冬藤、车前子、益母草、薏苡仁、甘草）口服，同时采用冰硼散给予宫颈局部治疗，效果较好，中成药裸花紫珠分散片、胜红清热片、宫炎平片等治疗宫颈糜烂，便于携带、保存，具有推广的价值。

第二节　肿瘤转移的中医预防

肿瘤转移是指肿瘤细胞从原发部位转移到远处器官并在那里定植、生长、繁殖，形成转移灶。中医认为，肝、肺二脏是消化系统恶性肿瘤转移的主要器官；脑部气血汇聚，极易成为转移瘤；肺朝百脉，通过血脉传舍的肿瘤细胞易到达肺脏并在此生长；肝藏血，其内血行缓慢，癌毒稽留，易成瘀血；淋巴系统也为远处转移偏嗜的主要途径。虽然中医对肿瘤转移偏嗜性的认知尚未成体系，但其基于六经传变、脏腑生克、卫气营血等中医理论体系，对探索肿瘤转移器官偏嗜发生机制以及预防肿瘤的转移具有启发性和前瞻性。

一、肝转移的预防

肝是恶性肿瘤好发的脏器，尤以结直肠癌、肺癌、乳腺癌为多见，不同恶性肿瘤转移至肝有其相同病机，归纳起来为肝郁血瘀、瘀毒蕴结、肝肾亏虚和气阴两虚。唐代王冰曰："肝藏血，心行之，人动则血运于诸经，人静则血归于肝藏。何者？肝主血海故也。"强调肝藏血，肝血不能运行、疏于全身经络，久郁不解，肝血行必缓，血行缓则利于癌毒留驻，渐成胁肋癥积证，是发生肝转移的主要病机。

（一）肝郁血瘀

肝郁血瘀型肝转移常见于乳腺癌，肝气瘀滞，不得疏泄，久则气滞血瘀而生癌肿，情志内伤，肝气郁结，血行不畅，气滞血瘀结于腹中而成积聚。《林氏活人录汇编》云："肝之积为肥气，盖由郁怒伤肝，肝气不能条达，使生阳之气，抑而不升，瘀滞于左右两胁之间，形如覆杯，积成肥厚之气。"

症状：郁郁寡欢、情志不畅，胸胁胀痛或刺痛，痛处不移；面色黧黑，舌质晦暗或有瘀斑，脉细弦或涩。

在治疗上应以疏肝解郁、活血化瘀为法，以逍遥散加减，血瘀较重加丹参、红花、三七等补血活血化瘀，气滞较重加佛手、青皮、枳实等疏肝行气。

（二）瘀毒蕴结

瘀毒蕴结型肝转移常见于结直肠癌、肺癌，主要病理机制为癌瘤日久，湿热蕴毒，瘀血化毒，瘀毒搏结。《仁斋直指附遗方论·发癌论方》有类似的论述："癌者上高下深，岩穴之状，颗颗累垂……毒根深藏，穿孔透里。"其认为肿瘤的发生与毒邪深聚相关，癌病为患，必夹毒伤人。

症状：胸闷不畅，食少纳差，发热，黄疸，胁痛如刺，痛引腰背，痛处不移，赘生肿块，舌质晦暗有瘀斑。

在治疗上以化瘀解毒主，配以益气扶正，常用药物有白花蛇舌草、半枝莲、夏枯草、桃仁、川芎、赤芍、乌药、山药、茯苓、党参、黄芪、白术。

（三）肝肾亏虚

肝肾亏虚型肝转移常见于结直肠癌、肺癌、乳腺癌晚期，病因病机为邪毒入侵人体，耗气伤阴，损及肝脏，导致肝阴亏虚。乙癸同源，日久则肝肾阴虚。《景岳全书》曰："脾肾不足及虚弱失调之人多有积聚之病。"

症状：头晕眼花，胁肋隐隐作痛，失眠多梦，午后潮热盗汗，口干喜冷饮，舌红少苔或无苔。

治以补益肝肾为主，常用六味地黄丸加减，肝血虚甚者重用当归、川芎等补血活血，肾虚较重者多用血肉有情之品，如阿胶、肉苁蓉等。

（四）气阴两虚

气阴两虚型肝转移也常见于各类恶性肿瘤终末期，其病机为湿热瘀毒，久伤肝阴，肝血暗耗，致气阴两虚；或经手术、放化疗之后，耗伤正气，导致气阴两虚。宋代《圣济总录》记载："积气在腹中，久不瘥，牢固推之不移者，癥也……按之其状如杯盘牢结，久不已。令人身瘦而腹大，至死不消""（肝黄）患者齿黄目如丹赤，口燥热渴，气力虚劣……气息急者，不堪医"等。

症状：胁下肿块、纳差，神疲乏力，少气懒言，午后潮热盗汗，形体消瘦，腹水，小便短赤，舌质淡或舌质红绛少津，脉虚等。

治以滋阴养液、柔肝息风，可予大定风珠加减。

二、肺转移的预防

中医学认为，"肺为娇脏"，位于胸中，谓之华盖，虚如蜂巢。肺组织疏松，结构抵抗力弱，容易被转移来的肿瘤细胞侵袭和占据。此外，肺"主行水"，为"水之上源"，为"贮痰之器"。若癌毒邪气旁窜入肺，脏器功能失和，肺失宣发肃降，癌毒从脏而化，则易成痰、成湿留滞于肺，而形成肺转移灶。结合肺脏生理病理特点，抗恶性肿瘤肺转移侧重于从痰、瘀、毒论治。肺转移好发于乳腺癌、肝癌、结直肠癌、胃癌等，病因病机不外乎气虚痰凝、瘀毒互结、气阴两虚等。

（一）气虚痰凝

朱丹溪云"百病中多有兼痰者"，痰为百病之源。肺癌病位在肺，肺为华盖，癌毒侵袭，首伤肺气，肺失宣发肃降，水液输布失常，聚而为痰饮水湿。水湿困脾、癌毒本身及治疗手段刺激损伤等综合因素下，导致肺气亏虚，脾胃功能失健，水津不布，痰邪内生。

症状：气短、乏力、咳嗽、痰多、动则喘甚，舌淡胖、脉细弱。

治疗以补益脾肺、降气化痰为法，方以二陈汤合补肺汤加减。

（二）瘀毒互结

邪毒乘虚入肺，致肺脏功能失调，肺气郁闭，宣降失司；津液失于输布，津聚为痰；痰凝气滞，气机不利，从而使血行受阻而成瘀；痰瘀阻络，邪气瘀毒胶结，日久形成肺部积块。

症状：咳嗽、咯痰、痰黏不易咯出、气短、舌质紫暗有瘀斑。

在治疗上，以攻散癌毒、化痰软坚为法，多采用清热解毒、化痰散结之药，如以山慈菇、白花蛇舌草、龙葵、石见穿、八月札，在攻散癌毒之时还要佐以益气扶正、顾护胃气之品，常搭配人参、黄芪、熟地黄、当归、山药等。

（三）气阴两虚

气阴两虚型肺转移是恶性肿瘤终末期常见的证型，其主要发病机理为癌毒内聚，盘踞体内，形成脉络组织，势必耗气伤阴，掠夺营养，正气更虚。手术、放化疗等治疗手段容易损伤周围脏腑经络，脏器受损，功能异常，出现气虚等病理变化，日积月累导致人体气血阴阳失衡，癌毒更甚。

症状：干咳无痰、气短、口舌干燥，舌红苔少甚至无苔，脉细。

治疗上以养阴清肺、益胃生津为主要治法，常用药有黄芪、北沙参、浙贝母、枇杷叶、麦冬、仙鹤草等。

三、骨转移的预防

骨转移是由于多种机制作用下发生骨微环境改变，出现骨形成与吸收的失衡，为"种子"提供适宜的生长"土壤"，从而使得癌细胞在此处增殖。《黄帝内经》曰："邪之所凑，其气必虚"，认为癌病的形成源于人体正气不足，气滞、痰浊、瘀血内生，形成所谓的适合"种子"生长的"恶性土壤"，从而诱发癌毒。同样转移病灶的产生也离不开"正虚邪实"的基本病机，由于转移部位虚损，癌毒易流注于此处。《医学入门》曰："肾主骨，劳伤肾水，不能荣骨而为肿，曰骨瘤。"由上可知，骨转移的发生与"肾不足"密切相关。大量的临床研究证实，骨转移好发于乳腺癌、肺癌和前列腺癌等，与体内激素的改变密切相关。主要病机包括肾虚瘀毒、肝肾不足等。

（一）肾虚瘀毒

肾虚瘀毒是骨转移的常见病机，《灵枢·刺节真邪篇》对"骨疽"叙述为："虚邪之入于身也深，寒与热相搏，久留而内着，寒胜其热，则骨疼肉枯……有所结，深中骨，气因于骨，骨与气并，日以益大，则为骨疽。"由此可见，骨为肾之合，骨之生长发育均赖于肾精濡养，若肾虚髓空，无力养骨，恰逢癌病已患，便易被癌毒觊夺，形成骨转移。癌毒占据后不断耗伤局部气血，使得已虚之肾精愈亏，骨失养而筋不强，则易发生病理性骨折、肢体瘫痪等；痰浊、瘀血、癌毒阻滞经络，肾虚而不荣作痛，邪壅而不通作痛，均发为骨痛。

症状：骨痛、骨折，甚则肢体瘫痪，腰膝酸软，神疲乏力，纳差等。

治疗上以补肾化瘀解毒为主，兼以止痛。以补骨脂、淫羊藿、续断、杜仲等温肾阳、强筋骨，以菟丝子、女贞子、墨旱莲、生地黄等滋肾阴、益肾精，扶正除了补肾强骨，还应配合益气养血，并辨证运用化痰浊、祛瘀血、抗癌毒、止疼痛等治法。

（二）肝肾不足

骨转移另一常见病机在于肝肾不足，中医认为，肝肾同源，肾藏精，主骨生髓，肝藏血，主筋，肝肾充足，精血有源，筋骨得养。肝肾不足，筋脉不畅，精血不荣，易出现骨性疼痛。《圣济总录》记载："肾脏虚损，肝元伤疲，则筋骨受病，故腰膝为之不利。"故肝肾不足—气滞血枯精亏—不通不荣—筋骨不利，为该病发生重要的机理。

症状：头晕眼花、腰膝酸软、四肢乏力、肢体关节疼痛，易发生病理性骨折。

治疗上以补益肝肾为主，肾阳虚者用肾气丸合补肝汤加减，肾阴虚用六味地黄丸合补肝汤加减。

四、脑转移的预防

脑转移瘤属中医的"真头痛""中风"等范畴。多数患者因肿瘤造成颅内高压有头痛、呕吐，对应中医的"真头痛"，如《灵枢·厥病篇》描述的"头痛甚，脑尽痛，手足寒至节"。还可出现神经系统症状如偏瘫、复视、精神异常等。肺癌为最常见的脑转移癌肿，其次为乳腺癌，其病机不外乎痰瘀毒聚、肝郁阳虚。脑转移瘤是五脏六腑的病变，导致精气无法上升于脑窍，血、痰瘀结于颅内，形成积聚。正如《灵枢·百病始生篇》有云："凝血蕴里而不散，津液涩渗，著而不去，而积皆成矣。"在原发肿瘤的基础上，或由于久病肾虚，或由于内伤七情，脏腑功能进一步失调，或有外邪入侵，寒热相搏，最终携癌毒上扰。

（一）痰瘀毒聚

脑转移的发病机制主要在于癌毒流窜。癌毒以痰毒为主，可夹瘀、夹热、夹湿等，《丹溪心法》中云："凡人身上、中、下有块物者，多是痰。"《杂病源流犀烛》言："痰之为物，流动不测。故其为害，上至巅顶，下至涌泉，随气升降，周身内外皆到，五脏六腑具有。"癌毒上至巅顶而成脑转移瘤，这也与痰邪为患的特点相符。

症状：头疼、呕吐、肢体震颤，甚则出现偏瘫、神疲、纳差、舌红苔黄。

治疗上，应遵循解毒化瘀、化痰散结的治疗方法，常用药如下：用胆南星、藤梨根、郁金、泽泻、茯苓、生半夏、鳖甲、牡蛎以化痰湿、散痰结；用僵蚕、全蝎、蜈蚣、地龙以祛风通络、化瘀止痛。

（二）肝郁阳虚

乳腺癌发生脑转移的重要病机为肝郁阳虚，首先肝郁为乳腺癌发生的重要病机，在脑转移过程中又突出了阳虚的重要作用。一方面阳虚无力推动致气滞血瘀，聚湿成痰，痰瘀交阻，瘀阻清窍；另一方面，肾阳虚，髓海空虚，清阳失养，脑虚邪乘。二者互为因果，恶性循环。

症状：神疲乏力，情绪消极，头晕，伴头痛，肢体震颤，纳少，眠差，舌淡红，苔白腻，脉沉细。

在治疗上强调在疏肝活血化痰的同时，注意补肾阳，兼顾健脾。可在疏肝解郁活血基础上加用山茱萸、补骨脂、牛膝、桑寄生、杜仲、熟地黄以补肾，茯苓、白术、党参等健脾。

五、腹腔内转移的预防

腹腔内转移属于晚期腹腔内肿瘤的常见并发症，肠癌、胃癌、卵巢癌出现腹腔转移的比较多。如在肠癌细胞生长过程中，肿瘤细胞突破浆膜层，达到肠壁外部，种植到腹膜上。《黄帝内经》云："邪之所凑，其气必虚。"癌毒损耗人体正气，导致气血失和，邪毒结聚，日久瘀血肿毒结而不散，积于腹中而成瘤积，积块日渐增大，阻滞气机，隧道不通，致使水湿停留。脾肾功能不足，不能运化水湿，致水湿停留体内，积于腹中而成臌胀。患者正气不足，邪气内聚，属本虚标实。

（一）正气虚损

恶性肿瘤患者以"本虚"为根本病因，又因抗肿瘤治疗后损伤脾胃肝肾。先天后天失养，导致气血生化无源，更为腹腔内肿瘤的转移提供良好条件。《养老奉亲书》云："高年之人，真气耗竭，五脏衰弱，全仰饮食以资气血。"人体的正气充养于五脏，精气足则胃气盛，肾气充则体健神旺，此乃预防各类肿瘤转移之关键。

症状：腹部隐痛。面色㿠白或萎黄，心悸气短，头目眩晕，发色不泽，唇甲淡白；或食少纳呆，饮食无味，形体消瘦；或手足麻木，肌肤不仁。舌质淡，苔薄白，脉细弱或缓而无力。

治疗以补气养血为法。代表方剂：归脾汤、八珍汤。若兼肾阴虚者可用六味地黄丸加减，肾阳虚者肾气丸加减。

（二）痰凝毒聚

《丹溪心法》中记载："痰之为有物，随气升降，无处不到。"证明在肿瘤腹腔转移的过程中，痰随气升降，留置客邪，致使气滞血瘀，痰凝毒聚，相互胶结，郁蕴成肿瘤，久则成痰毒，或郁而化瘀化火，更能四处流窜，导致腹腔内多发转移。

症状：腹部时有胀痛，逐渐增大，咳嗽多痰，舌灰暗苔厚腻或有瘀斑，脉弦滑。

治法：清热化痰、软坚散结、活血化瘀为法。方药：山慈菇、夏枯草、牡蛎、猫爪草、丹参、川芎、赤芍、丹皮、三七、半夏、陈皮。

（三）瘀热伤阴

肿瘤晚期、久病不愈，瘀热不解，心肾阴液渐耗，故形倦体瘦；津液失荣，又为肿物所压迫，肾水不足，毒火益甚，故癌毒散播至他处。

症状：腹部胀满、刺痛，甚则破溃；伴形倦体瘦，舌紫暗，或见瘀斑，脉沉或涩。

在治疗上以营养阴为法，以通窍活血汤合六味地黄丸加减。若火毒较甚，加牡丹皮、芦根、鱼腥草；若伤阴较重，可加知母、黄柏、天冬、麦冬等。

六、淋巴结转移的预防

淋巴转移是肿瘤最常见的转移方式之一，是指肿瘤细胞穿过淋巴管壁，脱落后随淋巴液被带到汇流区淋巴结，淋巴结局部浸润、增殖形成同样的肿瘤，临床以淋巴结肿大为主要表现。正常人浅表淋巴结很小，直径多在 0.5cm 以内，表面光滑，质地柔软，与周围组织无粘连，亦无压痛。在恶性肿瘤的评估中，肿大的淋巴结被比喻成人体的烽火台，是一个报警装置，淋巴结的大小变化也是评价临床疗效的重要指标。中医认为淋巴结转移病机为痰阻气滞、血瘀癌聚，从而形成痰核、瘰疬。大多数恶性肿瘤都易发生淋巴结转移，如肺癌、结直肠癌、乳腺癌、鼻咽癌等，在治疗上以化痰软坚散结为法。

（一）气滞痰凝

中医学认为，气滞痰凝型淋巴结转移的病机为气机不畅，进而痰凝瘀阻经脉，痰凝的发生与气的关系非常密切。严用和云："人之气道贵乎顺，顺则津液流通，决无痰饮之患。而气结则易生痰，而痰随气升降，故痰盛则气愈结。"《石室秘录·气治法》云："夫痰之滞，非痰之故，乃气之滞也。"有言"气结则痰生，气畅则痰消"。气滞痰凝也为肺癌、乳腺癌等肿瘤的重要病机，更为淋巴结转移的重要机理。

症状：恶性肿瘤的淋巴结转移缺乏典型的临床症状，可根据其病机特点表现为胸闷不舒，两胁作胀，脘腹痞块，或伴低热盗汗，舌质淡红，苔薄白或薄黄，脉弦滑，或细弦。

治疗上疏肝解郁，化痰散结为主，以柴胡疏肝散合消瘰丸加减，可配合三棱、莪术化痰软坚散结；痰郁化热者，可加天花粉、重楼；低热，盗汗可加地骨皮、银柴胡；兼脾虚加党参、茯苓。

（二）脾虚痰湿

脾虚痰湿型主要病机为正气亏虚，痰瘀毒内结。《医宗必读》认为"积之成也，正气不足，而后邪气踞之"。《外科启玄》则有"癌发，四十岁以上，血亏气虚"。正气亏虚，脏腑气血失调，加之情志不舒，致气机郁结，久则气滞血瘀；或感受六淫邪气，致血瘀、痰浊、热毒等病变；或嗜食辛辣久则损伤脾胃，脾失运健，痰湿内生，痰瘀浊毒内结于肺，久居不去，而成本病。

症状：全身乏力，面色㿠白或微黄，唇色淡白，纳差，大便细或烂薄，舌苔薄白或白腻，舌质淡白，脉细弱。此型常见于化疗后。

治疗上以健脾补气，化湿祛痰为法，以六君子汤加减，舌苔白腻者加藿香、佩兰、苍术、厚朴。肿大淋巴坚硬加三棱、莪术、络石藤等。

（三）肝肾阴虚

癌毒内聚日久，耗损肝阴、肾阴，致正气更虚。且手术、放化疗等治疗手段容易损伤周围脏腑经络，脏器受损，功能异常，出现肝肾阴虚等病理变化，日积月累导致人体气血阴阳失衡，癌毒流窜，形成癌肿。

症状：多见于恶性肿瘤晚期或素体阴虚，或多程放疗后，可见午后潮热，五心烦热，失眠盗汗，口干咽燥、头晕目眩，舌红苔少或无苔，脉弦细或沉细。

治疗上以滋补肝肾，软坚散结为法，知柏地黄丸合二至丸加减，发热盗汗较甚，可加白薇、地骨皮；口干便秘可加玉竹、玄参；两胁胀可加川楝子、延胡索；纳呆腹胀加山楂、鸡内金；肿块较大加三棱、莪术。

第三节　肿瘤复发的中医预防

肿瘤复发与转移是恶性肿瘤生物学特征之一，也是导致肿瘤患者死亡的重要原因之一。肿瘤的复发往往提示抗肿瘤治疗的失败，因此，预防、延缓肿瘤的复发具有重要的临床意义。肿瘤复发属于中医学"传变"或"传舍"的范畴，中医古籍即有记载，如《灵枢·百病始生篇》云："留而不去，传舍于胃肠之外，募原之间，留着于脉，稽留而不去，息而成积。"历代医家对肿瘤传舍病因病机的认识主要包括正虚、癌毒、血瘀、痰凝等机体正虚或癌毒损伤机体，气血不足或脏腑气血失调，癌毒进一步肆虐流注，夹凝痰、瘀血互结，又聚而成积。现代中医临床多针对以上认识采用扶助正气兼以化痰祛瘀之法来防治肿瘤复发，并从调控肿瘤微环境、改善机体免疫功能等方面对此治疗作用机制进行了探索。在各类肿瘤预防复发方面既有共性，也有特异性，特异性根据不同肿瘤的发病特点各不相同，其共性则体现在以下三方面。

1. 调整生活起居

研究发现，熬夜、重体力劳动、过度的体育锻炼等，均可以导致机体内环境失衡，从而引起抵抗力下降，增加鼻咽癌复发、转移的概率。中医典籍《黄帝内经·素问》云："上古之人，其知道者，法于阴阳，和于术数，食饮有节，起居有常，不妄作劳、故能形与神俱，而尽终其天年，度百岁乃去。"因此，结合古人的养生智慧，肿瘤康复患者应顺应自然规律、季节变换，做到起居有常、不妄作劳，养成良好的生活习惯，保证充足的睡眠，开展适度的体育锻炼，避免过度劳累，从而提高自身的免疫力和抗癌力，降低其复发、转移风险。

2. 合理饮食

由于疾病消耗、治疗损伤，肿瘤患者常呈现气血阴阳俱虚的表现，若不积极改善，不仅会影响其康复，而且会增加其复发、转移概率。食物能够及时补充机体所需营养，改善患者体质，因此，做好肿瘤患者的饮食护理非常重要。"脾为后天之本"，要忌食生冷，时时顾护脾胃，饮食有节，要做到"简、少、俭、谨、忌"五字。饮食品种应恰当合理，不可进食过饱，注意饮食的卫生，做到先饥而食，食不过饱，未饱先止等。并结合现代营养学的要求以高蛋白、低脂肪为主，多吃新鲜蔬菜和水果，减少或避免食用腌制、霉变、烟熏等食物。

3. 调畅情志

复发、转移不仅会加重患者的经济负担，而且可能是患者死亡的重要原因，因而临床上不少肿瘤患者过分担心复发、转移，从而出现焦虑、抑郁、恐惧、悲观、消极等不良情绪，这不仅影响生活质量，还会抑制机体的免疫力，从而导致肿瘤复发。中医情志理论认为，情志是机体的一种精神心理状态，是人和高级动物共有的对内、外环境变化产生的复杂心理生理反应。《素问·阴阳应象大论》曰："人有五脏化五气，以生喜怒悲忧恐。"可见情志活动必须以脏腑精气作为物质基础。其中肝主疏泄的功能则是调畅情志的重要部分，肝的疏泄功能正常，则气机调畅，气血调和，脏腑经络功能活动通畅，则心情舒畅；反之，肝的疏泄功能减退，则肝气郁结，导致气机紊乱，病理产物随经流动，也可能是恶性肿瘤复发、转移的病理机制之一。

一、鼻咽癌复发的预防

鼻咽癌由于其特殊的病理位置，无法手术治疗，其治疗主要以放化疗为主，但均无法达到"完全消瘤"目的，其中患者对放化疗的耐受性是影响鼻咽癌复发的主要因素。因此，如何减轻放化疗毒副作用成为预防该病复发的重中之重，主要包括以下措施。

放化疗、免疫治疗及分子靶向治疗均有较大毒副作用，一方面损害正气，导致癌毒之邪侵犯，如《素问·评热病论》云："邪之所凑，其气必虚。"另一方面放化疗会产生较大毒副作用，部分患者因无法耐受放化疗的毒副作用而中止治疗，为该病的复发创造了条件。中医治疗遵循"治病必求本"原则，灵活运用扶正和祛邪的策略，修复受损机体，调节气血、阴阳、脏腑的平衡状态，提高自身的抗病邪能力，同时消除癌肿赖以生存的微环境，调动自身的积极作用抑杀残留癌邪，从根本上降低复发转移风险。因此，结合患者在放化疗前、中、后期的病机特点，采用合适的中药治疗，巩固疗效，减轻毒副作用。如放化疗前以热毒壅盛为主要病机特点，治疗上多采用清热解毒治法；放化疗期间则根据患者的阴阳虚实变化更改处方，或养阴生津、清热解毒；或健脾益气、活血化瘀，积极预防和治疗放化疗的毒副作用。在放化疗后则以补肾培本、调和阴阳为主要治法。

二、脑部肿瘤复发的预防

脑肿瘤特点为易虚易实，凡病虚者，非髓海不足，即上气不足；凡病实者，多为痰凝脑窍，瘀阻脑络，肝阳上亢。因此对于预防脑肿瘤复发的重点体现在防治术后并发症及辨证论治巩固治疗疗效两方面。

脑肿瘤术后不仅可引发视力下降、呕吐、头痛等并发症，同时还会对其正常脑组织进行挤压、推移，使其颅内压升高，从而对其生命安全构成严重威胁。如对于多汗症的治疗，中医认为脑肿瘤术后"营卫不和"所导致的多汗症采用调和营卫、滋阴和阳、解肌发汗，用桂枝汤加减治疗。此外，脑肿瘤术后"气阴两虚、水瘀互结"型脑水肿治疗的关键在于滋阴复脉、益气养阴。又如胃肠功能麻痹、眼肌障碍等并发症，皆可根据其中医的病因病机特点进行治疗，此也为预防脑肿瘤复发的重要策略。

对于术后的脑肿瘤则可根据其中医辨证分型进行康复期的治疗，预防复发。《灵枢·海论》云："髓海不足，则脑转耳鸣，胫酸眩冒，目无所见，懈怠安卧。"若肾精不足，髓海匮乏，则出现目眩、耳鸣、头低、神疲、不能久立、行走摇晃不稳等症状。治宜填精补肾，肾精充，髓海得养，则脑髓自充，脑病自愈，用六味地黄丸加减治疗。若痰浊蒙窍，则表现出面色暗滞、精神抑郁、神志迷蒙、急躁易怒、舌苔厚腻、脉沉弦滑等症状，治宜燥湿化痰，软坚散结，常以半夏白术天麻汤加减治疗。若瘀阻脑络见头刺痛固定不移半身不遂、失语，或发狂、舌紫暗、舌面瘀斑、舌下络脉瘀阻、脉沉弦或弦涩等。治宜活血化瘀，软坚散结，常以通窍活血汤加减。

三、肺癌复发的预防

肺癌的复发仍不离"痰、瘀、毒、虚"这四大病理因素，肺癌经手术、放化疗、靶向治疗瘤体完全"切除"或"消退"后，经久肿瘤复发，乃"癌毒"残留体内，因正虚或外因，形成"痰瘀毒聚"的病理环境，则肿瘤再次肆虐。其病机仍属"本虚标实"，因此在治法上以"化瘀解毒、祛痰散结"为标，"健脾益气、补益肝肾"为本。

肺癌"癌毒传舍"所涉正虚,应与扶正法相应,包括益气养阴、补脾益肺、培补肝肾、益气养血等法,代表方分别有沙参麦冬汤、补肺汤、归脾汤合肾气丸、八珍汤等。此外,在预防"癌毒"复发上,尤需重视先天、后天之本相资相赞的作用,脾肾互赞出自《医宗必读》"二脏为生人之根本……二脏有相赞之功能",强调二脏辅佐、协同之关系。治疗上则体现为脾肾双补,充先天,滋后天,方如归脾汤合肾气丸。"癌毒"为患,既易生他邪,又可与他邪互结,如痰、瘀、湿、热等,"癌毒"与他邪互结之后愈猖狂难解,更易"传舍",痰瘀之邪贯穿"传舍"之始终,故尤需辅以化痰、祛瘀之法,使旁邪得消,"癌毒"则孤;此外,血瘀、痰凝可致相关症状,如血瘀之症见夜间刺痛,痰饮停肺致胸满咳痰,常用桃红四物汤、血府逐瘀汤、蒌贝二陈汤等;或结节肿块已成,则加夏枯草、玄参、猫爪草等软坚散结之品。肺癌"传舍"应当重在中西治疗结合,辨病辨证并举,扶正祛邪同用。须考虑患者经何种西医治疗,如患者经手术、放化疗、靶向、免疫等治疗,此时历经攻伐,"癌毒"之势稍缓,"传"之趋向稍弱,而易"舍"于原处潜伏蓄养,宜鼓舞正气,以遏制"癌毒"再发之势;辨病辨证并举,临床需病证互参,辨病则辨病理类型、临床分期之不同,辨证则辨痰瘀虚毒之偏重,并总结病证之间联系,鳞癌多阴虚、痰热;腺癌多气虚、痰湿,小细胞肺癌凶猛之势难遏,最易"传舍";晚期肺癌"癌毒"难求尽除,一味攻伐则"癌毒"未除而正气已殒,不能盲目攻法,当以延长生存期、减轻症状为目的,"带瘤生存",未为不可,故宜针对具体病例综合应用上述诸法,扶正兼以祛邪,固摄又加消散,融扶正、祛邪、抗癌诸法于一方,则扶正而无"留寇"之患、抗"癌毒"而无损正之忧,达"以和为贵、以平为期"之境。

四、肝癌复发的预防

肝癌归属于中医学"肝积""伏梁""臌胀""积聚"等范畴,目前肝癌的治疗难点在于如何预防复发,中医认为肝阴不足,夹气滞血瘀,加之肝脾运化无权,致湿热之邪胶着,炼液为痰,日久痰浊蕴毒,以致癌毒的反复发作。中医药具有预防发生、减轻毒性和提高疗效以及减少肿瘤复发和转移的优势,其在抑制肿瘤细胞增殖、稳定瘤体生长、改善症状体征、减毒增效、预防复发、提高生存质量、延长生存期等方面具有独特的优势。

大量的研究报道肝癌的复发与血瘀、脾虚密切相关。肝体阴而用阳,以血为主,以气为用,肝失疏泄,气机瘀滞,导致血行不畅而成瘀,肝病多有血瘀。如《医学发明》言:"血者皆肝之所主,恶血必归于肝,不问何经之伤,必留于胁下,盖肝主血故也。"《医林改错》言:"肚腹结块者,必有形之血。"这说明腹内有形肿块多由瘀血所致。临床上几乎所有肝癌患者均存在血瘀证候,血瘀既是肝癌产生的原因,也是在肝癌发展过程中的病理产物。现代医学研究亦表明,恶性肿瘤患者血液呈现高凝状态,因此血瘀为肝癌的复发创造了良好条件,因此,预防复发时应时时紧扣活血化瘀这一重要原则,常用药物包括丹参、川芎、红花、香附、牡丹皮等药。

中医学认为肝癌复发正气内虚为根本原因,余邪未尽是重要因素。因此中医防治肝癌及其复发转移,强调扶正攻邪,结合"见肝之病,知肝传脾,当先实脾"的理论,健脾胃能够扶正固本,活血能够祛邪散瘀,健脾活血法符合中医学"未病先防"的治疗思想,对于发挥中医治未病的优势从而预防肝癌复发和转移具有重要现实意义。研究表明,健脾扶正药物可提高肝癌患者机体免疫功能,如黄芪、党参等可有效诱导肿瘤细胞凋亡,抑制肝癌细胞生长,防止肝细胞坏死,增强免疫功能,以减少药物毒副反应。白术可提高机体对肿瘤的反应能力,改善免疫抑制状态,抑制肿瘤细胞生长。健脾化瘀药物可通过抑制机体内部残存休眠肿瘤细胞的增殖及迁移能力,促进残存肿瘤细胞凋亡,延缓肿瘤的复发。

五、肠癌复发的预防

大肠癌也是极易复发的恶性肿瘤，现代中医关于大肠癌复发病机的认识，不外乎虚、实两个方面，虚包括脏腑虚损及精气血津液的虚损，《外证医案汇编》云"正气虚则成岩"，大肠癌的发病及传变亦因于气虚，尤与脾、胃、肝、肾密切相关。实则可归结为痰、瘀、毒等方面，痰、瘀既是病理因素，又是病理产物，毒邪则专指癌毒。清代高秉钧认为"癌瘤者……乃五脏血瘀而成"，认为瘀毒流存是大肠癌复发的重要机制。

中医药对于大肠癌复方的预防可分为两个阶段，一是在患者术后、放化疗或其他治疗期间发挥协同治疗的作用，可增强患者免疫力，减轻放化疗、分子靶向治疗及免疫治疗的毒副作用。对于手术后患者，多以扶助患者正气为主，以健脾补肾，补益气血为法，常用八珍汤、补中益气汤、贞芪扶正胶囊等；化疗损伤脾肾阳气，导致寒凝血瘀，常表现为畏寒怕冷、纳差、神疲、手足麻木等表现，多以补肾化瘀解毒为主要治法，以桂附地黄丸加减，手足麻木较重者加丹参、当归等补血活血之药，纳差可加焦三仙。放疗损伤气血津液、表现为气阴两虚的症状，如口干舌燥、局部皮肤红疹、脱皮，治则以益气养阴生津为法，方用沙参麦冬汤加减，若热毒较甚，加用清热解毒药，如蒲公英、野菊花、板蓝根、穿心莲等。二是在大肠癌术后放化疗后，进行辨证论治，其主要包括益气健脾、清热解毒、活血化瘀、益气养阴、软坚散结。益气健脾药包括：党参、（炒）白术、茯苓、甘草、（炒）薏苡仁；清热解毒药包括：白花蛇舌草、七叶一枝花、半枝莲、石见穿；活血化瘀药包括：当归、益母草、红花、丹参；益气养阴药包括：生脉饮、益气复脉胶囊、沙参、麦冬、五味子，临证需根据辨证要点随证加减。

六、恶性淋巴瘤复发的预防

恶性淋巴瘤属于"痰核""恶核""失荣""石疽"等范畴，现代中医认为恶性淋巴瘤的发病部位在"髓"，并将恶性淋巴瘤定名为"恶核病"。本病不外乎虚实两端，提出正气内亏，脏腑功能失调，加之外感邪气而发病，其瘀、毒、痰、湿皆为病理产物，脾肾受损是其关键病机。放化疗是恶性淋巴瘤的主要治疗方法，但放化疗并不能完全清除体内的癌细胞，因此该病具有较高的复发率，现代医学并无较好的防治该病复发的手段，中医药则可发挥"未病先防、既病防变"的优势。在该病预防方面也须贯穿扶正祛邪，调和脏腑平衡的总原则，解毒化痰可为该病预防的基本治法。

对于不同中医分型的恶性淋巴瘤，其预防方法不尽相同。如患者治疗后见形寒肢冷，筋脉拘急，舌淡苔白腻，脉滑紧，多为寒痰凝滞，临证多以阳和汤加减温化寒痰，软坚散结。亦可予二陈汤加减，取其"治痰先治气，气顺则痰消"之意。如患者见口苦烦闷，大便干结，小便黄赤，舌红绛、苔黄腻，脉滑数。此型多为外感热毒邪气的痰热蕴结证，或是放化疗后阴伤血燥，痰、热、毒互结为患。常用石菖蒲、瓜蒌、胆南星、海藻、昆布等化痰散结，茵陈合三黄清泻三焦湿热，佐以调和脾胃，所谓痰消则热邪自散。若症见疼痛，纳差腹胀，皮肤瘀斑，舌质黯或紫绛，或有瘀斑、舌苔白腻，脉沉弦或涩，为痰瘀互结证，治以活血化瘀、软坚化结，用鳖甲煎丸加减。若症见面色萎黄无华，心悸气短，乏力倦怠，时而自汗出，舌淡苔薄白，脉细弱。此为气血两亏证，应以补益气血，扶正散结为基本治法。常用黄芪、当归、炒白术、太子参、熟地黄、芍药、浙贝母、肉桂、鳖甲、半枝莲、炮山甲、生龙骨、生牡蛎、炙甘草等药。

七、乳腺癌复发的预防

乳腺癌属于中医学"乳岩"范畴，是情志不遂、饮食失调、先天禀赋异常等诸多病因共同作用，导致人体脏腑功能失于调和影响气机运行，出现气滞、痰凝、瘀血等多种病理因素凝结于乳络所形成的疾病。乳腺癌术前所表现出的证候特点即是乳腺癌形成的病机特点，以"郁"为主。手术作为乳腺癌常见的治疗手段，常被应用于早期乳腺癌的治疗当中。但是手术作为侵入性治疗手段，多耗伤人体气血津液，所以接受手术治疗的乳腺癌患者术后多出现"虚"证表现。大多数学者认为乳腺癌患者术后复发转移的主要病因是正虚邪实，所以在乳腺癌患者术后防止复发转移的整个过程中要遵守扶正固本的原则。

预防乳腺癌复发的要点是根据患者的实际情况给予患者针对性的治疗，乳腺癌和肾、肝、脾等脏器有着非常密切的联系，所以在预防复发的过程中，也要对这些人体脏器进行辨证调治，有助于降低乳腺癌术后复发转移率。乳腺癌的发生，加上术后的放化疗，会导致机体瘀血内阻、热毒壅盛，因此，对于有毒瘀症状的患者，要在扶正的基础上，给予患者活血化瘀、清热解毒的药物，临床常用药物如：露蜂房、莪术、王不留行、半枝莲、山慈菇等。尤其由放疗导致的放射性食管炎、放射性肺炎、血液毒性、疲劳、皮肤损伤等，常由热毒壅盛，耗伤津液所致，以清热解毒、益气养阴为法可取得较好效果，可用五味消毒饮合沙参麦冬汤加减。在《乳腺癌分期辨证规范（试行）》中，乳腺癌围化疗期辨证被分为4个证型，即脾胃不和证、气血（阴）两虚证、肝肾亏虚证和脾肾两虚证，它们均可体现乳腺癌与脾、肝、肾的关系密切，处方则需随症加减。现代中医对乳腺癌内分泌治疗期的临床表现归属于"脏躁""百合病""郁证"等范畴，其证候特点主要以肝、脾、肾、冲任功能失调为本，病理因素与"虚火""气郁""痰浊"相关，在治疗上常以甘麦大枣汤加减，气郁较甚者加柴胡、醋香附、青皮、郁金等；痰浊较甚者加陈皮、瓜蒌、浙贝母、半夏、天南星。

对于恶性肿瘤复发的预防，须在结合现代医学治疗的情况下进行辨证论治，辨别寒热虚实，对症治疗，采用合适的中药调理，并配合调理饮食起居、调畅情志，做到"未病先防、既病防变"。

第四节　中医对肿瘤放化疗及靶向、内分泌、免疫治疗毒副作用的防治

一、中医对肿瘤放疗毒副作用的防治

放射治疗即放疗，是治疗恶性肿瘤最常用的方法之一，在肿瘤治疗中占有重要地位，应用广泛，尤其对肿瘤局部治疗疗效显著。但起治疗作用的放射线在消灭肿瘤细胞的同时，不可避免地会损伤周围组织和正常细胞，造成机体损害，引起一系列全身及局部的放疗毒副反应，加重患者身体及心理负担，影响放疗完整性与疗效。

中医传统医学根据观察放射线的特点及其对机体的作用特点，发现其不仅有外感六淫邪气中"火"之属性，又具有损伤人体正气、易致郁致瘀的"毒"之属性。故可认为放射线属"火毒热邪"，将其致病特点归纳于以下几点：

（1）火性温热，易致阳亢。

（2）火热煎灼，易耗气伤津，津亏血瘀。

（3）火性炎上，易生风动血，扰乱神明。

（4）火毒内郁，攻伐正气，正气亏虚。

（5）火毒外袭，血败肉腐，易致痈疡。

因此将放疗毒副反应的致病因素归为"热""毒""瘀""虚"，其相互影响、共同作用下，使机体气阴两虚、毒瘀互结，导致放疗毒副反应发生发展。结合以上病因病机，确定益气养阴、清热解毒、活血化瘀为放疗毒副反应基本中医防治原则。

对于已诊断肿瘤尚未行放疗的患者，根据肿瘤"痰""毒""瘀""虚"的致病因素，辨证所属病因病机，分别予行气化痰、清热解毒、活血化瘀、益气补虚等治法，同时坚固正气，先于放疗前进行干预，调整机体对放疗的耐受储备，体现中医"治未病"重要原则，预防放疗毒副反应。此阶段多以防治结合为治疗手段，药食同源为治疗理念，采用体质辨识＋辨证论治＋调整饮食作息习惯等为治疗方法。针对无明显不适的患者，通过体质辨识，早期识别患者体质偏颇，从而提前进行调节干预，有效预防肿瘤及治疗后毒副反应。

（一）放射性皮肤损伤

1. 中医病机与治则

放射性皮肤损伤，根据其临床表现，可归属于传统医学"痈疡""疮疡"等范畴，常见于头颈部肿瘤、乳腺癌、肺癌等放疗后毒副反应，常表现为皮肤烧灼、刺痛伴瘙痒感，皮肤蜕皮裸露鲜红皮损，甚至出现水泡、渗出、糜烂、溃疡等表现。后期则表现为皮肤干燥、脱屑、色素沉着等。

放疗早期，热毒外袭肌表，火热毒聚局部，损伤肌腠经络，血败肉腐致皮红、溃疡等表现。随着疾病进展，火毒内盛，耗气伤阴，阴津亏损，气无以附，后期致气阴两虚。无论是火毒炽盛，郁而不得发致气滞血瘀，还是阴津亏虚，血稠难行致血瘀，活血化瘀当贯穿治疗始终。因此治疗当清热解毒、益气养阴、活血通络。

2. 辨证论治

（1）热毒炽盛证。

临床表现：皮肤红肿热痛或刺痒感，或伴有水泡、渗出、糜烂、溃疡等；或咳吐黄浊黏痰，咽喉红肿疼痛。舌红或红绛，苔黄，脉数。

治法：清热解毒。

代表方：黄连解毒汤（《肘后备急方》）合五味消毒饮（《医宗金鉴》）加减。

常用药：黄连、黄芩、黄柏、栀子、金银花、野菊花、蒲公英、紫花地丁、赤芍、丹皮、牛膝、红花。

（2）气阴两虚证。

临床表现：皮肤干燥、皲裂、脱屑、色素沉着，口干唇燥，味觉异常，疲倦乏力，心胸烦闷，恶心欲呕，纳差，大便燥结，小便短赤，舌红，少苔，脉细数。

治法：益气养阴。

代表方：竹叶黄芪汤（《圣济总录》）加减。

常用药：淡竹叶、黄芪、炙甘草、黄芩、麦冬、芍药、当归、党参、石膏、川芎、法半夏、生地黄。

3. 外治及其他治法

放射后皮肤或黏膜红肿充血，使用生理盐水调配的肾上腺素进行局部湿敷，可减轻皮肤损伤。若出现皮损，可局部交替使用富林蜜、表皮生长因子，抗炎并促进皮损修复。若皮肤局部渗出、化脓等感染严重，可行细菌培养，根据药敏结果选择抗生素治疗。

（二）放射性口咽损伤

1. 中医病机与治则

放射性口咽损伤，根据其临床表现，可归属于传统医学"口疮""口糜""咽炎""喉痹"等范畴，常见于头颈部肿瘤放疗后毒副反应，常表现为口燥咽干口渴，反复口疮、口腔白膜，皮肤干燥，心烦，痰多难咳等。

放射线以火毒热邪的形式侵袭口咽，随着射线剂量的增加，热毒蕴结，灼伤口咽黏膜，并炼液为痰，耗气伤津发为本病。因此治当清热解毒，益气养阴，随证配以利湿化痰、益气健脾。

2. 辨证论治

热毒内蕴，阴津亏虚证。

临床表现：口燥咽干，口渴喜冷饮，饮水难以缓解，甚至反复口疮、口腔白膜，心烦，痰多难咳，大便干结，小便黄赤，舌红，苔燥裂纹舌，脉细数。

治法：清热解毒、养阴生津。

代表方：普济消毒饮（《东垣试效方》）加减。

常用药：麦冬、黄芩、连翘、桔梗、板蓝根、升麻、玄参、陈皮、射干、鱼腥草、瓜蒌皮、牛蒡子、黄连、甘草。

3. 外治及其他治法

根据患者病情，加强口腔卫生及护理，给予生理盐水配用利多卡因、维生素 B_2 漱口，改善口腔溃疡及疼痛。也可给予复方氯己定含漱液或康复新反复漱口，锡类散吹敷患处等。因严重口咽炎疼痛而吞咽困难时，加强静脉营养，必要时给予止痛贴改善疼痛。

（三）放射性肺损伤

1. 中医病机与治则

放射性肺损伤，根据临床表现，归属于传统医学"肺痈""肺痿"等范畴，常见于肺癌、纵隔肿瘤等放疗后毒副反应，常表现为刺激性干咳，气短乏力，活动后气促，胸背疼痛，伴或不伴发热，若合并感染时，则出现高热，咳嗽加剧，咳大量黄痰，若治疗不当，后期广泛性肺组织纤维化，引起严重的通气功能障碍，出现呼吸困难等危急重症。

本病发病多由机体正气不足，肺脏虚损，加之放射线热毒侵袭，加剧肺损，热盛灼伤肺阴，肺络津伤，终成阴伤津亏，脉络瘀阻，以致肺叶枯萎不用，发为本病。治当补肺生津，辨证佐以清金降火、止咳平喘等。

2. 辨证论治

肺阴亏虚证。

临床表现：干咳无痰或痰至黏稠难咳，或痰中带血，咳声不扬，气短乏力，甚则气促、呼吸困难，形体消瘦，口干，舌红而干，少苔，脉细数。

治法：滋阴清热，润肺生津。

代表方：沙参麦冬汤（《温病条辨》）、清燥救肺汤（《医门法律》）加减。

常用药：北沙参、麦冬、玉竹、天花粉、扁豆、桑叶、胡麻仁、阿胶、杏仁、枇杷叶、制半夏、鱼腥草、甘草。

3. 其他治法

（1）对于肺气虚拟行放疗的肺癌患者，建议放疗前或放疗时即开始口服玉屏风散或沙参麦冬汤等中药进行干预，"未病先防"，预防外邪入侵。

（2）急性期可给予痰热清注射液静滴，清肺化痰。必要时给予口服或静脉糖皮质激素治疗，减轻气促等不适。

（3）中药可配合针灸治疗，双管齐下，选穴：肺俞、定喘、合谷、列缺、太渊、公孙。

（四）放射性肠炎

1. 中医病机与治则

放射性肠炎，根据临床表现，归属于传统医学"泄泻""腹痛""痢疾"等范畴，常见于卵巢癌、宫颈癌及结、直肠癌等放疗后毒副反应，常表现为腹痛腹泻，大便带血或夹黏液，里急后重等。

放疗之热毒侵袭脾胃、熏灼肠道，脾胃受损，湿困脾土，湿热蕴结肠道，肠道传导功能失司，通降不利，湿热瘀毒胶结，壅塞气机，气血凝滞而发为本病。治当清热解毒，调和气血。

2. 辨证论治

湿热壅滞证。

临床表现：腹痛，大便次数增多，大便带血或夹黏液，气味臭秽，肛门灼热，里急后重，烦热口渴，舌红，苔黄腻，脉滑数或濡数。

治法：清热利湿，调气和血。

代表方：葛根芩连汤（《伤寒杂病论》）合芍药汤（《素问病机气宜保命集》）加减。

常用药：葛根、鱼腥草、白芍、当归、炙甘草、白术、木香、山药、黄芩、太子参、五味子、赤芍、地榆。

3. 其他治法

（1）上述辨证方剂除内服外，可保留灌肠，内服外用双管齐下。

（2）必要时可配合黄连素、益生菌等改善肠道菌群及炎症反应。

（3）可配合针灸治疗，选穴：天枢、合谷、上巨虚、三阴交、曲池、内庭。

（五）放射性膀胱损伤

1. 中医病机与治则

放射性膀胱损伤，根据临床表现，归属于传统医学"淋证"等范畴，常见于膀胱癌、前列腺癌、肾癌、宫颈癌、直肠癌等放疗后毒副反应，常表现为小便频数短涩，淋漓刺痛，或伴血尿，小腹拘急引痛等。

放疗之热毒侵袭下焦，湿热蕴结下焦，肾与膀胱气化不利，热毒伤及膀胱脉络，毒瘀互结，或热盛伤阴，肾阴不足，虚火扰动阴血，最终而发为本病。治当实则清之宜清热利湿，虚则补之宜滋阴清热。

2. 辨证论治

（1）热淋。

临床表现：小便频数短涩、淋漓不尽、灼热刺痛，甚则癃闭不通，小腹胀满，口干口苦，大便秘结或臭秽，舌暗红，苔黄腻、脉滑数。

治法：清热利湿通淋。

代表方：八正散（《太平惠民和剂局方》）加减。

常用药：滑石、木通、萹蓄、瞿麦、车前子、栀子、生地黄、知母、白茅根、甘草。

（2）血淋。

临床表现：小便灼热刺痛，尿色深红或见血尿，舌尖红，心烦口苦，苔黄，脉数。

治法：凉血止血，利水通淋。

代表方：小蓟饮子（《济生方》）加减。

常用药：生地黄、小蓟、白茅根、墨旱莲、滑石、木通、蒲黄、藕节、淡竹叶、当归、栀子、甘草。

3. 其他治法

（1）小便困难者可配合呋塞米等利尿处理，若出现膀胱胀满，小便不出者，给予留置尿管导管，解决急症。对明确合并尿路感染的患者，应积极抗感染治疗。

（2）急性出血者，可给予对症止血治疗。对短期内血尿量较大的患者，需要密切监测患者的生命体征，必要时给予口服或静脉补液治疗，警惕血容量不足导致的休克。

（3）日常嘱患者多饮水，保证足够的尿量，可膀胱冲洗，预防较大血凝块的产生。

（4）可配合针灸治疗，选穴：中极透曲骨、三阴交、阴陵泉、委中、合谷、膀胱俞。

（六）脑水肿

1. 中医病机与治则

放射性脑损伤常表现为脑水肿，根据临床表现，归属于传统医学"头痛""眩晕""癫痫""中风"等范畴，常见于鼻咽癌、颅内肿瘤及恶性肿瘤脑转移放疗后毒副反应，常表现为颅内压增高引起的头晕、头痛、恶心、呕吐等表现。

放疗之热毒侵袭，初损伤脾胃，津液运化失司，痰湿内生，痰湿随热上扰神明，蒙蔽清窍。热毒内蕴，热极生风上扰清窍，风痰上扰最终而发为本病。放疗热毒耗气伤阴，阴虚阳亢，风阳上扰，易可致此病发生。初期治当清热化痰熄风，后期治当滋补肝肾，祛风通窍。

2. 辨证论治

（1）风痰上扰证。

临床表现：眩晕，头痛，胸膈痞闷，恶心呕吐，舌苔白腻或黄腻，脉弦滑。

治法：化痰熄风。

代表方：半夏白术天麻汤（《医学心悟》）为主方加减。

常用药：天麻、钩藤、法半夏、党参、茯苓、白术、陈皮、竹茹、苍术、泽泻、黄柏、牛膝、红景天、醋莪术。

（2）肝肾阴虚证。

临床表现：眩晕日久不愈，精神萎靡，腰膝酸软，两目干涩，少寐多梦，健忘，口干口渴，五心烦热，舌红少苔，脉细数。

治法：滋补肝肾，祛风通窍。

代表方：杞菊地黄丸（《医级》）加减。

常用药：枸杞子、菊花、熟地黄、白芍、山茱萸、山药、丹皮、鸡血藤、茯苓、泽泻、川芎、地龙、僵蚕。

3. 其他治法

（1）中药内服配合甘露醇、地塞米松中西医结合治疗放射性脑水肿，既急治其标，又缓治其本，提高临床疗效。

（2）可配合针灸治疗，选穴：百会、印堂、风池、丘墟、丰隆、太冲。

二、中医对肿瘤化疗毒副作用的防治

随着现代医学的不断发展与进步，抗肿瘤治疗手段越来越多，如放化疗、免疫治疗、靶向治疗等，由于恶性肿瘤早期缺乏特异性临床表现，故绝大多数患者确诊时已是中晚期，错过手术机会，化疗仍是多数患者的首选治疗手段。化疗药物是细胞毒性药物，可通过多种途径作用于肿瘤细胞起到消灭或抑制肿瘤细胞的效果，同时也会对正常的细胞或组织造成损伤，表现出一系列化疗毒副作用，如骨髓抑制、消化道反应、肝肾功能损伤、周围神经毒性等。在使用化疗药物的同时辅助中医药治疗可减少或预防化疗毒副反应的产生，促进患者体质恢复，减少肿瘤复发和转移风险，提高治疗效果。

（一）骨髓抑制

骨髓抑制常由化疗引起的骨髓中的血细胞前体的活性下降，导致血液中白细胞、血小板、血红蛋白减少。通常粒细胞平均生存时间最短约6~8小时，因此骨髓抑制最常表现为白细胞下降；血小板平均生存时间约5~7天，其下降出现晚于白细胞；红细胞平均生存时间约120天，因此其受化疗影响最小。

WHO根据化疗后白细胞、血小板、血红蛋白下降的程度将骨髓抑制分为5级，见表7-1。

表7-1　骨髓抑制的分级

分级	白细胞	血小板	血红蛋白
0级	$\geq 4.0 \times 10^{9}$/L	$\geq 100 \times 10^{9}$/L	≥ 110g/L
Ⅰ级	$(3.0 \sim 3.9) \times 10^{9}$/L	$(75 \sim 99) \times 10^{9}$/L	$95 \sim 100$g/L
Ⅱ级	$(2.0 \sim 2.9) \times 10^{9}$/L	$(50 \sim 74) \times 10^{9}$/L	$80 \sim 94$g/L
Ⅲ级	$(1.0 \sim 1.9) \times 10^{9}$/L	$(25 \sim 49) \times 10^{9}$/L	$65 \sim 79$g/L
Ⅳ级	$< 1.0 \times 10^{9}$/L	$< 25 \times 10^{9}$/L	< 65g/L

1. 中医病机与治则

骨髓抑制根据临床表现，多归属于传统医学中医学"血虚""虚劳"等范畴，肾藏精生髓，为先天之本，髓居于骨而化生血液；脾主运化，为气血生化之源，后天之本；肝藏血，主疏泄，调畅气机。人体气血的化生与疏布与脾、肝、肾关系密切。化疗药物中医归属于"药毒"，药毒侵袭，易损伤脾、肾，导致其功能失调，气血生化乏源，气虚则无力推动血行，血行不畅易致血瘀。"药毒"之邪侵袭，易耗气伤阴，肝肾阴虚则见血虚不生，日久阴损及阳，肾阳虚则肾脏腑功能失调，肾不生髓，加剧骨髓抑制的发生。治当益气养血、滋补肝肾。

2. 辨证论治

（1）气血亏虚证。

临床表现：面色苍白或萎黄，头晕目眩，四肢倦怠，气短乏力，纳差，舌淡，苔薄白，脉沉细。

治法：益气养血。

代表方：八珍汤（《瑞竹堂经验方》）加减。

常用药：党参、白术、茯苓、当归、川芎、白芍、熟地黄、鸡血藤、炙甘草、大枣。

（2）肝肾阴虚证。

临床表现：疲倦乏力、面色苍白、头晕黑蒙，或面色潮红、腰膝酸软、五心烦热不适，舌红少苔或无苔。

治法：补血养阴，填精益髓。

代表方：左归丸（《景岳全书》）加减。

常用药：熟地黄、山药、枸杞、山茱萸、川牛膝、鹿角胶、龟板胶、菟丝子、阿胶。

（3）肾阳亏虚证。

临床表现：疲倦懒言、面色无华或萎黄、气短乏力、易感冒，或腰膝酸软、畏寒怕冷，四肢不温，舌淡胖，苔白。

治法：温阳生髓、益气补血。

代表方：定坤丹（《竹林女科证治》）加减。

常用药：红参、鹿茸、熟地黄、红花、当归、阿胶、鹿角霜、白芍、枸杞子、益母草、鸡血藤、茯苓、白术、川芎、香附、柴胡、黄芩、杜仲、川牛膝、肉桂、甘草。

3．其他治法

（1）贫血患者可配合皮下注射重组人促红细胞生成素，口服升血宝，补充铁剂、维生素 B_{12} 和叶酸。必要时输血治疗。白细胞减少患者配合皮下注射重组人粒细胞刺激因子，Ⅳ级骨髓抑制伴发热患者可预防升白细胞治疗，必要时给予预防抗感染治疗。血小板减少患者给予皮下注射重组人促血小板生成素、白介素－11，口服咖啡酸片等，必要时给予输注血小板。

（2）配合温针灸治疗，选穴：百会、关元、肾俞、足三里、三阴交、血海。

（二）胃肠道反应

1．中医病机与治则

胃肠道反应是化疗最常见毒副反应之一，常见的胃肠道反应有食欲不振、恶心呕吐、腹泻、腹胀便秘等。其中食欲不振、恶心呕吐发生率最高。

化疗药物之"药毒"犯胃，损伤脾胃，致胃失和降，胃气上逆，则见水谷不化，痰浊中阻，恶心呕吐。或痰湿内郁，日久化热，下传肠道，则见湿热下注之泄泻；抑或湿热内阻，肠道传导失司则见便秘。治当益气健脾和中、行气化痰祛湿。

2．辨证论治

（1）脾胃气虚证。

临床表现：食欲不振，饮食难消化，呃逆，恶心呕吐，脘痞纳呆，或泄泻，或大便不畅，舌淡，苔白滑，脉细。

治法：健脾益气。

代表方：香砂六君子汤（《古今名医方论》）加减。

常用药：党参、白术、茯苓、陈皮、半夏、砂仁、木香、甘草、稻芽、麦芽。

若腹泻为主要临床表现，给予香砂六君子汤合参苓白术散加减，益气健脾，渗湿止泻。

若大便不畅为主要临床表现，给予香砂六君子汤合黄芪汤（黄芪、麻仁、白蜜、陈皮）加减，益气润肠通便。

（2）痰湿内阻证。

临床表现：恶心呕吐，脘闷不欲饮食，头晕头重，腹胀，舌淡，苔白腻，脉滑。

治法：温中化饮，行气化痰。

代表方：小半夏汤（《金匮要略》）合苓桂术甘汤（《金匮要略》）加减。

常用药：半夏、茯苓、桂枝、白术、陈皮、甘草、生姜。

痰湿内阻日久则易化热，若见泄泻腹痛，泻下急迫或泻而不爽，气味臭秽，肛门灼热，舌红，苔黄腻者给予葛根芩连汤加减，清利湿热，和肠止泻。若见大便干结，口干口臭，面红心烦，舌红，苔黄腻，脉滑数者，给予麻子仁丸加减，泻热导滞，润肠通便。

3．其他治法

（1）恶心呕吐严重患者可行 5－羟色胺 3（5－HT3）受体拮抗剂、NK－1 受体拮抗剂、地塞米松、奥氮平四联方案。腹泻可给予洛哌丁胺、蒙脱石散药物止泻治疗。便秘者给予乳果糖、便塞停、四磨汤、开塞露等配合治疗。

（2）恶心呕吐配合穴位注射：给予甲氧氯普胺注射液行双侧足三里穴位注射。

（3）配合针灸治疗，选穴：中脘、胃俞、内关、足三里、天枢、大肠俞、上巨虚、阴陵泉等。

（三）肝功能损伤

1. 中医病机与治则

因大部分化疗药通过肝脏代谢，药物本身或其代谢产物可能导致部分患者出现肝功能损伤，主要表现为肝酶、胆红素升高等。轻者停药后会逐渐好转，严重情况下需要进行积极治疗。药物性肝功能损伤，根据临床表现，归属于传统医学"胁痛""黄疸"等范畴，轻者无明显不适仅抽血结果提示肝酶升高，有症状者可表现为胁肋隐痛，疲倦乏力，纳差厌油腻，甚或出现身目黄染等表现。

化疗药物之药毒侵袭，灼伤肝阴，肝失疏泄，湿热毒邪蕴结于肝胆所致，治当养阴柔肝解毒。

2. 辨证论治

肝郁气滞证。

临床表现：胁肋隐痛，疲倦乏力，纳差厌油腻，口干烦躁，舌红少苔，脉弦细。

治法：养阴柔肝、疏肝利胆。

代表方：小柴胡汤（《伤寒杂病论》）合一贯煎（《续名医类案》）加减。

常用药：柴胡、黄芩、党参、半夏、沙参、麦冬、生地黄、枸杞子、当归、川楝子、炙甘草。

若疾病进一步发展致身目黄染，上腹、胸胁胀闷疼痛加重，口苦咽干，舌红，苔黄，脉弦滑，肝郁化热，湿热熏蒸致黄疸，易小柴胡汤为大柴胡汤，给予柴胡、黄芩、半夏和解少阳，和胃降逆；大黄、枳实通腑泄热；郁金、茵陈、栀子利胆退黄；白芍、甘草柔肝止痛，加强疏肝泄热、利胆退黄之功。

3. 其他治法

（1）肝损伤严重者停用可疑药物，给予护肝降酶治疗，如异甘草酸镁注射液、还原性谷胱甘肽、葡醛内酯、熊去氧胆酸、多烯磷脂酰胆碱等药物，可药物联用，但联用药物一般不超过三种。

（2）可配合针灸治疗，选穴：肝俞、太冲、大敦穴、足三里、阳陵泉。

（四）肾功能损伤

1. 中医病机与治则

部分化疗药物通过肾脏代谢，在肾脏累积，损伤肾脏功能，导致药物性肾功能损伤。主要表现为肌酐、尿素氮等肾功能各项指标异常，出现腰膝酸软、疲倦乏力、小便不利、水肿等临床症状。

药物性肾功能损伤，根据临床表现，归属于传统医学"虚劳""水肿"等范畴。药毒内盛，损伤脾肾，肾气不足，膀胱气化失司，小便不利，药毒累积进一步损伤脾肾功能。脾为后天之本，脾虚，脾失健运，气血生化乏源，水津内聚，清阳不升，浊阴不降，渐而成浊。同时，肾脏得不到后天濡养，肾虚水湿不利，最终发为本病。病机关键在于脾肾两虚，浊毒内停，治当健脾补肾，利水渗湿。

2. 辨证论治

脾肾两虚证。

临床表现：神疲乏力，腰膝酸软，不思饮食，小便不利，或小便混浊，舌淡胖，脉虚弱。

治法：健脾补肾，利水渗湿。

代表方：济生肾气丸（《济生方》）加减。

常用药：炮附子、车前子、山茱萸、山药、党参、牡丹皮、牛膝、熟地黄、肉桂、茯苓、泽泻。

3. 其他治法

化疗期间嘱患者多饮水，并可通过水化、碱化尿液等方式防治化疗后肾损伤。口服百令胶囊、参芪片，可通过补益的方法起到护肾作用，而尿毒清颗粒则通过活血化瘀起到一定利湿降浊作用，进而对肾脏进行保护。

（五）周围神经毒性

1. 中医病机与治则

化疗诱导的周围神经病变是化学治疗过程中常见的不良反应之一，尤其是铂类药物引起周围神经毒性的发生率较高，主要表现为手脚麻木、刺痛、肌肉痉挛等。

根据临床表现，化疗周围神经毒性归属于传统医学"痹症""痿证"等范畴。肿瘤患者素体正虚邪实，血脉失养，加之药物邪毒损伤气血，致气虚血瘀，寒邪凝滞，导致经脉血络痹阻，故表现为麻木疼痛，活动不利。气虚日久化瘀，寒瘀互结，伤及阳气，"虚""瘀""寒"三者互为因果，应治以益气活血、温通经络。

2. 辨证论治

寒凝血瘀证。

临床表现：指端麻木、痹痛，遇寒加重，舌暗，苔白，脉沉细或涩。

治法：益气活血、温通经络。

代表方：当归四逆汤（《伤寒杂病论》）合补阳还五汤（《医林改错》）加减。

常用药：当归、桂枝、芍药、细辛、甘草、通草、黄芪、赤芍、地龙、川芎、红花、桃仁。

3. 其他治法

（1）化疗患者注意手足保暖，可考虑配合给予甲钴胺等营养神经药物。

（2）中药熏蒸法：上述中药内服配合乌梢蛇、牛膝、川芎、桑枝、苍术、丹参、杜仲、秦艽、忍冬藤泡洗熏蒸四肢，散寒通络、活血化瘀，改善四肢麻木与疼痛。

（3）隔物灸法：丁香和肉桂打粉制成饼状，置于穴位：手三里、曲池、合谷、血海、足三里、三阴交，通过艾炷熏蒸改善麻木痹痛。

（4）可配合针灸治疗。根据"治痿独取阳明"，多选择足阳明胃经、手阳明大肠经之穴位，如曲池、合谷、足三里等穴进行针灸。

三、中医对靶向治疗毒副作用的防治

随着分子生物学不断发展，分子靶向药物的不断研发创新，靶向治疗已成为肿瘤综合治疗的重要组成部分，使肿瘤的治疗有了重大突破。然而靶向药物在治疗肿瘤的同时，其产生的毒副反应不可避免，使治疗中断，加重患者痛苦及经济负担，从而影响治疗整体疗效。

中医药通过整体观念、辨证论治等中医基础理论，在缓解靶向药物毒副反应方面有一定疗效。中医将靶向药物归属于药毒，药毒内袭，郁而化热，伤津耗气，气虚痰湿阻滞，或阴虚津亏血行不畅，而兼见湿热、血瘀。因此靶向治疗后中医证候常表现为阴虚内热、气阴两虚、肺脾气虚，常见不良反应包括皮疹、腹泻、纳差、恶心呕吐、心脏毒性等。临证以清热凉血祛湿、行气健脾活血为治法，肺、脾、心、肝四脏同调。

（一）皮疹

1. 中医病机与治则

皮疹是表皮生长因子受体酪氨酸激酶抑制剂（EGFR - TKI）等靶向药物影响产生的常见不良反应。药毒侵袭，客于肌表，热毒蕴结，使肌肤失养、气血失和，发为皮疹，其本质是本虚在内而毒邪结聚于外。

2. 辨证论治

临床表现：皮肤见斑丘疹、疱疹，可见渗出、脱屑，多数伴有瘙痒，可出现皮肤剥脱、溃疡，疲倦乏力，心烦口渴，苔薄黄，脉浮数或细数。

治法：疏风清热，凉血止痒。

代表方：消风散（《外科正宗》）合八珍汤（《瑞竹堂经验方》）加减。

常用药：当归、生地黄、防风、蝉蜕、知母、苦参、荆芥、苍术、牛蒡、党参、白术、川芎、茯苓、甘草。

若风热偏盛而见身热、口渴者，加石膏、金银花、连翘以疏风清热解毒；若湿热偏盛而见胸脘痞满，舌苔黄腻者，加地肤子、车前子清热利湿；血分热重，皮疹红赤，烦热，舌红或绛者，重用生地黄，加赤芍、紫草以清热凉血。

3. 其他治法

（1）皮损潮红无渗出者，用马齿苋或大青叶煎汤外洗，或炉甘石洗剂外涂；皮损潮红肿胀、糜烂渗出者，用马齿苋或黄柏煎汤冷湿敷，青黛散麻油调敷；皮损脱屑干燥，用麻油或甘草油外擦。

（2）痤疮样皮疹患者，多采用清热利湿止痒治疗，如蛇床子、马齿苋、苦参、黄芩、白鲜皮、薏苡仁、土荆皮等中药外敷。

（3）西医治疗主要是依赖抗生素和激素治疗，如外用抗生素软膏或碘伏溶液。

（二）手足综合征

1. 中医病机与治则

手足综合征可见于索拉非尼、舒尼替尼等靶向药毒副反应。肿瘤患者常表现为正气亏虚，加之靶向药物药邪侵袭，邪滞血脉，气虚加重，气虚血滞，脉络瘀阻，四肢失养而致肌肤麻木不仁等表现。

2. 辨证论治

临床表现：手足麻木、感觉异常、皮肤色素沉着、肿胀、红斑、水疱、脱屑、皲裂等，舌淡暗，苔白，脉涩或沉细。

治法：益气、活血、通络。

代表方：黄芪桂枝五物汤（《金匮要略》）合补阳还五汤（《医林改错》）加减。

常用药：黄芪、芍药、桂枝、当归尾、赤芍、地龙、川芎、红花、桃仁。

3. 其他治法

（1）手足综合征预防不容忽视，如加强手足保暖，避免接触寒凉环境等，改善手足末端血液循环以减轻皮肤毒性。外出避免长时间阳光直射、涂抹保湿润滑的乳液以及预防性口服维生素 B_6、甲钴胺片等。

（2）中药熏洗：合黄芪桂枝五物汤、身痛逐瘀汤、加味仙方活命饮熏泡手脚四肢，以温经、活血、活络作用于皮肤，改善手足综合征。

（3）皮肤过度角化或脱皮的部位可以外用尿素软膏和5%水杨酸制剂。

（三）腹泻

1. 中医病机与治则

腹泻是靶向治疗常见毒副反应之一，常见于 EGFR－TKI、索拉非尼、仑伐替尼、舒尼替尼、吡咯替尼等药物。中医认为腹泻的病机多为脾虚湿胜。靶向药物所致的毒副反应具有湿邪致病特点，药毒侵袭，湿困脾土，脾虚湿盛而发为泄泻。此外肿瘤患者多有情志不遂，肝气不舒、肝脾不和亦可致腹泻发生，故靶向药物所致腹泻病位多在肝脾两脏。

2. 辨证论治

临床表现：腹痛肠鸣腹泻，不思饮食，胸脘痞闷，疲倦乏力，舌淡苔白腻，脉弦细。

治法：健脾益气，理气燥湿。

代表方：参苓白术散（《太平惠民和剂局方》）合痛泻要方（《丹溪心法》）加减。

常用药：党参、莲子肉、薏苡仁、砂仁、桔梗、白扁豆、白术、山药、白芍、陈皮、防风、甘草。

如患者出现恶心呕吐、食欲不振的表现，加用姜半夏、姜竹茹相配伍和胃降逆止呕，鸡内金运脾化积，炒山楂消食健胃。

3. 其他治法

（1）可根据情况给予蒙脱石散或盐酸洛哌丁胺止泻药物，以及纠正水电解质紊乱。注意饮食卫生；食清淡、易消化的食物；同时保护肛周和会阴部位的清洁，防止交叉感染。

（2）穴位贴敷：丁香、半夏、吴茱萸、炮附片、肉桂等中药磨粉，生姜汁调成糊状，制成贴剂，选穴：中脘穴、内关穴、神阙穴等行穴位贴敷。也可神阙穴用隔姜灸或行艾灸。

（3）可按辨证选药原则拟定中药灌肠方保留灌肠，使药物直达病所。

（四）高血压

1. 中医病机与治则

高血压是抗血管生成靶向药最为常见的心血管症状。高血压的中医辨证标准，参照中华医学会《高血压中医诊疗指南》制定，分为肝火上炎、痰湿内阻、瘀血内阻、阴虚阳亢、肾精不足、气血两虚、冲任失调7型。因抗血管生成靶向药物适用中晚期肿瘤患者，病程日久，耗伤人体气血津液，使人体精微物质运行失常，可见气血阴阳亏虚与气滞、血瘀、痰湿、火热并见等虚实夹杂之证。常见气血两虚型，阴虚阳亢型，兼痰湿、瘀血内阻。

2. 辨证论治

（1）气血两虚证。

临床表现：眩晕或头痛时作、短气乏力、口干心烦、心悸失眠、纳呆、腹胀便溏，舌淡，苔薄白，脉细。

治法：补益气血，调养心脾。

代表方：归脾汤（《正体类要》）加减。

常用药：党参、白术、黄芪、当归、龙眼肉、大枣、茯神、远志。

兼见胸脘痞闷、纳呆恶心、呕吐痰涎、身重困倦、少食多寐，苔腻，脉滑者，脾虚湿胜，予化痰熄风、健脾祛湿。

代表方：半夏白术天麻汤（《医学心悟》）加减。

常用药：清半夏、白术、天麻、陈皮、茯苓、甘草、钩藤、珍珠母、郁金。

（2）阴虚阳亢证。

临床表现：眩晕、耳鸣、腰酸膝软、五心烦热为主，兼见头重脚轻、口燥咽干、两目干涩，舌红，少苔，脉细数。

治法：平肝潜阳，清热熄风。

代表方：天麻钩藤饮（《中医内科杂病证治新义》）加减。

常用药：天麻、钩藤、石决明、牛膝、杜仲、桑寄生、黄芩、栀子、茯神、夜交藤、益母草。

若阴虚津亏，血行不畅而致瘀血内阻，兼见头痛如刺、痛有定处、胸闷心悸，手足麻木，舌质暗，脉弦涩者，治以活血化瘀，上方加当归、川芎、赤芍、桃仁、红花、石菖蒲，合通窍活血汤（《医林改错》）。

3. 其他治法

（1）现代医学建议应用抗血管生成靶向药物后新发的高血压患者使用钙离子拮抗剂控制血压。有高血压病史患者出现血压升高，应加用另一类降压药物或原有药物加量。若降压药物仍无法控制高血压，则应终止抗血管生成药物使用。如果出现高血压危象，则可立即使用硝酸酯类扩冠降压，并永久终止抗血管生成药物的治疗。

（2）配合针灸治疗，选穴：主穴百会、曲池、合谷、太冲、三阴交。痰湿内阻者，加丰隆、足三里；瘀血内阻者，加血海、膈俞；阴虚阳亢者，加太溪、肝俞；阴阳两虚者，加关元、肾俞。

（3）配合耳针，选穴：取穴皮质下、降压沟、脑、心、肾、神门、交感、肝、内分泌、眼、心。每次选取 3~4 穴，毫针轻刺激或王不留行贴压，每日 1 次，两耳交替。

（4）配合气功：调心、调息和调身可起到降压和辅助治疗作用，能稳定血压、心率及呼吸频率，调节神经系统，提高生活质量。

（五）心脏毒性

1. 中医病机与治则

临床上抗肿瘤靶向药物，如曲妥珠单抗、恩度、贝伐珠单抗等抗血管生成药物可引起心脏毒性。肿瘤蕴于体内耗伤人体气血阴阳，加之药邪侵袭，气阴两伤，痰瘀搏结，气血瘀阻，损伤心络，故而临床多见心慌、胸闷、气短，动则加剧之象。

2. 辨证论治

临床表现：心胸隐痛，心悸气短，动则尤甚，倦怠乏力，面色㿠白，舌淡红，苔薄白，脉虚细或结代。

治法：益气养阴，活血通脉。

代表方：生脉散（《医学启源》）合人参养荣汤（《三因极一病证方论》）加减。

常用药：太子参、黄芪、麦冬、肉桂、当归、橘皮、白术、白芍、茯苓、五味子、炙甘草、丹参。

四、中医对肿瘤内分泌治疗毒副作用的防治

内分泌治疗多用于乳腺癌、前列腺癌、子宫内膜癌等患者的抗肿瘤治疗。虽然内分泌治疗有较好的抗肿瘤疗效，但也会出现相关毒副反应。部分患者在接受内分泌治疗时，因自身内分泌环境改变出现一系列身体及精神心理的症状，如血管舒缩功能不稳定及神经精神症状（包括面部潮红、烘热汗出、烦躁易怒、眩晕耳鸣、心悸失眠等），心血管系统疾病（血脂代谢异常、动脉硬化、冠心病等），骨质疏松，泌尿生殖功能异常（尿频尿急、子宫内膜增厚、阴道干燥等）。

（一）类更年期综合征

1. 中医病机与治则

内分泌治疗阶段所产生的类更年期综合征可归结为中医"郁证""百合病""脏躁"等范畴，放化疗及内分泌治疗，耗伤气阴，终致气阴两亏，阴虚内热，而发为本病。治以滋阴清热。

2. 辨证论治

临床表现：潮热汗出，烦躁易怒，胸闷心悸，胁肋部胀痛，食少纳呆，失眠多梦，头晕耳鸣，月经失调，舌红少苔，脉弦细。

治法：滋阴清热，调和阴阳。

代表方：天王补心丹（《校注妇人良方》）加减。

常用药：人参、茯苓、玄参、丹参、远志、当归、五味子、麦冬、柏子仁、酸枣仁、生地黄、桂枝、龙骨、牡蛎。

3. 其他治法

（1）配合针灸治疗，选穴：百会、关元、肾俞、太溪、三阴交。

（2）配合耳穴治疗：选用肾、心、肝为耳穴压贴的主穴，再配合予交感、皮质下、内分泌，以补益肝肾，交通心肾，理气解郁。

（二）高脂血症

1. 中医病机与治则

内分泌治疗后可能出现肝功能异常、脂代谢紊乱等毒副反应，其属于中医"胁痛""积聚"等范畴。乳腺癌患者因病致郁，肝气瘀滞，肝失疏泄，气机失调，久肝气郁结，疏泄失职，影响脾胃升降，或服用药毒损伤脾胃，脾虚失运，痰浊内生，发为本病。治以健脾除湿化浊。

2. 辨证论治

临床表现：食欲不振，神疲气短，嗳气或太息，脘腹痞闷，大便黏腻不爽或溏，舌淡苔薄白或薄黄，脉弦细。

治法：疏肝健脾，合胃消导。

代表方：逍遥丸（《太平惠民和剂局方》）合健脾丸（《证治准绳》）加减。

常用药：柴胡、白术、白芍、茯苓、木香、砂仁、党参、神曲、陈皮、炒麦芽、山楂、山药、炙甘草、薄荷。

行内分泌治疗的患者应早期实行中医药干预，内分泌治疗前及治疗过程中着重脾虚、痰湿、肝郁三方面遣方用药，进行严格的血脂管理、定期监测，预防高脂血症的发生发展。

3. 其他治法

（1）改变生活方式，控制饮食，适当运动如慢跑、太极拳、八段锦等。必要时给予口服降脂药治疗。

（2）拟行内分泌治疗患者，可考虑长期行穴位按摩，可选穴位：内关、丰隆、足三里、三阴交，每穴按摩 5~10 分钟，辅助预防高脂血症的发生。

（3）配合针灸治疗，选穴：中脘、脾俞、气海、内关、丰隆、足三里等。

（三）骨质疏松

1. 中医病机与治则

乳腺癌内分泌治疗易导致骨质疏松的发生，根据临床表现将骨质疏松归属于中医"骨痹""骨痿"

等范畴。肾主骨生髓，乳腺癌易致机体气血亏虚，经脉失于濡养，肾虚则骨髓不充，骨失所养，加之芳香化酶抑制剂等药毒，使加重气血亏虚，后天影响先天，致肾虚益甚，日久最终发为本病。治以滋补肝肾，填精补髓。

2．辨证论治

临床表现：腰膝酸软，骨痛，疲倦乏力，耳鸣健忘，急躁易怒，五心烦热，舌红少苔，脉细数。

治法：滋补肝肾，育阴潜阳。

代表方：六味地黄丸（《小儿药证直诀》）加减。

常用药：熟地黄、山药、山萸肉、泽泻、茯苓、牡丹皮、牛膝、龟板胶、鹿角胶。

如患者腰膝酸软，骨痛，伴怕冷喜温，舌淡胖，苔薄白，脉虚，尺部沉细，则为肾虚肾阳不足，给予肾气丸（《金匮要略》）加减。及上方加桂枝、附子，补肾阳之虚，主气化之复。加补骨脂、淫羊藿补肾强筋骨。

3．其他治法

（1）生活起居予适量活动，如太极拳或八段锦，身体微微汗出为宜，并配合多食牛奶、蛋类、瘦肉、鱼虾等。

（2）使用内分泌治疗时开始口服钙剂和/或维生素 D 预防骨质疏松。定期复查骨密度。对于高危骨密度下降患者必要时给予唑来膦酸盐。

（3）配合针灸治疗，选穴：命门、关元、气海、肾俞、脾俞、足三里、三阴交、血海等。

（四）子宫内膜增厚

1．中医病机与治则

他莫昔芬作为乳腺癌择性雌激素受体调节剂，在乳腺癌内分泌治疗中有着肯定的疗效。其在治疗过程中，可引起子宫内膜异常增生、增殖、息肉及癌变风险。中医将子宫内膜增厚归属于"癥瘕"范畴，多由疾病日久，情志不舒，肝郁气滞，聚而为瘀，瘀阻胞宫所致。治疗当以活血化瘀，缓消癥块为治法。

2．辨证论治

临床表现：经闭腹痛，嗳气，胸胁不舒，烦躁易怒，舌暗或有瘀斑，脉弦细。

治法：活血化瘀，缓消癥块。

代表方：桂枝茯苓丸（《金匮要略》）加减。

常用药：桂枝、茯苓、丹皮、桃仁、芍药、柴胡、川芎。

3．其他治法

目前西医治疗子宫内膜增厚，主要有孕激素疗法和手术疗法。子宫内膜增厚有发展为子宫内膜癌风险，需定期观察，必要时给予药物及手术治疗。

五、中医对免疫治疗毒副作用的防治

免疫检查点抑制剂治疗，即免疫治疗是抗肿瘤常用治疗方法之一，其通过扭转肿瘤微环境中的免疫抑制状态，解除免疫抑制，使免疫系统的攻击能力得以恢复，从而杀死肿瘤细胞。免疫检查点抑制剂包括：CTLA-4 抑制剂，如伊匹木单抗；PD-1/PD-L1 抑制剂，如帕博利珠单抗、纳武利尤单抗、替雷利珠单抗、信迪利单抗、阿替利珠单抗等；PD-1/CTLA-4 双特异性抗体抑制剂，如卡度尼利单抗；LAG-3 抑制剂，如普特利单抗等。综合观察发现免疫治疗毒副作用相对化疗、放疗较少，通常在开始治疗后数周至数月出现，且大部分为轻度可逆。免疫检查点抑制剂不良反应可累及全身各个器官和组织，其中以皮肤、结肠、内分泌器官、肝、肺较为常见，而心血管系统、神经系统、肾脏、眼部较为罕见。

常见毒副反应包括免疫性炎症、甲状腺功能异常、皮肤损害、腹泻等。

（一）皮肤毒性

皮肤毒性在免疫治疗相关不良反应中发病率最高，免疫相关皮肤损害一般出现比较早，大部分患者在治疗后几天至几周可出现，大多数反应比较轻，严重的不良反应较为罕见。皮肤相关不良反应主要表现为斑丘疹、瘙痒、水泡、白癜风、反应性皮肤毛细血管增生症等。严重可导致大疱性皮炎、中毒性表皮坏死松解症等。轻中度的皮疹伴瘙痒等不适者，可通过局部涂抹润肤剂、激素类药膏或口服糖皮质激素、抗组胺药物进行干预，不需要停用免疫治疗。但当皮肤斑疹、丘疹区域＞30%全身BSA，除上述治疗外，需暂停免疫治疗，必要时请皮肤科会诊，住院治疗。卡瑞利珠单抗使用过程中可出现皮肤血管瘤，多为单发，以观察为主，预防破溃出血及感染。

其中医病机、治法、方药等辨证论治可参考本书靶向治疗皮疹章节。

（二）甲状腺功能减退

内分泌毒性在免疫治疗相关不良反应中比较常见，具体包括甲状腺功能异常：如甲状腺功能减退、甲状腺功能亢进；急性垂体炎，中枢性甲状腺功能减退、中枢性肾上腺功能不足、低促性腺激素引起的性腺功能减退症等。其中甲状腺功能减退较为常见，一般在治疗后1个月出现。建议在开始行免疫治疗前完善甲状腺功能检查，并在治疗中每4周复查甲状腺功能，动态监测甲状腺功能变化可进行确诊。

1. 中医病机与治则

甲状腺功能减退常表现为疲乏、淡漠、懒言、怕冷、嗜睡等，也可能无症状，仅抽血结果提示促甲状腺激素（TSH）升高、游离四碘甲状腺酪氨酸（FT4）降低等。在中医学中根据甲状腺功能减退症状、体征可将其归属于"虚劳"等范畴。缘患者身患肿瘤日久，癌瘤伤正，或体虚患癌，正虚伴癌毒侵袭久矣，久病及肾，损伤肾阳，"阳化气"及温煦、推动脏腑各项机能功能失常，致疲倦乏力，畏寒怕冷，四肢不温，昏昏欲睡，腰膝关节软痛，浮肿等表现。肾为先天之本，肾阳为元阳之本，其温煦、气化、推动等作用与甲状腺激素相似，甲状腺减退以阳虚为根本，治当温补肾阳。

2. 辨证论治

肾阳虚证。

临床表现：面色苍白，疲倦乏力，畏寒怕冷，四肢不温，昏昏欲睡，腰膝关节软痛酸冷，舌淡胖，脉沉迟或沉细等。

治法：温补肾阳。

代表方：右归丸（《景岳全书》）加减。

常用药：熟地黄、山药、枸杞、山茱萸、鹿角胶、菟丝子、当归、杜仲、肉桂、制附子。

伴随大便下利清谷者，脾肾阳虚，去熟地黄、当归等滋腻润滑之品，加党参、白术、薏苡仁健脾渗湿止泻；命门火衰出血五更泻者，可合用四神丸，温补脾肾止泻；阳虚水泛而致浮肿者，可合用五苓散，利水消肿，随症加减。

3. 其他治法

（1）针对甲状腺减退患者，西医给予甲状腺素替代疗法，而运用中西医结合，可减轻甲状腺素药物的使用剂量，改善症状，每4周复查甲状腺功能，根据结果调整药量。一般无症状，仅抽血结果证实是甲状腺功能减退，不需要停用免疫治疗。TSH 在 $4 \sim 10\mu U/mL$ 可予观察。TSH $> 10\mu U/mL$，或有症状的患者，需补充甲状腺素治疗并排除合并肾上腺功能不全，推荐专科会诊。严重症状危及生命时，需停用免疫治疗，积极干预，加强对症治疗。

（2）可配合隔姜灸，选穴：大椎、脾俞、肾俞、膈俞、肺俞。在所选穴位隔姜片艾灸以达振奋阳气、温补脾肾的功效。

（三）胃肠道毒性

免疫性胃肠道不良反应多表现为腹泻、结肠炎，多累及乙状结肠和直肠，可伴有腹痛、腹泻、大便带血和黏液、发热等症状。针对伴有腹痛、便血等患者，其治疗排除感染性病因后，腹泻＜每天 4 次者，可继续免疫治疗，配合洛哌丁胺或地芬诺酯/阿托品等治疗。监测血常规、电解质、大便检查等，必要时口服补液对症处理，并密切监测病情变化。当腹泻加重至每天 $4 \sim 6$ 次，伴腹痛，大便黏液或带血者，需暂停免疫，予完善影像检查、肠镜检查等，口服泼尼松，如 3 天内无好转，考虑加用英夫利西单抗或维得利珠单抗（第 1 次使用时应进行结核检测）。腹泻每天≥7 次，伴剧烈腹痛，或伴有其他严重并发症，如肠缺血、肠坏死、中毒性巨结肠者，暂停免疫治疗并住院对症支持治疗，根据病情给予禁食、流食或肠外营养，静脉糖皮质激素治疗。如 2 天内无好转，加用英夫利西单抗或维得利珠单抗治疗。

其中医病机、治法、方药等辨证论治可参考本书靶向治疗腹泻的章节。

（四）肺毒性

肺毒性主要见于免疫相关性肺炎，可发展至危急重症，威胁生命。免疫相关性肺炎一般发生在治疗后 $2 \sim 3$ 个月，主要临床表现有呼吸困难，活动后气促，咳嗽，发热，胸痛等，偶有呼吸衰竭。也有部分患者无临床表现，仅影像学检查异常。建议患者免疫治疗前行胸部 CT 检查，评估肺部情况。

1. 中医病机与治则

免疫相关性肺炎可出现危及生命的严重病情变化，根据症状可归属于传统医学"喘证""咳嗽"等范畴。其发病与肺、肾密切相关，因药毒、痰浊邪壅肺气，郁而化热，肺失宣降，肺气上逆发为喘咳；患病日久，金不生水，肺损及肾，肾元不固，纳摄失常，则见喘咳。其治疗当以祛邪利气，培补摄纳，补虚泻实。

2. 辨证论治

（1）邪热壅肺证。

临床表现：咳逆上气，胸胀或痛，息粗，吐痰黏稠，伴身热、烦闷，口渴，苔薄白或薄黄，脉浮大。

治法：清肺祛邪，化痰平喘。

代表方：麻杏石甘汤（《伤寒杂病论》）合清金化痰汤（《医学统旨》）加减。

常用药：麻黄、杏仁、生石膏、黄芩、栀子、知母、瓜蒌、贝母、麦冬、橘皮、茯苓、桔梗、桑白皮、地龙、炙甘草。

（2）肾虚不纳证。

临床表现：喘促日久，动则尤甚，呼多吸少，气不得续，神疲乏力，汗出肢冷，面青唇紫，舌淡，苔白或水滑，脉微细。

治法：补肾纳气平喘。

代表方：肾气丸（《金匮要略》）和参蛤散（《济生方》）加减。

常用药：炮附子、干地黄、山药、山茱萸、泽泻、茯苓、丹皮、桂枝、款冬花、人参、蛤蚧、五味子、炙甘草。

3. 其他治法

免疫性肺炎严重者危及生命，进展较快，需中西医结合治疗。根据患者症状和 CT 情况，判断轻中重度。当患者无明显症状，CT 提示病灶局限于单个肺叶或 <25% 肺实质，考虑暂停免疫治疗，完善感染指标、血氧饱和度、肺功能、胸部 CT 等，3~4 周后复查胸部 CT、肺功能。如有好转继续免疫治疗；如无变化，继续治疗并密切随访至出现新症状；如有进展，升级至下一级治疗方案。出现新症状或症状恶化，CT 病灶涉及多个肺叶且达到 25%~50% 肺实质，暂停免疫治疗，完善检验检查，经验性抗感染治疗联合静脉糖皮质激素治疗，3~4 周后复查胸部 CT，评估病情变化。若疾病进一步进展，出血严重的新发症状，CT 病灶累及所有肺叶或 >50% 肺实质，永久性停用免疫治疗，完善检验检查，经验性抗感染治疗联合静脉糖皮质激素大剂量冲击治疗 48 小时，酌情行肺通气治疗。如仍控制不佳，考虑联合丙种免疫球蛋白或加用英夫利西单抗或吗替麦考酚酯。

第五节　运动与肿瘤的预防

随着恶性肿瘤的发病率不断攀升，对于肿瘤的防治一直是临床科研工作的重点，预防是肿瘤防治的关键环节。运动作为简而易行的行为方式，影响着肿瘤的发生、发展。运动在预防肿瘤、改善肿瘤患者的症状和功能障碍等方面起到一定的作用。如体育锻炼能降低结肠癌、食管癌、胃癌、卵巢癌、子宫内膜癌、肾及膀胱癌等肿瘤患病风险；改善肿瘤患者淋巴水肿外周神经疾病、疲乏、抑郁、焦虑等；并可协同肿瘤放化疗和免疫治疗，抑制肿瘤进展。

一、运动对肿瘤的防治作用

运动对肿瘤的防治机制尚不清楚，规律适合的运动可能通过平衡能量的摄入与消耗，维持健康的体重，通过直接或间接的调节机体性激素、胰岛素、前列腺素，提高免疫系统效应等发挥对肿瘤的防治作用。

（一）运动可降低某些肿瘤的发病风险

有研究表明定期运动可减少消化道肿瘤的发生。保持高运动水平或增加运动水平的女性比不运动的女性患子宫内膜癌的风险更低。每周超过 20 分钟的高强度运动可降低胰腺癌的发生风险等。运动与降低肿瘤风险有关的潜在机制可能包括以下方面：

1. 运动对性激素的调节作用

性激素是机体重要的激素之一，与月经来潮、绝经，卵巢功能成熟和周期性性激素分泌的形成密切相关。在对乳腺癌的研究中发现，初潮小于 12 岁，绝经大于 55 岁的妇女发生乳腺癌的风险增加。规律月经周期的时间越长，发生乳腺癌的可能性越大。对乳腺癌患者进行双侧卵巢切除的"去势疗法"可延缓乳腺癌的复发。此外卵巢癌的研究也得出了相似的结果，初潮小于 12 岁比初潮大于 15 岁的女性，发生卵巢癌的相对风险增加。在治疗不孕过程中使用促排卵药物（如：克罗米芬）可增加卵巢癌的发生概率。说明性激素对乳腺癌、卵巢癌的发生发展有着相关联系。运动可能通过降低血清激素水平，增加循环血液中性激素结合蛋白浓度，减少循环血液中游离性激素的数量，从而降低性激素活性。运动还可能通过缩短黄体期并减少排卵，可能起到对相应肿瘤的预防作用。

2. 运动对自由基代谢的调节作用

无氧自由基可引起细胞突变的发生并诱导肿瘤细胞的增殖。ROS（reactive oxygen species，活性氧中间体）可对脂质体、蛋白质和DNA产生损害，可能导致肿瘤的发生。在正常的生理状况下，机体能产生充足的自由基清除剂和抗氧化剂，以清除无氧自由基和ROS。中等强度的运动可延缓甚至阻止抗氧化剂的丢失，从而减少了肿瘤的发生风险。

3. 运动对胰岛素/胰岛素样生长因子的调节作用

胰岛素能促进胰岛素样生长因子的分泌。胰岛素和胰岛素样生长因子能促进肿瘤的发生发展。运动可能通过降低胰岛素样生长因子，改善胰岛素代谢，降低连接肽的浓度、提高胰高血糖素的分泌从而降低肿瘤患病风险。

4. 运动对免疫系统的调节作用

免疫系统是机体的重要防御机制，并参与调节神经内分泌功能，正常情况下可以排除异己细胞及突变细胞，维持机体细胞稳定，预防肿瘤发生发展，其过程机制极其复杂。有研究表明规律、中等强度的运动可通过增加自然杀伤细胞（NK细胞）的数量并提高淋巴因子激活杀伤细胞（LAK细胞）的细胞活性，从而降低肿瘤发生的风险。也有研究表明定期运动可通过调节sCD40/sCD40L通路，提高免疫系统肿瘤相关巨噬细胞的抗肿瘤能力，减少消化道肿瘤的发生。

5. 运动对肥胖的控制作用

超重和肥胖与多种肿瘤罹患风险增加密切相关，如绝经后妇女的乳腺癌、结肠和直肠癌、子宫内膜癌、肾和食管腺癌、胰腺癌等。肥胖可能引起一系列激素水平改变，影响免疫系统功能和炎症反应等患癌风险因素。如引起雌激素代谢改变，胰岛素抵抗增强，胰岛素样生长因子的分泌增加，高胰岛素血症的形成，自由基的产生增加等。运动可控制超重和肥胖的发生发展，从而预防某些肿瘤的发生。

（二）运动可辅助抗肿瘤治疗，减轻并发症

运动是一种辅助肿瘤患者康复的治疗手段，在肿瘤治疗期间实施定期的有氧运动及抗阻运动，可提高患者生活质量，加快机体恢复，治疗相关并发症。同时运动可作为放化疗、免疫治疗的辅助治疗，改善患者相关症状，降低治疗相关不良反应。运动可能通过调节机体免疫系统，平衡机体新陈代谢，减轻炎症反应，调节肿瘤相关基因（Bcl-2、Bax、Bak等），重塑脉管系统等方面起到肿瘤辅助治疗的作用，增加治疗疗效。

（三）运动可提高患者生活质量，促进康复

肿瘤及抗肿瘤治疗过程会引起患者身体、心理各种不适，直接影响治疗疗程的完整性及积极性。运动不但可以减少和恢复肿瘤患者因肿瘤本身及治疗过程所造成的心理不良影响、躯体功能损伤等，还可在一定程度上帮助患者恢复职业和社会功能。如个性化康复训练可减轻乳腺癌患者术后上肢并发症，提高患者肩关节活动和上肢功能，增强患者免疫功能，改善患者生活质量。运动改善肿瘤预后可能与诱导抑癌基因p53的表达，促进CD8+T细胞浸润，通过调节多巴胺系统增加多巴胺的分泌等机制相关。

二、运动方式

（一）有氧运动

有氧运动又被称为耐力运动或心肺运动，包括步行、慢跑、骑车、游泳等。可通过对话测试运动量是否适宜，如锻炼中与伙伴交流，喘不过气无法继续对话则说明速度过快，需放慢速度；主观疲劳感知评估，如用运动自觉量表来评估运动强度。

（二）抗阻力运动

抗阻力运动也称力量训练，是指肌肉在克服外来阻力时进行的主动运动。其主要起到强壮骨骼肌、增强肌肉力量等作用。

（三）柔韧性运动

柔韧性运动也称拉伸运动，主要增加关节活动范围。癌症患者进行柔韧性运动的目标是提高关节活动范围和提高韧带的稳定性和平衡性，通常安排在有氧运动或抗阻力运动后的整理活动中。推荐的柔韧性运动方案通常为静力性牵伸。

（四）神经肌肉功能训练

神经肌肉功能训练包括平衡、协调、步态、灵活性和本体感觉控制技能等，癌症患者神经肌肉功能训练的主要目标是预防跌倒，推荐在专业康复治疗师指导下进行。

（五）整合运动方案

太极、八段锦、气功、瑜伽等整合运动方式能安全有效地改善癌症患者躯体和情志相关症状，是适合于癌症患者的综合运动方式。

（六）高强度间歇性运动

高强度间歇性运动（HIIT）是一种快速提高体能的新兴运动方式，包括重复一组短时间的高强度运动，中间间隔休息，是提高心肺功能和减脂的一种高效方法。该方案仅适用于健康者和机体状态良好的癌症患者运动方案的进阶阶段，且需在运动医学专家评估授权后监督下进行。

三、运动全程管理

（一）运动风险筛查和安全监测

运动前评估是确保癌症运动方案安全性的关键环节。因肿瘤患者多伴疲倦乏力，体力下降，饮食减少；肿瘤治疗手段如放化疗、靶向及免疫治疗有诸多不良反应，如骨髓抑制、免疫力低下、水肿、骨质疏松等；肿瘤多伴随全身多发转移，尤其是骨转移致骨破坏极其容易发生，容易产生严重病证。因此运动前筛查及运动中安全监测至关重要，并且需要反复多次进行，及时调整运动处方。患者运动前应全面接受体能与功能状态评估，包括：身体成分、肌力和耐力、心肺功能、关节活动范围柔韧性和平衡协调功能、预估患者抗肿瘤治疗方案及可能的不良反应（如心脏毒性、周围神经毒性等）等。对有潜在骨转移或骨质疏松风险者，还需要进一步评估骨骼健康状态。同时在运动过程中借助现代科技手段，监测心率、心律、血压、血氧等。

（二）防治肿瘤相关运动推荐

1. 肿瘤预防方面

推荐运动量：2020 年的美国肿瘤学会营养与运动预防肿瘤指南推荐，成年人应保证每周至少

150～300分钟中等强度或75～150分钟高强度运动，或者二者相组合，达到或超过300分钟的上限是最好的。儿童和青少年应保证每天至少1小时中强度或高强度的运动，并保证每周至少3天高强度的体育锻炼。40岁及以上的男性、50岁及以上的女性、患有慢性疾病的和已被确认有心血管疾病风险的人群需要在开始进行剧烈强度的运动前咨询医生。限制静坐的行为，例如坐、躺、看电视或者其他形式的面对屏幕的娱乐。

2. 以功能障碍为核心的运动

支持运动可改善肿瘤患者肿瘤相关症状、并发症和功能障碍等。根据相关临床表现，如癌性疲乏、情感障碍、疼痛、肌肉骨骼障碍、淋巴水肿等，2023年以功能障碍为中心的中国癌症患者运动康复专家共同推荐具体处方，以解决具体问题。

（1）癌性疲乏。

每周3次中等强度有氧运动，持续至少12周，每次运动时间超过30分钟，或每周2～3次中等强度有氧运动联合中等强度抗阻运动。当有氧运动总量超过150分钟/周，对减轻疲乏的效果会降低，应避免过度运动。

（2）情感障碍。

每周3次中等强度有氧运动，持续至少12周，或每周2次有氧运动加抗阻力运动，持续6～12周。

（3）癌性疼痛。

在癌痛病因治疗和缓解疼痛药物治疗基础上，每周3次超过60分钟的有氧运动加抗阻力运动，持续12周，可有效缓解癌性疼痛，降低疼痛对日常生活的影响。

（4）肌肉和关节问题。

每周150分钟中等强度有氧运动可改善化疗所导致的肌少症，联合每周2～3次抗阻运动效果更加显著。持续12周针对特定肌群的渐进性抗阻训练可有效改善头颈部肿瘤患者肩痛及上肢功能。每周150分钟的有氧运动联合每周2次的抗阻运动可缓解芳香化酶抑制剂治疗所致关节疼痛。鉴于肌肉和关节问题的专业性和特殊性，应联合或转诊至康复医学专科进行包括运动在内的综合物理治疗。

（5）骨骼健康。

鉴于癌症患者合并骨质疏松或骨转移的风险较高，应在运动前充分评估患者的骨骼情况，骨骼健康状态较好者可推荐在监督下持续进行1年的中等强度抗阻运动和高冲击性训练维持和改善骨骼健康。对于已存在骨转移和骨质疏松者，则应以预防跌倒风险、提高局部肌肉能力、改善体能和日常生活能力的综合神经肌肉功能运动康复为主。

（6）淋巴水肿。

在医学监督下，在常规综合消肿治疗方案（手法消肿、绷带缠绕和穿戴压力衣）的基础上，进行渐进抗阻运动，从低强度开始，每周2～3次，可改善乳腺癌患者上肢淋巴水肿症状，且不会诱发淋巴水肿。

（7）二便障碍。

以步行为主的有氧运动改善便秘症状，可从每周60分钟逐渐增加至150分钟。造口术后患者推荐可在术后3～4天即开始适当的下腹部和核心练习，以轻微加强腹部肌肉，降低疝气风险，恢复肠道蠕动等功能。

对于局部神经损伤或瘢痕组织形成导致的逼尿肌功能障碍的患者，推荐围术期即开始进行运动康复治疗（包括盆底肌肉抗阻训练、核心肌群肌力训练、脊柱稳定性训练和有氧运动），改善术后尿失禁和排尿困难。

（8）心肺能力下降。

中高强度有氧运动可提高肿瘤患者心肺功能。然而，不同运动处方对提高心肺耐力的反应也存在相当大差异，因此，针对存在心肺耐力问题的癌症患者，推荐尝试复制心脏康复模式，在癌症不同临床阶段采取结构化的综合运动干预模式。

（9）神经系统症状。

针对化疗药物引起的周围神经病变（CIPN），建议每周进行 2~3 次、每次 60 分钟的中等强度有氧运动联合抗阻运动，改善 CIPN 所致的麻木、刺痛、冷热感觉异常。对老年患者来说，每天中低强度有氧运动和中低强度抗阻运动也可有效改善 CIPN 症状。因 CIPN 所致四肢感觉减退，易使患者平衡能力下降，存在跌倒风险。因此，应加强运动监测，并联合或转诊至康复医学专科进行神经功能康复训练，并进行评估和监督。

（10）睡眠障碍。

合并睡眠障碍癌症患者每周进行 3~4 次中等强度有氧运动，尤其是步行，每次 30~40 分钟，持续 12 周以上。

（11）性功能。

普适性运动方案可有效改善癌症患者的性功能障碍。有研究认为，每周 2 次规律高强度有氧运动和抗阻运动可以辅助前列腺癌去势治疗患者维持性功能；每周 3 次、持续 12 个月的有氧运动可有效改善乳腺癌患者激素治疗后的性功能障碍。尽管尚无统一的运动方案，但仍推荐将运动作为性功能康复的方案之一。

第六节　起居环境与肿瘤的预防

一、起居环境与致癌

综观古代文献资料，祖国医学对肿瘤病因的认识，归纳起来不外乎外因与内因。所谓外因者，主要指外界特别是大自然中的一切致病因素，起居环境是致癌外因中的一大类，是指一个人的生活习惯和工作环境等因素所构成的环境，包括居住环境、饮食习惯、运动锻炼、作息情况、精神状态、工作环境等。研究表明，起居环境与肿瘤的发生密切相关，适宜的起居环境能预防肿瘤的发生。

（一）居住环境

居住环境是指人们生活的环境，包括居住地的地理位置、环境污染、饮食结构、生活习惯等因素。长期居住于空气污染较严重的地区，如工业区、交通枢纽等，长期吸入污染物会增加肺癌等呼吸系统肿瘤的患病风险；居住在水质污染严重的地区，如重金属、农药等污染物超标的地区，可能增加肝癌、胃癌等消化系统肿瘤的患病风险；长期居住在辐射较强的地区，如高海拔地区、核辐射污染地区等，可能增加皮肤癌、白血病、甲状腺癌等恶性肿瘤发生的风险。

（二）饮食习惯

饮食所伤，往往影响脾胃功能，聚湿、生痰、化热或变生其他疾病。正如《黄帝内经》所言："饮食自倍，肠胃乃伤。""膏粱之变，足生大丁。"祖国医学很早便认识到饮食与肿瘤的发生有一定的关系。饮食习惯与肿瘤之间有密切的关系，很多饮食因素被认为是影响肿瘤发生和发展的重要原因。膳食结构不合理，高脂肪、高蛋白质、高胆固醇、高盐、低纤维素的膳食结构容易引起胃肠道肿瘤、乳腺癌等疾病；高热量饮食容易导致肥胖，肥胖是许多肿瘤的高危因素，如乳腺癌、结肠癌、前列腺癌等；食用含致癌物质的食物，如含亚硝酸盐、多环芳烃等的食物，会增加癌症发生的风险；长期大量饮酒会增加口腔、食管、胃、肝、乳腺等多种癌症发生的风险。

（三）运动锻炼

过劳、过逸均可以对人体产生不利的影响，造成正气虚弱，脏腑经络气血功能障碍，亦是肿瘤形成的一个因素。久坐和缺乏运动导致身体肥胖、代谢紊乱等状况，从而增加肿瘤发生的可能性。而过逸也会为肿瘤发生创造条件，如《素问·宣明五气篇》曰："久视伤血，久卧伤气，久立伤骨，久行伤筋，是谓五劳所伤。"适当运动能通过提高免疫力、促进新陈代谢、降低慢性炎症和调节激素水平发挥预防肿瘤的作用。研究表明，长期坚持有规律的运动可以降低结直肠、乳腺、卵巢、子宫、前列腺、肺等患癌风险。因此，防止劳逸过度在肿瘤防治中也是重要的环节。

（四）作息情况

《黄帝内经》认为良好的生活方式"法于阴阳，和于术数，饮食有节，起居有常，不妄作劳，故能形与神俱，而尽终天年，度百岁乃去"，是人类尽享天年的必要条件。其中起居有常是指保持良好的作息模式，不良的作息习惯可能会影响人体的代谢、免疫和激素等多种生理功能，从而增加患癌的风险。研究表明，不规律的作息时间、熬夜、长期睡眠不足等因素与多种肿瘤的发生有关系，尤其是对于乳腺癌和卵巢癌的发病有重要影响。

（五）精神状态

七情指喜、怒、忧、思、悲、恐、惊，属于人体正常的情志活动，与脏腑、气血有着密切关系。七情太过或不及均可引起体内气血运行失常及脏腑功能失调，为引发肿瘤奠定了内在的基础。正如《灵枢》曰："内伤于忧怒……而积聚成矣。"

长期的焦虑、抑郁、悲伤等不良情绪可能会降低机体免疫力，增加患癌风险；而对癌症的认识和处理方式也可能会对患者的精神状态产生影响，大量实验和临床观察亦证明，癌症的生长速度与个体的生活方式突然改变等因素有关。故有人称精神刺激引起的恶劣情绪，可能是癌症的"活化剂"。因此，在肿瘤预防和治疗中，重视患者的心理健康非常重要，可以通过积极的心理干预和支持来减轻患者的不良情绪，提高其生活质量和治疗效果。同时，良好的生活习惯和心态，如保持乐观、积极、快乐的心态，有助于提高机体的免疫力和应对患病的能力，从而有利于预防和治疗肿瘤。

（六）工作环境

一些职业性暴露被认为是患某些类型的肿瘤的危险因素。例如，接触石棉、铬、苯、砷等化学物质的工人患肺癌的风险增加；长期接触紫外线的人更容易患皮肤癌；医务人员和实验室工作者更容易接触到病原体和有害物质，因此患某些癌症的风险增加。此外，长时间的工作压力和工作环境的恶劣条件也会增加某些肿瘤的发病率。

二、起居环境与防癌

合适的起居环境对于预防肿瘤的发生具有重要的作用。保持健康的生活方式、改善饮食结构、减少污染物接触等，都是预防肿瘤的有效措施。以下是一些改善起居环境以降低癌症风险的方法。

（一）健康饮食

富含水果、蔬菜、全谷类和瘦肉蛋白质的饮食可以帮助降低许多类型癌症的风险。减少摄入加工肉制品和红肉，以及限制饮酒也有益于肿瘤的预防。

（二）体育锻炼

定期锻炼有助于降低许多类型癌症的风险。每周至少进行 30 分钟的中等强度的体育锻炼可降低肿瘤的发病率。

（三）避免吸烟

烟草是许多类型癌症的重要危险因素。戒烟或使用其他烟草产品可以大大降低癌症风险。

（四）限制接触有害物质

在进行有害作业时，采取必要的防护措施，避免接触石棉、氡和某些会增加癌症风险的化学物质。采取措施限制接触这些物质，如确保适当的通风和穿戴必要的保护设备。

（五）保持健康体重

肥胖是许多类型癌症的危险因素。通过健康饮食和定期锻炼来保持健康体重可以帮助降低癌症风险。

（六）管理压力

慢性压力会对整体健康产生负面影响，包括增加癌症的风险。寻找健康的压力管理方式，如通过冥想、运动或咨询来帮助降低癌症风险。

（七）获得充足睡眠

每天保证 7~9 个小时的睡眠时间，并建立一个固定的睡眠时间，形成规律的作息。充足的睡眠对整体健康至关重要，能在癌症预防方面发挥作用。

通过采取健康的生活方式和改善生活环境以减少与风险因素的接触，可以显著降低患癌症的风险。此外定期癌症筛查和早期发现仍然是早期治疗肿瘤的重要手段。

第七节　饮食与肿瘤的预防

肿瘤是一种多因素、多环节的疾病，其中饮食因素在其发生和发展中起到了重要的作用。不良的饮食习惯会导致机体内出现湿热、瘀血、气滞等病理变化，从而可能导致肿瘤的发生。中医认为，不同种类的食物有不同的性味归经，饮食偏嗜也会对身体产生不同的影响，饮食不洁、饥饱失度或饮食偏嗜，均能影响脾胃的功能，最终导致津伤气结痰凝而变生肿块。这些观点与现代营养与肿瘤发生的观点颇相似。流行病学研究表明：西方人由于长期食用高脂肪膳食，乳腺癌、前列腺癌和结肠癌的发病率明显高于东方人。动物实验亦表明：长期摄入过量蛋白质会使某些部位的癌症发病率升高，癌症的发生与进食种类关系不大，而和进食数量关系密切。国内外近年报道认为饮热茶能破坏人体食管的"黏膜屏障"。据我国食管癌高发地区流行病学调查，全部食管癌患者中发现有 7% 左右的人，有喜好热饮、硬食、快食或饮酒的习惯，并经动物实验研究证明，饮酒和热食、快食等对食道黏膜有一定的灼伤和腐蚀作用，导致黏膜细胞出现增生性病变，进一步可发生癌变。此外，研究亦表明：自然界中广泛存在的一种真菌黄曲霉素、亚硝胺类物质以及 3, 4 - 苯并芘等污染，均可导致癌症的发生。因此，科学合理的饮食习惯对于肿瘤的防治非常重要。

一、饮食防癌原则

（一）把好食物四道关

抗癌应从饮食抓起，合理、科学的饮食是防癌症的关键。国际癌症研究机构经过大量研究证实，有 45 种化合物在动物试验中有致癌作用，近 30 种化合物及复合物对人体有致癌作用，而它们大多数来自各种食物，饮食防癌正日益受到人们的高度重视。专家们经研究后建议，饮食防癌应该抓住食物的采购、烹饪、进食习惯、咀嚼这四个关键环节。

（二）保持良好的饮食习惯

（1）少吃脂肪、肉类和使身体过于肥胖的食物。体重超过正常标准的人，有近半数易患癌症。

（2）不能吃霉变的花生米、黄豆、玉米、油脂等粮油食物。

（3）多吃新鲜的绿叶蔬菜、水果、菇类等。以增加体内的维生素，抑制癌症细胞的繁殖。

（4）多吃含维生素 A 和维生素 B 的食物，如肝、蛋、奶等以及胡萝卜，可减少肺癌的发生。

（5）多吃粗纤维食物，如胡萝卜、芹菜、莴苣等蔬菜，可减少癌症的发生。

（6）少吃盐腌制品、亚硝酸盐处理过的肉类、熏制食物及泡菜等，可减少胃癌的发生。

（7）少喝含酒精的饮料，以防喉癌、食管癌。

（三）平衡膳食结构

（1）食品多样化：食谱广不仅可满足机体所需的各种营养素，而且还能抑制有害致癌物质。

（2）保持营养的均衡，维持理想体重：肥胖是引起多种疾病的危险因素，如心脏病、高血压、糖尿病等。

（3）避免过多胆固醇的摄入：低脂肪饮食可以减少患乳腺癌、前列腺癌、结肠癌和直肠癌的危险性。

（4）食用含有足够淀粉和纤维素的食物：不少人偏重于吃精细食物，淀粉和纤维素饮食不足。营养专家们认为，这对健康十分不利，他们认为应该多吃水果、蔬菜、全谷类食品、豆类及其制品。以增加淀粉和纤维素的摄入量，这样可降低患结肠癌和直肠癌的概率。

（5）避免摄入过多的糖：过多摄入糖会导致龋齿，这是大家都知道的，含糖太高的食物往往也是脂肪和热量高、维生素和矿物质含量低的食物。这显然对健康不利，对防癌是不利的。

（6）避免摄入太多的钠盐：饮食中食盐太多是导致高血压的重要原因之一，尤其对那些有高血压家族史的人们来说，更是如此。高血压如不及时治疗，则能引起心脏病、中风和肾脏病等。

（7）喝含酒精的饮料一定要适量：喝酒多有损健康，口腔、咽喉、食管和肝脏的癌与喝酒过量有关。频繁喝酒又抽烟的人患癌症的危险性更大。含酒精的饮料往往是高热量、低维生素和低矿物质。

（四）杜绝食物致癌源

（1）饮食来源最好多种多样，以降低风险，这包括不同的食物和不同的来源，例如到不同市场、不同菜摊买菜。

（2）少吃花生相关制品，包括花生糖、花生酱等。

（3）尽量不以高温作为烹调方式，如果炒菜锅已经发烟，就表示温度太高。改用水炒并加盖，以减少油烟。

（4）正确装置抽油烟机，才能避免油烟。

（5）烤肉时，可以搭配维生素 C、维生素 E 或 β－胡萝卜素高的食物，如烤些蔬菜，就是不错的选择。营养师也会建议，烤肉时包上铝箔纸；或是先微波至半熟，这样也可以降低风险。

（6）绝对不吃焦黑的烤肉。

（7）少吃腌渍、发酵类食物，包括咸鱼、花瓜、豆豉、酸菜、梅干菜等。

（五）掌握科学的烹调方法

不同烹调方法各有利弊，由于加热时间长短、使用火力的大小、材料的配制方法等，对食品中的营养素也有一定的影响，甚至会产生致癌物质，所以摄食一定要讲究烹调方法。研究表明，以微波炉或 100℃ 温度煮、滚、焖食物不会产生致癌物质；以烤箱来烘烤、焙产生的致癌物质较少；而高温油炸、煎、炒、烟熏、火烤等方式所产生的致癌物质最多；烹调的温度越高，时间越长，所产生的致癌物质也越多。

（六）合理三餐饮食谱

（1）清爽而营养的早餐。

"一日之计在于晨"，早餐摄入一天中 20% 卡路里的热量和足够的蛋白质能提供充足的能量。还可搭配绿茶、豆浆、酸奶、水果（猕猴桃、杏、李子、芒果、桃、草莓等）、蔬菜或其鲜榨汁（橘子、杏、桃、西红柿、胡萝卜等的鲜榨汁）。

（2）丰盛而健康的午餐。

在午餐中，你需摄入一天中 45% 卡路里的热量，避免吃高脂肪食物，可选用绿色蔬菜沙拉（如青椒、红茶、芦笋、绿菜花、生菜等）或西红柿沙拉、贝类、禽类肝脏（特别是鸭肝、鹅肝）、水煮和清蒸的鱼肉、兔肉、鸡肉或鸭肉等，这些肉类中富含抗氧化物质；红色的肉类（牛肉、羊肉）则适合缺铁的人食用，如：生长发育期的儿童和月经量较多的女性等。

（3）清淡素食的晚餐。

与早餐和中餐相反，晚餐则要有充足的碳水化合物以保证好的睡眠。因此，晚餐宜清淡，因为油腻且难消化食物会加快新陈代谢，升高体温从而促进人体的衰老。可选择生菜沙拉（可加入煮鸡蛋和蘑菇）以及蔬菜汤，适量的面条、米饭、烤土豆或玉米粥等以及酸奶（原味或加入杏仁、果仁）、水果沙拉或干果。

（七）正确选择防癌食物

正确选择食物对预防癌症的发生具有重大意义。

（1）富含维生素的食物。抗癌维生素是在 20 世纪初被人发现的。著名生物化学家波林雄辩地指出："承认维生素是健康饮食的重要组成部分是对人类健康最杰出的贡献。"早期的研究成果已经显示了维生素和矿物质的防癌效用。前些年在西方国家也曾流行补充维生素 A 或胡萝卜素、维生素 C、维生素 E 等制剂来预防肿瘤。美国国家癌症研究所（NCI）有关专家强调，减少某些癌症发生的最好办法是多吃各种蔬菜和水果，从天然食物中摄取营养素是最安全可取的方法。

（2）富含胡萝卜素的食物。胡萝卜、西瓜、南瓜、菠菜、小白菜等，它们对肺有保护作用。对于吸烟者来说，每天吃一根胡萝卜或喝半杯菠菜汁，可以使肺癌的发生率降低。西瓜被誉为水果之王，不仅富含胡萝卜素，而且是谷胱甘肽的主要来源。谷胱甘肽是致癌物的克星。

（3）富含番茄红素的食物。如西红柿、西瓜、草莓、桑葚、杏等。番茄红素是一种强抗氧化剂，具有优良的抗癌与防癌作用。在抗癌食谱中，西红柿和草莓是重要成员。西红柿还含有防癌物质谷胱甘肽。

（4）富含淀粉的食物。如土豆、绿色的香蕉。英国营养学家们对 12 个国家居民的饮食习惯做了调查，结果发现人群中摄食的淀粉越多，癌症的发病率就越低。富含淀粉的食物抗癌机理是淀粉类食物能产生丁酸盐，丁酸盐对癌细胞有强大的抑制作用。除此之外，淀粉分解可间接加速致癌物从大肠中排出，从而降低癌症的发病率。

（5）富含纤维素的食物。如芹菜、大蒜、青椒、芫荽等，它们可以稀释脂肪浓度以减少致癌物质对人体代谢的影响；食物纤维还可以减少粪便在肠道的停留时间，减少致癌物质与肠黏膜的接触的机会。此外，纤维素还能降低人体中雌激素的水平，从而降低乳腺癌的发生率。

（6）富含矿物质的食物。已知钙、硒和锌三种矿物质在癌症预防中起重要作用，后两种称为微量元素。微量元素在人体中含量虽小，但对生理过程起重要作用。微量元素硒是抗癌矿物质中效果最明显、抗癌力最强的元素。硒是很好的抗氧化剂，是吞食体内自由基最有效的物质，可保护细胞膜不受自由基的破坏，保持细胞核和基因成分的完整性。硒能启动谷胱甘肽过氧化酶的抗毒作用，这种酶是非常有效的吞食自由基的抗氧化剂，与硒配合能取得理想的抗癌效果。硒与维生素 E 能相互协调作用，提高抗氧化的效应。

二、中国营养学会的 8 条膳食指南

（1）食物多样，谷物为主。多种食品应包括谷物与薯类、动物性食品、豆类及其制品、蔬菜与水果及纯热量食品等 5 大类。

（2）多吃蔬菜、水果与薯类，维护心血管健康，增加抗病能力，预防癌症，预防眼疾。有些蔬菜中所含的吲哚类化合物和黄酮类化合物，都可诱导酶的生成，增强防癌能力，蔬菜中十字花科植物中许多蔬菜都属于这类，如卷心菜、菜花、萝卜、白菜、榨菜、芥菜、芜菁等。

（3）每天吃奶类、豆类及其制品。我国膳食中钙普遍缺乏，仅为推荐供应量的一半。而奶类食品含钙量高，并与豆类食品一样，是优良的蛋白质来源。

（4）经常吃适量的鱼、禽、蛋、瘦肉，少吃肥肉与荤油。动物性蛋白质的氨基酸组成全面，赖氨酸含量高；而鱼类的不饱和脂肪酸有降血脂、防血栓形成的作用。

（5）膳食与体力活动平衡，保持适当体重。早、中、晚餐的供热量分别为 30%、40% 及 30% 为宜。

（6）吃清淡少盐的膳食。我国居民的平均食盐摄入量约每天 15 克，是世界卫生组织建议值的两倍以上，故应减少食盐量的摄入。

（7）饮酒应节制。

（8）吃清洁卫生、不变质的食品。包括选购符合卫生标准的食品，尤其是绿色食品。根据美国癌症研究院的报告发现，其实要预防癌症并不困难，只要不抽烟、吃得正确、持续身体活动，加上维持适当体重，就可以减少 60% ~70% 的罹癌概率。此外，每天至少摄取 5 份蔬菜水果，就可以降低 20% 的癌症风险。

三、常见防癌食物

（1）洋葱类：大蒜、洋葱、韭菜、芦笋、青葱等。

（2）十字花科：花椰菜、甘蓝菜、芥菜、萝卜等。

（3）坚果和种子：核桃、松子、开心果、芝麻、杏仁、番瓜子等。

（4）谷类：玉米、燕麦、米、小麦等。

（5）荚豆类：黄豆、青豆、豌豆等。

（6）水果：柳橙、橘子、苹果、哈密瓜、奇异果、西瓜、柠檬、葡萄、葡萄柚、草莓、菠萝、柠檬等。

（7）茄科：番茄、马铃薯、番薯、甜菜等。

（8）伞状花科：胡萝卜、芹菜、荷兰芹、胡荽、莳萝等。

第八章　中医肿瘤防治的用药特点

中医药是我国古代医学的瑰宝，经数千年的临床实践证实中医药在防治各类疾病方面疗效显著。在恶性肿瘤防治方面，中医治疗肿瘤具有个体化、综合调理、辨证施治和强调预防等特点，可以作为主要或辅助治疗手段，提高患者的生活质量和免疫力，减轻治疗的不良反应，缓解症状，提高治疗效果。

1. 个体化治疗

中医防治肿瘤强调"因时、因地、因人制宜"，即根据季节（包括时辰）、地理和个人不同情况制定个体化的治疗方法，即从整体上调节机体的阴阳平衡和气血运行，以提高机体免疫力，同时针对病情和体质的不同特点制订个性化的治疗方案。如同种类型的肿瘤，不同患者治疗方法可不一；而不同肿瘤，患者具有类似的证型也可采用同种治疗方法；而不同地域、气候也影响医者的施治。

2. 综合调理

《黄帝内经》记载"人以天地之气生，四时之法成"，人体内脏腑关系，如同小宇宙与天地大宇宙相通、相适应，即顺四时而适寒暑。中医防治肿瘤不仅仅是针对肿瘤病灶进行治疗，而是从整体上调理身体，增强机体的免疫功能，减轻化疗和放疗等治疗的毒副作用，从而达到综合治疗的效果。例如根据脏腑五行相生、相克原理，结合患者的症状、体征，需要全面兼顾病变脏腑"所生""所克"以及可能发生"相乘"及"相侮"的脏腑，全面调理，才能达到最终治病防病的目的。

3. 辨证施治

辨证施治是中医治疗学的精髓，是中医内治法的核心内容，中医药防治肿瘤强调辨证施治，即根据肿瘤患者不同的症状和体质特点，进行针对性的治疗。例如，对于肝癌患者，可针对患者肝气郁结、血瘀等病因病机，采用活血化瘀、理气解郁等治疗方法，以逍遥散配合活血化瘀药加减。常用药物有柴胡、郁金、香附、当归、青皮、陈皮、橘叶、八月札、川楝子等。活血化瘀药有三七、红花、川芎等。临床上初期乳腺癌、早期肝癌、甲状腺癌也常见此证，可谓"异病同治"。

4. 强调预防

《素问·四气调神大论》云："是故圣人不治已病治未病，不治已乱治未乱，此之谓也。夫病已成而后药之，乱已成而后治之，譬犹渴而穿井，斗而铸锥，不亦晚乎！"明确提出了"预防为主"的思想，这一思想在肿瘤防治中具有重要意义。未病先防——癌前病变的治疗，所谓"未病先防"，针对肿瘤而言主要指采取措施，治疗癌前病变，阻止癌症进一步发展、恶化。中医药防治肿瘤强调预防，注重调节生活习惯和饮食结构，增强机体的自我调节能力，减少患癌风险。例如，可以通过食疗、气功、针灸、推拿等方式，促进机体的阴阳平衡和气血流通，预防肿瘤的发生。

第一节　根据肿瘤病机用药

中医药在防治肿瘤方面具有其独特的特点，其中之一就是根据不同的肿瘤病机选择合适的中药进行治疗，肿瘤常见的病机包括气滞血瘀、湿热内蕴、气血两虚和气阴两虚等，不同病机的肿瘤在治疗上各有其特点。

一、肝郁气滞

祖国医学认为肿瘤的发生与气机运行失调关系极为密切。《医宗金鉴》曰："乳癌由肝脾两伤，气郁凝结而成。"《丹溪心法》亦云："足厥阴之气不行，故窍不得通而汁不得出，以生乳癌。"气机不畅则津液血运行代谢障碍，积而成块以生肿瘤。气滞是肿瘤最基本的病理变化之一，因此，理气药在肿瘤治疗中十分重要。

现代药理研究证明，理气药既能治癌，又能改善由癌细胞影响机体造成的多种紊乱状态。如乌药对小白鼠肉瘤180株抑瘤率为44.8%。研究者为对抗癌剂有强耐药性的宫颈癌患者JTC-26细胞株筛选800种中药，发现抑瘤率达90%以上的有：大茴香、枳实、沉香、厚朴、木香、丁香等。目前临床常用的理气药有：八月札、橘叶、橘皮、枳壳、香附、郁金、川楝子、大腹皮、佛手、青皮、玫瑰花、九香虫、厚朴、旋覆花等。

在临床应用中，往往根据病情的兼夹不同予以适当的配伍。如气滞血瘀，在使用理气药时，应配合丹参、赤芍、桃仁、红花、三棱、莪术等活血化瘀药一起应用；气滞兼痰凝，应配伍半夏、天南星、昆布、海藻、象贝等化痰软坚药；气滞兼湿阻，则配伍苍术、白术、薏苡仁、猪苓、茯苓等化湿利湿药；气虚兼气滞，应与黄芪、党参、甘草等药合用。然而，理气药大多辛香而燥，重用、久用或运用不当，会有化燥伤津助火等弊病。但只要配伍运用得当，即可防止上述毒副作用的发生。

二、痰凝湿聚

痰湿为病，甚为复杂，病机变化多端，还有痰凝和湿聚，痰湿既为病理产物，又为继发性致病因素，痰凝湿聚成核成块，表现为气机阻滞、痰湿凝聚、血行瘀滞，如许多无名肿块，不痛不痒，经久不消，逐渐增大增多，多系痰核多致。

临床上对体表或皮下不痒不痛、经久不消之肿块，均按痰核论治，多以消痰散结、化痰通络之法来治疗，而对湿毒为患则以祛湿解毒法来治疗。在具体使用化痰软坚时要审证求因，分清痰的性质、部位，脾虚聚湿成痰者配合白术、茯苓等健脾化湿药；因气滞而痰气交阻者应与陈皮、佛手、砂仁、蔻仁等理气宽中药同用；痰火胶结者可与蒲公英、鱼腥草、黄芩、金银花等清热解毒药同用。

现代药理研究亦表明，许多具有化痰散结作用的中药均有抗癌活性，如夏枯草、半夏、山慈菇、瓜蒌、前胡等。实验研究表明，有些祛湿化痰药对肿瘤有直接抑制作用。如夏枯草用于痰瘀互结，痰火郁结甲状腺肿瘤、纵隔肿瘤和肝胆肿瘤等，药理实验证明夏枯草能抑制裸鼠移植瘤的生长，还可促进腹水的吸收。瓜蒌对S180及腹水癌均有抑制作用。汉防己甲素影响单层培养的人食道上皮细胞株及人食管癌上皮细胞株克隆的细胞分裂。

三、气血两虚

肿瘤属慢性消耗性疾病，多为虚证，正如《黄帝内经》所言："壮人无积，虚人则有之。"用扶正培本法，扶助人体正气，协调阴阳偏盛偏衰。补益人体虚弱状态，调整机体内环境，提高患者免疫功能，加强抵御和祛除病邪的能力，抑制癌细胞的生长，为进一步治疗创造条件。正如中医所言"养正积自除"。当然，在临床中扶正的同时应注意扶正与法邪的辩证关系。

扶正培本的方法很多，如补肺益气、健脾和胃、补肾益精、养阴生津等。常用中药：天门冬、麦冬、沙参、生地黄、龟板、鳖甲、天花粉、知母、旱莲草、女贞子、鸡血藤、当归、阿胶、熟地黄、黄芪、党参、人参、黄精、白术、淮山药、附子、淫羊藿、补骨脂、紫河车等。根据现代研究证明，扶正培本治癌的作用是多方面的：①能提高机体细胞和体液免疫功能，适应原样作用；调整患者机体CAMP以及CGMP的比值，提高CAMP的相对值而抑制肿瘤细胞的生长，有利于保护骨髓；②增强放化疗疗效，控制复发而达到抗癌和抑癌的效应；③增强激素调节功能，促进垂体的肾上腺皮质功能；④促进网状内皮系统的吞噬功能，改善机体免疫状态；⑤诱导肝脏药酶，增强机体解毒能力；⑥直接抑瘤作用。

临床中除药补外，还应结合食补，选择与身体需要相应的补益食物，起到扶正抗癌，增强体质的作用。祖国医学一向强调饮食疗法，《黄帝内经》曰："毒药攻邪，五谷为养，五果为助，五畜为益，五菜为充，气味合而服之，以补益精气。"如在放疗期间，热灼伤阴，可在饮食上多补充些补阴清凉、甘寒生津的食物，如芦笋、甘蔗汁、蜂蜜、白木耳、鳖肉等。化疗期间易出现骨髓抑制，在饮食上可以多补充足量的造血原料，如含铁的食物菠菜、动物肝及健脾食物薏米粥、芡实粥等。在药补的基础上结合食补，注意精神的调摄，对身体的恢复十分有利。

四、气血瘀滞

肿瘤多有形，历代医家多认为癥积、石瘕、痞僻及肚腹结块等皆与瘀血有关。《医林改错》曰："肚腹结块，必有形之血。"说明腹内有形的包块肿物多由瘀血所致。临床观察证明：几乎所有肿瘤患者普遍存在有瘀血见证。如体内或体表肿块经久不消，坚硬如石或凹凸不平；唇舌青紫或舌体、舌边及舌下有青紫点或静脉曲张；皮肤黧黑、有斑块、粗糙、肌肤甲错；局部疼痛，痛有定处，日轻夜重，脉涩等。瘀血是肿瘤的病因之一，针对瘀血而采用的活血化瘀法是肿瘤临床常用治法。活血化瘀法不但能祛邪消瘤，亦可配伍其他治法对瘀血引起的发热、瘀血阻络引起的出血、血瘀经络所致的疼痛等证起到一定效果。临床上对肿瘤患者施用活血化瘀法，可以起到多方面作用。

常用的活血化瘀药物有：丹参、赤芍、红花、郁金、延胡索、乳香、没药、五灵脂、王不留行、水蛭、全蝎、蜈蚣、斑蝥、水红花子、石见穿、血竭等。

实验证明，活血化瘀类中药抗肿瘤的作用主要表现在以下几方面：①对抗肿瘤的增效作用。如丹参、鸡血藤等活血化瘀药与喜树碱合并用药，治疗小鼠白血病L65瘤株实验，增加生命延长率60%，这样相对地降低了喜树碱的毒性，改善了血液循环，增加血流量，充分发挥了喜树碱杀灭白血病细胞的作用。②调整机体免疫功能。③调整神经和内分泌功能。④预防放射性纤维化，减少毒副反应。

临床中，应用活血化瘀法，使用活血化瘀类药物时应根据辨证与辨病相结合的原则，同时参考实验研究结果，按肿瘤性质和部位不同选择适当的药物。

总之，中医药防治肿瘤的用药特点是因病因证施治，根据肿瘤不同的病因病机选用相应的中药进行治疗，达到防治肿瘤的目的。

第二节 根据药物功效用药

中医药防治肿瘤另一重要方法是根据药物功效进行治疗，不同功效的药物在肿瘤治疗中有其独特的优势和应用价值。根据中药的功效，可将抗肿瘤中药分为以下几类：

一、清热解毒

对于热毒壅盛的肿瘤，如头颈部肿瘤放疗后，常用清热解毒药物治疗，如金银花、连翘、菊花、白头翁、板蓝根等，该类药物大多偏苦寒，可有效清解热毒，对于热毒型肿瘤有较好治疗作用。

二、活血化瘀

对于瘀血内结，致瘤内生的肿瘤，可见于各类型恶性肿瘤，常以活血化瘀药以补血、活血、化瘀，使"瘀血去、新血生"，如桃仁、红花、三七等中药可以活血化瘀，尤其对于肿瘤患者术后显著瘀血症状有明显治疗作用。

三、益气养血

对于肿瘤放化疗、免疫治疗、靶向治疗和其他辅助治疗后，患者常呈现气血两虚症状，此外，恶性肿瘤中晚期，也有明显气血两虚的表现，可选用补益类药物补养气血，增强免疫力，常用人参、黄芪、当归、阿胶等。

四、补肝肾

肿瘤的发生以"内虚"为主要病因，其中肝肾亏虚为常见病因，因此补益肝肾应贯穿肿瘤治疗的各个时期。常用补肝肾的药物包括何首乌、枸杞、熟地黄等。

五、温阳散寒

肿瘤的形成与阳虚寒积有密切关系，肾阳不足、阴寒积聚是肿瘤形成的重要病机，而且肿瘤在经化疗后，也表现为阳虚寒凝的症状，常伴有畏寒、怕冷、四肢不温，以四肢末端为甚。因此，在治疗上，使用附子、肉桂等温阳散寒的中药具有较好的治疗作用。

六、清热利湿

恶性肿瘤发生发展过程中，"湿""热"胶结，促进肿瘤的生长和转移，尤其是在大肠肿瘤的发病中，"湿热"是关键的致病因素。如黄芩、栀子、泽泻等中药可以清热利湿，对于湿热型肿瘤有辅助治疗作用。

第三节　根据病证用药

根据肿瘤病证用药是中医药治疗肿瘤的重要特点之一。中医认为，肿瘤是多种因素长期累积导致体内气滞、血瘀、痰湿等病理变化所致。因此，治疗肿瘤需要根据不同的病证进行个体化治疗。

在中医理论中，病证是指肿瘤发生发展的不同阶段，以及不同患者肿瘤发生发展的不同症状、体征和病理变化。中医医师可以根据患者的具体情况，选择具有特定功效的中药进行治疗，以达到治疗肿瘤的目的。例如，对于痰瘀型肿瘤，中医会选择具有祛痰化瘀功效的中药，如陈皮、赤芍、山楂等。对于气滞型肿瘤，中医会选择具有行气活血功效的中药，如柴胡、桃仁、当归等。对于阳虚阴盛型肿瘤，中医会选择具有温阳固液功效的中药，如黄精、肉苁蓉、补骨脂等。

总之，中医药治疗肿瘤的特点之一就是根据肿瘤病证用药，个体化治疗，以期达到最佳的治疗效果。

第四节　根据肿瘤部位用药

中医治疗肿瘤时，会考虑到肿瘤发生的部位、病情的严重程度以及患者的体质等因素，根据病情进行个体化的治疗，如会根据肿瘤发生部位选用归该经的中药，能达到最佳的治疗效果，尤其是中医的"引经药"有导引诸药直达病所，增强疗效的功效。

一、根据性味归经用药

不同种类中药性味归经不同，所发挥的功效不尽相同，在治疗不同种类肿瘤时也适当选用归该经的中药。如三七、当归、川芎均归肝经，且具有补血活血化瘀的作用，能发挥"瘀血去、新血生"的功效，因此，对于具有较明显的血瘀症状的肝癌患者常选用该类药物，且疗效确切；肝火旺盛则可选用黄芩、连翘、板蓝根等药物。在胃癌治疗上常会使用具有健脾胃的中药，如党参、茯苓、白术等。具有清热化痰、平喘作用的中药，如麻黄、杏仁、石膏、贝母等则常应用于肺癌的治疗上。需要注意的是，中药的使用需要根据具体病情和患者体质来选择，不能一概而论。

二、引经药

引经药是指能导引诸药直达病所，增强疗效的药物，亦可理解为对机体某一部位有特殊作用的药物。导引是引经药的主要作用之一，这也是有别于西医用药的观点。引经药又称引经报使药，其源远流长，起源于药物的归经理论，民间以形补形理论亦源于此。清代著名医家尤在泾说："药无引使，则不通病所。"病有病所，药有药位，辨证上加入引经药可以提高疗效。如足厥阴肝经的引经药有"青皮、吴茱萸、川芎、柴胡"，其中"川芎、柴胡"则被广泛应用于各类型肝癌的治疗中，发挥着导引诸药直达病所，增强疗效的功效。对于脑瘤或转移性脑瘤患者，临床上多使用藁本和蔓荆子，因为藁本可引药达巅顶，而蔓荆子则可引药上行于头，有助于缓解头疼、头胀等症状。

第五节　根据有无复发转移用药

一、肿瘤的复发与转移

癌的复发与转移是肿瘤发生和演变过程中最危险的阶段，据统计，临床肿瘤患者50%以上死于肿瘤晚期的复发与转移，因此，如何控制癌的复发与转移是当今肿瘤临床研究的一大难题。

所谓"复发"一般是指在肿瘤的原发灶部位再次生长出新的肿瘤，"转移"是指癌细胞离开其原瘤组织而侵犯了邻近组织，在该处继续繁殖生长，并在该处形成继发瘤（转移灶）。中医学认为癌瘤发生的本质在于"正虚毒聚"，其复发、转移发生的关键亦在于"正气内虚"，正如古人所言："邪之所凑，其气必虚。"《灵枢·百病始生篇》云："虚邪之中人也……留而不去，则传舍于络……留而不去，传舍于经……留而不去，传舍于输……留而不去，传舍于伏冲之脉……留而不去，传舍于肠胃……留而不去，传舍于肠胃之外，募原之间。留著于脉，稽留而不去，息而成积。或著孙脉，或著络脉，或著经脉，或著输脉，或著于伏冲之脉，或著于膂筋，或著于肠胃之募原，上连于缓筋。"《黄帝内经》认为"虚邪中人""稽留而不去，息而成积"。"积"（癌瘤）形成后，可以不断地发生传舍（即转移），以至于"邪气淫溢"。《黄帝内经》时代的医家不仅认识到肿瘤可以发生传舍，而且对其过程、机理、途径及范围等的认识也达到了一定的深度。

二、中医对癌瘤复发、转移的治疗

1. 转移治疗中的整体观念和"治未病"思想

关于恶性肿瘤的转移，历代文献中并无明确相应的治法，但祖国医学中天人相应及五脏六腑相关的整体观念和"治未病"的预防思想，对于癌瘤转移的治疗有指导作用。从根本上讲，癌瘤的转移属于疾病传变的范畴，"治未病"思想的主旨即在于"未病先防""既病防变"。人体脏腑之间存在生克乘侮的复杂联系，《素问·玉机真脏论》指出"五脏受气于其所生，传之于其所胜；气舍于其所生，死于其所不胜"，一脏有病可以影响到相关的脏腑。

防治疾病时必须以整体观念为指导，预先治疗未病的脏腑，既要防止传之于所克之脏，又要防止传之于所侮之脏。正如《金匮要略·脏腑经络先后病脉证第一》所指出的，"夫治未病者，见肝之病，知肝传脾，当先实脾"。杜绝疾病的发展传变，防治癌瘤转移，当以《难经》所言之"补不足，损有余"为原则，结合五行生克乘侮理论，视不同脏腑及其所属之虚实而治。但具体的方法则需我们在临床实践中进一步探索。

2. 固摄培本解毒法与中医药抗转移

《黄帝内经》云："凡阴阳之要，阳密乃固……阳强不能密，阴气乃绝。"癌毒为阴毒，易伤阳气，且其毒性猛烈，既耗散正气，又易于扩散。《黄帝内经》指出"散者收之""其剽悍者，按而收之"，提示应当采用具有收敛、固涩、收摄等作用的药物，以治疗正气（包括气、血、精、津等）有形或无形的消耗、散失及防止癌毒侵袭扩散、转移之证候，此种治法称为固摄法。其作用机制，一方面是通过固摄正气，防止正气的耗散，纠正正虚失固的状态；另一方面是通过固摄癌毒，防止或减少癌毒的扩散与转移。在固摄法对正气及癌毒的双重作用下，正气的耗散趋势得到抑制，正气水平得以提升，使之抗癌、固摄癌毒的能力增强，癌毒的扩散转移趋势也同时受到抑制。

中医治疗肿瘤时，根据患者的病情分析是否存在复发转移的可能性，可以制订相应的用药方案。一般而言，治疗原发肿瘤时，中医药常采用清热解毒、活血化瘀、扶正培本等方法，常用的中药有黄芩、连翘、赤芍、丹参、党参、黄芪、当归等。而当存在复发转移时，根据转移部位和恶性程度的不同，可针对不同的病情选用相应的中药进行治疗。如，对于转移至肺部的肿瘤，可以采用清热化痰、润肺止咳的中药，如桑白皮、百部、浙贝母等；对于肝脏转移的肿瘤，可以采用活血化瘀、清热解毒的中药，如当归、川芎、赤芍等；对于骨转移的肿瘤，则可以采用壮骨固肾、温通散寒的中药，如枸杞子、桂枝、肉桂等。当然，中医药的用药方案还需要结合具体病情进行综合分析和制订。

第六节　根据有无手术用药

中医治疗肿瘤时，针对不同的病情和治疗方式，也会有不同的用药方法。有无手术也是确定中医治法的重要因素。

对于未进行手术的患者，多根据中医辨证分型、症状体征采用对症的方药，通过增强患者免疫力、抑制肿瘤生长、缓解癌痛等方面，治疗肿瘤，实现带瘤生存。常配合软坚散结、攻散癌毒的药，如半枝莲、猫爪草、夏枯草等发挥抗瘤、抑瘤的作用。

对于已进行手术的患者，中医医师会根据手术后的恢复情况和术后的辅助治疗需求来选择药物。如术后恢复期的患者常用具有"扶正补虚""化瘀止痛"等功效的药物促进患者伤口愈合和恢复，发挥它们增强身体免疫力，预防并发症的发生等作用。常用的补益类药物包括：党参、黄芪、当归、茯苓、山药等，常用的化瘀止痛的药物如三七、川芎、丹参、乳香等。

无论是否手术，中医治疗肿瘤都需运用整体观念、辨证论治，临床实践中具体选用哪种方剂还需考虑患者的具体情况。值得注意的是，中医的治疗需要有一定的时间和过程，而且，中药治疗还需要结合患者的生活方式和营养摄入等方面进行调整，以达到最好的治疗效果。因此，在治疗过程中，需要患者积极配合中医医师的治疗计划，并随时向中医医师反馈身体状况，以便中医医师及时调整治疗方案。

第七节　根据现代药理研究用药

中医药对肿瘤的治疗已经有了较为丰富的临床实践，同时也逐渐得到了现代药理研究的支持。目前，一些中药对肿瘤的药理作用已经得到了初步的探讨，如黄芪、甘草、冬虫夏草、灵芝等，它们具有抗氧化、抗炎、免疫调节、抗肿瘤、促进细胞凋亡等多种作用。

一、对肿瘤细胞的直接杀伤作用

动物实验筛选及临床试验证实，多种中药能通过调控细胞程序性死亡过程（细胞凋亡、铁死亡、自噬）发挥抑制肿瘤细胞生长的作用，如三棱、莪术、黄芩、川芎、当归、丹参等。其中莪术不仅对癌细胞有直接抑制和破坏作用，而且能提高机体免疫力，使肿瘤消退，此外，黄芩中的有效成分黄芩素可发挥促进铁死亡、诱导肿瘤细胞发挥自噬的作用。

二、抑制肿瘤血管新生

临床使用的活血化瘀的药大多有抑制血管新生的作用，如桂枝、丹皮、赤芍、桃仁、红花在体外均能通过调控 VEGF/VEGFR2 信号轴发挥较强的抑制血管新生的作用，还能减少血栓对瘤细胞的保护，有利于免疫系统对癌细胞的清除。

三、提高机体细胞和体液免疫功能

据现代药理研究，补益类药物大多具有增强免疫细胞功能发挥从而发挥抗肿瘤的作用。如人参中含人参皂苷、挥发油、人参酸、各种氨基酸、肽类、葡萄糖、果糖、蔗糖、果胶等物质以及维生素 B_1、维生素 B_2、烟酸等。实验证明，人参里所含的多种皂苷、人参多糖、人参挥发油都有抗肿瘤之功能。人参可以提升网状内皮系统的吞噬功能，同时刺激机体再生；人参花皂苷在体外实验中对天然杀伤细胞 NKC – IFN – IL – 2 调节网起正调节作用，能提升 T 细胞和巨噬细胞功能。

四、增强放化疗疗效，减轻治疗毒副作用

放化疗联合中医治疗可以起到增效减毒功效，有助于治疗的平稳、顺利进行，还能增强治疗效果，提高患者生存治疗，从而延长患者生存期。现代药理研究证实，中药能够对放化疗起到增效减毒的作用。在手术后辅助治疗中，可以选用当归、白芍、黄芪、丹参、川芎等中药，来改善患者的免疫功能、减轻化疗药物的毒副作用，同时提高患者的生存质量。如丹参、莪术、红花、川芎等活血化瘀中药可通过改善、加速血液循环，增加放疗敏感度，并使肿瘤局部化疗药浓度增加，从而提高放化疗疗效。此外，中医药治疗还能够改善放化疗毒副作用，如用健脾和胃、降逆止呕中药预防和治疗放化疗引起的胃肠道反应，用补肾填精、益气健脾、养血生血药可预防和治疗放化疗引起的骨髓抑制，从而促使治疗能够安全、顺利地完成。

因此，中医根据现代药理研究进行用药，可以更好地发挥中药的优势，为肿瘤患者提供更为个性化、有效的治疗方案。在具体用药时，中医医师可以根据肿瘤的病理生理特点以及中药药性进行合理搭配，达到更好的治疗效果。

第九章 肿瘤常见并发症的中医治疗与预防

第一节 癌性疼痛

国际疼痛学会将疼痛定义为一种与实际或潜在的组织损伤相关的不愉快的感觉和情绪情感体验，或与此相似的经历。癌症疼痛（简称癌痛）是指由癌症、癌症相关性病变、癌症治疗和伴随疾病等引起的疼痛。疼痛作为人体"第五大生命指征"，约有1/4新诊断的恶性肿瘤患者、1/3正在治疗的肿瘤患者和3/4的晚期肿瘤患者都合并有疼痛，长期疼痛可导致患者焦虑抑郁、睡眠障碍等，严重影响患者生活质量，加重经济负担。

癌痛治疗前应对患者及疼痛进行全面评估：①详细询问疼痛病史；②疼痛程度评估；③疼痛性质评估，包括疼痛定位、性质、发作方式等；④评估疼痛所带来的影响，包括功能活动情况、心理状态、社会影响、并发症等；⑤体格检查：疼痛部位、神经系统等检查；⑥诊断性检查，包括肿瘤学检查、神经生理检查等。

目前常用疼痛评估方法包括口头叙述法（VRS）、数字评估法（NRS）、视觉类比量表（BAS）等。还可以通过一些调查问卷如 McGill 疼痛问卷（MPQ）及其简表（SF – MPQ）、Memorial 疼痛评估卡片（MPAC）、威斯康星简明疼痛记录表（BPI）等进行疼痛评估。

目前癌痛常用西医药物如抗惊厥药、抗抑郁药、非甾体类药物、阿片类药物等进行治疗。根据癌痛原因及止痛效果，可配合放射治疗、化学治疗、手术、抗生素等治疗手段进行抗癌、抗炎、解除压迫疼痛等。WHO 提出三阶梯镇痛疗法，即根据疼痛的不同程度、性质及原因，单独和（或）联合应用以阿司匹林为代表的非甾体消炎药（NSAIDs）、以可待因为代表的弱阿片类药物、以吗啡为代表的强阿片类药物，配合其他必要的辅助药物，能使80%以上癌痛患者获得满意缓解。但治疗过程中毒副反应如胃肠道损伤、恶心呕吐、便秘、呼吸抑制等也需要被重视。

一、中医病机与治法

祖国医学将癌痛归属于"癌瘤痛"，是指癌瘤侵犯经络或瘤块阻滞经络气血而致机体某些部位的疼痛。其主要病机可归纳为"不通则痛"和"不荣则痛"两方面。患者因癌瘤侵袭，加之七情内伤等侵犯人体，客于脏腑、经络，致气滞血瘀、影响全身气机升降，痰湿内盛、癌毒内蕴，而致气滞、血瘀、痰阻相互搏结，郁而不通则痛。由于疾病日久，耗气伤正，致使脾胃受损，气血亏虚，经络、脏腑失于荣养，而引起不荣则痛。同时脾胃受损，水谷运化失司，痰湿内生，阻滞经络，加重气滞瘀血阻络，发为疼痛。因此痰湿、气滞、血瘀既是致病因素，又是病理产物，与气血亏虚共同作用于癌痛的产生。因此癌痛的病机可概括为气滞血瘀、痰湿互结、气血亏虚三个方面。其治疗原则："通则不痛""荣则不痛"，包括行气活血、燥湿化痰、补益气血。

二、治疗措施

（一）辨证论治

1. 气滞血瘀证

临床表现：疼痛拒按，痛有定处如针刺，或伴胸胁胀痛，口苦咽干，急躁易怒，舌暗，见瘀斑、瘀点，脉沉细涩。

治法：活血化瘀，行气止痛。

代表方：血府逐瘀汤（《医林改错》）合/或膈下逐瘀汤（《医林改错》）加减。

常用药：桃仁、红花、当归、生地黄、川芎、赤芍、牛膝、五灵脂、蒲黄、延胡索、桔梗、柴胡、枳壳、香附、甘草。

2. 痰湿凝滞证

临床表现：疼痛拒按，痛有定处，伴胸胁痞闷，肢体困重，舌苔白滑或腻，脉滑。

治法：燥湿化痰，理气止痛。

代表方：二陈汤（《太平惠民和剂局方》）加减。

常用药：半夏、橘皮、茯苓、白术、香附、青皮、郁金、徐长卿、延胡索、甘草。

3. 气血亏虚证

临床表现：疼痛隐隐，钝痛喜按，得温则舒，伴面色苍白或萎黄，倦怠乏力，纳差便溏，舌淡，苔白，脉沉细。

治法：益气养血，温经止痛。

代表方：八珍汤（《瑞竹堂经验方》）合当归四逆汤（《伤寒杂病论》）加减。

常用药：党参、白术、茯苓、当归、白芍、川芎、熟地黄、桂枝、通草、细辛、田七、红花、炙甘草。

（二）其他治法

（1）对于中重度癌痛患者，中药可配合三阶梯镇痛治疗方案，增加止痛疗效，减轻患者痛苦。

（2）中成药制剂：除中药方剂外，可选用口服中成药：华蟾素、西黄丸、桂参止痛合剂、草乌甲素片、六神丸、元胡止痛片等。中药针剂：复方苦参注射液、康莱特注射液等。外敷中成药：湿润烧伤膏、如意金黄散、消痛贴膏等。

（3）针灸治疗。主穴选合谷、内关、足三里、三阴交。配穴则根据原发脏腑和疼痛部位进行辨病取穴和循经取穴，配背腧穴、郄穴、阿是穴。耳针或耳穴压豆，选穴：相应疼痛对应耳反应区、神门、交感、皮质下、脾穴、三焦穴。

第二节　癌性出血

在肿瘤治疗过程中，往往会合并一些出血症状，如胃癌患者易出现呕血、便血，子宫癌患者可并发阴道出血，肾脏恶性肿瘤患者出现尿血等，严重影响患者治疗疗程、生存质量，大出血等危急重症会威胁患者生命。

一、中医病机与治法

中医将各个部位出血统归属于"血证"范畴,并指出凡血液不循常道,或上溢于口鼻诸窍,或下泄于前后二阴,或渗出于肌肤,所形成的一类出血性疾病,统称为血证。《景岳全书·血证》有言:"动者多由于火,火盛则迫血妄行;损者多由于气,气伤则血无以存。"可见血证多由火与虚引起。血症可由外邪侵袭、情致过极、饮食不节、疲倦劳累、久病或热病等多种原因引起。其病机可归纳为火热熏灼、迫血妄行和气虚不摄、血溢脉外两个方面。

对肿瘤所致出血而言,癌毒侵袭,郁而化火,灼伤脉络;或久病情志不舒,肝郁气滞,化火伤络;或久病耗气伤阴,阴虚内热,灼伤血脉,气虚无力统血,血行脉外,均可致出血发生。同时反复出血致阴血亏虚,虚火内生或血去气伤,不能摄血,加重出血发生。此外,离经之血留积体内,蓄结而为瘀血,瘀血阻络新血不生、血行不畅,使出血反复难止。据此血证的治疗原则包括治火、治气、治血三原则。其中,治火当清热泻火或滋阴降火;治气当清气降气或补气益气;治血当凉血止血、收敛止血或行气活血。

二、治疗措施

(一)辨证论治

1. 瘀毒阻滞证

临床表现:常见于咯血、尿血、阴道出血等肿瘤出血。见出血紫暗伴血块,舌暗有瘀斑,苔白或黄,脉弦细涩。若咯血者伴咳嗽气急、胸闷胸痛、口渴心烦等。若尿血者伴排尿不畅,腹痛拒按,时有低热。若阴道出血者伴少腹疼痛拒按,瘀块排出后疼痛可减轻。

治法:行气活血,祛瘀止血。

代表方:血府逐瘀汤(《医林改错》)或膈下逐瘀汤(《医林改错》)加减。

常用药:桃仁、红花、当归、生地黄、川芎、赤芍、五灵脂、蒲黄、桔梗、枳壳、香附、三七、茜草、甘草。

2. 胃热炽盛证

临床表现:常见于口鼻出血、消化道出血。见鼻衄、牙龈出血、呕血,血色鲜红,伴口渴欲饮,口鼻干,口臭,烦躁,便秘,或大便色黑,舌红,苔黄,脉数。

治法:清胃泻火,凉血止血。

代表方:清胃散(《脾胃论》)、泻心汤(《金匮要略》)合十灰散(《十药神书》)加减。

常用药:生地黄、当归、丹皮、栀子、黄连、黄芩、升麻、大蓟、小蓟、侧柏叶、茜根、白茅根、棕榈炭。

3. 肝火上炎证

临床表现:常见于口鼻出血、咯血、消化道出血。见鼻衄、咯血、呕血、便血色鲜红,或伴头晕目眩,咳嗽,烦躁易怒,胸胁胀痛,口苦,舌红,苔薄黄,脉弦。

治法:清肝泻火,凉血止血。

代表方:龙胆泻肝汤(《医方考》)合泻白散(《小儿药证直诀》)加减。

常用药:龙胆草、黄芩、栀子、丹皮、生地黄、当归、柴胡、白芍、桑白皮、地骨皮、紫珠、白芨。

4. 阴虚火旺证

临床表现：常见于口鼻出血、咯血、尿血。见出血血色鲜红，神疲颧红，舌红，少苔，脉细数。或兼见咳嗽少痰，痰中带血，潮热盗汗，耳鸣，腰膝酸软等。

治法：滋阴降火，凉血止血。

代表方：知柏地黄丸（《医宗金鉴》）合/或百合固金汤（《医方集解》）加减。

常用药：生地黄、山药、山茱萸、茯苓、泽泻、丹皮、知母、黄柏、百合、玄参、麦冬、贝母、阿胶、白芨。

5. 气虚血溢证

临床表现：常见于各种部位肿瘤出血，如咯血、呕血、便血、尿血、阴道出血等。出血缠绵不止，血色淡，兼见神疲乏力、面色萎黄或㿠白，心悸气短，纳呆食少，舌淡，苔薄白，脉细弱。

治法：补中健脾，益气摄血。

代表方：归脾汤（《正体类要》）加减。

常用药：党参、茯苓、白术、黄芪、当归、木香、阿胶、仙鹤草、炮姜炭、白芨、炙甘草。

若患者出血量过多，致气随血脱，面色苍白，四肢厥冷，汗出，脉微等危急重症，当予独参汤益气固脱，并结合西医止血、补液、输血等方法积极抢救。

（二）其他治法

（1）皮肤、黏膜局部出血者，可给予去甲肾上腺素、尖吻蝮蛇血凝酶等类似药物生理盐水稀释后，创面填塞、喷洒、冲洗止血。重度出血者当立即予止血、输血、静脉补液补充血容量，配合中药针剂如参附注射液、参麦注射液静滴。

（2）轻度出血者可配合使用中成药，如辨证给予云南白药、新癀片、十灰散、归脾丸等。

（3）针灸治疗。咯血者选穴：中府、肺俞、孔最、尺泽等。

呕血者选穴：中脘、足三里、脾俞、胃俞、建里、梁丘、地机等。

尿血者选穴：关元、中极、金门、三阴交等。

阴道出血者选穴：关元、三阴交、隐白等。

辨证瘀毒盛加大椎、少商点刺放血；肝火上炎加行间、太溪；胃火炽盛加内庭；气血亏虚加气海、膈俞等。

第三节 癌性水肿

癌性水肿是恶性肿瘤患者常见并发症之一，如头颈部肿瘤、肺癌、纵隔肿瘤见头面部、颈部、胸部水肿、胸腔积液；乳腺癌、乳腺癌术后或放疗后见上肢水肿；肾癌、膀胱癌、宫颈癌等妇科肿瘤、肝癌、消化道肿瘤或腹腔转移肿瘤所致下肢水肿、腹水等。癌性水肿严重影响肿瘤患者的生存质量，现代医学治疗癌性水肿往往采用糖皮质激素、利尿剂或补充蛋白等方法改善水肿。

一、中医病机与治法

水肿是体内水液潴留，泛滥肌肤，表现为头面、眼睑、四肢、胸腹，甚至全身浮肿的一类病证。肿瘤所致水肿，多因癌毒侵袭，久病劳倦，致肺失通调，脾失转输，肾失开阖，三焦气化不利引起一系列临床表现。其病位在肺、脾、肾，病理因素多为癌毒、水湿、瘀血，治以清热解毒、理气化湿、活血化瘀、健脾温肾之法，从而达到温阳化气、利水消肿之效。

二、治疗措施

（一）辨证论治

1. 痰热闭肺证

临床表现：颈部、胸部浮肿，伴或不伴发热，面赤气粗，胸闷气喘，甚则呼吸困难，咳痰黄稠，小便赤涩，大便不利，舌红，苔薄黄或黄厚，脉滑数。

治法：清宣肺热，利水消肿。

代表方：清气化痰丸（《医方考》）合葶苈大枣泻肺汤（《金匮要略》）加减。

常用药：陈皮、杏仁、枳实、黄芩、瓜蒌仁、茯苓、胆南星、制半夏、薏苡仁、车前子、葶苈子、大枣。

2. 水湿阻滞证

临床表现：四肢水肿，可累及胸背，身体困重，胸闷纳呆，小便短少，大便或黏腻不尽或泄泻，舌淡，苔白腻或水滑，脉滑。

治法：运脾化湿，通阳利水。

代表方：五皮散（《中藏经》）合胃苓汤（《世医得效方》）加减。

常用药：猪苓、泽泻、白术、茯苓、桂枝、苍术、厚朴、陈皮、生姜皮、桑白皮、大腹皮、炙甘草。

3. 脾肾阳虚证

临床表现：周身浮肿，腰以下为甚，兼见神疲乏力，面色㿠白，腰痛酸重，四肢厥冷，脘腹胀闷，纳差，夜尿频短，尿量减少，舌质淡胖，苔白，脉沉细。

治法：温肾助阳，化气行水。

代表方：加味肾气丸（《济生方》）合真武汤（《伤寒杂病论》）加减。

常用药：炮附子、茯苓、白术、泽泻、山茱萸、山药、芍药、车前子、丹皮、肉桂、川牛膝、熟地黄。

4. 瘀水互结证

临床表现：水肿缠绵难祛，四肢或全身浮肿，面色晦暗，胸胁或腰部刺痛，舌紫暗，苔白，脉沉细涩。

治法：活血化瘀，化气行水。

代表方：桃红四物汤（《医垒元戎》）合五苓散（《伤寒杂病论》）加减。

常用药：当归、川芎、白芍、熟地黄、桃仁、红花、猪苓、泽泻、白术、茯苓、桂枝。

（二）其他治法

（1）中药熏洗疗法：取黄芪、党参、木瓜、白术、大腹皮、厚朴、白扁豆、茯苓、白茅根、木香、草果仁、益母草、炙甘草、干姜、大枣、附子、桃仁、红花，浸泡、煎煮后擦洗、浸泡患肢，益气健脾、温阳利水消肿。

（2）中药热熨法：采用桂枝、红花、乳香、没药、细辛、姜黄、透骨草、伸筋草、鸡血藤等研磨制成热奄包，敷于水肿之处，治疗癌性水肿。

（3）温针灸：针刺穴位：肩髃、外关、阴陵泉、曲池、水分及足三里，点燃艾条悬灸，治疗上肢淋巴结水肿。

第四节　癌性发热

癌性发热是一种肿瘤疾病及其相关治疗引起的非感染性发热，其发热特点为反复发作的低热，常午后或夜间出现，其理化、常规检查结果多未见异常，常影响患者的生活质量及后续治疗。目前，西医治疗癌性发热常用药物有非甾体抗炎药、糖皮质激素等。其药物退热作用迅速，但仍反复发热，并且长期服用可导致肠道菌群失调、骨质疏松、免疫力下降等不良反应。

一、中医病机与治法

癌性发热可归属于传统医学"内伤发热"范畴。究其病因病机，可归纳为癌毒内蕴，郁而发热；癌毒侵袭，耗气伤阴，致气虚发热或阴虚发热。癌毒郁而影响气机升降，痰浊内生、瘀血内阻；气虚推动无力见血瘀，或脾气虚则运化失司，痰湿内生；阴虚血脉空虚，血行不畅致血瘀阻络。故癌性发热的病机属本虚而标实之证，以脏腑功能失衡、气血阴阳紊乱为本，以湿、痰、瘀、毒相互胶结为标。治疗以补虚泻实为原则。属实者以解郁、活血、除湿为主，适当配伍清热药物；属虚者以益气、滋阴、养血为原则，适当配伍清虚热药物。

二、治疗措施

（一）辨证论治

1. 痰湿郁热证

临床表现：低热，午后热甚，心烦口渴不欲饮，胸闷脘痞，不思饮食，大便黏滞不爽，舌苔白腻或黄腻，脉濡数。

治法：燥湿化痰，清热和中。

代表方：温胆汤（《三因极一病证方论》）加减。

常用药：半夏、陈皮、黄芩、茯苓、白术、竹茹、枳实、厚朴、炙甘草、藿香、薏苡仁、香附。

2. 血瘀发热证

临床表现：午后或夜间发热，或自觉身体某部位发热，口燥咽干，面色萎黄或晦暗，舌质青紫或有瘀点、瘀斑，脉弦或涩。

治法：活血化瘀。

代表方：血府逐瘀汤（《医林改错》）加减。

常用药：桃仁、红花、当归、生地黄、川芎、赤芍、牛膝、桔梗、柴胡、枳壳、香附、甘草。

3. 气虚发热证

临床表现：低热伴疲倦乏力，气短懒言，自汗，易感冒，食少便溏，舌质淡，苔薄白，脉细弱。

治法：益气健脾，甘温除热。

代表方：补中益气汤（《脾胃论》）加减。

常用药：黄芪、党参、白术、当归、橘皮、升麻、柴胡、炙甘草。

4．阴虚发热证

临床表现：午后潮热，或夜间发热，手足心热，烦躁，少寐多梦，盗汗，口干咽燥，舌红，少苔或无苔，或有裂纹，脉细数。

治法：滋阴清热。

代表方：青蒿鳖甲汤（《温病条辨》）加减。

常用药：青蒿、鳖甲、知母、生地黄、牡丹皮、郁金、柴胡、地骨皮。

（二）其他治法

（1）常用退热口服中成药：安宫牛黄丸、紫雪丹、至宝丹，用于高热烦躁伴随神志异常患者。此外中成药针剂：柴胡注射液、清开灵注射液、醒脑静注射液等可辨证辅助退热治疗。

（2）针灸治疗。选穴：大椎、十宣、曲池、合谷。其中大椎、十宣点刺放血，用于发热急症时辅助退热治疗。

第五节　癌性腔内积液

一、胸腔积液

恶性胸腔积液常见于肺癌、乳腺癌、恶性淋巴瘤等恶性肿瘤的中晚期，是指肿瘤原发于胸膜或转移至胸膜而引起的胸腔积液。其临床常表现为胸闷气短，呼吸困难，活动后加重，咳嗽、胸痛等，严重影响患者生活质量，多预后不良。

（一）中医病机与治法

恶性胸腔积液可归属于传统医学"悬饮""支饮"等范畴，是指体内水液输布、运化失常，停留胸胁的一类病证。人体津液输布、运化与肺、脾、肾三脏功能活动密切相关。因正虚感受癌毒，癌毒内侵耗气，肺脾气虚，致肺失宣降，通调水道功能失司，脾失健运，运化水湿功能失调，水液不循常道灌入胸胁；久病伤肾，肾主水功能损伤，气化不利，排泄受阻，内积为病。另外癌毒内蕴阻滞气机，气滞、痰饮、水湿、瘀血内停而发为本病。因此本病总属本虚标实，治疗当以补虚、行气、利水、祛瘀。

（二）辨证论治

1．饮停胸胁证

临床表现：胸胁胀满，咳嗽气喘，痰多，胸闷气促，甚则呼吸困难，不能平卧，或仅能偏侧卧，舌淡红，苔白或腻，脉弦滑。

治法：健脾泻肺祛饮。

代表方：椒目瓜蒌汤（《医醇剩义》）合控涎丹（《三因极一病证方论》）加减。

常用药：瓜蒌、茯苓、猪苓、半夏、车前子、椒目、炒莱菔子、紫苏子、橘红、葶苈子、桑白皮、桂枝、甘遂末。

2．肝郁湿阻证

临床表现：胸闷不舒，呼吸不畅，胸胁疼痛，善太息，舌暗，苔薄白，脉弦。

治法：疏肝通络，运脾除湿。

代表方：香附旋覆花汤（《温病条辨》）加减。

常用药：香附、茯苓、生薏苡仁、葶苈子、旋覆花、紫苏子、陈皮、半夏、柴胡、枳壳、甘草。

3．阳虚水泛证

临床表现：喘促动则尤甚，气短乏力，咳而气怯，痰多，纳差，胸闷，畏寒肢冷，小便不利，下肢浮肿，腰膝酸软，舌体胖大，苔白滑或腻，脉沉细而滑。

治法：温补脾肾，化气行水。

代表方：肾气丸（《金匮要略》）合苓桂术甘汤（《金匮要略》）加减。

常用药：炮附、干地黄、山药、山茱萸、泽泻、茯苓、白术、丹皮、桂枝、款冬花、葶苈子、炙甘草。

（三）其他治法

（1）针对胸腔积液的治疗，现代医学除了治疗原发病外，局部处理胸腔积液的方法可以缓解呼吸困难等危急症状。其主要治疗方案包括：胸腔抽液术、胸腔闭式引流术、利尿、补充白蛋白等。胸腔抽液后可考虑胸膜腔注射，包括滑石粉、四环素、多西环素、博来霉素、碘多维酮等多种硬化剂，行胸膜固定（黏合）术，促进炎症反应以消除胸膜腔内积液，从而防止积液的产生。也可考虑胸膜腔注射抗肿瘤药物以杀灭胸腔积液中的肿瘤细胞，如铂类、紫衫类等化疗药物；重组人内皮抑素、贝伐珠单抗抗血管生成靶向药物；榄香烯注射液、康莱特注射液、艾迪注射液等中成药制剂。中成药注射液与西医化疗、胸腔灌注等联合使用，有良好的疗效。

（2）中药外敷：选用老鹳草40g、黄芪60g、桂枝40g、莪术40g、冰片10g、牵牛子40g、槟榔40g、葶苈子40g、泽泻40g、车前子40g、桑白皮40g、薏苡仁60g，加工制成纱布贴，贴敷患者患病处体表的投射区域范围内（5cm左右），以益气温阳、化气行水逐瘀改善胸腔积液。

二、腹水

恶性腹水是恶性肿瘤常见并发症，常见于卵巢癌、肝癌、胃癌、结直肠癌和淋巴瘤等，是癌细胞侵犯腹膜，造成腹膜以及周围淋巴管水循环紊乱，其继发于不同恶性肿瘤的腹腔内转移，引起恶性腹水，临床症状常有腹胀，腹痛，恶心呕吐，食欲不振，乏力，肢体肿胀，外阴肿胀，小便不利，甚至呼吸困难等，严重影响患者的生存质量，加重患者的心理负担。

（一）中医病机与治法

腹水可归属于传统医学"臌胀"等范畴，以腹胀大，皮色苍黄，脉络暴露为主要特征。癌毒侵袭，致肝脾功能彼此失调。脾失健运，湿浊不化，阻滞气机；肝郁日久，肝失疏泄，气机瘀滞，血气凝聚可见气滞血瘀，脉络不通。癌毒、气郁日久化热，而见湿热蕴结。久病及肾，肾虚水液蒸化无权，水湿内停。肾阳虚无以温养脾土，至脾肾阳虚，加重水湿不化，终成臌胀。其病机为肝、脾、肾三脏功能失调，致气滞、血瘀、水停腹中，发为本病。总属本虚标实，治以疏肝健脾行水、清热利湿逐水、健脾补肾化气利水。

（二）辨证论治

1．肝郁湿阻证

临床表现：腹胀按之不坚，胁下胀满或疼痛，纳少，饮食后腹胀加重，嗳气，小便短少，舌暗，苔白腻，脉弦。

治法：疏肝理气，运脾利湿。

代表方：柴胡疏肝散（《证治准绳》引《医学统旨》）合胃苓汤（《世医得效方》）加减。

常用药：柴胡、茵陈、川芎、香附、枳壳、白芍、猪苓、泽泻、白术、茯苓、桂枝、苍术、厚朴、车前子、炙甘草。

2. 湿热蕴结证

临床表现：腹大坚满，脘腹胀急，烦热口苦，渴不欲饮，或见身目黄染，小便赤涩，大便秘结或黏腻，舌红，苔黄腻，脉弦数。

治法：清热利湿，攻下逐水。

代表方：中满分消丸（《兰室秘藏》）合茵陈蒿汤加减。

常用药：厚朴、枳实、黄连、黄芩、知母、半夏、陈皮、茯苓、猪苓、泽泻、车前子、干姜、党参、白术、茵陈、栀子、大黄、炙甘草。

3. 脾肾阳虚证

临床表现：腹大胀满，形似蛙腹，面色苍黄或㿠白，脘闷纳呆，神疲怯寒，肢冷浮肿，小便短少不利，舌体胖，苔薄白，脉沉细无力。

治法：温补脾肾，化气利水。

代表方：附子理苓汤（《内经拾遗方论》）或济生肾气丸（《济生方》）加减。

常用药：炮附子、党参、茯苓、白术、泽泻、猪苓、山茱萸、山药、车前子、丹皮、肉桂、川牛膝、熟地黄、炙甘草。

（三）其他治法

（1）对于大量腹水患者，可行腹腔穿刺引流术，改善腹胀痛，呼吸急促等不适。其余治法包括利尿、补充白蛋白、腹腔注药如榄香烯注射液等。

（2）脐疗法：根据辨证给予中药处方后，将中药研磨成粉，以姜汁调和，放置于敷料上，药物厚度为2~3毫米，贴于神阙穴，4~6小时取下敷料及药物，1天2次。

（3）穴位贴敷法：肝郁气滞患者选取章门、期门、太冲等；脾虚湿盛患者选取足三里、天枢、大横、三阴交等；脾肾阳虚患者选取三阴交、阴陵泉、阳陵泉等。配合局部腹部穴位可选取水道、关元、气海、大横等。

第六节　癌性疲乏

癌性疲乏被2018版NCCN指南定义为：一种痛苦的、持续的、主观的，有关躯体、情感或认知方面的疲乏感或疲惫感，与近期的活动量不符，与癌症或癌症的治疗有关，并且妨碍日常生活。癌性疲乏的产生包括癌症本身及癌症治疗过程中、治疗后所致的相关证候群，具有病程长，反复发作，易被诱发加重，休息或睡眠不能缓解等特点，常伴随抑郁、焦虑等精神状态。其与患者性别、年龄、文化程度、社会经济地位等个人情况，瘤体及其并发症，治疗方式，睡眠情绪等方面密切相关。现代医学对于癌性疲乏的治疗，包括医疗、行为及心理干预措施、运动指导等。药物治疗包括抗焦虑抑郁、改善贫血、使用中枢兴奋剂等。

（一）中医病机与治法

祖国医学将癌性疲乏归属于"虚劳"范畴，是以脏腑亏损，气血阴阳虚衰，久虚不复成劳为主要病机，以五脏虚证为主要临床表现的慢性虚弱证候的总称。其发病多与禀赋不足，正虚癌生，脏腑虚损；大病久病，失于调治，五脏亏虚；病伤心神，肝郁不疏，内生虚劳。虽其病机与五脏阴阳气血损伤有关，但也各有不同的重点。气虚以肺、脾为主，影响心、肾；血虚以心、肝为主，与脾之化源不足有关；阴虚以肝、肾为主，影响心、胃；阳虚以脾、肾为主，影响心阳。治疗当以补益为原则，辨证分治予益气、养血、滋阴、温阳。

（二）辨证论治

1. 肺脾气虚证

临床表现：疲倦乏力，气短懒言，肢体无力，面色㿠白或萎黄，咳嗽声低，自汗，不欲饮食，食后胃脘不舒，大便溏薄，舌淡，苔薄白，脉细弱。

治法：健脾益肺。

代表方：参苓白术散（《太平惠民和剂局方》）加减。

常用药：莲子、薏苡仁、党参、茯苓、白扁豆、黄芪、桔梗、浙贝母、炙甘草、炒白术、山药、砂仁、木香。

2. 心肝血虚证

临床表现：神疲乏力，面色淡白无华，唇、舌、指甲色淡，头晕眼花目眩，皮肤枯糙，失眠健忘，肢体麻木，舌淡红，少苔，脉细。

治法：养血宁心，补血养肝。

代表方：养心汤（《证治准绳》）合四物汤（《太平惠民和剂局方》）加减。

常用药：黄芪、茯苓、茯神、当归、川芎、柏子仁、酸枣仁、远志、五味子、炙甘草、熟地黄、白芍、鸡血藤、郁金、香附。

3. 肝肾阴虚证

临床表现：颧红，潮热烦躁，急躁易怒，手足心热，盗汗疲乏，口干，眩晕耳鸣，腰膝酸软，舌红少苔，脉沉细。

治法：滋补肝肾。

代表方：左归丸（《景岳全书》）加减。

常用药：熟地黄、山药、枸杞、山茱萸、川牛膝、鹿角胶、龟板胶、菟丝子、当归、芍药、川芎、何首乌。

4. 脾肾阳虚证

临床表现：面色苍白或晦暗，神疲乏力，气息微弱，手足不温，食少懒言，腰背酸痛，下利清谷，舌淡胖，边有齿痕，脉沉细。

治法：温补脾肾。

代表方：右归丸（《景岳全书》）合附子理中汤（《太平惠民和剂局方》）加减。

常用药：熟地黄、山药、枸杞、山茱萸、鹿角胶、菟丝子、当归、杜仲、肉桂、制附子、党参、白术、干姜、炙甘草。

因虚劳既可因虚致癌，也可因癌致虚，因此，应辨证结合辨病，一方面补正以祛其虚，另一方面求因以治其病。其治疗除上述辨证论治外，根据临床证候同时加入清热解毒、软坚散结、抗癌毒之药物，如白花蛇舌草、半枝莲、肿节风、夏枯草、浙贝母、牡蛎、山慈菇等，以达事半功倍之效。

（三）其他治法

（1）除了保持健康的生活起居，患者必要时定期采取行为及心理干预措施、运动指导等，开展低强度运动疗法结合生活指导，营养易消化饮食，通过静态运动以及动态运动方式，充分改善其癌性疲劳以及睡眠质量。

（2）督脉灸：沿督脉大椎穴至腰俞穴，覆盖宽约15cm无纱布，然后将提前粉碎并预热的姜末铺在纱布上，随后将艾绒均匀铺在姜末上，最后点燃艾绒。

第七节　癌性梗阻

一、纵隔淋巴梗阻

纵隔淋巴梗阻多表现为上腔静脉综合征，即由于胸腔内肿瘤、纵隔肿瘤增大压迫上腔静脉，使上腔静脉管腔狭窄致静脉回流受阻，引起的颜面部及颈部水肿、上肢肿胀、胸部静脉曲张、呼吸困难、咳嗽等为主要表现的综合征，进一步发展可出现颅内压升高，诱发头痛、意识障碍，甚至脑水肿，病情危急。

（一）中医病机与治法

纵隔淋巴梗阻根据临床表现一般可归属于祖国医学"喘证""水肿"等范畴，其病机为癌毒犯肺，肺失宣降，通调水道功能失司，癌毒、水饮、痰浊、血瘀搏结于上焦，气机壅滞，阻塞脉络，故出现颜面、颈部及上肢肿胀，静脉曲张，胸闷，呼吸困难等。由此治疗当以利水、化痰、活血祛瘀等为原则。

（二）辨证论治

1. 痰热郁肺证

临床表现：呼吸气促，胸部憋闷，面颈肿胀，咳嗽，痰涎壅盛，色黄黏稠，面赤烦躁，口舌干燥，大便干结，小便黄赤，舌红，苔黄腻，脉滑数。

治法：清热化痰，宣肺利水。

代表方：麻杏石甘汤（《伤寒杂病论》）合清金化痰汤（《医学统旨》）加减。

常用药：麻黄、杏仁、生石膏、黄芩、栀子、知母、瓜蒌、贝母、麦冬、橘皮、茯苓、桔梗、桑白皮、地龙、炙甘草。

2. 痰湿壅肺证

临床表现：咳嗽胸闷，痰白量多，面颈肿胀，纳呆脘痞，舌淡，苔白腻，脉滑。

治法：燥湿化痰，行气利水。

代表方：涤痰汤（《济生方》）加减。

常用药：制半夏、制南星、陈皮、枳实、茯苓、党参、石菖蒲、浙贝母、泽漆、桃仁、甘草。

3. 血瘀结胸证

临床表现：咳嗽气短，面色青紫，面颈肿胀，胸胁胀满，颈部青筋暴露，胸壁见红丝赤缕，舌暗或有瘀斑，脉细涩。

治法：行气活血，化瘀利水。

代表方：血府逐瘀汤（《医林改错》）加减。

常用药：桃仁、红花、川芎、赤芍、牛膝、桔梗、柴胡、枳壳、香附、浙贝母、地龙、王不留行、甘草。

（三）其他治法

（1）西医针对上腔静脉综合征的治疗主要包括原发肿瘤治疗、吸氧、利尿剂、抗凝剂、糖皮质激素、手术、放化疗及腔内治疗等。

（2）可配合中成药注射剂，包括静滴康莱特注射液，益气健脾、清热渗湿、清热消痈；肌注止咳灵注射液，止咳平喘化痰；肌注喘可治注射液，温补肾阳，止咳平喘等。

（3）针对胸壁、上肢浮肿、胸壁静脉曲张患者，可给予中药熏洗，方药：首乌藤20g，红花30g，桑枝25g，川芎20g，桃仁15g，当归15g，泽泻20g，荆芥20g，防风20g，羌活15g。

（4）如出现水肿、胸腔积液，可参考本书癌性水肿、胸腔积液章节。

二、食道梗阻

食道梗阻常发生于食管癌等胸部肿瘤及其放疗后毒副反应。多由肿瘤堵塞，食管周围淋巴结、纵隔肿瘤压迫，以及肿瘤治疗过程中出现食管内局部组织充血水肿，食物残渣、肿瘤坏死物停留堆积在食管内阻塞食管引起。临床常表现为进行性吞咽梗阻感，吞咽不畅，或吞咽困难，咽下即吐等。食管镜、X线钡餐检查、胸部CT可协助诊断。

（一）中医病机及治法

食道梗阻根据临床表现可归属于祖国医学"噎膈"等范畴，即指吞咽食物哽噎不顺，饮食难下，或纳而复出的疾患。其发病多因癌毒侵袭日久，正气亏虚，脾失健运，痰浊内生，阻滞气机，痰气胶结，并痰湿阻滞，气机不畅，血行阻滞，痰瘀互结。气、痰、瘀胶结，阻隔于食道、胃脘，最终而发为本病。本病属本虚标实，治疗当在健脾理气的基础上行气、化痰、消瘀、散结。

（二）辨证论治

1. 痰气交阻证

临床表现：吞咽梗阻，胸膈痞闷，甚则伴胸痛，嗳气呃逆，呕吐白色痰涎，大便不畅，舌淡或红，苔腻，脉弦细或弦滑。

治法：理气化痰，开郁散结。

代表方：旋覆代赭汤（《伤寒杂病论》）合小陷胸汤（《伤寒杂病论》）加减。

常用药：旋覆花、人参、生姜、代赭石、炙甘草、半夏、陈皮、枳壳、柴胡、郁金、黄连、瓜蒌、守宫。

2. 瘀血内结证

临床表现：饮食难下，或下而复出，胸膈疼痛，面色晦暗，形体消瘦，肌肤甲错，舌暗或有瘀斑，脉细涩。

治法：行气散结，活血祛瘀。

代表方：血府逐瘀汤（《医林改错》）合通幽汤（《兰室秘藏》）加减。

常用药：桃仁、红花、生地黄、川芎、赤芍、牛膝、桔梗、柴胡、当归、升麻、枳壳、守宫、土鳖、甘草。

（三）其他治法

（1）食道梗阻西医治疗在治疗原发肿瘤的基础上，辅助以抗炎、皮质激素、利尿消肿等治法，必要时可考虑留置胃管、食管支架置入等治疗手段。

（2）中成药可选用口服小金丹，化痰散结，祛瘀通络；六神丸，清热解毒，消肿止痛；金蒲胶囊，清热解毒，消肿止痛，益气化痰。中成药针剂可选用华蟾素注射液，清热解毒，消肿散结，活血化瘀；康莱特注射液，益气养阴，消癥散结等。

（3）针灸治疗。选穴：天突、膻中、中脘、内关，宽胸理气，和胃化痰。配伍太冲、丰隆、三阴交、膈俞，降气化痰，活血化瘀。

三、肠梗阻

肠梗阻是恶性肿瘤发展及治疗过程中的常见并发症，常见于胃癌、肠癌、卵巢癌、宫颈癌等腹盆腔肿瘤。随着肿瘤增大或发生腹腔内转移，肿瘤放化疗后、术后肠粘连等多种因素，肠管部分或完全堵塞，导致肠腔结构、功能等发生改变，引起肠梗阻。临床上主要表现为：腹胀，腹痛，恶心，呕吐，肛门无排气、排便等症状。随着病情进展，患者进一步出现电解质紊乱、酸碱平衡失调、血液循环障碍、肠道感染、肠坏死、肠穿孔腹腔感染、菌血症等危急重症，患者可伴有血压下降、四肢发凉、心率加快、体温升高，甚至休克或死亡。

（一）中医病机及治法

根据肠梗阻的临床表现，传统医学多将其归属于"关格""肠结""呕吐""腹痛""便秘"等范畴。肿瘤患者病程日久，癌毒损伤正气，正气亏虚，大肠传导乏力，无以推动糟粕排出体外，而致肠梗阻。或因癌毒内蕴，郁而化热，损伤肠络，阻滞气机，痰湿内生，血行不畅，热结、痰湿、血瘀阻于肠道，相互搏结，阻塞或压迫肠道，腑气不通，大肠传导功能失常，形成梗阻。肠道以通为顺，以降为和，其治疗当以健脾益气，泄热攻下，行气活血为原则。

（二）辨证论治

1. 阳明腑实证

临床表现：大便秘结，腹胀腹痛，恶心呕吐，烦躁面赤，口舌干燥，舌红，苔黄燥，脉滑。

治法：泻热导滞，润肠通便。

代表方：麻子仁丸（《伤寒杂病论》）加减。

常用药；麻子仁、芍药、枳实、大黄、厚朴、杏仁、桃仁、莪术。

2. 肺脾气虚证

临床表现：腹部隐痛，虽有便意，但排便困难，脘腹胀满，不思饮食，面白，神疲乏力，肢倦懒言，汗出气短，舌淡，苔白，脉弱。

治法：益气润肠，行气通便。

代表方：黄芪汤（《金匮翼》）加减。

常用药：黄芪、陈皮、麻子仁、枳壳、党参、白术。

3．气滞瘀结证

临床表现：腹胀腹痛，疼痛拒按，可触及腹部包块，胸胁痞满，大便秘结，舌暗或见瘀斑，苔黄，脉弦涩。

治法：行气活血，通下散结。

代表方：桃红四物汤（《医宗金鉴》）合大黄牡丹汤（《金匮要略》）加减。

常用药：大黄、牡丹皮、赤芍、桃仁、红花、冬瓜仁、当归、生地黄、枳实、木香。

上述各方辨证论治通腑泄浊，肠梗阻因肿瘤所致，故应结合辨病论治，上方基础上兼用白花蛇舌草、鸡内金、生麦芽、甘草辅助抑瘤，黄芪、莪术、凌霄花、地龙、藤梨根益气活血、通络抗癌，以求标本兼治，加强治疗疗效。

（三）其他治法

（1）肿瘤所致肠梗阻西医治疗，一般内科治疗以禁食，胃肠减压，静脉营养支持，抗炎，止痛，纠正离子紊乱，吞服石蜡油、乳果糖，用开塞露灌肠等。严重者可行外科治疗，包括经皮内镜胃造瘘术、肠断切除吻合术、腹腔镜下完整结肠系膜切除术等。

（2）中药灌肠：选用大承气汤加减，大黄（后下）、芒硝、枳实、厚朴、麻子仁、桃仁、赤芍、黄芪等，加水煎煮至150毫升，保留灌肠。

（3）穴位贴敷：大黄磨粉，白醋调匀后，贴敷于神阙穴。

（4）针刺配合耳穴：针刺选穴合谷、足三里、中脘、阳陵泉、脾俞、天枢，针刺得气后捻转强刺激，留针20分钟，每日1~2次。

（5）耳穴治疗：取穴脾、大肠、直肠、皮质下、交感、神门，进行双耳交替按摩，每日按摩3~4次，每次3分钟。

第十章　中医防治肿瘤的疗效评价

第一节　《实体瘤的中医肿瘤疗效评定标准（草案）》

现代肿瘤常用公认疗效评价标准包括 RECIST 1.1 评价标准、WHO 实体瘤疗效评价标准等，大多数是以肿瘤大小变化作为疗效判断的基本依据，其在肿瘤诊治的长期实践中具有重要地位和作用。随着免疫、靶向等抗肿瘤疗法的不断更新发展，常伴随着肿瘤治疗疗效延迟、假性进展等无法用单一肿瘤大小变化评估病情变化的实际情况，因此单一的临床评价标准显然已经不能适应临床疗效多元化的现实。

中医肿瘤防治具有"整体观念""辨证论治""带瘤生存"等理念，在稳定肿瘤的同时，更重要的是改善患者症状体征，提高患者生活质量，延长患者生存期等。因其不同于西方医学诊疗理论、评效及结局特点，需要制定符合中医特色和中医诊疗现实情况的疗效评价。目前中医药治疗肿瘤尚未形成公认、统一的疗效评价标准。现行较为系统的有《实体瘤的中医肿瘤疗效评定标准（草案）》，基于实用性及可操作性考虑，其疗效的评定标准如下：

一、Ⅰ～Ⅱ期（早、中期）疗效评定标准

总疗效评定标准＝实体瘤变化＋临床症状＋体力状况＋生存期
　（100%）　　　（40%）　（15%）　（15%）　（30%）
显效：75～100 分；有效：50～74 分；稳定：25～49 分；无效：25 分以下。

（一）实体瘤变化（40%）
按 WHO 通用标准，占 40 分，依实际所得分数乘以 0.4。
CR：完全缓解（100 分）
PR：部分缓解（80 分）
MR：微效（50 分）
NC：稳定（30 分）
PD：进展（0 分）

（二）临床症状（15%）
症状疗效评分标准，占 15 分，依实际所得分数乘以 0.15。
显效：治疗后比治疗前下降两个级别者（100 分）
有效：治疗后比治疗前下降一个级别者（50 分）
稳定：治疗后比治疗前无变化者（25 分）

无效：症状进一步发展者（0分）

（三）体力状况（15%）

按 Karnofsky 分级标准，占15分，依实际所得分数乘以0.15。

显效：体力状况较用药前提高20分者（100分）

有效：体力状况较用药前提高10分者（50分）

稳定：体力状况较用药前无明显改变者（25分）

无效：体力状况较用药前下降者（0分）

（四）生存期（30%）

生存期≥60个月（5年以上）得30分，依实际所得分数乘以0.3。从开始治疗日计算，每生存2个月得1分，余下类推。

二、Ⅲ～Ⅳ期（晚期）疗效评定标准

总疗效评定标准 = 实体瘤变化 + 临床症状 + 体力状况 + 生存期

（100%）　　　（30%）　　（15%）　　（15%）　　（40%）

显效：75～100分；有效：50～74分；稳定：25～49分；无效：25分以下。

瘤体变化、临床症状、体力状况的评分计算方法同Ⅰ～Ⅱ期疗效评定标准。生存期≥12个月（1年以上）得40分，依实际所得分数乘以0.4。从开始治疗日计算，每生存1个月得10/3分，余下类推。最后总得分以四舍五入计算。

本评定标准症状疗效评分以5分计量，可参考以下标准：

（一）5度评分法

5度评分法由医务人员评分。

0度：无任何明显症状

Ⅰ度：有轻度症状，能耐受，无需处理

Ⅱ度：症状较重，常难以耐受，须适当处理

Ⅲ度：症状严重，不能耐受，须对症治疗

Ⅳ度：症状极严重，危及生命，须特定治疗

例如肺癌症状分级（见表10－1）。

表10－1　肺癌症状分级表

症状	0度	Ⅰ度	Ⅱ度	Ⅲ度	Ⅳ度
咳嗽	无	偶有咳嗽	间断咳嗽	频发咳嗽	剧烈咳嗽
咯血	无	晨起偶有痰中血丝	痰中血丝	痰中带血，量少	咯血，量多
胸痛	无	偶有胸痛，不需服药	轻微胸痛，服用Ⅰ级止痛药	明显胸痛，服用Ⅱ级止痛药	剧烈胸痛，服用Ⅲ级止痛药
发热	无	<37.5℃	<38.5℃	<39.5℃	≥39.5℃

(二) 线性测量法

线性测量法由患者自我评价。症状从无到重对应从 0 到Ⅳ级，按 5 级分判断评分。如图 10 - 1 所示。

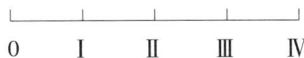

```
|——————|——————|——————|——————|
0      Ⅰ      Ⅱ      Ⅲ      Ⅳ
```

图 10 - 1 线性测量法

说明：

1. 以上两种测量法进行相互参照，当两者不一致时，以"线性测量法"为准。

2. 每个病种的主要症状为 4 个，以各个症状的下降级别相加再除以 4 后，四舍五入计算，即为症状疗效评级。根据前后症状评级评估显效、有效、稳定或无效。

附：Karnofsky 评分表 (见表 10 - 2)。

表 10 - 2 Karnofsky 评分 (KPS，百分法)

体力状况	评分
正常，无症状和体征	100
能进行正常活动，有轻微症状和体征	90
勉强可进行正常活动，有一些症状和体征	80
生活可自理，但不能维持正常生活和工作	70
生活大部分能自理，但偶尔需要别人帮忙	60
常需要人照料	50
生活不能自理，需要特别照顾和帮助	40
生活严重不能自理	30
病重，需要住院和积极的支持治疗	20
病危，临近死亡	10
死亡	0

第二节 实体瘤疗效评价标准

一、WHO 实体瘤疗效评价标准

(一) 肿瘤病灶分类

根据临床或影像学评估病灶大小，将肿瘤病灶分为可测量病灶，单径可测量病灶，可评价、不可测量病灶，不可评价病灶。

（1）可测量病灶：包括皮肤结节、浅表淋巴结、肺内病灶（X 线胸片≥10mm×10mm 或 CT≥

$20mm \times 10mm$）、肝内病灶（CT 或 B 超测量 $\geq 20mm \times 10mm$）。

（2）单径可测量病灶：仅可测一个径者。

（3）可评价、不可测量病灶：微小病灶无法测径者。

（4）不可评价病灶：腔隙性积液，放疗后无进展的病灶，皮肤或肺内的癌性淋巴管炎等。

（二）疗效评价标准（见表 10 - 3）

表 10 - 3　WHO 实体瘤疗效评价标准

疗效	可测量病灶	可评价，不可测量病灶/不可评价病灶	骨转移病灶
CR（完全缓解）	肿瘤完全消失	肿瘤完全消失	溶骨性病灶消失，骨扫描正常
PR（部分缓解）	各病灶最大垂径乘积之和或单径可测量病灶，各病灶最大径之和减少 50% 以上	估计肿瘤缩小 > 50%	溶骨性病灶部分缩小、钙化或成骨性病灶密度减低
NC/SD（无变化/稳定）	各病灶最大垂径乘积之和或单径可测量病灶，各病灶最大径之和缩小 < 50%，或增大 ≤ 25%	估计肿瘤缩小 < 50%，或增大 ≤ 25%	病灶无明显变化
PD（进展）	一个或多个病灶增大 > 25%，或出现新病灶	估计肿瘤增大 > 25%，或出现新病灶	骨病灶明显增大或出现新病灶

注：治疗过程中 CR、PR、NC/SD 至少维持 4 周才能确定相应疗效评价。骨转移病灶无明显变化，至少在治疗开始后 8 周以上可评价 NC。

二、RECIST 1.1 评价标准

（一）肿瘤病灶的测量

1. 可测量病灶

（1）至少有一条可以精确测量的径线病灶。

（2）根据 CT 或 MRI 测量，病灶最大径不应小于 2 倍扫描厚层 $\geq 10mm$。

（3）根据胸部 X 线测量，最大径 $\geq 20mm$。

（4）根据测径器测量，最大径 $\geq 10mm$ 的浅表性病灶。

（5）根据 CT 测量，恶性肿瘤淋巴结短轴 $\geq 15mm$，评估为病理增大和可测量。

（6）可触及的浅表病灶，如浅表淋巴结等，应用标尺标记大小制成彩色照片存档。

注：恶性淋巴结用短轴作为直径，其他可测量病灶用最长径。

2. 不可测量病灶

（1）小病灶，肿瘤病灶 < 10mm，恶性淋巴结短轴 10 ~ 15mm。淋巴结短轴 < 10mm 的结节被视为非病理性正常淋巴结，不需要记录。

（2）其他真正不可测量病灶，如骨病变，胸膜病变，胸腔、腹腔、心包积液，皮肤/肺的癌性淋巴管炎，炎性乳癌，局部治疗后病灶，影像学不能确诊和随诊的腹部肿块，囊性病变等。

所有基线测量应尽可能在治疗前完成，至少要在治疗前 4 周内完成。

（二）肿瘤治疗疗效评价

1. 基线状态评价

（1）目标病灶。

所有累积的器官，每个器官最多选择 2 个可测量病灶，全身共选 5 个病灶，作为可测量病灶的基线目标病灶，进行测量并记录。其选择标准应为最大径和可准确重复测量。病理学淋巴结应记录短轴。基线所有目标病灶直径总和作为评价比较的基础。如目标病灶变小至消失则记录为 0mm，如变小而不能测量则记录默认值 5mm。

（2）非目标病灶。

所有其他病灶作为非目标病灶，无需进行测量，但应在基线评估时记录"存在""缺失""有增大""无增大"等。一个器官的多发性非目标病灶在病例报告表上记录为一项（如多发性骨盆淋巴结增大或多发性肝转移）。

2. 疗效评价标准

（1）目标病灶评价标准（见表 10 - 4）。

表 10 - 4 目标病灶评价标准

疗效	评价标准
CR（完全缓解）	全部（非淋巴结）病灶消失，全部病理淋巴结短轴缩小至 < 10mm
PR（部分缓解）	全部可测量目标病灶长径总和低于基线 ≥ 30%
SD（稳定）	介于 PR 和 PD 之间
PD（进展）	可测量目标病灶直径总和增加 ≥ 20%，超过整个过程中观察到的直径总和最小值，长径和的绝对值升高最少 5mm

（2）非目标病灶评价标准（见表 10 - 5）。

表 10 - 5 非目标病灶评价标准

疗效	评价标准
CR（完全缓解）	全部非目标病灶消失或肿瘤标志物水平正常 全部淋巴结大小必须正常（短轴 < 10mm）
Non - CR/Non - PD （非完全缓解/非疾病进展）	任何非目标病灶持续存在和/或肿瘤标志物水平高于正常上限
PD（进展）	已有病灶明确进展（通常总体肿瘤负荷须增大到足以停止治疗，目标病灶处于 SD 或 PR 时，罕见由于非目标病灶明确增大的进展）

（3）新病灶。

出现任何新发明确的恶性肿瘤病灶都须评价 PD。如果新病灶不明确，例如由于体积较小，需要在后面的治疗和随访中进一步评估，那么应该在首次评价时记录进展。在以前未扫描区发现的病灶被认为是新病灶。

（三）总疗效评价（见表 10 - 6）

表 10 - 6　总疗效评价

目标病灶	非目标病灶	新病灶	总疗效
CR	CR	无	CR
CR	Non - CR/Non - PD	无	PR
CR	不确定或缺失	无	PR
PR	Non - CR/Non - PD，不确定或缺失	无	PR
SD	Non - CR/Non - PD，不确定或缺失	无	确定
不确定或缺失	Non - PD	无	不确定
PD	任何	有或无	PD
任何	Non - PD	有或无	PD
任何	任何	有	PD

中篇

中医肿瘤临床证治

第十一章　头颈部肿瘤

第一节　脑瘤

【概述】

颅内肿瘤（Intracranial Tumors）是颅脑疾病系统常见的疾病之一，也是神经外科疾病系统最常见的疾病之一，分原发和继发两大种类。原发性肿瘤可发生于脑神经组织、颅神经、垂体、脑膜、血管及胚胎残留组织等；继发性肿瘤是恶性肿瘤，是由躯体其他部位的肿瘤转移、侵入颅内而形成的转移瘤。颅内肿瘤是仅次于脑卒中的主要致死性神经疾病，其侵袭能力强，对放化疗敏感性差，具有发病率高、复发率高、致死率高和治愈率低等特点，严重危害人类脑和神经系统的功能。

2020年全球脑瘤发病人数为308102，发病顺位居第19；死亡人数为251329，死亡顺位居第13。2020年全球脑瘤死亡例数最多的前3个国家分别是中国、印度和美国。中国脑瘤的新发病例约为10.60万例，居全球首位，每年约2万人死于原发性脑瘤。目前对脑瘤的病因和发病机制还不清楚。流行病学研究显示，家族史、特殊的职业环境暴露、电离辐射、个体免疫状况、感染因素、饮食习惯、吸烟、饮酒、头部外伤史、癫痫及不良用脑习惯等都可能与脑胶质瘤的发病相关。

根据脑瘤的临床表现，其归属于中医学"头痛""癫证""痫病""中风"等脑病范畴。

【疾病源流】

古代文献中并无明确的脑瘤记载。以其常见临床表现，如头痛、头晕、呕吐、癫痫、视力障碍等症状，暂可归属于中医学"头痛""癫证""痫病""中风""眩晕"等脑病范畴，但一经借助现代医学诊断技术明确其脑内存在瘤体，不论原发或是转移、单发或多发以及病位所在，都应明确其为"脑瘤"之病，其病理性质当属于"积证""岩证"等。脑瘤最早在《素问·奇病论》中有记载："当有所犯大寒，内至骨髓，髓者以脑为主，脑逆故令头痛，齿亦痛，病名曰厥逆。"《灵枢·厥病篇》云："真头痛，头痛甚，脑尽痛，手足寒至节，死不治。"《灵枢·口问篇》云："上气不足，则脑为之不满，耳为之苦鸣，头为之倾，目为之眩。"古籍记载提出，脑瘤病变部位在颅脑、临床主要症状为头痛，部分可伴随四肢冰凉、头晕耳鸣等不适。《圣济总录》云："瘤之为义，留滞而不去也，气血流行不失其常，则形体平和，无或余赘，及郁结壅塞，则乘虚投隙，瘤所以生。"这里提出脑瘤与气血留滞、气血郁结壅塞有关。对于脑瘤的预后情况，古代医籍亦有所提，比如《中藏经》指出"头目久痛，卒视不能明者，死"，又如《济生方·头痛论治》中"痛引脑巅，甚而手足冷者，名曰真头痛。非药之能愈"。

宋代施发《察病指南》云："风痰头痛，脉浮大者生，短涩者死。头目痛，卒视无所见者死。"元代朱丹溪《丹溪心法》云："肾厥头痛，其脉举之则弦，按之则坚。头痛左手脉数，热也。脉涩，有死血也。右手脉实，有痰积也。脉大是久病。"金代李东垣《兰室秘藏》曰："凡头痛皆以风药治之者，总其大体而言之也。高巅之上，惟风可到，故味之薄者，阴中之阳，乃自地升天者也。"

明代李中梓《医宗必读》云："雷头风，头痛而起核块，或头中如雷鸣，震为雷。"明代王肯堂《证治准绳》对真头痛有精辟论述："天门真痛，上引泥丸，旦发夕死，夕发旦死。脑为髓海，真气之所聚，卒不受邪，受邪则死不治。"

清代吴谦《医宗金鉴》云："头痛眩晕死证：真头脑痛朝夕死，手足厥逆至节青，泻多眩晕时时冒，头卒大痛目瞀凶。"有关"雷头风""真头痛"等颅脑危急重症，与颅内肿瘤中颅内高压所引起的急症表现极为相似。王清任在《医林改错》曰："查患头痛者无表证无里证，无气虚、痰饮等证，忽犯忽好，百方不效，用此方（血府逐瘀汤）一剂而愈。"综上所述，可见祖国医学对脑瘤从病名、症状、治疗、预后等方面均做出了相关描述。

【病因病机】

一、中医病因病机

脑瘤由于其种类及部位不同，表现亦各不同，病因病机亦不相同。

1. 外邪侵袭

寒气客于经脉致气血郁结，肿大成积。

2. 脾肾虚弱

脾肾阳虚，清阳不升，痰湿内生，痰迷心窍。

3. 肝肾亏虚

肝血亏虚，肾精不足，先天不足，致肝肾阴虚，肝风内动，邪毒内侵，肝郁化火，肝火上炎，气血上逆，成为湿热毒。

4. 情志不畅

古代医家认为一些肿瘤的发生发展与精神因素有关，《医宗金鉴》谓失荣证由"忧思恚怒，气郁血逆，与火凝结而成"。朱丹溪认为肿瘤是由"忧恚郁闷，朝夕积累，脾气消阻，肝气横逆"所致。《灵枢》谓："内伤于忧怒，……而积聚成矣。"皆强调了情志因素致肿瘤发病。

故脑瘤的内因有脾肾阳虚或肝肾阴虚，外因为寒气、邪毒入侵及形成痰湿、瘀毒所致。

脑瘤的基本病机为本虚标实，本虚为肾虚（肾阴、肾精、肾气虚）；标实为痰、湿、瘀、邪毒凝聚，蕴结清窍，闭阻脑络，形成肿块，变成癌。"脑为髓海"，而肾主骨、生髓，通脑。肾虚则生髓不足，髓海不足则邪毒易乘虚。并且，脑为元神之府，肾虚则濡养不足，元神失用，则见眩晕、头痛意识障碍等。肾阴不足可以是由先天或后天因素引起，多为平素体弱、气血亏虚、病久耗伤等。肾藏精、肝藏血，精血互可转化，肝肾阴血不足又可相互影响，肾阴不足，致肝阴不足，从而引动肝风，上入脑府。肾阴不足又可致脾气亏虚，运化失职，痰浊内生，浊易夹风邪循经入脑，痰邪阻滞终致痰瘀互结。由此可见，脑瘤的病位虽然在脑，但与肝、脾、肾三脏密切相关。

总之，脑瘤发病以缓慢发病为多，肝脾肾虚为本，痰、湿、瘀、毒邪为标。病程初期多以邪实为主，后期经手术、放化疗等损害人体正气、气血等治疗以及疾病消耗后，多发展为气血两虚、气阴两虚。

二、西医病因病理

西医上一般认为脑瘤的发生与以下因素有关：

1. 遗传因素

随着遗传医学研究的不断深入，业界越来越重视本病的遗传因素。细胞分子遗传学表明，颅内肿瘤细胞染色体可以发生片段缺失、断裂、易位、重新排列等异常情况。如约2/3少突胶质细胞有染色体19q和1p的缺失；22号染色体长臂的缺失与神经胶质瘤的发生有相关性；表皮生长因子受体的扩增在恶性胶质的发病中可以体现。研究发现神经胶质瘤中可见转录因子BTF3、过氧化酶1与6、aB-晶体蛋白、降钙素受体样受体和CD117的表达异常，为该病的特异性蛋白8。相关报告发现，垂体瘤有Wnt和Notch的激活路径，其中包括SFRP1、PITX2、TLE2、NOTCH3和DLK1等蛋白变异。

2. 损伤因素

有的损伤既可能促进原肿瘤加速生长，亦可促使原来存在的内脏肿瘤发生颅内转移。另外，损伤引起的脑膜瘢痕亦可发生肿瘤。

3. 物理因素

电离辐射能使肿瘤发病率增高已经被业界认定。经射线治疗头癣的儿童其脑瘤发病率明显高于正常人群，经颅脑放疗的肿瘤患者放射野容易发生第二肿瘤，证明射线也是脑瘤发病的重要诱因。人和动物被射线照射后在远期一定时间后可发生肿瘤，就如颅内肿瘤术后需要行放射治疗，若干年后照射区可能发生纤维肉瘤和脑膜瘤。

4. 化学因素

有多种化学物质如蒽类化合物，N-亚硝酸类化合物等可在实验动物中诱发脑肿瘤。

5. 病毒因素

动物实验表明在禽类及脊椎动物中病毒能诱发颅内肿瘤，病毒侵入细胞内可在细胞合成DNA时与染色体结合，从而改变染色体上基因的特性，引起细胞的去分化及增殖。

脑肿瘤的病理分类比较复杂，按照1980年世界卫生组织的议定，颅内肿瘤可分为下列类型：神经上皮组织的肿瘤，神经鞘膜细胞肿瘤，脑膜及其有关组织的肿瘤，颅内原发恶性淋巴瘤，血管组织肿瘤，胚胎细胞瘤，先天性肿瘤，脑下垂体前叶的肿瘤，邻近组织的肿瘤，转移瘤及未能分类的肿瘤。

【诊断与鉴别诊断】

一、诊断要点

1. 临床表现

脑瘤临床症状一般以缓慢的进行性颅内压增高、神经功能障碍为主。颅内压升高症状常见头痛、恶心呕吐、视乳头水肿等。不同部位的脑瘤，有特异性的局灶性神经系统体征或症状。位于中央区肿瘤可发生对侧肢体的瘫痪及感觉障碍；额叶肿瘤可见以淡漠为主的精神症状；顶叶肿瘤可见以定位感觉及辨别感觉障碍为主的症状；颞叶肿瘤临床表现以偏盲、各种幻觉为主；小脑或脑干肿瘤以协调动作障碍（包括共济失调，步态不稳，饮水呛咳和吞咽困难等）为主要表现。

2. 辅助检查

（1）实验室检查：检查对于一些具有内分泌功能的颅内肿瘤的诊断有所帮助。如疑垂体瘤、可检查泌乳激素、生长激素、促肾上腺皮质激素等。

（2）特殊检查。①头颅影像学检查：首选 MI 能够显示透露的解剖结构图像，确定病变的存在及其部位、大小，初步判定其性质。MRI 相较 CT 能够提供更多有关病变的资料。②腰椎穿刺脑脊液，进行常规、生化及细胞学检查对于已播散于脑脊髓膜的肿瘤具有诊断意义。

二、鉴别诊断

脑肿瘤与神经乳头炎、脑蛛网膜炎、癫痫、脑积水、脑血管意外、慢性硬脑膜下水脑寄生虫病等加以鉴别。鉴别手段主要依靠临床表现及上述理化检查，而脑瘤的最后确诊有待于病理组织学诊断。

【治疗】

一、辨证治疗

1. 辨证要点

（1）脏腑辨证。

脑瘤临床症状主要表现为头痛、呕吐、肢体感觉障碍或偏瘫，部分患者伴随精神症状表现。当头痛以头顶部为主，伴随呕吐、面红耳赤、耳鸣，多为肝火实证；当头痛剧甚，连及齿，面部及指甲青紫者，或以头后疼痛为主，连肩背部疼痛，多为寒湿阻络；当头痛头晕如布裹，伴随痰多体型肥胖等，多为脾虚痰湿内阻、清阳不升。当头痛以两侧为主或以太阳穴附近，呈胀痛，伴头晕眩晕，多为肝虚生风。

（2）分期辨证。

早期多以痰湿瘀毒标实为主，中期多伴瘀血阻窍，后期伴随着手术损伤经络、放疗损伤津液伤阴、化疗损伤气血以及精气不足，多以虚证为主夹杂瘀血或夹湿或夹热毒。

2. 治疗要点

（1）治疗原则和方法。

脑瘤总体治疗原则以西医手术为主，切除病灶，兼放化疗及其他治疗方法的综合治疗仍是目前颅内肿瘤的主要治疗方案。中医药在整个治疗过程的不同阶段，起到不同作用。脑瘤早期以实证为主，表现为痰湿瘀毒，拟解毒通络、软坚散结，兼化痰祛湿为治则；中期在手术后、放化疗后，疾病证候以虚实夹杂为主，拟活血通络、开窍止痛为治则；后期以虚证为主，拟温补脾胃、通络止痛、温阳利水等为治则。

（2）综合治疗原则。

脑瘤临床上多见并发症为颅内高压以及肢体功能障碍。临床治疗上需要看到胶质瘤的局部表现，又要顾及患者的整体情况，处理好治标与治本的关系。如脑瘤压迫引起的疼痛，要"治病必求于本"，不可单纯止痛。治颅内高压危象，要"急则治其标"，及时抢救，综其治法。脑瘤手术后患者以补气活血、化瘀通络为主；放疗患者以补阴生津、清热解毒为主；化疗患者以扶正补血为主。

3. 分证论治

常见临床证型的中医治疗：

①痰湿瘀结证。

临床表现：头痛头晕，恶心呕吐，肢体麻木，半身不遂，舌强呕吐，謇涩，身体困重，视物模糊，胸闷痰多，舌淡有齿痕，苔白腻，脉弦滑。

证候分析：痰湿蒙蔽清阳，则头痛头晕。痰浊中阻，浊阴不降，气机不利，故恶心呕吐痰涎。湿性重浊，故身重肢倦。舌淡，苔白腻，脉弦滑均为痰湿内阻之证。

治法：化痰解毒，开窍通络，消肿软坚。

代表方：温胆汤（《世医得效方》）合涤痰汤（《济生方》）等加减。

常用药：半夏、陈皮、白术、茯苓、瓜蒌、胆南星、石菖蒲、郁金、夏枯草、白芥子、蛇六谷。

②气血瘀滞证

临床表现：头胀头痛，恶心呕吐，肢体麻木，视物模糊，面色黧黑，口唇紫暗，舌暗红有瘀斑，苔白，脉细涩。

证候分析：气滞血瘀，故头痛呈胀痛，面色黧黑。久病入络，脉络不畅，气血无法濡养肢体，则肢体偏瘫废用，视物模糊。舌质紫暗或有瘀点、瘀斑，脉细涩而沉均为瘀血内阻之象。

治法：活血化瘀，散结开窍。

代表方：通窍活血汤（《医林改错》）加减。

常用药：川芎、赤芍、白芷、全蝎、蜈蚣、鸡血藤、郁金、五灵脂等。

③肝风内动证

临床表现：头晕头痛，耳鸣健忘，恶心呕吐，半身不遂，烦躁易怒，抽搐震颤，昏迷项强。舌红少苔，脉弦。

证候分析：肝阴虚，肝风内动，则见头晕头痛、耳鸣健忘，肝主筋脉，肝虚，则见四肢抽搐震颤、半身不遂；肝虚易化火，见烦躁易怒。舌红少苔、脉弦均为肝风内动之象。

治法：滋阴潜阳，镇肝息风。

代表方：天麻钩藤饮（《杂病证治新义》）或镇肝熄风汤（《医学衷中参西录》）加减。

常用药：天麻、钩藤、石决明、川牛膝、黄芩、栀子、益母草、杜仲、桑寄生、茯神、龟板、生牡蛎。

④气阴两虚证

临床表现：头晕目眩，耳鸣耳聋，半身偏枯，咽干口渴，烦热盗汗，倦怠乏力，舌红少苔，脉细。

证候分析：久病耗伤正气，气虚则脾胃运化受阻，出现胃脘痞满，食欲不振；气虚无力则见神疲乏力、头晕肢乏；阴虚则口干口渴、手足发热、大便干燥；舌红、苔少、脉细数均为阴虚之象。

治法：益气养阴，活血通络。

代表方：四君子汤（《太平惠民和剂局方》）合益胃汤（《温病条辨》）。

常用药：白术、白茯苓、人参、甘草、柴胡、薄荷叶、黄芩、沙参、麦冬、细生地、玉竹。

二、辨病治疗

1. 脑瘤常用中药

（1）三棱：苦、辛，平。破血行气，消积止痛。《开宝本草》："主老癖癥瘕结块。"治脑瘤属气血结积，瘀血凝滞者。煎服，6～15g，醋炙可加强止痛作用。

（2）夏枯草：苦、辛，寒。清肝火，散郁结。《神农本草经》："主寒热，瘰疬、鼠瘘、头疮，破癥，散瘿结气，脚肿湿痹。"《本草正义》："破散结。"治脑瘤属痰火、热毒郁结者。煎服，10～15g，或熬膏服。

（3）赤芍：苦，微寒。清热凉血，活血散瘀。《神农本草经》："主邪气腹痛，除血痹，破坚积，寒热疝瘕，止痛，利小便。"《名医别录》："散恶血，逐贼血……消痈肿。"治脑瘤属血热瘀滞者。煎服，6～15g。

（4）川芎：辛，温。活血行气，祛风止痛。《神农本草经》："主中风入脑头痛，寒痹，痉挛缓急，金疮，妇人血闭无子。"治脑瘤属血瘀气滞者。煎服，6～15g。

（5）壁虎：咸，寒。有小毒。祛风，定惊，止痛，散结。《本草纲目》："治血积成痞。"《摘元方》："治反胃膈气。"治脑瘤属气滞血瘀，经络阻塞，凝结成积者。煎服，3～6g；研粉吞服，每次1～2g，每日2～3次。

2. 脑瘤常用中成药

（1）鸦胆子油软胶囊：以鸦胆子油为主要原料组成的中药单方制剂，鸦胆子油软胶囊用于肺癌、肺癌脑转移、消化道肿瘤及肝癌的辅助治疗。

（2）桂枝茯苓胶囊：在治疗脑瘤术后复发患者，联合化疗药物，临床治疗有效，可以延长患者生存期。

（3）六味地黄丸：由熟地黄、山茱萸、山药、泽泻、茯苓、丹皮组成，有滋补肝肾的功效，成人每次3g，每日3次，用于脑瘤中后期及术后、放化疗后体虚及肾虚者。

（4）小金丹：由白胶香、草乌、五灵脂、地龙、木鳖、乳香、没药、麝香、黑炭等组成，有祛痰通络、解毒散结的功效，每丸2.5g，每次2～5丸，每日3次，用于脑瘤属实证、阴虚者。

3. 单方、验方

（1）加味慈桃丸：加味慈桃丸辅助西医治疗颅内肿瘤，可以减轻脑瘤患者脑水肿，缓解临床症状；在缩瘤方面也有一定作用。

（2）消瘤丸：消瘤丸由僵蚕、生牡蛎、地龙、蜈蚣、守宫等制成，每丸3g。每次2丸，每天3次，2月为1疗程。可治疗各类颅内肿瘤。

（3）复方777口服液：复方777口服液（由法半夏、天南星、石菖蒲、当归、赤芍等组成），钱伯文临床上用其治疗各类脑瘤有效果。

4. 中医外治法

（1）中药敷脐。将生大黄10g、瓜蒌仁10g、冰片5g磨成细粉，加少量陈醋调成糊状，每小丸约1cm×1cm、药物厚度约0.5cm，调配好的药物应现配现用。将上述药丸敷在脐部神阙穴。临床对于脑瘤术后胃肠功能恢复有效。

（2）脑肿瘤出现肢体偏瘫时，可给予针灸治疗，以促进肢体的恢复。常用穴位多选百会、头维、内关、合谷、风府、足三里、三阴交、太冲、阳陵泉等，每次选主穴2～3个，配穴3～4个，多采用平补平泻手法。每日针刺1次，每次留针15～20分钟，10天为1疗程。

三、并发症治疗

1. 手术后

手术治疗后常常伴随并发症，例如癫痫、脑血管意外、胃肠道功能失调等。以及手术创伤容易导致人体气血亏虚、经络受损，应该以补气生血为主，拟八珍汤加减治疗。

2. 放化疗毒副反应

（1）化疗过程中，脑瘤患者与其他肿瘤患者一样也会出现因化疗药物引起的周身乏力、食欲不振、恶心呕吐、血细胞下降等毒副作用。中医辨证属正气受损、气血两亏，治疗以益气养血，滋补肝肾为法，常用处方为生黄芪30g、太子参20g、当归10g、茯苓15g、白术10g、女贞子15g、枸杞子15g、鸡血藤30g、黄精15g、焦三仙30g、鸡内金15g、炒枳壳10g、生甘草10g。有恶心呕吐者加旋覆花 10g、代赭石 20g；白细胞下降者加紫河车 20g、鹿角胶 15g。

（2）放射治疗：头颅放射治疗后常见的毒副作用有恶心、呕吐、头痛、口干、乏力、食欲减退等。中医认为放射线为毒热之邪，最易伤人气阴，气阴被伤则常见口干、乏力、盗汗等诸多症状。治疗上以益气养阴、清热解毒为主。可拟方：生熟地黄各 10g、南北沙参各 20g、麦冬 20g、枸杞子 15g、薄荷 6g、玉竹 10g、山萸肉 15g、旋覆花 10g、代赭石 20g、山萸肉 10g、石斛 15g。

3. 肿瘤转移或压迫症状

颅内肿瘤导致颅内压升高伴头痛者加用泽泻、全蝎、蜈蚣、大黄。痰湿重者加用泽泻、石菖蒲、郁金、生薏苡仁。呕吐重者加用旋覆花、代赭石、陈皮、竹茹、厚朴、半夏。面部麻木者用牵正散（白附子、白僵蚕、全蝎）加减，如风邪重者，加防风、白芷等；久病不愈者，加蜈蚣、地龙、桃仁、红花等搜风化瘀通络。

四、食物疗法

1. 手术后饮食

多见气血两虚证。患者应多食健脾补肾、益气补血食物，如山药、龙眼、大枣、茯苓、黑芝麻、牛奶、瘦肉、蛋类等，给予患者小米大枣粥饮食。

2. 化疗时饮食

多见气阴两虚证。患者应多食益气养阴的食物，例如鸭肉、黑木耳、银耳等，给予患者莲藕小米粥饮食。

3. 放疗时饮食

多见毒热蕴结证。患者应多食清热解毒、活血化瘀的食物，例如大白菜、苦瓜、柠檬、莲藕、茄子、香菇、葡萄等，给予患者菱角薏米粥饮食。

4. 康复期饮食

冲任失调证。患者应多食补肝益肾、调理冲任食物，例如黑木耳、红枣、桑葚、甲鱼等，给予患者红杞鲫鱼汤饮食。

【转归预后】

脑瘤的预后随肿瘤的病理分型，肿瘤的分期、位置，患者的一般状况、治疗的选择不同而有很大差异。一般来讲，肿瘤恶性程度低，分期早，肿瘤位置利于手术彻底切除，患者的一般状况好，治疗正确及时，预后较好。对于恶性程度高的肿瘤，如神经母细胞瘤、髓母细胞瘤等，即使手术切除，预后也极差。从肿瘤部位来讲，脑干、基底核、胼胝体、脑室壁等处肿瘤预后不佳。

【调护预防】

一、调护

脑瘤的调护主要包括手术后、放疗后、化疗后的不同时期的中医药介入；情志方面和饮食方面。在不同时期中医中药可调节人体免疫力、减少并发症；在心理、情志方面，中医药的药物调节、心理关怀、辅导对于患者治疗起到重要作用。在饮食方面，注意饮食卫生和个人卫生，避免苯并芘、亚硝胺等致癌物质进入体内，多食用黄绿色蔬菜和水果，如胡萝卜、南瓜、西红柿、菠菜、大枣、香蕉等。

二、预防

脑瘤的预防主要包括对病因采取"未病防治"，如防止颅脑外伤，避免放射线损伤，避免与致癌化学物质的接触，减少病毒感染，注意劳逸结合，提高身体素质。对于出现的病证采取"既病防变"措施。如中药干预可防止或延缓慢性放射性损伤的发生，此阶段治以凉血散瘀、清热解毒为主，临证可给予犀角地黄汤加减。

【临证备要】

一、辨病思路

1. 根据症状辨病

脑瘤临床主要为头痛。临床可根据头痛部位不同进行经络辨病。以头痛连脖或项背时，属太阳经；头痛以前额，连及眉梢为主时，属阳明经；头痛在头两侧或太阳穴附近，呈偏头痛时，属少阳经；头痛绵绵沉重如布裹时，属太阴经；头痛剧甚，连及齿，面部及指甲青紫，属少阴经；头痛以头巅顶为主，频频作呕者，属厥阴经。

2. 根据体征辨病

脑瘤压迫不同颅脑位置，临床症状表现及查体不一样。如蝶鞍部脑瘤压迫视神经可引起双眼视物不清，呈无欲状，精神淡漠。如为额部肿瘤，则头痛精神紊乱，智能及定向力迟钝，有颅内高压，肢体运动障碍者。

二、辨证思路

1. 手术后的证候特征

脑瘤术后患者的证候特点是气血亏虚为主的"虚"和气滞血瘀为主的"瘀"，所聚类出来的两个证候群均为兼有气虚的兼证，可见由于手术直接耗伤正气，导致气虚；而随着占位的切除，减轻了其他因素如"痰"与"邪毒"的影响。术后患者由于护理、疼痛、早期生活受限等因素，容易出现情绪波动、肝气郁结等，而情志因素的影响可导致气机逆乱而加重气滞血瘀的情况。

2. 放疗后的证候特征

中医学认为放疗射线属"热毒之邪"，患者治疗后出现口干口渴、乏力、盗汗等症状，属于"虚、毒、瘀"三病变，临床表现为气血两虚、气阴两虚、气虚血瘀或阴虚火旺等证候。

3. 化疗后的证候特征

化疗药物在治疗的同时，亦容易耗伤机体正气，导致脾肾不足，脾肾均为后天之本，脾肾不足，则出现生髓不足、饮食纳差、头晕乏力、精神疲倦等不适。临床治疗可以"填精补肾、扶正补血"为主。

三、治疗注意事项

1. 注重解毒化瘀法

应用解毒化瘀药物治疗脑瘤时，应注意结合"风药"和"引经药"的兼并使用。考虑颅脑为巅顶，风为百病之长。"风药"有助于鼓舞机体气流运动，使清阳上升，浊阴下降，则浊阴不蒙窍，元神得濡。"引经药"有助于化痰散结药物、抗肿瘤药物更加有效到达颅脑。同时，在不同阶段需要考虑正气是否受损，兼并补益扶正药物。

2. 化痰散结的应用

脑瘤患者应用化痰散结药物，痰湿属于寒湿之邪，搭配温阳行气利水药物，符合条文"病痰饮者，当与温药和之"所言。

3. 化疗期的治法

化疗药物的使用，容易使患者出现正气耗伤、精气不足等证候，治疗上应以"补益"为基本大法，兼活血化瘀、通络止痛。临床上可拟"八珍汤""金匮肾气汤"等为主。部分医家临床经验，在应用"补益"药物的同时，使用以附子为代表的温阳药可以减轻化疗后不良反应（骨髓抑制、汗多、声音嘶哑）。

4. 放疗期的治法

放疗期间，患者容易出现内火上炎，熏灼口舌，气滞血瘀，导致放射野的微血管管壁出现肿胀、管腔狭窄或堵塞，局部疼痛不适；并且放疗容易耗伤津液，出现口苦、口干、乏力等伤阴耗气的症状，治疗应以补阴生津、清热解毒为主。

5. 康复期的治疗

脑瘤治疗后，康复期主要是针对患者疼痛、正气耗伤、肢体偏瘫、认知功能障碍等进行康复治疗。临床可拟中医药"补气、填补肾精"治疗，辅助针灸、推拿等康复锻炼治疗。同时因为脑瘤原发病或治疗期间出现的并发症，会导致患者情绪低落、悲伤、肝气郁结等，临床需要注意人文关怀以及"五情"治疗。

第二节 脑胶质瘤

【概述】

脑胶质瘤是指起源于脑神经胶质细胞的肿瘤，是最常见的原发性颅内肿瘤。2021年版《WHO中枢神经系统肿瘤分类》（第五版）将脑胶质瘤分为1~4级，1、2级为低级别脑胶质瘤，3、4级为高级别脑胶质瘤。我国脑胶质瘤年发病率为5~8/10万。约占所有中枢神经系统肿瘤的23.3%~60.96%，约占恶性肿瘤的78.3%；其中最常见的胶质瘤是多形性胶质母细胞瘤（glioblastoma multiforme，GBM）发病率最高，约为4.03/10万，占原发性恶性脑肿瘤的48.6%。胶质瘤恶性程度高，综合治疗预后仍较差，最新研究显示胶质母细胞瘤已超过胰腺癌和肝癌成为第一难治肿瘤。胶质瘤可发生于任何年龄段，约2/3集中在45~70岁，诊断时患者的平均年龄为53岁，30岁以下非常少见，男性发病率高于女性。与成人相比，儿童多以低级别（1级和2级）为主，表现为良性、生长缓慢的病变，较少发生恶性转化，一旦恶性转化，预后不佳。总体来讲，中国人群低级别胶质瘤（WHO

2 级）、间变性胶质瘤（WHO 3 级）和胶质母细胞瘤（WHO 4 级）的中位生存时间分别约为 78.1 月、37.6 月和 14.4 月。

中医历史古籍中无明确"脑胶质瘤"描述，但根据脑胶质瘤临床常见的"恶心呕吐、头痛、癫痫抽搐、意识障碍、偏瘫"等症状，可归类到"真头痛""癫痫""厥逆""头风""积证""眩晕""头痛病"等范畴。

【疾病源流】

古代医籍中无"胶质瘤"这一病名的记载。但在头痛、真头痛等疾病中提到了一些与之类似的症状。比如《灵枢·厥病篇》云："真头痛，头痛甚，脑尽痛，手足寒至节，死不治。"《素问·奇病论》曰："人有病头痛以数岁不已……当有所犯大寒，内至骨髓，髓者以脑为主，脑逆故令头痛……病名曰厥逆。"《灵枢·海论》还说："髓海不足，则脑转耳鸣，胫酸眩冒。"《素问·五脏生成篇》云："头痛癫疾，上虚下实，过在足少阴、巨阳，甚则入肾。"《中藏经》指出："头目久痛，卒视不明者，死。"均描述了脑胶质瘤的相关症状与预后。中医认为无论是外感六淫之邪入侵，还是机体的气血阴阳失于平衡，均使清阳不升，浊阴不降，导致气血郁结于脑内，日久成积。若忧患郁怒，则气机运行失畅，无以行血而致瘀血阻滞；或因气滞津停、聚湿成痰；或气郁日久化火，灼津成痰，痰瘀交阻，积于清窍。正如《灵枢·百病始生篇》中记载："凝血蕴里而不散，著而不去，而积皆成也。"张景岳也曾指出："脾肾不足及虚弱失调之人，多有积聚之病。"《济生方·头痛论治》中记载有"痛引脑巅，甚而手足冷者，名曰真头痛。非药之能愈"，提出脑胶质瘤临床症状以及预后情况。

【病因病机】

一、中医病因病机

脑胶质瘤属髓海病变，其多由痰湿之邪结聚在脑，脑部气滞血瘀，痰瘀阻滞，毒邪凝结所致。在其病变过程中痰瘀互结，脑络痹阻日久，化热动风，风火相煽，耗伤阴液，可致肝肾不足。脑瘤虽然病位在脑，但与肝、心、脾、肾、三焦密切相关，脏腑功能失调导致痰、湿、瘀邪内生。机体内伤七情、外感六淫而致脏腑功能失调，产生气滞、血瘀、痰凝、湿聚和热毒等。

（1）情志抑郁，肝失调达，气机瘀滞，瘀血内阻；或因气滞津停、聚湿成痰；或气郁日久化火，灼津成痰，痰瘀交阻积于清窍。

（2）脾主运化，忧愁思虑，饮食伤脾，脾虚湿聚可成痰。

（3）先天禀赋不足、房劳、惊恐伤肾致肾脏亏虚，脑失所养，诸邪乘虚而入，脑部清阳之气失用，加之瘀血与顽痰互结成毒，积于脑部，发为肿瘤。

脑胶质瘤的主要病因病机为本虚标实，风、痰、瘀等多种病理因素共同致病。

综上所述，脑胶质瘤以缓慢发病为多，病位在脑，与肝、心、脾、肾、三焦密切相关，脏腑功能失调导致痰、湿、瘀邪内生，闭阻脉络，痰、瘀、毒胶结成块。病性为本虚标实。早期多以邪实为主，术后或放化疗等疾病后期多以虚证为主。不同病程时间，证型也有所不同，早期多以邪气盛为主，表现为痰瘀阻络、气滞血瘀、热毒炽盛等，后期因疾病发展，以正气亏虚为主，辨证为脾肾不足、气阴两虚，兼夹风痰凝结，瘀毒内阻，胶质瘤术后患者，多以虚证为主，夹实。

二、西医病因病理

目前脑胶质瘤发病机制尚不明确，可以确定的两个危险因素是：暴露于高剂量电离辐射；与罕见综合征相关的高外显率基因遗传突变。此外，被动吸烟、长期接触石化等有机化合物、长期频繁使用移动电话、接触亚硝酸盐食品、病毒或细菌感染等致癌因素也可能促使脑胶质瘤的发生。

（1）高剂量电离辐射：是唯一已知的潜在可改变的危险因素，但鉴于此种辐射暴露水平的罕见性，这并不能解释绝大多数 GBM 患者发病的原因。近几十年来，手机已成为生活必需品，长期暴露于手机射频电磁场引起了人们对健康的担忧。2011 年，国际癌症研究机构将手机射频电磁场列入 2B 级别致癌物，然而至今为止的流行病学研究证据并不支持手机使用与 GBM 发病风险的关联性，这有待进一步长期追踪。

（2）高外显率基因遗传突变：一些罕见的家族性肿瘤综合征如 1 型神经纤维瘤病、结节性硬化症、Lynch 综合征、Li – Fraumeni 综合征等，亦是 GBM 发病的危险因素，但仅占病例的 1% 左右。

【诊断与鉴别诊断】

一、诊断要点

1. 临床表现

胶质瘤临床上主要表现为：颅内压增高、神经功能及认知功能障碍和癫痫发作三大类。

（1）颅内压增高。

主要由肿瘤占位效应引起，表现为头痛、呕吐和视乳头水肿。急性颅内压增高可引发意识障碍、基础生命体征不稳等脑疝相关征象，危及生命。

（2）神经功能及认知功能障碍。

脑胶质瘤可直接刺激、压迫和破坏脑组织结构，导致神经功能和认知功能障碍，其临床表现与肿瘤累及的脑功能区直接相关。

（3）癫痫发作。

脑胶质瘤因肿瘤的直接压迫、浸润或异常代谢，常可继发癫痫发作症状。胶质瘤相关癫痫发病率高，约 65% ~90% 的低级别胶质瘤和 40% ~64% 的高级别胶质瘤患者伴有癫痫发作。

2. 辅助检查

（1）影像学检查。

神经影像学检查对脑胶质瘤的诊断和治疗非常重要：①用于定位诊断，确定肿瘤大小、范围与周围重要结构的毗邻关系及形态学特征等；②提出功能状况的诊断要求，如肿瘤生长代谢、血供状态及对周边脑组织的侵袭程度等。当前主要的影像学手段有 CT、MRI 等。

①CT。

主要显示肿瘤病变组织与正常脑组织的密度差值；特征性密度表现如钙化、出血及囊性变等；病变累及部位、水肿状况及占位效应等；CT 显示钙化明显优于 MRI，可辅助判断肿瘤性质。

②MRI。

术前诊断脑胶质瘤最重要的常用影像学检查，能够显示肿瘤出血、坏死、水肿组织等不同信号强度差异及占位效应，并可显示病变的侵袭范围。

（2）组织病理与分子病理整合诊断。

①《WHO 中枢神经系统肿瘤分类》（第五版）介绍脑胶质瘤是一组具有胶质细胞表型特征的神经上皮肿瘤的总称。2021 年发布的《WHO 中枢神经系统肿瘤分类》（第五版）整合了肿瘤的组织学特征和分子表型，提出了新的肿瘤分类标准。此标准是目前脑胶质瘤诊断及分级的重要依据。

②2021 年版 WHO 中枢神经系统胶质瘤分类标准：

成人型弥漫性胶质瘤
  星形细胞瘤，IDH 突变型
  少突胶质细胞瘤，IDH 突变伴 1p/19q 联合缺失型
  胶质母细胞，IDH 野生型
儿童型弥漫性低级别胶质瘤
  弥漫性星形细胞瘤，MYB 或 MYBL1 变异型
  血管中心型胶质瘤
  青少年多形性低级别神经上皮肿瘤
  弥漫性低级别胶质瘤，MAPK 信号通路变异型
儿童型弥漫性高级别胶质瘤
  弥漫性中线胶质瘤，H3. K27 变异型
  弥漫性大脑半球胶质瘤，H3. G34 突变型
  弥漫性儿童型高级别胶质瘤，H3 野生型和 IDH 野生型
  婴儿型半球胶质瘤
局限性星形细胞胶质瘤
  毛细胞型星形细胞瘤
  有毛细胞样特征的高级别星形细胞瘤
  多形性黄色星形细胞瘤
  室管膜下巨细胞星形细胞瘤
  脊索样胶质瘤
  星形母细胞瘤，伴 MN1 改变
室管膜肿瘤
  幕上室管膜瘤
    幕上室管膜瘤，ZFTA 融合阳性型
    幕上室管膜瘤，YAP1 融合阳性型
  后颅窝室管膜瘤
    后颅窝室管膜瘤，PFA 组
    后颅窝室管膜瘤，PFB 组
  脊髓室管膜瘤
    脊髓室管膜瘤，MYCN 扩增型
  黏液乳头型室管膜瘤
  室管膜下瘤

③脑胶质瘤常用分子病理检测指标。

根据 2021 年《WHO 中枢神经系统肿瘤分类》（第五版）与中枢神经系统肿瘤分类分子信息及实

践方法联盟（cIMPACT - NOW）的推荐建议，胶质瘤的病理诊断应整合组织学分型和相关分子标记物。组织病理学可以为胶质瘤提供基本的形态学诊断，分子病理学可提供更多的肿瘤分子遗传学变异特征，可直接影响临床预后及治疗方案的选择。尽管如此，分子病理学诊断并不能完全取代组织病理学诊断，后者仍是病理诊断的基石。目前常规推荐用于胶质瘤分子病理诊断及治疗指导的分子标记物。

3. 诊断

脑胶质瘤的诊断，主要依靠临床症状、影像学检查，以及目前广泛应用的神经病理学与分子病理学诊断。脑胶质瘤确诊需要通过肿瘤切除手术或活检手术获取标本，进行组织病理和分子病理整合诊断，确定病理分级和分子亚型。分子标志物对脑胶质瘤的个体化治疗及临床预后判断具有重要意义。

二、鉴别诊断

1. 脑内转移性病变

脑内转移性病变以多发病变较为常见，多位于脑皮层下，大小不等，水肿程度不一，表现多样，多数为环状或结节样强化影。脑内转移性病变的 18F - FDG 代谢活性可低于、接近或高于脑灰质；氨基酸代谢活性一般高于脑灰质。单发转移癌需要与高级别脑胶质瘤鉴别，影像学上可以根据病变大小、病变累及部位、增强表现，结合病史、年龄及相关其他辅助检查结果综合鉴别。

2. 脑内感染性病变

脑内感染性病变，特别是脑脓肿，需与高级别脑胶质瘤鉴别。两者均有水肿及占位征象，强化呈环形。脑脓肿的壁常较光滑，无壁结节，而高级别脑胶质瘤多呈菜花样强化，囊内信号混杂，可伴肿瘤卒中。绝大部分高级别脑胶质瘤的氨基酸代谢活性明显高于正常脑组织，而脑脓肿一般呈低代谢。

3. 脑内脱髓鞘样病变

与脑胶质瘤易发生混淆的是肿瘤样脱髓鞘病变，增强扫描可见结节样强化影，诊断性治疗后复查，病变缩小明显，易复发，实验室检查有助于鉴别诊断。

【治疗】

一、辨证治疗

1. 辨证要点

脑胶质瘤的病因病机主要为本虚标实，风、痰、瘀、湿多种病理因素共同作用。不同病程时间，证型也有所不同，早期以邪气盛为主，表现为痰瘀阻络、气滞血瘀、热毒炽盛等。后期因疾病发展，以正气亏虚为主，辨证为脾肾不足、气阴两虚，兼夹风痰凝结，瘀毒内阻。胶质瘤术后患者，多以虚证为主，夹实，从心脾论证。化疗后的患者，以气血亏虚、精气不足为主。

2. 治疗原则和治疗方法

脑胶质瘤治疗应遵循《素问·至真大要论》中"坚者消之，结者散之，留者攻之，损者益之"的原则，运用整体观念，辨病与辨证相结合，既看到胶质瘤的局部表现，又要顾及患者的整体情况，既要全面又要有针对性，处理好治标与治本的关系。如脑瘤压迫引起的疼痛，要"治病必求于本"，不可单纯止痛。治颅内高压危象，要"急则治其标"，及时抢救，综合治法。

3．分证论治

常见临床证型的中医治疗：

①痰湿凝聚证。

临床表现：头痛昏蒙，恶心呕吐痰涎，或伴有喉中痰鸣，身重肢倦麻木，纳呆食少，舌淡胖，苔白腻，舌底脉络未见明显色紫或增粗，脉滑或弦滑。

证候分析：痰湿蒙蔽清阳，则头痛昏蒙。痰浊中阻，浊阴不降，气机不利，故恶心呕吐痰涎，或喉中痰鸣。湿性重浊，故身重肢倦。脾阳不振，则纳呆食少。舌淡胖，苔白腻，舌质淡暗，脉滑或弦滑均为痰湿凝聚之证。

治法：化痰软坚散结。

代表方：夏枯草膏（《丸散丹膏集成》）合涤痰汤（《济生方》）加减。

常用药：胆南星、姜半夏、夏枯草、天竺黄、象贝母、昆布、海藻、淡竹茹、陈皮、茯苓、石菖蒲、牡蛎等。

②气滞血瘀证。

临床表现：头痛剧烈呈持续性或阵发性加剧，痛有定处，固定不移，面色晦暗，肢体偏瘫，大便干，舌质紫暗或有瘀点、瘀斑，舌底脉络色紫增粗或迂曲，苔薄白，脉细涩而沉。

证候分析：瘀血内停，故头痛剧烈呈持续性或阵发性加剧，痛有定处，固定不移，面色晦暗。久病入络，脉络不畅，则肢体偏瘫。瘀血内阻，气机不行，肠道津亏，则大便干结。舌质紫暗或有瘀点、瘀斑，舌底脉络色紫增粗或迂曲，苔薄白，脉细涩而沉均为气滞血瘀之象。

治法：活血化瘀。

代表方：通窍活血汤（《医林改错》）加减。

常用药：丹参、三棱、莪术、川芎、赤白芍、水红花子、穿山甲、当归、牛膝、茯苓、蜈蚣、全虫、白花蛇舌草等。

③邪毒化热证。

临床表现：头痛头胀，如锥如刺，烦躁易怒，呕吐频作，或呈喷射状，面红耳赤，口苦尿黄，大便干结，舌红，苔黄或白而干，脉弦数。

证候分析：瘀血停聚日久败而成毒，瘀毒与正气搏结而生内热，火性炎上，上扰清窍，故头痛头胀，如锥如刺。热毒内蕴，气机不利，肝络失和，不疏泄，可见烦躁易怒，面红耳赤，口苦。胃经热毒内结，胃气上逆，则呕吐频作，或呈喷射状。尿黄，大便干结，舌红，苔黄或白而干，脉弦数均属邪毒化热之候。

治法：清热泻火解毒、散结止痛。

代表方：龙胆泻肝汤（《医方集解》）或桂枝茯苓汤（《四圣心源》）加减。

常用药：白花蛇舌草、半边莲、龙胆草、黄芩、车前子、生大黄（后下）、天龙、干蟾皮、土元、蜂房、藤梨根、虎杖、生甘草。

④气阴两虚证。

临床表现：胃脘痞满，食后尤甚，食欲不振，面色苍白，心烦不舒，或有恶心呕吐，口干咽燥，目涩无泪，神疲乏力，头晕肢乏，手足心热，小便淡黄，大便干燥，舌红、苔少，边有齿印，脉细数。

证候分析：久病耗伤正气，气虚则脾胃运化受阻，出现胃脘痞满，食欲不振；气虚无力则见神疲乏力、头晕肢乏；阴虚则口干口渴、手足发热、大便干燥；舌红、苔少、脉细数均为阴虚之象。

治法：益气养阴。

代表方：四君子汤（《太平惠民和剂局方》）合益胃汤（《温病条辨》）加减。

常用药：白术、白茯苓、人参、甘草、柴胡、薄荷叶、黄芩、沙参、麦冬、冰糖、细生地、玉竹。

⑤肝肾阴虚证。

临床表现：头痛隐隐，时作时止，耳鸣眩晕，视物不清，倦怠乏力，潮热汗出。肢体麻木，大便偏干，小便短赤，舌质红，少苔，脉细数或虚细。

证候分析：脑为髓海，其主在肾，肾阴亏虚髓不上荣，脑海空虚，故头痛隐隐，时作时止，耳鸣眩晕。肝肾同源，肝阴不足，目睛、筋脉失养，则视物不清，肢体麻木。肝肾阴虚而生内热，肠道失润，故大便偏干，小便短赤。舌质红，少苔，脉细数或虚细均为肝肾阴虚之象。

治法：滋补肝肾。

代表方：杞菊地黄丸（《医级》）或六味地黄汤（《医学心悟》）加减。

常用药：枸杞子、菊花、熟地黄、山茱萸、山药、丹皮、茯苓、泽泻、川芎、龟板。并伍以龙牡、僵蚕、蜈蚣、穿山甲等软坚散结、化痰祛瘀之品。

二、辨病治疗

1. 脑胶质瘤常用中药

（1）鸦胆子油：鸦胆子性味苦寒，有小毒，是一种具有清热解毒、治痢截疟、腐蚀赘疣功效的常用中药材。鸦胆子油是从鸦胆子的干燥成熟果实中提取的脂肪油，主要活性成分为不饱和脂肪酸——油酸和亚油酸。有研究表明中药鸦胆子油乳注射液能通过将人脑胶质细胞 SKMG-4 阻滞在 G1 期，并抑制 bcl-2 凋亡基因的表达，从而达到抑制人脑胶质瘤细胞 SKMG-4 增殖的目的。

（2）白花蛇舌草：微苦、甘、寒，功能清热解毒，利湿通淋，白花蛇舌草可抑制胶质瘤的生长，通过线粒体依赖途径促进胶质瘤细胞凋亡。

（3）川芎：活血行气，祛风止痛，上行头目，为治头痛之要药。川芎可"引药上行"入脑，促进配伍药物向脑部分布，研究表明川芎嗪可通过抑制血脑屏障外排蛋白 P-gp 的表达，增加血脑屏障通透性，联合替莫唑胺可提高胶质瘤的化疗疗效。

（4）天麻：甘，平，平肝息风止痉。用于治疗头痛眩晕，肢体麻木，小儿惊风，癫痫抽搐。研究表明其含有的硫酸酯化天麻多糖可有效抑制神经胶质瘤细胞的生长及迁移。

（5）半枝莲：清热解毒、活血祛瘀、消肿止痛、抗肿瘤，其乙醇提取物能够抑制胶质瘤 C6 细胞的增殖、促进其凋亡，并且能增强荷瘤机体对胶质瘤的抵抗能力。

（6）紫杉醇：能通过增加 CDK1 和 CyclinB1 蛋白的表达，降低 CyclinD1 蛋白的表达来抑制神经胶质瘤 U373 细胞增殖，诱导细胞凋亡；它对胶质瘤 C6 细胞的生长也具有明显的抑制作用。

（7）雷公藤甲素：是从中药雷公藤的根、叶、花及果实中提取的一种环氧二萜内酯化合物，可抑制胶质瘤细胞系的增殖，促进细胞凋亡，以致胶质瘤细胞发生形态学改变。

（8）白藜芦醇：研究表明，白藜芦醇影响胶质瘤细胞中拓扑异构酶Ⅱ的活性，导致 DNA 的损伤，从而抑制细胞的增殖生长和诱导胶质瘤细胞凋亡。

2. 脑胶质瘤常用中成药

（1）杞菊地黄丸：主要成分为枸杞子、菊花、熟地黄、酒萸肉、牡丹皮、山药、茯苓、泽泻，具有滋肾养肝的作用。

（2）夏枯草膏：夏枯草能清火、散结、消肿，其提取制成的夏枯草膏经检测，其中熊果酸的抗偏头痛效果显著。

3. 脑胶质瘤单方、验方

（1）半夏白术天麻汤：对于胶质瘤放化疗后，局部脑积水、局部水肿、颅内压升高引起的头晕目眩、恶心呕吐等毒副反应有改善作用。

（2）蛇枝黄芩汤：山东中医药大学神经外科使用自拟方蛇枝黄芩汤（白花蛇舌草 15g、半枝莲 12g、生黄芪 30g、土茯苓 18g、生白术 15g、当归 12g、大黄 6g、黄连 9g、丹参 12g、红花 6g、葛根 12g、无花果 12g）。对于减少肿瘤放化疗毒副作用、提高生活质量有效果。

4. 中医外治法

（1）针对脑胶质瘤的头晕头痛等症状，可使用针刺治疗，通常采用百会、风池、合谷、内关及足三里、阳陵泉等穴，平补平泻法以治疗。

（2）三棱针放血疗法对颅压增高引起的头痛等症状有不错疗效，通常选取太阳穴刺络放血。

（3）中药贴敷在临床中也广泛应用，通常将抗肿瘤的药物如蜈蚣、冰片、白花蛇舌草、夏枯草等捣烂研磨。

三、并发症治疗

1. 手术后

脑胶质瘤术后患者的病机以虚实夹杂为特征，以痰瘀互结、气阴两虚为主要病机；辨证为痰瘀互结的患者，陈夏六君子汤合涤痰汤。

2. 化疗毒副反应

化疗中出现的周围血象中白细胞减少现象。患者多表现为头晕乏力、腰膝酸软、面色无华、气短神疲，舌淡，脉沉弱等，辨证为肾精亏虚；拟扶正固本为原则。给予补肾温阳汤加减治疗。

3. 肿瘤转移或压迫症状

针对脑胶质瘤压迫引起的颅脑高压症状：恶心、呕吐、头痛、癫痫、抑郁，口唇暗，双目暗黑，舌黯红或有瘀斑，脉涩、脉紧。辨证为痰瘀阻络。治疗以活血化瘀为治则。拟血府逐瘀汤加减治疗。

四、食物疗法

生酮饮食（高脂肪、低碳水化合物、适量蛋白质及其他营养素的配方饮食）作为脑胶质瘤治疗的新方法。

1. 手术后饮食

术后患者多纳差、精神疲倦、乏力等症状，饮食方面需要供给高营养，以促进机体康复。成人蛋白质为 1.5~2g／（kg·d），以优质蛋白为主，要适量补充水分和矿物质。注意患者食物应多样化，尤其注意多吃蔬菜等维生素含量较高的食物，食物要色、香、味俱全，激发患者进食欲望。尽量选用煮食，避免油炸。

2. 化疗时饮食

化疗会导致免疫力下降，饮食上可以补充蛋白，提高免疫功能，多吃鱼类、蛋类食物，多吃新鲜蔬菜和水果。

3. 放疗时饮食

可给予高热量、高蛋白、高维生素的饮食，避免生冷、辛辣刺激性食物。脑胶质瘤患者出现高颅压时，往往因头疼、恶心、呕吐等引起食欲低下，不思饮食，应注意食物的色、香、味，少量多餐。为配合治疗脑水肿，患者要适当少饮水，并要进低盐饮食。多吃水果和新鲜蔬菜，多吃含粗纤维食品，以防大便干燥。一旦出现大便干燥，可以饮些香油、蜂蜜水等。

【转归预后】

高级别脑胶质瘤的发病率和病死率较高,其5年生存率不超过5%,其发病年龄越小,生存时间越长,WHO Ⅲ～Ⅳ级恶性程度很高,本研究中 WHO Ⅲ级胶质瘤患者的中位生存时间较 WHO Ⅳ级患者的长,表明胶质瘤级别越高,预后越差。主要是因其恶性程度高、易复发、治疗困难,而且还存在许多影响患者预后的因素,如肿瘤病理级别、切除程度、同步放化疗,因此在高级别脑胶质瘤的治疗中应采取正确的治疗措施处理相关预后因素,如在保留正常组织功能的情况下,让患者尽可能接受肿瘤全切、术后放化疗的综合治疗,中医药在不同阶段联合西医西药治疗,可以有效提高患者生存率,提高生活质量,改善预后。

【调护预防】

一、调护

脑胶质瘤的调护主要包括手术后、放化疗后的不同时期的中医药介入、情志方面和饮食方面。在不同治疗时期中医中药可调整人体免疫力、减少并发症;在心理、情志方面,中医药的药物调节、心理关怀、辅导对于患者治疗起到重要作用。

二、预防

脑胶质瘤的预防主要包括对病因采取"未病防治",如减少辐射接触、被动吸烟、长期接触石化等有机化合物、长期频繁使用移动电话、接触亚硝酸盐食品、病毒或细菌感染等致癌因素。对于出现的病证采取"既病防变"措施。比如在手术期出现胃肠功能障碍,尽早给予中药穴位贴敷改善胃肠功能;在放疗期出现虚火上炎,局部水肿水泡,注意皮肤保护,防止感染,给予中医药补气生津养阴;在放疗期骨髓抑制,尽早做好隔离,利用中医药进行扶正固本治疗。

【临证备要】

一、辨病思路

1. 根据症状辨病

脑胶质瘤患者多出现头痛、恶心、呕吐等因肿瘤占位导致颅内高压的症状,或者因肿瘤占位导致的认知功能障碍(包括言语、视力、运动等)或癫痫症状。

2. 根据体征辨病

脑胶质瘤体征多见因肿瘤占位导致或手术治疗后,出现的认知障碍或肢体偏瘫,主要包括肢体肌肉无力、感觉缺失、平衡障碍、吞咽障碍、构音障碍、失语症、认知障碍等。

3. 根据检查辨病

神经影像学对于脑胶质瘤诊断与治疗有重要意义,目前常见的检查手段包括 CT、MRI 和 PET - CT

等。对于明确脑胶质瘤，评估肿瘤大小、侵犯范围以及肿瘤与周围结果关系有很重要作用。

二、辨证思路

1. 未行手术的证候特征

脑胶质瘤未行手术者多以标实为主。痰湿内生，阻碍气血运行，使得痰瘀凝结于脑，清窍受扰而出现头痛、眩晕、呕吐等症，或痰湿瘀毒合而化热，见头晕头痛，烦躁呕吐，口苦口干等症状。

2. 放疗后的证候特征

放疗在中医为火热毒邪，作用于人体会导致津液耗伤、热毒内蕴，常出现口干口苦、烦躁易怒、头部局部皮肤发热、红肿、高出皮肤等症状。临床多见气阴两虚、阴虚火旺、热毒内盛等证候。

3. 化疗后的证候特征

化疗药物在杀伤肿瘤细胞的同时易产生毒副反应，临床常见的有消化道反应、骨髓抑制等，常表现为恶心呕吐、食欲下降、大便不调、白细胞计数下降等。临床多属于气阴两虚、肾精不足等证候。

4. 复发后的证候特征

脑胶质瘤转移患者，临床症状多表现为头痛反复、恶心呕吐，甚至意识障碍；伴随肢体偏瘫、肢体乏力；临床多属于气血津液亏虚，同时兼痰瘀实证。

三、治疗注意事项

1. 注重解毒化瘀法

在应用解毒化瘀法时，应注意结合"风药"和"引经药"的兼并使用。考虑颅脑为巅顶，风为百病之长。"风药"有助于鼓舞机体气流运动，使清阳上升，浊阴下降，则浊阴不蒙窍，元神得濡。"引经药"有助于化痰散结药物、抗肿瘤药物更加有效到达颅脑。同时在不同阶段，需要考虑正气是否受损，兼并补益扶正药物。

2. 化痰散结的应用

针对痰湿内阻、痰湿凝聚证型患者，痰湿属于寒湿之邪，搭配温阳行气利水药物，符合"病痰饮者，当与温药和之"之说。

3. 清热生津与养阴生津

在清热生津和养阴生津药物选择中，注意辨证患者疾病处于具体哪一阶段，早期痰湿瘀毒化热、耗伤津液时，应与清热解毒、生津为治法。疾病后期或者放疗后，患者多属于气阴两虚或者阴虚火旺证候，当以养阴生津为主。

4. 化疗期的治法

化疗期，患者极度容易出现胃肠功能不良、心血管不良、骨髓抑制等，在中医辨证多属于精气不足、正气虚弱。治疗上当以扶本固正为主，适当使用增强免疫力药物填补后天脾肾功能。

5. 放疗期的治法

放疗期，很多患者主要临床表现为头痛、恶心、嗜睡、呕吐等症状，严重时会出现脑神经功能的障碍。对于该部分患者，如辨证为气阴两虚、阴虚火旺、热毒内盛等，可以清热解毒，益气养阴。如部分辨证为痰湿蒙窍，可拟半夏白术天麻汤对症治疗。

6. 康复期的治疗

脑胶质瘤无论是手术后，还是放化疗后，在康复期，针对肢体功能障碍或者认知功能障碍等，可结合针灸推拿进行肢体或者吞咽等康复锻炼。

第三节　甲状腺癌

【概述】

甲状腺癌是内分泌系统中最常见的恶性肿瘤，甲状腺癌大约占所有癌症的1%。在地方性结节性甲状腺肿流行区，甲状腺癌——特别是低分化甲状腺癌的发病率很高。有人调查发现，男性发病率每年低于3/10万，而女性则要高2~3倍。各种类型的甲状腺癌在年龄分布中不相同，乳头状腺癌分布最广，可发生于10岁以下儿童至百岁老人，滤泡状癌多见于20~100岁，髓样癌多见于40~80岁，未分化癌多见于40~90岁。其发病率及死亡率有逐年增高的趋势，死亡率高于其他内分泌肿瘤。发病率因国家和地区而异，我国甲状腺癌的发病率较低。该病于男女性均可发生，包括各个年龄段，以25~65岁女性最常见。中医古籍有关"瘿瘤"之记载，早在宋代陈无择著《三因极一病证方论》中对瘿瘤予以分类："坚硬不可移者，名曰石瘿；皮色不变，即名肉瘿；筋脉露结者，名筋瘿；赤脉交络者，名血瘿；随忧愁消长者，名气瘿。"其特点是结喉两侧结块，坚硬如石，高低不平，推之不移。故《三因极一病证方论》所记载的与西医的甲状腺癌相似。

【疾病源流】

本病属于中医"瘿病"中的"石瘿"。石瘿的命名最早见于唐代，历代多有论述。明代薛立斋曾把瘿分为5种，即"筋骨呈露曰筋瘿，赤脉交结曰血瘿，皮色不变曰肉瘿，随忧思消长曰气瘿，坚硬不可移曰石瘿"。古代医家通过望诊和触诊的分类方法，反映了当时医家对瘿病的认识水平。古代文献对瘿病的病因病机都有较透彻的论述，隋代《诸病源候论》、宋代《三因极一病证方论》《圣济总录》等均以邪实（情志不畅，饮食水土失宜）致病立论，而明清时期的《医学入门》《医宗金鉴》等指出，本病与肾气亏虚、正气不足有关。

从历代医家对此病的论述来看，气滞痰凝、壅结颈前是基本病理，久则血行瘀滞，脉络瘀阻，日久痰气郁结化火，出现肝火旺盛及心肝阴虚。此时疾病由实转虚，虚实夹杂，所以治疗上也特别强调疏气化痰。《神农本草经》提出海藻"主瘿瘤气"。《本草经疏》中记载昆布谓："东垣云：瘿坚如石者，非此不除。"《本草纲目》明确指出，黄药子有"凉血降火，消瘿解毒"的功效，对于瘿病的治疗原则，历代医家基本上主张内科用药，以"破结消散""滋养血气"等为法。

【病因病机】

一、中医病因病机

中医认为甲状腺癌是由于情志内伤，肝郁气逆，脏腑功能失调，脾失健运，痰湿内生，最终导致气滞血瘀痰结，聚于颈部而生瘿病。肝郁不舒，脾失健运，痰湿凝聚，则肝气上逆凝结于项部。痰湿凝聚、气滞血瘀则瘿肿如石。阻于气道则声嘶气粗，若郁久化火，灼伤阴津，则见烦躁、心悸、多汗；若病程日久，耗精伤血，气血双亏，则见全身乏力、形体消瘦、精神不振、口干、纳差等症。《诸病源候论》云："瘿者由忧恚气结所生。"

二、西医病因病理

甲状腺癌的病因至今尚未完全明了，大多认为与地理、遗传、化学物质、放射、内分泌等多种因素有关。甲状腺乳头状癌与颈部放射性接触有关。年轻人最易受影响，危险度随着放射剂量和放射暴露时间增加而增高。放射相关的甲状腺乳头状癌通常是多病灶和双侧，预后与非放射相关的甲状腺乳头状癌相同。甲状腺髓样癌以家族性遗传为特征。滤泡性甲状腺癌常出现于良性甲状腺肿多发的低碘地区。

甲状腺癌根据病理类型可分为：

1. 乳头状癌

乳头状甲状腺癌占成人甲状腺恶性肿瘤癌的60%，多见于30~45岁女性，恶性程度低。较早出现淋巴转移，但预后较好。

2. 滤泡状腺癌

约占20%，常见于50岁左右老年人，肿瘤生长较快属中度恶性，且有侵犯血管倾向，在结节性甲状腺肿好发地区多见，其特征是包膜或血管侵犯；淋巴结转移较少，常血行转移，骨、肺、脑为常见转移部位。

3. 未分化癌

约占15%，多见于70岁左右老年人。发展迅速，且约有50%的患者早期出现颈部淋巴转移，高度恶性，预后很差。

4. 髓样癌

仅占7%，来源于滤泡旁降钙素分泌细胞，无乳头或滤泡结构，呈未分化状；可兼有颈部淋巴结侵犯和血行转移。预后不如乳头状癌，但较未分化癌好。

【诊断与鉴别诊断】

一、诊断要点

1. 临床表现

多见于40岁以上的患者，女性多于男性，或既往有肉瘿病史，颈前多年存在的肿块生长迅速，质地坚硬如石，表面凹凸不平，推之不移，并可出现吞咽时移动受限。可伴有疼痛，若颈丛神经浅支受侵，则耳、枕、肩部剧痛；若肿块压迫，引起喉头移位或侵犯喉部神经时，可引起呼吸或吞咽困难，甚或发生声音嘶哑。若侵蚀气管造成溃疡时，可有咯血。颈部静脉受压时，可发生颈部静脉怒张与面部浮肿。

石瘿的淋巴结转移较为常见，有时颈部出现的淋巴结肿大往往是一些微小而不易触及的乳头状腺癌的最初体征。血行转移多出现在肺和骨。

2. 辅助检查

（1）细针穿刺活检（FNA）：是最简单、方便、实用的筛选手术患者的方法。FNA诊断甲状腺乳头状癌、髓样癌和未分化癌非常有用。然而，滤泡状腺癌或嗜酸细胞癌很难依靠FNA诊断，而需甲状腺腺叶切除后行病理检查，手术应在组织学诊断明确后进行。

（2）放射性核素扫描：放射性核素碘－131甲状腺扫描是临床上常用的检查方法，有助于协助判断甲状腺肿块的性质。甲状腺癌的扫描图像大多为冷结节（或凉结节），但温、热结节亦不能完全排除甲状腺癌。由于放射性核素扫描并不能分辨良、恶性，因而其使用价值受到限制。

（3）B型超声检查：甲状腺的B超检查，可以较精确地判断肿块的实性、囊性或囊实性，测定结节的数目或肿块的大小，以及检测颈部肿大淋巴结。对于临床上不易触及的较小的甲状腺结节或淋巴结，B超检查可以提供帮助。B超结合放射性核素扫描，可以提高甲状腺癌的诊断符合率。目前虽缺乏甲状腺癌超声诊断的金标准，但仍可根据病灶的形态、边界、包膜、内部回声、粗钙化、微钙化、周围结构浸润、颈淋巴结肿大等方面加以判断，其中微钙化征象应当最有助于对甲状腺癌的判断。多表现为低回声、边界不规整、多无包膜，并含有伴声影的点状强回声。可探及血流信号，但多杂乱且位于肿瘤内部。

（4）CT扫描：对甲状腺癌具有较高的诊断符合率。甲状腺癌典型CT表现为边界模糊，形态不规则，病灶密度不均匀，增强扫描呈明显不均匀强化，病灶与邻近结构间脂肪间隙消失。

（5）实验室检查：较有特异性的是用放射免疫法测定血清降钙素诊断髓样癌，正常人血清中降钙素低于100pg／mL，髓样癌者在1000pg／mL以上，所以血清降钙素测定可以协助诊断髓样癌。

二、鉴别诊断

1. 结节性甲状腺肿

病史很长，多数表现为双侧腺叶弥漫性肿大，有多个大小不等的结节，表面光滑，B超检查多为囊性，可有明显钙化区。肿物甚少产生压迫症状，即使很大亦可活动。

2. 慢性淋巴细胞性甲状腺炎

为自身免疫性疾病，女性多见。表现为双侧甲状腺对称性肿大、质硬，扪诊时整个腺叶轮廓均坚实。扫描显示甲状腺内碘分布普遍稀疏。测定甲状腺自身抗体效价升高，可帮助确诊。

【治疗】

一、辨证治疗

1. 辨证要点

（1）脏腑辨证。

结块漫肿软绵或坚硬如石，发病与精神因素有关，或见急躁易怒，胸闷，善太息，苔薄白，脉弦滑。若肿块色紫坚硬，表面凸凹不平，推之不移，痛有定处，肌肤甲错，舌紫暗，有瘀点瘀斑，脉涩或沉细。肿块按之坚实或有囊性感，患处不红不热，咽喉如有梅核堵塞，胸膈痞闷，女性患者常见月经不调，苔薄腻。除了颈部肿硬，伴随面色无华，腰酸肢冷，月经量少色淡，甚或闭经；舌淡，苔白，多为冲任失调。

（2）分期辨证。

甲状腺癌早期全身症状尚不明显，此时多表现为肝郁痰湿，证见颈部瘿肿随吞咽上下，活动受限，可有胸闷或吞咽时局部发憋，舌苔白腻，脉弦或滑。后期多表现为气血亏虚，见证全身乏力，形体消瘦，精神不振，声音嘶哑，口干欲饮，舌质淡苔薄，脉沉细。

（3）并发症辨证。

甲状腺癌肿累及喉返神经，引起压迫时，出现吞咽困难或者声音嘶哑，此时多表现为阴虚肝旺，可有咽喉疼痛，心烦失眠，舌红少苔，脉细弦。若侵蚀气管造成溃疡时，可以出现咯血。

（4）放疗毒副反应辨证。

放射性对未分化癌有一定的敏感性，放疗后多伴有口燥咽干，咽喉疼痛，心烦失眠，舌红苔薄，多表现为津亏阴虚。

2．治疗要点

（1）治疗原则和方法。

①结块漫肿软绵或坚硬如石，发病与精神因素有关，或见急躁易怒，胸闷，善太息，苔薄白，脉弦滑，常用理气解郁法。

②肿块色紫坚硬，表面凸凹不平，推之不移，痛有定处，肌肤甲错，舌紫暗，有瘀点瘀斑，脉涩或沉细，应予以活血祛瘀。

③块按之坚实或有囊性感，患处不红不热，咽喉如有梅核堵塞，胸膈痞，女性患者常见月经不调，苔薄腻，脉滑，宜化痰软坚。

④颈部肿胀疼痛，伴有发热、舌红、苔黄、脉弦数。多属痰火郁结，用清热化痰法。

⑤瘿部漫肿，面色无华，腰酸肢冷，月经量少色淡，甚或闭经；舌淡，苔白，脉沉细。多属冲任不调、肾阳虚衰，用调摄冲任法。

（2）并发症的治疗原则。

当累及喉返神经，出现阴虚肝旺时，予以养阴清热，平肝消瘿。当石瘿破溃出血，或出现转移性结块，表现为瘀热伤阴时，需要养阴合营。

（3）手术放化疗毒副反应的治疗原则。

石瘿放疗后多表现为肝肾阴虚，此时养阴清热，平肝消瘿。石瘿术后或放疗后复发者，多表现为气血亏虚，宜益气养血，温阳解毒。

（4）综合治疗原则。

合理选择治疗方案对甲状腺癌至关重要，甲状腺癌应以手术治疗为主，若是未分化癌，则不宜手术切除。如有淋巴结转移，应进行颈淋巴结清除术。放射治疗对未分化癌有一定的敏感性。乳头状癌、髓样癌、滤泡状腺癌一般不作放射线治疗。碘－131放射性核素用以治疗伴有远处转移的乳头状癌和滤泡状腺癌效果较好，因为这类肿瘤具有摄取碘的功能，而对髓样癌、未分化癌则无效。在内分泌治疗中，甲状腺素对甲状腺组织的增生和癌细胞的发展有抑制作用，手术后长期间歇口服甲状腺素，对预防复发和治疗晚期甲状腺癌有一定作用。一般对乳头状癌、滤泡状腺癌和髓样癌效果较好，而对未分化癌效果甚差。

3．分证论治

（1）常见临床证型的中医治疗。

①痰瘀内结证。

临床表现：颈部结块增大、质硬、高低不平，可有胸闷或吞咽时局部发憋，舌暗苔薄白，脉弦或滑。

证候分析：痰瘀凝聚在颈部则瘿肿如石、高低不平，肝郁气滞多有胸闷、心情抑郁、情绪低落、善叹息，瘀结则见舌暗，痰凝则脉滑或弦。

治法：解郁化痰，活血散结。

代表方：海藻玉壶汤合消瘰丸（《医宗金鉴》《外科真诠》）。

常用药：海藻、陈皮、贝母、连翘、昆布、半夏、青皮、半夏、牡蛎、玄参等。

加减：热毒较盛、质硬者，加白花蛇舌草、夏枯草、鳖甲、黄药子。肝郁气滞、烦躁者，加丹皮、栀子、柴胡、郁金。

②瘀热伤阴证。

临床表现：颈部结块破溃出血，或出现颈部其他地方转移结块，或声音嘶哑，消瘦神疲，舌质紫暗，脉沉涩。

证候分析：石瘿晚期耗伤气血或肿大压迫，造成机体消瘦、倦怠，以及声音嘶哑。舌紫暗、脉涩多为瘀毒内盛的表现。

治法：和营解毒，养阴散结。

代表方：通窍活血汤合增液汤（《医林改错》《温病条辨》）加减。

常用药：地黄、玄参、沙参、麦冬、牡蛎、黄药子、夏枯草、赤芍、当归等。

加减：纳差者加焦三仙、鸡内金、缩砂仁醒脾开胃助消化，减轻苦寒药及滋阴药对脾胃损害。神疲倦怠者加西洋参、黄芪、人参以补中益气。

（2）放疗期间的中医治疗。

临床表现：全身乏力，形体消瘦，精神不振，声音嘶哑，口干欲饮，食少纳差，舌质淡，薄白苔，脉沉细。

证候分析：放射性治疗为热毒之邪易耗伤津液，损伤人体气血，多见精神不振，声音嘶哑、口干欲饮，食少纳差。

治法：养阴生津、散结润燥。

代表方：沙参麦冬汤合玉液汤（《温病条辨》《景岳全书》）加减。

常用药：沙参、麦冬、玉竹、山药、黄芪、葛根、夏枯草、百合等。

加减：口干严重者加西洋参、天花粉、乌梅。气血亏虚者加当归、桑葚、龟板胶。纳差者可用焦三仙以及鸡内金、砂仁，消食健脾。

二、辨病治疗

1. 甲状腺癌常用中药

（1）海藻：咸，寒。主归肝、肾经，消痰软坚，利水消肿。《神农本草经》将该药列于中品，谓其主治"瘿瘤结气，散颈下硬核，痈肿癥瘕坚气，腹中上下鸣，下十二种水肿"。隋唐时代《药性论》谓其"治气痰结满，疗疝气下坠，疼痛核肿，去腹中雷鸣，幽幽作声"。到明代《本草蒙筌》谓其"治项间瘰疬，消颈下瘿囊，利水道，通癃闭成淋，泻水气，除胀满作肿"。较前指出其确切的病变部位。本品味咸寒，有软坚散结之功能，常用于痰气胶结凝聚成块性病变。煎服12~15g；浸酒或入丸、散剂适量。传统认为反甘草，但临床也有配伍同用者。

（2）昆布：咸，寒。主归肝、肾经。消痰软坚，利水消肿。《名医别录》将该药列于中品，谓其"主十二种水肿，瘿瘤聚结气，瘘疮"。《药性论》："利水道，去面肿，去恶疮鼠瘘。"《玉楸药解》谓其"泄水去湿，破积软坚""清热利水，治气臌水胀，瘰疬瘿瘤，癫疝恶疮，与海藻、海带同功"。昆布咸寒之性味，咸能软坚，瘿瘤瘰疬可软化消散，寒能清热，其性滑利，故清化热痰，由热蒸凝聚之痰块可治。李东垣云："瘿坚如石者，非此不除。"正咸能"软坚"之功也。常配海藻、贝母等以增软坚散结之功，如《医宗金鉴》海藻玉壶汤和《古今医鉴》消瘿玉海丸。煎服12~15g；或入丸、散剂。脾胃虚寒者慎用。

（3）猫爪草：辛、苦，平，有小毒。解毒散结，消肿化痰。《河南中草药手册》："消肿，截疟。治瘰疬，肺结核。"含氨基酸、有机酸、糖类。适用于胰腺癌证属痰热者。用量用法：水煎服

15～30g。

（4）夏枯草：辛、苦，寒。主归肝、胆经。清肝明目，消肿散结。夏枯草辛开苦降，性寒，可起到疏肝解郁、散结消肿、清热泻火的作用，故为"大治瘰疬，散结气"（《神农本草经》）之品，并谓之"主寒热、瘰疬、鼠瘘、头疮，破癥，散瘿结气，脚肿湿痹"。《滇南本草》谓其能"祛肝风""行肝气""散瘰疬，周身结核"。内服用量是12～15g，或熬膏服。

（5）三棱：苦、辛，平。破血行气，消积止痛。《开宝本草》云："主老癖癥瘕结块。"治脑瘤属气血结积，瘀血凝滞者。煎服，6～15g，醋炙可加强止痛作用。

（6）鳖甲：咸，平。入肝、肾经。滋阴潜阳，软坚散结。用于肝经郁火，肝阴耗损，气滞血瘀之肝癌，症见肝区疼痛，脘腹胀满，纳呆不化。常用量：30g。

（7）牡蛎：咸、涩，寒。入肝、胆、肾经。软坚散结，平肝潜阳，收敛固涩。

用于瘀毒蕴结，肝胃阴虚之胃癌、肝癌，见胃腹胀痛，肝区隐痛，低热口渴，食纳不下，面色萎黄等。用于痰火胶结之甲状腺瘤、恶性淋巴瘤等。症见颈部或淋巴结肿块坚硬不移。常用30～60g。

2. 甲状腺癌常用中成药

（1）海藻玉壶汤（《医宗金鉴》）：适用于体质壮实、元气未虚的患者。根据所发症状，随症加减。由海藻、昆布、陈皮、贝母、青皮、川芎、归身、连翘、独活、甘草制成。

（2）琥珀黑龙丹：对元气虚亏的瘿症及一切癌症有效，以破瘀生新为主。成分：琥珀30g，血竭60g，京墨、五灵脂、海带、海藻、天南星各15g，木香9g，元寸3g，研细末，炼蜜为丸，每丸重3g，金箔为衣，每服1丸，以热酒送下。

（3）小金丹（清代王洪绪《外科证治全生集》）：由制草乌、木鳖子（去壳去油）、五灵脂、白胶香、地龙、制乳香、制没药、当归（酒炒）、麝香、香墨组成。具有化痰祛湿、祛瘀通络的功效。可应于甲状腺癌、恶性淋巴瘤、乳腺癌、皮肤转移癌等。

3. 单方、验方

（1）黄药子酒：以黄药子四两、用生酒3大壶煮1.5小时，置7日后，早晚任饮，服完为度。（注：黄药子的有效成分为醇提取物。但需注意此药对肝有损害，故久服易伤肝。）

（2）夏枯草膏（《医宗金鉴》）：夏枯草750g，当归、白芍、玄参、乌药、浙贝母、僵蚕各15g，昆布、桔梗、陈皮、川芎、甘草各9g，香附30g，红花6g。水煎浓汤，过滤去渣，将药汁熬稠，兑蜂蜜250g，再熬成膏，每服1～2匙，热开水冲服，约合每次15g。

功用主治：消坚散结，理气活血。主治淋病坚硬，可用于恶性淋巴瘤、甲状腺癌等。

4. 中医外治法

甲状腺癌常用的外治法有以下：

（1）阳和解凝膏掺阿魏粉贴敷。

（2）肿块疼痛灼热者，可用生商陆根捣烂外敷。

三、对症治疗

（1）瘿瘤膏（《中西医肿瘤诊疗大全·甲状腺癌》验方）：外敷：蜈蚣3条、全蝎3g、壁虎尾3g、儿茶3g、黄升1.5g、凡士林20g。诸药共为细末，凡士林调和备用，视肿瘤大小取药膏适量涂于纱布上，贴肿块处，贴后若皮肤发红、瘙痒就暂停使用，皮肤恢复正常后再用。适用于甲状腺癌肝郁痰湿型。

（2）独角莲外敷：鲜独角莲100g、山慈菇100g、重楼50g、黄药子50g捣为糊状，敷在肿瘤部位，上盖玻璃纸，包扎固定 24 小时更换一次。适用于肿块疼痛灼热者。

四、食物疗法

《黄帝内经》提到："毒药攻邪，五谷为养，五果为助，五畜为益，五菜为充，气味合而服之以补益精气。"因此，癌症患者的食谱应当多样化，使其摄入的营养物质尽可能完备和平衡。在此基础上还可尽量选择一些现代医学证明可以防癌治癌的食品，如大蒜、甜菜、芦笋、无花果、猕猴桃、罗汉果、番木瓜、荸荠、桂圆、乌梅、百合、菱角、乌龙茶、薏苡仁、绿豆、黑豆、黄豆、木耳、菇类、海带、紫菜、蛤蚌、牡蛎、鱿鱼、乌贼、海参、海蜇、鲫鱼以及甲鱼。食物也有性、味、归经的区别，所以要根据患者病情的寒、热、虚、实来选择食品。在放疗期间，患者还会出现口干舌燥等热毒伤阴的症状，手术也能导致阴血亏损，产生内热。所以在临床工作中所见到的肿瘤患者的证候偏热者多，寒凉者少。在饮食方面应以甘凉清润为主，以免伤阴耗液。患者可多进食西瓜、冬瓜、梨、荸荠、银耳、百合、藕、胡萝卜、玉竹、西洋参、罗汉果、山竹、鸭肉、鸡蛋、牛乳等食物；炙烤煎炸、肥甘厚味及辛辣之品，均不选用。

【转归预后】

分化型甲状腺癌患者预后良好，具有较长的生存期，但约有 20% 的患者术后 10~15 年复发，术后应定期随访和复查，术后初次复查可以在术后一个月进行。并未切除全部甲状腺者，建议每年检测甲状腺球蛋白，水平持续升高的需注意复发风险。全甲状腺切除后放射性治疗者在正常情况下，大多数患者甲状腺球蛋白水平为 1~10 ng/mL，须每 6~12 个月检测甲状腺球蛋白，该指标升高，提示有复发可能。分化型甲状腺癌的常见转移部位包括肺、肝以及骨组织等，随访时要多加注意。

【调护预防】

甲状腺癌病因机制虽没有一个明确的原因，但应避免减少接触放射性的损伤。患者应合理补碘，改善环境污染，少食导致甲状腺肿大的物质，有家族遗传倾向的应定期体检，早期诊断甲状腺癌，早期彻底治疗，以防恶化与转移。尽量防止病毒性感染，如亚急性甲状腺炎等，加强锻炼，增强体质，提高自身免疫，防治自身免疫疾病。

甲状腺癌预后不一。一旦确诊后，宜早期手术切除，以求根治。乳头状甲状腺癌通常能治愈，但未分化癌不宜手术切除，手术可加速癌细胞的血行扩散，治疗以放射疗法为主。保持心情舒畅，防止情志内伤，树立战胜疾病的信心，劳逸结合，不要过度疲劳，养成良好的生活习惯，注意饮食调摄，应以高蛋白、高维生素、适量脂肪和钠盐摄入为原则，少食辛辣食物，不要多食高碘食物，如海带、紫菜、海苔以及藻类食物，应避免用雌激素治疗，生活要规律。

【临证备要】

甲状腺癌根据病理分型确定甲状腺癌患者在年龄分布上都比较年轻，预后相对理想，对于女性来说术后多伴有西医治疗原则，经过手术切除后，容易导致气血损伤，应该补益气血，祛除余邪。一般来说，若出现月经紊乱，中药在扶正祛邪的基础上，应注重调补冲任。经过放射治疗后多伴有咽干口燥、烦躁失眠多梦等阴虚津伤的表现，需要以养阴清热润燥为主。治疗甲状腺癌的关键在于早发现，早治疗。所以对于青少年尤其是女性伴有乳房疾病的，无论肿块多发或者单发、病程长短，包块质地光滑与否，都要考虑恶变可能，及时确诊和治疗。

第四节　鼻咽癌

【概述】

鼻咽癌是发生于鼻咽部的恶性肿瘤，鼻咽位于颅底和软腭之间连接鼻腔和口咽。癌瘤常侵犯邻近的腔窦、颅底或颅内。鼻咽癌在我国是一种常见的恶性肿瘤，尤其在广东省的发病率较高，又称"广东瘤"。据 WHO 的粗略估计，世界上 80% 左右的鼻咽癌发生在中国。鼻咽癌的发病率年龄曲线由 20 岁开始上升，至 50～60 岁的年龄组为最高峰，男性为女性的 2～3 倍。鼻咽癌的发病率常因地区的不同而有差异。在我国，好发于广东、广西、福建、湖南等地，香港和台湾地区发病率亦高，上海和北方地区则少见。我国南方广东、广西、福建和湖南等地和东南亚一些国家是全世界鼻咽癌发病率最高的地区，特别是广东中西部的肇庆、佛山和广州地区更高。鼻咽癌的发病还表现出种族易感性，在世界上，黄种人的发病率最高，在黄种人中，又以华人发病率高；在华人中，仍以操广州方言的人群发病率高。高发人群移居外地或他国，其后裔的发病率仍高于当地居民。鼻咽癌的发病与遗传、环境、饮食、病毒、免疫等多种因素有关。鼻咽癌的四大类型中，除原位癌和腺癌以外，主要是鳞状细胞癌和未分化癌两大类，其中鳞状细胞癌以低分化鳞癌占绝大多数，约 95% 以上。在高发区所发生的鼻咽癌大多数是分化差和未分化的癌，鳞状细胞癌少见；而在低发区则以鳞状细胞癌为多见。鼻咽癌通过淋巴管转移至颈淋巴结的发生率高达 79.37%，通过血道转移者以骨、肺、肝居多，且常为多个器官同时发生。鼻咽癌治疗后的 5 年生存率大多在 50%～60% 之间，病期越早，疗效越好。目前多倾向于多学科的综合治疗，以提高患者的 5 年生存率。

鼻咽癌多属于中医"鼻渊""控脑砂"范畴。

【疾病源流】

在中医学文献中，没有"鼻咽癌"之病名，但对"鼻""咽"有过不少相关的论述。《灵枢·经脉篇》曰："肝足厥阴之脉，起于大趾丛毛之际，上循……上贯膈、布胁肋，循喉咙之后，上入颃颡，连目系，上出额与督脉会于巅……"按其循行路线，"颃颡"与现代"鼻咽"的解剖部位相吻合。元代《十四经发挥》一书中，将"颃颡"一词校注成软口盖的后部。

中医学古籍中，"鼻渊""控脑砂""耳鸣证""上石疽""失荣"等病证的记载与鼻咽癌的临床症状极为相似。如《素问·气厥论》曰："鼻渊者，浊涕下不止也。传为衄蔑、瞑目。"宋代窦汉卿《疮疡经验全书》提到"上石疽"，曰："溃即放血，三日内毙。"明代王纶《明医杂著》曰："耳鸣证，或鸣甚如蝉，或左或右，时时闭塞，世人作肾虚治不效，殊不知此是痰火上升，郁于耳中而鸣，郁甚则壅闭矣。"明代陈实功《外科正宗》曰："失荣者，……其患多生肩之上，初起微肿，皮色不变，日久渐大，坚硬如石，推之为移，按之不动，半载一年，方生阴痛，气血渐衰，形容瘦削，破烂紫斑，渗流血水，或肿泛如莲，秽气熏蒸，昼夜不歇，平生疙瘩，愈久愈大，越溃越坚，犯此俱为不治。"清代高秉均《疡科心得集》中载："失荣者……如虚痰疬瘤之状，按之石硬无情，推之不肯移动，如钉着肌肉者是也。不寒热，不觉痛，渐渐加大，后遂隐隐疼痛，痛着肌骨、渐渐溃破……随有疮头放血如喷壶状，超时而止，体怯者，实时而毙。"清代吴谦《医宗金鉴》曰："鼻窍中时流色黄浊涕。……若久而不愈，鼻中淋沥腥秽血水，头眩虚晕而痛者，必系虫蚀脑也，即名控脑砂。""上石疽生于颈项旁，形如桃李，皮色如常，坚硬如石，不痛不热。……初小渐大。难消难溃。既溃难敛。疲顽之证也。"又曰："失荣耳旁及项间，起如痰核不动坚，皮色如常日渐大，忧思怒郁火凝然，日久气衰形消瘦，越溃越硬现紫斑，腐蚀浸淫流血水，疮口翻花治总难。"

【病因病机】

一、中医病因病机

鼻咽癌的病因有内因和外因两个方面，外因多由感受时邪热毒、饮食失调所致，内因则多和情志失调、肝胆湿热、正气不足有关，现分述如下：

1. 热毒蕴肺

外感风邪热毒，经络，肺络不通，肺开窍于鼻，司呼吸、肺气郁闭，气道不通，则邪火循太阴之经而至鼻，蕴结而成肿块。如《医学准绳六要》中明确指出："至如酒客膏粱，辛热炙炎上，孔窍壅塞，则为鼻渊。鼻中浊涕如涌泉，渐变、衄血，必由上焦积热郁塞已久而生。"

2. 肝胆火热

足厥阴肝经之脉，循喉咙上入颃颡。情志抑郁，或暴怒伤肝，肝胆火毒上逆，灼津成痰，阻滞经脉，气血失调，瘀血乃生，痰瘀凝结而成肿块。如《素问·气厥论》所述："胆移热于脑，则辛頞鼻渊。"《疡科心得集》指出"失营者由肝阳久郁，恼怒不发，营亏络枯、经道阻滞"而成。

3. 气滞血瘀

肝气郁结是鼻咽癌发生的重要因素，情志不遂，肝气郁结，疏泄失常，气机不宣；肝藏血失职，血之运行不畅，则气滞血瘀；肝与胆相表里，肝之病变可传之于胆，胆经可因之受累；肝气上逆则头痛，即真头痛。《张氏医通》认为"原夫脱营之病，靡不本之于郁"；《外科正宗》谓其成因"或因六欲不遂"；《疡科心得集》谓其成因"由肝阳久郁，恼怒不发"；《医宗金鉴》和《外科真诠》均认为是"由忧思、圭怒、气郁、血逆与火凝结而成"；《马培之外科医案》谓其成因是"抑郁伤肝……经气郁结"。鼻咽古称颃颡，颈项与颃颡均为肝经循行之处。肝气郁结，灼津伤液，经道阻滞，从而致鼻咽癌的发生，颈项肿块出现。

4. 痰浊内结

外受湿邪，或饮食不节，或思虑劳倦，中焦脾胃受伤，运化无权，湿浊内生，凝集成痰。痰浊内结，阻滞经脉，久而不散，日久肿块乃生。正如《丹溪心法》所说："痰之为物，无处不到。"又云："凡人身上、中、下有结块者，多是痰。"

5. 正气虚弱

《医宗必读》云："积之成也，正气不足，而后邪气踞之……"先天不足，禀赋薄弱，或人到中年，正气渐趋不足，易为邪毒所侵。邪毒入侵机体，邪气久羁，正气耗伤，正不胜邪，日久渐积而成癌肿。《外证医案汇编》谓："正气虚则为癌。"

本病病位在鼻咽部，鼻咽为呼吸之通道，和肺密切相关。肺主气，开窍于鼻，肺气通于鼻。热邪内蕴于肺脏则致上焦肺气不宣，故见鼻塞、咳嗽，火热上蒸，灼液成痰，痰浊外泄则见鼻涕腥臭，热伤脉络，迫血离经则出现涕血或鼻衄，"肝足厥阴之脉，……上入颃颡，连目系"。若情志内伤，肝郁气逆、热毒内阻，肝胆热毒循经上扰，则可产生头痛、耳鸣耳聋等少阳经症状。若痰火郁于少阳经脉，阻塞络脉、凝结成块则可致耳前颈项痰核日久渐大，坚硬如石。然究其发病之根本，则跟机体正气衰弱有关，《活法机要》谓："壮人无积，虚人则有之。脾胃怯弱，气血两衰，四时有感，皆能成积。"说明正气亏虚、痰热内阻为鼻咽癌的主要病理，其发病与肺、肝、胆功能失调关系密切。

二、西医病因病理

西医学对鼻咽癌的病因尚未十分清楚，根据流行病学调查提示本病的病因可能与 EB 病毒感染、环境、饮食和遗传等因素有关。

1. EB 病毒感染因素

大量研究和实践表明：鼻咽癌患者的血清均含有 EB 病毒的几种有关抗原（VCA、EA、CF/S EBNA）的相应抗体，而且高滴度抗体的百分率和抗体滴度的几何均值，都显著地高于头颈部和其他部位的癌症患者和正常人。这些抗体不仅随病情发展逐渐上升，而且其滴度的升降与鼻咽癌治疗后的缓解和复发呈平行关系。

2. 环境与饮食因素

环境因素是诱发鼻咽癌的又一种原因。鼻咽癌发病率在我国以广东、广西、湖南等南方地区较高。在广东调查发现鼻咽癌高发区的大米和水中的微量元素含量较高，而动物实验表明镍能促进亚硝胺诱发鼻咽癌。在饮食因素上，有报道食用咸鱼及腌制食物是中国南方鼻咽癌高危因素，且与食咸鱼的年龄、食用的时间、频度及烹调方法有关。

3. 遗传因素

鼻咽癌患者有种族及家族聚积现象，如居住在其他国家的中国南方人后代仍保持着较高的鼻咽癌发病率，这一现象说明本病具有一定的遗传性。

根据鼻咽癌病理组织学和免疫病理学的研究，证明绝大多数的鼻咽癌起源于被覆上皮，少数来源于腺体上皮。

【诊断与鉴别诊断】

一、诊断要点

1. 临床表现

（1）回缩性血涕（53%）：回吸鼻腔后，从口腔吐出带血丝鼻涕，尤以早晨起床后为甚。可以持续一段时间，为肿瘤血管破裂出血所致，是鼻咽癌的一个早期症状。

（2）鼻塞（53%）：肿瘤阻塞后鼻孔或侵犯鼻腔，导致鼻腔通气不畅，或伴有较多的脓血性分泌物。

（3）头痛（61%）：常表现为枕部或颞部的疼痛，系钝痛。早期为血管反射性头痛，晚期为肿瘤破坏颅底骨或脑神经，肿瘤感染，颈淋巴结转移压迫血管神经等。

（4）耳鸣或听力减退（42%）：也是鼻咽癌的常见症状。多因耳咽管被压迫或受侵感染，引起耳咽管口阻塞，使中耳腔气压平衡失调导致传导性耳聋。单侧性耳鸣或听力减退，耳内闭塞感是早期鼻咽癌症状之一。

（5）颈部淋巴结肿大（80%）：为最常见的一个症状。为30%～40%的患者最早的症状，而治疗时70%～80%的患者有颈部淋巴结转移。肿块常较硬，触之无疼痛，活动常较差。具有转移早、转移率高的特点。病情晚期时其淋巴结可达到锁骨上，甚至腋下、纵隔。

（6）突眼：眼球突出，为肿瘤侵犯眼球后所致。

（7）脑神经压迫症状：临床上约有30%～50%的患者出现神经压迫症状，多由颅内扩散或咽后淋巴结转移引起。可出现面麻、复视、眼睑下垂、眼球固定、视力减退或失明、伸舌困难、声嘶和吞咽困难等。

（8）远处转移：鼻咽癌远处转移最常见的部位是骨、肺、肝，其次为远处淋巴结。发生时间以放疗后2年内多见，占87.5%。骨转移以椎骨最常见，再次为骨盆及肋骨，表现为相关骨部疼痛，肺部转移表现为呼吸困难、咯血等，肝部转移表现为肝区疼痛、黄疸等。

2. 辅助检查

（1）影像学诊断：X线检查包括鼻咽侧位片、颅底摄片，对鼻咽癌的诊断和了解颅底骨质的破坏有一定的帮助，但不能反映出肿瘤咽旁侵犯蔓延的情况和规律。CT检查可以查出黏膜下组织的早期病变，可以清楚地显示肿瘤向鼻咽腔外邻近组织的侵犯范围，并能清楚地显示颅底骨质的破坏情况。表现鼻咽腔不对称而变形变小，咽隐窝和（或）咽鼓管咽口变浅、闭塞或隆起，咽旁组织脂肪间隙变窄、消失，呈现两侧不对称性改变。MR检查同CT一样，能了解鼻咽部肿瘤以及向周围浸润的情况。同时它可以为放射治疗后有无复发或与放射治疗后纤维化的鉴别以及放射治疗后脑、脊髓的放射性损伤的诊断提供重要依据。

（2）鼻咽部检查：采用间接鼻咽镜，直接镜口腔检查鼻咽部。可以清楚地观察到鼻咽腔肿瘤的大小、表面形状、部位、侵犯范围等。

（3）颈淋巴结检查：检查淋巴结的大小、部位、活动度、皮肤是否有侵犯等。

（4）脑神经检查：特别对疑有眼肌、咀嚼肌群和舌肌瘫痪的患者，必须作进一步检查。

（5）EB病毒血清学检查：常用的有EB病毒壳抗原抗体IgA（VCA-IgA）、EB病毒早期抗原抗体IgA（EA-IgA）、EB病毒核抗原（EBNA）、潜在膜蛋白抗原（LMP）等。

（6）组织学诊断：鼻咽部原发灶或颈淋巴结活检取组织送病理检查，可以确诊。

二、鉴别诊断

1. 鼻咽增生性结节

鼻咽顶前壁孤立性结节，亦可多个结节。结节直径一般为0.5～1cm，表面覆盖一层淡红色黏膜组织，与周围的黏膜色泽相似。好发年龄为20～40岁。往往很难与癌变区别，活检病理常提示鼻咽淋巴组织增生，有时可发生癌变。

2. 鼻咽恶性淋巴瘤

好发于20～50岁，鼻咽部肿瘤巨大，可侵及口咽或有颈淋巴结转移，与鼻咽癌难以区别，必须做鼻咽活检才能鉴别。

3. 颈淋巴结结核

好发于青壮年，常有营养不良、低热、盗汗等症状，患颈淋巴结结核时肿大淋巴结约1～2cm大小，与周围组织有粘连或互相融合。鼻咽癌患者淋巴结常为3～5cm，或者双上颈同时有肿大淋巴结，鼻咽检查，VCA-IgA检测、淋巴结穿刺有助于区别。

【治疗】

一、辨证治疗

1. 辨证要点

（1）辨虚实：本病初起时，多为邪实，表现为鼻塞、耳鸣、血涕，若不治，热毒与痰搏结，聚于颈部胆少阳经循行之处而成痰核；若热毒之邪，损伤血络，瘀血内阻，可见头痛、面赤等。病情发展到晚期，邪毒久留不去，耗伤气血，多为虚实夹杂之证，可见形体消瘦，面色㿠白，颈部癌核累累或头痛如刀劈，口眼歪斜；若经放疗，耗伤阴津，多见口干喜饮、耳鸣等阴津耗损之证；若化疗，则多见恶心、纳差、疲倦、乏力等脾胃受损、气血不足之证。

（2）辨舌脉：鼻咽癌脉弦滑数者多实证，为痰、郁、毒、瘀较盛；脉细弱无力，多虚，为阴精不足，气血双亏。舌红，或暗红，有瘀斑，苔白或黄，或腻，多实；舌红绛或淡，苔薄或少苔，多虚。

2. 治疗原则和治疗方法

（1）因为本病临床病因病机多为"毒"（热毒）、"虚"（阴虚、气虚）、"痰"（痰湿）、"瘀"（气滞血瘀），气阴不足为本，痰瘀热毒互结为标，故治疗常以益气养阴、化瘀解毒为原则。

（2）鼻咽癌的病机以热毒伤阴为特点，治疗强调清热解毒，养阴生津。

（3）鼻咽癌的治疗中，中西医结合是提高疗效的重要手段。

3. 分证论治

（1）常见临床证型的中医治疗。

①热毒蕴肺证。

临床表现：鼻塞流脓涕或涕中带血，头痛，发热，心烦失眠，咽干口苦，耳鸣耳聋，小便短赤，大便干结，鼻咽黏膜充血，甚至溃疡。舌质红，苔薄白或少苔，脉弦细或细数或滑数。

证候分析：六淫之邪侵入肺系，外邪内蕴不解，郁而化热，出现肺气不和，肺气不通，聚集而成肿块；上焦热甚，则出现头痛、发热、咽干口苦等证；肺开窍于鼻，肺气通于鼻，肺热迫血离经而行，即出现鼻衄；舌质红，苔薄白或少苔，脉弦细或细数或滑数，为热邪内蕴之象。

治法：清热解毒，软坚散结。

代表方：五味消毒饮（《医宗金鉴》）加减。

常用药：重楼、金银花、野菊花、蒲公英、紫花地丁、紫背天葵、仙鹤草、辛夷花、山豆根清热解毒；山慈菇、生南星、生半夏软坚散结；全方合用共奏清热解毒，软坚散结之功。

加减：鼻衄者加三七粉、茜草炭、血余炭；头痛、视力模糊或复视者加僵蚕、蜈蚣、全蝎、钩藤。

②痰浊内结证。

临床表现：鼻塞涕多，头晕头重，胸闷痰多，恶心欲吐，纳呆，口干不欲饮，耳内胀闷，大便溏薄，鼻咽黏膜水肿，分泌物多，颈部肿块。舌质淡暗或淡红，体胖，边有齿印。苔白腻，脉弦滑或细滑或濡细。

证候分析：情志不遂，肝木乘脾，脾土受伤，则运化失健，水湿内停，痰浊内生，阻滞脉络，气血凝聚，痰浊困结，积结成块。痰之为病，常与寒热风湿相结，与气滞血瘀相随，痰火搏于少阳胆经，则成瘰疬、失荣、上石疽，表现为颈部转移性包块；痰水内停于肺窍，则成息肉，产生鼻阻塞。痰浊内结，故舌体胖，边有齿印，苔白腻。脉弦滑或细滑或濡细。

治法：化痰解毒，软坚散结。

代表方：清气化痰丸（《医方考》）加减。

常用药：半夏、胆星、瓜蒌仁、杏仁、陈皮行气化滞祛痰浊，枳实、山慈菇祛痰散结，鸡内金、党参、茯苓健脾和胃渗湿，黄芩清泄肺热，辛夷、苍耳子宣通鼻窍，土茯苓、土贝母、半枝莲等清热解毒，全方共奏祛痰化浊抗癌之功效。

加减：头痛者加露蜂房、两头尖；有颅神经改变加蜈蚣、全蝎；咽干痛、牙龈肿痛加射干、石斛、岗梅根；口苦、胸胁痛加八月札、郁金、山楂、二至丸。

③肝气郁结证。

临床表现：鼻塞，鼻涕带血，头胀痛，胸胁胀满，烦躁易怒，口苦咽干，耳聋耳鸣，颈部肿块。舌质暗红或青紫，苔白，脉弦。

证候分析：情志不遂，肝气郁结，疏泄失常，气机不宣，故胸胁胀满，烦躁易怒；肝藏血失职，血之运行不畅，则鼻塞，鼻涕带血；肝与胆相表里，肝之病变可传之于胆，胆经可因之受累，出现耳鸣，耳聋，耳闭；肝气上逆，则头痛，即真头痛。舌质暗红或青紫，苔白，脉弦为肝气不舒，气机不畅之象。

治法：疏肝解郁，行气散结。

代表方：丹栀逍遥散（《太平惠民和剂局方》）加减。

常用药：当归、白芍和肝活血，丹皮、栀子凉血行瘀，助以柴胡、薄荷以疏肝解郁，党参、茯苓、白术、甘草健脾行气渗湿。

加减：若胸胁疼痛者，加三棱、莪术、露蜂房；鼻衄者加仙鹤草、茅根、紫珠草、白芨。

④瘀血阻络证。

临床表现：鼻塞脓涕，涕血色紫黑，头痛，耳鸣，复视，口干喜冷饮，鼻咽部肿块，颈部肿块凸出，质坚硬。舌质紫暗或有瘀斑、瘀点，苔薄黄，脉弦细或涩。

证候分析：气血凝聚，脉络瘀阻，久则积结成肿块；瘀血日久，气血运行不畅，则鼻塞流涕，涕血色紫黑；瘀血阻滞脑络，不通则痛，故见头胀、头痛；邪毒循经结聚于颈部，则颈部肿块凸出；舌质紫暗或有瘀斑、瘀点，苔薄黄，脉弦细或涩，为瘀血内阻之象。

治法：行气活血，祛瘀散结。

代表方：和荣散坚丸（《外科正宗》）加减。

常用药：当归、熟地黄、人参、白术、茯神和荣补虚，贝母、南星、橘红、夏枯草、煅龙齿祛痰散结软坚，芦荟、角沉攻坚，酸枣仁、远志、柏子仁、朱砂安神宁心，香附、丹皮调理气血，柴胡、郁金理气行血，桃仁、红花活血化瘀。

加减：头痛者加钩藤、白芷、川芎；血瘀发热者，加连翘、黄芩、七叶一枝花、白花蛇舌草。并发瘰疬者，加水蛭、山慈菇、昆布、牡蛎。

⑤气阴两虚证。

临床表现：神疲乏力，少气自汗、头痛，五心烦热，失眠，口干咽痛，唇焦舌燥，形体消瘦，影响吞咽，尿赤便干，口咽黏膜充血、糜烂。舌质红，少苔、无苔或起芒刺，或有裂纹，脉细滑或滑数或细弦。

证候分析：患病日久，耗伤气血，出现神疲乏力、少气自汗；津液亏虚，阴不制阳，虚火内扰，故五心烦热，失眠；热扰营阴则盗汗，阴津不足，失于滋润，虚火蕴蒸，故口燥咽干，形体消瘦。舌质红，少苔、无苔或起芒刺，或有裂纹，脉细滑或滑数或细弦，为气阴两虚之证。

治法：益气养阴、托毒散结。

代表方：生脉散（《内外伤辨惑论》）加减。

常用药：太子参、麦冬、五味子益气养阴；仙鹤草、石上柏、辛夷花、茯苓、法半夏、胆南星、山慈菇、苍耳子、丹皮化痰祛瘀、解毒散结。全方合用共奏益气养阴、解毒散结之功。

加减：若肢倦乏力，纳减便溏者，加党参、黄芪、白术、炙甘草。胸闷不畅，胃纳不佳者，加枳壳、白术、陈皮等。颈部肿块未控制者加生南星、生半夏、僵蚕、浙贝母。

（2）放化疗期间的中医辨证治疗。

①放疗期间的中医治疗：放射治疗为治疗鼻咽癌的主要手段，中医结合放疗可以提高放疗敏感性，减轻放疗反应，延长生存期，临床上中医辨证治疗可分为三型：阴津亏虚证，治以养阴生津，清热凉血，方选百合固金汤合犀角地黄汤；脾胃不调证，治以健脾益气，养胃生津，方选保元汤加味；气血两亏证，治以补气养血，滋阴固本，方选补中益气汤合归脾汤。

②化疗期间的中医治疗：化疗为鼻咽癌放疗的辅助治疗手段，主要用于复发或晚期患者。化疗中局部热毒较甚者，治以清热解毒，凉血利咽，方选银翘散合犀角地黄汤；恶心呕吐等胃肠反应明显者，治以养胃生津，降逆止呕，方选益胃汤合旋覆代赭汤；血象低下者，治以补益肝肾，活血养血，方选二至丸合当归四物汤。

二、辨病用药

1. 鼻咽癌常用中草药

（1）山慈菇：苦、温，有毒。止咳平喘，解毒散结，消肿止痛。含秋水仙碱、异秋水仙碱、秋水仙酰胺等。本品所含秋水仙碱有毒，中毒表现为：恶心、呕吐、腹痛、腹泻、眩晕、乏力；口腔、咽喉烧灼和疼痛，吞咽困难；腹泻、腹痛加重，甚则谵语，惊厥，血压下降，休克，常因呼吸中枢麻痹而死亡。

（2）夏枯草：苦、辛、微甘，寒。清泄肝火，化痰散结，平抑肝阳。《神农本草经》："主寒热，瘰疬、鼠瘘、头疮、破癥，散瘿结气，脚肿湿痹。"《本草从新》："治瘰疬、鼠瘘、瘿瘤、癥坚、乳痈、乳岩。"治疗鼻咽癌属热毒郁结者。

（3）全蝎：味甘、辛，性平，有毒。通络止痛，解毒散结。本品含有蛋白质、多种氨基酸，还含有三甲胺、甜菜碱、牛磺酸、软脂酸、硬脂酸、胆甾醇、卵磷脂、铵盐、蝎酸等。治疗鼻咽癌属气滞、痰结者。全蝎有毒，其毒性作用能使人的呼吸麻痹。

（4）黄药子：其性寒，味苦、咸，有小毒。功能化痰散结、解毒消肿、凉血止血。《开宝本草》记载："黄药子苦，平，无毒。主治恶肿疮瘘，喉痹，蛇犬咬毒。"本品内服有时可对肝功能产生不良影响，故长期用药者应注意观察肝功能变化。如一次用量过大时，亦能引起中毒反应。

（5）紫草：甘、寒。清热解毒、凉血透疹。主要含紫草素、乙酰紫草素、去氧紫草素等。

（6）山豆根：味苦，性寒。有清火解毒、消肿止痛的功能。本品有抗肿瘤作用。《开宝本草》曰："消疮肿毒"。治疗鼻咽癌肿属热毒郁结者。

（7）石上柏：甘、平。清热解毒，消肿散结。本品含生物碱，少量还原物质植物甾醇和皂甘，能增强肾上腺皮质功能，增强机体代谢和网状内皮系统功能的作用。

（8）天门冬：味甘、苦，性大寒。养阴润燥，清肺生津。《备急千金要方》："治虚痨绝伤，老年衰损羸瘦，偏枯不遂，风湿不仁，冷痹，心腹积聚，恶疮，痈疽肿癞。"治疗鼻咽癌肿属气阴两虚者。

2. 鼻咽癌常用中成药

（1）西黄丸：由牛黄、乳香、没药、麝香组成，具有清热解毒、活血消肿的功效。用于痈疽疔毒、瘰疬、流注、癌肿等。适用于痰热蕴结型的鼻咽癌。每次3g，每日3次，温开水送服。

（2）玉枢丹：由麝香、冰片、雄黄、山慈菇、千金子霜、红大戟、朱砂、五倍子组成。具有清热解毒、开窍止痛、化痰消肿的功能。用于治疗疫毒时疫、痰厥、疮痈肿毒等病。每次1.5g，每日2次。适用于鼻咽癌属痰热壅盛者。

（3）鼻咽清毒颗粒（中山大学附属肿瘤医院方）：由野菊花、苍耳子、重楼、蛇泡簕、两面针、夏枯草、龙胆草、入地金牛、党参组成，具有清热解毒、消炎散结的作用。用于热毒蕴结型鼻咽肿痛。每次20g，每日2次，30天为一疗程。

（4）鼻咽灵（广州中药一厂方）：由山豆根、麦冬、半枝莲、石上柏、白花蛇舌草、天花粉等组成，具有清热解毒、消肿散结、养阴益气之功效。用于鼻咽癌放疗患者。每天4次，每次4片，15天为一疗程。

（5）安康欣胶囊：由黄芪、人参、丹参、补骨脂、鸡血藤、半枝莲、淫羊藿等组成，具有活血化瘀、软坚散结、清热解毒、扶正固本的功效。适用于鼻咽癌各期。每次5粒，每日3次，饭后温开水送服。

3. 中医外治法

（1）适用于鼻咽癌患者：①药物组成：山苦瓜10g，甘油20g，15%酒精25mL。用法：先将山苦瓜切碎，浸泡于酒精中，添加蒸馏水25mL，3天后补充蒸馏水50mL，搅匀，用纱布滤除药渣，加入甘油即成。用所配制的药液滴鼻，每次数滴，滴时头后仰，滴后卧床10分钟，每天3~6次。②药物组成：甘遂3g、甜瓜蒂3g、硼砂1.5g、飞辰砂1.5g。用法：共研细末，吹入鼻内，每日1次。③药物组成：麝香0.3g、牛黄0.6g、猴枣0.45g、白蜡0.05g、珍珠0.6g、凤凰衣2.1g、辰砂0.9g。用法：上药共研成细末，吹喉，每次0.3g，每日3次。

（2）适用于鼻咽癌头痛者：①硼脑膏：金银花9g、鱼脑石6g、黄柏6g、硼砂6g、冰片0.6g。共研细粉，用香油、凡士林调成软膏，用棉球蘸药膏塞鼻孔内；或用药粉，吸入鼻腔内，每日3次。②辛石散：白芷3g、鹅不食草3g、细辛3g、辛夷6g、鱼脑石4块、冰片4.5g，共研细粉，混匀，吸入鼻腔内，每日2~3次。③头痛塞鼻散：将川芎、白芷、远志、冰片等研末，塞入鼻孔内，右侧痛塞左鼻，左侧痛塞右鼻。一般塞鼻3~5分钟，头痛逐渐减轻。

（3）适用于鼻咽癌颈部淋巴结转移者：药物组成：新鲜蒲公英30g、侧柏叶30g、生地黄30g。用法：捣烂予蜜调匀，外敷颈部肿块。对鼻咽癌颈淋巴结转移的治疗，应以内消为主，使用外敷药物时，切忌穿溃。

4. 单方、验方

（1）石上柏60g、瘦猪肉60g，加入清水6~8碗，煎至一碗半，分1次或2次服，每日1剂，20天为1疗程。

（2）天龙粉：炙天龙末，每次5g，日服2次。

（3）麦冬15g、天门冬15g、玄参15g、生地黄15g、夏枯草50g、海藻50g、白花蛇舌草50g、蒲公英30g、鱼腥草30g、鸡内金2.5g、黄芩25g、苍耳子15g、生甘草15g，水煎2次，分2次早、晚服，配西黄丸或小金丸吞服。

（4）天门冬、夏枯草各15g，半枝莲、白花蛇舌草各30g，金银花12g，茯苓、沙参、麦冬、丹皮、生地黄、蜂房各9g，川芎6g，水煎服，每日1剂。

三、对症治疗

头痛者，加白芷、蔓荆子以散邪止痛；咽干者，加天花粉、玄参以清热生津；鼻衄者，加白茅根、茜草以凉血止血；食少纳差者，加山楂、乌梅以健脾开胃；心悸失眠者，加酸枣仁、五味子以宁心安神；汗多者，加黄芪、牡蛎以固表止汗；五心烦热者，加地骨皮、白薇以退虚热；口苦咽干，烦躁易怒者，加龙胆草、栀子以清肝除烦。

四、饮食疗法

鼻咽癌以热证多见，应用一些清热解毒及养阴之品，各种鱼类、鸭肉、蛋类、鱼翅、海参、鱼肚等，应以煲、煮、蒸为宜。适当多食梨、番茄、西瓜等瓜果蔬菜，既能清热又可生津，对鼻咽癌放疗患者尤为适宜。常用药膳有：

（1）银花鹌鹑：鹌鹑 2 对，洗净去内脏，以金银花用单层纱布包后填入鹌鹑腹内（每只鹌鹑 3～4g），入锅加水、酱油、糖、葱、姜适量，小火煮烂，弃去银花纱布包，鹌鹑即可食用。本药膳既清热解毒，又可补气和中。

（2）牛蒡粥：先将牛蒡根 30g 研滤取汁备用，将粳米 50g 煮成粥，将熟时兑入牛蒡根汁，煮熟即可，不拘时食之。

【转归预后】

鼻咽癌以放射治疗为主，治疗后的 5 年生存率大多在 50%～60%，其预后与性别、年龄、肿瘤细胞的病理类型、临床分期、临床分型及放疗方式有关。鼻咽癌放疗后的局部复发和远处转移，是患者死亡的主要原因。

【调护预防】

（1）本病预防应注意不食霉变腌制食物，锻炼身体，提高免疫力，防止病毒感染；节制吸烟，尽量避免环境污染；对于不明原因的鼻塞、头痛、听力减退、颈部肿物等症状，要引起重视，做到早发现，早诊断，早治疗。

（2）鼻咽癌患者加强心理和饮食调护，保证营养供给充分，适当进行体育锻炼。放疗患者要特别注意调护，放疗前宜清洗鼻腔，积极处理放疗中的局部反应和全身反应，如以薄荷油、鱼肝油滴鼻，盐水或多贝尔液漱口。尤应注意充分摄入水分及维生素 B 族。进食宜软，戒掉烟酒。放疗期间切勿拔牙。

【临证备要】

一、辨病思路

1. 根据症状辨病
鼻咽癌主要症状为回缩性血涕，鼻塞，头痛耳鸣或听力减退。
2. 根据体征辨病
颈部淋巴结肿大，眼球突出，脑神经压迫症状如现面麻、复视、眼睑下垂、眼球固定、视力减退或失明、伸舌困难、声嘶和吞咽困难等。
3. 根据检查辨病
鼻咽部检查可以清楚地观察到鼻咽腔肿瘤的大小、表面形状、部位、侵犯范围等，EB 病毒壳抗原抗体 IgA（VCA – IgA）、EB 病毒核抗原（EBNA）、潜在膜蛋白抗原（LMP）等。鼻咽部原发灶或颈淋巴结活检取组织送病理检查，可以确诊。

二、辨证思路

1. 未放化疗的证候特征

本病初起时，多为邪实，表现为鼻塞、耳鸣、血涕，若不治，热毒与痰搏结，聚于颈部胆少阳经循行之处而成痰核；若热毒之邪，损伤血络，瘀血内阻，可见头痛、面赤等；病情发展到晚期，邪毒久留不去，耗伤气血，多为虚实夹杂之证，可见形体消瘦，面色㿠白，颈部癌核累累或头痛如刀劈，口眼歪斜。

2. 放疗后的证候特征

鼻咽癌放疗后，耗伤阴津，多见口干喜饮、耳鸣等阴津耗损之证。

3. 化疗后的证候特征

化疗药损伤脾胃，致脾胃运化失司、升降失调，出现恶心呕吐、腹泻等症。药毒损伤气血，出现气血亏虚、脾肾阳虚的证候。如疲倦、乏力，畏寒肢冷，腰膝酸软等。

4. 转移后的证候特征

癌毒侵犯肝、肺、骨，导致肝脾肾肺损伤，出现痰瘀毒结、肝肾亏虚之证。

三、治疗注意事项

1. 清热解毒与养阴生津的应用

鼻咽癌的病机以热毒伤阴为特点，治疗强调清热解毒，养阴生津。中医认为鼻咽癌的发生是因为外感风邪热毒，导致经络、肺络不通，肺气郁闭，气道阻塞，邪火循太阴之经而至鼻，蕴集而成肿块。并且中医还认为，放射性损伤主要是热毒之邪耗气伤津，随着放射剂量逐渐增加，热盛蕴结成毒，伤阴灼津，直接灼伤皮肤或口腔黏膜，而致咽干疼痛、口腔黏膜溃疡。因此治疗多以清热解毒、养阴生津为原则，在清热解毒的同时注重养阴生津。一方面针对鼻咽癌的病因治疗即辨证治疗，另一方面针对放疗导致的口干及皮肤损伤的毒副反应可以减轻或改善其症状。

2. 化疗期的治法

化疗期容易出现全身不适症状，胃肠道反应及骨髓抑制。期间配合中医治疗以健脾补肾为主，配合补益气血、消食导滞、养心安神、和胃降逆等法。气虚甚者重用黄芪、党参，恶心呕吐、纳呆者加焦山楂、焦神曲、陈皮、木香等。

3. 放疗期的治法

放疗是鼻咽癌的主要治疗方法，放射线既是治疗方法和手段，也是一种热毒病因，在治疗的同时，热毒内蕴损伤人体津液和灼伤皮肤，导致口干或口腔溃疡，皮肤红斑，后期出现顽固性口干和肌肉纤维化等后遗症。在放疗期间或放疗后，应加强清热解毒、活血化瘀、清热生津等治疗。

5. 康复期的治疗

康复期的治疗目的是进一步巩固疗效，防止复发和转移，努力延长带瘤生存期及提高生活质量。鼻咽癌患者经过放化疗后，气阴不足，毒邪内蕴，因此康复期治疗应以益气养阴为主，逐步恢复人体机能状态，同时应加强解毒化瘀法的应用，改善鼻咽癌放化疗后出现的口咽、鼻、耳及皮肤的后遗症，并防止鼻咽癌的复发和转移。并且康复期间还应注意口腔和颈部的锻炼以及营养，防止颈部肌肉和咀嚼肌纤维化。

第五节 舌癌

【概述】

舌癌（Tongue Cancer）是头面部恶性肿瘤最为常见的肿瘤之一，具有发展快、转移早、致死率高、预后差的特点。发病年龄多以40岁以上为主，40~60岁最为常见，男性发病率高于女性。全球的发病率和病死率分别为4.3%和2.1%，舌癌一般多生在舌的边缘，约占80%~90%，其次是舌根和舌尖。口腔卫生差、大量吸烟、酗酒是其发病的原因之一；在治疗方面，西医主要是针对原发病的手术切除，以及术后化疗、局部放疗等方法，但其恶性程度高，预后差，5年生存率仅为55%，本病5年生存率为50%~70%，晚期舌癌患者的5年生存率更低；中医药在治疗舌癌方面，以扶正祛邪为指导原则，中西医结合治疗可以取长补短，充分发挥各种治疗阶段的作用，提高疗效或解毒增效的作用，改善症状，提高生存质量，甚至延长生存期。

舌癌属于中医"舌岩""舌菌""舌疳"等范畴。

【疾病源流】

祖国医学并无"舌癌"病名，舌癌属于中医学的"舌岩""舌菌""舌疳"的范畴。《丹溪心法》首先记载舌岩："㶑肿突如泛莲，或状如鸡冠，舌本短缩，不能伸舒言语，时漏臭涎，再因怒气上冲，忽然崩裂血出不止，久久烂延牙龈，名舌岩。"《外科真诠》则言："舌岩，舌根腐烂如岩。"《薛氏医案》提出："舌菌，咽喉口舌生疮，甚者生红黑菌，害人甚速。"《医宗金鉴》则言："舌疳，其症最恶，初如豆，次如菌，头大蒂小，又名舌菌。疼痛红烂无皮，朝轻暮重……若失于调治，以致㶑肿，突如泛莲，或状如鸡冠，舌本短缩，不能伸舒，言语时漏臭涎……久久延及项颌，肿如结核，坚硬而痛，皮色如常……因舌不能转动，送送饮食，故每食不能充足……日渐衰败。"此即描述舌疳早期浸润，晚期转移至颌下淋巴结，最后溃破穿腮的病理变化，基本与现代医学舌癌表现相符合。《图注喉科指掌》则对于本病发展全过程和预后进行了描述："舌疳之症恶非常，心脾火毒积中央，初如豆大渐如菌，暮重朝轻饮食妨，怒则崩裂透腮舌，串延项颌核滋昌，名为瘰疬风难治，百人患此百消亡。"表明本病颇为难治，预后较差。

【病因病机】

一、中医病因病机

中医认为舌菌为心脾火毒所致，与心火上扰、脾胃火毒、肾阴亏虚有关。

1. 心火上扰

中医认为舌为心之苗，心开窍于舌，舌本属心，心脉系于舌根，心火上扰为舌癌之病因。古籍《疡医大全》谓："舌菌属心火，多因气郁而生。"《外科集腋》亦谓："舌菌……乃心火气滞而成。"

2. 脾胃火毒

舌边属脾，脾脉络于舌旁，思虑伤脾则气郁，郁甚化火，通过经络影响于舌。或因吸烟、饮食不节，过食辛辣燥热之品，脾胃积热化火，循经上灼于舌，火毒瘀结，致生舌癌。

3. 肝郁化火

因内伤七情，思虑伤脾则气郁，郁甚则子病犯母，使心火上炎，恚怒伤肝，肝郁化火，肝为心母，母伤累子，火性炎上，使火毒瘀结舌中，久则渐生舌癌。

4. 肾阴亏虚

肾之津液出于舌下，肾阴不足，水不济火，乃至心火肝阳上升，导致舌癌的发生；或肾阴不足，阴虚火旺，虚火内炽，舌失其养而致舌癌。如《谦益斋外科医案》谓："舌为心苗，肾阴不足，心火肝阳上升，发为舌菌。"《马培之外科医案》亦谓："肾阴不足，心火肝阳上亢，发为舌癌……舌为心苗，肾脉贯肝鬲，缠喉咙，挟舌本，肾火上升，心火不降，未济之象也，恐酿成舌疳大患……"

总之，本病病位在舌，与心、脾、肾关系密切，尤其是心脾。《医宗金鉴》谓："此证由心脾毒火所致。"《图注喉科指掌》谓："心脾毒火积中央。"其发病多由于心脾之火，或七情郁结，郁久化火，火毒循心、脾、肾之经脉，上升结聚于舌体，灼津为痰，阻塞经络，痰瘀互结而成本病。其病因病机应从"火""毒""瘀""虚"四个方面考虑。本病的基础病理以心火炽盛为本，痰瘀毒互结为标。

二、西医病因病理

现代医学认为本病与舌白斑、牙的残根或残冠长期刺激、长期烟酒及营养代谢障碍有关，加上人体内的遗传因素的潜在，在理化因素的作用下，机体免疫功能低下时，肿瘤便逐渐形成。内外致病因素共同导致舌癌的产生。长期抽烟、喝酒、口腔卫生差、异物长期对口腔刺激、营养不良、黏膜白斑或者红斑等。

【诊断与鉴别诊断】

一、诊断要点

1. 临床表现

主要表现为舌部肿块、溃疡疼痛及舌体活动受限，早期即可发生淋巴结转移。

（1）早期：多表现为舌部小结节或小溃疡。症状常不明显，可为局部无痛性，微隆起或无破溃之硬结，舌癌直径多在1cm以下，常不为人们所注意。初发呈局部组织增厚的斑块，黏膜或黏膜下小结节，局部糜烂、裂隙，逐渐形成硬结、肿块。肿块中心可出现边缘微隆起之溃疡、微痛或无自觉症状。其发生部位以舌中1/3侧缘为最多见；其次为舌根、舌腹、舌背；舌尖最少见。触诊对于舌癌诊断十分重要，体检时可行手指双合诊：舌前2/3部位的肿块硬结，局部有糜烂或溃疡者，可用手指作双合诊，以掌握肿块硬结之大小、外形、质地、疼痛及舌活动情况等，有可疑者应做进一步检查，以免误诊。

（2）中期：肿瘤向深部和周围组织浸润扩展。可出现舌溃烂疼痛，甚至剧烈的疼痛以及口臭、流涎较多、舌运动障碍，甚至影响说话与吞咽。病灶累及口底或全舌时，舌体处于完全固定状态，甚至出现张口困难。舌癌病灶除见溃疡外，还有菜花型及浸润型病灶。病灶溃破后局部继发感染，出现组织坏死、出血、发热等症状。

（3）晚期：癌细胞广泛浸润舌肌、周围组织；并出现淋巴结转移、远处脏器转移。舌癌有30% ~ 40%在首诊时即有颈淋巴结转移，最常见的转移部位是二腹肌下的颈淋巴结，其次是肩胛骨肌上的颈淋巴结和颌下淋巴结，颏下淋巴结较少见。患者就诊时已有区域淋巴结肿大，多为同侧颈淋巴结肿大，质地坚硬、表面不平、形态饱满，不论大小均应考虑转移的可能性，必要时进行淋巴结活检。晚期可有血行转移，以肺转移多见。

2. 辅助检查

（1）血液学检查。

完善血常规、肝功能、肾功能、电解质、肿瘤标志物。

（2）影像学检查。

①B 超检查：可以用来明确颈部淋巴结的情况。

②X 线检查：使用较少，曲面断层片可以用来评估下颌骨病变的情况。胸部平片可以作为肺转移筛查的首选，如果怀疑肺转移需要进行肺 CT 检查。

③CT：头颈部增强 CT 可以用来评估肿瘤的范围以及与重要结构的毗邻关系，是口腔癌临床分期、治疗设计、预后预测和复查常用的影像学检查方法。增强 CT 对颈部淋巴结转移的敏感性和特异性较强。

④增强 CT：病灶呈不均匀软组织密度影，边界不清，病灶呈明显的不均匀强化；转移淋巴结可出现变大变圆，中心液化坏死周围环形增强。当淋巴结发生包膜外侵时需进行增强 CT 检查。

⑤磁共振成像（MRI）：更好地评估舌肌纤维之间的浸润信息。但对骨组织不能显影，当病变侵犯骨组织时需要进行 CT 检查。平扫 MRI 显示病灶边缘较为清晰，T1WI 呈等－低混杂信号、T2WI 呈等－高混杂信号，T1WI 增强扫描不均匀强化。转移淋巴结结构清楚，周围可出现不完全环状脂肪增生带。

⑥PET－CT：对于晚期舌癌患者，PET－CT 可以用来评估病灶范围、远处转移及同时发生第二原发癌的状况。对于怀疑肿瘤残存或复发时，推荐使用 PET－CT。

（3）病理学检查（细胞学、组织学）。

病理诊断是口腔癌诊断的金标准。舌癌大多为鳞癌，其次是腺癌，罕见的是肉瘤。对于怀疑为舌癌的肿瘤，应于肿瘤边缘行切取活检术。

二、鉴别诊断

1. 创伤性溃疡

多见于老年人，好发于舌侧缘后方，常有对应部位的刺激物。溃疡较深，表面有灰白色假膜，基底不硬。去除刺激物可自行愈合。必要时作活检，以利早期诊治。

2. 结核性溃疡

多发生于舌背，偶见于舌尖和舌边缘。溃疡表浅，紫红色，边缘不整，呈鼠咬状的口小底大的潜行性损害，基底无浸润。常见于有结核病史者。

【治疗】

一、辨证治疗

1. 辨证要点

（1）辨脏腑。

舌癌病位在心、脾、肾三脏，因此舌癌首要辨证脏腑。

（2）辨虚实。

癌症早期，形体未衰，正气尚充实；中期，正邪胶着；晚期，邪气盛，正气虚，虚实夹杂。

（3）分期辨证。

初期以实证为主，多属火毒瘀结、火毒炽盛之实证，病久可由实转虚，本病系心脾移热所致，热甚化火蕴毒，伤肌败络：溃烂如棉，失治误治，邪毒蔓延，久病可转化为阴虚火旺、气血两虚证。舌质红、苔黄、脉弦数或滑数者属实，舌质红绛少苔或舌质淡苔白、脉沉细无力者属虚。局部癌肿为标，全身气血亏虚为本，临证应分标本缓急以施治。

（4）放化疗毒副反应辨证。

接受放疗火毒，耗伤津液，致肾阴受损，阴虚火旺，损伤舌体。

2. 治疗要点

（1）治疗原则和方法。

因为舌癌病机主要以心火炽盛为本，痰瘀毒互结为标，因此治疗多予清心火、化痰、解毒为原则。

患者放化疗后的中医治疗原则根据不同证型进行清热解毒、滋补肝肾、健脾和胃、清补或温补气血、生津润燥，扶正抗癌。

（2）综合治疗原则。

早期采用手术切除＋中药的治疗方案，中期采用放疗＋手术切除＋中药的治疗方案，晚期采用化疗或放疗＋中药的治疗方案。有颈淋巴结转移者，均须作颈清扫术＋化疗，辅以中药。腺癌均以手术为主，辅以中药。晚期舌癌可用化疗或放疗＋中药或单独中医治疗。

3. 分证论治

（1）常见临床证型的中医治疗。

①热毒炽盛证。

临床表现：舌体癌肿胀疼痛，舌体可见肿块硬结突出于舌体表面，进食可有疼痛加重、口干口渴、大便秘结、小便短赤等，舌质红或暗红，苔黄腻，脉弦数。

证候分析：心脾郁火循经上攻，结于舌部，火毒蕴络，故舌体肿物坚硬，疼痛不适；火毒炽盛，热盛肉腐，故有糜烂、溃疡；热毒熏灼，故流涎腥臭；心主神明，心火盛则扰乱神明，故烦躁、失眠；火易伤津，故口渴、便秘；心移热于小肠，故溲赤；舌质红、苔黄腻，脉弦数均为心火内炽、热毒瘀结之象。

治法：清热解毒，散结消痈。

代表方：导赤散（《小儿药证直诀》）加减。

常用药：黄连、黄芩、金银花、升麻、生地黄、淡竹叶、全蝎、夏枯草、绞股蓝、连翘、牡丹皮、栀子等。

加减：心烦失眠者加珍珠母、远志；大便燥结加厚朴。

②痰热内盛证。

临床表现：舌体癌肿部可见表面菜花样，气味臭秽，流脓渗液，纳差，心烦，眠差，痰多，颌下、颈部多可触及肿大之淋巴结，舌红或红绛，苔黄厚腻，脉滑数。

证候分析：脾胃火盛，热毒瘀结，循经阻络，故舌癌硬结增大，舌体活动障碍，火毒炽盛，血败肉腐，故糜烂溃疡，口臭难闻；火毒炽盛，心神被扰，故烦躁、眠差；火毒瘀阻于颈、颌，故可触及较多淋巴结；舌质红、舌苔黄、脉滑数均为痰热内盛型。

治法：化痰散结，清热解毒。

代表方：黄连解毒汤（《肘后备急方》）合清气化痰丸（《医方考》）加减。

常用药：茯苓、陈皮、半夏、桃仁、连翘、厚朴、半枝莲、金银花、白花蛇舌草、夏枯草、半枝莲、猫爪草。

加减：触及颌下、颈部淋巴结者加猫爪草、夏枯草；头痛加天麻、钩藤。

③阴虚火旺证。

临床表现：舌体癌肿部可见表面破溃，触之可流血，纳差，眠差，形体消瘦，张口困难，舌体伸展不行，口干咽燥，烦躁，头晕耳鸣，腰膝酸软，颌下、颈部多可触及肿大之淋巴结，舌质红、少苔，脉弦细数。

证候分析：热毒久蕴，热盛肉腐，故舌体溃烂，口秽恶臭，甚则穿舌透腮，汤水漏出；毒邪内蕴，舌络阻塞，致舌短不能伸缩，开口、饮食困难；肾阴不足，阴虚火旺，虚火内炽，致午后潮热，腰膝酸软，头晕耳鸣，舌质红绛少苔，脉细而数；毒邪壅滞，颈及颌下经络瘀阻，淋巴结肿大，质地坚硬。

治法：滋阴清热，解毒散结。

代表方：青蒿鳖甲汤（《温病条辨》）或六味地黄丸（《小儿药证直诀》）加减。

常用药：青蒿、鳖甲、龟板、知母、丹皮、连翘、厚朴、白花蛇舌草、半枝莲、猫爪草、茯苓、熟地黄、太子参、金银花、仙鹤草、玄参、麦冬、泽泻、山慈菇、牡丹皮等。

加减：出血多者加地榆、白芨粉（冲服）；颈部淋巴结肿痛者加夏枯草、海藻。

④胃火上攻证。

临床表现：舌部肿物颜色鲜红，边缘不整，破溃出血，咀嚼吞咽苦难，舌觉缩短不灵，碍食难言，口臭烦渴，多喜冷饮，便秘尿赤，舌鲜红，苔黄燥，脉滑数。

证候分析：脾胃火盛，热毒瘀结，循经阻络，故舌癌硬结增大，舌体活动障碍，咀嚼、吞咽、语言困难；火毒炽盛，血败肉腐，故糜烂溃疡，口臭难闻；火毒炽盛，心神被扰，烦躁或发热；火热伤津则便秘，火热下移则尿黄；火毒瘀阻于颈、颌，故可触及较多淋巴结；舌质红紫，舌苔黄或黄糙，脉弦滑数均为火毒炽盛之象。

治法：清胃泻火，凉血解毒散结。

代表方：清胃散（《脾胃论》）合黄连解毒汤（《肘后备急方》）加减。

常用药：生石膏、升麻、川黄连、当归、生地黄、牡丹皮、黄芩、炒栀子、连翘、石斛、玄参、半枝莲、蒲公英等。

⑤肝胆湿热证。

临床表现：舌部肿物颜色晦暗，溃烂脱屑，流黄脓水，恶臭难闻，舌向患侧歪卷，言语进食受限，口干口苦，口渴而不欲饮，纳呆恶心，小便色黄，大便黏滞，舌红，苔黄厚腻，脉滑数。

证候分析：湿热瘀滞肝胆，循经至舌部，出现舌部肿物，破溃流脓，湿热阻滞津液上升至三焦，出现口干、口苦，胆寄窍于耳，肝病胆亦随，常见心烦口苦等症，小便黄、大便黏滞为湿热证候，舌红、苔黄厚腻、脉滑数为湿热之象。

治法：清肝利胆，泻热祛湿解毒。

代表方：龙胆泻肝汤合茵陈蒿汤（《医方集解》《伤寒杂病论》）加减。

常用药：柴胡、赤芍、牡丹皮、炒栀子、黄芩、茵陈、酒龙胆草、生地黄、车前子、生薏苡仁、合欢皮、陈皮、土茯苓、白英等。

⑥气血亏虚证。

临床表现：舌部肿物继续增大，形如泛莲，累及全舌或者口底，舌体固定不能伸缩，溃疡明显，甚者透舌穿腮，口秽恶臭，饮食言语困难，颈颌淋巴结肿大，质硬疼痛，形体消瘦，神疲倦怠，舌淡，苔薄少，脉细弱。

证候分析：或痰湿，或热毒，或虚火灼伤，等等，日久出现舌部肿物日益增多，耗伤正气，邪气旺盛，脾胃虚弱，气虚生化无源，出现形体消瘦，神疲倦怠，舌淡，苔薄少，脉细弱，为气血虚弱之象。

治法：补气养血，扶正解毒散结。

代表方：八珍汤（《瑞竹堂经验方》）加减。

常用药：党参、炒白术、茯苓、生地黄、女贞子、当归、白芍、紫河车、炒枣仁、太子参、远志、川贝母、山慈菇、炒三仙、炙甘草等。

（2）放疗期间的中医治疗。

①阴虚毒蕴证。

临床表现：身体消瘦，舌部癌肿溃烂，触之出血，张口困难，舌体伸展不行，颈部淋巴结肿大，口干咽燥，烦躁，舌红，苔少，脉细数。

证候分析：舌部接受局部放疗，火毒耗伤局部组织，灼伤舌体，出现舌面溃疡，易出血，津液不足，津液不能滋养舌体，可至舌体不能伸展，口干、咽燥，日久亦可致肾阴受损，出现头晕、耳鸣、腰酸，舌红，苔少，脉细数，为阴虚旺火之象。

治法：滋阴降火，化瘀解毒。

代表方：六味地黄丸（《小儿药证直诀》）。

常用药：茯苓、熟地黄、泽泻、山茱萸、牡丹皮。

加减：出血多者加地榆、白芨粉（冲服），颈部淋巴结肿痛者加夏枯草、海藻。

②肾虚蕴毒证。

临床表现：舌体溃烂，口秽恶臭，甚则穿舌透腮，汤水漏出；颈及颌下经络瘀阻，淋巴结肿大，质地坚硬，腰膝酸软，头晕耳鸣，舌质红绛少苔，脉细而数。

证候分析：经过放化疗等治疗耗气伤阴，肾阴虚无力升发以制心阳，致心火旺盛于上而不降，同时阴虚不制肾阳，使虚火循经上浮，会进一步熏灼舌体热毒久蕴，热盛肉腐，颈及颌下经络瘀阻，淋巴结肿大，质地坚硬；日久损伤肾精，出现腰膝酸软、头晕耳鸣症状，舌质红绛少苔，脉细而数，则为阴虚火旺之象。

治法：滋阴清热，解毒散结。

代表方：养阴解毒汤（《临证医案医方》）。

常用药：金银花、仙鹤草、连翘、玄参、麦冬、石斛、紫花地丁、山栀、竹叶。

加减：阴虚火旺者，加天门冬、石斛或加用知柏地黄丸；若无法吞咽，则改用药物外敷。

二、辨病治疗

1. 舌癌临床常用中药

（1）土贝母：苦，平、微寒。清热解毒，消肿散结。《本草纲目拾遗》有云，"治乳岩""治瘰串"。《陕西中草药》有曰，"清热解毒消肿"。《百草镜》云："散痈毒，化脓行滞，解广疮结毒，除风湿，利痰，敷恶疮敛疮口。"适用于各种恶性肿瘤症属热毒蕴结者。常用量为15g。

（2）射干：苦，寒，有毒。清热解毒，消痰利咽。《药性论》云："治喉痹水浆不入，能通女人月闭，治疰气，消瘀血。"《本草经集注》云："疗毒肿。"《日华子本草》曰："消痰，破癥结，胸膈满，腹胀，气喘，疝癖，开胃下食，消肿毒，镇肝明目。"《滇南本草》云："治咽喉肿痛，咽闭喉风，乳蛾，痄腮红肿，牙根肿烂。疗咽喉热毒，攻散疮痈一切热毒等症。"适用于舌癌热毒蕴结者，常用量为10g。

（3）青黛：咸，寒。清热解毒，凉血消肿，为解毒凉血消斑之常用药。《药性论》云："解小儿疳热、消瘦，杀虫。"《本草蒙筌》曰："泻肝，止暴注，消膈上痰水，驱时疫头痛，敛伤寒赤斑，水调服之。"适用于血热证的各种恶性肿瘤患者。常用量为10g。

（4）山豆根：苦，寒，有毒。清热解毒，清肺利咽，消肿止痛，为解毒利咽消肿之常用药。《开宝本草》云："消疮肿毒，急黄发热咳嗽，杀小虫。"《外科集验方》曰："治喉风急证，牙关紧闭，水谷不下。"《仁斋直指方论》云："治咽喉上膈热毒患瘰疬者。"临床常用治鼻咽癌、喉癌、肺癌、食管癌、舌癌等癌瘤属于热毒壅聚者。常用量为10g。

2. 舌癌临床常用中成药

（1）梅花点舌丹（北京同仁堂方）：含珍珠、麝香、朱砂、牛黄、蟾酥、冰片、熊胆、血竭、乳香、没药、葶苈子、硼砂、雄黄、沉香。具有清热解毒、消肿散结之功效。适用于肿物硬实、正未全虚之舌癌患者，服量每次1~2粒，每日1~2次，含化或用开水送服。

（2）六神丸（《中国医药大辞典》）：含牛黄、雄黄、珍珠、麝香、冰片、蟾酥。具有清热解毒、消炎止痛之功效。适用于舌癌溃烂、疼痛难忍之热盛火毒瘀结之患者。服量每次10~20粒，每日3次，或3~5粒研细敷于溃疡，有祛腐止痛的功效。

（3）西黄丸（《外科证治全生集》）：人工牛黄、麝香、乳香、没药等。具有清热解毒、化瘀散结之功效。适用于舌癌颈淋巴结肿大，热毒壅盛之患者。服量每次3g，每日2次，温开水送服。

3. 中医外治法

舌癌外治法是用药物涂敷于舌体表面，直接作用于病位。

（1）珍珠冰硼散：具有清热解毒、消炎止痛之功效。适用于舌癌溃疡。用法：将药散吹撒于溃疡面。

（2）双料喉风散：具有清热解毒、消炎止痛之功效。适用于舌癌表面糜烂、咽喉肿痛等。用法：将药散频频外敷于舌溃疡面及患处。

（3）北庭丹（《丹溪秘传方诀》）：含硇砂、人中白各1.5g，瓦上青苔、瓦松、溏鸡矢各3g，麝香、冰片各0.3g。具有散瘀消肿、清热解毒之功效。适用于舌癌初起。对重度白斑也有治疗作用。用法：以北庭丹少许点舌癌病变部位（先用磁针刺破舌菌）。

（4）水澄膏（《医宗金鉴》）：含水飞朱砂、白芨、白蔹、五倍子、郁金、雄黄、乳香。具有清热解毒、散结止痛之功效。适用于转移的淋巴结破溃或舌癌穿破腮颊者。用法：以上药味共研细末，米醋调后外敷患处。

（5）金丹（《囊秘喉书》）：药用朴硝、蒲黄、僵蚕、牙皂、冰片共研末。适用于舌癌溃疡。用法：取少量双氧水洗病灶之溃疡面，后用生理盐水冲洗干净，再用金丹粉搽涂患处。

（6）柳花散（《马培之外科医案》）：药用黄柏、青黛、肉桂、冰片共研细末。适用于舌癌溃疡。用法：同金丹。

（7）绿云散（《珍本医籍丛刊》）：药用黄柏、青黛等研为末。适用于舌癌溃疡。用法：同金丹。

三、食物疗法

1. 化疗时饮食

化疗时，患者胃肠道反应明显，饮食应以新鲜、易消化，富含优质蛋白质、维生素、矿物质的食物为主，新鲜蔬菜、水果每餐必备。多吃有一定防癌抗癌的食物，如菜花、卷心菜、西兰花、芦笋、豆类、蘑菇类、海参、鲨鱼等。选用具有软坚散结作用的食物：海蜇、紫菜、淡菜、海参、鲍鱼、墨鱼、海带、甲鱼、赤豆、萝卜、荠菜、荸荠、香菇等。但此类食品性滞腻，易伤脾胃，食纳差和发热时要少吃。不同体质选用不同食物。脾胃虚弱、中气不足者可食用乳鸽、鹌鹑、鸡蛋、大枣、龙眼肉、生姜、大蒜。

2. 放疗时饮食

（1）平衡膳食：舌癌患者在放疗期间身体免疫功能下降，抵抗力差，要注意补充各种营养和能量，调节饮食结构，平衡膳食能够提供患者体内所缺乏的多种维生素。患者在饮食上要注意荤素搭配，遵循高热量、高蛋白、高维生素、低脂肪的"三高一低"原则，多食用蔬菜、水果、鸡蛋、牛奶、瘦肉、鱼虾、大豆等食物，全面均衡地补充营养，改善体质，增强抵抗力，同时要减少脂肪的摄入，以免加重恶心呕吐的症状，影响食欲。

（2）改善口味：舌癌患者在放疗期间消化系统功能紊乱，常出现食欲不佳、吃不下饭的症状，患者容易感到乏力疲惫，此时家属要注意改善食物的口味，加强饮食的多样性，多做一些患者喜爱的食物，鼓励患者多进食，可以让患者食用一些开胃的食物，比如山楂、陈皮、话梅、橙子等，刺激患者的食欲，增加进食量。

（3）清淡易消化：舌癌患者在放疗期间会有消化不良的现象，患者的饮食要以易消化的食物为主，减轻肠胃的负担，此外，很多患者会出现口腔炎症，表现为口腔红肿、溃疡、口干、疼痛等，会使患者进食困难，此时患者可选择一些清淡的食物，不要吃辛辣刺激的食物，保护口腔黏膜，减轻对口腔黏膜的刺激。患者还可能会出现放射性食管炎，可以吃一些细软的流食、半流食，不要使用干燥、坚硬、粗糙的食物，以防划伤食管，引发出血。

（4）舌癌患者还要注意不要过饥过饱，要少食多餐，注意忌口。患者在放疗时做好饮食护理，能够减轻痛苦、缓解症状，使放疗更加顺利地进行。但是患者光注意饮食还是远远不够的，还需要加强治疗，积极预防放疗的毒副作用，提升治疗效果才是关键。

【转归预后】

因舌癌早期即存在淋巴结转移，因此长期预后欠佳，5 年生存率仅为 55%，本病 5 年生存率为 50% ~ 70%，晚期舌癌患者的 5 年生存率更低；在出现有舌结节、无痛性溃疡时，应及时至医院就诊。

【调护预防】

一、治疗期间及治疗后的调护

（1）合理摄食：饮食调摄对于疾病的康复极其重要。舌癌患者病变部位在舌，术后或者放疗后均会影响咀嚼、吞咽功能，尤其放疗后还会损伤味觉细胞，影响食欲，导致营养失调。因此应该选择容易消化而富有营养的食物为宜，忌食煎炒、辛热、肥甘厚味和生冷酸辣之品；同时也应考虑患者的饮食习惯，尽量符合患者的胃口，品种宜多样化。

（2）心理护理：舌癌患者因进食和言语障碍，会产生恐惧、悲观、厌世心理。消极的心态不利于病体的康复，甚至会加速恶化。因此要进行积极的心理护理，帮助患者解除思想顾虑，摒去杂念，避免忧思郁怒，树立战胜病魔的信心。心理治疗可以调动人体抗癌的积极因素，为疾病康复创造良性循环的条件。

二、预防

（1）注意口腔卫生，及时祛除龋齿及断牙残根、残冠、尖牙、畸形牙齿等。

（2）节制烟酒，消除对口腔黏膜的各种刺激因素，积极治疗口腔黏膜的溃疡、炎性斑块等慢性病变。

（3）注意观察舌尖两侧边缘及舌腹，发现硬结，经久不愈的溃疡、糜烂、肿块、红斑、白斑等，应想到有可能是舌癌的前期病变或有舌癌的可能，及时到肿瘤专科医院头颈外科或口腔外科就诊。

【临证备要】

一、辨病思路

（1）根据症状辨病：舌癌早期可无明显不适，或舌边有白点，口干、口苦，舌部疼痛、活动不灵。

（2）根据体征辨病：舌部疼痛，淋巴结肿大，舌头活动不灵活，严重者舌有结节、破溃，舌部见菜花样新生物质。

（3）根据检查辨病：经病变部位视诊和区域淋巴结触诊，怀疑舌癌的患者，可通过病理学检查来诊断和鉴别诊断，结合影像学检查评估是否存在转移。

二、辨证思路

1. 未放化疗的证候特征

舌癌初期以实证为主，或外邪搏结，或阳气束结，多属火毒瘀结、火毒炽盛之实证，病久可由实转虚，本病系心脾移热所致，热甚化火蕴毒，伤肌败络；溃烂如棉，失治误治，邪毒蔓延，久病可转化为阴虚火旺、气血两虚证。

2. 放疗后的证候特征

舌癌放疗后热毒灼伤局部组织，以局部口干、口苦，津液不足，阴虚火毒，日久肾虚蕴毒等表现为主。

3. 化疗后的证候特征

舌癌化疗后常因损伤脾胃，出现呕吐、食欲不振、头晕、乏力等症状，以脾虚正气虚弱、气血生化无缘导致气血双亏为主。

4. 转移后的证候特征

转移后的舌部有结节、破溃，颈部淋巴结肿大，质硬疼痛，口秽恶臭，饮食言语困难，形体消瘦，神疲倦怠，主要是邪毒旺盛、正气虚弱证候。

5. 复发后的证候特征

复发后舌部重新出现新生物质，可伴有疼痛、精神疲倦等，主要是气血亏虚、痰滞瘀阻证候。

三、治疗注意事项

1. 注重解毒化瘀法

舌癌病机主要以心火炽盛为本，痰瘀毒互结为标，治疗多予清心火、化痰、解毒为原则。放化疗后根据不同证型进行清热解毒、滋补肝肾、健脾和胃、清补或温补气血、生津润燥，扶正抗癌。

2. 化疗期的治法

舌癌化疗前，以中药抗癌解毒，兼顾清火化痰；化疗时，和胃降逆，保护正气，增强对化疗药物的耐受力；化疗后，患者恶心呕吐缓解，需进一步健脾胃、脾肾双补。

3. 放疗期的治法

舌癌放疗时，射线火毒引起局部损伤，出现肾虚火旺的证候，应清热解毒、养阴生津、滋阴补肾、益气养血。

4. 康复期的治疗

舌癌大多表现为邪去正虚、气血亏虚、食欲减退等症状，加上舌部术后功能缺失的后遗症，在训练舌部功能时，辨证治疗上宜以补气养血、健脾滋阴为主，同时提高机体的免疫力，常用八珍汤、十全大补汤、人参、西洋参、女贞子、大枣之类补益之品，以增强体质，巩固疗效和维持治疗，防止复发和转移。

第六节　喉癌

【概述】

喉癌（Throat Cancer）是发生于喉部的恶性肿瘤，为头颈部常见恶性肿瘤之一，男性发病率较女性高，比例约7∶1，以40~70岁多见。喉癌的病理类型主要为鳞状细胞癌，约占全部喉癌的95%以上，其次病理类型依次为腺癌、腺鳞癌、肉瘤、类癌、腺样囊性癌。原发于声门上区或声门下区的肿瘤预后较差，发于声带区的预后较好。瘤块超过声门上或声门下者称全喉癌，病属晚期。喉癌大体形态可分为溃疡型、结节型、菜花型和包块型。喉癌的西医治疗包括手术治疗、放射治疗、化疗及生物治疗等，或多种方式联合治疗。早期发现、早期诊断、早期治疗的5年生存率可达到90%以上。晚期因多处转移，或失去手术指征等，疗效较差，10年生存率达到50%左右。禁烟、控制饮酒可以降低喉癌发生率，声嘶超过2周及有异物感者，及时行喉部检查可以发现早期喉癌，对喉癌预防有一定帮助。中医治疗喉癌包括中药抗肿瘤及配合西医治疗过程中出现的各种并发症、外治法等。

本病属于中医"喉百叶""喉菌"等范畴。

【疾病源流】

中医学对于喉癌有"喉菌""喉锁疮""喉百叶""喉疳""开花疔"等病名。临床，以喉部出现新生肿物（如菌）、溃腐难敛为主要表现，古代文献已有记载，如《咽喉脉证通论》有曰，"喉菌""上蒸于喉，结成如菌，面厚而紫，软如猪肺，或微痛，或木而不痛，梗塞喉间，饮食有碍"；又如《疮疡经验全书》有云，"锁喉疮者……发于听会之端，注于悬膺之侧，初生如瘰疬，不能饮食，闭塞难通，渐次肿破化脓"；并有《囊秘喉书》指出"喉百叶""咽喉中有生肉，层层相叠，渐肿有孔，出臭气者"；《医宗金鉴》载"喉疳"病名，"此症一名阴虚喉疳，初觉咽嗌干燥，如毛草蒂刺激喉中，又如硬物溢于咽下。呕吐哕出甜涎，淡红微肿微痛。日久其色紫暗不鲜，颇似冻榴子色……肿痛日增，破烂腐衣，叠若虾皮，声音嘶哑，喘急多痰，臭腐蚀延，其痛倍增，妨碍饮食，胃气由此渐衰，而虚火益成"。

【病因病机】

一、中医病因病机

中医认为喉菌是由咽喉部气血痰浊凝结而成，与情志不遂、邪毒外犯、饮食所伤、不良嗜好及年老体虚等因素有关。

1. 情志失调

情志不遂，悲怒伤肝，肝伤则肝气郁结，疏泄失常，气机失宣，肝藏血；肝气失调则气血滞留，郁结成块。若郁久化火，火毒结聚，灼伤肌膜脉络，则致肿块溃破腐烂；肝气郁结则脾失健运，或脾湿内停则气机不宣肝失疏泄，以致肝脾失调，气血痰浊交结成块。

2. 饮食失节

长期过食辛辣炙煿及发霉腐败有毒物品，以致脾胃受伤，运化失健，水湿内停，痰浊内生，阻滞脉络，久则气血凝聚，痰浊困结，积结而成肿块。

3. 年老体虚

老年元气虚弱，肾精亏损，又为邪毒所犯，正气既不足，邪气则居之，正不胜邪，邪毒困结，日久化热化火，渐渐积聚而成癌肿。

4. 邪毒外犯

外邪中之邪毒主要有西医学中的病毒感染、烟草、油烟等污染毒素，职业环境中的化学毒素，生活环境中的空气、水、土壤污染毒素及酒食中的各种毒素，也包括中医学中的外感六淫，机体的气血阴阳失于平衡，导致清阳之气不得升、浊阴之气不得降，以致气血郁结。

综上所述，喉为气之通道，司呼吸，主发音，属肺。肝、肾经络循行至此，若风热之邪内犯，肺气失宣，痰热内结，或因情志不舒，肝郁气结，气郁化火，瘀血渐生，久则耗气伤阴而为气阴两虚之证。或因七情内伤，肝肾不足，阴虚阳亢，热与痰结，或因嗜食膏粱厚味，脾胃湿蕴，蕴而化热，湿热熏蒸。痰、湿、热、瘀、毒聚于喉部，变生结块，发为本病。

二、西医病因病理

喉癌目前尚未完全明确原因，研究发现以下危险因素可能诱发：吸烟、饮酒、声带劳累、空气污染、职业因素、病毒感染、放射性物质、性激素及体内微量元素、癌基因突变和抑癌基因的失活、癌前期病变（如喉白斑）、遗传因素等。

【诊断与鉴别诊断】

一、诊断要点

1. 临床表现
（1）声音嘶哑为声门区肿瘤的首发症状，声嘶呈进行性加重。

（2）咳嗽、咯血为刺激性干咳，痰中伴血丝，肿瘤增大，气管分泌物排出不畅时，可引起呼吸道感染。

（3）咽喉部感觉异常：声门上区部的肿瘤，常导致咽喉部异物感或紧迫感、吞咽不适感等。

（4）疼痛肿瘤侵犯软骨时，有局部疼痛，常向同侧耳部放射。

（5）呼吸困难：为肿瘤阻塞呼吸道所致，多见于声门及声门下区的喉癌。

（6）颈部肿块：肿瘤发生在声门上区者易发生淋巴结转移，肿块多在颈上部或颈中部，在胸锁乳突肌的前缘。

2. 辅助检查

（1）喉部侧位片：可了解肿瘤部位、侵犯范围、呼吸道情况、甲状软骨有无破坏、椎体前软组织影有无增厚对会厌喉面、前联合、声门下区病变，显示较满意。正常情况下，室带和声带形成椭圆形空气影像，一侧声带麻痹时，双侧声带不在同一水平面上，呈双重阴影像。

（2）喉造影：先行咽喉部黏膜表面麻醉后，用碘油或钡胶浆缓慢滴在舌根部，待造影剂随气流吸入喉腔时，即做喉正、侧位照片。该方法的优点是确诊率高，可早期发现病变。扫描可清楚地了解肿瘤的大小以及与周围组织的关系。

（3）内镜检查：间接喉镜检查，选用直径为 1.5～2cm 的平面镜，将镜面向下伸入至口咽部，依次观察会厌谷、咽会厌壁、梨状窝、会厌舌面及游离缘、构状软骨，检查声带时，令患者发出"衣"音，以观察双侧声带闭合情况。若患者咽反射敏感，检查前可予1%地卡因喷喉。

（4）直接喉镜：对用间接喉镜检查不满意或钳取标本有困难者，如喉室或声门下肿瘤患者，可用喉镜直接检查，但呼吸有困难者禁用。

（5）光导纤维喉镜：此法痛苦小、无危险，可观察到直接喉镜难以观察到的部位，有助于准确做活检和确定肿瘤扩展范围。

（6）显微喉镜：用于观察喉局部组织的微细变化，可发现早期的癌变。

（7）病理学诊断：大体分型常见有菜花型、结节型、浸润型和溃疡型。

（8）组织类型：原位癌多见于声带或室带部，因原位癌常与浸润癌并存，需做病理检查确诊。鳞状细胞癌约占喉癌的90%以上，临床上常表现为菜花型、浸润型和溃疡型。多见于声门区和声门上区。腺癌包括黏液表皮样癌、腺样囊性癌及其他腺癌。

（9）实验室检查。

病理细胞学检查：痰细胞学检查设备简单，但阳性率高低还取决于标本质量和送检次数，一般送检4～6次。局部细胞学涂片、病理活检细胞检查能助诊，而病理活检对喉癌的确诊和分型具有决定性意义。

二、鉴别诊断

（1）声带小结及息肉：皆好发于声带前1/3和中1/3交界处，呈灰白色小米粒大，表面光滑，带有蒂，随呼吸活动，常为双侧对称性生长，基底充血。主要表现为音哑。

（2）喉结核：多继发于肺结核，主要症状为喉痛和音哑，喉镜检查可见喉黏膜苍白水肿。肺X线摄片，痰结核菌检查和活检可助鉴别。

（3）喉乳头状瘤：通常不引起声带活动障碍，需靠活检最后鉴别。

（4）喉角化症及白斑症：多发生于声带游离缘，表现为白色和粉红色斑块，有长期音哑，应取鉴别。

（5）喉梅毒：多见于喉的前部，常为溃烂破坏组织较多。表现为音哑、喉痛不明显，有性病史，血康一华反应阳性，可活检确诊。

（6）喉淀粉样变：临床表现轻度音哑，有时为喘鸣样呼吸不畅，病变好发于声门下喉前部，亦可在室带、声带发病，呈单发或多发性结节，或黏膜弥漫增厚，声带甚少固定，病程较长，病检淀粉样蛋白刚果红染色阳性，弥漫性病变对皮质激素敏感。

（7）Wegener 氏肉芽肿：临床表现为音哑、喉部溃疡、继发感染，常伴发呼吸困难，病理组织为坏死性肉芽，脉管炎及散在巨细胞和炎性细胞浸润，常有肺肾病变，病检确诊。

【治疗】

一、辨证治疗

1. 辨证要点

（1）辨虚实。

本病初期，多为邪实，表现为声音嘶哑、咳嗽痰黄，若不治，将出现咽喉疼痛、颈部肿核、恶心腹胀等症状，病情发展到晚期，邪毒久留不去，耗伤气血，多为虚实夹杂，表现为咳声低弱、神疲乏力、心悸气短、自汗盗汗、声嘶气急、饮食不下等气血不足临床证候。

（2）分期辨证。

①喉癌早期：声音顽固嘶哑，咽部有异物感、紧迫感或吞咽不适感，咳嗽痰中带血，肿瘤增大后可阻塞气道，分泌物排出不畅，引起呼吸道感染、喘鸣，甚至呼吸困难。

②喉癌中期：喉癌中期症状介于早期症状与晚期症状之间，呈进行性发展。

③喉癌晚期：呼吸困难是较晚期的症状，说明癌已发展到堵塞喉腔。咳嗽和痰中带血发生于癌破溃之后，是常出现的症状。颈淋巴结转移可转移到同侧颈深中部淋巴结，晚期可能转移到对侧。

（3）放化疗毒副反应辨证。

经过放化疗后出现各种严重的不良反应，机体气亏阴耗，严重则脾胃功能受损，表现以不能进食、呕吐、消瘦、消化功能减退等不适症状。

2. 治疗要点

（1）治疗原则和方法。

喉癌病机主要以热毒、痰瘀、气虚为主，因此治疗多以清热、化痰、活血、解毒为治疗原则。患者放化疗后机体热毒蕴结、气亏阴耗，治疗则以清热解毒、滋阴生津为原则。

（2）综合治疗原则。

喉癌早期放疗＋中药，中期放疗＋手术切除＋中药，晚期化疗或放疗＋中药。根据部位及分期，具体的原则是，声门上区癌、声门区癌：Ⅰ期宜放疗＋中药、Ⅱ期可做术前放疗和部分喉切除术或全喉切除术＋中药；声门下区癌：一般做全喉切除术＋中药，有颈淋巴结转移者，均须做颈清扫术＋化疗＋中药；腺癌均以手术为主＋中药；晚期喉癌可用化疗或放疗＋中药或单独中医治疗。

3. 分证论治

（1）常见临床证型的中医治疗。

①风热犯肺证。

临床表现：声音嘶哑，咳嗽痰黄，痰带血丝，口燥咽干或咽喉疼痛，吞咽不利，纳呆溲黄，舌质红，苔薄黄，脉洪数。

证候分析：风热侵袭肺部，导致肺郁热，循经上逆于咽喉部，久则结聚不散而成肿块，阻于喉间；

损及声户，故声音嘶哑，甚则失声；风热上冲咽喉故咳嗽痰黄；邪热伤络，故痰中带血；热灼津液，炼津成痰，循经横窜于颈，故吞咽不利；舌红苔腻，脉洪数，为风热壅盛之象。

治法：疏风清热，解毒开音。

代表方：清咽利喉汤（《证治准绳·幼科》）加减。

常用药：金银花、防风、天花粉、连翘、黄芩、当归、玄参、桔梗、栀子、冬凌草、马兜铃、甘草、山豆根。

加减：若舌质有瘀斑者加赤芍、川芎；口苦干渴有热象者加黄芩、焦山栀；呕吐者加生姜；头痛明显者加全蝎研末冲服；纳呆甚者加砂仁、佛手。

②痰结湿聚证。

临床表现：声音嘶哑，咽喉疼痛，颈部肿核，恶心腹胀，大便溏泻，白带黄黏，舌质淡，体胖，有齿痕，脉沉滑。

证候分析：脾胃受伤，运化失健，水湿内停，痰浊内生，阻滞脉络，久则气血凝聚；痰浊困结，积结而成肿块，阻于喉间，损及声户，故声音嘶哑，甚则失声；脾虚痰湿壅盛，出现恶心；痰湿阻滞气机，出现腹胀；脾虚气机下陷，出现便溏；舌质淡、胖大、有齿痕；脉沉滑均为痰湿之象。

治法：健脾燥湿，化痰散结。

代表方：导痰汤（《济生方》）加减。

常用药：法半夏、陈皮、白术、枳实、制南星、杏仁、浙贝母、桃仁、葶苈子、茯苓、薏苡仁、半枝莲、白花蛇舌草、大枣。

加减：若痰郁发热者，加金银花、连翘；痰中带血者加白茅根、黛蛤散、仙鹤草、血余炭、藕节；胸胁胀痛者，加全瓜蒌、延胡索、制乳香、制没药。

③肝气郁结证。

临床表现：咽喉疼痛，声音嘶哑，咳声低弱，神疲乏力，口苦咽干，吞咽不利，妨碍饮食，头晕目眩，胸胁胀痛，舌淡，苔薄黄，脉弦。

证候分析：肝气郁结，疏泄失常，气机不畅，气郁日久，气血凝滞经络，结聚于喉间渐成肿块，故咽喉梗塞不利、吞咽不便；气郁化火，故咽喉疼痛；肿块堵塞喉间，故声音嘶哑，甚则失音；舌暗红或有瘀点、瘀斑，脉弦或细涩，为肝郁气滞血瘀之象。

治法：疏肝解郁，清泻肝火。

代表方：丹栀逍遥散（《太平惠民和剂局方》）加减。

常用药：丹皮、栀子、当归、白芍、茯苓、白术、柴胡、薄荷、半枝莲、生姜、白花蛇舌草。

④虚火燔灼证。

临床表现：声音嘶哑，甚则失音、咽喉疼痛；口渴咽干，夜间尤甚；心烦气急，形体消瘦，溲黄便干；舌体瘦小或有裂纹，舌质红，苔少或花剥；脉细弦而数。

治法：滋阴清热，解毒利咽。

证候分析：虚火上灼咽部，金破不鸣，出现失音、咽部疼痛症状；虚火上延，出现口渴咽干；阴虚火旺，五心烦热，故出现心烦气急；津液不足，大便干结，小便黄，舌体瘦小或有裂纹，舌质红，苔少或花剥，脉细弦而数，均为虚火之象。

代表方：知柏地黄汤（《医宗金鉴》）合百合固金汤（《慎斋遗书》）加减。

常用药：生地黄，知母，黄柏，牡丹皮，山茱萸，泽泻，茯苓，麦冬，玄参，百合，桔梗，青橄榄，鳖甲。

⑤痰瘀毒聚证。

临床表现：声音嘶哑，咽喉疼痛、吞咽不利，颈部肿块，气急咳嗽，痰有血丝且秽臭难闻，舌质暗红或舌有瘀斑，苔黄而燥，脉滑数。

证候分析：或嗜烟酒，或喜炙煿辛辣之品，脾胃火热内盛，上蒸咽喉，痞塞脉络，日久而成肿物；火热上灼咽喉，则咽喉疼痛，吞咽不利；肿块阻于喉间，声带开合不利，故声音嘶哑，甚则失声；肿块堵塞气道，则呼吸困难；火毒炽盛，故肿块溃烂，状如翻花，表面有秽腐之物，口有秽臭之气；火灼津液，炼津成痰，循经络横窜于颈部，故有颈淋巴结肿大；大便秘结，小便短赤，舌红苔黄，脉弦或滑数，均为火毒内盛之象。

治法：化痰消瘀，解毒散结。

代表方：会厌逐瘀汤（《医林改错》）加减。

常用药：桔梗、生地黄、玄参、当归、柴胡、枳壳、赤芍、生甘草、莪术、金银花、穿山甲、浙贝母、僵蚕、石见穿。

⑥气阴两虚证。

临床表现：倦怠乏力，心悸气短，自汗盗汗，声嘶气急，饮食不下，颈部包块增大，咽干口渴不欲饮，形瘦体弱，溲黄便难，舌淡少苔，脉沉细无力。

证候分析：先天不足，或年老体弱，或病久体虚，或放化疗后，或术后，正气虚弱，气虚无权固摄津液，出现自汗盗汗、心悸气短等症状；正气虚弱，无力抗邪，邪毒日益增进，导致颈部包块增大；舌淡，苔少，脉沉细无力，均为气阴两虚之象。

治法：益气养阴，化毒开音。

代表方：大补阴丸（《丹溪心法》）合薯蓣丸（《金匮要略》）加减。

常用药：黄柏、知母、熟地黄、龟板、山药、当归、川芎、白术、人参、茯苓、桔梗、柴胡、威灵仙、鬼箭羽。

加减：咽喉部梗阻感较甚、肿块较硬者，加山慈菇、猫爪草；纳差者，加鸡内金、神曲。

（2）放疗期间的中医治疗。

放疗是温热抗癌杀癌的主要治疗手段。中医电离辐射归结为"热性"杀伤性辐射，热可化火，火则灼伤津液，放疗后患者常出现阴虚证的表现。

放疗期间的中医治疗，放射治疗作为喉癌治疗的辅助治疗，中医结合放疗可提高放疗敏感性，减轻放疗反应，延长生存期，可辨证如下三期。

①热毒伤阴证。

临床表现：咽喉疼痛，干痒而咳，头颈不适，口干欲饮，有汗怕热，大便不畅，尿黄，舌边微红，苔薄黄，脉浮数。

证候分析：放疗热毒聚居咽喉，导致局部津液不足，出现疼痛、干涩，甚至干咳、头颈部不适等症状，在全身导致大便硬结、小便黄。舌边微红、苔薄黄、脉浮数为热盛之象。

治疗：清热解毒，养阴生津。

代表方：银翘散（《温病条辨》）加减。

常用药：金银花、连翘、薄荷、牛蒡子、僵蚕、蝉蜕等。

②痰湿蕴肺证。

临床表现：喉内异物感或有痰黏着感，咳嗽，痰黄，口渴，便结，舌质红，苔黄厚，脉滑数，或舌黯红或有瘀点，苔薄白或薄黄，脉细涩。

证候分析：平素痰湿体质，经放疗热毒作用，可出现咽喉部异物感；咳嗽，热毒不去，出现痰黄、口渴表现；大便秘结，舌质红、苔黄厚、脉滑数，或舌黯红或有瘀点、苔薄白或薄黄、脉细涩，为痰湿之象。

治法：化痰散结、清热解毒。

代表方：消瘰丸（《医学心悟》）合小陷胸汤方（《伤寒杂病论》）加减。

常用药：浙贝母、玄参、牡蛎、黄连、半夏、瓜蒌。

加减：若兼木火刑金证，则加黛蛤散、夏枯草、草珊瑚、急性子等，入肝经而清火毒，以助散结消肿。

③脾肺亏虚证。

临床表现：面色萎黄，形体消瘦，倦怠乏力，少气懒言，纳呆便溏，舌淡黯、舌体胖有齿痕，苔薄白，脉细弱。

证候分析：病情进展后期，邪气深入，放疗后，正气虚，脾肺伤津耗气，无力化裁气血，正气日益衰退，出现面色萎黄、乏力、少气等亏虚症状，脾失健运，纳呆便溏，舌淡黯、舌体胖有齿痕，苔薄白，脉细弱。

治法：健脾益肺，培土生金。

代表方：参苓白术散（《太平惠民和剂局方》）合香砂六君子汤（《古今名医方论》）加减。

二、辨病治疗

1. 喉癌常用中药

（1）山豆根：苦，寒。清热解毒，利咽消肿。《开宝本草》云："解诸药毒，止痛，消疮肿毒。"《本草图经》曰："采根用，令人寸截含之，以解咽喉肿痛极妙。"《本草备要》曰："泻热解毒，去肺大肠风热，含之咽汁，止喉痛、齿肿、齿痛。"治喉癌属热毒蕴结者。煎服，9～12g。

（2）射干：苦，寒。清热解毒，祛痰利咽。《神农本草经》云："治咳逆上气，喉痹咽痛不得消息。散结气，腹中邪逆，食饮大热。"《本草纲目》云："射干能降火，故古方治喉痹咽痛为要药。"治喉癌属痰热壅结者。煎服，9～15g。

（3）玄参：苦、甘、咸，寒。清热凉血，滋阴解毒。《名医别录》云："止烦渴，散颈下核，痈肿。"《本草纲目》云："滋阴降火，解斑毒，利咽喉，通小便血滞。"治喉癌属阴虚内热者。煎服，15～20g。

（4）天南星：苦、辛，温，有毒。燥湿化痰，消肿止痛。《开宝本草》云："除痰麻痹，下气，破坚积，消痈肿。"《本草纲目》云："治惊痫，口眼歪斜，喉痹，口舌疮糜，结核，解颅。"治喉癌属痰湿壅结者。煎服，9～15g，一般制后用。

2. 喉癌常用中成药

（1）六神丸：每次10粒，嚼化，每日3次，也可开水送服，适应于各类喉癌。

（2）西黄丸：每次3g（每瓶装3g，约10粒），每日3次，温开水或黄酒送服，对各类喉癌有效。

（3）铁笛丸：每次6g，每日3次，温开水送服，适应于气血亏损、虚火上炎的喉癌。

（4）紫雪散：每次口服5g，每日2次，适应于喉癌烦躁口干者。

（5）梅花点舌丹：每次2～3粒，每日2次，先饮水一口，将药放舌上，以口麻为度，再用温黄酒或温开水送下，适应于各类喉癌。

3. 中医外治法

（1）外涂：喉症散。青黛、冰片、硼砂、生石膏、象牙屑、人中白、天花粉、玄明粉、青果炭共研细末备用。具有解毒祛腐的作用。用时可涂于喉癌放疗后口腔腐疡处，每日数次。

（2）外搽：消瘤碧玉散。硼砂、冰片、胆矾共研细末。具有清热利咽、敛疮止痛的作用，适用于各种喉癌。每次0.1～0.5g，点搽患处或吹入喉内患处。

（3）外吹：八宝珍珠散。牛黄、麝香、珍珠、冰片、硼砂、儿茶、青黛、全蝎烧炭存性、肉桂粉、川贝母、琥珀末、鱼腥石（微煅）、黄连末、黄柏末、人中白等共研细末。具有清热解毒、敛疮止痛的作用。用时每次 0.1~0.3g，每日 3 次，用管吹入喉内患处。

（4）中药蒸熏：射干 15g、蜂房 15g、硼砂 1.5g、山豆根 15g，水煎至 50mL 时，加入冰片 0.5g，用超声雾化器雾化吸入。适用于喉癌患者伴有喉部疼痛者，每日 2 次。

4. 推拿疗法

取风池、合谷、胞中穴，采用按、摩、擦、拿、摇等手法，可达到扶正固本、理气止痛的作用。

5. 针灸疗法

体针疗法：取合谷、支沟均双侧快速进针，得气后中度刺激，运针 2 分钟，留针 5 分钟。每日 1 次，疼痛甚者则可加次治疗。耳针疗法：取肾上腺透咽喉、颈透平喘、神门透交感，留针 5 分钟，每日 1 次。

三、喉癌对症治疗

1. 疼痛

喉癌肿块的进展、肿块的压迫或浸润周围组织，或合并感染，喉部会出现剧烈的疼痛，并可引起迷走神经反射性疼痛，表现为同侧头痛、耳痛，可用喉痛灵冲剂，本方选用水牛角、板蓝根、野菊花、荆芥穗等药物，共研细末，每包 10g，每次 1 包，温开水冲服，具有清热解毒、利喉止痛的功效，或用八宝珍珠散，吹入喉内肿块处。还可用针灸疗法，咽喉疼痛偏阴虚者，取太渊、鱼际、照海，平补平泻，肺俞用补法；咽喉疼痛偏气血瘀滞者，取间使、三间、鱼际、照海，施以泻法。

2. 呼吸困难

肿瘤日渐增大，堵塞气道，则致呼吸困难，甚至窒息死亡。中医认为是由于邪乘于肺，肺气失宣，积聚成痰，痰凝气滞，瘀阻脉络，痰火毒结，灼伤阴液，久而成块，盘缠喉部，阻塞气道，致失声、喘急。宜清热降火，散结利咽，可用珠黄散（珍珠、牛黄研末）喷喉。或用重楼、鸡内金、威灵仙、太子参各 15g，猫爪草 25g，生牡蛎 30g，焦神曲、麦芽、山楂各 10g，米醋 2mL（分两次兑入药中），水煎服，药渣用纱布包裹温熨喉部。喉部癌瘤肿大，压迫气管或阻塞气道，内科治疗无法缓解者，必要时宜手术放置气管套管以保证气道通畅。

四、饮食疗法

1. 化疗时饮食

喉癌化疗时患者食欲不振，营养状况下降，影响治疗效果，合理饮食有助于维持营养平衡，以少量多餐为主，多饮清水、冰凉饮料，可缓解胃部不适，根据自己的爱好选择高热量、高蛋白、高纤维素、易消化的食物，避免甜、油炸、高脂饮食。忌辛辣刺激食物，禁忌鱼虾蟹、牛羊肉，多食菌类食物膳食，要补充营养充足食物，多食用细、软、烂食物，如牛奶、酸奶、豆浆、豆腐脑、藕粉、面糊、菜泥、肉泥等，合理的饮食护理能促进病人早日恢复并减少并发症发生。

2. 放疗时饮食

喉癌放疗期间，饮食应以高蛋白、高膳食纤维食物为主，保证提供给患者足够的营养和能量。避免进食辛辣、刺激性食物，同时，应戒烟、禁酒。饮食宜清淡，应选用有抗感染、抗溃疡作用的食品，如罗汉果、荸荠、蜜、猪皮、泥螺、菠菜、苦瓜等。

【转归预后】

早诊断、早治疗，以及综合治疗对喉癌的预后有极其重要的意义，早期喉癌预后良好，但中晚期喉癌、术后复发再手术，甚至是术后出现切口感染延期愈合、咽瘘等并发症，预后欠佳；因此术前应对患者的全身情况和局部病变进行细致评估，仔细设计手术方案。对于心肺功能较差、不能耐受大手术的晚期癌症患者，化疗或放疗也是不错的选择。胃造瘘和置胃管鼻饲流质饮食对改善晚期患者体质、延长生命同样有效。

【调护预防】

一、调护

（1）放疗期间或放疗后，出现放射反应，可致津液耗损、口干舌燥、舌红少苔，则当食用一些滋阴津之品，如绿茶、藕汁、梨、萝卜汁、荸荠、梨枇杷、绿豆汤、西瓜汁、甘蔗汁、芦笋、茅根、杏仁、无花果、蜂蜜、海参、鲫鱼等，可进食些清淡、易消化、少油的半流质饮食，如鱼片粥、藕粉、面条等。也可用沙参、麦冬、玉竹、红枣，水煎服。禁忌香燥、辛辣的面条、橘皮、辣椒等。

（2）接受化疗的病人，一般免疫功能都会受到一定的打击，常出现厌油、恶心、呕吐，化疗期间或化疗后，出现白细胞下降时，更应注重营养的补充，宜补充动物肝脏、胎盘、骨髓、猪脚爪、瘦肉、鱼类、红枣、桂圆、赤豆、鹌鹑、蘑菇、鹅血、鲨鱼、核桃、甲鱼等有抗癌和升白细胞的食品及保健品（如护命素）。患者出现食欲不振、消化不良、便秘等症状时，可给健脾胃之食物，如薏仁、萝卜、猕猴桃、莼菜、大枣、葵花籽、核桃、佛手果、话梅、柠檬、山楂等，则能健脾开胃，保护消化机能，减轻化疗毒副作用。如发生口腔黏膜破溃，可用蔷薇花、玫瑰花或桑芽代茶饮。

二、预防

（1）禁烟：吸烟会直接损伤器官而形成喉癌。烟龄越长，喉癌的发病率越高。烟中的尼古丁、煤焦油和其产生的苯并芘都是致癌物。

（2）不酗酒：长期大量饮酒，不仅使喉部充血水肿，而且会导致营养不良、免疫功能低下，为形成癌症埋下祸根。

（3）防范饮食习惯不良的危害：经常吃火锅、麻辣烫等刺激的食品，不良饮食习惯不仅对咽喉，而且对眼、气管、肺、食管、胃等都有害，既引起疾病，也会恶化形成癌症。

（4）远离化学致癌物质：喉癌相关的化学致癌物质有二氧化硫、铬、砷等。生活和生产的环境被空气污染，吸入上述有害气体和粉尘，会损害咽喉，必须做好防护。

（5）重视癌前病变：喉白斑是喉癌的癌前病变，它是声带黏膜上皮角化不良，在黏膜上出现的白色斑块，是上呼吸道感染、吸烟、有害气体刺激、用声过度等引起的病理性变化，与形成喉癌有密切关系，必须积极防治。还有喉角化症、慢性肥厚性喉炎、乳头状瘤等，都要密切观察和积极防治。

（6）接触放射线要慎重：放射线是致癌物，当多次或大剂量对颈部作检查或治疗时要防护好，免受损害，否则为形成喉癌创造条件。平时要尽量减少放射线检查。

【临证备要】

一、辨病思路

1. 根据症状辨病

有咽喉异物感、咽喉疼痛、咳嗽痰血、颈部淋巴结肿大临床表现。

2. 根据体征辨病

以进行性声音嘶哑、喉部形成如菌样肿块为主要特征，外观成块状隆起，凹凸不平，形如浮萍，或似菌状。若咳嗽有痰，颈部有恶核，肿物淡红肿胀，舌红脉滑，多为痰热；咽痛明显，肿物红肿，表面溃烂，舌红，苔黄，脉数，多为火毒；咽喉异物感，肿物暗红，舌暗红有瘀点，多为气滞血瘀。

3. 根据检查辨病

喉镜检查可见咽喉部新生物质，原位癌多见于声带或室带部，因原位癌常与浸润癌并存，需做病理检查确诊。

二、辨证思路

1. 未放化疗的证候特征

喉癌的发病与烟酒过度、嗜食辛热炙煿之品、情志不遂、脏腑亏损等因素有关。本病初期，多为邪实，表现为声音嘶哑、咳嗽痰黄。晚期表现为咳声低弱、神疲乏力、心悸气短、自汗盗汗、声嘶气急等气血不足临床证候。

2. 放疗后的证候特征

放疗后出现灼伤局部组织现象，热可化火，火则灼伤津液，放化疗后患者常出现阴虚证的表现，治疗主要是以滋阴清热为主。

3. 化疗后的证候特征

化疗后出现消化道反应，患者胃纳欠佳，脾虚为主，重点以健脾益气，增强消化功能。

4. 转移后的证候特征

喉癌转移后可出现局部淋巴结肿大、声音嘶哑、痰液增多等临床表现，正气不足、气血亏虚、痰湿内盛，主要以健脾燥湿、化痰散结、补益气血。

5. 复发后的证候特征

喉癌术后甚至放化疗后肿瘤消退后再次出现局部肿瘤生长，正气进一步衰退，邪气旺盛，可表现为脾肾亏虚、寒凝痰滞瘀阻证候，主要加强健脾补肾，扶助正气治则，辅以化痰、散寒等治疗。

三、治疗注意事项

1. 注重解毒、化瘀、化痰、散结的应用法

喉癌为咽喉部气血痰浊凝结而成，结合病机，在治疗过程中需注意强调解毒，情志不遂需疏肝解郁，饮食所伤需健脾和胃。

2. 化疗期的治法

化疗时，患者出现恶心、呕吐，应以和胃降逆、益气生血、顾护正气，增强对化疗药物的耐受力；

化疗后，健脾和胃、滋补肝肾。

3. 放疗期的治法

放疗期间咽喉部局部疼痛、口干、声音嘶哑，主要是局部组织放射性损伤，应以清热解毒、养阴生津。

4. 放疗后遗症的治疗

放疗后患者出现颈部僵硬、声音嘶哑、口干等后遗症，主要进行颈部活动度的训练、局部的按摩等。

5. 康复期的治疗

康复过程中，要养形，注重形体的康复，改善体质，调节全身内环境的平衡，提高免疫功能，预防肿瘤复发，控制肿瘤的转移。保持心情舒畅，精神愉悦，气机条畅。治疗后期大多为邪去正虚、气血亏虚、体质下降、食欲减退等症状，因此辨证治疗上主要是补气养血、健脾补肾、疏肝解郁，以调整阴阳、扶正固本。

第十二章　胸部肿瘤

第一节　肺癌

【概述】

肺癌（Lung Cancer）定义为起源于呼吸上皮细胞（支气管、细支气管和肺泡）的恶性肿瘤，是最常见的肺部原发性恶性肿瘤。临床症状多隐匿，以咳嗽、咳痰、咯血和消瘦等为主要表现。由于约75%的患者在就诊时已是肺癌晚期，故其5年生存率低于20%。

全球癌症流行统计数据显示，2020年全球范围内肺癌估计新发病例约220.7万例，约占所有癌症病例的11.4%，为第二常见恶性肿瘤。死亡179.6万例，约占所有癌症死亡病例的18%，在所有恶性肿瘤死亡顺位中排第1位。肺癌是全球男性癌症发病和死亡的主要原因，女性肺癌的发病率仅次于乳腺癌和结直肠癌，死亡率仅次于乳腺癌。中国肺癌疾病负担沉重，全球超过三分之一的肺癌发病和死亡发生在我国。根据国家癌症中心发布的肿瘤登记数据显示，2015年我国预计新发肺癌78.7万例，发病率为57.26/10万人，其中男性52.0万例，女性26.7万例；肺癌发病率在中国男性恶性肿瘤中位居第1，在女性中位居第2；肺癌在中国男性、女性人群中均为死亡率最高的恶性肿瘤。我国肺癌的发病率和死亡率均为男性高于女性，与国外分布类似。

根据本病的临床表现，本病可归属中医"咳嗽""肺痿""肺积""息贲"等范畴。

【疾病源流】

在中国古文献中未见肺癌的病名，但有不少类似肺癌的记载。中医学早在春秋战国时期就有类似肺癌症状的描述，《素问·咳论》曰："肺咳之状，咳而喘息有音，甚则唾血……而面浮气逆。"《素问·玉机真脏论》曰："大骨枯槁，大肉陷下，胸中气满，喘息不便，内痛引肩项，身热，脱肉破䐃，真脏见，十日之内死。"此描述极似肺癌晚期咳嗽、胸痛、发热诸症及恶病质状态。《难经》提出了与现代医学肺癌相似的中医疾病名"息贲"，并明确了它的病位和症状，《难经·五十六难》谓："肺之积，名曰息贲，在右胁下，覆大如杯，久不已，令人洒淅寒热，喘咳，发肺壅。"汉代张仲景描述的肺痿症状、病机和治法方药，以及采用养阴、甘温法治疗"肺痿"（似今之肺癌），对肺癌的病机证治具有指导意义。《金匮要略·肺痿肺痈咳嗽上气病脉证治第七》云："肺痿吐涎沫而不咳者，其人不渴，必遗尿，小便数……此为肺中冷，必眩，多涎唾，甘草干姜汤温之……大逆上气，咽喉不利，止逆下气者，麦门冬汤主之。"宋代的《济生方》对息贲的临床表现有了更详细的描述，如《济生方·积聚论治》云："息贲之状，在右胁下，覆大如杯，喘息奔溢，是为肺积，诊其脉浮而毛，其色白，其病气逆背痛，少气喜忘，目瞑肤寒，皮中时痛或如虱喙，或如针刺。"并有用息贲汤治疗肺积、定喘丹治疗久咳喘促、经效阿胶丸治疗劳嗽、咯血等具体方药。宋代《普济方》中则载有治疗咳嗽喘促、腹胁胀满、咳嗽见血、胸膈壅闷、呕吐痰涎、面黄体瘦等肺癌常见症的方药。金元时期李东垣治疗肺积的息贲丸，所治之症"喘息气逆，背痛少气"类似肺癌症状。明代张景岳《景岳全书·虚损》云："劳嗽，声哑，声不能出，或喘息气促者，此肺脏败也，必死。"此描述与晚期肺癌纵隔转移压迫喉返神经而致声嘶等临床表现相似，并指出其预后不良。清代沈金鳌所著《杂病源流犀烛》对肺癌的病因病机和治疗都有详细的记载，书中提到："邪积胸中，阻塞气道，气不得通，为痰……为血，皆邪正相搏，邪既胜，正不得制之，遂结成形而有块。""息贲肺积病也……皆由肺气虚，痰热壅结，宜调息丸、息贲丸，当以降气清热，开痰散结为主。"总之，宋以前，古人对肺癌的症状、病机、辨证分型、方药已有初步认识；宋元明清时期，对肺癌的症状、病机、辨证分型、治法方药等均有广泛而深入的研究。

【病因病机】

一、中医病因病机

本病病位在肺，与脾肾密切相关，《素问·五脏生成篇》谓："诸气者，皆属于肺。"因先天禀赋不足，或因六淫、饮食、邪毒，导致肺失宣降、气机不利、血行瘀滞、痰浊内生、毒邪结聚。

1. 正气亏虚

禀受父母、先天不足，或后天失养，肺气亏虚，宣降失常，邪毒乘虚而入，客邪留滞，肺气贲郁、脉络阻塞、痰瘀互结而成肺积。如《活法机要》云："壮人无积，虚人则有之。"《医宗必读》谓："积之成也，正气不足，而后邪气踞之。"

2. 情志失调

七情内伤，气逆气滞，而气为血帅，气机逆乱，血行瘀滞；或思虑伤脾，脾失健运，聚湿生痰，痰贮于肺，肺失宣降，气滞血瘀，痰凝毒聚，局部结而成块，诚如《素问·举痛论》说："悲则心系急，肺布叶举，而上焦不通，荣卫不散……思则心有所存，神有所归，正气留而不行，故气结矣。"

3. 外邪犯肺

肺为娇脏，喜润而恶燥，燥热之邪最易伤肺，如有长期吸烟，"烟为辛热之魁"，燥热灼阴，"火邪刑金"，炼液为痰，形成积聚；或邪毒侵肺，肺为气之主，通于喉，开窍于鼻，直接与外环境相通，如废气、矿尘、石棉和放射性物质等邪毒袭肺，则肺之宣降失司，肺气瘀滞不行，气滞血瘀，毒瘀结聚，日久而成癌瘤。清代吴澄《不居集》云："金性喜清润，润则生水，以滋脏腑。若本体一燥，则水源渐竭，火无所制，金受火燥，则气自乱而咳嗽，嗽则喉干声哑，烦渴引饮，痰结便闭，肌肤枯燥，形神虚萎，脉必虚数，久则涩数无神。"

4. 饮食所伤

《素问·痹论》曰："饮食自倍，肠胃乃伤。"脾为生痰之源，脾虚则水谷精微不能生化输布，致湿聚生痰，肺为贮痰之器，痰浊留于水之上源，阻滞肺络，痰瘀为患，结于胸中，肿块逐渐形成。

本病的发病与痰、瘀、毒、虚密切相关。肺气抑郁宣降失司、气滞血瘀、津液不布、聚而成痰，痰瘀毒结，日久而成肺部肿瘤。

二、西医病因病理

（一）病因

吸烟是目前公认的肺癌危险因素。大量研究表明，吸烟与肺癌的发生有密切关系。同时，被动吸烟会增加肺癌的发病风险。在某些特殊场所中，工作人员会长期接触导致肺癌发生的一些危险因素，如石棉、氡、铍、铬、镉、镍、硅、柴油废气、煤烟和煤烟灰等，上述物质均被 WHO – IRC 机构列为 I 类致癌物；室外空气污染同样归类为 I 类致癌物，微粒物质（PM）是室外空气污染的主要组成部分；室内局部空气污染也是肺癌发生的危险因素，家庭燃煤是室内空气污染的主要来源之一，煤炭燃烧排放物中的多环芳烃类化合物与肺癌发生存在因果关系，特别是对女性腺癌的影响较大。烹调时加热所释放出的油烟雾也是不可忽视的致癌因素。遗传因素与肺癌的相关性受到重视。某些慢性肺部疾病如慢性阻塞性肺疾病、结节病、特发性肺纤维化、硬皮病，病毒感染、真菌毒素（黄曲霉）感染等，与肺癌的发生可能也有一定关系。

（二）病理

肺癌的组织病理学分为非小细胞肺癌和小细胞肺癌两大类，其中，非小细胞肺癌最为常见，约占肺癌总发病率的 85%。

1. 非小细胞肺癌

（1）鳞状上皮细胞癌（简称鳞癌）：鳞癌常见于老年男性。一般生长较慢，转移晚，手术切除机会较多，5 年生存率较高，但对化疗和放疗敏感性不如小细胞肺癌。

（2）腺癌：腺癌是肺癌最常见的类型。女性多见，主要起源于支气管黏液腺，可发生于细小支气管或中央气道，临床多表现为周围型。由于腺癌富含血管，局部浸润和血行转移较早，易累及胸膜引起胸腔积液。

（3）大细胞癌：大细胞癌是一种未分化的非小细胞癌，较为少见，占肺癌的 10% 以下，诊断大细胞癌只能用手术切除的标本，小活检和细胞学标本不适用。大细胞癌的转移较晚，手术切除机会较大。

（4）其他：腺鳞癌、肉瘤样癌、淋巴上皮瘤样癌、NUT（the nuclear protein of the testis）癌、唾液腺型癌（腺样囊性癌、黏液表皮样癌）等。

2. 小细胞肺癌

肺神经内分泌肿瘤包括类癌、非典型类癌、小细胞癌和大细胞神经内分泌癌。SCLC 以增殖快速和早期广泛转移为特征，初次确诊时 60% ~88% 已有脑、肝、骨或肾上腺等转移，只有约 1/3 的患者局限于胸内。小细胞肺癌多为中央型，典型表现为肺门肿块和肿大的纵隔淋巴结引起的咳嗽和呼吸困难。小细胞肺癌对化疗和放疗较敏感。

【诊断与鉴别诊断】

一、诊断要点

1. 临床表现

临床表现与肿瘤大小、类型、发展阶段、所在部位、有无并发症或转移有密切关系。5% ~15% 的患者无症状，仅在常规体检、胸部影像学检查时发现。其余患者或多或少有与肺癌有关的症状和体征。

原发肿瘤引起的症状和体征：

（1）咳嗽。

为早期症状，常为无痰或少痰的刺激性干咳，当肿瘤引起支气管狭窄后可加重咳嗽。多为持续性，呈高调金属音性咳嗽或刺激性呛咳。黏液型腺癌可有大量黏液痰。伴有继发感染时，痰量增加，且呈黏液脓性。

（2）痰血或咯血。

多见于中央型肺癌。肿瘤向管腔内生长者可有间歇性或持续性痰中带血，如果表面糜烂严重侵蚀大血管，则可引起大咯血。

（3）气短或喘鸣。

肿瘤向气管、支气管内生长引起部分气道阻塞，或转移到肺门淋巴结致使肿大的淋巴结压迫主支气管或隆突，或转移，引起大量胸腔积液、心包积液、膈肌麻痹、上腔静脉阻塞，或广泛肺部侵犯时，可有呼吸困难、气短、喘息，偶尔表现为喘鸣，听诊时可发现局限或单侧哮鸣音。

（4）胸痛。

可有胸部隐痛，与肿瘤的转移或直接侵犯胸壁有关。

（5）发热。

肿瘤组织坏死可引起发热。多数发热由肿瘤引起的阻塞性肺炎所致，抗生素治疗效果不佳。

（6）体征。

①锁骨上淋巴结肿大：固定而坚硬，逐渐增大、增多，或融合，多无痛感。

②喉返神经压迫症：见于纵隔淋巴结转移及主动脉弓下淋巴结转移。

③上腔静脉压迫综合征。

④颈交感神经综合征。

⑤恶性积液：多见于未分化癌及腺癌，鳞癌较少。

⑥血道转移：常见部位是骨、肝、脑，其次为肾、肾上腺、皮下组织等。

2．辅助检查

（1）血液学检查。

迄今尚无诊断敏感性和特异性高的肿瘤标志物。癌胚抗原（CEA）、神经特异性烯醇酶（NSE）、细胞角蛋白 19 片段（CYFRA21 - 1）和胃泌素释放肽前体（ProGRP）检测或联合检测时，对肺癌的诊断和病情的监测有一定参考价值。

（2）影像学检查。

X 线胸片是发现肺癌最常用的方法之一，但分辨率低，不易检出肺部微小结节和隐蔽部位的病灶，对早期肺癌的检出有一定的局限性。目前低剂量 CT 可以有效发现早期肺癌，已经取代 X 线胸片成为较敏感的肺结节评估工具。胸部 CT 具有更高的分辨率，可发现肺微小病变和普通 X 线胸片难以显示的部位（如位于心脏后、脊柱旁、肺尖、肋膈角及肋骨头等）。增强 CT 能敏感地检出肺门及纵隔淋巴结肿大，有助于肺癌的临床分期。磁共振显像（MRI）与 CT 相比，在明确肿瘤与大血管之间的关系、发现脑实质或脑膜转移上有优越性，而在发现肺部小病灶（<5mm）方面则不如 CT 敏感。PET - CT 对发现早期肺癌和其他部位的转移灶，以及肿瘤分期与疗效评价均优于任何现有的其他影像学检查。注意 PET - CT 阳性的患者仍然需要细胞学或病理学检查进行最终确诊。

（3）分期。

0 期：原位癌或病变局限于支气管黏膜层者。

Ⅰ期：病灶直径 <3cm，无肺门淋巴结或肺外转移者。

Ⅱ期 A：指病灶直径 3～5cm，或有肺不张，但无肺门淋巴结转移或肺外转移者。

Ⅱ期 B：指病灶最长径 3～5cm，有肺门淋巴结转移者。

Ⅲ期：病灶最长径 >5cm，或有胸膜或纵隔淋巴结转移，或有外侵，或有血管、神经压迫现象（如上腔静脉压迫、声带麻痹、膈神经麻痹），或有全肺不张者。

Ⅳ期：有胸腔外转移，或有对侧或肺门转移，或有癌性胸腔积液者。

二、鉴别诊断

（1）肺结核：多见于青壮年，伴有胸痛、气短、干咳、潮热盗汗、消瘦等结核症状，结核菌素试验呈阳性，抗结核治疗有效。

（2）肺炎：有发热、咳嗽、咳痰等症状，抗生素治疗有效。抗生素治疗后肺部阴影吸收缓慢，或同一部位反复发生肺炎时，应考虑肺癌可能。肺部慢性炎症形成团块状的炎性假瘤，也易与肺癌相混淆。但炎性假瘤往往形态不整，边缘不齐，核心密度较高，易伴有胸膜增厚，病灶长期无明显变化。

（3）肺脓肿：起病急，中毒症状严重，有寒战、高热、咳嗽、咳大量脓臭痰等症状。影像学可见均匀的大片状阴影，空洞内常见液平。癌性空洞患者一般不发热，继发感染时，可有肺脓肿的临床表现，影像学癌肿空洞偏心、壁厚、内壁凹凸不平。支气管镜和痰脱落细胞学检查有助鉴别。

（4）肺隐球菌病：可肺内单发或多发结节和肿块，大多位于胸膜下，单发病变易与周围型肺癌混淆。肺活检和血清隐球菌荚膜多糖抗原检测有助于鉴别。

（5）其他：如肺良性肿瘤、淋巴瘤等，需通过组织病理学鉴别。

【治疗】

一、辨证治疗

1. 辨证要点

（1）辨虚实：肺癌为邪毒肿块结聚于肺，属里证，局部为实，多痰，瘀、毒互结而致，全身属虚，以气阴两虚多见，早期以肺之气阴不足常见，后期以肺、脾、肾三脏俱虚为主。

（2）辨舌脉：肺癌之脉弦、滑、大、数者多实证，标实者气滞血瘀、痰阻、热壅等毒邪较盛，病情有进一步发展的趋势。脉细、缓、弱、涩者多虚，示气血亏少、精气不足，病至中晚期，预后较差。舌质淡胖、齿痕裂纹者属；舌质青、红、暗、紫，有瘀斑、瘀点者属实；苔厚者多痰湿，黄者夹热，白者多寒，无苔者多津液亏乏，阴虚较甚。

（3）辨症状：辨咳嗽有痰、无痰。若有痰，需观察是泡沫痰，还是黏稠痰，或是黄浓痰。白泡痰为脾虚痰湿，黏稠痰或黄浓痰为热毒恋肺；痰血或咯血，应察看血之色泽，有无紫血块，色泽鲜红为肺热伤络，如有紫血块说明气机不畅，痰血内结而损伤络脉；若为腥臭脓痰伴血块，说明热毒、瘀血结于肺脏。辨胸痛，应辨疼痛是胀痛、窜痛，还是针刺刀割样剧烈疼痛，前者为气滞所致，后者为血瘀引起。辨发热，应辨明是气虚发热、阴虚发热、湿热留恋而发热，还是热毒侵肺发热等。辨胸闷气急，应辨明是肺失宣肃所致，还是动则气短的肺肾两虚所致。

2. 治疗要点

（1）治疗原则和方法。

根据肺癌的发病机理及临床特征，本病为正气虚损，痰气瘀毒胶结肺部的疾病，属本虚标实，故以扶正培本、化痰软坚、清热解毒为治疗原则。由于肺为娇脏，最易耗伤气阴，因此，气阴两伤贯穿肺癌发病的始终，故治疗中重视益气养阴。

（2）综合治疗原则。

根据患者的机体状况，肿瘤的细胞学、病理学类型、基因状态、侵及范围（临床分期）和发展趋向，采取 MDT 模式，有计划地、合理地应用中医药、手术、化疗、放疗、生物靶向和免疫治疗等手段，并依据病情变化修订治疗方案，随症治之，以期达到根治或最大限度地控制肿瘤、提高治愈率、改善患者的生活质量、延长患者生存期的目的。中医药治疗应贯穿肺癌治疗的全过程。

3. 分证论治

（1）常见临床证型的中医治疗。

①脾虚痰湿证。

临床表现：咳嗽痰多，胸闷气短，纳少便溏，神疲乏力，面色少华，舌质淡、胖，有齿印，苔白腻，脉濡缓或濡滑。

证候分析：脾气亏虚，失于运化，痰湿内生，上渍于肺故咳嗽痰多；脾失运化，痰湿内生，贮存于肺，肺失宣降故胸闷气短；脾不健运，故纳少便溏，神疲乏力，面色少华，舌质淡、胖，有齿印，苔白腻，脉濡缓或濡滑，均为肺脾气虚夹痰湿的表现。

治法：健脾化湿，理气化痰。

代表方：六君子汤（《伤寒杂病论》）合二陈汤（《金匮要略》）加减。

常用药：党参、白术、茯苓、薏苡仁、陈皮、半夏、甘草、瓜蒌皮、石上柏、石见穿、白花蛇舌草、百部、紫菀等。

加减：痰涎壅盛者，加陈皮、牛蒡子；肢倦思睡者，加人参、黄芪。

②阴虚内热证。

临床表现：咳嗽无痰或少痰，或痰中带血，气急胸痛，低热，口干便结，潮热盗汗，心烦失眠，舌质红或红绛，少苔或光剥无苔，脉细数。

证候分析：肺阴亏虚，肺失濡润，虚热内生，肺气上逆，故咳嗽无痰或少痰，胸闷气急；肺阴不足，清肃不行，阴虚火旺，火灼肺络故痰中带血；肺阴亏虚，津液不布，肠道失养，故口干便结；潮热盗汗，心烦失眠，均为阴虚内热之证；舌质红或红绛，少苔或光剥无苔，脉细数，为阴虚内热的表现。

治法：养阴清肺，润肺化痰。

代表方：百合固金汤（《伤寒杂病论》）加减。

常用药：百合、生地黄、北沙参、麦冬、杏仁、全瓜蒌、鱼腥草、白花蛇舌草、八月札、苦参、干蟾皮等。

加减：五心烦热者，加知母、丹皮、黄柏；口干欲饮者，加天花粉、天冬；大便干结者，加生地黄、火麻仁。

③气阴两虚证。

临床表现：咳嗽少痰或带血，咳声低弱，神疲乏力气短，自汗或盗汗，口干不多饮，舌质红或淡红，有齿印，苔薄，脉细弱。

证候分析：咳声低弱，神疲、乏力、气短，不多饮为肺脾气虚之证；咳嗽少痰，或痰少带血，口干不多饮，则属肺阴虚内热的表现；舌质红或淡红，有齿印，苔薄，脉细弱，为气阴两虚之证。

治法：益气养阴，清热化痰。

代表方：生脉散（《医学启源》）合沙参麦冬汤（《温病条辨》）加减。

常用药：生黄芪、生白术、北沙参、天冬、麦冬、杏仁、百部、瓜蒌皮、五味子、石上柏、石见穿、白花蛇舌草、夏枯草、生牡蛎等。

加减：自汗气短者，加人参、冬虫夏草、浮小麦、五味子、煅龙牡、山萸肉、生黄芪等。

④肾阳亏虚证。

临床表现：咳嗽气急，动则气促，胸闷乏力，耳鸣，腰酸膝软，畏寒肢冷，夜间尿频，或并见消瘦、口干不欲饮等症，舌质淡红或质淡而胖，苔薄白，脉细沉。

证候分析：病久气血耗亏，阴损及阳，致肺肾双亏，肺气失宣，故可见咳嗽气急，动则气促，胸闷乏力；肾主藏精，肾阳亏虚时肾精不足，故耳鸣，腰酸膝软。肾阳不足使得体内阳气不足，无法维持恒温机能，出现畏寒和四肢发冷，夜间尿频并见消瘦，口干不欲饮，舌质淡红或质淡而胖，苔薄白，脉细沉，为肾阳亏虚之证。

治法：滋阴温肾，消肿散结。

代表方：沙参麦冬汤（《温病条辨》）合赞育丹（《景岳全书》）加减。

常用药：北沙参、天冬、熟地黄、生地黄、玄参、肉苁蓉、仙茅、淫羊藿、石上柏、石见穿、王不留行、白花蛇舌草、夏枯草、生牡蛎、蚕蛹、薜荔果等。

加减：面肢浮肿者，加葶苈子、郁金；神志昏蒙者，加全蝎、蜈蚣、石决明。

⑤气滞血瘀证。

临床表现：咳嗽不畅或有痰血，胸闷气急，胸胁胀痛或剧痛，痛有定处，颈部及胸壁青筋显露，唇甲紫暗，舌质暗红或青紫，舌有瘀斑，苔薄黄，脉弦或涩。

证候分析：气机阻滞，血运失常，瘀积于胸，出现胸胁胀痛或剧痛，痛有定处；肺气郁闭，失于宣降，肺朝百脉，主治节，气滞血瘀，迫血妄行，损伤络脉，咳嗽不畅或有痰血，颈部及胸壁青筋显露，唇甲紫暗；舌质暗红或青紫，舌有瘀斑，苔薄黄，脉弦或涩均为气滞血瘀型之象。

治法：理气消肿，活血化瘀。

代表方：复元活血汤（《医学发明》）加减。

常用药：桃仁、王不留行、丹参、莪术、蜂房、八月札、郁金、全瓜蒌、夏枯草、生牡蛎、海藻、昆布、山豆根、石见穿、白花蛇舌草、山慈菇等。

加减：胸胁胀疼者，加制乳香、制没药、延胡索；咯血者，重用仙鹤草、白茅根、旱莲草；痰瘀发热者，加金银花、连翘、黄芩。

（2）放疗期间的中医治疗。

多表现为燥热伤阴之证，应以益气养阴、润燥为主，首选沙参、麦冬、石斛、枇杷叶、百部、百合、玉竹、猪苓、茯苓、鱼腥草、大青叶等。

（3）化疗期间的中医治疗。

热毒甚者应清血热，解毒邪，方选清营汤加沙参麦门冬汤；血象下降明显，宜补气血，益肝肾，方选四物汤加二至丸，或当归补血汤加二仙汤；恶心呕吐明显者，可选用温胆汤、旋覆代赭汤。

二、辨病治疗

1. 肺癌常用中药

（1）壁虎：咸，寒，有小毒。具有祛风定惊、散结止痛的功效。《四川中药志》记载本品："驱风，破血积包块，治肿瘤。"临床常用治肺癌、食管癌、白血病等癌瘤属风热毒者。内服：煎汤2～5g，研末服1～2g，亦可浸酒或入丸散。

（2）天南星：苦、辛，温，有毒。具有燥湿化痰、祛风散结的功效。《开宝本草》云："主中风，麻痹，除痰，下气，破坚积，消痈肿，利胸膈。"临床常用治消化道肿瘤、肺癌、子宫颈癌等癌瘤属痰湿壅阻、瘀血凝结者。内服：煎汤5～10g，宜久煎，或入丸散。

（3）半夏：辛，温，有毒。具有燥湿化痰、降逆止呕、消痞散结的功效。《主治秘要》云："燥胃湿，化痰，益脾胃气，消肿散结，除胸中痰涎。"临床常用治食管癌、胃癌、肺癌等癌瘤属痰湿内阻者。内服：煎汤5～10g，宜久煎。

（4）黄芪：甘，微温。具有补中益气、固表、利水、托脓、生肌的功效。《本草汇言》载："黄芪，补肺健脾，卫实敛汗，祛风运毒之药也……"临床常用于多种肿瘤放、化疗期间或脾气亏虚的肿瘤患者。内服：煎汤 9～15g，大剂量要用至 30g。

（5）山慈菇：甘、微辛，寒，有小毒。具有清热解毒、散结消肿的功效。《本草拾遗》曰："主痈肿疮瘘，瘰疬结核等，醋磨敷之，亦除酐。"临床常用治肺癌、食管癌、淋巴瘤等癌瘤属热毒瘀结者。内服：煎汤 3～10g，或磨汁，或入丸、散。外用：适量，磨汁涂，或研末调敷。

2．肺癌常用中成药

（1）参一胶囊：由人参皂苷 Rg3 单一成分组成。有培元固本、补益气血的功效。能通过抑制肿瘤新生血管的形成，起到抑制肿瘤复发、扩散和转移的作用。适用于肺癌、胃癌、肠癌等体质虚衰的患者。饭前空腹口服，每次 2 粒，每日 2 次。

（2）鹤蟾片：由仙鹤草、干蟾皮、浙贝母、半夏、天冬、人参、葶苈子组成。具有解毒除痰、凉血祛瘀、消癥散结之功效。适用于原发性支气管肺癌、肺部转移癌。每次 6 片，每日 3 次，温开水送服。

3．肺癌单方、验方

（1）星夏涤痰饮（周岱翰方）：治法：宣肺理气，化痰逐瘀。方药：生天南星 15g，生半夏 15g，壁虎 6g，薏苡仁 30g，鱼腥草 30g，仙鹤草 30g，桔梗 12g，夏枯草 15g，北杏仁 12g，全瓜蒌 15g，田七 6g，浙贝母 15g。

（2）固本磨积汤（周岱翰方）：治法：益气养阴，化痰散结。方药：壁虎 6g，薏苡仁 30g，仙鹤草 30g，桔梗 12g，猪苓 20g，浙贝母 15g，沙参 20g，麦冬 15g，百合 30g，西洋参 10g，党参 30g，五味子 10g。

4．中医外治法

蟾酥膏（刘嘉湘方）：由蟾酥、生川乌、重楼、红花、莪术、冰片等组成，制成布质橡皮膏，外贴痛处，一般 15～30 分钟起效，每 6 小时更换一次，可连用 1～3 天。适用于肺癌患者伴胸、骨等局部疼痛患者。

三、肺癌的对症治疗

（1）咳嗽：杏仁、桔梗、川贝、紫菀、款冬、前胡、全瓜蒌、马兜铃，无痰而剧烈咳嗽可以适当用罂粟壳。

（2）痰多或黏稠难以咳出：海浮石、海蛤壳、竹茹、白芥子、天竺黄、桑白皮、天南星、法半夏、蛇胆、陈皮。

（3）血痰或咯血：白芨、仙鹤草、藕节炭、大小蓟、生地炭、大黄炭、生地榆、花蕊石、黛蛤散、白茅根、旱莲草、三七粉、云南白药。

（4）低热：青蒿、地骨皮、白薇、元参、丹皮、知母。

（5）高热：生石膏、寒水石、黄芩、银花、野菊花、牛黄、紫雪散。

（6）胸背疼痛：威灵仙、元胡、三七、徐长卿、望江南、土鳖虫、赤白芍、乌头、白屈菜。

（7）自汗：生黄芪、白术、防风、炒龙骨、炒牡蛎、浮小麦。

（8）胸腔积液：葶苈子、桑白皮、椒目、夏枯草、龙葵、猪苓、车前草、芫花。

（9）大便干结加大黄、生地黄、玄参、知母、郁李仁、麻仁等。颈部肿核加猫爪草、山慈菇、夏枯草、浙贝母、生蛤壳、水蛭、僵蚕、斑蝥、西黄丸（成药）、小金丹（成药）。

四、肺癌并发症的治疗

1. 咯血

肺癌患者咳吐血痰为常见症状，一般痰中带血，量不多，少数患者出现咯血量较多，此类患者脉多滑或细数，舌质红，苔白或薄黄。缪仲淳的"吐血三要法"提出："宜行血不宜止血，宜降气不宜降火，宜补肝不宜伐肝"，本为治吐血而设，其论亦适于肺癌咯血的治疗。可用苇茎降草汤（经验方）：芦根10g，桃仁10g，薏苡仁15~30g，冬瓜仁10g，降香10g，茜草10g，紫菀10~30g，川贝母10g，紫草10~30g。水煎服，每日1剂。

2. 恶性胸腔积液、心包积液

肺癌患者胸腔积液，多为较晚期之表现。患者常见胸闷、胸痛、气短、咳嗽，有的有食欲不振、心悸或发热等症状。脉多弦或细，舌质多淡红，苔白滑。参考《金匮要略》治饮之"葶苈大枣泻肺汤"及"有病痰饮者，当以温药和之"之论，可用泻肺化饮汤（经验方）：葶苈子15~30g，茯苓30~50g，薏苡仁30~50g，地龙10g，僵蚕10g，百部10g，浙贝母10g，桃仁10g，猪苓10g，半夏10g，陈皮10g，山药15g，鸡内金10g，生甘草10g，大枣7~10枚。水煎服，每日1剂。对心包积液症状尚不十分危重者，亦可依上法施治。

3. 吞咽困难

由肺癌纵隔淋巴结受侵和压迫所致（须除外食管病变），可用《医学心悟》启膈散化裁：郁金10g，沙参10g，丹参10g，浙贝母10g，荷叶10g，茯苓15，砂仁10g，浮小麦30g，三棱10g，莪术10g，苏子10g，麦冬10g，清半夏10g，僵蚕10g，生甘草10g，山药10g，鸡内金10g。水煎服，每日1剂。

五、食物疗法

1. 化疗时饮食

肺癌化疗时饮食应注意以下几点：

（1）增加蛋白质摄入：可以选择家禽、鱼类、豆类、坚果和乳制品等富含蛋白质的食物。

（2）多食用新鲜蔬菜和水果：新鲜的蔬菜和水果富含维生素、矿物质和抗氧化物，有助于提高身体的免疫力和抗癌能力。

（3）避免生冷和刺激性食物：化疗可能导致口腔溃疡和消化不良等问题，因此应避免食用生冷和刺激性食物。

（4）少量多餐：化疗可能导致食欲不振或恶心呕吐，建议采用少量多餐的方式，每天分几个小餐进食，保证足够的营养摄入。

2. 放疗时饮食

多食用富含抗氧化剂的食物：放疗过程中，因为辐射会产生自由基，可引起氧化应激，损伤正常细胞。食用富含抗氧化剂的食物，如新鲜水果（如蓝莓、草莓、柑橘类水果）、蔬菜（如胡萝卜、西兰花、菠菜）和全谷物，可以帮助减轻氧化应激。

维持水分摄入：放疗可能会导致口干舌燥，水分摄入不足。保持充足的水分摄入有利于预防脱水，并缓解口干的不适感。建议每天饮用足够的水，也可以选择无糖的汤、果汁或口腔湿润剂来增加口腔内的湿润度。如针对以肺火湿热、咽痛痰血为主要表现的肺癌患者，可选用广州街头凉茶铺卖的葛菜生鱼汤服用，有清热凉血、健脾利水的功效。其他如鸡屎藤、木棉花、田基黄、溪黄草、鸡骨草等有清热利湿解毒功效，木蝴蝶、龙脷叶有利咽清肺功效，亦适合肺火湿热型肺癌患者选用来饮食调理。

【转归预后】

肺癌的转归和预后因多个因素而异，例如患者的年龄、性别、病期、病变类型、病理分级等。以下是一些常见的肺癌转归和预后情况：①早期肺癌：早期肺癌通常指病变仅限于肺部，没有扩散到淋巴结或其他器官。对于早期非小细胞肺癌，手术切除是最常用的治疗方法。早期肺癌的 5 年生存率可以达到 70% 以上。②高危复发肺癌：对于一些病变较大、侵犯淋巴结或有血管侵犯的肺癌病例，即使经过手术切除后，也属于高危复发肺癌。这类病例的 5 年生存率较低，通常为 30%～50%。③进展期肺癌：进展期肺癌通常指病变已经扩散到淋巴结或其他器官，被称为转移性肺癌。进展期肺癌的治疗以化疗和靶向治疗为主，放疗和手术切除在一些特定情况下也可能用于治疗。进展期肺癌的预后较差，5 年生存率通常在 10% 以下。总体来说，肺癌的预后较差，主要是因为在大多数患者中，肺癌已经进展到晚期才被发现。早期诊断、全面治疗和定期随访对于改善肺癌的预后非常重要。

【调护预防】

一、调护

除了运用中医中药、营养支持、康复训练等提高患者的整体康复水平外，精神治疗和心理支持也是肺癌调护的重要组成部分，可以帮助患者应对疾病带来的压力和焦虑情绪。

二、预防

不吸烟并避免接触二手烟，尽量避免长时间暴露在空气污染物如工业废气、车辆尾气等环境中，如果生活或工作环境中空气质量差，可以使用空气净化器来净化室内空气。多食用新鲜蔬菜、水果、全谷物和富含纤维的食物，减少高盐、高糖和高脂肪食物的摄入。适量的体育锻炼有助于增强免疫力和身体健康，尽量避免接触致癌物质，如石棉、镍、铬、苯等。如果工作环境中需要接触这些物质，应采取适当的防护措施。定期体检、定期进行肺癌筛查可以及早发现病变，提高治疗成功率。

【临证备要】

一、辨病思路

1. 根据症状辨病

肺癌可转移至任何器官系统，累及部位出现相应的症状。

肺内症状：咳嗽通常为肺癌较早出现的症状，患者可有干咳或咳吐少量黏稠白痰，或剧咳，热毒犯肺时可咳吐脓痰；咯血和血痰为间断性反复少量血痰，血多于痰，色鲜红，偶见大咯血；胸痛早期通常表现为不定时的胸闷、压迫感或钝痛，有些患者难以描述疼痛的性质和部位，痛无定处，甚则胸痛剧烈难忍。有的周围型肺癌患者以胸胁痛、肩背痛、上肢痛等为首发症状；气急主要表现为活动后加重，肺癌晚期淋巴结转移会压迫大支气管或隆突而气急，弥漫型肺泡癌、胸腔、心包积液等患者的气急症状更为明显。发热多为肿瘤压迫或阻塞支气管后引起肺部感染所致，也可由于癌肿坏死引起癌性发热，抗炎治疗效果不明显。

肺外症状：如"类癌综合征"（表现为皮肤潮红、腹泻、浮肿、喘息、心悸阵作等）、"库欣综合征"、"异位生长激素综合征"、"异位甲状旁腺综合征"、"异位促性腺激素综合征"等。

2. 根据体征辨病

（1）颈部痰核（锁骨上淋巴结转移）、声嘶（喉返神经麻痹）、头晕目眩胸闷、头颈肿胀、睛赤、唇紫（上腔静脉综合征）、吞咽困难、呼吸失畅（纵隔淋巴结受侵和压迫）、胸闷气促或气短心悸（膈神经麻痹或心包受侵）、悬饮（胸膜转移，胸腔积液）、Horner 征、上肢灼痛（颈交神经丛和臂丛神经受侵）。

（2）肺癌发生脏器转移多为危重症，能得到根治者较少见，如骨转移出现骨剧痛或瘫痪；肝转移出现纳呆、恶心、胁痛、乏力、消瘦或黄疸；肾转移出现尿血；肾上腺转移出现艾迪生综合征等，发生脑转移者有头痛、呕吐等颅内压增高症状，预后极差。

3. 根据检查辨病

CT 确定部位：有临床症状或放射学征象怀疑肺癌的患者先行胸部和腹部 CT 检查，确定肿瘤的原发部位、纵隔淋巴结侵犯和其他解剖部位的播散情况。

组织病理学诊断怀疑肺癌的患者必须获得组织学标本诊断。肿瘤组织多可通过微创技术获取，如支气管镜、胸腔镜。但不推荐痰细胞学确诊肺癌。浅表可扪及的淋巴结或皮肤转移也应活检。如怀疑远处转移病变，也应获得组织标本，如软组织肿块、溶骨性病变、骨髓、胸膜或肝病灶。胸腔积液则应获得足量的细胞团或胸腔镜检查。目前建议对高度怀疑为 I 期和 II 期肺癌的肿瘤可直接手术切除。

分子病理学诊断有条件者应在病理学确诊的同时检测肿瘤组织的 EGFR 基因突变、ALK 融合基因和 ROS1 融合基因等，NSCLC 也可考虑检测 PD－L1 的表达水平，以利于制订个体化的治疗方案。

二、辨证思路

1. 放疗后的证候特征

放疗的毒副反应属中医"火邪""热毒"，放疗毒副反应的核心病机为热邪偏盛、耗气伤阴。放射性肺炎早期主要表现为热毒灼肺、痰热内生、瘀血阻络、肺胃阴伤征象，晚期可发展为肝肾真阴耗竭、伤风动血、虚风内动征象。

2. 化疗后的证候特征

血液学毒性及消化道毒性是化疗的主要毒副反应，肺癌患者接受化疗后多出现疲乏、纳差、呕吐、不思饮食、痞满不适等，中医多归为"血虚""虚劳""纳呆""痞满"等范畴，其核心病机以脾肾虚损为本，肾精亏损则骨髓不充，髓虚则精血不能复生，脾气虚弱、气机升降失调则水谷不化，湿热内生则纳呆痞满，气血和肾精的化源不足则虚损乏力皆至。

3. 靶向治疗的证候特征

针对靶向药物引起的皮疹，结合卫气营血理论分析其病机本质，药疹的根本病机为阴虚热毒结聚。

三、治疗注意事项

1. 化疗期的治法

治疗上推崇健脾补肾、养正消积，注重"升降制衡""以和为用"，动静有度，寓行于补，消补同治，使得脾肾健运，升降顺达。

2．放疗期的治法

放射性肺炎早期主要表现为热毒灼肺、痰热内生、瘀血阻络、肺胃阴伤征象，晚期可发展为肝肾真阴耗竭、伤风动血、虚风内动征象。在放疗过程中，中医治疗宜清热化痰解毒、养阴生津、祛瘀通络；放疗后恢复期，中医治疗应以养阴润肺、健脾滋肾、清营凉血为主。

3．靶向治疗期的治法

治疗上遵从清热而不伤阴、补阴而不滋腻，以养阴润燥以扶其本虚，再根据病邪的不同阶段以宣肺、清热、祛湿、凉血以解其标实，常以荆防四物汤加减，配合消疹止痒方（银花藤 30g，野菊花 30g，地丁 30g，重楼 30g，五倍子 15g，地肤子 15g，丹皮 30g，赤芍 30g）皮肤外洗治疗，疗效显著。

第二节　纵隔肿瘤

【概述】

纵隔肿瘤有原发和转移、良性和恶性、实质性和囊性之分。原发性纵隔肿瘤少见。原发性纵隔肿瘤是起源于纵隔的肿瘤，以良性者居多，包括胸腺瘤、胸内甲状腺瘤、淋巴肉瘤、恶性淋巴瘤、脂肪瘤、神经源性肿瘤等。原发性纵隔肿瘤患者可表现为胸痛、咳嗽、呼吸困难等症状，有发热、淋巴结肿大、上腔静脉综合征等方面异常。不同的纵隔肿瘤又有其不同的临床表现。最常见的纵隔肿瘤是神经源性肿瘤、畸胎类肿瘤和胸腺瘤。任何年龄均可发生，但发病就诊年龄多在 30～60 岁之间。不同组织类型的肿瘤好发于不同的年龄组。如畸胎类肿瘤常见于 30 岁以下的青壮年，胸内甲状腺肿常见于 50 岁左右的中年人。男女发病率相似，但畸胎类肿瘤和胸内甲状腺肿瘤女性占多数，支气管囊肿和心包囊肿男性较常见。每种类型的纵隔肿瘤均有其好发部位，如胸腺肿瘤、畸胎类肿瘤好发于前纵隔，淋巴瘤、支气管或心包囊肿常见于中纵隔，后纵隔以神经源性肿瘤最常见。纵隔肿瘤的转移以直接侵犯邻近组织如肺、肋骨、胸椎等多见。预后方面，良性预后好，与其他脏器的癌症相比，即使是恶性的胸腺瘤，预后也较好。

中医历代文献中，并无纵隔肿瘤病名，但根据其症状、体征等表现，纵隔肿瘤多属于中医"胸痹""肺积"范畴。

【疾病源流】

《素问·奇病论》云："帝曰：'病胁下满，气逆，二三岁不已，是为何病？'岐伯曰：'病名曰息积，此不妨于食，不可灸刺，积为导引服药，药不能独治也。'"《难经·五十五难》云，"积者，五脏所生，聚者，六腑所成也。积者，阴气也，其始发常处，其痛不离其部，上下有所终始，左右有所穷处"，指出纵隔肿瘤胸骨后疼痛的症状。《中藏经》云，"结作瘿瘤，陷作痈疽，盛而为喘，减而为枯"，与胸内甲状腺肿相近。《济生方》曰，"息贲之状，在右胁下，覆大如杯，喘息奔溢，是为肺积；诊其脉浮而毛，其色白，其病气逆背痛，少气喜忘，目瞑肤寒，皮中时痛，或如虱缘，或如针刺"，与肺积（现代医学中的纵隔肿瘤）之病名及症状类似。张仲景指出，"劳咳、声哑、声不能出或喘息气促者，此肺脏败也，必死"，与纵隔肿瘤引起纵隔淋巴结肿大、压迫喉返神经所致声音嘶哑是相吻合的，并指出这类疾病预后差。

【病因病机】

一、中医病因病机

纵隔肿瘤的发生，多由正气亏虚、情志失调、饮食不节，外感邪毒等，导致痰凝、气滞、血瘀，结于胸中，发为本病。是内因与外因共同作用的结果。

1. 正气虚弱

人体正气虚弱、素体阳虚、辛劳过度，则胸阳不展，阴寒之邪乘虚而入；或外寒侵袭，致胸阳痹阻，气机不畅，积久而成为肿瘤。如《诸病源候论》云："积聚者，由阴阳不和，脏腑虚弱，受于风邪，搏于脏腑之气所为也。"《医宗必读·积聚》也说，"积之成也，正气不足，而后邪气踞之"，明确指出外因（邪气）是通过内因（正虚）而致癌的。

2. 情志内伤

情志不遂，七情失节，导致人体气机升降失常，血液及津液运行不畅，日久形成肿块。《丹溪心法》云："气血冲和，万病不生，一生怫郁，诸病生焉，故人身诸病多生于郁。"

3. 痰浊凝聚

痰既是病理产物，又是致病因素，有形之痰咯吐可见，无形之痰停于经络，其随气行，无处不到。痰阻气机，血行不畅，脉络壅滞，痰浊与气血相搏结，乃成本病。朱丹溪曾经指出："人身上、中、下，有块者多是痰，痰之为物，随气升降，无处不到。"

4. 瘀血阻滞

血液运行障碍，影响脏腑功能，郁结日久，结成肿块。元代滑寿《难经本义》谓："积蓄也，言血脉不行，蓄积而成病也。"

综上所述，纵隔肿瘤主要病机为胸阳不足，痰浊气血瘀阻于胸中，结而成瘤块，或心肺气虚，气血运行无力，瘀血停聚，痰浊内生，结于胸中，发为本病。主要以咳嗽、呼吸困难及胸痛等为主要症状。其病位在胸膈（肺），与脾、肾密切相关。脾为生痰之源，肺为贮痰之器。若脾失健运，则痰浊内生，上渍犯肺，气滞痰瘀，日久结为积块。肺为气之本，肾为气之根，肺主呼吸，肾主纳气，久病伤肾，肾虚气逆亦发为咳、喘。

二、西医病因病理

纵隔肿瘤可分为原发性纵隔肿瘤和继发性纵隔肿瘤，继发性纵隔肿瘤主要由肺癌或其他部位肿瘤继发引起，而大部分原发性纵隔肿瘤的发病原因和机制尚不清楚，可能和遗传、理化因素和外伤有关，常好发于有家族病史者、化工厂工人、有胸部外伤史者。

【诊断与鉴别诊断】

一、诊断要点

1. 临床症状

原发性纵隔肿瘤患者约40%无明显的症状，多为常规胸片发现。另外60%有症状的患者多与病变压迫或侵犯周围组织结构有关，或为原发性纵隔肿瘤伴有的全身综合征。无症状患者通常病变为良性，而有症状患者通常表现为恶性肿瘤。临床常见的症状为胸痛、咳嗽、呼吸困难、乏力、吞咽困难、声音嘶哑、体重下降及盗汗等。体检有发热、淋巴结肿大、喘鸣、上腔静脉综合征、声带麻痹、霍纳综合征及神经系统方面的异常。具体到不同的纵隔肿瘤又有其不同的临床症状。

2. 辅助检查

（1）血液学检查。

一些纵隔肿瘤可以向血清中分泌肿瘤标记，可以通过对肿瘤标记的检测以明确诊断、评估肿瘤对治疗的反应，以及监测肿瘤有无复发等。一些生殖细胞肿瘤分泌甲胎蛋白（AFP）、β-人绒毛膜促性腺激素（β-hCG）及乳酸脱氢酶，通常可在男性纵隔肿瘤患者的血清中检测到，另外促肾上腺激素释放激素、甲状腺激素、甲状旁腺激素也可以帮助鉴别这些纵隔肿瘤。

（2）影像学检查。

X线影像学检查可以首先帮助确立纵隔肿瘤的部位。根据后前位和侧位胸片可以确定肿瘤的部位、大小、密度及肿瘤有无钙化。到目前为止，增强CT仍是判定纵隔肿瘤性质的最佳影像学方法，增强CT可以评估肿瘤的囊实性、区分脂肪组织及钙化组织、判断肿瘤与周围组织的关系，甚至判断肿瘤的侵袭性。

MRI检查的使用频率≤CT的使用频率，其优势在于提供了多平面的影像，并且无电离辐射。MRI扫描在判定有无血管侵犯和区分肿瘤复发和瘢痕方面优于CT。然而由于检测费用、花费时间等问题限制了MRI的使用。其他有价值的影像学检查方法包括经食管心动超声和超声检查等。

尽管PET在肺癌和淋巴瘤纵隔淋巴结评估方面有较高的价值，但PET对原发性纵隔肿瘤评估的价值尚待进一步确定。有研究显示，PET能帮助判定纵隔肿块的性质及纵隔肿瘤在治疗后的残留情况。

（3）侵袭性诊断措施。

纵隔肿瘤的合理治疗依赖于明确的组织学诊断。以前多数纵隔肿瘤需要接受外科手术活检，然而随着细胞病理技术的进步，目前可以根据很少标本组织明确病理诊断。CT引导下经皮穿刺活检可以使用细针吸取技术和细胞学检测，也可以通过粗针活检和组织学诊断，目前是多数纵隔肿瘤的标准评估手段。尽管细针穿刺标本通常可以区分许多癌，但粗针穿刺仍是大多数纵隔肿瘤的确诊手段，尤其是淋巴瘤和胸腺瘤。最近有报道显示，90%纵隔肿瘤患者可以通过经皮针吸活检明确诊断。但对有些纵隔肿瘤，外科手术仍是诊断的有效途径。

二、鉴别诊断

1. 主动脉瘤

纵隔肿瘤需与胸部主动脉瘤鉴别。主动脉瘤多见于40岁以上、有高血压病史的患者，在体检时可听到血管杂音，透视时可见搏动性肿块阴影，在瘤的边缘有时可见到钙化斑。超声、CT及MRI可鉴别。

2. 纵隔淋巴结转移瘤

多继发于肺、胃肠道、肾、睾丸、宫颈、乳腺等部位的恶性肿瘤，可同时伴有原发病的临床表现，影像学多见中纵隔块影，可呈圆形、椭圆形、分叶状或不规则形状，密度均匀，边缘锐利。

3. 纵隔淋巴结结核

本病多见于儿童及青少年，可伴有低热、盗汗、咳嗽、胸痛。胸片在肺门处可见到圆形或分叶状肿块。实验室检查血沉增快，痰结核分枝杆菌检查及结核菌素试验可呈阳性。

4. 脊膜膨出症

本病是一种先天性畸形，是硬脊膜通过椎骨薄弱区突入胸腔所形成的疝囊状肿物。多在成年后发病，多见于 30 ~ 60 岁。其形成与椎骨的先天发育缺损有关。以右侧者多见。胸片显示右后纵隔一类圆形、密度均匀、边缘光滑较淡的阴影；CT 扫描可见肿物影与脊膜腔相通，密度均匀，并显示相应的椎间孔扩大。

5. 胸内甲状腺

胸内甲状腺可为甲状腺肿、甲状腺囊肿或腺瘤，多为良性。可分为先天性迷走甲状腺和后天性胸骨后甲状腺。先天性者皆位于胸内，与颈部甲状腺无关。后天性者则为颈部甲状腺向下延伸至胸腔。其临床多无症状，少数可表现为胸骨后不适、呼吸困难，偶见吞咽困难、甲亢等。X 线片表现为卵圆形或梭形致密阴影，密度均匀，边缘光滑清晰，可略呈分叶状，较常见肿瘤内钙化。比一般前纵隔肿瘤的位置高，常在胸腔入口处，向纵隔一侧或双侧突出。

6. 无名动脉迂曲

右无名动脉迂曲扩张常与动脉硬化、高血压痛、老年退变及肥胖有密切关系。右侧胸锁关节旁 X 线片可于右上纵隔旁出现光滑而界清的形态不同阴影，常伴有胸主动脉的延长和迂曲。

7. 支气管囊肿

可发生在纵隔的任何部位，位于气管、支气管旁或支气管隆突附近。多属先天性疾病，常见于 10 岁以下儿童。通常无症状，若与支气管或胸膜相通，则形成瘘管，继发感染时有咳嗽、咯血、脓痰，甚至脓胸。X 线检查在中纵隔的上中部，气管或大支气管附近，呈现圆形或椭圆形、密度均匀、边界清晰的块状阴影，无分叶或钙化。若囊肿与支气管相通，可见到液平面。

【治疗】

一、辨证治疗

1. 辨证要点

（1）辨虚实。

纵隔肿瘤多为本虚标实之证，虚证应注意气血阴阳之不同，实证应辨痰、瘀、毒，纵隔肿瘤临床表现复杂多样。

（2）分期辨证。

纵隔肿瘤病位在上焦，主要病机为胸阳不足，痰浊气血瘀阻于胸中。辨证首先应辨虚实：此病在疾病早期即存在正气受损的情况，但未至明显亏虚，瘤体小且局限，说明邪气已实但不深不广，一般全身情况尚可，仅以局部症状为主；中期多表现出正气虚损加剧，同时邪气逐渐深入，表现为肿块增大，压迫症状加重；晚期正气衰微，邪气既实且盛，主要表现为肿块巨大，伴有其他部位转移，并有难以进食，甚至颜面浮肿、神志欠清、面色紫暗、端坐气喘等严重的全身证候。其次辨主症与兼症：临床常见主要症状有胸痛、咳嗽、呼吸困难、吞咽困难；常见伴随症状包括精神疲乏、食欲减退、消瘦、盗汗、声音嘶哑等。

2. 治疗要点

（1）治疗原则和方法。

本病早期以治标实为主，重在化痰散结、理气化瘀，注意佐以益气；中期虚实夹杂，应攻补兼施。晚期正气亏虚，治宜补虚扶正，法宜健脾补肾、益气养阴、养血生津，兼祛邪之法。

（2）综合治疗原则。

纵隔肿瘤术后治疗以健脾、补益气血为主，放疗患者以养阴、清热、解毒为主，化疗患者以健脾和胃、益肾养血为主。

3．分证论治

（1）常见临床证型的中医治疗。

①阳虚寒凝证。

临床表现：胸痛时作时止，遇寒痛甚，胸闷，气短，心悸，面色苍白，四肢不温，舌质暗，舌苔白厚或白腻，脉沉紧。

证候分析：素体阳虚，胸阳不振，气血运行不畅，或感寒邪，阴寒凝滞，阳气不能通达，络脉拘急，故胸痛，遇寒更甚。胸阳痹阻，故胸闷，气短，心悸。阳气不足，不能通达四肢，故四肢不温。舌脉为阴寒凝滞，水湿不化的征象。

治法：辛温通阳，开痹散寒。

代表方：瓜蒌薤白白酒汤（《金匮要略》）合二陈汤（《太平惠民和剂局方》）加减。

常用药：瓜蒌、薤白、半夏、枳壳、陈皮、三七、细辛、干姜、茯苓、山慈菇、甘草。

加减：若见胸痛较剧，身寒肢冷，可加附子、桂枝温经散寒止痛；兼见咳嗽者，加杏仁、五味子止咳。

②痰浊瘀结证。

临床表现：胸部胀闷疼痛，咳嗽，痰多不畅，短气，动则气促，颜面晦暗或颈部肿胀，胃纳减少，苔白腻或黄腻，脉弦或弦滑。

证候分析：外感六淫，七情内伤或饮食劳倦等，使气化功能失常，影响津液的输布和排泄，水津停聚而为痰饮。痰阻气机，气行不畅，出现胸闷胀痛、肺气不宣，则咳嗽，短气，动则气促；痰瘀阻络，气血不畅，可见颜面晦暗；痰浊瘀结日久，聚而成块，可见颈部肿胀。脾胃升降失常，则胃纳减少，苔腻。痰气凝结，脉气紧张，出现脉弦。

治法：化痰软坚，理气散结。

代表方：海藻玉壶汤（《外科正宗》）加减。

常用药：海藻、昆布、煅牡蛎、浙贝母、半夏、陈皮、夏枯草、蜈蚣、桔梗、丹参、川芎、香附、重楼。

加减：胸闷不舒者，加郁金、枳壳理气开郁；纳差、便溏者，加炒白术、炒扁豆、淮山药；烦热、舌红、脉数，加石膏、玄参、牡丹皮清热泻火。

③气滞血瘀证。

临床表现：胸胁胀闷疼痛，或痛及肩部或上肢，或胸部刺痛，痛处固定不移，咳嗽咳痰，平卧则喘甚，心悸气促，胃纳少，舌质暗或有瘀点，苔薄腻，脉弦。

证候分析：气机阻滞，血运失常，瘀积于胸中，出现胸部刺痛，痛处固定不移，心悸。肺气不宣，则咳嗽、气促。舌暗有瘀点，脉弦均为瘀血阻滞之象。

治法：宽胸理气，活血化瘀。

代表方：血府逐瘀汤（《医林改错》）加减。

常用药：桃仁、红花、当归、生地黄、赤芍、枳壳、牛膝、川芎、肿节风、柴胡、桔梗、甘草。

加减：若气机瘀滞较重，胸痛甚者，可用生地黄，加延胡索、香附、降香行气止痛；腹胀纳差者加砂仁、厚朴、焦三仙行气醒脾。

④气血亏虚证。

临床表现：胸部隐痛，遇劳则甚，形体消瘦，疲倦乏力，声低懒言，面色萎黄或苍白，呼吸短促，头晕自汗，纳食减少，二便短涩，舌淡苔薄白，脉沉细。

证候分析：病久正气虚弱，气血亏虚，四肢百骸失养则形体消瘦，脏腑活动机能减退，故声低懒言、呼吸短促。髓海失于温煦濡养则头晕，气不摄津则自汗，血虚不能上荣于面，故面色萎黄或苍白。脾胃亏虚，失于运化，则纳少、二便短涩。气血不足，血脉不充，故舌淡苔薄白，脉沉细。

治法：益气养血，扶正祛邪。

代表方：十全大补汤（《太平惠民和剂局方》）加减。

常用药：人参、肉桂、川芎、熟地黄、茯苓、白术、炙甘草、黄芪、当归、白芍、浙贝母、胆南星、瓜蒌皮、葶苈子。

加减：贫血甚者，加桂圆肉、鸡血藤、红枣补血；纳差者，加神曲、麦芽、山楂健脾开胃。

（2）手术后中医治疗。

临床表现：乏力气短，胸闷胸痛时作，纳差，舌淡，苔白，脉细弱。

治法：健脾益气。

代表方：健脾益气方（《中华肿瘤治疗大成》）加减。

常用药：党参、白术、茯苓、黄芪、麦冬、木香、红花、陈皮、何首乌、莲子、鸡内金、麦芽、谷芽、神曲、甘草。

加减：口干舌燥者，加石斛、白茅根、天花粉；恶心呕吐者，加姜半夏、竹茹；大便秘结者，加火麻仁、大黄；失眠者，加酸枣仁、五味子；贫血者，加当归、鸡血藤。

（3）放疗期间的中医治疗。

临床表现：乏力，厌食，胸胁满闷，干咳，口干，舌红苔少，脉细数。

治法：益气养阴。

代表方：生脉饮（《医学启源》）加减。

常用药：西洋参、麦冬、五味子、北沙参、石斛、黄精、百合、百部、甘草、白术、佛手、麦芽、鸡内金、石见穿。

加减：气虚重者，加黄芪、生晒参；血虚者，加当归、首乌；胸痛者，加延胡索、川楝子；恶心呕吐者，加代赭石（先煎）、旋覆花（布包）、法半夏；便秘者，加瓜蒌仁、火麻仁、大黄（后下）；失眠、烦躁者，加枣仁、夜交藤。

（4）化疗期间的中医治疗。

临床表现：倦怠乏力，少气懒言，面白神疲，腰膝酸软，恶心呕吐，纳呆，头晕脱发，失眠，舌淡苔白或白腻，脉细弱。

治法：健脾补肾，养血益气。

代表方：归脾汤（《正体类要》）加减。

常用药：白术、当归、白茯苓、黄芪、龙眼肉、酸枣仁、木香、炙甘草、人参、陈皮、麦芽、鸡内金、何首乌、黄精、冬凌草。

加减：恶心呕吐甚者，加姜半夏、姜竹茹、代赭石；气虚多汗者，加浮小麦、防风；腹泻者，加苍术、葛根、黄连。

二、辨病治疗

1. 纵隔肿瘤常用中药

（1）半夏：辛，温，有毒。燥湿化痰，降逆止呕，消痞散结；外用消肿止痛。首见于《神农本草经》："味辛，平，有毒，治伤寒寒热，心下坚，下气，喉咽肿痛，头眩，胸胀，咳，肠鸣，止汗。"《药性论》："消痰，开胃见健脾，止呕吐，去胸中痰满，下肺气，主咳结，新生者摩涂痈肿不消，能除瘤瘿。"可用于痰湿凝结之瘰疬瘿瘤。煎服，3~10g。内服一般制用。外用生品适量，磨汁涂或研末调敷患处。

（2）天南星：苦、辛，温，有毒。燥湿化痰，祛风解痉，外用消肿止痛。《神农本草经》："味苦，温，有大毒。主心痛，寒热结气，积聚伏梁，伤筋，痿，拘缓，利水道。"《开宝本草》："主中风，除痰麻痹，下气，破坚积，消痈肿，利胸膈，散血堕胎。"可用于癌瘤中寒湿凝聚者。煎服，3~10g。内服一般制用。外用生品适量，研末调敷或鲜品捣敷患处。

（3）肿节风：苦、辛，微温。抗菌消炎，祛风通络，活血散结。用于肺炎、阑尾炎、蜂窝织炎、风湿痹痛、跌扑损伤、肿瘤等证属瘀热阻络者。煎服，15~30g。

（4）天花粉：甘、微苦，微寒。清热生津，消肿排脓。《神农本草经》："主消渴，身热，烦满，大热，补虚安中，续绝伤。"《本经逢原》："栝蒌根，降膈上热痰，润心中烦渴，除时疾狂热，祛酒瘅湿黄，治痈疡解毒排脓。"可用于治疗癌性胸腔积液、腹水。煎服，10~15g。

（5）瓜蒌：甘、微苦，寒。清热化痰，利气宽胸，散结消痈，润燥滑肠。《名医别录》云："主胸痹。"《本草品汇精要》曰："消结痰，散痈毒。"《本草纲目》云："润肺燥，降火，治咳嗽，涤痰结，利咽喉。"可用于胸阳不振，痰浊痹阻的胸痹。煎服，10~20g。

（6）田七：甘、微苦，温。化瘀止血，消肿定痛。《医学衷中参西录》云："三七，善化瘀血，又善止血妄行……化瘀血而不伤新血，允为理血妙品，立能血止疼愈。内连脏腑经络作疼痛者，内服三七，奏效尤捷。"《本草求真》曰："三七，世人仅知功能止血住痛，殊不知痛因血瘀则痛作，血因敷散则血止，能于血分化其血瘀。"本品既擅长止血，又善化瘀，有止血不留瘀、化瘀不伤正的特点，可用于肿瘤见疼痛瘀血者。用法：煎服，3~10g。研末吞服，每次1.5~3g。或入丸、散。外用适量。

2．纵隔肿瘤常用中成药

（1）复方斑蝥胶囊：主要成分为人参、黄芪、刺五加、斑蝥等十余味中药。具有清热解毒、消瘀散结的功能，适用于多种肿瘤及术后的巩固治疗。也可与化疗药物配合使用，减少化疗药物用量，增强疗效，减少毒副作用，提高免疫功能。用法：口服，一日2次，每次3粒。

（2）平消片：主要成分为郁金、马钱子粉、仙鹤草、五灵脂、白矾、火硝、干漆（制）、枳壳（麸炒）等药物。具有扶正祛邪、活血化瘀、清热解毒、止痛散结等疗效。可治肺癌、乳腺癌、纵隔肿瘤、消化系统肿瘤等。用法：每日3次，每次4~6粒。

（3）西黄丸：主要成分为牛黄、麝香、乳香、没药。功能为清热解毒、消肿散结。用于热毒壅结所致的痈疽疔毒、瘰疬、流注、癌肿等，用法：饭后口服，一日2次，一次3g。

（4）榄香烯乳注射液：主要成分为中药莪术中提取到的抗癌活性物质。化学名：β-，γ-，δ-榄香烯混合液。功能主治：直接抑制肿瘤细胞生长；增强T淋巴细胞亚群的功能；与放疗、化疗有协同作用；用于癌性胸腔积液、腹水、呼吸道和消化道肿瘤、妇科肿瘤、乳腺癌、骨转移癌、淋巴瘤、白血病，尤其是肺癌、肝癌、胃癌、食管癌、脑瘤等。

3．中医外治法

（1）复方蟾酥膏：由蟾酥、生川乌、两面针、重楼、白附子、三棱、莪术、红花、丁香、细辛、肉桂、薄荷脑、冰片等组成。有活血化瘀、消肿止痛的功效。用于纵隔肿瘤疼痛的患者。用法：贴于疼痛处，1~2天换药一次。

（2）十枣汤加减：生大黄、白芷、枳实、山豆根等研细粉做基质，石菖蒲、甘遂、大戟、芫花、薄荷等为主药煎浓汁作为溶剂，外敷肺俞、膏肓俞、肺水等病变部位。用于纵隔肿瘤合并有恶性胸腔积液者。用法：每日1次，每次敷2~4小时，每敷2天停1天。

（3）阿魏化痞膏：阿魏、木鳖子、穿山甲、蜣螂、莪术、三棱、血竭、乳香、没药、川乌、草乌、樟脑、官桂、雄黄、芦荟、胡黄连、大黄、厚朴、香附等。有化痞消积的功效。用于气滞血凝、癥瘕痞块、脘腹疼痛、胸胁胀满等症。

（4）针灸：纵隔居于胸中，与肺毗邻，当纵隔肿物增大时，出现咳嗽、胸闷等肺系症状，可按内伤咳嗽辨证治疗。

处方：以手太阴经腧穴和肺的俞、募穴为主，取中府、列缺、太渊。

辨证配穴：痰湿阻肺加足三里、丰隆化痰止咳；肝火灼肺加行间、鱼际泻肝清肺；肺肾阴虚加肾俞、膏肓俞、太溪滋阴降火；胸痛加膻中宽胸理气；胁痛加阳陵泉疏利少阳；肢体浮肿、小便不利加阴陵泉、三阴交健脾利湿。

三、对症治疗

1. 上腔静脉综合征

上腔静脉综合征（SVCS）又称上腔静脉阻塞综合征，是肿瘤压迫上腔静脉或其主要属支引起上腔静脉完全或不完全性阻塞，导致经上腔静脉回流到右心房的血液部分或全部受阻，从而引起的病变。其临床表现主要为急性或亚急性的呼吸困难和上肢、颈和颜面部瘀血水肿，及上半身浅表静脉曲张、发绀，平卧时加重，坐位或站立时症状减轻或缓解，常伴有头晕、头胀、咳嗽、呼吸困难、进食不畅、声音嘶哑及 Horner 综合征等。若见有面部潮红，视物昏花，脉象弦短、劲促或虚数无力，则证属肝阳上亢，瘀血阻滞，宜平肝潜阳、活血化瘀，可选用石决明、川牛膝、山栀子、川楝子、瓜蒌、赤芍、全蝎、络石藤、刘寄奴等加减。若泛恶欲吐，为痰阻脾胃，胃气上逆，加制半夏、竹茹除痰止呕。

2. 重症肌无力

胸腺瘤可合并重症肌无力。重症肌无力临床表现为上睑下垂、复视、乏力、咀嚼费力、吞咽困难、饮水呛咳、呼吸困难，劳则更甚，舌淡，脉弱。证属脾肾不足、气血亏虚。治宜益气养血、健脾温肾，可选用党参、白术、黄芪、升麻、柴胡、当归、熟附子、葛根、陈皮、麻黄、炙甘草等加减治疗。若症状较重者，可加重熟附子的用量。

四、食物疗法

患者放化疗期间，一般伴有消化道反应，注意忌口辛辣、刺激性食物。建议食用易消化食物，增加总体能量及蛋白质摄入量，以减少营养受损程度。对于有食道压迫症状的患者，建议半流质或流质饮食，使用破壁机将各类营养物质破壁后进食，既可增加营养，又能帮助消化。

【转归预后】

纵隔肿瘤的预后取决于病理类型，根据肿瘤大小、类型、良恶性程度，身体状况不同，预后存在很大差距。良性肿瘤常常呈压迫性生长，给予单纯的手术切除，即能达到治愈，而且对于周围正常组织损伤比较小。纵隔恶性肿瘤呈浸润性生长，与周围正常组织很难分辨。手术切除也需要切除部分正常组织，因此纵隔的恶性肿瘤常常预后较差，而且给予手术切除常常容易出现更多的并发症。

【预防与调护】

纵隔肿瘤位居上焦，与肺的关系最为密切，而肺在五行中与肝肾密切相关，故本病从脏腑角度来说，调养肺肾可以扶助正气，疏调肝气可以防止气滞、血瘀、痰凝，防止本病的发生。

【临证备要】

一、辨病思路

1. 根据症状辨病

许多纵隔肿瘤初期没有临床症状，多为体检发现。在疾病发展过程中，会因为病变压迫或侵犯周围组织结构出现胸痛、咳嗽、呼吸困难、吞咽困难、声音嘶哑等压迫气道、食道、喉返神经的临床表现，并常常伴有发热、乏力、体重下降及盗汗等全身症状。临床辨证根据压迫部位的不同，在化痰散结基础上结合病变部位选择用方。

2. 根据体征辨病

纵隔肿瘤无特异性体征表现，临床肿瘤压迫可出现上腔静脉综合征、Horner 综合征、重症肌无力等表现，结合体征可采用化瘀利水消肿、补气扶正等治疗。

3. 根据检查辨病

通过影像学检查，可以发现纵隔肿瘤病变部位所侵犯的邻近脏器，通过病理学检查可以明确肿瘤类型，采取不同的治疗方法。

二、辨证思路

1. 未放化疗的证候特征

未治疗患者在正虚的基础上，以阴寒内盛、瘀毒内结、痰湿蕴结、气滞血瘀证等邪实表现为主。

2. 放疗后的证候特征

纵隔肿瘤放疗过程中易累及肺、食管等器官，出现乏力、干咳、低热、口咽干燥、纳差、舌红少苔等耗气伤阴的证候。

3. 化疗后的证候特征

化疗后患者表现为神疲乏力、气短心慌、头晕纳差、恶心呕吐、舌淡苔白、脉弱等症，以气血两虚、脾胃运化失调的证候为辨证要点。

4. 复发转移后的证候特征

患者正气亏虚、癌毒复发，引起转移，此时患者正气不足、邪气充盛，以临床症状进行性加重为主要辨证要点。

三、治疗注意事项

1. 注重化痰散结的应用

痰瘀内结是导致纵隔肿瘤的最主要致病因素，所以化痰散结法是治疗贯穿始终的方法，但在治疗过程中，也要根据患者的具体情况，在化瘀解毒的基础上，配合扶正益气、养阴清热、软坚散结等法。

2．注重扶正与祛邪的关系

本病临床表现以压迫症状为主，故邪实贯穿始终，初、中期正气亏虚表现不明显，以祛邪为主，至肿瘤晚期，正虚为主要表现，以扶正为主。

3．放化疗期的治法

本病放化疗期间以气阴两虚为主要表现，常采用益气养血、清热养阴等治法。

4．康复期的治疗

本病康复期，大多表现为正气亏虚等症状，辨证治疗上为扶正固本，提高机体的免疫力，常用补中益气汤、八珍汤、十全大补汤之类的补益之品，以增强体质，巩固疗效，防止复发和转移。

第三节　乳腺癌

【概述】

乳腺癌是乳腺导管上皮细胞在各种内、外致癌因素的作用下失去正常特性而异常增生，以致超过自我修复限度而发生的疾病。临床以乳腺肿块为主要表现，与其他恶性肿瘤相比，具有发病率高、侵袭性强，但病情进展缓慢、自然生存期长等特点。

乳腺癌是妇女最常见的恶性肿瘤。世界上乳腺癌的发病率及死亡率有明显的地区差异。欧美国家高于亚、非、拉国家，北美、北欧是乳腺癌的高发地区，其发病率约为亚、非、拉美地区的4倍，在我国占全身各种恶性肿瘤的7%～10%，呈逐年上升趋势。如北京1981年乳腺癌发生率为13.3/10万人，1990—1991年上升为25.7/10万人。上海1980年为17.9/10万人，1993年上升为27.1/10万人，女性乳腺癌在恶性肿瘤中构成比例为16.34%，居女性恶性肿瘤首位。北京、天津为第二位，仅次于胃癌。我国妇女乳腺癌的年死亡率在6～11/10万人之间。从流行病学研究中，已提示我国乳腺癌发病率逐渐上升而且集中于大城市，另外发病年龄亦有提前趋势，可能与防癌知识普及、妇女重视乳腺癌意识增强、文化程度提高、饮食结构变化有关。由于诊断方法不断进步，早诊病例比例逐渐提高。

乳腺癌在中医当属"乳岩""乳石痈""妒乳"等范畴。

【疾病源流】

中医有关乳腺癌记载在《肘后备急方·治痈疽妒乳诸毒肿方》中提到"若恶核肿结不肯散""石痈结肿坚如石，或如大核，色不变，或做石痈不消""若发肿至坚而有根者，名曰石痈"。《诸病源候论》又载："石痈者……其肿结确实，至牢有根，核皮相亲，不甚热，微痛。"《备急千金要方》中说："妇人、女子乳头生小浅热疮，痒，搔之黄汁出，浸淫为长，百种疗不瘥者，动经年月，名为妒乳。"相当于乳头湿疹样癌。宋代《妇人大全良方》提出："若初起内结小核，或如鳖棋子，不赤不痛，积及岁月渐大。巉岩崩破如熟榴，或内溃深洞，血水滴沥……名曰乳岩。"明代陈实功的《外科正宗》中对乳岩的论述十分详细："经络痞涩，聚结成核，初如豆大，渐如棋子，半年一年，二载三载，不痛不痒，渐渐而大，始生疼痛，痛则无解，日后肿如堆栗，或如覆碗，色紫色秽，渐渐溃烂，深者如岩穴，凸者若泛莲，疼痛连心，出血则臭，其时五脏俱衰，四大不救，名曰乳岩，凡犯此者，百人百必死。"总之，古代文献中对乳腺癌的论述很多，因其生于体表故观察亦具体细致。

【病因病机】

一、中医病因病机

中医认为乳腺癌的发生主要在于正气不足、七情内伤、肝郁气滞、冲任失调、郁结伤脾等导致体内脏腑阴阳失去平衡、经络阻塞、痰瘀互阻，导致邪毒内蕴、气滞血瘀、痰浊交结滞于乳中而成癌。

1. 情志失调

女子以肝为先天，肝主疏泄，性喜条达而恶抑郁，肝属木，克脾土，情志不畅，所愿不遂，肝失条达，气机不畅，气郁则瘀；肝郁克犯脾土，运化失职则痰浊内生，肝脾两伤，经络阻塞，痰瘀互结于乳房而发病。

2. 饮食失节

久嗜厚味炙煿则湿热蕴结脾胃，化生痰浊，随气流窜，结于乳中，阻塞经络，气血不行，日久成岩。

3. 冲任不调

冲为血海，任主胞胎，冲任之脉隶属于肝肾。冲任失调则气血失和，月经不行，气郁血瘀，阻塞经络，结于乳中而成乳岩。乳岩多发于绝经期前后，故与冲任失调有密切关系。

4. 外邪侵袭

《诸病源候论》曰："有下乳者，其经虚，为风寒气客之，则血涩结……无大热，但结核如石。"外邪乘虚而入内，结于乳络，阻塞经络，气血运行不畅，瘀血内停，痰浊内生，乳癌乃成。

综上所述，乳腺癌发病缓慢，病程较长，病位在乳腺，与肝、脾、肾密切相关。病性为本虚标实，正气虚衰为本，气郁、血瘀、痰凝、邪毒内蕴为标。乳腺癌病理变化是由虚致实、因实而虚、虚实夹杂的复杂过程。早期常表现为邪实，中期多虚实夹杂，晚期则以正虚为主。

二、西医病因病理

乳腺癌的病因尚不明确。乳腺是多种内分泌激素的靶器官，如雌激素、孕激素以及催乳素等，其中雌酮及雌二醇对乳腺癌的发病有直接关系。20 岁前本病少见，20 岁以后发病率迅速上升，45～50 岁较高，绝经后发病率持续上升。月经初潮年龄早、绝经年龄晚、不孕与乳腺癌发病均有关。

另外家族史、遗传和内分泌因素对乳腺癌的发生有较大的影响，肥胖、营养过剩和外源激素的应用（避孕及激素替代疗法）增加了发病机会。多数认为乳腺增生可能与乳腺癌的发病有关。北美、北欧地区乳腺癌发病率约为亚、非、拉美地区的 4 倍，提示环境因素以及生活方式与乳腺癌的发病有一定关系。中国妇女绝经前乳腺癌的发病比例远远高于西方妇女。临床实践中发现部分绝经前妇女乳腺癌发生于多次人工流产后，可能与终止妊娠后激素大幅度变化有关。

病理类型：乳腺癌有多种分型方法，目前多采用以下病理分型。

（1）非浸润癌：包括导管内癌和小叶原位癌以及乳头湿疹样腺癌，此类型属早期，预后较好。

（2）早期浸润癌：包括早期浸润性导管癌、早期浸润性小叶癌，此时癌细胞开始突破基底膜，向间质浸润。

（3）浸润性特殊癌：包括乳头状癌、腺样囊腺癌、黏液腺癌、大汗腺癌等。此类型分化一般较高，预后尚好。

（4）浸润性非特殊癌：包括浸润导管癌、硬癌、单纯癌、髓样癌、腺癌、浸润性小叶癌。此类型一般分化低，预后较其他类型差，是乳腺癌常见类型，约占 80%。

【诊断与鉴别诊断】

一、诊断要点

1. 临床表现

（1）局部肿瘤表现：乳房肿块，常为就诊的首发症状，多为单发，质地较硬，增大较快，可活动，如侵及胸肌或胸壁则活动差或固定。皮肤橘皮样改变和乳头内陷为癌侵及皮肤和乳头的表现。

（2）区域淋巴结转移表现：腋窝和锁骨上淋巴结肿大、质硬、活动、融合或固定。晚期乳腺癌表现：血行转移至肺、肝、骨、脑而出现相应的临床表现。

（3）乳头溢液：血性或浆液性，有此症状的患者适宜行乳腺导管内镜检查。

（4）炎性乳腺癌：表现为乳房皮肤炎症样改变，由局部扩大到全乳房，皮肤颜色由浅红到深红，同时伴有皮肤水肿、增厚、表面温度升高。

2. 辅助检查

（1）常用影像学检查。

①乳腺 B 超检查：非创伤性，可同时检查双腋下淋巴结。B 超下可见形状不规则的低回声区，准确率为 80%～85%，如能同时发现腋窝淋巴结肿大、融合、固定，则提示乳腺肿块很可能为乳腺癌。

②乳腺 X 线照相检查：可见密度增高、边缘不规则的肿块阴影，有时中心可见钙化，如 $1cm^2$ 范围内钙化点超过 5 个则应警惕恶性。

③钼靶 X 线或干板照相：根据乳腺肿块密度与周围组织对比有无毛刺或钙化等帮助诊断。对有病理性溢液的患者，可行导管造影或导管镜检查，以观察导管有无中断扩张、受压移位和占位性病变。

（2）病理或细胞学检查：诊断的准确性高。

①乳头分泌物细胞学检查：无创且操作简便。

②肿块穿刺检查：细针吸取细胞学涂片或 B 超引导下穿刺活检。

③切除活检：先做肿物整块切除，冷冻切片病理确诊后行乳腺癌保乳手术或扩大切除术。

（3）肿瘤标志物检查。

CA－153 和 CEA 增高与乳腺癌有一定相关性。

（4）乳腺癌内分泌受体检查。

雌激素受体（ER）、孕激素受体（PR）检查：是乳腺癌病理检查必须包括的项目，阳性者内分泌治疗有效，检测结果决定术后治疗方案的选择和患者的预后。

（5）CerbB－2（HER2/neu）。

结果阴性者，内分泌治疗有效，预后好，阳性者内分泌治疗无效。准确的检测很重要，是否阳性影响到化疗方案和生物治疗方案的选择以及患者的预后。

（6）BRCA 基因检测。

遗传性乳腺癌约占全部乳腺癌的 5%～10%。BRCA 基因突变发生于 70% 的遗传性乳腺癌中。

二、鉴别诊断

乳腺癌应根据临床表现、辅助检查结果进行初步诊断，确诊需要细胞学或病理学证据。近年来，乳腺癌的发病呈年轻化和上升趋势，对于发生于乳腺的肿物应警惕恶性肿瘤的可能，尽早行活检或细胞学检查，以免因延误诊断影响治疗和预后。乳腺癌应与发生于乳腺的良性和其他恶性肿瘤相鉴别。

（1）乳腺纤维腺瘤：临床多见于年轻女性，单发或多发，触诊为边缘光整的圆形或椭圆形结节，活动好。

（2）乳腺叶状瘤：临床表现为迅速增大的肿物，轮廓较光整，有浅分叶，一般活动好。

（3）乳腺癌肉瘤：罕见，一般通过手术病理诊断。

（4）乳腺转移瘤：少见。原发肿瘤可为对侧乳腺癌、恶性黑色素瘤、肺癌、卵巢癌等 X 线表现为圆形轮廓光整的结节。

（5）乳腺淋巴瘤：少见。可原发或继发，X 线表现为弥漫密度增高，与炎性乳腺癌相仿、可见边缘清楚的单发或多发的结节及模糊小片影等，很少见钙化。

【治疗】

一、辨证治疗

1. 辨证要点

（1）辨虚实。

乳癌患者早、中期多为肝郁气滞、冲任失调、毒热蕴结之实象，而晚期多为气血亏虚之虚象。

（2）舌脉。

舌脉可反映出疾病的寒热虚实。舌质红，舌苔黄，脉数者多为实热证；舌质淡，脉沉细者为虚证之表现；舌质紫暗或有瘀斑、瘀点，脉弦缓或弦滑者则属气滞血瘀之证。

（3）分期辨证。

乳腺癌早期：多有乳房肿块胀痛、两胁作胀、心烦易怒、口苦咽干、头晕目眩、脉弦滑、舌苔薄白或薄黄的肝郁气滞表现。

乳腺癌中期：随着病情进展，兼有月经失调、腰膝酸软、五心烦热、目涩、口干、脉细数无力、苔少有龟裂、舌质红，此时多表现为冲任失调。

乳腺癌晚期：乳房肿块迅速增大、疼痛或红肿甚至溃烂翻花，分泌物臭秽或乳腺癌术后多发转移，见于炎性乳腺癌，肿瘤局部为 T4d、T4c 或化疗后多发卫星结节或Ⅳ期乳腺癌患者，此时为毒热蕴结。

（4）并发症辨证。

①患侧上肢肿胀：乳腺癌改良根治术后的患者，尤其是乳腺癌根治术后的患者经常出现患侧上肢肿胀，且有逐渐加重的趋势。此时多表现为气滞水停。

②乳腺癌患者合并甲状腺结节：部分乳腺癌患者复查时多发现甲状腺结节，容易精神紧张，一般乳腺癌不会转移至甲状腺，患者多为肝郁气滞。

（5）放化疗毒副反应辨证。

化疗后，患者往往出现食欲不振、恶心呕吐等胃肠道反应，以及神疲无力、气短懒言、舌淡苔薄，此时表现为脾胃虚弱。

放疗时，乳腺癌患者放疗期间多见乏力、口干喜饮、大便干结、纳差等症。亦可见舌质暗红、少苔或薄苔、脉细数或弦细气阴两伤的证候。

2. 治疗要点

（1）治疗原则和方法。

乳腺癌的发生，主要由于肝气瘀滞、痰瘀凝结、热毒壅滞，所以以解郁化痰、补益扶正、解毒散结为主要治疗原则。

（2）针对并发症或变症的治疗原则。

上肢肿胀需行气利水，并发甲状腺结节以及情绪紧张需解郁散结。

（3）针对手术放化疗毒副反应的治疗原则。

化疗引起的胃肠道反应以及血象降低等需要以和胃健脾、补益气血为主。放疗导致的应养阴生津解毒。

（4）综合治疗原则。

早期诊断是乳腺癌治疗的关键。原则上以手术治疗为主。中医药治疗是乳腺癌综合治疗的重要部分，对晚期患者，特别是手术后患者有良好的调治作用，对放化疗有减毒增效作用，可提高患者生存质量，或延长生存期。

3．分证论治

（1）常见临床证型的中医治疗。

①肝郁痰凝证。

临床表现：乳房肿块皮色不变，质硬且边界不清，发病与情绪因素有关，或情志抑郁，或月经前乳房胀痛、两胁作胀、心烦急躁。脉弦滑，舌苔薄白或薄黄。

证候分析：情绪抑郁导致肝气郁结不舒，月经前乳房胀痛、两胁胀满、肝郁化热，故心烦急躁易怒。气滞经络运行不畅，日久凝结成痰核，质地硬且边界不清。

治法：舒肝解郁，化痰散结。

代表方：神效瓜蒌散（《外科大成》）加减。

常用药：瓜蒌、当归、甘草、橘叶、山慈菇、猫爪草、柴胡、青皮、郁金等。

加减：日久化热者加丹皮、栀子，睡眠差、梦多者加龟板、鳖甲，伴有硬块疼痛者酌加乳香。

②冲任失调证。

临床表现：乳房肿块胀痛坚硬，经期紊乱，兼有腰膝酸软，五心烦热，目涩，口干，脉弦细数无力，舌质红。

证候分析：肝气郁结日久，肝血暗耗，可见有经期紊乱或月经量少，肝血不足，肾水亏损，冲任失调，则出现五心烦热、目涩，脉细。日久化热伤阴，舌质红，口干。

治法：调理冲任，散结养阴。

代表方：逍遥散（《太平惠民和剂局方》）加减。

常用药：当归、香附、地黄、沙参、麦冬、川楝子、橘叶、枸杞子、山慈菇等。

加减：失眠梦多者加酸枣仁、夜交藤、丹参，结块坚硬者可用鳖甲、牡蛎、玄参、鹿角霜。月经不调者加柴胡、白芍，日久化热者加丹皮、栀子，盗汗严重者加浮小麦、知母。

③正虚毒盛证。

临床表现：乳房肿块疼痛红肿甚至溃烂翻花，渗流血水，分泌物臭秽或乳腺癌术后多发转移，精神萎靡，饮食少进，消瘦乏力。舌质紫暗，舌苔黄白或黄厚腻，脉弱无力。

证候分析：癌毒内盛，肉腐成浓，可见局部红肿、灼热疼痛，伴有口干、便秘等。邪盛内虚，机体倦怠乏力，饮食减少。瘀毒内结，正虚邪实，故舌质紫暗，脉弱无力。

治法：解毒化瘀、补益扶正。

代表方：香贝养荣汤（《医宗金鉴》）加减。

常用药：香附、贝母、人参、茯苓、陈皮、熟地黄、当归、白术、猫爪草、山慈菇等。

加减：热毒炽盛者加蒲公英、白花蛇舌草、龙葵、夏枯草。纳差者加焦三仙、砂仁。气血不足者加黄芪、阿胶、仙鹤草、砂仁等。自汗明显者加浮小麦。患侧上臂肿胀者加络石藤、桑枝、路路通。便秘者加制大黄、柏子仁。眠差者加夜交藤、炒枣仁。

④气血亏虚证。

临床表现：患者形体消瘦，面色不泽，头晕，神疲倦怠；术后切口坏死糜烂，难以愈合。时有渗液，腐肉色暗灰白，舌淡苔薄，脉沉细无力。

证候分析：癌肿晚期或者手术耗伤正气，气血不足，故见形体消瘦、神疲气息、精神萎靡。气血不足，生化乏源，无以濡养机体，伤口愈合不佳、渗液；舌淡、苔薄、脉细无力皆为气血不足，不能鼓动经脉的表现。

治法：补益气血，养营解毒。

代表方：十全大补汤（《医学发明》）加减。

常用药：党参、黄芪、西洋参、黄精、白术、半枝莲、鸡血藤、蒲公英、龙葵、红豆杉等。

加减：头晕目眩者加当归、龙眼肉、白芍、升麻以升提气血，养血和营。食少难化者酌加焦三仙、砂仁、独脚金。多汗不寐者加浮小麦、夜交藤、酸枣仁、茯神。尿频便溏者用山药、覆盆子、巴戟天、五味子等补肾缩尿。

⑤脾胃虚弱证。

临床表现：患者术后或放化疗后食欲不振，恶心呕吐，神疲无力，气短懒言，舌淡苔薄，脉细弱。

证候分析：放化疗后造成胃肠功能紊乱，影响机体胃肠升降，引起食欲减退、胃气上逆而恶心呕吐。由于饮食减少，生化不足，导致气短懒言，神疲倦怠。

治法：健脾养胃。

代表方：参苓白术散（《太平惠民和剂局方》）加减。

常用药：党参、茯苓、白术、陈皮、木香、砂仁、牡蛎、夏枯草、山慈菇、鸡内金、瓜蒌、木瓜、藿香等。

加减：局部溃烂翻花者加黄芪、仙鹤草、土贝母、露蜂房等；症见咯血、胸痛者加百合、麦冬、白茅根、鳖甲、地骨皮、枇杷叶、杏仁等；脑转移可见头痛、头胀、头晕、呕吐等，加车前子、八月札、泽泻、蜈蚣、全蝎等。

（2）手术期间的中医药治疗。

乳腺癌术后主要表现为气血两虚、脾胃亏损，治以益气养血、调理脾胃之品，可选择以八珍汤或人参养荣汤加减，药用黄芪、太子参、当归、黄精、鸡血藤、木瓜、枸杞、淫羊藿、白术等，术后伤口疼痛，多由于气血亏虚、瘀血阻络，治以养血通络，常用丹参、赤芍、黄芪、鸡血藤、三七、陈皮等。

（3）化疗期间的中医药治疗。

在以手术治疗为主的综合治疗中，乳腺癌是实体瘤中应用化疗最有效的治疗手段之一。术前全身性化疗可以缩小病灶、保留乳房、减少转移以及提高生存率；术后辅助性化疗可以尽可能消除原发灶切除后的癌细胞。

①胃肠道反应的治疗。

临床表现：化疗期间多见呕吐、恶心、食欲缺乏，便溏或大便干结，舌质淡红，脉细无力。

证候分析：化疗药物损伤胃气，导致胃失和降，则出现恶心、呕吐、纳差，便溏或干结。脾胃受损，水谷精微不能濡养机体，则倦怠神疲。

治法：健脾和胃，降逆止呕。

代表方：香砂六君子汤（《杏苑生春》）加减。

常用药：陈皮、茯苓、白术、木香、仙鹤草、山药、砂仁、黄芪、党参、炙甘草。

加减：腹泻者加芡实、山药；大便干结者加枳实、厚朴；口腔溃疡者加黄连、地黄、蒲公英。

②血象下降的治疗。

临床表现：化疗后常出现白细胞、血小板降低，症见面色无华、神疲乏力、头晕、失眠、毛发脱落、免疫力低下，舌淡胖，苔薄，脉细弱。

证候分析：化疗药物导致营血亏损，营血不足致使面色不泽，神疲乏力，头晕。发为血之余，气血亏虚，毛发得不到濡养，则出现脱发。营虚卫弱，容易出现免疫力下降。

治法：健脾补肾。

代表方：四君子汤和右归丸（《太平惠民和剂局方》《景岳全书》）加减。

常用药：党参、黄芪、当归、熟地黄、茯苓、鸡血藤、黄精、菟丝子、补骨脂、白芍、大枣。

（4）放疗期间的中医药治疗。

临床表现：乳腺癌患者放疗期间多见乏力、口干喜饮、大便干结、纳差等症。舌质暗红，少苔或薄苔，脉细数或弦细。

证候分析：放射虽为治疗方法，但在中医中属燥热之邪，容易耗伤人体津液，导致气阴不足而出现乏力、口干、大便干结等气阴两伤的症状。

治法：益气养阴，清热解毒。

代表方：沙参麦冬汤合增液汤加减。

常用药：北沙参、麦冬、石斛、天花粉、生黄芪、鸡血藤、当归等。

加减：肝肾不足者加女贞子、枸杞子、山茱萸补肾；饮食减少者加鸡内金、焦三仙化食；干咳少痰、胸痛者加川贝、百合、鱼腥草、山豆根、瓜蒌；局部皮肤红肿、脱屑，甚至破溃、坏死，可予以托毒生肌之药——蒲公英、山慈菇、半枝莲、金银花，并配合生肌玉红膏、蛋黄油等外敷。

二、辨病治疗

1. 乳腺癌常用中药

（1）山慈菇：甘、微辛，寒，有小毒。化痰散结，解毒消肿。抗癌有效成分为秋水仙碱，常用量3～10g。

（2）瓜蒌：甘，寒。清热化痰，宽胸散结，排脓消肿，润燥滑肠。反乌头。常用剂量15～30g。

（3）天花粉：甘、微苦，微寒。清热生津，消肿排脓。常用剂量10～15g。

（4）土茯苓：甘、淡，平。解毒消肿，祛湿通络。常用剂量10～30g。

（5）半枝莲：辛、苦，寒。清热解毒，利尿消肿。常用剂量30～60g。

2. 乳腺癌常用中成药

（1）小金丹（《外科正宗》方）：白胶香、草乌、五灵脂、乳香、没药等。功能为化痰散结，祛瘀通络。治肿瘤患者证属寒湿痰瘀阻络者，证虚者不宜用。

（2）犀黄丸（《外科证治全生集》方）：牛黄1.5g，麝香4.5g，乳香、没药各30g。研极细末，用黄米饭60g。捣烂为丸，晒干。功能为行瘀散结，解毒消肿。每服3～6g，陈酒送下。不宜长期服用。

（3）化瘀丸（《实用中医学》方）：水蛭、王不留行、紫河车、生牡蛎、白芷、当归等。功能为活血化瘀，软坚散结。适用于具有瘀血证候患者。每次6g，每日1～2次。

3. 单方、验方

（1）平消片（《癌瘤中医防治研究》方）：枳壳30g，火硝18g，五灵脂15g，郁金18g，白矾18g，仙鹤草18g，干漆（炒）6g，制马钱子12g，将上药共研细粉，水泛为丸，每服1.5～6g，开水送下，每日 3 次，适用于各种癌瘤。

（2）龙蛇羊泉汤（民间经验方）：龙葵 30g，蜀羊泉 30g，蛇莓 15～30g，每日 1 剂，水煎，分 2 次温服。临床适用于各种肿瘤。

（3）香蚣散：蜈蚣 10g，生半夏 15g，陈皮 15g，硼砂 30g，重楼 45g，全蝎 30g，乳香 30g，紫花地丁 45g，银朱 9g，麝香 1.5g，上药共研为细粉，合在一起，研匀。每次按疼痛部位大小适量，用荞麦面打糊调药粉，外敷于疼痛部位对侧皮肤上。每隔 12 小时换药 1 次，疼止停药。适用于癌痛剧烈者。

（4）神仙追毒丹（《医学纲目》方）：五倍子（捶破，洗，焙）90g，山慈菇（去皮净，焙）30g，千金子（去壳，研，去油，取霜）30g，山豆根 30g，朱砂、雄黄各 30g，全蝎 30g，红大戟（去芦，洗净，焙干）45g，上药共为细末，研入麝香 6g，以糯米饮为丸，分为 40 丸。每服 1 丸，生姜、薄荷汁、井花水研服。适用于各种肿瘤。

4. 中医外治法

对于有手术禁忌证或远处转移，不适宜手术者。初起可以用阿魏消痞膏外贴，溃后可以用红油膏外敷；坏死组织脱落后，用生肌玉红膏，以促进愈合。

乳腺癌患者在术后以及化疗期间，可以配合灸法，取大椎、内关、足三里、膈俞、百会，每日 1 次，每穴 15 分钟，能明显改善患者生活质量，增强机体免疫。

三、对症治疗

1. 患侧上肢肿胀

预防上，术后及时开展适当的功能锻炼；防止患侧上肢过劳；避免使用患侧上肢输注化疗药；避免牵拉患侧上肢。对于已经发生的患侧上肢肿胀，平时要经常抬高患侧上肢以促进静脉回流。中医治疗上，中药可使用桑枝、络石藤、路路通等。对于中重度水肿，灸法治疗有一定的疗效，应在有经验的医生指导下应用。

2. 乳腺癌患者合并甲状腺结节

从中医病因病机上，乳腺癌和甲状腺结节（瘿）的发病均与情志因素有关，因此有些患者先后或同时患两种疾病。中药采用海藻、昆布、生牡蛎、夏枯草、浙贝母等，经数月的治疗，部分患者的甲状腺结节可消失。

四、并发症的治疗

1. 术后上肢肿胀

乳腺癌根治术后的患者常出现患侧上肢肿胀，且有逐渐加重的趋势，影响活动。轻度水肿可以适当用通络利水之品，可以用五苓散加减，加入车前子、草薢、桑枝、路路通等。除了药物预防，术后应采用适当的功能锻炼，避免患侧上肢过劳。对于已经发生的患侧上肢肿胀，平时要经常抬高患侧上肢以促进静脉回流。对于中重度水肿，可采用温阳利水，真武汤加减。灸法治疗有一定的疗效。

2. 栓塞性静脉炎

有些刺激性较强的药物使用不当或者漏到皮下会导致栓塞性静脉炎，甚至引起局部坏死，症见局部灼热疼痛、血管呈条索状，中医可以采用清热解毒、消肿止痛的治疗方案/药方，常用中药蒲公英、白花蛇舌草、紫河车、重楼等。

五、饮食疗法

1. 乳癌术后饮食

多服补气养血、宽胸利膈之品，如橘子、苹果、罗汉果、桂圆、大枣、冬瓜、海参、元鱼、蛤蚧肉、薏米粥、淮山药粉、山慈菇、糯米粉、丝瓜、莲藕、红萝卜等。

2. 乳癌放疗期饮食

可用杏仁霜、枇杷果、白梨、莲藕、新鲜蔬菜。

3. 乳癌化疗期间饮食

可用薏米粥、灵芝、木耳、鲜菜和水果。

（1）菱角肉 60g，薏苡仁 30g，绿茶 1.5g。菱角肉切片与薏苡仁加水同煎，沸后 30 分钟，加绿茶泡 10～15 分钟。每日 1 剂，分 3 次服。

（2）海藻 250g，白酒 500mL。将海藻切段，白酒浸泡 57 天，少少饮之，每日饮 3～5 次。

【转归预后】

乳腺癌的 5 年生存率在近 10 余年中开始有所改善，首先归功于早期发现、早期诊断。其次是术后综合治疗的不断完善。一般认为影响乳腺癌预后的因素有临床分期、病理学分型、激素受体以及淋巴结转移情况。一般认为，临床分期越早患者预后越好，相反则预后差。肿瘤病理组织类型是决定乳腺癌预后的重要因素。非浸润癌预后最好。随着浸润的出现和程度的加重，预后逐渐变差。肿瘤的组织学分级 I 级、II 级、III 级分别代表肿瘤的高、中、低分化程度，分化高的肿瘤预后好。淋巴结转移是影响乳腺癌患者预后的最重要因素，转移数目越多，预后越差。由于乳腺癌属于化疗和内分泌治疗敏感肿瘤，应重视对乳腺癌生物学行为的研究，并不断完善综合辅助治疗，以进一步改善生存率，这对于晚期复发转移性乳腺癌的治疗提供更多选择的余地。

【调护预防】

一、调护

（1）对于乳腺癌高发年龄期的妇女应定期进行乳房的自我检查，一旦怀疑有肿块便立即就诊是预防乳腺癌的关键。

（2）调畅情志：情志不畅足以使乳腺癌病情加重，所以调畅情志对乳腺癌的治疗具有重要意义。

（3）节饮食：乳腺癌患者宜多食新鲜蔬菜水果，忌辛辣肥腻之品。

（4）治疗后，3 年内不能受孕。

（5）治疗后定期复查，术后第一年每季度一次，第二年每半年一次，以后每年一次。

二、预防

（1）宣传普及防癌知识，推广和普及乳房自我检查方法。

（2）重视乳腺癌的早期发现，以及高危人群的定期检查，经普查检出病例，可以提高乳腺癌的生存率。目前一般认为乳房钼靶 X 线摄片是最有效的检测方法。

（3）积极治疗乳腺良性疾病。

（4）保持乐观的情绪、适当锻炼身体、均衡饮食、母乳喂养等有助于预防乳腺癌的发生。

【临证备要】

一、辨病思路

1. 根据症状辨病

早期表现是患侧乳房出现无痛、单发的小肿块，常是患者无意中发现而就医的主要症状。乳腺癌发展至晚期，可侵入胸筋膜、胸肌，以至癌块固定于胸壁而不易推动。如癌细胞侵入大片皮肤，可出现多数小结节，甚至彼此融合。有时皮肤可溃破而形成溃疡，这种溃疡常有恶臭，容易出血。

乳腺癌淋巴转移最初多见于腋窝。肿大淋巴结质硬，无痛，可被推动；以后数目增多，并融合成团，甚至与皮肤或深部组织黏着。乳腺癌转移至肺、骨、肝时，可出现相应的症状。例如肺转移可出现胸痛、气急，骨转移可出现局部疼痛，肝转移可出现肝肿大、黄疸等。

2. 根据体征辨病

乳腺癌可分为一般类型乳腺癌及特殊类型乳腺癌。

乳腺癌早期常为乳房内出现无痛性肿块，边界不清，质地坚硬，表面不光滑，不易推动，常与皮肤粘连，出现病灶中心酒窝征，个别可伴乳头溢液。中期随着癌肿逐渐增大，产生不同程度疼痛，皮肤可呈橘皮样水肿、变色；病变周围可出现散在的小肿块，状如堆栗；乳头内缩或抬高，偶可见到皮肤溃疡。晚期，乳房肿块溃烂，疮口边缘不整齐，中央凹陷似岩穴，有时外翻似菜花，时渗暗红血水，恶臭难闻。

3. 根据检查辨病

钼靶 X 线摄片在病变部位可见致密的肿块阴影，大小比实际触诊的要小，形态不规则，边缘呈现毛刺状或结节状，密度不均匀，可有细小成堆的钙化点，常伴血管影增多增粗，乳头回缩，乳房皮肤增厚或凹陷；B 超检查可见实质性占位病变；病理切片检查可帮助确诊。

二、辨证思路

1. 未放化疗的证候特征

肝郁痰凝证见于乳腺癌早期，冲任失调证常见于乳腺癌中期，正虚毒盛证常见于乳腺癌晚期。

2. 放疗后的证候特征

放疗后的证候多表现为气阴两伤、津亏伤营。

3. 化疗后的证候特征

化疗后的证候多有脾胃虚弱。

4. 转移后的证候特征

肺转移见咳嗽、咯血、喘促气短等肺气不降、血行脉外的表现。骨转移见病灶疼痛，活动不利，或刺痛，或酸痛，或麻木，多为气滞血瘀。肝转移见肝大胀痛、腹膨胀满、目黄尿赤、口苦呕吐等肝郁气滞表现。脑转移见头痛、头胀、眩晕耳鸣、心烦易怒、恶心呕吐等肝阳上亢表现。胸膜转移见胸腔积液胸闷、喘憋气短难以平卧、胸痛等饮停心下的表现。

三、治疗注意事项

（1）乳腺癌虽然是乳房疾病，但仍是全身疾病的局部表现。一些临床现象也提示乳腺癌的全身特征，所以全身综合治疗是非常重要的。中医提出"有诸内必形于诸外"，中西结合综合治疗是目前提高治疗水平的重要手段。其中手术是乳腺癌的主要治疗方法，还需辅助化学药物、内分泌、放射治疗以及生物治疗。精神心理支持、家庭护理以及临终关怀也具有重要意义。

（2）乳腺癌术后应予以补气养血、健脾益肾治疗，以更好促进患者机体的恢复，为下一步治疗打好基础，常用的药物有黄芪、鸡血藤、太子参、枸杞子、黄精、鹿角胶等，成药有八珍冲剂、龟鹿二仙胶、六味地黄丸等。术后上肢水肿，影响活动，可以予以温阳利水，常用中药有猪苓、车前子、赤芍、白屈菜等。

（3）乳腺癌对放疗的敏感性属于中度，分化程度越高则敏感性越低。放射性治疗多用于中晚期患者的术前、术后以及非手术适应证的根治疗法和姑息疗法。放射性治疗毒副作用比较大，主要表现为局部皮肤疼痛、溃疡、红肿热痛以及导致的放射性肺炎以及纤维化等。放射性治疗的毒副作用以养阴润燥，清热解毒、养血生肌为治疗原则，常用的中药有沙参、石斛、鳖甲、芦根、天花粉、葛根、百合、玄参、地黄等。

（4）乳腺癌是实体瘤中应用化疗最有效的肿瘤之一，化疗在整个治疗过程中占有重要地位。由于手术尽量去除了肿瘤负荷，残存的肿瘤细胞易被化学药物杀灭。化学药物治疗常出现恶心、呕吐、纳差、腹泻等胃肠道反应，中药予以健脾和胃，降逆止呕，常用陈皮、橘红、半夏、竹茹、生姜等。化疗后常出现血象下降的情况，中药治疗多以补益气血、补肾养肝，药用黄芪、太子参、鸡血藤、阿胶、鹿角胶、枸杞、黄精、首乌等。

其他毒副作用，如化疗药物在肝脏代谢，引起肝损伤，症见肝区不适、乏力、厌食等，中药以疏肝、养肝为主，常用药物有地耳草、垂盆草、五味子。

第十三章　消化系统肿瘤

第一节　食管癌

【概述】

食管癌（Esophageal Carcinoma）是常见的消化道恶性肿瘤之一，其中鳞癌占90%以上，目前手术为可切除食管鳞癌的主要治疗手段，但单纯手术的疗效不尽如人意。由于临床上尚无有效早期发现和早期诊断方法，目前食管癌待确诊时仍有80%为局部晚期和晚期患者。而对局部晚期和晚期患者，疗效仍非常不理想。因此从全球范围看，食管癌疗效仍很差，总体5年生存率在15%左右。食管癌治疗总体策略主要依赖于患者一般情况、原发病灶所在部位以及治疗前的临床分期，其中最主要的参考指标为临床分期，根据不同分期及病变部位选择放疗、手术、化疗等不同的治疗方式，探索食管癌综合治疗模式是改善食管癌患者远期生存的关键。近年来，免疫检查点抑制剂在食管癌治疗中的地位不断提高，其联合放化疗，在新辅助治疗、转化治疗、晚期食管癌治疗中的有效率大大提高。另外抗血管生成药物也取得一些进展。

根据食管癌的临床表现，食管癌多属中医"噎膈""反胃"等范畴。

【疾病源流】

早在2000年前就有噎膈的描述，如《素问·阴阳别论》谓："三阳结，谓之膈。"《素问·通评虚实论》曰："膈塞闭绝，上下不通，则暴忧之病也。"并指出此病病邪在胃，如《灵枢·四时气》曰："食饮不下，膈塞不通，邪在胃脘。"后对本病认识又有不断发展，如隋代巢元方在《诸病源候论》中根据病因的不同而将"噎"分为"五噎"，"膈"分为"五膈"："夫五噎，谓一曰气噎，二曰忧噎，三曰食噎，四曰劳噎，五曰思噎……噎者，噎塞不通也"，"五膈气者，谓忧膈、恚膈、气膈、寒膈、热膈也"，并列出了各种"膈"的证候。宋代王怀隐《太平圣惠方·第五十卷》认为"寒温失宜，食饮乖度，或恚怒气逆，思虑伤心，致使阴阳不和，胸膈否塞，故名膈气也"，对其病因进行了较全面的描述。明代赵献可《医贯》云，"噎膈者，饥欲得食，但噎塞迎逆于咽喉胸膈之间，在胃口之上，未曾入胃，即带痰涎而出"，具体阐述了本病的发病部位及典型临床表现。这些描述与现代医学的食管癌症状十分相似。在辨证施治方面，明代方隅在《医林绳墨》中强调"噎膈不可妄投燥热之药，如其以火济火……必须清气健脾，行痞塞以转泰，助阴抑阳，全化育以和中，宜用生津养血之剂。如大肠热结，宜用黄连以清其热，枳壳以开其结……"且强调"必须断妄想，绝厚味，戒房室，去劳碌，善能调养……"而张景岳却提出可用温脾滋肾法："食入反出者，以阳虚不能化也，可补可温，其治尤易；……凡治噎膈大法，当以脾肾为主。盖脾主运化，而脾之大络布于胸膈；肾主津液，而肾之气化主乎二阴。故上焦之噎膈，其责在脾；下焦之闭结，其责在肾。治脾者宜从温养，治肾者宜从滋润，舍其二法，他无捷径矣。"迨至清代，程国彭在《医学心悟·噎膈》中指出："凡噎膈症，不出胃脘干槁四字。"张璐《张氏医通·噎膈》则认为此证初起未必是津液干枯，"皆冲脉上行，逆气所作也"。此说为临床使用和胃降逆法提供了理论依据。李用粹于《证治汇补·噎膈》中认为噎"有气滞者，有瘀血者，有火炎者，有痰凝者，有食积者，虽有五种，总归七情之变，由气郁化火，火旺血枯，津液成痰，痰壅而食不化也。……有因色欲过度，阴火上炎，遂成膈气，宜作死血治，二陈加当归、桃仁、香附、砂仁、白术、沉香、韭汁、姜汁治之"。其化痰行瘀之治法，后世多有效法。

【病因病机】

一、中医病因病机

1. 饮食不节

嗜食腌制熏烤之物或进食过热、过快，刺激食管，损伤络脉，久而食管受损；过食辛香燥热之品，积热消阴，津伤血燥，日久瘀热痰凝，阻于食道，久而食管狭窄，而发本病。

2. 情志内伤

忧思伤脾，脾失健运，津液失布，聚湿生痰，痰气交阻，阻于食道，而见吞咽困难；喜怒伤肝，肝失条达，气结不行，日久可致津液、血液运行不畅而成痰、瘀、气结，痰瘀互结，毒聚于食管而发本病。

3. 正气虚损

脏腑阴阳失调、正气虚损是患病的主要内在原因。嗜烟日久、热伤津液、房事不节、年高体弱或久病失治，均可致气血不足，阴津耗损，食管失于濡养，久而发为本病。

综上所述，食管癌以缓慢发病为多，病位在食管，与脾、胃、肝、肾密切相关。本病的性质是本虚标实，气血、津液、脾、肾虚为本，气滞、血瘀、痰凝、燥热为标。疾病初期多以标实为主，中期虚实夹杂，晚期则以本虚为主。病程短者多因脏腑功能失调，而致气滞、痰浊、瘀血、燥热内生，毒邪凝滞形成痰气交阻，痰热胶结为患；病程较长者，气滞血瘀痰凝，经久不化或毒热内炽耗伤阴津，阴津亏耗，气血两伤，毒瘀互结。病程长者，以虚为主，病程短者，以实为主。

二、西医病因病理

食管癌的发病与嗜烟酒，食管的局部损伤，亚硝胺类化合物、真菌及病毒的作用，营养和微量元素，遗传等诸多因素有关。

【诊断与鉴别诊断】

一、诊断要点

1. 临床表现

（1）早期症状。

多数食管浅表癌仅有轻微的症状，主要表现为胸骨后不适、烧灼或疼痛，食物通过时局部有异物感或摩擦感，下段食管癌还可引起剑突下或上腹的不适、呃逆、嗳气。这些症状开始时是间歇性的，以后逐渐变为经常性。

（2）中晚期症状。

①进行性吞咽困难甚至滴水不入。

②梗阻：严重者常伴有反流，持续性吐黏液。

③疼痛：部分晚期病例可有前胸、后背，特别是肩胛骨部出现经常性的沉重感或疼痛。

④出血：食管癌患者有时会因呕血或黑便而来就诊，通常为肿瘤形成溃疡或浸润大血管而致。

⑤声音嘶哑。

⑥体重减轻和厌食。

（3）终末期症状和并发症。

①恶病质、脱水、衰竭。

②肿瘤浸润，穿透食管侵犯纵隔、气管、支气管、肺门、心包、大血管等，引起纵隔炎、肺炎、肺脓肿、气管食管瘘、大出血等。

③全身广泛转移引起的相应症状，如黄疸、腹水、气管压迫致呼吸困难、声带麻痹、昏迷等。

2. 辅助检查

（1）血液学检查。

食管癌的生物标志物特异性均不甚理想，常用的有 CEA 及 CA199，对食管癌诊断符合率均不超过 50%，血常规检查可以反映患者的贫血程度。

（2）影像学诊断。

①X 线钡餐检查：该法是诊断食管癌的重要手段之一。早期患者，常可见到食管壁黏膜增粗、中断紊乱、局部小溃疡、食管壁僵硬、蠕动减弱、钡剂滞留，中晚期患者可见不规则的充盈缺损、管腔狭窄、病变部位黏膜中断，钡剂通过梗阻，梗阻严重者可见病变上端食管明显扩张。

②食管癌 CT 表现：如食管壁厚度增加，与周围器官分界模糊，则表示有食管病变存在。CT 扫描可以充分显示食管癌病灶大小、肿瘤外侵范围及程度，但食管黏膜不能在 CT 扫描中显示。故 CT 扫描难以发现早期食管癌。

（3）内窥镜诊断。

临床高度怀疑食管癌的患者用上述检查仍不能确诊者，可做食管镜检查，且可活检做病理检查。镜下食管癌形态表现为病变处黏膜充血水肿或苍白水肿，或糜烂、溃疡，或呈菜花状肿物结节，触之易出血，黏膜中断，食管壁较硬，肿瘤部位管腔狭窄，严重时食管镜难以通过。

（4）病理学诊断。

病理学检查为本病诊断的金标准，90% 以上的食管癌为鳞状上皮癌，4%～6% 的食管癌为腺癌，其余的为腺棘癌（腺角化癌）与未分化癌。鳞状上皮癌可分布于食管的任何部位，但以食管中段最多。腺癌多位于食管下段。目前临床胃镜活检及淋巴结穿刺病理为本病的主要诊断依据。

二、鉴别诊断

食管癌的鉴别诊断，除病史、症状和体征外，在很大程度上有赖于 X 线和内窥镜检查，而最后诊断需经病理组织学诊断证实。食管癌需与以下疾病相鉴别。

1. 食管外压性改变

食管外压性改变是指食管邻近器官的异常所致的压迫和吞咽障碍。较常见的有大血管畸形，纵隔肿瘤，肺门及纵隔淋巴结肿大或钙化，胸内甲状腺肿大，老年人主动脉弓、屈曲延长等。患者虽有吞咽梗阻感，但食管黏膜完好。另外，这些食管外因素所引起的吞咽困难的程度较轻微，且病期较长。

2. 食管功能异常

食管功能异常如神经性吞咽困难（重症肌无力、延髓及假延髓病变等），虽可出现程度不同的吞咽困难，但往往具有全身症状或其他特有的征象。贲门失弛缓症，为食管贲门括约肌不能正常地舒张所致，患者进食时，食物下咽发生停滞，不能通过贲门进入胃内，出现食物下咽不利，胸骨后发闷并有阻塞感或进食后有异物黏附感，甚或吞咽困难与食物反流。但这些症状往往交替出现，时轻时重，病程很长，与精神紧张有一定的关系，患者的营养状况较佳，平均年龄也较轻。X 线检查可见钡剂通过缓慢，食管蠕动减弱或消失，黏膜光滑，贲门部呈"鸟嘴样"狭窄。细胞学检查阴性。

3. 食管炎

食管炎主要由于外伤或病菌感染引起。当食管发炎时食管壁充血渗出和水肿。黏膜可能出现坏死、糜烂，甚至出现溃疡。患者主诉咽部不适，咽食时出现疼痛或哽噎，咽下热食或刺激性食物时，疼痛可能加重。这些症状与早期食管癌极为相似。但不同的是，常无典型的吞咽困难症状，食物下咽不受限制，用汤水伴送食物时症状不减轻，也无呕吐或食物反流现象。X 线表现显示局限性黏膜中断、增粗，食管管腔易激惹，甚至出现大小不等龛影或充盈缺损。短期性复查这种表现会发生变化。食管细胞学检查，涂片中炎性细胞较多，无肿瘤细胞。

4. 食管结核

它是特异性炎症的一种，临床上罕见。病变轻者可无症状，如呈增殖性病变或形成结核瘤，则可导致不同程度的阻塞感或吞咽困难，甚至疼痛。病程进展较慢，青壮年患者较多，有结核病史。X 线显示食管管腔狭窄溃疡、食管轮廓不规则。食管结核诊断最后依赖于食管细胞学检查或食管镜检查而确定。抗结核治疗是否有效是鉴别诊断的方法之一。

【治疗】

一、辨证治疗

1. 辨证要点

本病的辨证主要在于辨病位、辨虚实、辨在噎在膈。

（1）辨病位：本病病位在食管，但与脾、胃、肝、肾密切相关。一般而言，吞咽困难、梗阻不顺、胸膈憋闷、随情志变化而有所增减者，病在食道、胃与肝；食物难下、艰涩不顺、形体消瘦、口咽干燥、舌红少津者，病在食道、肝与肾；病变日久、吞咽困难日重、呕吐清水、面白肢冷者，病在食道、脾与肾。

（2）辨虚实：食管癌早期偏气结，血瘀未甚，多表现为邪实正不衰；中期津伤热结，痰瘀交阻，表现为虚实夹杂；后期阴津枯竭，气血两伤，多表现以虚为主。

（3）辨在噎在膈：噎以食物吞咽受阻为特征。膈是由噎逐渐发展而成的。食物格拒不下，由不能咽下食物发展到不能咽下流质饮食，伴有恶病质等全身衰竭症状。

（4）并发症辨证：噎膈在疾病的发展和治疗过程中，常常会出现并发症，常见的并发症有胸痛、颈部痰核、呕血、贫血、声音嘶哑、呃逆呕吐等，此时根据患者气血阴阳的变化、邪盛正虚的情况进行辨证加减治疗。

2. 治疗要点

（1）治疗原则和方法。

本病早期以治标实为主，重在疏肝解郁，化痰散结，降逆，注意佐以润燥；中期虚实夹杂，应攻补兼施；晚期正气亏虚，治宜补虚扶正，法宜健脾补肾，益气养阴，养血生津，兼祛邪之法。

①食管癌的病因病理主要体现在气、瘀、痰、毒、虚五字，临床症状表现为噎、吐、痛、梗、虚。临证应注意辨证论治，灵活选药。

②食管癌为本虚标实之证，治法重点为扶正培本，尤以健脾补肾为先，针对标实，重在活血化瘀，化痰软坚。

③食管癌患者多有胃气不降之证候，故临床治疗需多注意应用通腑降逆安冲之品，如代赭石、旋覆花、姜半夏、酒大黄、肉苁蓉等。

（2）综合治疗原则。

食管癌在早期，以手术化疗为主；中期不能手术时，可以放疗结合化疗；晚期则只能姑息治疗。无论在哪个阶段，采用何种治疗手段，均可结合中医中药治疗。

一般来讲，食管癌有区域淋巴结转移将不限制手术参与其治疗，除非腹腔动脉干区域或区域淋巴结存在广泛转移的情况下则无法行根治性手术。食管癌一旦出现血道转移，则病灶多，不考虑手术切除参与其治疗。若 KPS 评分≥70，可建议化疗；若临床已存在或预计生存期内会出现进食梗阻情况者，可加用局部姑息放疗或支架治疗，同时给予最佳支持治疗。

3．分证论治

（1）常见临床证型的中医治疗。

①肝郁气滞证。

临床表现：咽部似有物梗阻，或进食发噎，呃逆，胸骨后疼痛串及两胁，胸闷口苦，不欲饮食，或头痛目眩，舌质淡红，舌苔薄黄或微黄腻，脉弦或弦细。

证候分析：本型多为病变初起，情志不畅，肝失调达，肝郁气滞，气滞血瘀，阻滞于食道，则见吞咽不利。"见肝之病，知肝传脾"，肝郁乘脾则纳食不行，脉弦细。肝经布胸胁，肝郁则胸胁胀闷。舌质淡红，舌苔薄白，脉细弦，为痰气互阻之佐证。

治法：疏肝理气，软坚散结。

代表方：开郁散（《洞天奥旨》）加减。

常用药：白芍、当归、白芥子、柴胡、炙甘草、全蝎、白术、茯苓、郁金、香附、天葵子、紫河车、僵蚕、旋覆花、代赭石。

加减：若气机瘀滞较重，胸痛甚者，可加延胡索、降香行气止痛；腹胀纳差者加砂仁、厚朴、焦三仙行气醒脾。

②痰血内结证。

临床表现：胸膈疼痛，食不得下而复吐出，甚至水饮难下，大便坚如羊屎，或吐出物如赤豆汁，面色晦暗，口唇青紫，形体消瘦，肌肤枯燥，舌红少津，或带青紫，脉细涩。

证候分析：七情内伤，嗜酒无度，或过食肥甘辛辣，致生痰化瘀，日久痰瘀互结于食道成积，表现为吞咽困难，甚则饮水难下，食后即吐，吐物如豆汁。"不通则痛"，食管走行于胸骨后，积块阻滞于食道，可引起胸背部疼痛。血瘀化热，煎熬津液，致大便燥结，小便黄赤。肌肤甲错为血瘀之特征。舌质暗红，少津或有瘀斑瘀点，黄白苔，脉细涩或细滑，为血瘀痰滞之候。

治法：祛瘀散结，化痰解毒。

代表方：血府逐瘀汤（《医林改错》）加减。

常用药：桃仁、红花、当归、川芎、赤芍、生地黄、柴胡、枳壳、桔梗、急性子、半夏、胆南星。

加减：呕吐物呈咖啡色，或大便隐血阳性者，加生大黄粉或三七粉（冲服）、云南白药（冲服）、仙鹤草；胸背痛甚者，加黄药子、延胡索；服药呕吐、难于下咽者，可先服开道散（由硼砂、火硝、硇砂、礞石、沉香、冰片共碾细末制成散），噙化缓下，每 1~3 小时 1 次，连服两日后，再服煎药。

③津亏热结证。

临床表现：吞咽梗涩疼痛，食物难下，汤水可下，形体逐渐消瘦，口干咽燥，大便干结，五心烦热，舌质红干，或有裂纹，脉细数。

证候分析：本型多见于年迈肾虚，或病变日久入于阴络，伤阴化热者。肿块日久渐大，则进食哽噎不顺。阴虚化热伤津，则见咽喉干痛，潮热盗汗，五心烦热，大便秘结。舌干红少苔，或舌有裂纹，脉细而数，为阴虚内热之候。

治法：滋阴生津，清热解毒。

代表方：麦门冬汤（《金匮要略》）加减。

常用药：黄芪、麦冬、法半夏、桃仁、沙参、石斛、梨汁、藕汁、陈皮、茯苓、大枣、重楼、半枝莲、甘草、山药。

加减：潮热盗汗者，加地骨皮、五味子、煅牡蛎；胸背痛者，加香附、郁金；肠中燥结、大便不通者加玄参、生地黄、大黄、瓜蒌仁。

④脾虚痰湿证。

临床表现：吞咽梗阻，胸膈痞闷，乏力，纳差，时吐痰涎，舌淡胖，苔白腻，脉濡滑。

证候分析：疾病日久，正气大伤，阳气衰微，肿块结聚，故饮食不下，脾肾阳虚，温煦失职，则泛吐清涎或泡沫。阳虚则寒，故形寒肢冷，面色苍白。阳虚水泛，则面足浮肿。正气虚衰，故形体消瘦，乏力气短。舌质淡，脉虚细无力为气虚阳微之佐证。

治法：健脾益气，涤痰解毒。

代表方：香砂六君子汤（《古今名医方论》）加减。

常用药：人参、白术、茯苓、甘草、陈皮、法半夏、砂仁、木香、黄芪、南星、石见穿、急性子、守宫。

加减：吞咽梗阻者，加威灵仙、山慈菇；畏寒吐清涎明显者，加炮附子、干姜、吴茱萸。

⑤气血双亏证。

临床表现：噎塞梗阻日重，水饮难下，面色萎黄，消瘦无力，声低懒言，头晕，甚则大肉困脱，大骨枯槁，舌质淡，苔薄，脉沉细。

证候分析：疾病日久，正气大伤，阳气衰微，肿块结聚，故饮食不下，脾肾阳虚，温煦失职，则泛吐清涎或泡沫。阳虚则寒，故形寒肢冷，面色苍白。阳虚水泛，则面足浮肿。正气虚衰，故形体消瘦，乏力气短。舌质淡，脉虚细无力，为气虚阳微之佐证。病久正气虚弱，气血亏虚，四肢百骸失养则形体消瘦，脏腑活动机能减退，故声低懒言。脑海失于温煦濡养则头晕，血虚不能上荣于面，故面色萎黄或苍白。气血不足，血脉不充，故舌淡，苔薄白，脉沉细。

治法：益气养血，健脾益肾。

代表方：八珍汤（《正体类要》）加减。

常用药：人参、生黄芪、炒白术、茯苓、陈皮、当归、白芍、川芎、熟地黄、广木香、阿胶（烊化）、炙甘草、冬凌草、石见穿、炙鳖甲。

加减：呕恶痰涎者，加法半夏、生姜；干呕者，加砂仁、代赭石；颈部瘰核者，加生牡蛎（先煎）；形寒气短、面浮足肿、腹胀者，加肉桂、制附片、杜仲、鹿角胶（烊化）。

（2）食管癌手术后中医治疗。

临床表现：乏力，消瘦，胸痛时作，恶心纳差，舌淡，苔白，脉细弱。

治法：益气健脾消食。

代表方：参麦扶正汤（《中华肿瘤治疗大成》）加减。

常用药：沙参、茯苓、黄精、黄芪、太子参、党参、瓜蒌、麦芽、鸡内金、佛手。

加减：汗出恶风者，加白术、防风、五味子、浮小麦、生牡蛎（先煎）；血虚者，加当归、首乌；阴虚明显者，加石斛、麦冬；阳虚者，加制附片、桂枝；胸痛重者，加延胡索、丹参；腹胀者，加木香、厚朴；便溏者，加炒白术、炒扁豆。

（3）食管癌放疗期间中医治疗。

临床表现：乏力，口干，进食梗阻不畅，五心烦热，胸痛，恶心呕吐，便干，舌红苔少，脉细数。

治法：益气养阴。

代表方：益气养阴方（《中华肿瘤治疗大成》）加减。

常用药：麦冬、天冬、沙参、玄参、生地黄、白茅根、玉竹、金银花、知母、白花蛇舌草、白英、党参、茯苓、白术、甘草、丹参。

加减：气虚者，加黄芪；血虚者，加当归、首乌；胸痛者，加延胡索、川楝子；恶心呕吐者，加代赭石（先煎）、旋覆花（布包）、法半夏；纳差者，加神曲、谷芽、麦芽；口干甚者，重用麦冬、知母、天冬，加石斛、芦根；便秘者，加瓜蒌仁、火麻仁、大黄（后下）；腹泻、里急后重者，加黄连、葛根、白芍；失眠、烦躁者，加枣仁、五味子。

（4）食管癌化疗期间及化疗后中医治疗。

临床表现：倦怠乏力，少气懒言，面白神疲，腰膝酸软，恶心呕吐，纳呆，头晕脱发，失眠，舌淡苔白或白腻，脉细弱。

治法：健脾益肾、和胃理气。

代表方：癌复康方（潘敏求经验方）加减。

常用药：党参、黄芪、白术、茯苓、枸杞、女贞子、菟丝子、广木香、淫羊藿、法半夏、砂仁、陈皮、旱莲草、夏枯草、甘草。

加减：恶心呕吐甚者，加姜竹茹、代赭石；气虚多汗，加黄芪、防风；腹泻者，加苍术、神曲。

二、辨病治疗

1. 食管癌常用中药

（1）山慈菇：甘、微辛，寒，有小毒。清热解毒，散结消肿。《滇南本草》云："消阴分之痰，止咳嗽，治喉痹，止咽喉痛。治毒疮，攻痈疽。"可治痈肿、疔疮、瘰疬、结核、毒蛇咬伤等，临床常用治食管癌、淋巴瘤及白血病等属热毒郁结者。本品所含秋水仙碱、异秋水仙碱、秋水仙酰胺等有毒，中毒表现为：恶心、呕吐、腹痛、腹泻，甚则休克，因此需要严格掌握其用法用量，煎服，3～9g，入丸散剂减半。外用适量。

（2）冬凌草：苦、甘，寒。清热解毒，活血消肿。常用治食管癌、贲门癌等癌瘤属热毒瘀结者。内服煎汤，30～60g。主要成分为萜类化合物，已提取抗肿瘤有效成分冬凌草素，现已制成冬凌草片、冬凌草注射液等成药使用。

（3）蟾酥：辛，温，有毒。入胆、肾经。解毒止痛，开窍醒神。《本草纲目》指出，本品"治发背疔疮，一切恶肿"。《医学入门》云："主痈疽疔肿瘰疬，一切恶疮而癣。"临床常用治食管癌、直肠癌、癌性疼痛等癌瘤属瘀毒内阻者。内服：入丸、散用，0.015～0.03g。外用：适量，研末调敷或掺入膏药内贴敷患处。

（4）半夏：辛、温，有毒。化痰止呕，消肿散结。《神农本草经》指出，本品"主伤寒寒热，心下坚，下气，咽喉肿痛，头眩，胸胀，咳逆，肠鸣，止汗"。《药性论》云："能消痰涎，开胃健脾，止呕吐，去胸中痰满，下肺气，主咳结。"临床常用于食管癌、胃癌等癌瘤属痰湿内阻者。内服煎汤，

6～15g。外用：适量，研末，水调敷或酒、醋调敷。

（5）斑蝥：辛，寒，有毒。入大肠、小肠、肝、肾经。攻毒散结，活血逐瘀。《神农本草经》指出，本品"主寒热、鼠瘘、恶疮疽、蚀死肌、破石癃"。《本草从新》云："外用蚀死肌，敷疥癣恶疮，内服破瘀。"临床常用于胃癌、食管癌、结肠癌等癌瘤属瘀毒内壅者。煎服，0.5～1g，入丸散剂每次0.06g。

2. 食管癌常用中成药

（1）平消胶囊（《癌瘤中医防治研究》）：由郁金、枳壳、五灵脂、仙鹤草、净火硝、白矾、干漆、制马钱子等中药组成的抗癌中药复方，具有活血化瘀、止痛散结、清热解毒、扶正祛邪的功效，用于治疗肺癌、肝癌、食管癌、胃癌、宫颈癌、乳腺癌等多种恶性肿瘤。每粒含生药0.48g。常用量，每天3次，每次4～8粒，3个月为一疗程。

（2）六神丸（《中国医学大辞典》）：牛黄7.5g，珍珠（豆腐制）7.5g，麝香5g，冰片5g，蟾酥5g，雄黄（飞）5g。以上五味（除蟾酥）共研极细粉，滚开水泛小丸，烧酒化蟾酥为衣，烘干，制成约100粒，口服。具有清热解毒、消肿止痛之功效，主治食管癌、胃癌、鼻咽癌、舌癌等癌瘤属热毒炽盛者。常用量，每天3次，每次10～20粒。

（3）通道散（郁仁存方）：硼砂1g，硇砂0.6g，冰片0.1g，人工牛黄2g，象牙屑1.5g，玉枢丹1.5g，共研细末并调成糊状，以上为一日量，分多次以水少许调成糊状，徐徐咽服。其功效为开膈降逆，适用于食管癌合并溃疡、水肿而饮食难咽的患者，吞药后，患者涌吐大量黏痰而使得食管腔开启，有助于顺利进食。

3. 食管癌单方、验方

（1）威灵仙：用法：每取90g，每日1剂，煎水频饮。功用：祛风通络。主治：食管癌术后吻合口狭窄者。（《中华肿瘤治疗大成》）

（2）雄黄：用法：每取3g，配甜瓜蒂3g、赤小豆3g。上药共研细末，每次1.5g，温开水调糊，入狗油数勺，服下，以吐为度。功用：以毒攻毒，破积散结。主治：食管癌梗阻者。（《中华肿瘤治疗大成》）

（3）壁虎酒：取泽漆100g、壁虎50g（夏季用活壁虎10条与锡块50g）、蟾皮50g，泡于黄酒100mL中，每天搅动2次，密封，浸泡5～7天，过滤静置2天后口服，每次20～50mL，每日3次，能进食后再每次调服壁虎粉2g、蟾皮粉1g。

4. 中医外治法

（1）针刺疗法：针刺基本方：主穴为天鼎、天突、膻中、上脘、内关、足三里、膈俞、合谷。病灶在颈段者加配扶突、气舍、大抒、风门等；在中段者加配气户、俞府、承满、肺俞、心俞等；在下段者加配期门、不容、承满、梁门等。如兼胸骨后痛配华盖；背痛配外关、后溪；进食困难或滴水不入者重刺内关，针锋向上，使针感达到胸部。

（2）雷火灸疗法：在放化疗期间，选择足三里、三阴交、膏肓穴等穴位施灸，减轻放化疗毒副反应，痰多者灸大椎、中府、中魁、合谷。

三、食物疗法

1. 斑蝥蒸蛋

原料：斑蝥、鸡蛋。

制法：取斑蝥1只（连头足），将生鸡蛋一端敲一小洞，将斑蝥从洞口放入蛋中，然后将鸡蛋放在碗内隔水蒸熟，将鸡蛋与斑蝥一起服下，10～14 天为一个疗程。

功效：软坚散结。肾功能不全者慎用。

2. 黄药子酒

原料：黄药子 300g，白酒 1500mL。

制法：将黄药子研成粉末，加入白酒，药和酒装入小口陶罐内，用石膏封口，在火上加热 6～10 小时，候冷，再放入冷水内浸泡七个昼夜，启封过滤即成。成人每服 50～100mL，可采用勤饮、少饮，以不醉为度。

功效：活血解毒，散结。

【转归预后】

据资料显示：我国早期食管癌患者的术后 5 年生存率已达到 90% 以上，而晚期患者术后 5 年生存率仅 10%，因此，食管癌的预后虽与患者的一般情况、病理分型分期及综合治疗情况密切相关，但关键在于早期发现、早期诊断、早期治疗。少数早期食管癌患者可达到完全缓解，生存期较长，但大多数食管癌患者发现时已属中、晚期，即使治疗大多数仍可能死于肿瘤的转移、浸润及并发症。症状出现后未经治疗的患者多在一年内死亡。

【预防调护】

对食管癌的预防首先应把握"癌从口入"，少吃或不吃含亚硝酸盐过多的食物，如酸菜、腌肉、熏肉等。少食粗糙、坚硬或太烫的食物。其次注意情志的调畅，重要是对癌前病变的治疗。在高发地区注意疾病普查，及早发现，及早诊断，及早治疗。对于食管癌的患者应帮助他们建立战胜疾病的信心，饮食上提供合理充足的营养，可适当给予高热量的流食。加强食管癌术后，放化疗时的护理，提高生命质量。

【临证备要】

一、辨病思路

1. 根据症状辨病

食管癌在发展过程中，吞咽困难一般伴随着疾病的始终，伴发症状各不相同，有的患者伴有胸痛，有的伴有吐痰涎，发生肺转移或食管气管瘘时可伴有咳嗽，病程晚期或放化疗后一般伴有贫血、消瘦、乏力等，根据不同情况加减用药。

2. 根据体征辨病

食管癌一般无特异性体征表现，一般患者会伴有消瘦、贫血貌等体征，如发生淋巴结转移可伴有颈部痰核。

3. 根据检查辨病

根据食管镜检查可以发现食管癌的不同病理类型，如髓质型、蕈伞型、溃疡型、缩窄型，根据不同的类型，临床可以有所侧重，如溃疡型可以加入止血敛疮之类的药物。

二、辨证思路

1. 放疗后的证候特征

放射线在中医属于热毒，耗气伤阴，食管癌患者放疗后会出现气血亏虚、气阴两虚等证候，治疗上以益气、补血、养阴润燥等方法减轻放疗毒副反应。

2. 化疗后的证候特征

化疗药物作用于人体，主要伤及气血及脾胃运化功能，会出现一系列气血两虚、脾胃虚弱、胃气上逆等证候，治疗上以健脾补气、和胃降逆、益气养血等方法减轻化疗毒副反应。

3. 复发转移后的证候特征

癌毒复发转移的前提是自身正气的亏虚，癌毒复发，传舍至不同部位引起转移，此时患者正气不足，邪气充盛，此时证候以正虚邪实为主，治疗上根据正虚相争的情况，采用攻补兼施的治疗方法。

三、治疗注意事项

1. 注重解毒化瘀法

癌毒是导致食管癌的最主要致病因素，所以解毒化瘀法是治疗贯穿始终的方法，根据疾病的不同发展阶段，采用的解毒治疗策略也不同，患者疾病初期，以正气充盛，解毒为主；手术及放化疗后或疾病后期，以正气亏虚，扶正为主，解毒为辅。

2. 化痰散结的应用

痰阻食道为形成噎膈的主要病理因素，所以化痰散结贯穿于治疗始终。

3. 清热生津与养阴生津

此类患者多见于放疗之后，根据患者热重和阴虚的不同侧重，分别以清热为主或以养阴为主。

4. 放疗后遗症的治疗

食管癌放疗是主要治疗方法，放疗后患者阴虚较前加重，食道狭窄时有发生，故治疗上在养阴清热的同时，兼顾化瘀散结。

5. 康复期的治疗

康复期患者，大多表现为邪去正虚、气血亏虚、食欲减退等症状，辨证治疗上须补气养阴、健脾和胃，以调整阴阳、扶正固本，提高机体的免疫力，常用四君子汤、八珍汤、麦门冬汤、十全大补汤之类的补益之品，以增强体质，巩固疗效，防止复发和转移。

第二节　胃癌

【概述】

胃癌（Gastric Cancer，GC）是指起源于胃黏膜上皮细胞的恶性肿瘤，其发病部位包括贲门、胃体、幽门。据全球最新数据（Globocan 2020），胃癌发病率居恶性肿瘤第5位，新增108.9万例。死亡率居第4位，新增死亡76.9万例。近5年全球年均发病180.6万例，其中亚洲139.7万例（77.4%），中国68.9万例（38.2%）。我国2020年发病率居恶性肿瘤第3位，新增47.9万例；死亡37.4万例，死亡率居第 3 位。胃癌发病率存在性别、年龄及地区差异。我国发病和死亡最高都在 60～74 岁，同龄段男性均高于女性。东北、华北、西北和东部沿海地区发病率明显高于南方地区，山区高于农村，农村高于城市。

胃癌的发病与多种因素有关，如亚硝基化合物、多环芳烃化合物、幽门螺杆菌、饮食及遗传等；而慢性萎缩性胃炎、胃息肉、手术后残胃以及胃黏膜巨大皱襞症等被视为癌前病变，与胃癌的发生有直接的关系。最常见的病理类型为腺癌，其他常见的有腺鳞癌、鳞癌、未分化癌和不能分类的癌等。胃癌的扩散以直接蔓延和淋巴道转移为主，晚期还可经血道转移。胃癌的预后与肿瘤的浸润深度、淋巴结转移、远处转移、年龄、组织类型有关。早期胃癌预后佳，若只侵及黏膜层，患者术后 5 年生存率可达 95% 以上；侵及浅肌层者，术后 5 年生存率为 50%；侵及深肌层者，术后 5 年生存率为 25%；侵犯浆膜者，术后 5 年生存率仅为 10%。

根据临床表现，胃癌多属于中医"胃反""胃痛"范畴。

【疾病源流】

胃癌主要见于中医文献"胃反""反胃""翻胃""膈症""积聚"等范畴。"胃反"之病名首见于东汉《金匮要略·呕吐哕下利病脉证治篇》："朝食暮吐，暮食朝吐，名曰胃反。"明确指出本病的病机主要是脾胃损伤，不能腐熟水谷。所用方剂大半夏汤和茯苓泽泻汤，至今仍为临床所常用。隋代巢元方《诸病源候论·胃反候》对《金匮要略》之说有所发挥，"荣卫俱虚，其血气不足，停水积饮，在胃脘则脏冷，脏冷则脾不磨，脾不磨则宿谷不化。其气逆而成胃反也"，强调了荣卫俱虚，血气不足在致病中的作用。金元时期，朱丹溪《丹溪心法·反胃》提出"反胃大约有四：血虚、气虚、有热、有痰"之说，治疗上主张根据气、血、痰、热偏重不同辨证选方，"血虚者四物为主，气虚者四君子为主，热以解毒为主，痰以二陈为主"。明代张景岳对于反胃的病因、病机、治法等，均有较多的阐发，《景岳全书·反胃》有"或以酷饮无度，伤于酒湿，或以纵食生冷败其阳……总之，无非内伤之甚，致损胃气而然"，又有"反胃一证，本属火虚，盖食入于胃，使果胃暖脾强，则食无不化，何致复出……然无火之由，则犹有上中下三焦之辨，又当察也。若寒在上焦，则多为恶心或泛泛欲吐者，此胃脘之阳虚也。若寒在中焦，则食入不化，每食至中脘，或少顷或半日复出者，此胃中之阳虚也。若寒在下焦，则朝食暮吐，或暮食朝吐，乃以食入幽门，丙火不能传化，故久而复出，此命门之阳虚也……"，在治疗上提出"虚在上焦，微寒呕恶者，惟姜汤为最佳，或橘皮汤亦可。虚在中焦而食入反出者，宜五君子煎、理中汤……虚在下焦而朝食暮吐……则责在阴，非补命门以扶脾土之母，则火无以化，土无以生，亦犹釜底无薪，不能腐熟水谷，终无济也。宜六味回阳饮，或人参附子理阴煎，或右归饮之类主之"，其中尤强调补命门之说。明代李中梓根据临床实际，对反胃的病机提出了不同的意见。他在《医宗必读·反胃噎膈》中曰："反胃大都属寒，然亦不可拘也。脉大有力，当作热治，脉小无力，当作寒医。色之黄白而枯者为虚寒，色之红赤而泽者为实热，以脉合证，以色合脉，庶乎无误"，丰富了反胃的辨证内容。明代吴昆《医方考》指出，"翻（反）胃一证，古今难之。若胃脘未枯，皆为可治。借曰枯之，则从容用药，犹可久延。若造次不察病理，非唯无益，而又害之矣"，并认为反胃是积痰满胃所致，用三花神祐丸。清代沈金鳌《杂病源流犀烛·噎塞反胃关格源流》对反胃的病机作出了较为系统的总结："反胃原于真火衰微，胃寒脾弱，不能纳谷，故早食晚吐，晚食早吐，日日如此，以饮食入胃，既抵胃之下脘，复返而出也。若脉数，为邪热不杀谷，乃火性上炎，多升少降也。"

【病因病机】

一、中医病因病机

情志不舒，饮食不节，胃失和降，脾胃升降失常，运化失司，痰凝气滞，热毒血瘀，交阻于胃，积聚成块，是胃癌的主要病因，而正气亏虚、脏腑功能失调是发病的内在原因。

1. 外感六淫

六淫外邪，从皮毛及脏腑，稽留不去，脏腑受损，阻滞气机，痰湿内生，瘀血留滞，脾胃升降失常，当升不升，当降不降，则成朝食暮吐，或暮食朝吐。《灵枢·五变》云："肠胃之间，寒温不次，邪气稍至，蓄积留止，大聚乃起，由寒气在内所生也，气血虚弱，风邪搏于脏腑，寒多则气涩，气涩则生积聚也。"

2. 内伤七情

忧思伤脾，脾伤则气结；恼怒伤肝，肝火横逆犯胃；脾胃升降失和，受纳运化水谷失常，而引起进食噎塞难下，或食入良久反吐。《素问·通评虚实论》曰："隔塞闭绝，上下不通，则暴忧之病也。"

3. 饮食失调

饮食失当，或饥饱失调，或恣食肥甘厚腻又尽吐而出。《景岳全书·反胃》云："以酷饮无度之无非内伤之甚，致损胃气而然。"

4. 正气不足

损伤脾胃，运化功能失常，饮食停留，终至伤于酒湿，或以纵食生冷，败其真阳。素体虚弱，脾胃虚寒；或劳倦过度，久病脾胃受伤，均致中焦受纳运化无权，水谷留滞。《医宗必读·反胃噎膈》曰："大抵气血亏虚，复因悲思忧患，则脾胃受伤……脾胃损伤，运行失职，不能腐熟五谷，变化精微，朝食暮吐，暮食朝吐，食虽入胃，复反而出，反胃所由成也。"

总之，胃癌的病变在脾胃，与肝、肾两脏密切相关。胃主受纳，脾主运化。若因六淫外侵，七情受困，或饮食所伤，或素体不足，均致脾胃运化失常。肝主疏泄，肝郁气滞，影响脾胃气机的升降；疾病日久，脾肾阳虚，无法腐熟水谷，均致饮食停留。而气滞血瘀，痰湿内阻，是本病的主要病理特点。

二、西医病因病理

胃癌的组织学分型包括腺癌、腺鳞癌、鳞癌、小细胞癌、类癌和未分化癌。临床以腺癌最为多见，包括乳头状腺癌、管状腺癌、黏液腺癌、低黏附性癌（包括印戒细胞癌和其他亚型）、混合性腺癌。Lauren 分型则将胃癌分成肠型、弥漫型和混合型。组织病理学诊断是胃癌确诊和治疗的依据。如因活检取材的限制，活检病理不能确定浸润深度，报告为癌前病变或可疑性浸润的患者，建议重复活检或结合影像学检查结果，进一步确诊后选择治疗方案。

【诊断与鉴别诊断】

一、诊断要点

1. 临床表现

（1）胃癌多为缓慢起病，先有胃脘痛、吞酸、嘈杂、食欲不振、食后脘腹痞胀等。

（2）若迁延失治，逐渐出现脘腹痞胀加剧，进食后尤甚。饮食不下，停积于胃脘，终至上逆而呕。呕吐特点为朝食暮吐，暮食朝吐，呕吐完谷，或伴痰涎血缕。重者可有呕血、黑便，或便溏腹泻，腹痛渐增，日久上腹扪及包块，日渐消瘦，面色萎黄，倦怠乏力。

（3）末期脘腹胀大（如蛙腹），大肉尽脱。

2. 影像学诊断

胃镜检查可以直接观察到胃黏膜的情况，并可在直视下取活检，能提高早期胃癌的诊断率。X线钡餐町显示胃癌累及胃壁向腔内和向腔外生长的范围，并可测量胃壁厚度。CT检查对于观察胃癌有否转移以及与邻近的解剖关系很有利，用于确定临床分期以及制订治疗方案。

3. 细胞学诊断

胃癌的病理类型多为腺癌，占90%以上。胃镜直视下活检或术中活检可明确诊断。

二、鉴别诊断

1. 与胃良性疾患的鉴别

（1）胃溃疡：多数表现为中上腹反复发作性节律性疼痛，少数患者无症状，或以出血、穿孔的发生作为首发症状；食欲多保持正常。与胃癌相比，前者对制酸药物反应良好，很少发生贫血、淋巴结肿大等全身表现。X线钡餐检查等征象可作参考，胃镜活检可以明确。

（2）胃息肉：早期无明显症状，约半数患者在胃钡餐造影、胃镜检查或其他原因而手术时意外发现。症状以上腹部不适与隐痛最为常见，偶有恶心和呕吐。X线钡餐检查可显示充盈缺损。胃镜下活检及组织学检查有助于鉴别。

（3）胃平滑肌瘤：常为单发，偶见多发，以胃体部最为常见。临床表现多为上消化道出血、腹痛、腹部肿块等，X线钡餐检查示圆形或椭圆形充盈缺损，有时胃壁外呈弧形压迹，周围边界清楚，表面黏膜光滑或有溃疡形成。胃镜对明确诊断有较高的价值。

2. 与其他恶性肿瘤的鉴别

（1）原发性胃恶性淋巴瘤：临床表现除上腹部饱胀、疼痛、恶心、呕吐、黑便、胃纳减退、消瘦、乏力、贫血等非特异性症状外，约有30%～50%的患者早期即出现发热，呈持续高热或间歇热。另外，酒精常可诱发胃淋巴瘤患者腹痛的发生。少数患者伴有全身皮肤瘙痒。

（2）胃平滑肌肉瘤：临床表现主要为上腹部疼痛、不适、恶心、呕吐、胃纳减退、消瘦、发热、上消化道出血，由于多数患者的瘤体巨大而在腹部可扪及块物，局部有压痛。X线检查常可见典型的"脐样"龛影。胃镜下一般不难与胃癌鉴别。

（3）胃肠间质瘤：临床表现与肿瘤的部位、大小和生长方式有关。最常见的症状是腹部隐痛不适。浸润到消化腔道内表现为溃疡或出血，大约1/3的患者可出现胃肠道出血，其他少见症状有食欲不振、体重下降、恶心、肠梗阻及阻塞性黄疸等。50%～70%的患者腹部可触及包块。CT检查胃间质瘤在病变早期及肿块较小时常不侵犯胃黏膜，进一步发展时黏膜面也可出现溃疡，但相对胃癌而言黏膜缺损比较局限，且常缺乏胃癌腔内溃疡的环堤高低不平、周围黏膜纠集表现。免疫组化在鉴别胃肠间质瘤中有重要意义，病理检查可帮助确诊。

【治疗】

一、辨证治疗

1．辨证要点

（1）虚实辨证。

胃癌的发生与正气内虚、痰气交阻、痰湿凝滞、痰瘀互结有密切关系。胃癌早期，多见痰气交阻、痰湿凝结之证，以邪实为主；中晚期则多见痰瘀互结、胃阴亏虚、脾胃虚寒、气血两虚等本虚标实而以正虚为主之证。临床上多病情复杂，虚实互见。

（2）辨胃气的有无。

食欲尚可、舌苔正常、面色荣润、脉搏从容和缓是有胃气之象，病情尚浅，预后较好；反之，则胃气衰败，病情重，预后不良。《中藏经·论胃虚实寒热生死逆顺》说："胃者，人之根本也。胃气壮，五脏六腑皆壮。……胃气绝，则五日死。"胃气的虚实，关系着人体之强弱，甚至生命之存亡。

（3）并发症辨证。

①出血。

癌肿侵犯血管引起胃内出血，表现为呕血和便血两种，临床上以排柏油样大便、呕咖啡样液更为常见。若症见脘腹胀闷，甚则作痛，吐血色红或紫暗，多夹有食物残渣，口臭，便秘或大便色黑，舌红，苔黄腻，脉滑数，属胃热壅盛者；若症见吐血色红或紫暗，口苦胁痛，心烦易怒，寐少梦多，舌质红绛，脉弦数，属肝火犯胃者；若症见吐血缠绵不止，时轻时重，血色暗淡，神疲乏力，心悸气短，面色苍白，舌质淡，脉细弱，属气虚血溢者；若症见便血鲜红，大便不畅或稀溏，或有腹痛，口苦，苔黄腻，脉濡数，属肠道湿热者；若症见便血紫暗，甚则黑色，腹部隐痛，喜热饮，面色不华，神倦懒言，便溏，舌质淡，脉细，属脾胃虚寒者。

②贫血。

由于肿瘤的慢性消耗、便血或呕血、进食困难等，致气血两亏，症见短气，倦怠，面色苍白，形体瘦削，舌质淡，苔薄白，脉细弱。

③呕逆。

癌肿发生于幽门前区者常伴有幽门梗阻，或扩展至贲门者则有进食梗阻或进行性吞咽困难，呕逆，可表现为恶心、呕吐、嗳气、泛酸、呃逆。呕吐酸腐难闻者，多属食积肉腐；呕吐浊痰涎沫者，多由痰饮中阻；呕吐清水者，多属胃寒；呕吐苦水、酸水者，多属胃热。

2．治疗要点

（1）治疗原则和方法。

中医治疗胃瘤的根本原则为扶正抗癌，对肿瘤为祛毒抗邪；对人体为扶正培本，纠正脏腑气血失调。具体治法：虚则补之，实者泻之。气虚者益气，血不足者补血，阴虚者滋其阴，阳亏寒盛者温阳散寒，气滞者理气，血瘀者活血，痰积者化痰，水湿者利水除湿，化热化火者佐以清热泻火。临床注重中西医配合，根据病情，合理安排中西医治疗方法与时机，并及时纠正西医治疗中出现的毒副反应。

（2）综合治疗原则。

Ⅰ～Ⅲ期的胃癌主要以手术为主，根据患者病理选择是否进行术后化疗。对于转移或复发的、不可切除的胃癌，目前主要以化疗为主。现代医学不论采取何种治疗手段和方法，均可中西医结合治疗。

3．分证论治

（1）常见临床证型的中医治疗。

①肝胃不和证。

临床表现：胃脘胀满或疼痛，串及两胁，嗳气酸腐或呃逆，纳食少或呕吐反胃，舌质淡红，苔薄黄，脉弦。

证候分析：病变早期，郁怒伤肝，肝失疏泄，肝郁犯胃，胃失和降，故见胃脘胀满或疼痛，串及两胁，嗳气酸腐或呃逆，纳食少或呕吐反胃；舌质淡红，苔薄黄，脉弦，为肝胃不和之候。

治法：疏肝和胃，降逆止痛。

代表方：柴胡疏肝散（《景岳全书》）合旋覆代赭汤（《伤寒杂病论》）加减。

常用药：柴胡、白芍、郁金、旋覆花、代赭石、枳壳、木香、厚朴、陈皮、半夏、川楝子、香附、党参、甘草。

加减：体质未虚者，可选半枝莲、重楼、徐长卿等以解毒抗癌；胀痛甚者，可加延胡索；嗳腐胀满者，加鸡内金、山楂、谷麦芽；胃中嘈杂、口干、舌红少苔者，可去木香、陈皮、半夏、厚朴，加砂仁、麦冬、石斛、佛手。

②痰湿结聚证。

临床表现：脘腹满闷，食欲不振，腹部作胀，吞咽困难，泛吐黏痰，呕吐宿食，大便溏薄，苔白腻，脉弦滑。

证候分析：本证多因饮食不节，恣饮无度，水湿内停，湿聚为痰。痰湿结聚于胃脘，或劳倦内伤，脾胃受损，中阳不振，脾失健遇阻气机，故脘腹满闷，食欲不振，腹部作胀，吞咽困难。胃失和降，痰湿随胃气上逆，泛吐黏痰，呕吐宿食。湿邪下注，故大便溏。苔白腻，脉弦滑，为痰湿结聚之佐证。

治法：理气化痰，软坚散结。

代表方：导痰汤（《济生方》）加减。

常用药：生半夏、生南星、陈皮、枳实、茯苓、海藻、昆布、生牡蛎、象贝母、黄药子、山楂。

加减：脘痞腹胀者，加厚朴；舌淡便溏、喜热饮、属脾阳不振者，可加干姜、草豆蔻、苍术。

③气滞血瘀证。

临床表现：胃脘刺痛拒按，痛有定处，或可扪及肿块，腹满不欲食，呕吐宿食，或如赤豆汁，或见黑便如柏油状，舌质紫暗或有瘀点，苔薄白，脉细涩。

证候分析：气血瘀滞于胃脘，不通则痛，故胃脘部疼痛，其痛具有刺痛、固定、拒按、可扪及包块等特点。胃失和降，受纳失司，则腹满不欲食，呕吐宿食。若瘀血阻滞脉络，使血液不能循经运行，而溢出脉外，则可见呕吐物如赤豆汁，或见黑便如柏油状。舌质紫暗或有瘀点，苔薄白，脉细涩，为气滞血瘀之证。

治法：活血化瘀，理气止痛。

代表方：膈下逐瘀汤（《医林改错》）加减。

常用药：桃仁、红花、当归、赤芍、三棱、莪术、五灵脂、香附、陈皮、延胡索、山楂、甘草。

加减：中寒明显者，可加香附、肉桂、高良姜温中散寒，通络止痛，可加肿节风、徐长卿抗癌消积；瘀久损伤血络较甚，而见大量吐血、黑便者，则应去桃仁、三棱、莪术、赤芍等，加用仙鹤草、蒲黄、槐花、参三七等；胃痛甚者，加三七粉冲服；呕吐甚者，加半夏、生姜；胃中灼热者，加蒲公英、栀子、白花蛇舌草。

④脾肾两虚证。

临床表现：胃脘隐痛，喜温喜按，朝食暮吐，暮食朝吐，宿谷不化，泛吐清水，面色萎黄，大便溏薄，神疲肢冷，舌质淡，舌边有齿印，苔薄白，脉沉缓或细弱。

证候分析：疾病日久，脾肾阳虚，阳虚阴盛，寒从内生，寒凝气滞，故胃脘隐痛，喜温喜按，神疲肢冷；胃失温煦，受纳、腐熟之功衰败，故朝食暮吐，暮食朝吐，宿谷不化，泛吐清水；舌质淡，舌边有齿印，苔薄白，脉沉缓或细弱，为脾肾两虚的表现。

治法：温中散寒，健脾暖胃。

代表方：理中丸（《伤寒杂病论》）合六君子汤（《妇人大全良方》）加减。

常用药：党参、白术、附子、吴茱萸、丁香、白蔻仁、藤梨根、甘草。

加减：形寒肢冷者，可加肉桂、补骨脂、淫羊藿等；大便质软，数日一行者，可加肉苁蓉；恶心、呕吐甚者，加灶心土、代赭石。

（2）化疗期间的中医治疗。

①化疗期间，以健脾和胃为主，胃气上逆者，宜和胃降逆，用四逆散；如呕吐酸水苦水，属胃热者，合陈皮竹茹汤；如呕吐清水凉水，属胃寒者，合丁香柿蒂散、旋覆代赭汤；化痰散结，宜小陷胸汤。若胃阴亏损，则予一贯煎、沙参麦冬汤、益胃汤。

②骨髓抑制，以健脾补肾为主，如当归补血汤、二至丸等。

二、辨病治疗

1. 胃癌临床常用中药

（1）冬凌草：苦、甘，寒。清热解毒，活血消肿。常用治食管癌、贲门癌等癌瘤属热毒瘀结者。内服煎汤。

（2）天南星：苦、辛，温，有毒。燥湿化痰，祛风散结。《开宝本草》云："主中风，麻痹，除痰，下气，破坚积，消痈肿，利胸膈。"临床常用治消化道肿瘤、肺癌、子宫颈癌等癌瘤属痰湿壅阻、瘀血凝结者。内服煎汤，5～10g，宜久煎，或入丸散。

（3）半夏：辛，温，有毒。燥湿化痰，降逆止呕，消痞散结。《主治秘要》云："燥胃湿，化痰，益脾胃气，消肿散结，除胸中痰涎。"临床常用治食管癌、胃癌、肺癌、宫颈癌等癌瘤属痰湿内阻者。内服煎汤5～10g，宜久煎。

（4）龙葵：苦，寒，有毒。清热解毒，活血消肿。《唐本草》云："食少解劳少睡，去虚热肿。"《滇南本草》云："治小儿风热，攻疮毒，洗疥癞痒痛，怯皮肤风。"《黔本草》云："治瘰疬。"临床常用治疗胃癌、食管癌、癌性胸腔积液、腹水等癌瘤证属热毒壅阻、瘀血郁结者，内服煎汤，15～30g。

（5）白英：甘、苦，寒。清热解毒，祛风利湿。《本草拾遗》曰："主烦热，风疹，丹毒，疟瘴，寒热，小儿热结。"《本草纲目拾遗》云："清湿热，治黄疸水肿……"临床常用治胃癌、食管癌、肝癌等癌瘤属热毒内盛、湿热蕴结者，内服煎汤，10～15g。

（6）喜树果：苦、涩，寒，有毒。清热解毒，活血消肿。《中草药学江西版》云："治癌，消结。"《新编中医学概要》曰："破血化瘀。"临床常用治胃癌、肠癌、肝癌等癌瘤属热毒内盛、瘀血积聚者，内服煎汤，3～9g，现已制成喜树碱注射液。

（7）肿节风：辛、苦，微寒，有小毒。清热解毒，活血祛瘀，祛风通络，祛痰平喘。《陆川本草》曰："接骨，破积，止痛。"《闽东本草》云："健脾，活血，止渴，消肿胀。"临床常用治胃癌、胰腺癌、食管癌等癌瘤属热毒、瘀血壅积者。内服煎汤，10～30g。

治疗胃癌，立足于辨证基础上，结合现代中药药理研究成果辨病用药，多选用藤梨根、野葡萄藤、壁虎、山慈菇、白花蛇舌草、莪术等。辨病用药一定要符合辨证规律，做到辨病与辨证相统一，如湿热中阻，选用藤梨根、野葡萄藤；瘀毒互结，选用蜈蚣、莪术；肿块结节、吞咽梗阻，选用山慈菇、威灵仙；热毒内盛选用白花蛇舌草。

对于胃癌转移，择药亦有规律可循，如淋巴结转移，多用山慈菇、猫爪草、夏枯草、浙贝母；骨转移，多用骨碎补、补骨脂、淫羊藿、肉苁蓉；肝转移，多用蜈蚣、山慈菇、姜黄；腹水，多用猪苓、薏苡仁、大腹皮、车前子。

2. 胃癌常用中成药

（1）小金丹（《外科证治全生集》）：由白胶香、草乌、五灵脂、地龙、木鳖子、乳香、没药、当归、麝香、墨炭组成。主治痈疽肿毒、痰核流注、乳岩瘰疬、横痃恶疮，无名肿毒、阴疽初起。有报道，用加减小金丹治疗中晚期胃癌术后，有延长生存期、提高生存率的作用。适用于病属寒痰瘀阻者，每日3次，每次3g，温开水送服。

（2）西黄丸（《外科证治全生集》）：由牛黄、麝香、乳香、没药组成。主治乳岩、瘰疬、痰核、横痃、肺痈、肠痈。近有报道用于治疗胃癌、肝癌、肺癌等证属热毒内攻、瘀血内结者，有一定疗效。每日2次，每次3g，温开水或黄酒送服。

（3）平消腔囊（《癌瘤中医防治研究》）：由郁金、枳壳、仙鹤草、五灵脂等中药组成的抗癌中药复方，具有活血化瘀、止痛散结、清热解毒、扶正祛邪的功效，用于治疗肺癌、肝癌、食管癌、胃癌、宫颈癌、乳腺癌等多种恶性肿瘤。据多家报道，平消腔囊与化学药物联合使用，取得了较好的疗效。每日3次，每次4~6片。

三、胃癌对症治疗

（1）呃逆、呕吐：酌选旋覆花、代赭石、橘皮、姜竹茹、柿蒂、半夏、生姜等。

（2）厌食（食欲减退）：酌选焦山楂、焦六曲、莱菔子、鸡内金等。

（3）反酸：酌选吴茱萸、黄连、煅瓦楞子、乌贼骨、煅螺蛳壳等。

（4）腹泻：酌选石榴皮、秦皮、赤石脂、诃子等。

（5）便秘：酌选火麻仁、郁李仁、瓜蒌子、肉苁蓉、大黄等。

（6）贫血：酌选黄芪、当归、鸡血藤、大枣、阿胶等。

（7）出血：酌选三七粉、白芨粉、乌贼骨粉、大黄粉、仙鹤草、血见愁、茜草等。

（8）胃脘痛：酌选延胡索、川楝子、白芍、甘草、徐长卿、枳壳、香橼、八月札等。

（9）黄疸：酌选茵陈、山栀、大黄、金钱草等。

（10）腹水、肢肿、尿少：酌选猪苓、茯苓、泽泻、桂枝、车前子、冬瓜皮、防己等。

（11）发热：酌选银柴胡、白薇、生石膏、板蓝根、紫地丁、蒲公英等。

四、放化疗后遗症的治疗

1. 手足皮肤反应

本病以血分热毒为主要病机，治疗上以清热为本，给予解毒、燥湿之品。热蕴肌肤推荐黄连解毒汤；湿热蕴脾推荐清脾除湿饮；血热内燥推荐养血润肤饮。

2. 心脏毒性

心脏毒性产生的病机主要为气血双亏（乏力，腹泻，腰膝酸软，头晕头痛，四肢不温，手足麻木，恶心呕吐，纳少，舌胖大，苔白润或腻，脉沉细）、心阳不足（心悸，胸闷气短，面色苍白，肢冷恶寒，舌淡苔白，脉沉细无力），治疗上以气血双补、益气温阳为原则。脾肾阳虚推荐重建中气抗癌汤加减；心阳不足推荐桂枝甘草汤。

3．皮疹

皮疹病机主要为气血亏虚、血热内蕴，或风湿、热毒外侵肌腠，临床治疗应根据不同证候，予相应治法方药。风热犯肤推荐疏风饮；湿热蕴肤推荐龙胆泻肝汤；阴虚血燥推荐犀角地黄汤。

4．腹泻

腹泻常见病因有：外感寒热湿邪、内伤饮食及情志、脏腑功能失调，其中以湿邪为主要病因，脾虚湿盛是其病机。治疗上以健脾燥湿为主。饮食积滞推荐保和丸；湿热中伤推荐葛根芩连汤；肝气乘脾推荐痛泻要方；肾阳虚衰推荐四神丸。

五、食物疗法

（1）多食新鲜蔬菜水果，多饮牛奶。这些食物含有丰富的维生素，可阻止化学致癌物在体内的合成。改进饮食习惯和生活方式，按时进食，不暴饮暴食，进食不宜过快、过烫，进食时应心情舒畅。不饮烈酒，不吸烟。粗糙的食物如玉米、高粱等，有可能对消化道黏膜造成机械性损伤，且经常食用这些食品可使蛋白质和脂肪的摄入不足，损伤的消化道黏膜不易及时修复，因此应适量食用。

（2）少吃或不吃咸肉、香肠、火腿、肉类罐头等，这些食品含有较多的盐，有损胃黏膜的完整性。煎、炸、熏、烤的食品在加工的过程中可使致癌物质含量增加，故应少吃。食品以清炖和红烧为好。

（3）积极正确治疗胃部疾患。积极治疗胃息肉、胃溃疡、萎缩性胃炎、反流性胃炎、胃黏膜肠上皮化生、胃黏膜上皮异型性增生等癌前病变。

（4）积极控制幽门螺杆菌（HP）感染。

【转归预后】

胃癌早期以邪实为主，如痰气交阻、瘀血内阻，可用理气化痰、活血化瘀之品以消除邪实，并采取中西医结合的治法，部分患者病情可缓解；但也有部分患者转为胃热阴伤、脾胃虚寒、气血两虚，出现正虚邪盛之势。

胃癌患者的预后一般较差，但如能早期诊断和治疗，尤其是中西医结合治疗，不少患者病情可缓解。晚期胃癌可合并肝肿大、黄疸、大量便血、呕血或转为鼓胀等，均为危重难治之证，预后不良。近年来，对晚期胃癌患者开展中西医结合综合治疗，用中药积极扶正培本，适当辅以攻邪，使不少患者的生存期得到延长。

【调护预防】

养成良好的饮食习惯，如按时进餐，不食过烫、过冷、过辣、变质食物，少吃或不吃油炸、腌熏食品，细嚼慢咽，戒除烟酒；多食新鲜瓜果蔬菜、豆类，适当配置一定数量的粗杂粮。患者既病之后，应注意精神护理，增强战胜疾病的信心，积极配合各种治疗。饮食应尽量做到色香味佳，富于营养又品种多样，如奶类、鱼、肉末、果汁等，有吞咽困难者应进食半流质或流质饮食，少食多餐。呕吐不能进食者，应适当补充液体、能量和维生素，以维持生命之必须。

【临证备要】

一、辨病思路

1. 根据症状辨病

早期胃癌多无明显的症状，随着病情的发展可逐渐出现上腹部饱胀不适或隐痛、反酸、嗳气、恶心，偶有呕吐、食欲减退、黑便等。进展期胃癌除上述症状外，常伴有消瘦、乏力、体重减轻等全身症状，尚可发生梗阻及上消化道出血，病情严重者常伴有上腹剧痛、贫血、下肢水肿、发热、恶病质等。

2. 根据体征辨病

早期多无明显体征，上腹深压痛可能是唯一体征。进展期至晚期可出现下列体征：①上腹肿块：在幽门窦或胃体，有时可扪及上腹肿块；女性于下腹部扪及可推动肿块，应考虑 Krukenberg 瘤可能；②胃肠梗阻：幽门梗阻可有胃型及振水音，小肠或系膜转移使肠腔狭窄可致部分或完全性肠梗阻；③腹水征：有腹膜转移时可出现血性腹水；④锁骨上淋巴结（Virchow 淋巴结）肿大；⑤直肠前窝肿物；⑥脐部肿块（Sister Mary Joseph's 结节）；等等。其中，锁骨上淋巴结肿大、腹水征、下腹部肿块、脐部肿物、直肠前窝肿物、胃肠梗阻表现，消瘦、贫血、腹水、水肿、发热、黄疸、营养不良甚至恶病质是胃癌晚期的重要体征。

3. 根据检查辨病

①胃镜检查对于胃癌的确诊及治疗方案的确定具有十分重要的意义。胃镜结合活检对早期胃癌确诊率可达95%，对进展期胃癌确诊率可达90%。②腹部 CT、核磁共振、PET - CT 扫描可明确病灶侵犯范围、淋巴结转移及远处转移情况。

二、辨证思路

1. 胃癌术后的证候特征

术后常表现气血不足、脾胃虚弱，具体表现为面色淡白、萎黄，唇甲色白，疲倦乏力，少气懒言，饮食积滞，自汗，肢体麻木，舌苔少，脉细弱。

2. 胃癌放化疗后的证候特征

放化疗对人体气血、精津产生一定影响，导致五脏六腑功能失调，具体表现为胃部胀满不适，食少纳呆，恶心呕吐，大便不调，神疲乏力，大便稀溏，食后腹胀，面色萎黄等。

三、治疗注意事项

1. 注重破血逐瘀法

术后宜少量使用活血通络、化瘀止血之品化瘀滞，如三七、炒蒲黄等，但不宜在术后过早使用虫类药及破血逐瘀之品。

2. 放疗期的治法

胃癌放疗开展较晚，手术前放疗对防止手术后复发有所裨益，放疗时配以和胃降逆、养阴益胃中药，可以减轻放疗反应。

3．康复期的治疗

胃为水谷之海，主受纳、腐熟，胃癌患者大多已大部或全部胃切除，多餐少食，定时进食，有利于胃癌患者的康复。张仲景在《金匮要略》一书中明确指出，"所食之味，有与病相宜，有与身为害，若得宜则益体，害则成疾"。食物能养身，但也能致病。

第三节　胰腺癌

【概述】

胰腺癌是一种恶性程度较高、发展较快的消化道肿瘤。胰腺癌在初期无明显症状，早期诊断比较困难。由于胰腺解剖位置具有丰富的淋巴与静脉回流特点，胰腺癌极容易侵犯周围组织器官和发生远处转移，因此胰腺癌确诊时大都属晚期，生存时间短，疗效差。原发性胰腺癌占所有癌瘤的1%～2%，以胰头部为最常见，约占67.9%，胰体尾部次之，约占26.3%。以40～60岁患者为最多，男女之比为（2～3）∶1。我国的发病率比美洲高，为（4～10）/10万人，调整死亡率为8.2/10万人，国内外发病率都有逐年增多的趋势。在世界范围内，近年来其发病率有明显增加趋势。我国胰腺癌的发病率原本很低，但近年却呈上升趋势，据上海、天津恶性肿瘤统计资料，胰腺癌的死亡率在15年前占第10位，而近年来则上升到第5位。北京协和医院近年来收治的胰腺癌比20世纪50年代增加5～6倍。胰腺癌的发病率从45岁以上开始增加，年龄越大，发病率越高，到70岁则形成高峰，但年轻患者数量较10年前有明显增加趋势。在中国医学科学院肿瘤医院外科收治的胰腺癌患者中，也有年轻化的趋向，年龄最小的仅11岁。

根据临床表现，本病可归属于中医学"癥瘕""积聚""黄疸""伏梁""腹痛""胁痛""结胸""脾积""癥积""痞块""积证"等范畴。

【疾病源流】

祖国医学对伏梁、痞气、积气的描述与现代胰腺癌的症状颇为相似，并散见于古人所说的瘤、黄疸、腹痛等疾病中。早在《素问·腹中论》中已有描述："病有少腹盛，上下左右皆有根，此为何病？……病名曰伏梁……裹大脓血，居肠胃之外。"《灵枢·百病始生篇》曰："其着于膂筋，在肠后者，饥则积见，饱则积不见，按之不得。"《难经·五十六难》记载伏梁"起脐下，大如臂，上至心下，久不愈，上下左右皆有根，病名曰伏梁，裹有脓血，居肠胃之外，不可治"；痞气"在胃脘，覆大如盘，久不愈，令人四肢不收，发黄疸，饮食不为肌肤"等。《伤寒杂病论》里的"结胸""膈痛""心痛""黄疸"之类疾病，论述与胰腺癌的上腹肿块、腹痛、黄疸、腹水、消瘦及恶病质相似，都可能包括胰腺癌的病变。《外台秘要》描述："心腹积聚，日久癥瘕，块大如杯碗，黄疸，宿食朝起呕变，支满上气，时时腹痛，心下坚结，上来抢心，傍攻两胁，彻背连胸。"《圣济总录》记载："积气在腹中……按之其壮如杯盘牢结，久不已，令人瘦而腹大……至死不治。"这些描述与胰腺癌患者出现腹痛、腹块、背痛、腹胀、巩膜皮肤黄染等症状非常相似。《济生方》中载，"犹梁之横架于胸膈者，是为心积。其病腹热面赤，咽干心烦，甚则吐血，令人食少肌瘦""上则迫胃脘，生鬲，侠胃脘，内痛""居脐上为逆"等。可见伏梁的部位、主要证候特点符合上腹部肝、胃、胰腺等肿瘤出现腹块的情况。金代李东垣记载"心之积，起脐下，大如臂，上至心下，久不愈，令人烦心"，并创制"伏梁丸"治疗该病。

【病因病机】

一、中医病因病机

癌邪内燃，日久成积，影响脏腑功能，阻滞气血运行，导致五脏失和、气血瘀阻，而致百病丛生。中医认为胰腺癌的病因外因为感受外邪，饮食不节；内因为情志失调，肝郁气结，脾失健运，代谢失调，阴阳失序，生化失常。

1. 感受外邪

起居失常，外感外来毒邪，毒邪内侵，留蓄中焦，肝胆气机受阻，疏泄失常，气化不利。外邪与正气相搏，损伤脾气，正气亏虚。日久正不胜邪，致阴阳失序，生化失常，而致癌邪内生。

2. 饮食不节

内嗜肥甘、酒浆，损伤脾胃，升降不和，运化失常。脾胃为后天之本，脾胃受损，生化乏源，正气为之内虚，如夹外来邪毒内扰，则正虚不能抗邪，邪毒滋扰，致阴阳失序，生化失常，癌毒内生。

3. 情志失调

忧愁思虑伤脾，恼怒气郁伤肝，使肝脾不和，木郁土壅，肝失疏泄，脾失健运。气机逆乱，代谢失调，日久阴阳失衡，生化失常，而致本病内结。

4. 脾气虚弱，正气不足

先天禀赋不足，或劳倦内伤，或久病耗伤，脏腑功能衰弱，中气不足。如复感外邪内侵，则正虚无力抗邪，致邪毒蕴蓄，致内在生化失常而生本病。

总之，胰腺癌当责之为气血亏虚，痰湿凝聚，瘀血内结。胰腺癌病位在胰腺，但与肝、胆、脾、胃、肾密切相关。病理性质属本虚标实，因虚致实。胰腺癌病机关键为脾肾亏虚的本虚和湿热毒聚的标实。

二、西医病因病理

病因不明，可能与环境中致癌物质（工业化学物质）、咖啡、吸烟、饮酒和慢性胰腺疾病有关。

1. 化学致癌物质对胰腺有致癌作用

例如，吸烟者胰腺癌发病率比不吸烟者高 2.5 倍，且发病年龄早 10 年。

2. 胰腺的某些炎症易致胰腺癌

例如，糖代谢紊乱者的胰腺癌发病率高。有研究者统计胰腺癌在一般人群中的发病率为 3.6% ~ 4.0%，而糖尿病患者中的发病率为 5.6%。

【诊断与鉴别诊断】

一、诊断要点

1. 临床表现

胰腺癌的发展较快，病程较短。一般从有症状到就诊的平均症状期为 6 个月。从症状开始到死亡平均为 7.1 个月。其主要症状如下。

（1）腹痛。

这是最常见的始发症状，40%～70%的患者首现此症。常见的腹痛形式有三种：

①上腹部隐痛或钝痛向下部牵引，呈间歇性或持续性。多于饭后1～2小时加重，数小时后减轻或缓解，常因进食后疼痛而自限饮食。疼痛一般在上腹中部，胰头癌偏于右上腹，胰体尾癌可偏于左上腹。

②阵发性上腹部剧痛，向背部、肩胛部、全腹部及前胸处放射。多于饮酒或肥腻饮食后发作。可能是由于阻塞所致的胆道、胰管强烈收缩而引起。

③右季肋部疼痛向腰背部放射，有时腰背痛更为显著，但常在坐起前躬、屈曲下肢时减轻，仰卧平躺疼痛加剧。夜间较重，甚者影响睡眠、饮食与精神。

（2）黄疸。

约75%的患者就诊时已有黄疸。胰头部癌81%～98%出现黄疸，胰体尾癌的38%可有黄疸。如少数胰头癌向上或向下内方向发展，可不出现黄疸。胰体尾癌有黄疸多为晚期。黄疸常为持续性、进行性加重。但也有个别患者持续性下降，但降不到正常值。患者常伴有皮肤瘙痒，小便呈浓茶色，大便呈灰白色。

（3）消瘦。

由于顽固性腹痛影响进食，胰腺分泌受阻而影响食物的消化和吸收，可使患者在短期内明显消瘦，体重每月降低4kg以上。并出现乏力、贫血等症状。

（4）疲劳。

疲倦乏力较壶腹癌多见，可助区别。

（5）消化道症状。

约10%的患者早期有食欲缺乏症状，而80%的患者在病程进展中出现食欲缺乏，约60%的患者有恶心、呕吐症状，46%的患者发生腹泻，50%的患者有便秘症状，10%的患者有胃肠道出血症状，晚期胰体尾癌可蔓延至贲门食管周围淋巴结，压迫食管引起吞咽困难。

（6）发冷发热。

胰腺癌的发热多为持续性，或间歇性低热，少数患者可有发冷、寒战、高热，与壶腹癌相似，常为胆道感染所致。

2. 体征

锁骨上淋巴结肿大、肝和胆囊肿大及胰腺肿块（胰头癌8.6%在右上腹或脐上偏右可触及肿块；胰体尾癌52%在左上腹或中上腹可触及包块）。由于胰腺位量较深，肿块小时通常不易触及，癌瘤压迫脾动脉或其他较大动脉时，在局部可听到短暂的收缩性杂音，约有20%的患者可见有腹水。肿瘤压迫脾静脉使脾脏充血和增大。

3. 辅助检查

（1）血液学检查。

①血常规。

30%的患者可有轻、中、重度贫血，血红蛋白多在100g/L以下，最低可达30g/L。

②血生化检查。

胰管阻塞早期，血清淀粉酶、脂肪酶、蛋白酶可升高，如有腹水时，腹水淀粉酶也增高；晚期胰腺组织纤维化分泌减少可不再增高，如胰岛被癌瘤破坏，血糖升高，糖耐量减低。癌胚抗原（CEA）、胰瘤胚抗原（POA）、胰腺相关抗原（PCAA）、胰腺特异性抗原（PaA）、癌相关抗原（CA19－9）增高时对诊断胰腺癌有参考价值。消化道CA19－9诊断胰腺癌的敏感度达81%，特异度达91%～95%。肝功能不正常多见于胰头癌，常由阻塞性黄疸所引起，γ－GT、SGPT、AKP均会有增高，特别是γ－

GT 的增高有一定意义，胆红素也可持续增高。

③胰腺外分泌功能检查。

置入十二指肠导管于十二指肠后，用试餐法或静脉内注射促胰腺素和促胰酶素刺激胰腺分泌。在一定时间内吸出十二指肠液测定胰液分泌量（检测蛋白酶、糜蛋白酶分泌容量，碳酸氢根量）。胰腺癌时胰腺外分泌功能减低。

（2）影像学检查。

①B 型超声检查。

B 型超声检查能发现 2cm 以上的肿瘤，诊断胰头癌达 94%，体尾癌达 70%。胰腺癌的直接影像可见到低回声的肿瘤，间接所见往往成为发现小胰癌的线索，如扩张的胰管、胆管等。除主胰管外，还要仔细观察胰管的分支。有些小胰癌可首先引起胰管分支的局限性扩张，如钩突部胰管扩张。超声内镜因超声探头仅隔胃、十二指肠壁对胰腺体尾和头部扫描，不受胃肠道气体干扰。所以，可清晰地描出胰内结构，发现早期病变。

②X 线检查。

胃肠钡餐可显示胃窦至十二指肠的各种改变，如压迹、肠壁僵硬、肠腔狭窄。a. 十二指肠环增大或降段呈反 "3" 字征等。b. 内镜胆胰管造影能观察胃和十二指肠黏膜的改变。造影可显示胆总管扩张和狭窄及胰管的梗阻或变形等。c. 经皮穿刺胆管造影，主要用于黄疸患者。可显示胆总管下段改变，并可插管引流胆汁以减轻黄疸。d. 选择性腹腔动脉造影，可显示肿瘤造成的血管弯曲、移位、中断或缺损区等。

③核素检查。

用 75Se - 蛋氨酸做胰腺扫描，肿瘤为稀疏（冷）区；用 67Ga 胰腺扫描，肿瘤为密集区。

④CT 检查。

CT 检查为目前诊断胰腺癌的主要方法，能发现 1cm 以上的肿瘤，诊断准确率达 91.4%。CT 扫描可以显示胰腺肿块的正确位置、大小及其与周围血管的关系，但直径 <2cm 的胰腺肿块约 1/3 不能发现影像学改变。CT 扫描胰腺癌的 CT 图像为：a. 胰腺肿块呈普遍性或局限性肿块。肿块中心可有不规则的轮廓模糊的低密度区，若低密度区较大，可为肿瘤坏死或液化表现。b. 癌肿侵入或压迫胆管或胰管时可使其扩张。c. 癌肿可侵及胰背脂肪层及包绕肠系膜上血管或下腔静脉。

⑤磁共振成像（MRI）检查。

MRI 可显示胰腺轮廓异常，根据 T 加权像的信号高低，可以判断早期局部侵犯和转移，对判断胰腺癌，尤其是局限在胰腺内的小胰癌以及有无胰周扩散和血管侵犯方面，MRI 优于 CT 扫描，是胰腺癌手术前预测的较好方法。

（3）病理学检查。

①胰腺癌大体分型及组织类型。

胰腺癌可以由胰管、腺泡或胰岛发生。来自胰管上皮的胰腺癌主要发生在胰头部，来自腺泡的常见于胰体和胰尾部。病理组织学分为导管细胞癌（约占 80% 以上）、腺泡细胞癌及少见类型（多型性腺癌、纤毛细胞腺癌、黏液表皮样癌、鳞状细胞癌、乳头状囊腺癌、胰岛细胞癌、未分化癌等）。胰腺癌的转移一般不会很早，锁骨上淋巴结是最常见的转移部位，其次为肝、腹膜、大网膜、肺、脊椎等。

②临床分期。

胰腺癌的 TNM 分期仅适用于胰腺外分泌肿瘤，对内分泌源性肿瘤（后者常起源于胰岛）和类癌并不适合。最新的第 7 版分期系统与上一版相比变化不大，且 pTNM 分期和 cTNM 分期标准一致，区域淋巴结根据胰腺癌部位而定（见表 13 - 3、表 13 - 4）。

表 13 – 3　胰腺癌 TNM 分期（AJCC 第 7 版，2010 年）

分期	T	N	M	T、N、M 简明定义
Ⅰ A	T_1	N_0	M_0	T_1：肿瘤局限于胰腺内，最大直径≤2cm
Ⅰ B	T_2	N_0	M_0	T_2：肿瘤局限于胰腺内，最大直径 >2cm
Ⅱ A	T_3	N_0	M_0	T_3：肿瘤侵犯至胰腺外，但未累及腹腔干或肠系膜上动脉
Ⅱ B	T_{1-3}	N_1	M_0	T_4：肿瘤侵至腹腔干或肠系膜上动脉（原发肿瘤不可切除）
Ⅲ	T_4	任何 N	M_0	N_1：区域淋巴结转移
Ⅳ	任何 T	任何 N	M_1	

注：剖腹手术或腹腔镜手术中腹腔冲洗液的细胞学检测阳性，相当于 M_1。

表 13 – 4　胰腺癌的区域淋巴结

部位	区域淋巴结
胰头癌	6、8、9、11、12、13、14、17、18 组
胰体尾癌	8、10、11、12a1、12a2、12b1、12b2、13、14、17、18 组

注：6. 幽门下淋巴结；8. 肝固有动脉周围淋巴结；9. 腹腔干周围淋巴结；10. 脾门淋巴结；11. 脾动脉周围淋巴结；12. 肝十二指肠韧带中淋巴结（12a1—肝动脉上半部分，12a2—肝动脉下半部分，12b1—胆管上端，12b2—胆管下端）；13. 胰十二指肠后淋巴结；14. 肠系膜上动脉周围淋巴结；17. 胰十二指肠前淋巴结；18. 胰体尾下缘淋巴结。

二、鉴别诊断

胰腺癌主要需与慢性胰腺炎、Vater 壶腹癌、胰腺囊腺瘤或癌、功能性胰岛细胞瘤、胰腺结核等疾病进行鉴别。

1. 慢性胰腺炎

胰腺癌和慢性胰腺炎的临床表现缺乏特异性，并且 2% ~3% 的慢性胰腺炎可发展成胰腺癌，10% 的胰腺癌可伴发胰腺炎，二者的鉴别较为困难。胰腺癌的 CT 征象主要为胰腺肿块，其内因坏死呈不规则的低密度影。胰腺肿瘤为少血供肿瘤，增强扫描低密度影显示更清。胰腺癌向周围浸润表现为胰周脂肪层消失，胰周血管影增粗或包埋，胰腺癌可致淋巴结肿大，肝脏、脾脏、肾上腺等脏器转移。慢性胰腺炎 CT 表现主要是胰腺腺体萎缩、间质广泛纤维化等病理改变，故炎性肿块多边界清楚，密度均一，周围脂肪间隙及胰周血管影多较清晰。钙化对慢性胰腺炎的诊断很有价值。但有时不典型的胰腺癌与慢性胰腺炎鉴别困难，需借助病理学诊断方能明确。

2. Vater 壶腹癌

Vater 壶腹癌与胰头癌解剖位置邻近，临床表现也十分相似，但其手术切除率和生存率均与胰腺癌有明显的不同。胰腺癌伴有低位梗阻性黄疸时，扩张的胆总管末端呈圆形、锥形或鼠尾形，或在胰头水平突然中断、消失或变小，CT 增强扫描显示扩张的胆总管管壁强化。壶腹癌的梗阻部位较低，CT 扫描可显示扩张胆总管的层面较多，在胰腺水平仍表现为圆形，胰腺内未见到肿块及异常密度，有时可见到息肉样肿物突入十二指肠肠腔内，可帮助诊断。

3. 胰腺囊腺瘤或癌

胰腺囊腺瘤或癌是胰腺肿瘤中的特殊病理类型，但影像学、治疗及预后均与导管腺癌有明显不同。

此类肿瘤生长较缓慢，病程比较长，发生转移较晚，表现为胰腺实质内囊性病变。B超检查方便且能明确病变部位、囊性病变与周围组织的关系，可作为首选的诊断方法。CT与MRI可进一步确定胰腺囊肿的形态、囊壁及囊内容物的情况。胰腺囊性肿瘤包膜完整，很少有浸润和粘连，手术切除率比较高，治疗效果相对较好。

4. 功能性胰岛细胞瘤

其显著的病理特点在于肿瘤血供十分丰富，因此CT增强扫描可显示病灶呈高密度强化特征。

5. 胰腺结核

胰腺结核是一种罕见疾病。临床上可表现为上腹部疼痛、腹部包块、梗阻性黄疸等症状，很容易与胰腺癌相混淆。该病发病年龄较轻，病情进展缓慢，病程比较长，多有肺结核或腹腔结核。腹部平片胰腺部位可发现钙化灶。抗结核效果好。

6. 胆总管末端癌

肝外胆管癌的一种。部位接近于壶腹部，局部胆管相对较狭窄，病变早期即可出现黄疸。临床经常伴有发热、胆绞痛，查体可触及肿大的胆囊。影像学检查对诊断及鉴别诊断具有重要价值，可出现胆总管下端充盈缺损、狭窄、中断，胆总管扩张。诊断困难者须剖腹探查。

7. 胆石症、胆囊炎

均可出现腹痛、黄疸、发热等症状，胆囊炎的黄疸不伴有腹痛或多在腹痛后较长的时间才发生，胆石症的黄疸多在腹痛后1~2天出现，黄疸一般比较轻，经常出现波动。而胰腺癌黄疸多进行性加重，波动不明显。胆石症、胆囊炎腹痛多为阵发性绞痛，可反复发作，而胰腺癌多为持续性钝痛，并可伴有短期内体重明显下降等全身症状。腹部超声、CT等有助于鉴别。

【治疗】

一、辨证治疗

1. 辨证要点

（1）辨虚实：对人体而言，有虚实两个方面。虚者，气虚、阴虚、血虚、阳虚，而以气虚、血虚多见；实者乃肿瘤阻滞局部或全身脏腑、气血、水液运行，致气滞、血瘀、湿阻。本病属本虚标实，证候多为寒热错杂、虚实并见。毒郁日久可以化热，气火不足又可生寒，毒邪久踞既阻隔气血，又耗气伤血，致五脏失调、气血衰败、阴阳失衡，甚至阴阳离决。

（2）辨病位：其病位在胰，主要涉及肝、胆、脾、胃等脏腑。肿瘤方面，肿瘤在胰腺肆意滋长，扎寨营垒，癌毒之邪与痰瘀胶结成块，或毒盛浸延胰腺局部组织、器官，或转移他处。

2. 治疗要点

（1）治疗原则和治疗方法。

针对胰腺癌的基本病机，基本治疗原则是祛邪扶正、顾护胃气，包括清热化湿、解毒化瘀、调和肝脾（胃）等法。临证应依据病机证素主次，或病机兼夹、复合情况，使用健脾和胃、疏肝利胆、软坚消结、理气通腑、益气养阴、健脾益肾、滋肾平肝、化痰利水等法。祛邪贯穿始终，但要注意时时顾护脾胃之气。

（2）综合治疗原则。

胰腺癌治疗当遵从综合治疗的原则，中西医并重。中医治疗胰腺瘤的治疗原则：对肿瘤为祛毒抗邪；对人体为扶正培本，纠正脏腑及气血失调状况。具体治法：治肿瘤当以寒热之剂扫荡之，以平性之剂抑杀之，辅之以消痰软坚、祛瘀散结之药以破其藩篱；调人体虚则补之，实者调之。气虚者益气，血不足者补血，阴虚者滋其阴，阳亏虚者温肾助阳，气滞者理气，血瘀者活血，湿阻者利湿，热盛者清热泻火。临床注重中西医配合，根据病情，合理安排中西医治疗方法与时机，并针对性地调治西医治疗中的毒副反应。

3. 分证论治

（1）常见临床证型的中医治疗。

①肝郁气滞证。

临床表现：上腹部作胀或隐痛，食后尤甚，胃纳不佳，疲倦乏力，恶心或呕吐，舌苔白腻，脉细弦。

证候分析：病变早期，郁怒伤肝，肝失疏泄，故见上腹部作胀或隐痛，串及两胁，肝郁犯胃，胃失和降，胃纳不佳，食后尤甚，嗳气陈腐或呃逆，纳食少或呕吐反胃。舌苔白腻，脉细弦，为肝郁气滞肝胃不和之候。

治法：解郁理气，疏肝散结。

代表方：柴胡疏肝散（《景岳全书》）加减。

常用药：柴胡、茯苓、预知子、赤芍、白芍、当归、郁金、木香、川楝子、延胡索、莪术、山慈菇、蛇六谷、白花蛇舌草、红藤、野葡萄藤、菝葜、藤梨根。

加减：胃纳欠佳、脘闷、腹胀者加焦楂曲、鸡内金、谷芽、麦芽等理气、健脾、消食，嗳气、呕吐者加旋覆花、赭石降逆止呕。

②湿热内蕴证。

临床表现：上腹部胀满不适或胀痛，发热缠绵，口渴而不喜饮，或见巩膜及全身皮肤黏膜黄染，小便黄、口苦、口臭，便溏臭秽，舌质红，苔黄或腻，脉滑数。

证候分析：由于肝胆感受外邪，或过食肥甘，产生湿热，湿热交蒸，胆汁外溢肌肤，则面目身黄，小便黄。湿热壅滞中焦，胃失和降而上腹胀满或痛。湿热壅滞脾胃不能上承，则口渴而不喜饮。湿热上犯则口苦、口臭，下注则便溏臭秽。舌苔黄腻，脉象滑数等，均为湿热之证。

治法：清胆利湿，理气消结。

代表方：龙胆泻肝汤（《医方集解》）加减。

常用药：龙胆草、蒲公英、栀子、黄连、黄芩、柴胡、赤芍、丹参，夏枯草、生牡蛎、白花蛇舌草、大黄、肿节风、蛇莓、预知子、半枝莲、红藤、野葡萄藤、菝葜、藤梨根、碧玉散。

加减：胸胁不畅者可加香附、川楝子、延胡索、厚朴、水红花子行气止痛。腹胀较甚者可加木香、大腹皮。小便不利者可加通草、车前草。

③脾虚痰湿证。

临床表现：上腹部不适或疼痛，喜按，面色少华，消瘦倦怠，不思饮食，胸脘胀闷，恶心、呕吐，口干不多饮，大便溏泻，头目昏眩，倦怠嗜卧，舌质淡，苔薄或薄腻，脉濡细或沉滑。

证候分析：脾主运化，脾失健运，则湿浊内生，甚而湿聚生痰。湿困脾胃，阻塞气机，胃失和降，则胸膈满闷，脘腹胀满，不思饮食，恶心呕吐。湿邪下注大肠，则大便溏薄。痰湿中阻，清阳不升，则头目眩晕。痰饮凌心，则心悸不安。"阳气者，精在养神"，今湿困脾阳，故倦怠嗜卧。舌苔白腻，脉濡细或沉滑，均为湿阻中焦之象。

治法：健脾理气，化痰祛湿。

代表方：香砂六君子汤（《古今名医方论》卷一引柯韵伯方）加减。

常用药：木香、砂仁、陈皮、茯苓、党参、白术、半夏、炙甘草。

加减：腹部结块较硬者可加胆南星、猫爪草以化痰散结；尿少肢肿者可加车前草、木瓜；食欲缺乏较甚者可加山楂。

④肝郁血瘀证。

临床表现：上腹痞块，胀满疼痛拒按，痛无休止，痛处固定，恶心、呕吐或呃逆，面色晦暗，形体消瘦，纳呆食少，便秘或溏，舌质青紫，边有瘀斑，苔薄白，脉弦细或涩。

证候分析：气血瘀滞，不通则痛，故上腹痞块疼痛，其痛具有刺痛、固定、拒按、可扪及包块的特点。肝气横逆犯胃，胃失和降，受纳失司，则腹满不欲食，呕吐宿食。损伤脾胃日久则面色晦暗，形体消瘦，纳呆食少，大便不调，或秘或溏。舌质紫暗或有瘀点，苔薄白，脉细涩弦，为气滞血瘀之证。

治法：活血消痞，行气止痛。

代表方：膈下逐瘀汤（《医林改错》）加减。

常用药：桃仁、川芎、当归、牡丹皮、五灵脂、香附、乌药、枳壳、延胡索、赤芍、红花、甘草。

加减：病程迁延，乏力甚者，去五灵脂，加党参、白术、茯苓；瘀血内结较甚者，加三棱、莪术；有黄疸者，加茵陈、田基黄。

⑤阴虚内热证。

临床表现：上腹部胀满不适或胀痛，低热，盗汗，午后颧红，心烦不寐，咽干口燥，口干喜饮，鼻衄齿衄，舌质红，苔燥或少苔，脉弦细数或涩。

证候分析：由于湿热交蒸，热毒内蕴，阴津受损，则烦热口干，低热盗汗。肝气失畅，肝经循行两胁，故胁肋不舒或疼痛。热毒内盛，迫血妄行，则鼻衄齿衄。舌红少苔或光剥有裂纹，脉细弦数或细涩，均为阴津受损、亏耗之象。

治法：养阴清热。

代表方：益胃汤（《温病条辨》）合一贯煎（《柳洲医话》）加减。

常用药：生地黄、麦冬、北沙参、玉竹、冰糖、薏苡仁、川楝子、半枝莲、石见穿、预知子。

加减：腹部肿块坚实者可加三棱、莪术；大便秘结严重者可加大黄、芒硝；腹胀明显者加大腹皮、香附；兼血虚者，加白芍、何首乌。

⑥气血两亏证。

临床表现：腹部隐隐，腹胀、纳差，消瘦，神疲乏力，面白无华，爪甲淡白，夜卧不安，舌质淡，苔白滑或苔少，脉沉细。

证候分析：病久正气虚弱，气血亏虚，脾胃受损，水谷精微不能正常运化，以致湿浊内生，加之正气不足，易受外邪，邪毒滞于肠道，日久积聚成块，肿块阻塞，故见腹部隐隐，腹胀；气血不足，故消瘦，面色无华、气短乏力，倦怠懒言，甚则卧床不起。心神失养则夜寐不安。舌质淡，苔薄白或滑，脉沉细弱等，均为气血不足的表现。

治法：补气养血，化瘀散结。

代表方：八珍汤（《正体类要》）加减。

常用药：党参、熟地黄、当归、白术、白芍、川芎、茯苓、炙甘草。

加减：腹部包块显著者加夏枯草、穿山甲（代）、龙葵；腹胀便秘者可酌加木香、砂仁、厚朴等。

（2）手术期后的中医治疗。

①气血亏虚证。

临床表现：神疲乏力，气短懒言，面色淡白或萎黄，头晕目眩，唇甲色淡，心悸失眠，便不成形或肛脱下坠，舌淡脉弱。

证候分析：术后正气虚弱，气血虚损，故神疲乏力，气短懒言，面色淡白或萎黄，头晕目眩，唇甲色淡，心悸失眠，便不成形；气虚下陷故肛脱下坠；舌淡红，苔少或光剥，脉细弱，均为气血两虚之象。

治法：补气养血。

代表方：八珍汤（《正体类要》）加减。

常用药：人参、白术、茯苓、当归、川芎、白芍、熟地黄、炙甘草。

加减：兼痰湿内阻者，加半夏、陈皮、薏苡仁；畏寒肢冷、食谷不化者，加补骨脂、肉苁蓉、鸡内金。若有动则汗出、怕风等表虚不固之证，加防风、浮小麦。

②脾胃虚弱证。

临床表现：纳呆食少，神疲乏力，大便稀溏，食后腹胀，面色萎黄，形体瘦弱，舌质淡，苔薄白，脉濡缓。

证候分析：脾气亏虚，失于濡养，故面色萎黄，形体消瘦，神疲乏力；脾不健运，故疲乏懒言，纳呆消瘦，腹胀便溏；脾失运化，胃失和降，升降失常，故食后腹胀；舌质淡、舌苔薄白，脉细无力，均为脾胃气虚的表现。

治法：健脾益胃。

代表方：补中益气汤（《脾胃论》）加减。

常用药：黄芪、人参、白术、炙甘草、当归、陈皮、升麻、柴胡、生姜、大枣。

加减：胃阴亏虚者，加沙参、石斛、玉竹；兼痰湿证者，加茯苓、半夏、薏苡仁、瓜蒌。

（3）放疗期间的中医治疗。

①气阴两虚证。

临床表现：腹痛隐隐，腹胀，纳差，神疲乏力，少气懒言，口干，爪甲色淡或晦滞，舌红或淡红，苔少或无苔，或有裂纹，脉细或细数。

证候分析：本证多见于放射性损伤后期，或迁延不愈，损伤正气者。腹痛隐隐，腹胀，纳差，神疲乏力，少气懒言为脾气虚之证；口干，爪甲色淡或晦滞，则属阴虚的表现；舌淡红、苔白干或无苔，脉细，亦为气阴两虚之证。

治法：益气养阴。

代表方：玉女煎（《景岳全书》）加减。

常用药：石膏、熟地黄、麦冬、知母、牛膝、炒白术、山药。

加减：腹胀明显者，加大腹皮、香附；兼有血虚者，加白芍、当归。

②热毒瘀结证。

临床表现：脘腹胀满，腹痛拒按，腹中痞块，面色晦暗，形体消瘦，烦躁易怒，嗳气恶心，舌紫暗，苔黄腻，脉弦滑或滑数。

证候分析：脾胃气滞，则血行不畅，停而为瘀，或因感受邪毒，邪毒损伤肠络，气血运行受阻，瘀血阻滞脉络，不通则痛，故见脘腹胀满，腹痛拒按，腹中痞块，面色晦暗；情志不畅，肝郁气滞，横逆犯胃则烦躁易怒，嗳气恶心；气血郁积而成块，见腹部包块；舌质暗红或有瘀斑，舌苔黄腻，脉弦数或滑数，为湿热瘀血热毒蕴结之证。

治法：清热除湿，活血解毒。

代表方：茵陈蒿汤（《伤寒杂病论》）合桃红四物汤（《医宗金鉴》）加减。

常用药：茵陈、栀子、大黄、红花、枳壳、赤芍、柴胡、桔梗、川芎、牛膝、桃仁、当归、熟地黄。

加减：瘀血内结较甚者，加用鳖甲煎丸；腹胀明显者，加沉香、大腹皮。

（4）化疗期间的中医治疗。

①脾胃不和证。

临床表现：胃脘饱胀、食欲减退、恶心、呕吐、腹胀或腹泻，舌体多胖大，舌苔薄白、白腻或黄腻，脉弦滑。

证候分析：本证多见于化疗引起的消化道反应。化疗后脾胃受损，中阳不振，脾失健运，水湿内停，湿聚为痰。痰湿结聚于胃脘，遏阻气机，故脘腹满闷，食欲不振，腹部作胀。胃失和降，痰湿随胃气上逆，故恶心，呕吐宿食。苔白腻，脉弦滑，为痰湿结聚脾胃不和之佐证。

治法：健脾和胃，降逆止呕。

代表方：旋覆代赭汤（《伤寒杂病论》）加减，或橘皮竹茹汤（《金匮要略》）加减。

常用药：旋覆花、人参、生姜、代赭石、甘草、半夏、大枣；或半夏、橘皮、枇杷叶、麦冬、竹茹、赤茯苓、人参、甘草。

加减：脾胃虚寒者，加吴茱萸、党参、焦白术；肝气犯胃者，加炒柴胡、佛手、白芍。

②气血亏虚证。

临床表现：疲乏、精神不振、头晕、气短、纳少、有虚汗，面色淡白或萎黄，脱发，或肢体肌肉麻木、女性月经量少，舌体瘦薄，或者舌面有裂纹，苔少，脉虚细而无力。

证候分析：本证多见于化疗引起的疲乏或骨髓抑制。由于化疗耗伤气血，致血气双亏，不能充养四肢、头面故见疲乏、精神不振、头晕、气短、纳少、虚汗、面色淡白或萎黄，脱发，或肢体肌肉麻木、女性月经量少；舌质淡，苔少，脉细无力，为气血两虚之证。

治法：补气养血。

代表方：八珍汤（《正体类要》）加减，或当归补血汤（《内外伤辨惑论》）加减，或十全大补汤（《太平惠民和剂局方》）加减。

常用药：人参、白术、茯苓、当归、川芎、白芍、熟地黄。

加减：兼痰湿内阻者，加半夏、陈皮、薏苡仁；畏寒肢冷，食谷不化者，加补骨脂、肉苁蓉、鸡内金。

③肝肾阴虚证。

临床表现：腰膝酸软，耳鸣，五心烦热，颧红盗汗，口干咽燥，失眠多梦，舌红苔少，脉细数。

证候分析：本证多见于化疗引起的骨髓抑制或脱发。肝肾阴亏，津失输布，阴虚津液不能上承，加之虚火内生，故见口干咽燥，阴亏虚火内扰，故见烦躁不眠，多梦，五心烦热；肾阴不足则腰膝酸软，耳鸣。阴虚内热则颧红盗汗。舌质红绛，舌光无苔，脉细数无力，或脉如雀啄，为肝肾阴竭、阴虚火旺之证。

治法：滋补肝肾。

代表方：六味地黄丸（《小儿药证直诀》）加减。

常用药：熟地黄、山茱萸（制）、山药、泽泻、牡丹皮、茯苓。

加减：阴虚内热重者，加墨旱莲、女贞子、生地黄；阴阳两虚者，加菟丝子、杜仲、补骨脂；兼脱发者，加制首乌、黑芝麻。

二、辨病治疗

1. 胰腺癌常用中药

现代药理研究证实，一些中药具有抑制人体胰腺癌细胞增殖、诱导胰腺癌细胞凋亡、减少肿瘤新生血管形成、选择性抑制肿瘤转移和浸润的作用，并对化疗有增敏效果，一些扶正中药具有提高患者的免疫力、调节机体免疫功能的作用。胰腺癌的辨肿瘤论治，建议根据临床经验及现代药理，合理选择以下药物。

（1）温热药：砒霜（有毒），雄黄（有毒），蟾酥（有毒），藤黄（剧毒），干漆（有毒），硇砂（有毒），天仙子，川乌（有大毒）。

（2）寒凉药：苦参，藤梨根，冬凌草，白花蛇舌草，半枝莲，紫河车（拳参、紫参，有小毒），金荞麦，北豆根（有小毒），芦荟，预知子，野菊花，亮菌，蛇葡萄根，羊蹄根，水杨梅根，酸浆（灯笼草），大黄，鸦胆子，白毛藤（白英、蜀羊泉，有小毒），胆矾（有毒），巴豆（有毒），蛴螬（有毒），青木香，雷公藤（大毒），喜树（有毒）。

（3）平性药：菝葜，肿节风（接骨木），半边莲，芙蓉叶，石上柏，野百合（有毒）。

（4）消痰软坚药：生天南星（有毒），僵蚕，黄药子（有小毒），土贝母，骆驼蓬子（有毒），浙贝母，瓜蒌，杏仁（有小毒），紫金牛（矮地茶、平地木），鳖甲，海螵蛸，漏芦，夏枯草，天花粉。

（5）祛瘀散结药：姜黄，铁树叶（有毒），石见穿，急性子（有毒），三棱，穿山甲，刺老包，红花，水红花子，延胡索，牡丹皮，三七粉，虎杖，水蛭（有毒），益母草。

2. 胰腺癌常用中成药

（1）抗癌药。

核葵注射液：4mL，肌内注射，每日1次。

征癌片：夏枯草、紫河车、山豆根等药研末制成片剂，每日3次，每次3片，饭后温开水送服。

肿节风片、肿节风注射液（赛康欣）：用法见胃癌。

苦参素葡萄糖注射液：100mL：苦参素0.6g，葡萄糖5.0g。静脉滴注。每日1次，每次0.6g（1瓶），2个月为1个疗程，或遵医嘱。

金龙胶囊：用法见肺癌。

华蟾素胶囊：每粒装0.25g。口服。一次2粒，一日3～4次。

（2）抗癌辅助药。

人参皂苷Rg3（参一胶囊）：用法见肺癌。马少军等将参一胶囊联合化疗用于胰腺癌患者，观察外周血细胞水平、免疫细胞活性，结果显示治疗组治疗前后T细胞亚群和NK细胞活性均有所上升，表明参一胶囊联合化疗能够改善晚期胰腺癌的细胞免疫状态，维持患者免疫水平的稳定。

大黄䗪虫丸：熟大黄300g，土鳖虫（炒）30g，水蛭（制）60g，虻虫（去翅足，炒）45g，蛴螬（炒）45g，干漆（煅）30g，桃仁120g，苦杏仁（炒）120g，黄芩60g，地黄300g，白芍120g，甘草90g。每丸重3g，一次1～2丸，一日1～3次。与化疗联合治疗胰腺癌时，对于患者临床症状和血液高凝状态的改善、生存质量和机体免疫力的提高、体重的稳定和增加起到了显著的作用，能够增强化疗的疗效，减少化疗的毒副反应。

（3）抗癌与辅助综合作用药。

养正消积胶囊：黄芪，女贞子，人参，莪术，灵芝，绞股蓝，炒白术，半枝莲，白花蛇舌草，茯苓，土鳖虫，鸡内金，蛇莓，白英，绵茵陈，徐长卿。健脾益肾，化瘀解毒。每粒0.39g，口服。一次4粒，一日3次。

3. 胰腺癌单方、验方

（1）参七化瘀汤：柴胡10g，蜈蚣3条，壁虎3条，白芍10g，桃仁10g，当归12g，熟地黄12g，三七粉3g（冲服）、鳖甲20g（先煎），半枝莲10g，丹参10g，白花蛇舌草12g，黄芪10g，太子参10g，白术10g，七叶一枝花15g，延胡索10g，甘草12g，灵芝12g等。

（2）乌梅丸加减方：基本方乌梅30～60g，当归15g，细辛3g，花椒6～10g，桂枝15g，黄连2～10g，黄柏10～15g，党参15g，干姜10～15g，制附片10g（先下），白芍20g，生黄芪30g，壁虎30g（打）。水煎服，每日1剂，分两次服用。

（3）王庆才以疏肝理气、健脾利湿、解毒抗癌、散瘀止痛为治则，药用柴胡、枳壳、郁金、干蟾皮、鸡内金各 10g，预知子、白术、猪茯苓、生薏苡仁、菝葜、半枝莲、白花蛇舌草各 30g，生山楂 15g。辨证加减治疗晚期胰腺癌 13 例。结果治后生存期均超过 6 个月，平均生存期 13 个月。

（4）李东涛胰腺癌验方：柴胡 12g，赤芍、白芍各 15g，郁金 30g，延胡索 30g，拳参 30g，菝葜 60g，金荞麦 60g，冬凌草 60g，肿节风 60g，牡蛎 30g（先煎），太子参 30g，黄芪 45g，天南星 30g（先煎 1 小时），水红花子 20g，鳖甲粉 15g，石上柏 15g，石见穿 15g，白屈菜 30g，甘草 10g，白花蛇舌草 30g，半边莲 15g，鸡内金 15g，山药 30g，生薏苡仁 45g，炒白术 30g，茯苓 30g，灵芝 15g，预知子 15g，砂仁 15g（后下），虎杖 15g。水煎服，一日 1 剂。

4．中药外治法

（1）顾奎兴等提出内服茵陈蒿汤合大柴胡汤加减治疗胰腺癌的同时，局部外敷黑膏药（内有牵牛子和巴豆霜），发现不但腹胀腹痛明显减轻，同时黄疸消失，瘤体缩小 50%。

（2）孙玉冰等提出参七化瘀汤：柴胡 10g，蜈蚣 3 条，壁虎 3 条，白芍 10g，桃仁 10g，当归 12g，熟地黄 12g，三七粉 3g（冲服），鳖甲 20g（先煎），半枝莲 10g，丹参 10g，白花蛇舌草 12g，黄芪 10g，太子参 10g，白术 10g，七叶一枝花 15g，延胡索 10g，甘草 12g，灵芝 12g 等。

（3）在内服小柴胡汤与逍遥散治疗胰腺癌的同时，以乳香、白花蛇舌草、生蒲黄等适量研末，蜜、醋调敷于中上腹肿块外皮肤上，治疗后 1 年以上生存率为 86.36%，3 年以上生存率为 22.73%，治疗前后疼痛、疲乏、体质量下降、腹泻等主症和生化指标均有所改善。

三、胰腺癌对症治疗

针对胰腺癌出现的单一症状的中药治疗：

1．鼻塞

鼻塞者加苍耳子、路路通对症治疗。

2．鼻血

鼻血者加侧柏叶、生地黄等对症治疗。

3．疼痛

胰腺癌的疼痛主要源于肿瘤压迫与胰酶侵蚀两方面。对于肿瘤压迫疼痛，多以散结止痛为主，通常在半边莲、半枝莲、藤梨根、白花蛇舌草、蜂房、紫河车、穿山甲、鳖甲等药清热解毒、软坚散结的基础上，运用小剂量荜茇、细辛以加强辛通散结、通络止痛；而对于胰酶侵蚀组织、神经，则须以"通腑"泄酶为法，多用柴胡、香附、延胡索、川楝子、乌药、莪术等药行气通腑，伴有梗阻性黄疸时，则更须加用茵陈、金钱草等通腑退黄。

4．肠梗阻

治疗肠梗阻，除给予一般治疗外，加用中药经肛门滴入，以理气通腑、解毒散结为主。采用生大黄、厚朴、枳实各 10g，红藤、全瓜蒌、莱菔子、预知子、大腹皮、赤石脂、白芍各 30g，加水浓煎至 150mL，冷却至 39℃～41℃后放入灌肠袋中，将灌肠袋与胃十二指肠管和输液器相连接，用液状石蜡将待插的胃十二指肠管润滑后，经肛门插入至少 40cm，打开输液器开关，调节滴速至 30～40 滴/分缓慢滴注。中药滴完后，患者尽量少活动以免药液排出，使药液尽可能地吸收。一日 1 次，1 周为 1 个疗程，有一定的疗效。

5．黄疸

用退黄散（药方组成：茵陈 30g，白芍 10g，当归尾 10g，鳖甲 10g，大黄 10g，虎杖 5g，栀子 10g，车前子 10g），脾虚纳差欲呕者加红枣 30g，茯苓 10g，姜半夏 10g；肝郁气滞者加柴胡 10g，郁金 10g，枳壳 10g；阴虚者加北沙参 15g，麦冬 15g；湿盛者加金钱草 30g，泽泻 10g，猪苓 10g；丙氨酸氨基转移酶升高者加五味子 10g，垂盆草 30g。治疗取得一定的疗效。

四、食物疗法

戒烟、酒，少饮咖啡，少吃或者不吃咸鱼、咸菜、熏肉、腊味等含亚硝胺的食物；多吃新鲜蔬菜，宜清淡饮食，控制高脂肪、高动物蛋白的摄入；给予足够的热量、蛋白质、维生素的同时，选择具有辅助抗癌作用的食品，如海带、胡萝卜、木耳、香菇、紫菜等。化疗期间和放疗期间，患者均有气阴两伤，应选择新鲜蔬菜、补气养阴之品，如菠菜、荸荠、龟、木耳、香菇、山梨、银杏等。此外还可选具有抗癌止痛作用的食物，如鳖、海马、核桃、鲨鱼、松江鲈、文蛤、红螺、燕鳐鱼、麦芽、韭菜、苦瓜等。

建议选用下列药膳进行日常防治。

（1）山楂香橼煎。山楂 60g、香橼 20g、大枣 60g、红糖 15g，加水 600mL，熬至 150mL，顿服或分 3 次服。适用于胰腺癌腹痛、呕吐纳呆者。

（2）猪肉猪胰煲魔芋。瘦猪肉 100g，切碎；猪胰一条，洗净，切成片；魔芋 30g，洗净；将三物一起加水适量，煮沸 2 小时以上，调味饮汤。适用于胰腺癌上腹胀满疼痛者。

（3）粉葛猪胰汤。粉葛 100g，切成薄片；猪胰一条，洗净，切成片；猪骨 250g，斩断，将三物放入锅内，加水煮 1～2 小时，和盐调味后服。适用于胰腺癌腹胀口干、便燥纳差者。

（4）牛奶淮山糊。鲜牛奶 200mL，淮山药粉 50g，白糖 3g。先加清水适量，再放入白糖，煮淮山药粉成稠糊状，慢慢调入牛奶，调时搅拌至煮沸即熄火，温服适量。适用于胰腺癌不思饮食者。

（5）黄花木耳瘦肉汤。金针菜（黄花菜）50g，黑木耳 50g，瘦猪肉 100g，油、盐各少许。金针菜（黄花菜）水发后，挤去水分切段，黑木耳洗净切细丝，瘦猪肉切碎，先将瘦猪肉碎加水适量煮开，然后加入金针菜（黄花菜）段、黑木耳丝，至各物熟烂，用油、盐调味，温热服食。适用于胰腺癌消瘦乏力伴腹胀黄疸者。

【转归预后】

胰腺癌预后差，绝大多数患者在就诊时已无法手术，虽然可切除者预后要明显好于不可切除的患者，但其中位生存期仍只有 15～19 个月，5 年生存率约为 10%。对于可手术者，T1 期患者术后 5 年生存率为 48%，T2 期为 10.6%，T3 期为 0；淋巴结阴性患者的 5 年生存率明显高于淋巴结阳性患者（25% vs 5.5%）；术后切缘阳性者中位生存期仅为 10 个月，有神经浸润者预后亦明显变差；有报道显示，高分化胰腺癌的中位生存期可达到 35.5 个月，明显高于低分化癌患者。术后 CA19 - 9 水平升高提示预后不良，如在短期内快速升高则更有意义。

【调护预防】

（一）调护

1. 饮食调护

在胰腺癌治疗过程中，饮食调理亦非常重要，其目的是合理安排饮食，保证充分的营养，增强身体免疫功能，巩固治疗效果，防止癌症复发。

就餐要有规律性，一日 3～5 餐，忌零食，以免引起胰液不停分泌，加重胰腺功能负担。膳食应合理搭配，以糖类为主，脂肪和蛋白质适量，如食用易消化的蛋白质瘦肉、鸡蛋和鱼等。烹调用煮、炖、熬、蒸、溜等方法，忌煎、炸、爆炒，防止胰液过度分泌。

胰腺癌患者可食用以下中药保健食品：大蒜，荠菜，枸杞子，大枣，山药，干姜，猴头菌，绞股蓝，芦笋，海藻等。

2. 心理调护

何裕民在治疗胰腺癌患者时强调心身并治。通过观察，胰腺癌患者多表现为以下 3 型：工作投入型、生活马虎型、谨小慎微型。何裕民教授临床采用"话疗"方法，将中医学一系列调畅情志的方法（如怡悦开怀法、以疑解疑法、转移注意法、说理开导法、静志安神法、以情胜情法等）贯穿其中，与患者进行思想沟通。对工作投入型患者，告诉他过于投入付出，已使健康与生命受到严重威胁，必须悬崖勒马。生活马虎型需要注重饮食，注意胃脘部保暖，少生闷气、少发火。谨小慎微型可采用以下几条纠治措施：明确"告之以其败"；在适当的氛围中，先充分肯定这种性格有好的、有利于工作和社会生存的一面，同时指出正是这种性格导致了胰腺的不堪重负，以致癌变；劝说他"难得糊涂"；指导他要善于及时宣泄情感。

（二）预防

人类 80%～90% 的癌症与环境相关，其中约 35% 与饮食有关。研究显示，多食蔬果（如卷心菜）可降低患胰腺癌的风险。

【临证备要】

一、辨病思路

1. 根据症状辨病

胰腺癌主要症状是上腹部隐痛或钝痛，或阵发性剧痛，向背部、肩胛部、全腹部及前胸处放射。黄疸，消瘦，疲劳和食欲减退。

2. 根据体征辨病

患者明显消瘦，皮肤与眼球黄染，肝脏肿大，胆囊肿大。严重时，上腹部可摸到不规则结节状肿块，由于胰腺位置较深，肿块小时通常不易触及，出现腹水。锁骨上淋巴结肿大、肝和胆囊肿大及胰腺肿块。

3. 根据检查辨病

癌抗原（CA-199）增高时对诊断胰腺癌有参考价值。B 型超声检查能发现 2cm 以上的肿瘤，诊断胰头癌达 94%，体尾癌达 70%。CT 检查为目前诊断胰腺癌的主要方法，能发现 1cm 以上的肿瘤，诊断准确率达 91.4%。

二、辨证思路

1. 未放化疗的证候特征

胰腺癌常表现为上腹部作胀或隐痛，胁肋胀痛，纳差，疲倦乏力，恶心或呕吐肝郁气滞、肝胃不和之证，以及上腹痞块，胀满疼痛拒按，痛无休止，痛处固定，恶心、呕吐或呃逆，面色晦暗的肝郁血瘀证，还有脾虚痰湿和湿热内蕴证。

2. 手术后的证候特征

胰腺癌手术后，损伤气血和脾胃，常表现为气血亏虚和脾胃虚弱之证。

3. 化疗后的证候特征

胰腺癌化疗后损伤脾肾，多有脾胃不和、气血亏虚、肝肾阴虚之证。

三、治疗注意事项

（1）胰腺癌治疗多以"急则治其标"为原则，以清热解毒、除湿化痰、活血化瘀为法。因胰腺癌疾病进展快、药物疗效差，选药上应遵循"急则治其标"原则，早期不宜轻易进补，慎用人参、黄芪类留邪之品，多选用补而不留邪之品；湿热蕴结、脾胃虚弱虽是胰腺癌发病的根本，宜以淡渗利湿、清热化积、助脾扶脾为主，用药仍不宜过于苦寒或泻下，以防寒凉伤胃，加速病情进展。

（2）关于活血化瘀治则，目前饱受争议，有认为可以缩小癌块，但不少认为可能促进转移，应慎重选择药物，可多考虑部分已证实有抗转移的活血药，如参三七、桃仁等。

（3）病证结合，缓解症状。胰腺癌发现时多为晚期，临床症状较为突出，如黄疸、疼痛、梗阻等，此时在辨证论治的基础上，酌加对症治疗的药物。如疼痛重者，加全蝎、蜈蚣、九香虫等化痰散结，通络定痛；或加三棱、莪术、土鳖虫等破血行瘀之药。腹胀明显者，须辨属气、属水、属瘀：属气者，多因胰腺癌出现腹膜转移并发肠梗阻，加理气消胀之品，如乌药、莱菔子、大腹皮等调畅气机；属水者，常合五苓散、己椒苈黄丸，药用汉防己、葶苈子、猪苓、茯苓、泽泻等；属瘀者，当化瘀，体质佳尚耐攻伐者，酌情配伍破血行瘀之品。总体而言，无论是行气、利水或行瘀，多苦辛消散或渗利，注意勿伤正气。

（4）苦辛酸复法在胰腺癌的治疗中的应用。胰腺癌的基本病机为湿热瘀毒互结，肝脾（胃）不调，虚实夹杂。表现为厥阴、阳明、木土不调，故取辛开苦降、酸收复法并用，能较快缓解症状，获得比较满意的近期疗效。味苦能泄，味辛能散，味酸能收。苦辛通降，开痞散结，苦酸涌泄，三法合用，有升有降，有散有收。适用于湿阻、气滞、痰凝、热郁等实邪停聚之病。常用药物有苦味的黄连、黄芩、川楝子等；辛味的陈皮、半夏、吴茱萸等；酸味的乌梅、五味子、芍药等。若有热郁阴伤，可复以甘寒之药，取酸甘化阴之意。

第四节　原发性肝癌

【概述】

原发性肝癌（简称肝癌）为原发于肝细胞或肝内胆管上皮细胞的恶性肿瘤，是常见的消化道恶性肿瘤。原发性肝癌高发于东南亚、非洲、西太平洋地区，全世界每年新发现肝癌 56.4 万例，占恶性肿瘤 4%，我国肝癌占全世界 40% ~ 50%，发病率约为欧美国家的 10 倍，主要分布在东南沿海地区、福建省同安区、江苏省启东市。我国肝癌患者男女之比为（3 ~ 4）：1，年龄以 40 ~ 55 岁为主。本病主要病理类型可分为巨块型、结节型和弥漫型三类，从组织学上可分为肝细胞型肝癌、胆管细胞型肝癌、混合型肝癌，另有两种特殊病理类型：一种是肝母细胞瘤，多见于儿童，几乎都不伴有肝硬化，手术切除预后良好；另一种为纤维板层性肝癌，多见于欧美国家，手术切除率高，预后较好。本病与乙型肝炎病毒感染的关系已得到确认；并与食物中的黄曲霉毒素、亚硝胺类化合物有密切关系；与寄生虫、营养、遗传及免疫功能等因素有关。肝癌起病隐匿，早期往往缺乏典型症状，出现典型症状和体征而就诊者多数已属晚期。肝癌细胞癌转移多通过血行，其次为淋巴，亦有直接蔓延、浸润或种植。肝癌细胞进入血窦，然后侵犯门静脉分支或肝静脉分支，并可形成癌栓。肝癌的肝外转移可至肺、骨、淋巴结、胸膜、脑等，通常早期肺转移并无症状，待出现咳嗽、痰中带血、气急、胸痛时多已属晚期；骨转移常见于脊椎、髂骨、股骨，主要表现为疼痛、局部肿痛和功能障碍；脑转移可有神经定位症状和体征。本病恶性程度极高，病程较短，预后十分凶恶，在我国，肝癌死亡率为 20.37/10 万人，占恶性肿瘤死亡率的第二位，其中，肝癌男性死亡率为 29.01/10 万人，女性为 11.21/10 万人，男女之比约 3∶1。

原发性肝癌在古代中医典籍描述中，属于中医"黄疸""臌胀""积聚""肝积""癥瘕""暴症"等范畴。

【疾病源流】

《灵枢·邪气脏腑病形篇》曰："肝脉……微急为肥气，在胁下。若覆杯，微缓为水瘕痹。"《素问·腹中论》云："有病心腹满，旦食不能暮食，此为何病？对曰：名臌胀。"宋代《济生方·总论》曰："肥气之状，在左胁下，覆大如杯，肥大而似有头足，是为肝积；诊其脉弦而细，其色青，其病两胁下痛，牵引小腹，足寒转筋，男子为积疝，女子为瘕聚。"肝癌病势凶险，亦有"暴症"之称，唐代《外台秘要》指出"暴症"之状："腹中有物坚如石，痛如刺，昼夜啼呼，不疗之百日死。""本由脏弱其症暴生，至于成病毙人则速。"祖国医学对其病证及预后有较详细的描述，《济生方》云："痞气之状留在胃脘，腹大如杯……其色黄，其病饥则减，饱则胀，腹满呕泄，足肿肉削。"《诸病源候论》认为："盘牢不移动者，是癥也，言其形状可征验也，若积行岁月，人即柴瘦，腹转大，遂致死。"

中医学对于肝癌病机的描述亦颇为详细，认为原发性肝癌的病因概括起来为外因和内因两方面：外因为六淫、伤食等邪毒郁积；内因为阴阳气血亏虚、脏腑经络失调，促使邪毒缩聚成块而形成癌瘤。六淫之中，以湿热郁蒸与肝病关系最密切，故《金匮要略》论"黄疸"病因谓："黄家所得，从湿得之"。《张氏医通》云："嗜酒之人，病腹胀如斗，此得之湿热伤脾。胃虽受谷，脾不输运，故成痞胀。"《诸病源候论》谓："癥者，由寒湿失节，致府藏之气虚弱，而食饮不消，聚结在内染渐生长块段。"《景岳全书》云："脾肾不足及虚弱失调的人，多有积聚之病。"《活法机要》曰："壮人无积，虚人则有之。脾胃怯弱，气血两衰，四时有感，皆能成积。"有关治疗的描述，明代张景岳《景岳全书·杂证谟·积聚》曰："治积之要，在知攻补之宜，而攻补之宜，当于孰缓孰急中辨之，凡积聚未久而原气未损者，治不宜缓，盖缓之则养成其势，反以难制，以其所急在积，速攻可也。若积聚渐久，元气日衰，此而攻之，则积气本远，攻不易及，胃气切近，先受其伤，越攻越虚，则不死于积而死于攻矣……故凡治虚邪者当以缓治，只宜专培脾胃以固其本。"

【病因病机】

一、中医病因病机

1. 外邪侵袭
湿热、湿毒之邪侵袭人体，正虚不能逐邪外出，湿热毒邪迁延留滞，气血运行受阻，湿热瘀毒结聚而成积。

2．饮食不节

长期饮食不节，恣食肥甘厚味，或饮酒无度，或饮食不洁等损伤脾胃，导致脾不健运，湿浊内生，壅阻中焦，日久化热，湿热蕴毒结于胁部而发为本病。

3．七情内伤

长期情志失调，一方面导致脾胃失和，湿浊内生；另一方面导致肝失条达，气机郁结，气血运行不畅，湿浊、瘀毒、气滞相互胶结，日久蕴结成瘤，发为本病。

4．脏腑虚弱

素体不足或久病，劳累过度，年老等均可导致五脏虚弱，阴阳失调，气血运行不畅，复受外邪，邪毒留滞体内，瘀毒内结而成本病。

综上所述，肝癌起病隐匿，早期临床表现不明显。一旦发病已属中、晚期，常以肝区疼痛为首发症状。本病病位在肝，涉及脾、肾。病属虚实夹杂，虚以脾气虚、肝肾阴虚为主，实以气滞、血瘀、痰湿、热毒为患。本病发病多缓慢、隐匿，一旦发病，病情复杂，发展迅速，病机转化急剧，预后较差。初起病机多以气郁、脾虚、湿阻为主，进一步可致湿浊、湿热毒瘀互结，耗伤阴血，终致正衰邪实，病情恶化，阴阳离决。正虚邪实，本虚标实，因虚致病，因邪致实是肝癌总的病机特点。瘀、毒、虚是肝癌的基本病变。瘀毒互结，脾肾亏虚，邪实正虚互为因果，恶性循环，贯穿肝癌全过程，且晚期肝癌常表现为肝肾阴虚。

二、西医病因病理

西医学认为，肝癌的病因可能是由多种内因和外因、多种途径综合作用的结果，其中与病毒性肝炎、化学致癌物黄曲霉素的产生以及饮水污染有关。此外，调查发现肝癌高发区土壤中缺硒，肝癌病人体内亦有缺硒的迹象。因血色病所致的铁在体内的沉积可能亦与肝癌有关。此外还有过报道认为以往所用的含钍的造影剂与肝癌的发病也有一定的关系。饮酒亦可能有促癌作用。

【诊断与鉴别诊断】

一、诊断要点

1．临床表现

原发性肝癌起病多较隐匿，早期常缺乏明显的临床表现。肝癌自从第一个癌细胞形成开始，发展到有肝癌临床表现，大约要经过 18 个月的时间。一般在此期间，患者可能完全没有任何症状和体征。

肝癌的常见临床表现有肝区痛、腹胀、纳差、乏力、消瘦、腹块、发热、黄疸、腹泻、右肩痛等。

（1）肝区疼痛。

中、晚期肝癌以肝区痛为首发症状者占绝大多数，多位于剑突下或右肋部，呈间歇性或持续性钝痛或刺痛。肝区痛多为肿瘤迅速增大使肝包膜张力增加，或包膜下癌结节破裂，或肝癌结节破裂出血等所致。若癌肿位于肝实质深部，一般很少有疼痛。

（2）消化道症状。

纳差、餐后饱胀、恶心、腹泻、腹胀是肝癌常见的消化道症状，其中以纳差和腹胀最为常见。纳差、餐后饱胀、恶心多因肝功能损害、肿瘤压迫或累及胃部导致肠胃功能失调所致；腹胀则可因肿瘤巨大、腹水以及肝功能障碍有关；腹泻多系消化功能紊乱，机体抵抗力减退并发肠道感染以及腹水引起肠功能紊乱所致。

（3）发热。

肝癌发热多在 37.5℃ ~ 38℃，少数达 39℃，热型不规则，大多不伴寒战。发热可由肿瘤坏死、合并感染以及肿瘤代谢产物引起。

（4）乏力消瘦。

此为中、晚期肝癌的主要临床表现。多因恶性肿瘤的代谢产物与进食少等引起，严重者可出现恶病质。

（5）出血倾向。

肝癌患者多伴有凝血功能的异常，故临床上常见鼻出血、牙龈出血、皮下瘀斑等症状。

（6）肝肿大。

进行性肝肿大伴或不伴大的结节是肝癌最为常见的体征。

（7）黄疸。

多系肿瘤直接压迫侵入胆管、肝门转移淋巴结压迫胆管、胆总管癌栓形成或肝功能损害所致，一旦有黄疸出现，不论是梗阻性还是肝细胞性，不论肿瘤大小，均属晚期。

（8）腹水。

腹水常为黄色渗出液，血性腹水常系腹膜被浸润或癌结节破裂出血所致，门静脉主干癌栓引起的腹水常迅速增长为张力较大的腹水。肝静脉或下腔静脉癌栓引起的腹水更为严重，且常伴肢肿、腹痛。

2. 辅助检查

（1）血液学检查。

①甲胎蛋白（AFP）。

AFP 是胎儿细胞合成的一种球蛋白，但在出生后一周体内的 AFP 完全消失。成人的血清中 AFP 含量极微，为 4 ~ 15mμg/mL。但患肝细胞癌时，由于癌细胞具有合成 AFP 的能力；因此血清中 AFP 含量显著提高，检测患者血清中的 AFP 可以诊断原发性肝癌。一般而言，凡无肝病活动证据，可排除妊娠和生殖腺胚胎癌，AFP > 400μg/L，持续 4 周，或 AFP > 200μg/L，持续 8 周即可作出肝癌的诊断。假阳性主要来自胚肝、卵黄囊、胚胎胃肠道有关的少数良恶性疾病。AFP 不仅可以作为肝癌的诊断依据，这可以作为对肝癌疗效的评估，以及对预后有一定的提示作用。

②r - 谷氨酰转肽酶（r - GT）。

血清中，r - GT 主要来自肝脏，属细胞分泌酶，和 AFP 一样，r - GT 的活性在正常成人肝中极低，而在胎肝和肝细胞癌中明显升高。r - GT 除在原发性肝癌中可检测到活性升高外，慢性活动性肝炎、肝内外胆管梗阻、急性胰腺炎、继发性肝癌及心肌梗死后期等均能引起 r - GT 的上升。故 r - GT 总活力测定对肝癌诊断的特异性较差。

③异常凝血酶原（DCP）。

肝癌时凝血酶原的生物合成的整体水平提高，并在细胞内维生素 K 充足的情况下，出现 DCP 的合成。研究证实肝癌所致 DCP 的升高，是由其维生素 K 依赖的羧基化系统在转录后加工的获得性缺陷引起的。DCP 诊断肝癌的阳性率在 35% ~ 95%，在良性肝病、转移性肝癌中的假阳性率一般在 10% 以下。在肝癌患者中，DCP 水平与 AFP 无相关性，两者联合检测可提高诊断率，并可减少假阳性。但 DCP 在小肝癌中的阳性率明显较低，在 <3cm 的肝癌中阳性率仅为 0 ~ 20%。故目前一般认为 DCP 在肝癌中具有一定的阳性率，可协助 AFP 对肝癌作出诊断，特别是对 AFP 阴性肝癌的诊断有较好的作用。

④a - L - 岩藻糖苷酶（AFU）。

AFU 主要存在于肝、胰、脑等纤维细胞溶酶体内，在多糖物质的分解中起重要作用，测定血清和细胞内的 AFU 活性是诊断岩藻糖累积症的重要手段。AFU 诊断肝癌的阳性率在 70% ~ 80%，在肝癌患者中 AFU 水平与 AFP 的水平及肿瘤大小无关。AFU 在转移性肝癌、良性肝病、肝外恶性肿瘤有 20% 左右的假阳性概率。总之，AFU 作为一种诊断指标，对原发性肝癌具有较高的敏感度，可协助 AFP 对肝癌作出诊断和早期诊断。

⑤另外碱性磷酸酶同工酶 1（ALP 1）、M2 型丙酮酸激酶（M2 – PyK）对肝癌也具有一定的诊断价值。

⑥其他实验室检查：胆红素的明显升高表明病程已属晚期；白/球蛋白比例倒置为肝功能失代偿的重要指标；SGPT 的异常反映伴肝病活动，或表示肿瘤坏死；凝血酶原时间低于正常值的 50% 说明患者肝功能已难耐受手术；GGT 明显升高或表示肿瘤巨大，或表示肝内有静脉瘤栓，或表示合并活动性肝病。凡 GGT 数倍于正常值的肝癌患者预后大多较差。

（2）影像学诊断。

①超声显像检查。超声检查属无创伤性检查，对人体组织亦无放射性损害，可重复应用、敏感性较高，相对价格较低廉，所以成为肝癌诊断中首选的与必备的影像学检查。超声检查可以确定肝内有无占位病变，提示肝内占位性质，明确肝癌在肝内的具体位置及其与周围血管、组织器官的关系，静脉内有无瘤栓的形成，等等。此外，超声有助于在超声引导下进行穿刺活检或作瘤内介入治疗。

②CT 检查。肝癌在 CT 扫描时正常表现为低密度病灶，偶见等密度或高密度病灶。CT 检查除可显示肝癌病灶的数量、大小、与大血管及胆道系统的关系外，还可显示门静脉癌栓、肝门及腹腔淋巴结转移，肝脏附近组织或器官的浸润或转移，故可以较全面地了解肝癌发展情况。CT 扫描对肝癌的鉴别诊断极有价值，尤其是增强扫描有助于鉴别肝血管瘤及肝囊肿等，此外，若在 CT 检查前一周经腹动脉插管至肝固有动脉，然后注入碘化油（CTA）——这种将 CTA 与 CT 结合起来的检查，有助于检出 0.5cm 的小肝癌。

③磁共振显像（MRI）。MRI 既无电离辐射，亦不需使用造影剂，是一种十分安全的影像学检查方法，它可以从横断面、矢状面及冠状面三个方位成像，可以准确定位。因此对肝癌诊断甚有价值，有超过 CT 检查的趋势。肝癌在 T1 加权图上多表现为低信号强度，少数肝癌，尤其是较小的肝癌亦可表现为等信号或高信号强度。在 T2 加权图上几乎皆为高信号的强度。MRI 对软组织的分辨率优于 CT，在对良恶性肝内占位，尤其与血管瘤的鉴别可能优于 CT，在诊断门静脉癌栓时，无需增强即可显示。

④正电子发射型计算机断层显像（PET）。PET 为肝癌的诊断提供了一种全新的技术。是一种将放射性标记物注入人体后，在体外进行体内生物化学反应观察的仪器。PET 的灵敏度高，且能作精确定量，加之所用放射性核素便于进行准确的"示踪"研究，因而为当前最理想的显像技术。目前仪器的进展，尤其是 PET – CT 的产生，综合了 CT 解剖影像清晰和 PET 功能影像反映代谢状况的特点，通过图像融合在同一幅影像上展示肝脏的组织结构和代谢功能，对肝肿瘤的诊断将会有极大的提高。

⑤肝血管造影术。肝血管造影术属侵入性检查，随着 US、CT 等在临床普遍使用后，目前已较少应用。

⑥肝穿刺术。肝穿刺术是非手术患者获取确切诊断的唯一手段，但有针道种植和导致癌结节破裂出血的可能，对于需要明确病理及进行基因检测，肝穿刺术价值比较大。

二、鉴别诊断

（1）肝血管瘤：临床多见，为肝脏的良性肿瘤，发展缓慢，无明显临床表现，多在体检时发现，不影响肝功能，AFP 正常，必要时可行核素血池扫描与肝癌鉴别。

（2）肝囊肿：为先天性肝脏良性瘤，多与肾囊肿伴发，可单发亦可多发，发展缓慢，患者一般情况良好，多于体检时发现。肝功及 AFP 正常，B 超检查多可明确诊断。

（3）肝转移癌：患者常有胃、肠、胰腺、乳腺、肺等部位的原发癌或恶性黑色素瘤病史，一般情况较差，B 超见肝内多个大小不等的结节，AFP 可轻度增高。

另外，肝癌还应与肝脓肿、肝囊虫病等疾病鉴别。

【治疗】

一、辨证治疗

1. 辨证要点

（1）辨清标本，缓急有度。一般而言病因为本，证候为标，但在肝癌的发生、发展过程中，在疾病的不同阶段，表现出不同的病证，因而标本可以互相转化。治疗时多为标本兼顾，但要注意主次有序，缓急分明。

（2）辨证候：证候辨析，对肝癌患者尤为重要。其证候大致可以分成以下几类：①表现为消化道的症状，如上腹饱胀、胃纳减退、恶心、呕吐、便秘、腹泻等。②与肝癌肿块发展相关的症状，如上腹肿块、肝脏肿大、黄疸等。③疼痛的症状，包括肝区疼痛、腰背疼痛、右肩部疼痛等。④全身性症状，如消瘦乏力、恶寒、发热等。第一类消化方面的症状和第四类某些全身性症状，都与脾胃虚弱、运化失常有关。

（3）辨腹胀：腹胀之症是肝癌的常见症状，临床中要注意分清是气胀、水胀或为臌胀。一般气胀时消时长，呃逆虚功，叩之如鼓，治当健脾理气；水胀则缓慢增长，持续难消，腹如舟状，治以通利二便为主兼温阳益气；臌胀则多伴疼痛，固定不移，影响进食，治以软坚散结。

（4）辨清血瘀与出血的关系：血瘀是肝癌发病的病理基础，而出血是晚期肝癌病变过程的临床证候，因此临床中应分清血瘀与出血的关系，才能灵活用药。一般而言，早期无出血倾向时可选活血化瘀之品。晚期多在瘀重的同时有出血倾向，此时应以止血化瘀为则。

2. 治疗要点

（1）治疗原则和方法。健脾开胃应贯穿始终。"见肝实脾"乃中医古训，在肝癌治疗中尤其重要，不可仅见邪实之象而过于攻伐。脾气虚轻则加炒白术、茯苓、生薏苡仁，重则加人参、党参、黄芪、太子参、山药等。胃纳差以消导为主，加山楂、神曲、麦芽、鸡内金、砂仁等。

（2）调理气机为先。肝主疏泄，具有调节人体气机的作用，脾乃中土，为气机升降之枢纽，故治肝癌以调理气机为先，气行则血行瘀化，气行则水行湿化，用药当选香附、柴胡、川芎、郁金、陈皮、木香、枳实、厚朴、沉香、大腹皮等。

（3）清热解毒用之适量。肝癌中期，多见化热之象，且病情发展较速，加之"癌"及"毒"的认识，故清热解毒法为多数医家所采用，选药栀子、半边莲、墓头回、鸦胆子、半枝莲、龙葵、白花蛇舌草、苦参、大黄、石见穿、黄柏、八角莲、杠板归、茵陈、蟾皮等。但用之要适时适量。不可过于苦寒，反败其胃，加速病情。

（4）注重佐以消导。临床中肝癌患者往往表现出脾虚食滞的病理变化，配合消食导滞，胃口得开，乃进一步治疗的前提。

（5）晚期慎用活血逐瘀药。多数医家均主张晚期肝癌不宜用活血重剂，如三棱、水蛭、穿山甲、皂角刺等，用之则易造成消化道出血或肿瘤破裂出血。

（6）综合治疗原则。肝癌为多因素、多基因参与，多阶段形成的疾病，难以找到单一的疗法。故治疗原则有三，即早期治疗、综合治疗与积极治疗。综合与序贯治疗在肝癌治疗中将具有长远意义。对可切除的肝癌患者，综合与序贯治疗有助于进一步延长切除后的生存期；对不能切除的中期肝癌患者，综合与序贯治疗有助于延长生存期，并使其中的少数转变为可切除者；对已有黄疸、腹水或远处转移的晚期患者，综合治疗可减轻痛苦，或短期延长生命。目前手术、介入、放疗、化疗、靶向治疗、免疫治疗、中医治疗等各种方法均已写入指南，根据患者的分期、病理类型、肝功能分级等情况选择不同的方法综合治疗。

3．分证论治

（1）常见临床证型的中医治疗。

①气滞血瘀证。

临床表现：右胁下痞块，两胁窜痛或胀痛，痛处不移，拒按，入夜更甚，甚至痛引肩背，面色萎黄而黯，倦怠乏力，脘腹胀满，甚至腹胀大，皮色苍黄，脉络暴露，食欲不振，大便溏结不调，妇女或闭经痛经，舌紫暗或边有瘀点瘀斑，苔薄白或薄黄，脉弦涩。

证候分析：情志不遂，则肝气瘀滞，疏泄失职，故见胸胁胀满走窜疼痛。气为血帅，气滞则血凝，故见痞块疼痛拒按，以及妇女闭经痛经、经色紫暗有块、乳房胀痛等症。脉弦涩，为气滞血瘀之证。

治法：疏肝理气，活血化瘀。

代表方：四逆散（《伤寒杂病论》）和大黄䗪虫丸（《金匮要略》）加减。

常用药：柴胡、枳壳、赤芍、大黄、土鳖虫、黄芩、桃仁、郁金、莪术、陈皮、半枝莲、白花蛇舌草、石见穿、甘草。

加减：胁腹胀痛甚者，加延胡索、川楝子、青木香；纳呆乏力甚者，去黄芩、大黄，加党参、黄芪、茯苓、炒麦芽；低热者，加鳖甲（先煎）、青蒿、地骨皮、银柴胡。

②肝胆湿热证。

临床表现：身目黄染，心烦易怒，发热口渴，口干而苦，胁肋胀痛灼热，胁下痞块，腹部胀满，小便短少黄赤，大便秘结，舌质红，舌苔黄腻，脉弦数。

证候分析：湿热蕴结于肝胆，湿热交蒸，胆汁不循常道而外溢，可见目黄、身黄、小便黄赤。湿热蕴结，肝失疏泄故心烦易怒，胁肋胀痛灼热，胆失疏泄，胆汁上逆，则口苦。湿热中阻，升降失常，故胁下痞块，腹部胀满。湿热邪盛，热耗津液，故见发热口渴口干，小便短少，阳明热盛，腑气不通，则大便秘结。舌质红，苔黄腻，脉弦滑，均是肝胆湿热之证。

治法：清热利湿，解毒退黄。

代表方：茵陈蒿汤（《伤寒杂病论》）加减。

常用药：绵茵陈、栀子、大黄、溪黄草、猪苓、柴胡、白芍、郁金、女贞子、桂枝、半枝莲、七叶一枝花。

加减：黄疸明显者，加用田基黄、败酱草、垂盆草退黄；发热者，加丹皮、青蒿、鳖甲等退热。

③脾虚肝郁证。

临床表现：上腹肿块胀顶不适，消瘦乏力，倦怠短气，腹胀纳少，进食后胀甚，口干不喜饮，大便溏数，小便黄短，甚则出现腹水、黄疸、下肢浮肿，舌质胖，舌苔白，脉弦细。

证候分析：脾气亏虚，运化乏力，湿邪内生，阻滞气机，故见腹胀纳少，进食后胀甚，大便溏数；脾虚日久，运化失司，肌无所养，故消瘦乏力，怠倦短气；脾虚津生无源，加之肝火内盛，故口干、溺黄；脾气亏虚，水湿内生，故见腹水、黄疸、下肢浮肿；舌质胖，舌苔白，脉弦细，为肝盛脾虚之证。

治法：健脾益气、舒肝解郁。

代表方：逍遥散（《太平惠民和剂局方》）加减。

常用药：党参、白术、茯苓、桃仁、柴胡、当归、白芍、栀子、川朴、八月札、莪术、甘草。

加减：短气乏力甚者，以生晒参易党参益气健脾；腹胀甚者，加用槟榔、木香行气消肿；腹水、黄疸者酌加蒲公英、徐长卿清热利湿。

④肝肾阴亏证。

临床表现：臌胀肢肿，蛙腹青筋，四肢柴瘦，短气喘促，唇红口干，纳呆畏食，烦躁不眠，溺短便数，甚或神昏摸床，上下血溢，舌质红绛、舌光无苔，脉细数无力，或脉如雀啄。

证候分析：肝肾阴亏，津失输布，血瘀不行，故见臌胀肢肿，蛙腹青筋；肝肾阴液亏虚，形体不充，故四肢柴瘦；阴虚津液不能上承，加之虚火内生，故见唇红口干；胃液干涸，故纳呆畏食；阴亏虚火内扰，故见烦躁不眠；阴虚阳微，故见短气喘促，溺短便数，阴虚火旺，迫血妄行，可见上下血溢，阴虚风动，气血逆乱，而致神昏摸床。舌质红绛，舌光无苔，脉细数无力，或脉如雀啄，为肝肾阴竭、阴虚火旺之证。

治法：滋阴清热解毒。

代表方：知柏地黄汤（《医宗金鉴》）和一贯煎（《柳洲医话》）加减。

常用药：知母、盐黄柏、生熟地黄、山茱萸、茯苓、牡丹皮、泽泻、沙参、当归、川楝子、女贞子、旱莲草、赤芍、白芍、半枝莲、炙鳖甲、夏枯草。

加减：如腹水胀顶，酌加木香行气消胀；如肝性脑病神昏，加服安宫牛黄丸醒脑开窍；如上下血溢，加鲜旱莲草叶、鲜藕汁、水牛角凉血止血。低热、口干咽燥者，加青蒿、银柴胡、天冬；齿龈出血及鼻衄者，加白芨、白茅根、仙鹤草；呕血、便血者，加生大黄、云南白药（冲服）、白芨。

（2）术后中医治疗。

术后治疗主要为防复发，一方面以增强机体免疫功能为目的，采用健脾益肾之法，选药如党参、白术、女贞子、枸杞子、菟丝子、生地黄、生黄芪、茯苓、猪苓等；另一方面从改善肝脏内环境入手，为理气化瘀，健脾导滞，选药香附、莪术、生黄芪、生薏苡仁、柴胡、枳壳、女贞子、茯苓、猪苓、当归、鸡内金、焦三仙等。

（3）化疗期间中医治疗。

化疗期间人体气阴受损，血热盛，治当益气养阴，凉血活血，选药沙参、生地黄、黄精、生黄芪、女贞子、太子参、天门冬、麦冬、紫草、牡丹皮、赤芍等。呕吐重者加和胃降逆之品，如茅根、芦根、竹茹、代赭石等。骨髓抑制，血象降低，则以补肾、养血、活血为则，选药补骨脂、女贞子、丹参、夏枯草、地龙、当归、蜂房、何首乌、仙鹤草、熟地黄等。

（4）靶向治疗期间的中医治疗。

肝癌患者在服用靶向药物例如索拉非尼、仑伐替尼、多纳非尼等期间，主要毒副作用有腹泻、皮疹、口腔黏膜炎，疲乏、甲沟炎、高血压、恶心、呕吐和食欲不振。

针对腹泻、呕吐、食欲不振，一般辨证为脾胃虚弱、湿浊阻滞，治以健脾益气，行气化湿，方选参苓白术散加减，另选敷脐止泻散外用。组成：干姜、肉桂、补骨脂、白术、制附子、黄连等适量。用法：打细粉，每次适量，调敷肚脐，以胶布固定。

针对皮疹，临床常辨证为肺经风热证，治以祛风清肺、凉血润燥，选用荆防四物汤加减，外用消疹止痒汤加减，功效：清热凉血，祛瘀止痒。组成：黄柏、苦参、徐长卿、地肤子、白鲜皮、百部、山楂、乌梅、当归、飞扬草。用法：水煎至500～1000 mL，外洗患处。

轻度甲沟炎可用黄芩油膏（江苏省中医院院内制剂）。针对口腔黏膜炎，常辨为心脾积热证，治以清心泻火、凉血养阴，选用清胃散加减，另用口炎含漱液。功效：清热解毒、散结利咽。组成：黄连、黄芩、大黄、黄柏、栀子、薄荷、桔梗、甘草、乌梅、金银花。用法：沸水泡开，凉后含漱。

二、辨病治疗

1. 肝癌临床常用中药

（1）斑蝥（《神农本草经》）：辛、寒，有毒。攻毒散结，活血逐瘀。含斑蝥素，临床常用于治疗肝癌、胃癌、食管癌、结肠癌、皮肤癌等癌瘤属瘀毒内壅者。内服多入丸散，每天 0.03 ~ 0.06g；外用适量，研磨敷贴，或酒、醋浸涂，或作发泡用。

（2）干蟾皮（《本草衍义》）：辛、凉，有微毒。清热解毒，利水消胀。临床常用于治疗肝癌、胃癌、食管癌、乳腺癌等癌瘤属瘀毒内壅者。内服：煎汤，3 ~ 6g，或研末入丸散，每次 0.3 ~ 0.9g。外用适量，取活蟾蜍皮贴敷或研末调敷。

（3）蜈蚣（《神农本草经》）：辛、温，有毒。攻毒散结，通络止痛，息风止痉。临床常用于治疗肝癌、鼻咽癌等癌瘤属瘀毒内壅者，或见肝风内动者。煎服，1 ~ 3g。研末吞服，每次 0.6 ~ 1g；外用适量，研末调敷。

（4）土鳖虫（《神农本草经》）：咸、寒，有小毒。破瘀血，续筋骨。临床常用于治疗肝癌、食管癌、皮肤癌、骨癌等癌瘤属瘀毒内壅者。煎汤内服，3 ~ 9g；研末吞服，每次 1 ~ 1.5g；外用适量。

（5）莪术（《药性论》）：辛、苦，温。破血祛瘀，行气止痛。含莪术挥发油 1% ~ 1.5%。临床常用于治疗肝癌、胃癌、膀胱癌、宫颈癌等癌瘤属血瘀气滞者。煎服 6 ~ 15g，醋制后可加强祛瘀止痛作用；外用适量。

（6）半枝莲（《江苏植药志》）：辛、微苦，凉。清热解毒，活血祛瘀，利水消肿。临床常用于治疗肝癌、胃癌、肠癌、肺癌等癌瘤属热毒蕴结、水湿内盛、瘀血阻滞者。内服煎汤，15 ~ 30g；或鲜品捣汁内服。外用适量，研末调敷或鲜品捣敷。

（7）七叶一枝花（《神农本草经》）：苦、辛，微寒，有小毒。清热解毒，平喘止咳，息风止痉，活血止痛。临床常用于治疗肝癌、胃癌、结肠癌、恶性淋巴瘤等癌瘤属热瘀毒瘀阻者。煎汤内服，15 ~ 30g；外用适量。

2. 肝癌临床常用中成药

（1）复方斑蝥胶囊（《中国药典》）：由斑蝥、人参、黄芪、刺五加、三棱、半枝莲、莪术、山茱萸、女贞子、熊胆粉、甘草组成。功效：破血消癥，攻毒蚀疮。用于原发性肝癌、肺癌、直肠癌、恶性淋巴瘤、妇科恶性肿瘤等。用法与用量：口服，一次 3 粒，一日 2 次。

（2）肝复乐片（潘敏求经验方）：主要由党参、鳖甲、重楼、黄芪、大黄、柴胡、桃仁、土鳖虫等组成。功效：健脾理气，化瘀软坚，清热解毒。适用于以肝瘀脾虚为主证的原发性肝癌，症见上腹肿块、胁肋疼痛、神疲乏力、食少纳呆、脘腹胀满、心烦易怒、口苦咽干等。用法用量：口服，一次 6 片，一日 3 次。Ⅱ期原发性肝癌以 2 个月为一疗程，Ⅲ期原发性肝癌以 1 个月为 1 个疗程，乙型肝炎肝硬化以 3 个月为 1 个疗程。

（3）大黄䗪虫丸（《金匮要略》）：由熟大黄、土鳖虫、水蛭、虻虫、蛴螬、干漆、桃仁、苦杏仁、黄芩、地黄、白芍、甘草等组成。功效：活血破瘀，通经消癥。临床可用于各期肝癌、肺癌、宫颈癌、乳腺癌、前列腺癌、白血病等肿瘤疾病。用法用量：口服，一次 3g，一日 1 ~ 2 次。

（4）槐耳颗粒：经国家卫生部批准为国家级一类中药抗癌新药。主要活性成分为多糖蛋白（PS - T），PS - T 是由 6 种单糖组成的杂多糖结合 18 种氨基酸构成的蛋白质。功效：扶正固本，活血消癥。适用于正气虚弱、瘀血阻滞、原发性肝癌不宜手术和化疗者辅助治疗用药，有改善肝区疼痛、腹胀、乏力等症状的作用。用法用量：口服，一次 20g，一日 3 次。一个月为 1 个疗程。

（5）复方苦参注射液：成分为苦参、白土苓提取液。功效：清热利湿，凉血解毒，散结止痛。用于癌肿疼痛、出血。规格：每支装2mL。用法用量：肌肉注射，一次2~4mL，一日2次；或静脉滴注，一次12 mL，用氯化钠注射液200 mL稀释后应用，一日1次，儿童酌减，全身用药总量200 mL为1个疗程，一般可连续使用2~3个疗程。

（6）亚砷酸注射液：主要成分为三氧化二砷。适用于肝癌、肺癌、胰腺癌、结肠癌、乳腺癌、宫颈癌、淋巴瘤等的治疗。放化疗时应用有增加放疗敏感性、提高化疗疗效的作用。可用于介入治疗及术中动脉灌注。用法用量：亚砷酸注射液10mg加入0.9%生理盐水或5%葡萄糖500mL内，每日1次，静脉滴注，一般4周为1个疗程，间隔2周重复用药。介入治疗及术中灌注每次20mg稀释后注入。

（7）华蟾素注射液：由中华大蟾蜍之阴干全皮为主要原料研制而成的注射液。主要成分有吲哚类生物碱、氨基酸、蟾蜍色胺、蟾毒贰元与精氨酸酯的结合物。功效：解毒，消肿，止痛。用于中、晚期肿瘤，慢性乙型肝炎等症。用法用量：肌内注射，一次2~4mL（2/5~4/5支），一日2次；静脉滴注，一日1次，一次10~20mL（2~4支），用5%的葡萄糖注射液500mL稀释后缓缓滴注，用药7天，休息1~2天，四周为1个疗程。

（8）艾迪注射液：由斑蝥、人参、黄芪、刺五加提取制成，功效：清热解毒，消瘀散结。用于原发性肝癌、肺癌、直肠癌、恶性淋巴瘤、妇科恶性肿瘤等。用法用量：静脉滴注。成人一次50~100mL，加入0.9%氯化钠注射液或5%~10%葡萄糖注射液400~450mL，一日1次；与放化疗合用时，疗程与放化疗同步；手术前后使用本品10天为1个疗程；介入治疗10天为1个疗程；单独使用15天为一周期，间隔3天，2周期为1个疗程；晚期恶病质患者，连用30天为1个疗程，或视病情而定。

3. 中医外治法

外用药物作用于体表，可使药性透过皮毛腠理，内达胆腑，调整机体明阳偏性，祛除病邪。《理瀹骈文》谓："外治之理，即内治之理，外治之药，亦即内治之药，所异者法耳。"

（1）对于肝癌右胁疼痛，或于右上腹触及癌块者，可用蟾蜍膏或琥珀止痛膏外敷，亦可选活血解毒镇痛之品，如蟾酥、冰片、生半夏、生南星、全蝎、蜈蚣、水红花子、土鳖虫、木鳖子、地龙、大蒜等研末调膏外敷。

（2）若患者有肝癌腹水，胀顶难忍，且小便不利，可用鲜田螺肉200g、生姜50g、徐长卿及七叶一枝花研粉各60g、冰片5g，冷水适量，捣烂外敷肚脐，有通利小便、逐水消胀的功效。

（3）以缩瘤为主要目的者，可选阳和解凝膏或阿魏化坚膏掺黑退消贴敷。

三、肝癌对症治疗

1. 肝癌疼痛
三王止痛膏（潘敏求经验方）。
组成与用法：大黄50g，马钱子15g，全蝎30g，干蟾皮30g，重楼60g，山慈菇60g，姜黄50g，麝香1g，冰片10g，红花40g，桃仁50g，当归50g，血竭30g，莪术50g，蜈蚣30g，桂枝60g，制乳没各30g，细辛15g，各为细末和匀。取酌量药粉调入凡士林内，摊于纱布上，贴敷肿块处，隔日一换。
功能主治：化瘀软坚，解毒止痛。主治肝癌疼痛。

2. 肝癌腹水
活血消水散（《山东中医杂志》，1994，10）。
组成与用法：琥珀30g，炒甘遂30g，沉香10g，牵牛子各30g。药物共研为细末，装胶囊，每粒0.3克，每次2粒，每日3次。如无反应加至每次5粒，每日3次。30天为1个疗程。同时配合腹腔内顺铂 DDP 灌注，适当抽液。

功能主治：逐水利尿通便。主治癌性胸腔积液、腹水。

3. 消化道出血

三黄泻心汤（《中华肿瘤治疗大成》）加减。

组成与用法：黄芩 10g，黄连 10g，大黄 5g，法半夏 10g，党参 10g，地榆 15g，甘草 5g。水煎服。

功能主治：清热解毒，凉血止血。

加减应用：虚寒出血者，去黄芩、大黄，加干姜 5g，制附片 5g。

4. 肝性脑病

①安宫牛黄丸、紫雪丹、至宝丹酌情选用。

功能主治：清热解毒、醒神开窍。

②清开灵注射液。

功能主治：清热解毒，化痰通络，醒神开窍。

用法：静脉滴注，1 次 20～40mL，一日 1 次，用 10% 葡萄糖注射液 200mL 或用生理盐水 100mL 稀释使用。

四、食物疗法

1. 化疗时饮食

肝癌化疗以后身体免疫力下降，应多吃一些增强免疫力的食物，如玉米、海参、茯苓、山药、黄鱼、海龟。化疗期间食欲也会降低，胃动力也会减弱，平常应选择一些容易消化的食物，尽量吃一些流食，喝一些小米粥，保护胃黏膜，注意保暖，防止受凉。化疗期间身体免疫力下降，应选择一些补气养血的中药汤剂和健脾开胃的中药调理。

2. 放疗时饮食

放疗时，患者饮食应以高热量、高蛋白为主，如鸡、鸭、鱼、虾、瘦肉、鸡蛋等，这样才能起到辅助治疗作用。饮食要多样化，注意膳食搭配，以期各种营养成分相互补充，提高机体免疫力。如有五心烦热、阴虚症状时，患者应食银耳百合粥或用西洋参、麦冬、黄精做茶饮。

【转归预后】

目前，肝癌仍是各种实体瘤中预后最差的恶性肿瘤之一。其自然生存期一般为 2～6 个月，小肝癌如用药物治疗，其 1～5 年生存率分别为 72.7%、36.4%、13.6%、13.6% 和 0。影响预后的因素主要有病理情况、临床分型、发现时肿块的大小、治疗是否得当等。

临床分型上，炎症型一般进展较快，硬化型次之，单纯型预后较好；单个结节预后明显优于多个癌结节，包膜完整者优于包膜不完整或无包膜者，发现时肿瘤越小则预后越好。肝癌晚期约 9% 的患者死于肿瘤破裂出血，15.1% 的患者死于上消化道出血，35% 的患者死于肝昏迷，其余患者多死于晚期衰竭。

【调护预防】

一、调护

（1）调护心理：肝五行属木，主疏泄，喜调达，恶抑郁，故肝癌患者应做好心理疏导，积极调动自身的主观能动性，保持心情舒畅，积极配合治疗，避免忧思郁怒，必要时可服用逍遥丸等养生调志之品。

（2）气功疗法：肝癌患者多为太阳、少阳体质，情绪易波动、易焦虑，练功旨在稳定情绪，减轻焦虑，舒畅气机，缓解疼痛，宜选坐功、卧功。对肝癌术后需体质恢复者，可选站功、十二段锦、太极拳及郭林气功等。

二、预防

（1）防止粮食作物中的黄曲霉毒素污染，防止水中蓝绿藻的污染及防病毒性肝炎，即"防霉、改水、防肝炎"的七字方针，这是防止肝癌发生的根本措施。

（2）对乙型肝炎患者要彻底治疗，防止其转为慢性迁延性肝炎，尤其对肝硬化患者要积极进行中药治疗，防止其进一步癌变。

（3）对甲胎蛋白（AFP）>50ug/L，或 AFP<200ug/L，超过 2 个月以上者，称为 AFP 低浓度持续阳性，这是一组肝癌高危人群，要积极治疗，定期检查，争取在小肝癌阶段消灭癌变。有报道，灵芝糖浆连服 1~6 个月，阴转率可达 86%~96%。

（4）肝癌患者日常活动一定要缓慢，防止外伤造成肿瘤破裂出血。饮食一定要少渣，易消化，防止硬食划破曲张的食道胃底静脉从而出现上消化道大出血。晚期患者一定要慎用化疗药、镇静剂及利尿剂等，避免加重肝脏负担，引起肝昏迷、加速死亡。

（5）肝癌术后患者应每 2~3 个月复查 1 次，一般患者应每月复查 1 次。

（6）其他：在江苏启东地区进行了补硒的干预试验，初步证实存在食用含 15ppm 亚硒酸钠食盐的乡村肝癌发病率有下降的趋势。在我国北方干寒地区，饮酒亦是肝癌发病的一个危险因素，所以应提倡戒酒。

【临证备要】

一、辨病思路

1. 根据症状辨病

肝癌的症状主要来自肝癌本身以及其肝病背景。就肝癌而言，早期可无症状。通常 5cm 以下小肝癌约 70% 无症状，无症状的亚临床肝癌有 70% 左右为小肝癌。说明肝癌一旦出现症状，肿瘤已较大。肝癌由小变大，可出现肝痛、食欲减退、腹胀、乏力、消瘦、腹块、发热、黄疸等，但这些大多已属中晚期症状。肝癌结节破裂出血可出现急腹痛。要特别注意一些容易被忽略的非特征性症状，如腹泻、右肩痛、不明原因的低热等。也可出现牙龈出血或鼻出血。由于多合并肝硬化门静脉高压，可出现上消化道出血，特别是食管静脉曲张出血。根据这些症状可以辨清肝癌的分期、涉及的脏腑、疾病的轻重。

2. 根据体征辨病

肝癌的体征同样可由肝癌与肝炎、肝硬化所引起。常见体征如肝大、上腹部肿块、黄疸、腹水、脾大、下肢水肿等，可有肝掌、蜘蛛痣或前胸腹部的血管痣、腹壁静脉曲张等。黄疸可表现为巩膜和皮肤黄染，通常一旦有黄疸，不论肿瘤大小均列为晚期。腹水除注意量的多少外，还有紧张度之别。如有门静脉主干癌栓，则腹水常为高张力性，患者常诉脐周腹痛，伴腹泻；肝静脉甚或下腔静脉癌栓引起的腹水更为严重，且常伴下肢水肿。肝癌结节破裂可引起癌性腹水。脾大为肝硬化门静脉高压的表现，亦可因门静脉癌栓所致。下肢水肿可因低蛋白血症、腹水压迫或下腔静脉癌栓引起。因此根据不同体征，同样可以推断病情的轻重，协助临床辨证用药。

3. 根据检查辨病

根据检查可以区分相同症状下的不同情况，如同样是观察到黄疸，根据化验指标可以区分肝细胞性黄疸和梗阻性黄疸的不同。同样是腹水，也有不同原因引起，所以临床检查可以更好地帮助认清疾病。

二、辨证思路

1. 未放化疗的证候特征

未治疗时患者邪气充盛，导致机体阴阳失调，脏腑功能紊乱，出现气滞、血瘀、湿热等证候为主。

2. 放疗后的证候特征

放射线在中医中属于热毒，耗气伤阴，加之肝体阴而用阳，故肝癌患者放疗后会出现肝阴亏虚、肝阳上亢、肝火上炎的证候。

3. 化疗后的证候特征

化疗药物作用于人体，主要伤及气血及脾胃运化功能，加之肝藏血、肝病传脾等生理病理特点，会出现一系列气血两虚、肝郁脾虚等证候。

4. 复发转移后的证候特征

肝癌复发转移，可引起肝、脾、肾、肺等一系列脏腑的症状，总体以肝肾亏虚、肝郁脾虚、木火刑金、气血水毒互结等证候为主，疾病晚期可合并血证、臌胀、黄疸、昏迷等证。

三、治疗注意事项

1. 健脾开胃应贯穿始终

"见肝实脾"乃仲景古训，在肝癌治疗中尤其重要，不可仅见邪实之象而过于攻伐。脾气虚轻则加炒白术、茯苓、生薏苡仁等，重则加人参、党参、黄芪、太子参、山药等。胃纳差以消导为主，加山楂、神曲、麦芽、鸡内金、砂仁等。

2. 调理气机为先

肝主疏泄，具有调节人体气机的作用，脾乃中土，为气机升降之枢纽，故治肝癌以调理气机为先，气行则血行瘀化，气行则水行湿化，用药当选香附、柴胡、川芎、郁金、陈皮、木香、枳实、厚朴、沉香、大腹皮等。

3. 中医治疗肝癌的实质内涵

抓住关键病机——"虚""瘀""毒"，统筹兼顾，采取"扶正""疏通""祛毒"三大对策，有的放矢，重点用药，扶正补虚，理气活瘀，清热解毒，从而达到调节人体阴阳、气血、脏腑生理机能平衡，最终使人体达到自然状态下的根本康复。

4. 清热解毒用之适量

肝癌中期，多见化热之象，且病情发展较速，加之"癌"及"毒"的认识，故清热解毒法为多数医家所采用，选药栀子、半边莲、墓头回、鸦胆子、半枝莲、龙葵、白花蛇舌草、苦参、大黄、石见穿、黄柏、八角莲、杠板归、茵陈、蟾皮等。但用之要适时适量。不可过于苦寒，反败其胃，加速病情。

5. 晚期慎用活血逐瘀药

多数医家均主张晚期肝癌不宜用活血重剂，如三棱、水蛭、穿山甲、皂角刺等，用之则易造成消化道出血或肿瘤破裂出血。

第五节　胆囊癌

【概述】

原发性胆囊癌（Primary Gallbladder Cancer，PGC）是胆道系统常见的恶性肿瘤之一，占所有胃肠道恶性病变的第七位，其发生率占全部癌肿的 0.75% ～1.2%。近年来有增加趋势，因早期没有特异症状，故及时诊断极为困难，一般术前正确诊断率为 8.6% ～17%。胆囊癌的发病与年龄、性别等因素有关，多见于女性，男女之比为 1∶3，且随年龄增高，发病率显著升高，平均发病年龄为 65.2 岁，70～80 岁发病率最高。主要发生在 50 岁以上的中老年人，其发病率为 5% ～9%，而 50 岁以下发病率为 0.3% ～0.7%。

该病属于中医学"胁痛""积聚""黄疸"等范畴。

【疾病源流】

在中医典籍中类似的记载散见于胆胀、胁痛、肝胃气痛、黄疸等门类之中。如《灵枢·胀论》云："胆胀者，胁下痛胀，口中苦，善太息。"《素问·缪刺论》云："邪客于足少阳之络，令人胁痛不得息，咳而汗出。"二者提示外邪侵入足少阳胆之络脉，则痛甚；邪气如不去，久之可导致气血凝滞，终致积聚形成。又如《难经·五十二难》曰："积者，五脏所生，聚者，六腑所成也。积者阴气也，其始发有常处，其痛不离其部，上下有所终始，左右有所穷处……"汉代张仲景《伤寒杂病论·辨少阳病脉证并治第九》中记载，"少阳之为病，口苦、咽干、目眩也""胁下硬满，干呕不能食……与小柴胡汤"。《景岳全书·黄疸》云："胆伤则胆气散，而胆液泄……"这些描述均与胆囊癌的症状颇为相似。

【病因病机】

一、中医病因病机

胆是"中清之腑"，贮存与传化胆汁，它的功能以通降下行为顺。胆附于肝，与肝相为表里。凡先天不足，胆道畸形，胆传化不畅；或寒温不适，感受外邪，邪踞胆道，正邪相激；或情志不畅，肝气郁结，胆失通降；或饮食不节，过食油腻厚味，腐蚀胆道；或虫积、结石长期不良刺激等，均可导致肝失疏泄，胆腑通降失常，气机逆乱，日久阴阳失和，气血亏虚，代谢生化失常而致癌毒内生，毒炽蔓延，气滞、血瘀、湿阻，百症丛生。

1. 湿热外侵

感受湿热毒邪或暑湿之邪，郁而不化，由表及里，内客胆腑，脾胃运化失常，肝胆疏泄失职，胆液不得下泄，导致气血凝滞，痰浊内生，湿热与痰浊交织，蕴结成毒，日久生成本病。

2. 情志不调

《金匮翼·积聚统论》记载，"凡忧思郁怒，久不得解者，多成此疾"，即指肝胆性喜疏泄条达，恶抑郁；忧怒太过，情志不畅，易伤肝胆；气机郁结不行，气血瘀滞，肝胆疏泄失职，亦可影响胆汁的正常排泄，郁而化热，湿热蕴积，结而成瘤。

3. 嗜肥酗酒

偏食肥腻之物，或经常过量饮酒，滞阳生热，酒能蕴湿化热，热毒内攻于胆，内停胆腑，结聚不散，从而生成癌。饥饱失宜，损伤脾胃，运化失常，痰湿内生，气血运行不畅，以致气血痰热互结于胆，亦可导致本病。

4. 正气亏虚

禀赋不足，或后天失养，或他病日久，耗伤正气，致阴阳失调，气血逆乱，脏腑功能失调，脾胃失于健运，肝胆失于疏泄，胆液瘀热留滞不去，而成积聚。

总之，胆囊癌其病位在胆腑，与肝密切相关；其病机为肝失疏泄，胆失通降，胆液瘀滞，湿热毒邪交阻成癌。

二、西医病因病理

胆囊癌的发病与饮食、细菌感染、胆囊结石、寄生虫、胆囊乳头状瘤等有一定关系。有 70%～96.9% 的患者合并胆囊结石，其机制可能是结石或异物对胆囊黏膜的慢性刺激导致黏膜上皮细胞突变而恶变。胆囊结石往往伴有慢性胆囊炎，长期慢性炎症刺激也能引起癌变。有学者认为，慢性胆囊炎致胆囊壁钙化形成"陶瓷胆囊"的恶变概率高达 12.5%～61%。有关胆酸代谢的研究提示，胆囊癌变与胆汁中的较高浓度的致癌毒物石胆酸长期存在有较强相关性。胆囊息肉，尤其是腺瘤样息肉恶变，也是胆囊癌来源之一。近期有报告称胆囊造瘘术后胆囊癌发病率高。由此可见胆囊黏膜长期受各种不良因子的刺激，最后可导致黏膜上皮细胞发生恶变而成为胆囊癌。

【诊断与鉴别诊断】

一、诊断要点

1. 临床表现

（1）症状。

2/3 胆囊癌患者的症状与胆结石、胆囊炎患者相似，而且有多年慢性胆囊炎及胆石症病史。胆囊癌的主要症状表现为中上腹及右上腹疼痛或持续性隐痛，食欲缺乏，恶心、呕吐，嗳气，消化不良，黄疸和体重减轻，腹胀等。肝脏受累时可放射至右肩部或背部疼痛，只有少数患者有腰痛，有时还会有腹部绞痛。黄疸多发生于疼痛之后，偶以黄疸为初发症状，黄疸呈持续性发展，间歇者少。黄疸往往是晚期症状，并伴有恶病质表现。有学者认为胆囊癌患者多有 7～40 年的较长期的胆道病史，偶有以急性胆道感染发现和体检发现。胆囊癌患者初发症状中，上腹痛占 88.4%，发热占 25.9%，黄疸占 36.5%，消瘦占 37.4%，包块占 54.5%。

（2）体征。

当胆囊阻塞或肿瘤转移至肝脏或邻近器官时，上腹部可扪及坚硬包块。胆囊癌常可触及肿大的胆囊，质硬表面呈结节状，肿瘤浸润肝脏后胆囊移动性差，肝脏也因受累而增大，晚期可出现腹水，腹水多为血性，可查见癌细胞。胆总管梗阻时，可见胆囊积液或积脓。由于胆囊癌症状不典型，早期诊断比较困难，以下患者应警惕有无胆囊癌的可能：

①有慢性胆囊炎或胆石症的中年以上妇女，经久不愈，近期症状加重，出现持续性右上腹疼痛者。

②贫血、消瘦，伴右上腹季胁部疼痛性包块，但又找不出其他原因者。

③反复出现"胆囊炎"症状的老年女性。

2. 辅助检查

（1）血液学检查。

常见白细胞增多，偶尔见贫血，常有血胆红素增高，与其梗阻程度成正比，梗阻性黄疸常使血清碱性磷酸酶及胆固醇增高，红细胞沉降率可加快，γ-谷氨酸转肽酶增高。

（2）影像学检查。

①B 型超声检查。

B 型超声检查对早期胆囊癌的确诊率约为 75.88%。B 型超声可直观胆囊形态、结构及肿块部位、大小以及邻近脏器有无受累等。胆囊壁不均匀增厚，腔内有形态及位置固定的、不伴声影的回声团块为胆囊癌的基本特征。肝脏受累、周围转移性淋巴结肿大以及并存结石等均为辅助诊断根据。在可疑情况下，行 B 型超声引导下细针胆囊肿块穿刺细胞学检查对早期确诊胆囊癌有一定的帮助。B 型超声检查简单方便，可重复使用，是一种首选的检查方法。

②X 线检查。

胆囊造影不显影，偶见合并钙化影。胸部 X 线片偶见纵隔、肺或胸膜转移。口服胆囊造影剂偶尔可发现肿瘤的存在，即胆囊内有不规则的充盈缺损阴影，但正确性不如 B 型超声检查。

③CT 检查。

胆囊癌的 CT 检查可见：胆囊壁增厚；腔内有肿块；囊壁增强；合并结石；淋巴结增大；肝直接肿瘤侵蚀；胆管扩张；远处肝转移；肿瘤腹内播散；腹水。正常的胆囊壁厚为 1～2mm，超过 3.5mm 则属异常。胆囊癌有转移者，肝直接侵蚀是最常见的征象，占 85%。

（3）病理学检查。

胆囊癌大体分为胆囊癌与胆管癌两种。

①胆囊癌。

胆囊癌在大体形态上分类如下。a. 浸润型：最常见，占 75%～80%，好发于胆囊颈部，病变在胆囊壁内浸润性生长，胆囊壁广泛增厚变硬，胆囊萎缩，较易侵犯邻近组织和器官；晚期为实体性肿瘤，呈皮草样，切面呈灰白色，仅见裂隙状囊腔或无囊腔，预后差。b. 肿块型：约占 15%，癌肿呈肿块状向腔内生长，位于胆囊颈和胆囊管的病灶可阻塞胆囊口，诱发急性胆囊炎。癌肿生长到一定程度可引起局部组织坏死脱落，导致出血和感染，此型预后相对较好。c. 胶质型：占 5%～8%，肿瘤组织内含有大量黏液而呈胶冻样改变，胆囊壁常有癌肿浸润。d. 混合型：很少见。

腺癌是最为常见的组织学类型，其他有乳头状癌、透明细胞腺癌、黏液腺癌、印戒细胞癌、鳞癌、小细胞癌、未分化癌、纺锤状巨细胞癌等。

②胆管癌。

胆管癌绝大多数为腺癌，鳞癌极少见，大体上分为 4 型。a. 硬化型：最常见，约占 2/3。癌细胞常沿胆管壁浸润、扩展，使胆管壁增厚，纤维组织增生导致管腔狭窄，易向胆管周围浸润性生长，形成纤维性硬块，并侵犯肝内胆管、肝实质、肝动脉、门静脉及淋巴结。此型细胞分化一般良好，常散在分布于大量的纤维结缔组织中，容易与硬化性胆管炎、胆管壁慢性炎症所致的纤维化相混淆。b. 结节型：多发生于中段胆管，肿瘤呈结节状向管腔内突起性生长，瘤体较小，基底较宽，表面一般不规则。病变常沿胆囊黏膜浸润，也有外侵倾向，但较硬化型为轻。c. 浸润型：较少见，约占胆管癌的7%，一般为低分化癌，表现为肝内外胆管的广泛浸润，多难以根治性切除。常向黏膜下扩散，向周围淋巴间隙、神经、血管蔓延浸润，较早就出现远处转移，预后差。d. 乳头状型：好发于下段胆管，肿瘤呈息肉状向管腔内生长，可引起胆管的不完全阻塞，上段胆管扩张，管腔内有时有大量的黏液性分泌物。此型肿瘤主要沿胆管壁向上浸润，一般不向周围神经、血管、淋巴结和肝实质等处浸润，分化程度高，很少转移，预后较好。

二、鉴别诊断

主要与胆囊结石、慢性胆囊炎、肝癌及胃肠道恶性肿瘤相鉴别。

胆囊癌患者临床上缺乏特异性表现。多数被误诊为胆囊炎、胆石症。这类患者在出现右上腹痛、右上腹包块或贫血等症状时，病情常常已属晚期。近年来诊断水平的提高主要依靠现代影像学的进展和对本病认识的加深。

1. 胆石症

急性胆囊炎和慢性胆囊炎的急性发作症状：①典型胆绞痛、疼痛、压痛和腹肌痉挛位于右上腹部，右肩有放射痛；②黄疸多见；③无休克征；④血清淀粉酶稍增高，一般不超过 500 单位。

2. 胰腺癌

胰腺癌症状：①腹痛：位于上腹部、脐周或右上腹部，性质为绞痛、阵发性或持续性、进行性加重的疼痛，向腰背部放射，亦可向前胸及右肩胛部放射。②黄疸：约 70% 的患者在病程的某一阶段可能有黄疸。③体重减轻：90% 的患者有迅速而显著的体重减轻。④食欲不振、乏力、呕吐恶心、腹胀、腹泻等。⑤血清总胆红素进行性增高（以直接胆红素增高为主）。⑥血糖增高，伴有糖尿，葡萄糖耐量试验结果异常为最早表现，血清淀粉酶增高，血清碱性磷酸酶增高。

3. 胆管癌

胆管癌症状：①右上腹部疼痛或上腹部疼痛。②进行性、持续性黄疸，表现为进行性梗阻性黄疸。③消瘦，晚期出现恶病质。④全身瘙痒、食欲不振、乏力、发热。⑤消化不良，大便呈白陶土色，尿黄。⑥可扪及肿大的肝脏和肿大的胆囊。

4. 肝癌

肝癌症状：①消化功能障碍，食欲明显减退，腹部胀闷，消化不良，恶心，呕吐。②乏力，消瘦，进行性贫血或水肿等。③肝压痛，肝区可有重压感，持续性、间歇性疼痛等。④甲胎蛋白阳性。

【治疗】

一、辨证治疗

1. 辨证要点

（1）辨虚实主次：《医宗必读·积聚》云："初者，病邪初起，正气尚强，邪气留浅则任受攻；中者，受病渐久，邪气较深，正气软弱，任受且攻且补；未者，病魔经久，邪气侵凌，正气消残，则任受补。"胆囊癌病位在胆，涉及肝及脾胃等脏腑，一般初病多实，久则多虚实夹杂，后期则正虚邪实。应根据病程长短、邪正盛衰等辨清其虚实不同情况。

（2）辨标本缓急：由于胆囊癌病程中常出现一些并发症、急症，故应急者治其标，或标本兼治，如因肝胆瘀滞，胆汁不能循其常道而外溢出现黄疸；因肝胆失疏，胃失和降，出现剧烈呕吐；胃气上逆毒邪壅滞，气血凝聚，而发生剧痛等。

2. 治疗要点

（1）治疗原则和治疗方法。

疾病初起，正气尚强，邪气浅至，适宜攻法；中期，病渐日久，邪气较深，正气相对减弱，适宜攻补兼施；末期，病邪已久，邪气凌盛。正气消残，适宜补法。通常根据病程长短，邪正盛衰，以及伴有症状等以分清虚实主次。气滞血瘀者，当理气活血；血瘀为主者，当活血化瘀散结；正虚瘀结者，应补正祛瘀；若患者正气大虚，则又当补益气血、培本为主。

（2）综合治疗原则。

急则治其标，缓则治其本。如剧痛、黄疸加重、剧烈呕吐等，这些症状对胆囊癌来说属标证，应立即加以控制，待标证缓解后，再治疗胆囊癌本证。并主张中西医综合治疗。

3. 分证论治

（1）常见临床证型的中医治疗。

①肝郁气滞证。

临床表现：胁肋疼痛，甚可扪及肿块，胸闷、喜太息，情志抑郁易怒，或嗳气，脘腹胀满，舌质红，苔薄黄，脉弦。

证候分析：本证多见于肿块初起。情志不畅，肝气失于调达，阻滞胁络，不通则痛，故见胸胁胀痛，胸闷，喜太息；若气郁化火生风，可见心烦易怒；肝胆瘀滞，横逆犯胃，故有嗳气，脘腹胀满，食欲不振；舌苔薄白或微黄，脉弦，为肝郁气滞之象。

治法：疏肝理气，利胆止痛，解毒抗癌。

代表方：柴胡疏肝散（《景岳全书》）加减。

常用药：柴胡、白芍、川芎、枳壳、陈皮、香附、凌霄花、预知子、郁金、白梅花、荜茇、细辛、延胡索、藤梨根、虎杖、炮穿山甲、鳖甲、金荞麦、重楼、白花蛇舌草、生甘草。

加减：若痛重，可加郁金、川楝子、延胡索等理气止痛；恶心呕吐者，可加姜半夏、竹茹等和胃降逆；伴有黄疸者，加山栀、大黄、金钱草等清泻肝胆。

②湿热蕴结证。

临床表现：右上腹出现持续性胀痛或灼热疼痛，常向右肩部放射，或右上腹见有包块，疼痛拒按，面目一身俱黄，纳呆，厌油腻，泛恶欲呕，肢体乏力，大便不爽，小便短赤，舌质红，苔黄腻，脉弦滑数。

证候分析：湿热滞中，土壅木郁，肝气失畅，肝经循行两胁，故胁肋疼痛，或见包块。由于肝胆感受外邪，或过食肥甘，湿热交蒸，胆汁外溢肌肤，则面目身黄。湿热壅滞中焦，胃失和降而上逆，则恶心呕吐，纳呆，厌油腻，泛恶欲呕。湿热壅滞脾胃，纳运失常，则食欲不振。湿热困脾，致肢体疲乏无力；湿热下注则大便不爽，小便短赤。舌苔黄腻，脉象弦滑数等，均为湿热之证。

治法：清利湿热，解毒抗癌。

代表方：三仁汤（《温病条辨》）加减。

常用药：生薏苡仁、杏仁、白豆蔻、滑石、清半夏、炮穿山甲、鳖甲、凌霄花、预知子、藤梨根、虎杖、金荞麦、重楼、白花蛇舌草、生甘草。

加减：如身热不扬，可加蒲公英、金银花、白花蛇舌草、连翘等清热解毒；黄疸较深者，可加金钱草、败酱草等清热利胆；呕恶者，加陈皮、竹茹以降逆止呕；若腹胀甚，加大腹皮、厚朴以行气除胀。

③气滞血瘀证。

临床表现：平素情志抑郁或易怒，右胁胀痛、刺痛或绞痛，牵及肩背，肝区可触及肿块，拒按。口苦食少，呕吐物如赤豆汁，或见黑便如柏油状，舌质暗红有瘀点或舌下静脉迂曲，舌苔薄黄，脉细弦涩。

证候分析：肝气不舒，故平素情志抑郁或易怒；气血瘀滞于肝胆，肝经瘀滞，不通则痛，故右胁胀痛，其痛以刺痛、固定、拒按、可扪及包块为特点。肝经郁火，胃失和降，受纳失司，则口苦，腹满不欲食，呕吐宿食。若瘀血阻滞脉络，使血液不能循经运行，而溢出脉外，则可见呕吐物如赤豆汁，或见黑便如柏油状。舌质紫暗或有瘀点或舌下静脉迂曲，苔薄黄，脉细弦涩，为气滞血瘀之证。

治法：疏肝利胆，理气活血。

代表方：大柴胡汤（《金匮要略》）加减。

常用药：柴胡、黄芩、枳实、郁金、木香、赤芍、八月札、白花蛇舌草、半枝莲、石见穿、丹参。

加减：便秘者，加生大黄5g（后下）、玄明粉5g（冲入），通腑攻下；腹胀者，加厚朴12g、大腹皮15g，行气消胀；低热者，加地骨皮15g、银柴胡12g，清退虚热；伴胆结石者，加金钱草30g、海金沙30g、鸡内金30g，利胆排石。

④胆火瘀结证。

临床表现：上腹积块，硬痛不移，时有发热，身目俱黄，烦热眠差，口苦咽干，恶心呕吐，脘闷不饥，身体瘦小，大便秘结，小便黄赤，甚者神昏谵语。舌质红，舌苔焦黄，或干枯无苔，脉弦数。

证候分析：毒邪蕴结胆腑，日久不去，气机不利，肝络失和，胆不疏泄，可见胆囊肿块，硬痛不移，胸胁引痛。热毒阻于少阳经，则口苦咽干。毒热之邪耗伤阴液，故见烦渴眠差，小便黄赤，大便秘结。舌质红，舌苔黄燥，或干枯无苔，脉弦数，均属热毒蕴结之候。热毒炽盛，上扰神明者，甚可见神昏谵语。

治法：清热解毒，利胆散结。

代表方：茵陈蒿汤（《伤寒杂病论》）合下瘀血汤（《金匮要略》）加减。

常用药：山栀、大黄、金钱草、土鳖虫、桃仁、黄柏、大青叶、白芍、肿节风、甘草。

加减：大便干结者，加芒硝、厚朴，行气除胀；小便黄甚者，加金钱草、滑石、车前子，利尿泄热；口渴欲饮者，加生地黄、玄参、麦冬，清热生津；热毒炽盛、神昏谵语者，可予犀角地黄汤加减。

⑤脾气虚弱证。

临床表现：右上腹部出现隐痛，右腹包块明显，面色无华或微萎黄，畏寒肢冷，精神疲惫。体倦乏力，气短声低，腹胀，纳差，多梦，舌质淡嫩，苔白，脉细无力或濡缓。

证候分析：脾气亏虚，气虚湿阻，失于运化，痰湿内生，阻滞肝胆，故右上腹部出现隐痛，右腹包块明显；脾不健运，故疲乏懒言，纳呆消瘦，腹胀便溏；脾失运化，痰湿内生，损伤阳气，故胸闷气短，畏寒肢冷；脾虚气不摄纳，湿浊内生，胆虚痰扰，神无所归，故多梦易醒；舌边有齿痕，舌苔白腻，脉细无力或濡缓滑，均为肺脾气虚夹痰湿的表现。

治法：健脾益气，软坚散结，解毒抗癌。

代表方：香砂六君子汤（《古今名医方论》卷一引柯韵伯方）加减。

常用药：木香、砂仁、陈皮、清半夏、太子参、生白术、土茯苓、赭石、生麦芽、鸡内金、炮穿山甲、鳖甲、凌霄花、预知子、藤梨根、虎杖、金荞麦、重楼、白花蛇舌草、生甘草。

加减：腹痛者，加鸡血藤、七叶莲，补虚止痛；恶心欲吐者，加姜、川黄连，降逆止呕；纳食少者，加山楂、神曲，健胃消食。

（2）手术期间的中医治疗。

①气血双亏证。

临床表现：以面色少华、神疲乏力、头晕眼花、自汗、语声低微、胃纳欠佳、大便排出乏力或便溏、舌淡、苔白、脉细弱为主症。

证候分析：患病日久或手术后，正气大伤，气血虚弱，故神疲倦怠乏力、少气懒言、面色苍白少华或萎黄、头晕眼花、语声低微；气虚卫外不固则自汗；脾气虚不能受纳，故胃纳欠佳；气虚推动无力，故大便排出乏力；脾失健运则便溏；舌淡、苔薄白、脉细弱，均为气血双亏之象。

治法：益气养血，健脾和营。

代表方：八珍汤（《正体类要》）加减。

常用药：人参、白术、茯苓、当归、川芎、白芍、熟地黄、炙甘草。

加减：气虚卫表不固、自汗、易感冒者，宜加用黄芪、防风、浮小麦，益气、固表、敛汗；脾虚湿盛泄泻或便溏者，当归减量，加薏苡仁、炒扁豆，健脾祛湿；纳呆、脘腹痞闷者，酌加山药、薏苡仁、陈皮、法半夏，健脾和胃、化痰除湿。

②气阴两虚证。

临床表现：以神疲乏力、气短、口干咽燥、心烦失眠，或午后潮热、盗汗、食欲不振、大便干结、舌红、少苔或无苔、脉细或细数为主症。

证候分析：机体长期瘤体消耗，素体正虚，手术后阴液耗伤，引动火热毒邪，更加灼伤津液，故口渴津少、大便干结；灼热耗气伤阴，故见乏力、疲倦、不思饮食；反复感染或低热；阴虚内热，故午后潮热、盗汗；舌红、少苔、脉细数，均为气阴两虚之象。

治法：益气养阴，健脾开胃。

代表方：生脉散（《备急千金要方》）加减。

常用药：太子参、黄芪、沙参、麦冬、生地黄、五味子、当归、生甘草。

加减：气虚夹瘀者，加川芎、延胡索、木香、郁金，行气开郁；阴虚偏重者，加百合、玉竹，滋养阴津。

③肝胃不和证。

临床表现：以嗳气泛酸，胃灼热感，胃脘灼痛；或痛及双胁，腹胀纳少；或饥不欲食，情绪抑郁，善太息，甚则烦躁易怒；舌尖边红，苔薄白或黄，脉弦细为主症。

证候分析：术后多因情志不舒，肝气郁结，横逆犯胃，胃失和降所致。肝气郁结，肝失疏泄，横逆犯胃，胃气瘀滞，故胃脘、胁肋胀满疼痛，走窜不定，胃脘痞满；胃气上逆，胃失和降，则呃逆、嗳气；肝胃气滞，郁而化火，故吞酸嘈杂；胃受纳失职，故饮食减少；肝失疏泄，故情绪抑郁，善太息，甚则气郁化火，柔顺失和，则烦躁易怒；苔薄白，脉弦，为肝气瘀滞所致；舌苔薄黄，则为气郁化火之证。

治法：疏肝理气，和胃降逆。

代表方：柴胡疏肝散（《景岳全书》）加减。

常用药：柴胡、当归、白芍、茯苓、生姜、甘草、赭石、旋覆花（包煎）、法半夏、郁金。

加减：口苦口干、胃脘痞胀伴灼热感、属郁热不宣者，去当归、柴胡、生姜，酌加吴茱萸、黄连、黄芩之类；便秘燥结、腑气不通者，酌加瓜蒌、郁李仁、火麻仁之类；服药后大便仍不通畅者，去法半夏、茯苓、生姜，加生大黄、芒硝；嗳腐吞酸、矢气臭、胃内停食者，酌加山楂、神曲、连翘、莱菔子（打碎）之类。

④气虚阳微证。

临床表现：以面色苍白、形寒肢冷、气短乏力、泛吐涎沫、面浮足肿、腹胀、饮食不下、舌胖大、色淡白、苔白滑或白腻、脉沉细或细弱为主症。

证候分析：机体长期瘤体消耗，素体正虚，气虚则气短乏力，病久及阳，阳虚则面色白，形寒肢冷，不能运化水湿，则泛吐涎沫，面浮足肿，腹胀；舌胖大，色淡白，苔白滑或白腻，脉沉细或细弱，均为气虚阳微之象。

治法：温补脾肾。

代表方：附子理中汤（《三因极一病证方论》）加减。

常用药：党参、白术、法半夏、制附子、陈皮、佩兰、干姜、猪苓、补骨脂、茯苓、泽泻、桂枝、炙甘草。

加减：寒凝血瘀者，加鸡血藤、桃仁、红花；寒凝气滞者，加乌药、木香；肾阳虚甚者，加肉苁蓉、杜仲；水湿内停者，加车前子。

（3）放疗期间的中医治疗。

①热毒伤阴证。

临床表现：发热，口咽黏膜溃疡，牙龈肿痛，咽部红肿，面红目赤，口渴欲饮，大便秘结，小便短赤，舌质红或绛，苔薄黄，脉细数。

证候分析：放疗为热毒之邪，热邪入侵，内外热毒胶结，故见发热、小便短赤；热毒乘虚搏于气血，灼伤津液，则见口咽黏膜溃疡、牙龈肿痛、咽部红肿；热毒耗伤肺阴，肺津受灼，故见咽干口渴欲饮。舌质红或绛，苔薄黄，脉细数，均属热毒伤阴之象。

治法：清热解毒，滋阴润燥。

代表方：五味消毒饮（《医宗金鉴》）加减。

常用药：野菊花、金银花、蒲公英、紫花地丁、天葵子、白花蛇舌草、桔梗、甘草、芦根。

加减：若有牙龈肿痛、口腔溃疡等热毒壅盛表现，可加连翘、山豆根、板蓝根、丹参、生地黄；咽喉红肿时，可用射干、马勃；阴津亏损严重者，加生地黄、麦冬、五味子、石斛等。

②气血两虚证。

临床表现：形体消瘦，困倦乏力，神疲懒言，头发脱落，面色萎黄，头晕目眩，心悸气短，失眠多梦，舌质淡，苔白，脉细弱等。

证候分析：患病日久，或手术后，正气大伤，气血虚弱，故形体消瘦，倦怠乏力，少气懒言，面色苍白或萎黄，头晕眼花；气血两虚无以濡养则头发脱落；血虚，血不养心，神不守舍，故心悸失眠；舌质淡，苔白，脉细弱，均为气血两虚之象。

治法：益气养血。

代表方：八珍汤（《正体类要》）加减。

常用药：党参、白术、茯苓、薏苡仁、当归、熟地黄、白芍、川芎。

加减：夜寐差者，选用珍珠母、龙眼肉、夜交藤。心悸者，可加太子参、麦冬、五味子。神疲乏力者，可加黄芪、枸杞子、女贞子等。

③肝肾亏虚证。

临床表现：多见于晚期肿瘤放疗患者，腰膝酸软，头晕耳鸣，视物昏花，五心烦热，盗汗，形瘦纳差，尿血便血，舌红，少苔，脉弦细数。

证候分析：多见于疾病晚期，邪耗伤肝阴及肾阴，故见视物昏花、眩晕、耳鸣、腰膝酸软；肝肾阴液亏虚，虚热内扰，故五心烦热、盗汗、形瘦纳差；阴虚内热，损伤血络，则尿血便血；舌质嫩红，舌红，少苔，脉弦细数，均为肝肾亏虚之证。

治法：滋补肝肾。

代表方：六味地黄丸（《小儿药证直诀》）加减。

常用药：生地黄、熟地黄、山萸肉、怀山药、茯苓、泽泻、丹皮、女贞子。

加减：若口咽干燥、五心烦热、盗汗，偏于阴虚火旺，加知母、黄柏、地骨皮；尿血、便血者，加大蓟、小蓟、仙鹤草、槐花、地榆炭。

（4）化疗期间的中医治疗。

①脾虚湿阻证。

临床表现：化疗后食欲减退，恶心，呕吐，胃脘不适，腹胀或腹泻，舌苔薄白，白腻，脉细。

证候分析：化疗后损伤正气；脾气亏虚，失于运化，痰湿内生，上泛于胃故恶心，呕吐，胃脘不适；脾不健运，故腹胀；脾失运化，痰湿内生，下溢大肠，故便溏腹泻；舌苔薄白、白腻，脉细，均为脾虚湿阻的表现。

治法：健脾化湿，理气和胃。

代表方：平胃散（《太平惠民和剂局方》）合半夏竹茹汤（《产科发蒙》）加减。

常用药：党参、苍术、白术、茯苓、薏苡仁、竹茹、陈皮、姜半夏、木香。

加减：呕吐酸水、苦水者，多兼有胃热之证，则以黄连温胆汤合左金丸、连苏饮加减；呕吐明显，或食入即吐者，可加旋覆花、代赭石等；舌苔白腻、纳差者，可加藿香、佩兰、砂仁、蔻仁等。

②肝肾不足证。

临床表现：头昏目眩，神疲乏力，面色萎黄或苍白，腰膝酸软，气短，纳少，皮下瘀斑或瘀点，舌淡，脉细无力。实验室检查有白细胞计数下降、血小板减少和贫血等。

证候分析：化疗后邪毒损伤肠胃，脾失健运，肝肾不足，气血生化乏源，则神疲乏力，气短，纳少；精血耗损，不能上荣于头目，则头昏目眩，视物模糊，神疲乏力；不能上荣于面，则面色萎黄或苍白，久则伤肾，见头晕耳鸣，腰膝酸软；肝血虚，肝不藏血，则皮下瘀斑或瘀点；舌淡，脉细无力，均为肝肾不足之象。

治法：健脾益肾，养肝补血。

代表方：十全大补汤（《太平惠民和剂局方》）合六味地黄丸（《小儿药证直诀》）加减。

常用药：黄芪、当归、党参、枸杞子、女贞子、何首乌、山萸肉、熟地黄、淫羊藿、菟丝子、补骨脂。

加减：白细胞降低者，可加黄精、鸡血藤、石苇、红枣；血小板减少者，加花生衣、仙鹤草、水牛角、紫河车等。

二、辨病治疗

1. 胆囊癌临床常用中药

胆囊癌的辨肿瘤论治，可以根据临床经验及现代药理，合理选择以下药物。

（1）温热药：壁虎（有小毒），鸦胆子，蛇葡萄根，金丝桃，亮菌，水杨梅根，酸浆（灯笼草），天仙子，干漆（有毒），硇砂（有毒），砒霜（有毒）。

（2）寒凉药：土贝母，蛴螬（有毒），青木香。

（3）平性药：菝葜（金刚藤），石上柏，半边莲，芙蓉叶，海桐皮，肿节风（接骨木），野百合（有毒）。

（4）消痰软坚药：生天南星（有毒），骆驼蓬子（有毒），僵蚕，杏仁（有小毒），鳖甲。

（5）祛瘀散结药：郁金，水红花子，楤木。

2．胆囊癌常用中成药

（1）复方斑蝥胶囊：用法见口腔癌。斑蝥瘤痛消贴：100mm×123mm×4贴＋消杀霜。斑蝥酸钠注射液：用法见口腔癌。

（2）阿魏化痞膏：用法见甲状腺癌。

（3）艾迪注射液：用法见口腔癌。

（4）西黄丸：用法见口腔癌。西黄胶囊：用法见口腔癌。

（5）梅花点舌丸：各种疮疡初起，无名肿毒。每丸0.125g。口服，一次2丸，一日3次，小儿酌减。

（6）化癥回生胶囊：每次2粒，每日3次。

（7）平消胶囊：用法见肺癌。

3．胆囊癌单方、验方

（1）常用药对。

茵陈、虎杖、山楂相配：共奏利胆通腑、和胃之功。

太子参配黄芪：善入脾胃，共奏补气养阴功效，多入复方作病后调补之用。

（2）单验方。

利胆抗癌汤：虎杖30g，金钱草30g，茵陈15g，木香6g（后下），大黄9g（后下），枳壳15g，黄芩6g，白花蛇舌草30g，麦芽15g。每日1剂，水煎服。

解毒抗癌方：白花蛇舌草30g，石见穿12g，蒲公英15g，金钱草20g，栀子10g，郁金10g，枳壳12g，柴胡9g，延胡索12g，白茅根18g。每日1剂，水煎服。

（3）胆囊癌验方。

鳖甲粉15g，炮穿山甲粉15g，山慈菇30g，茵陈120g，大黄20g，炒栀子15g，白花蛇舌草60g，半枝莲30g，柴胡20g，郁金30g，赤芍、白芍各15g，炒白术30g，茯苓45g，鸡内金45g，生麦芽45g，鱼腥草45g，猪苓60g，虎杖30g，藤梨根60g，菝葜120g，枸杞子30g，五味子30g，女贞子20g，白豆蔻12g（后下），车前子30g（包煎），土鳖虫15g，莲子肉30g，炒扁豆30g，炒山药30g，生薏苡仁60g，莪术30g，炒山楂、神曲各15g，甘草15g，石见穿15g，木鳖子30g。水煎服，两日1剂，一日分3～4次服。

4．中医外治法

中医外治法指中药外敷、外贴、熏洗，或中药栓塞等。要求有用法、用量和出处来源。

（1）敷贴法。

①如意金黄散：大黄、雄黄各30g，天花粉100g，冰片、生天南星、乳香、没药各20g，黄柏、姜黄、皮硝、芙蓉叶各50g，共研细末备用，用时将药末加饴糖调成糊状，摊于油纸上，厚3～5mm，敷贴疼痛处，隔日换1次，2次为1疗程。

②消肿止痛膏：制乳香、制没药、密陀僧、干蟾皮各30g，龙胆草、铅丹、冰片、公丁香、雄黄、细辛各15g，煅寒水石60g，生天南星20g，大黄、姜黄各50g。各为细末，和匀，用时取酌量药粉调入

凡士林内，贴敷肿块部位，隔日一换。

（2）针灸疗法。

可行耳针，取胆、腹、神门、交感等，也可用体针，取足三里、三阴交、胆囊等穴。实用临床肿瘤手册针刺疗法可配合中药应用，具有解痉止痛、清热利胆的作用。

①体针：取阳陵泉、足三里、胆囊穴、中脘、丘墟、太冲、胆俞为主穴；痛剧加合谷；高热加曲池；恶心、呕吐加内关。用深刺、强刺激手法，每日 1~2 次，留针 30 分钟，用电针更佳。

②耳针：取交感、神门、肝、胆为主穴。出现休克者取涌泉、足三里、人中、十宣穴，或耳针取皮质下、内分泌、肾上腺等穴。

③胆囊癌疼痛剧者，取穴位封闭用维生素 B_{12} 500mg、维生素 B_1 100mg、2% 利多卡因 3mL 混合，取足三里、阳陵泉穴封闭，有缓解疼痛的效果。

三、对症治疗

针对胆囊癌出现的单一症状的中药对症治疗。

1. 腹痛

腹痛是胆囊癌晚期常见的临床症状之一，主要是由于胆管完全梗阻之后，胆汁引流不畅导致的。开始为右上腹不适，继而出现持续性隐痛或钝痛，有时伴阵发性剧痛并向右肩放射，疼痛严重影响患者的生活质量。孙桂芝认为，胆为六腑之一，以通为用，痛则不通，疼痛为气机阻滞而致，故临证治疗时多以疏肝理气药为主，并且喜欢加入延胡索、荜茇、细辛以理气止痛，多能获得满意的疗效。

2. 黄疸

黄疸也是胆囊癌晚期常见的并发症之一，主要是癌组织侵犯胆管，胆管堵塞或胆汁瘀积所致。此类患者多同时伴有消瘦、乏力，甚至出现恶病质，皮肤、黏膜黄染，伴皮肤瘙痒等。孙桂芝治疗此类患者，多以茵陈五苓散为主方，并且常加入凌霄花、预知子等药物以疏肝利胆退黄。

3. 腹胀

腹胀是胆囊癌晚期患者另一个常见并发症。胆囊癌患者出现腹胀的原因：癌组织侵犯胆囊，导致胆汁排泄不畅，引起消化不良，出现腹胀；或由于癌组织转移至腹膜，导致腹水，引起腹胀。孙桂芝在治疗由消化不良引起的腹胀时，多加入炒莱菔子消食除胀；在治疗由腹水引起的腹胀时，多以实脾饮为主方加减，以利水除胀。

4. 发热

部分胆囊癌患者晚期会出现发热症状。发热原因系肿瘤组织坏死后，坏死物质在体内被吸收，并作为一种致热原引起下丘脑体温调节中枢调节功能紊乱，导致发热。孙桂芝认为，胆囊癌患者晚期发热属中医虚热范畴，治疗上应养阴透热，多以青蒿鳖甲汤为主方加减。

四、食物疗法

胆囊癌患者因胆汁排泄不畅影响食物的消化和吸收，特别是对脂肪性食物更难消化，常表现为纳呆、食少、腹胀、大便不调。应选择易消化吸收并富有营养的食物，如新鲜水果和蔬菜。少吃或不吃高脂肪食物，禁烟酒及辛辣刺激性食物，忌食霉变、油煎、烟熏、腌制食品，忌食坚硬、黏滞不易消化的食物，不宜食用红枣、龙眼肉、银耳（白木耳）等易致腹胀的补品；宜多吃具有抗胆道、胆管癌作用的食物，如鱼翅、鸡肫、荞麦、薏苡仁、豆腐渣、猴头菇；宜多吃具有抗感染、抗癌作用的食物，如荞麦、绿豆、油菜、香椿、芋艿、葱白、苦瓜、百合、马兰头、地耳、鲤鱼、水蛇、虾、泥鳅、海蜇、黄颡鱼、针鱼等；宜食具有利胆通便作用的食物，如羊蹄菜、牛蒡根、无花果、胡桃、芝麻、金针菜、海参等。食欲差者宜吃杨梅、山药、薏苡仁、萝卜、塘鲤等。保持大便通畅可选用海蜇、苦瓜、甘薯（番薯）等。

1. 日常防治

（1）橘汁茶。浓乌龙茶汁 250mL，浓缩橘子汁 200mL，柠檬 2 片，冰块适量。将冷却的浓乌龙茶汁和浓缩橘子汁混合，加入冰块和柠檬片即成。平时喜饮红茶者，可把乌龙茶换成红茶；喜饮绿茶者，则换成绿茶。从抗癌角度看，以乌龙茶为胜。不拘时饮用。适用于胆囊癌厌食油腻者。

（2）茵陈粥。绵茵陈 30g，粳米 100g，白糖适量。先将绵茵陈洗净，煎汁滤渣、入粳米后加水适量煮粥，欲熟时，加入白糖稍煮 1～2 分钟，煮沸即可。早晚各食 1 次。适用于胆囊癌湿热型黄疸者。

（3）枳实香附蛋。取枳实、香附各 15g，鸡蛋 2 枚。加水适量同煎，熟后剥去蛋壳取蛋再煮片刻，去药渣，吃蛋饮汤。适用于胆囊癌肝胆瘀滞者。

（4）薏苡仁粥。薏苡仁 50g，大米 100～150g，加水煮粥食用。适用于胆囊癌术后。

（5）参杞粥。太子参 10g，枸杞子 10g，黄芪 10g，大米 50～100g，同煮粥，作早餐或点心食用。适用于胆囊癌转移者。

（6）二仁健脾粥。薏苡仁 50g，杏仁（去皮心）10g，大米 20g，白糖适量。先将薏苡仁煮成半熟后放入杏仁和大米，熬成粥后加白糖适量即成。作早餐或不拘时食用。适用于胆囊癌脾虚者。

（7）百合杏仁粥。百合 10g，杏仁 6g，赤小豆 60g，白糖适量。先将赤小豆加水久煮，至半熟后加入百合、杏仁同煮，文火熬成粥后加入白糖，早餐食用，可常服食。适用于胆囊癌热盛伤阴而湿热未尽者。

2. 姑息手术后的胆囊癌饮食疗法

（1）萝卜茭白粥：萝卜、茭白各 30g，切丝，加大米 100g，煮粥食用。

（2）薏苡仁粥：薏苡仁 50g，大米 100～150g，加水煮粥食用。

3. 术后的胆囊癌饮食疗法

（1）萝卜粥：萝卜切片或切丝和大米适量煮粥。

（2）薏苡仁粥：薏苡仁 50g，大米 100～150g，加水煮粥食用。

（3）萝卜、刀豆、芹菜等。

4. 转移的胆囊癌饮食疗法

（1）参麦粥：西洋参 3g，麦冬 10g，均切碎，加大米 100g，同煮粥，作早餐食用。

（2）参杞粥：太子参 10g，枸杞子 10g，黄芪 10g，大米 50～100g，同煮粥，作早餐或点心食用。

【转归预后】

胆囊癌因发现时多为中晚期，80% 以上死于 1 年内，5 年生存率仅为 2%～5%。早期病灶仅限于黏膜及黏膜下层，故胆囊切除术后，5 年生存率可达 40%～64%。分期及能否根治性切除是最重要的预后因素，恰当的治疗时机、合适的手术方法、及时的综合治疗也影响预后。无法切除的胆管癌或胆囊癌，中位生存时间只有 6～12 个月。

【调护预防】

（一）调护

1. 心理调护

情绪过激易怒往往会促进胆囊癌的发展或加重病情，因此保持良好的精神状态，要条达情绪，掌握正确的待人处事方式，正确看待生活中的得失利弊，无疑对胆囊癌的康复有重要的意义。

2. 饮食调护

发病后或胆囊切除后，消化功能减弱，应节制油腻之品。另外，在中医药治疗的同时，适当地配合食疗，亦有助于疾病的康复。胆囊癌患者可选用以下保健食品：绞股蓝，海藻，猴头菌，干姜，芦笋，山药，糯稻。

（二）预防

（1）保持愉快的心理状态，养成良好的饮食习惯，禁食辛辣，少食厚腻食品，不饮烈性酒。

（2）对于 40 岁以上的人，特别是妇女，要定期进行 B 超检查，发现有胆囊炎、胆结石或息肉等更应追踪检查，发现病情有变化应及早进行治疗。

（3）积极治疗癌前病变。尽早祛除可能引起癌变的诱因，如积极治疗胆囊炎，对于有症状的胆结石或较大的结石要尽早行胆囊切开术。胆囊结石并反复发作胆囊炎者，不论年龄大小均应早期切除胆囊；胆囊萎缩或囊壁明显增厚仍然要考虑切除；如已发展到瓷化胆囊或以往曾接受过胆囊造瘘术，因癌变率较高，手术态度更应积极；对于无症状的胆囊结石患者，如结石直径≥3cm，年龄超过 50 岁，特别是女性，除非超声检查能确认是完全正常的胆囊，也应考虑预防性切除；胆囊腺瘤样息肉，尤其是息肉≥10mm，宽茎者，息肉合并结石、炎症者，应尽量行胆囊切除。

【临证备要】

一、辨病思路

1. 根据症状辨病

胆囊癌患者早期缺乏特异性临床表现，常因合并胆石症或胆囊炎而表现为上腹不适、厌食油腻等症状，无法引起足够的重视。故对于胆囊区不适或疼痛的患者，特别是 50 岁以上的中老年伴有胆囊结石、炎症、息肉者，应定期进行 B 超检查，争取早期诊断。

2. 根据体征辨病

胆囊癌可见包括黄疸、肿大的胆囊所致右上腹包块、肝肿大、十二指肠梗阻所致包块等体征。

3. 根据检查辨病

经病变部位视诊和区域淋巴结触诊怀疑为胆囊癌的患者，超声检查为诊断早期胆囊癌较为有效的方法。

二、辨证思路

1. 未放化疗的证候特征

胆囊癌早期在脾虚气滞的基础上，以湿热蕴结、气滞湿阻为主，久病者，耗气伤血，以气血双亏、肝肾亏虚证为主。

2．放疗后的证候特征

胆囊癌放疗后以局部气血瘀滞、经脉受损、复受邪热感染等表现为主。

3．化疗后的证候特征

化疗后常有头晕、乏力、出血、发热、恶心呕吐等症状，以正气虚弱、气血双亏为主。

4．转移后的证候特征

胆囊癌易转移，常见纳差形瘦、气滞血瘀、水停于腹中等表现。

5．复发后的证候特征

复发后常可表现为恶心、呕吐、乏力、消瘦，以及黄疸和腹痛等脾肾营血虚寒、寒凝痰滞瘀阻证候。

三、治疗注意事项

1．手术后的治法

胆囊癌术后必将导致伤气耗阴失血，因此患者术后常表现为脾胃失调、气血亏损或气阴两虚的病机，故术后宜健脾益气、养血和营，或益气养阴、健脾开胃，或疏肝理气、和胃降逆及温补脾肾等治法，减少术后并发症，加速机体康复。

2．化疗期的治法

化疗药物归属中医大毒或剧毒之类，易损伤人体气血津液，导致脏腑功能紊乱。故化疗前，用中药扶正培本法或祛邪疏理法，以提高机体的免疫功能，使脏腑功能处于最佳状态，减少出现毒副作用的概率，使化疗顺利完成；化疗时，化疗药的毒副作用主要包括骨髓抑制、消化道反应等，通过益气生血，和胃降逆，顾护正气，增强对化疗药物的耐受力，提高化疗的疗效，缓解或解除化疗的各种毒副作用；化疗后，会有气血损伤、脾胃失调、肝肾亏虚等表现，因此治疗主要以补气养血、健脾和胃、滋补肝肾为主，改善机体体质，为下一疗程做好准备。

3．放疗期的治法

放射线归属中医热毒之邪，势必伤阴耗液，故在放疗早中期则出现热盛与伤阴的表现；晚期因进一步损伤人体正气，出现五脏六腑俱损、气血阴阳亏虚的情况，常表现为气血亏虚，脏腑功能失调，气血津液功能失调，常伴随痰瘀积滞等虚实夹杂的表现，故多用养阴生津、健脾补肾、益气养血、清热解毒、化痰活血理气之品。

4．康复期的治疗

胆囊癌患者的发病以正虚为本，邪实为标。术后、放化疗的患者进入康复期后，正虚往往长期存在，患者大多表现为乏力、神疲、食欲不振、睡眠失调，或因脏腑虚损，功能失调，因虚致实，而兼见痰湿、瘀血、热毒、寒凝等证。故"扶正"仍是中医肿瘤康复的治疗大法，以"扶正"为立法之本，辨证治疗上为补气养血、健脾补肾、调整阴阳、扶正固本，提高机体的免疫力，常用左归饮、右归饮、四君子汤、八珍汤、十全大补汤、人参、西洋参、紫河车、补骨脂、女贞子、大枣之类的补益之品，以增强体质，巩固疗效和维持治疗，防止复发和转移。

第六节　大肠癌

【概述】

大肠癌是常见的消化道恶性肿瘤，包括直肠癌、乙状结肠癌、升结肠癌、盲肠癌、降结肠癌、横结肠癌以及肝曲和脾曲部位的癌肿。据2020年全球癌症统计数据，我国结直肠癌新发病例为55.5万，居恶性肿瘤第三位。大肠癌是遗传和环境因素之间复杂的相互作用的结果，发病与高脂肪饮食、低纤维素饮食、肠道厌氧菌含量增多、微量元素钼和硒缺乏、水污染、日本血吸虫感染、遗传因素等多因素协同作用有关。

在决定结肠癌疗效及预后的众多因素中，肿瘤的病理分期是最重要的因素。此外，肿瘤的病理类型，患者的年龄、性别、病程，肿瘤的部位、大小，转移与浸润的程度，手术治疗方式，术后辅助治疗，患者的全身状况，术后并发症出现的大小及多少等对预后均有不同程度的影响。随着癌症三级预防的开展与手术、放疗、化疗、分子靶向治疗、免疫治疗和中医中药等综合治疗的应用，大肠癌的治疗效果已大大提高。

根据大肠癌的临床表现，大肠癌属于中医"肠覃""脏毒""锁肛痔"等疾病范畴。

【疾病源流】

在中医学文献中，虽然没有大肠癌这一病名，但类似的症状和体征的记载十分丰富。《灵枢·水胀篇》谓："肠覃何如？曰：寒气客于肠外，与卫气相搏，气不得荣，因有所系。癖而内著，恶气乃起，息肉乃生，其始生也，大如鸡卵。"《灵枢·五变篇》谓："人之善病肠中积聚者……则肠胃恶，恶则邪气留之，积聚乃伤，肠胃之间，寒温不次，邪气稍至，蓄积留止，大聚乃起。"《诸病源候论》曰："癥者，由寒温失节，致府藏之气虚弱，而食饮不消，聚结在内，染渐生长，块段盘牢不移动者，是癥也。"《血证论》云："脏毒者，肛门肿硬，疼痛流水。"《外科大成》曰："锁肛痔，肛门内外如竹节锁紧，形如海蛇，里急后重，便粪细而带扁，时流臭水，此无治法。"《脾胃论》云："其症里急后重，欲便不便，或白或赤，或赤白相半，或下痢垢浊，皆非脓而似脓者也……毒聚肠胃，将肠胃膏脂血肉，蒸化为脓，或下如烂瓜，或如屋漏水，此腐肠溃胃之证候……此非寻常治痢之法所能克也。"《医宗金鉴》谓："此病有内外阴阳之别。发于外者，由醇酒厚味，勤劳辛苦，蕴注于肛门，两旁肿突形如桃李，大便秘结，小水短赤，甚则肛门重坠紧闭，下气不通，刺痛发锥……发于内者，兼阴虚湿热下注肛门，内结蕴肿，刺痛如锥……大便虚秘。"《证治准绳·诸血门》谓："脏毒腹内略疼，浊血兼花红脓并下，或肛门肿胀，或大肠头突出，大便难通。"《秘传证治要诀及类方·大小腑门》曰："诸病坏证，久下脓血，或如死猪肝色，或五色杂下，频出无禁，有类于痢。"

【病因病机】

一、中医病因病机

饮食不节，湿热下注，情志抑郁，气机逆乱，气血瘀滞，湿邪毒蕴结于下，是大肠癌的主要病因，而正气亏虚，脏腑功能失调则是发病的内在因素。

1. 饮食因素

酒食无度，嗜进膏粱厚味，伤及脾胃，运化失司，酿湿生热，湿热乘虚下注，搏结于肠，蕴毒日久，则成肿块。《素问·痹论》谓："饮食自倍，肠胃乃伤。"《素问·生气通天论》谓："高粱之变，足生大丁。"窦汉卿《疮疡经验全书》谓："多由饮食不节，醉饱无时，恣食肥腻……任情醉饱，耽色，不避严寒酷暑，或久坐湿地，恣意耽着，久忍大便，遂致阴阳不和，关格壅塞，风热下冲乃生五痔。"《秘传证治要诀及类方·积聚》谓："多饮人，结成酒癖，腹肚结块，胀急疼痛。"湿热壅滞肠中，气机受阻，传导失司，故腹痛腹胀、里急后重、或泻或秘。湿热熏灼肠道，脉络受伤，瘀毒内结，则下利赤白相杂，或见脓血。

2. 情志因素

忧思郁怒，胃肠失和，气机不畅，气滞血瘀，久则成块。《外科正宗·脏毒论》谓："生平情性暴急，纵食膏粱，或兼补术，蕴毒结于脏腑，火热流注肛门，结而为肿。其患痛连小腹，肛门坠重，二便乖违，或泻或秘，肛门内蚀，串烂经络，污水流通大孔，无奈饮食不餐，作渴之甚，凡犯此未得见其有生。"

3. 素体因素

虽然大肠癌的病因多为"饮食不节""湿热流注""情志失调"，但能否发病则取决于正气的盛衰，《素问》云，"正气存内，邪不可干""邪之所凑，其气必虚"。《景岳全书·积聚》曰："凡脾肾不足，及虚弱失调之人，多有积聚之病；盖脾虚则中焦不运，肾虚则下焦不化，正气不行，则邪滞得以居之。"《医部全录·饮食门》云："若禀受怯弱，饥饱失时，或过餐五味，鱼腥乳酪，强食生冷果菜，停蓄胃脘，遂成宿滞……或泄或痢，久则积结为癥瘕。"

总之，大肠癌的病位在肠，与脾、胃、肝、肾密切相关，以缓慢发病为多，疾病的性质是本虚标实，脾肾虚弱为本，湿热，气滞、热毒、血瘀为标。病机重点在于虚、毒、湿、瘀、痰，主要病机为脾胃虚弱，湿热瘀毒互结，使大肠脉络瘀阻。

二、西医病因病理

按组织细胞学分类，可分为腺癌、未分化癌、腺鳞癌、鳞状细胞癌、小细胞癌、类癌。腺癌又可分为乳头状腺癌、管状腺癌（高、中、低分化）、黏液腺癌及印戒细胞癌。根据发生的部位分为结肠癌和直肠癌。

【诊断与鉴别诊断】

一、诊断要点

1. 临床表现

大肠癌初起时，临床表现隐匿，患者往往没有明显的症状和体征，多表现为大便习惯的改变，但这一点患者常常不予重视。以后随着病情的发展，可以有大便的进行性变细、大便不畅，或有大便次数增多，或便秘与腹泻交替出现等。约有1/4患者（多为左半结肠癌）可以有大便带脓（黏液），带血或便血，或酱色大便。大便时可能有腹痛。约有1/3患者（多为右半结肠癌）可以在腹部扪及肿块。直肠癌患者常有里急后重、肛门坠痛等感觉。全身症状可表现为进行性消瘦、乏力、营养不良、恶病质，肿瘤坏死，或并发症可产生畏寒、发热等症状。根据大肠癌发生的部位、病程、进展情况可有不同的临床表现。

（1）大便习惯改变：大肠癌初起时，仅表现为大便习惯改变，以后随着病情发展，肿瘤长入肠腔，环状生长的肿瘤导致肠腔缩窄而出现便秘症状。随后，缩窄上端肠腔的积液增多，肠蠕动亢进，故在便秘后又可出现梗阻后腹泻，常为两者交替出现。

（2）便血：直肠癌在早期就可表现为便血，由于癌肿本身坏死、溃疡，加以硬性粪便的摩擦，早期有 3/4~4/5 的患者每当排便时可随之排出少量血性液体，色鲜红，可与大便相混，亦可附于粪便表面（常误认为是"痔出血"，应予警惕）。随着癌肿增大，坏死和溃疡灶不断扩大，出血量亦逐渐增多。偶伴有继发感染者，常有黏液血便和脓血便。右半结肠癌的瘤体较大，易发生溃疡出血及感染，由于血液与大便混合，因此不容易引起患者注意。左半结肠癌出血量较少，血与大便相混合，色泽呈暗红或鲜红色，大出血者较少见。

（3）腹部肿块：大肠癌的肿块可位于右下腹部（右半结肠癌），或左下腹部（左半结肠癌），或直肠。腹部肿块是右半结肠癌的最常见症状，约占就诊时症状的 80%。肿块多由肿瘤本身引起，早期可活动，当肿瘤浸润周围组织且引起肠周炎症反应时，局部有压痛不能推动。

（4）肠梗阻：左半结肠癌常表现为慢性进行性肠梗阻，大多有顽固性便秘，也可间以排便次数增加，系部分肠梗阻近端肠曲的非特异性炎变所致。右半结肠癌一般较少出现肠梗阻，因右半结肠肠腔大，粪便稀，早期很少有梗阻症状。但随着病情发展，可出现肠梗阻，特别是不完全性肠梗阻。一旦出现梗阻症状，表明疾病已属晚期。临床上表现为腹胀、腹痛、肠鸣音亢进、肠型明显、排便排气停止、恶心、呕吐较轻或缺如。

（5）浸润转移症状：局部浸润，侵及阴道、泌尿系统可以引起阴道流血、血尿等。也可以转移至肝脏、卵巢和淋巴结等，出现肝肿大、黄疸、腹水、左锁骨上淋巴结肿大以及其他特有症状。晚期可出现贫血、消瘦和恶病质等症状。

（6）体格检查：检查腹部有无肿块、肠型、肠蠕动波、腹水。怀疑直肠癌患者，需要常规做肛门指检。

2. 辅助检查

三大常规和大便隐血：了解贫血状况，观察有无血尿，隐血试验针对消化道少量出血的诊断有重要价值。

（1）大便隐血检查：一般只要消化道出血在 2mL 左右即可出现大便隐血检查阳性，普查大便隐血有助于肠癌的早期发现。对隐血阳性者可进一步行纤维结肠镜检查，以明确诊断。

（2）肿瘤标志物：评估手术和放化疗风险，对肿瘤的诊断、疗效评估、预后转归有参考价值。以 CEA、CA19-9、CA125、AFP、CA242、CA724、CA50 监测。

3. 影像学诊断

（1）钡剂检查：一般的钡剂灌肠可以发现直径 2cm 以上的病灶。而结肠气钡双重造影通过气、钡双重对比显示结肠的轮廓和黏膜，此方法癌肿检出率与诊断符合率均较高，可以检出 1cm 以上的病灶。但钡剂检查在肠梗阻时可以加重梗阻症状，甚至造成穿孔。

（2）内镜检查：乙状结肠镜一般可仔细检查距离肛门 15cm 以内的病变；纤维结肠镜对距离肛门 15cm 以上结肠癌的确诊最为可靠，可以更直接地观察钡剂灌肠所不能发现或者诊断有困难的病灶。

（3）超声检查、CT、MRI 及 PET-CT：CT 和 MRI 检查可根据肠壁外轮廓是否光整、周围脂肪层完整程度判断邻近器官和组织有无侵犯，并可显示结肠的全层厚度及病变的形态、浸润范围，对术前评估及术后评价等非常必要。超声检查安全、简单，对肠癌肝转移以及胸腹水的诊断价值较高。

4．病理学诊断

可由电子结肠镜对可疑病灶进行多点活检取得肿瘤组织，进行病理学检验，从而确立诊断。随着大肠癌分子病理学研究的进展，在临床中，不但需要明确大肠癌的组织学分型，而且应尽可能明确大肠癌基因突变情况，主要基因包括 RAS、BRAF、HER－2/微卫星不稳定性等，为结直肠癌的靶向治疗提供依据。

二、鉴别诊断

主要与息肉、痢疾、阑尾炎、胆囊炎、肠炎、妇科肿瘤等疾病鉴别。应与内痔、直肠息肉、肛漏等直肠良性疾病鉴别。

1．内痔

多为无痛软性肿块，肛门检查可见齿状线上黏膜半球状隆起、充血质地不硬，无凹凸不平或菜花样改变。长期反复出血，可引起严重的贫血。

2．直肠息肉

多见于儿童，多为单个，有长蒂、表面光滑、可活动。临床上位置较高的小息肉一般无症状。低位带蒂息肉，大便时可脱出肛外，小的能自行还纳，大的需用手推回。而多发性息肉常伴腹痛大便带血或血液与黏液相混。

3．肛漏

本病的发生，为肛门直肠周围痈疽溃后久不收口，湿热余毒未尽，蕴结不散，血行不畅所致；或因脾肺肾三脏亏损，或因肛裂损伤感染而生。

4．肠炎

以泄泻、腹痛、肠鸣为临床特征。结肠癌在肠壁形成肿块，造成不同程度的肠梗阻；粪便的积存长期刺激肠壁引起粪性肠炎而腹泻；肿瘤溃破侵犯血管造成便血。这些症状很容易被误诊为慢性肠炎。结肠镜与 X 线钡剂灌肠检查对鉴别诊断有价值。

5．妇科肿瘤

妇科肿瘤也常表现为腹痛，腹部包块大便情况改变，但妇科肿瘤多有月经、白带的改变。此外妇科检查、腹部 CT 或 MRI 检查有助于鉴别诊断。

【治疗】

一、辨证治疗

1．辨证要点

如果是直肠癌，临床以便血、大便习惯改变为主要特征。随着肿瘤的增长浸润可出现便意频繁、肛门疼痛、大便失禁，甚至便秘不通、尿意频繁、大肉消脱等。

（1）首先应辨证之虚实寒热。概而言之，便色暗红，或解黏液脓血便，或下痢赤白、肛门灼热、里急后重、便臭难闻、腹痛拒按，多为实证、热证；病程日久，则症见肛门坠胀，便下血色淡红、面色无华、气短乏力、腹痛喜按、腰膝酸软、形寒肢冷，多属虚证寒证。

其次应辨别便血、便形及腹痛腹泻情况以区别其虚实，结肠癌的患者便血为常见症状。其血色鲜红，常伴大便不爽、肛门灼热，此为湿热下注、热伤血络所致。大便变细、变扁，常夹有黏液或鲜血，症状进行性加重，这是由于肿块不断增大堵塞肠道所致。

腹痛时作时止，痛无定处，排便排气稍减，为气滞；痛有定处，腹内结块，为血瘀；腹痛隐隐，得温可减，为虚寒；痛则虚汗出或隐痛绵绵，为气血两虚。大便干稀不调，多为气滞；泻下脓血腥臭，为湿热瘀毒；久泻久痢，肠鸣而泻，泻后稍安，常为寒湿；泻下稀薄，泻后气短头晕，多为气血两虚。

（2）分期辨证。初期多以湿热、瘀毒为主，中期虚实夹杂，晚期则以脾肾阳虚、肝肾阴虚为主。本病病机的中心环节是湿热，并由湿热进一步演化为热毒、瘀毒，蕴结于肠中，日久形成结块。病至晚期，正虚邪实，当根据患者所表现的不同证候以补虚为主，兼以解毒散结。应在辨证论治的基础上，结合选用具有一定抗大肠癌作用的中草药。

2. 治疗要点

（1）治疗原则和方法。

本病病机的中心环节是湿热，并由湿热进一步演化而为热毒、瘀毒，蕴结于肠中，日久形成结块，故早中期以清热利湿、化瘀解毒为治疗原则，兼顾扶正。病至晚期，正虚邪实，当根据患者所表现的不同证候，以补虚为主兼以解毒散结。应在辨证论治的基础上，结合选用具有一定抗大肠癌作用的中草药。

（2）综合治疗原则。

应当采取综合治疗的原则，即根据肿瘤临床分期及分子病理学分型，结合患者一般状况和器官功能状态，采取多学科综合治疗（Multiple Disciplinary Treatment，MDT）模式，有计划、合理地应用手术、化疗、放疗和生物靶向等治疗手段，达到根治或最大限度地控制肿瘤、延长患者生存期、提高生活质量的目的。

3. 分证论治

（1）常见临床证型的中医治疗。

①气滞血瘀证。

临床表现：便下血色紫暗、里急后重，小腹胀痛或刺痛，或痛有定处；精神抑郁或急躁，胸胁胀痛时作，局部肿块坚硬如石、疼痛拒按；舌质暗，边有瘀斑脉涩。

证候分析：患者由于忧思抑郁，七情内伤，肝气郁结，致使气血瘀滞，情意不遂，故见精神抑郁；血行不畅，经脉不利，脉络瘀阻，不通则痛，故见腹痛，痛有定处；气血瘀滞，日久下迫大肠损伤脉络，故见便下血色紫暗、里急后重；气血瘀滞，日积月累，凝结成块，则见局部肿块坚硬如石、疼痛拒按；舌质暗，边有瘀斑，脉涩，均为气血瘀滞的表现。

治法：理气活血，祛瘀散结。

代表方：桃红四物汤（《医宗金鉴》）合失笑散（《太平惠民和剂局方》）加减。

常用药：桃仁、红花、当归、川芎、赤芍、熟地黄、蒲黄、五灵脂、红藤、败酱草。

加减：肝郁气滞明显者，加用柴胡、枳壳行气消滞；如肿块明显者，加用土鳖虫、半枝莲活血消癥；如瘀血明显者，加用三七、莪术活血祛瘀。

②湿热蕴结证。

临床表现：肛门坠胀灼热，大便次数增多，或大便难解，解暗红或黏液脓血便，或下痢赤白，里急后重，脘腹痞闷，纳呆，口苦而黏，溲短赤，舌红苔黄腻，脉滑数。

证候分析：患者因长期嗜食膏粱厚味，致使湿热秽浊之邪蕴结肠道而成。湿阻肠道，气机不畅，故见肛门坠胀，便次增多，里急后重；湿热之邪熏灼肠道，脉络受损，故见大便色暗红或解黏液脓血便或下痢赤白；湿热内蕴，故见舌红，苔黄腻，脉滑数。

治法：清热利湿，解毒消肿。

代表方：槐角地榆丸（《外科大成》）加减。

常用药：槐角、白芍、炒枳壳、地榆炭、椿皮、栀子、黄芩、生地黄、白头翁、败酱草、薏苡仁。

加减：若腹痛、里急后重明显者，加用木香、乌药理气止痛；下痢赤白者，可加罂粟壳、木棉花收涩止痢；便血不止者，加用仙鹤草、山栀炭凉血止血。

③气血两虚证。

临床表现：肛门坠胀，或脱肛，大便次数多，便下血色淡红；腹痛喜按，纳呆，面色无华，气短乏力，倦怠懒言，语声低微，夜寐欠安，卧床不起；舌质红，苔薄白，脉细弱。

证候分析：长期饮食不节、劳倦体虚，致脾胃受损，水谷精微不能正常运化，以致湿浊内生，加之正气不足，易受外邪，邪毒滞于肠道，日久积聚成块。肿块阻塞肠道，大便不能正常排出，故见肛门坠胀；中气下陷则可见脱肛，大便次增多，排便艰难或粪便变细变形；气血不足，故大便下血色淡红，面色无华，气短乏力，倦怠懒言，甚则卧床不起；心神失养则夜寐不安；舌质红，苔薄白，脉细弱等，均为气血不足的表现。

治法：健脾益气，补血养血。

代表方：八珍汤（《证体类要》）加减。

常用药：党参、白术、茯苓、炙甘草、川芎、当归、白芍、熟地黄。

加减：兼瘀血者，可加三七活血祛瘀止痛；兼湿热内阻者，可加苦参、川连清热燥湿；贫血明显者，加何首乌、鸡血藤滋阴补血。

④脾肾亏虚证。

临床表现：大便溏薄失禁或五更泄，完谷不化，腹痛纳呆，腰膝酸软，形寒肢冷，消瘦乏力，大肉尽脱，自汗出，小便清长，舌淡胖，苔白，脉沉细。

证候分析：肾为先天之本，脾乃后天之本，疾病日久，必然累及先后天之本，而致脾肾亏损。脾虚则见大便溏薄，腹痛纳呆，完谷不化及自汗，脾主四肢肌肉，脾气亏虚，则消瘦乏力，大肉尽脱；肾虚则见腰膝酸软。疾病日久，脾肾阳虚，故见形寒肢冷。舌淡胖，苔白，脉沉细，均为脾肾阳虚的表现。

治法：健脾温肾，益气固泄。

代表方：参苓白术散（《太平惠民和剂局方》）合肾气丸（《金匮要略》）加减。

常用药：党参、白术、茯苓、白扁豆、薏苡仁、赤石脂、山药、熟地黄、山萸肉、泽泻、丹皮、桂枝、熟附片、甘草。

加减：久泻不止者，可加石榴皮、五倍子、罂粟壳益气固脱；便下赤白、出血多者可加用槐花、地榆、大黄炭等凉血止血；夹有湿毒内阻者，可加苦参、黄连等清热燥湿。

（2）并发症中医治疗。

①梗阻。

直肠癌性梗阻因肿块环绕肠壁，肠腔狭窄，易导致肠壁血运障碍，甚至发生坏死穿孔。故应积极处理，避免严重后果。手术原则首先是解除梗阻、避免穿孔，其次是切除肿瘤，最后才是重建消化道。对于不完全性肠梗阻，可采用承气汤类。便秘，腹胀痛，恶心欲吐，泻下暗血者，多属气滞血瘀型，可小承气汤加用木香、槟榔、莪术、三棱、败酱草等；而便秘，欲解乏力，自汗出，神疲倦怠，多属正虚邪实型，宜增液承气汤加用黄芪、当归、白术等。

②出血。

对于少量出血，经辨证论治，证属肠道湿热者，治宜清热化湿止血，方用地榆散或槐角丸加减；证属脾胃虚寒者，治宜健脾益气摄血，方用黄土汤加减。

③疼痛。

症见腹痛难忍，或胀痛或刺痛，或绞痛若有肝骨等，远处转移可出现肝区疼痛、骨痛等转移灶疼痛。气滞者予枳实、柴胡、八月札等；湿阻者予苍术、厚朴、枳壳、制半夏等；血瘀者予蒲黄、五灵脂、延胡索、莪术等。

（3）化疗期间的中医治疗。

中医认为，脾胃与消化道关系最为密切，化疗损伤脾胃，导致脾胃功能失常，而致纳食不佳、恶心、呕吐、腹泻、便秘等。化疗致中焦脾胃受损，造成水谷受纳、腐熟功能下降，不能"泌别清浊"，精微物质运化不利，造成气血生化无源，新血不生，故气血亏虚。肾主骨生髓，为先天之本，《景岳全书》云"血即精之属也，肾为水脏，主藏精而化血"，髓居骨中，化生血液，这是血液生成最主要的来源，肾精是否充足与骨髓造血的潜能呈正相关。对于恶性肿瘤化疗致外周神经病变来讲，多属于"后天之因"。《景岳全书·痿证》云："元气败伤，则精虚不能灌溉，血虚不能营养者，亦不少矣。"化疗后，引起正气损伤，脾失健运，导致卫气营血生化乏源，四肢、经脉、肌肉失养，则会出现手足麻木、四肢无力、肌肉萎缩等症状。

①脾胃不和证。

多出现于每周期化疗第 1 周，临床表现：恶心，呕吐，食欲不振，胸脘痞胀，或胃脘嘈杂，或食后腹胀。次证：嗳气肠鸣，大便不调（腹泻或者便秘），舌淡红，苔薄黄，脉虚弦。

治法：健脾和胃。

代表方：六君安胃方。

常用药：太子参、茯苓、炒白术、陈皮、姜半夏、炙甘草组成。

②脾肾两虚证。

多出现于每周期化疗第 2~3 周。

临床表现：头晕乏力，腰膝酸软，夜尿频数。次证：纳差、腹胀、四肢关节不适，舌淡胖，有齿痕，脉沉细，两尺弱。建议每周期化疗第 2 周开始口服推荐方药。

治法：健脾补肾，益精填髓。

代表方：芪菟二至方加减。

常用药：生黄芪、菟丝子、女贞子、墨旱莲、补骨脂、当归。

③外感风热证。

在整个化疗期均可出现，特别是骨髓抑制白细胞减少时，所出现的病毒与细菌感染期。临床表现：鼻塞，流涕，或咽痛，或头痛。次证：身热，咳嗽，舌苔薄白微黄，舌边尖红，脉浮数或脉浮而无力。

治法：辛凉解表、清热解毒。

代表方：银翘散合桑菊饮加减。

常用药：金银花、桔梗、苦杏仁、芦根、连翘、炙甘草、桑叶、菊花。

④骨髓抑制。

骨髓抑制多出现在化疗的第 2 周，第 8~14 日，此期化疗药物主要损伤骨髓功能，出现白细胞下降、血小板减少或贫血等症状，患者可有神疲、乏力，下肢乏力明显，此期胃纳渐复，中医辨证属脾肾气虚。

治法：健脾益肾。

代表方：芪君补菟汤加减。

常用药：太子参、炒白术、茯苓、炙甘草、鸡内金、生麦芽、生黄芪、全当归、补骨脂、菟丝子、香砂仁、木香。

⑤神经损伤。

神经损伤多出现手足综合征与周围神经炎。例如草酸铂（奥沙利铂）引起的周围神经炎，主要表现有手足末梢麻木，感觉迟钝，由冷觉触发或加重，严重者可有感觉异常而致精细运动障碍；若使用铂类药物化疗后出现的四肢末梢神经感觉异常或障碍，常选用双筋龙汤，或黄芪桂枝五物汤。针刺治疗：以手足阳明经的腧穴为主，上肢穴位合谷、手三里、曲池、八邪，下肢穴位足三里、伏兔、环跳、丰隆、阳陵泉、风市、八风。早期的患者可以加脾俞、太冲，加强活血化瘀；后期的患者可以加三阴交、太溪、血海，加强养血柔筋、补肾柔肝。

⑥消化道反应。

消化道反应是结直肠癌化疗最常见的不良反应之一，发生于化疗第1周，此期化疗药主要损伤胃肠道黏膜，故以恶心、呕吐为主要症状，多同步采用5-羟色胺受体抑制剂类止吐药，此类药虽可使多数患者不呕吐或少呕吐，但仍可出现恶心、便秘、纳差或纳呆等症状，多日不可恢复，进而使患者体重下降。中医用香砂六君子汤加减，可获较好临床疗效。

二、辨病治疗

1. 肠癌临床常用中药

（1）藤梨根：酸涩，凉。清热解毒、祛风除湿、止血消肿。含熊果酸、齐墩果酸、琥珀酸及氨基酸等多种成分元素。现代研究表明：藤梨根具有抗肿瘤、调节免疫等作用。《青岛中草药手册》言：性平，味甘，微酸；入足少阴阳明经，具有健胃清热、解毒利湿、祛风除痹的作用。适用于各种癌症，尤其对于胃肠道方面的癌症应用更多。30~60g，煎汤内服，外用适量。

（2）猫人参：苦，涩，凉。清热解毒、散结止痛。含生物碱等，常用治疗癌瘤属热毒蕴结者。15~30g内服煎汤。

（3）薏苡仁：甘，淡，微寒。健脾利湿排脓。含脂肪油，油中含薏苡仁脂、氨基酸等。动物实验证明对消化道癌瘤等均有抑制作用。《名医别录》曰"利肠胃，消水肿"。《药性论》云"破肿毒"。9~30g，煎服。适于胃肠道肿瘤、肺癌等多种肿瘤，以脾虚水湿内停者尤佳。

（4）半枝莲：辛，微苦，凉。清热解毒，活血祛瘀，利水消肿。含生物碱、黄酮苷酚类甾体等。《泉州本草》云"内服主血淋、吐血、衄血、痛疽、疔疮、无名肿毒"。临床用于治疗癌瘤属热毒蕴结，水湿内盛。15~30g煎汤内服，外用适量。

（5）白花蛇舌草：甘、淡、微苦，微寒。清热解毒，活血祛瘀，利水通淋。含齐墩果酸、棕榈酸、白花蛇舌草素等。《潮州志·物产志》云："可治一切肠病。"《泉州本草》云："清热散瘀，消痈解毒。治痈疽疮疡，瘰疬。"治癌瘤属热毒瘀结，水湿内停者。15~30g，煎汤内服，外用适量。

（6）蒲公英：苦、甘，寒。清热解毒，消痈散结，利湿通淋。含多糖、棕榈酸、咖啡酸、蒲公英甾醇等。《本草衍义补遗》云："化热毒，消恶疮结核疗肿。"《滇南本草》云："消诸疮毒，散瘰疬结核，治肠癌属热毒蕴结者。"15~30g煎汤内服，外用适量。

2. 肠癌常用中成药

（1）西黄丸（《外科证治全生集》）：由麝香、牛黄、乳香、没药组成。具有解毒散结、消肿止痛的功效。主治肠癌及一切恶核。每日3次，每次3g，温开水送服。

（2）华蟾素片：是中华大蟾蜍皮水制剂，华蟾素片剂，每次3~4片，每日3次，连用1个月为1个疗程。具有清热解毒、利水消肿、化积溃坚的作用。

（3）平消胶囊：主要成分：郁金、马钱子粉、仙鹤草、五灵脂、白矾、硝石、干漆（制）、枳壳（麸炒）。具有活血化瘀、止痛散结、清热解毒、扶正祛邪的功效，对肿瘤具有一定的缓解症状、缩小瘤体、抑制肿瘤生长、提高人体免疫力、延长患者生命的作用。临床上广泛用于胃癌、肠癌等消化道肿瘤。每次4~8粒口服，每日3次。

3. 肠癌单方、验方

方灿途教授常用复方积雪草灌肠剂：积雪草30g、五指毛桃30g、当归20g、益母草30g、生大黄

20g（后下）、煅牡蛎 20g（先煎）、槐花 20g、白花蛇舌草 20g、苦参 15g。用法：上述方药浓煎至 200 mL，每天保留灌肠 1 次，具有清热解毒、行气活血的功效，用于治疗晚期大肠癌合并肠梗阻。

孟金成教授常用燥湿运脾泻浊方：苍术 10g、山楂 10g、厚朴 10g、陈皮 10g、桔梗 10g、香附 10g、砂仁 10g（后下）、豆蔻 10g（后下）、白花蛇舌草 10g、半枝莲 15g、六神曲 10g。具有燥湿运脾、泻浊解毒的功效，用于湿浊困脾、湿毒蕴结、痰浊内生所致的脘腹胀满、不思饮食或肿瘤患者化疗期间出现恶心呕吐、嗳气吞酸、大便秘结等症状的患者。

4. 中医外治

双筋龙汤：宽筋藤 30g、地龙 10g、蜈蚣 3g、黄芪 30g、桂枝 10g、桃仁 10g、桑枝 20g。具有益气养血、活血通络、温经止痛的功效，手足熏洗可以预防治疗抗肿瘤药物神经毒性。

三、对症治疗

腹痛者加延胡索、赤芍、木香、川楝子、乌药等缓急止痛；腹胀者常用大腹皮、陈皮、佛手、厚朴、预知子、神曲、砂仁、扁豆等行气消胀；纳差者加鸡内金、谷麦芽等；恶心、呕吐者加姜半夏、姜竹茹、紫苏等；便血者加仙鹤草、三七粉、茜草等；全性肠梗阻者常予生大黄、火麻仁、枳实、芒硝等泻下通腑；便秘者加大黄（后下）、枳实、厚朴、麻子仁、瓜蒌仁、肉苁蓉、莱菔子等；呃逆频繁者加丁香、柿蒂等；腹水者常用车前子、泽泻、猪苓、腹水草等利水消胀；肛门下坠者常加黄芪、升麻、葛根；口干、舌红少苔者，常加西洋参、石斛等；乏力者加女贞子、旱莲草、生黄芪、当归、补骨脂、菟丝子、大枣等。

四、食物疗法

（1）化疗时饮食：宜清淡、富营养，适当添加粗粮、豆类，适量摄入动物蛋白质，多吃蔬菜、水果，保持大便通畅。

（2）放疗时饮食：为了有效减少毒副作用的出现，建议在日常饮食中一定要注意多补充蛋白质食物，多选低热量食物，多补充维生素和矿物质。

【转归预后】

大肠癌的预后主要与以下因素有关。

（1）年龄：我国大肠癌发病率的中位年龄为 45 岁左右，较欧美早 10 岁左右。虽然我国大肠癌发病率低于欧美，但青年人大肠癌相对高发，预后较中老年组差。

（2）部位：结肠癌预后优于直肠癌。

（3）并发症：可不同程度地影响全身情况。肿瘤继发感染可出现黏液血便；肿瘤出血则可见果酱样或血性便或鲜血便；肿瘤梗阻则可见下消化道梗阻症状和体征。肿瘤出血往往出现极早，可发生于无症状阶段，故出血或潜血可助早期或无症状阶段诊断。虽然继发感染亦有可能出现于肿瘤早期阶段，但是梗阻、穿孔均表示肿瘤已经发展到中晚期，不仅给手术与治疗带来更多困难，增加手术死亡率，而且明显影响预后。

（4）癌胚抗原：一般认为，术前患者 CEA 水平反映肿瘤的分期及肿瘤对周围组织的浸润，CEA 水平增高也反映肿瘤的分化程度差。术前 CEA 水平愈高，术后复发的可能性愈大，预后不良。

【调护预防】

一、调护

避免不良精神因素的刺激；改变不良的饮食结构、饮食习惯，如控制脂肪摄入，增加纤维膳食；积极治疗慢性肠道疾病，痔疾、便血患者定期作直肠指诊；养成定时排便的习惯，注意排便习惯和粪便性状的改变等，有助于大肠癌的预防和早期发现。应帮助患者树立战胜疾病的信心，使其做到情绪乐观，起居有节，饮食富于营养而易于消化。术后和放化疗后的患者，津、气、血不足，按患者身体状况的不同，本着辨证用药的治疗原则，适当给予补中益气汤、生脉饮、复方阿胶浆等补益类中成药，有助于患者的康复。康复期患者，可多食用红枣汤、莲心粥等食品，以养胃、生津、补血，从而加快体质的恢复。

二、预防

一级预防：在肿瘤发生之前，消除或减少大肠黏膜对致癌剂的暴露，阻断上皮细胞的癌变过程，从而防止肿瘤的发生。这些措施包括饮食干预、化学预防和治疗癌前病变。建立良好的饮食、生活习惯。大肠腺瘤性息肉提倡镜下治疗、手术及中医药治疗相结合。

二级预防：对结直肠癌的高危人群进行筛检，以期发现无症状的临床前肿瘤患者。实现早期诊断，早期治疗，提高患者的生存率，降低人群死亡率。由于筛检不仅可以发现早期结直肠癌，而且可以发现大肠癌癌前病变——腺瘤性息肉，使之得以及时治疗，以防止癌变的发生。

三级预防：对临床肿瘤患者积极治疗，以提高患者的生活质量并延长生存期。

【临证备要】

一、辨病思路

1. 根据症状辨病

大肠癌初起时，临床表现隐匿，多表现为大便习惯的改变，以后随着病情的发展，可以有大便的进行性变细，大便不畅，或有大便次数增多，或便秘与腹泻交替出现，等等。约有1/4患者（多为左半结肠癌）可以有大便带脓（黏液），带血或便血，或酱色大便。大便时可以有腹痛。直肠癌患者常有里急后重、肛门坠痛等感觉。全身症状可表现为进行性消瘦、乏力、营养不良、恶病质，肿瘤坏死或并发症可产生畏寒、发热等症状。根据大肠癌发生的部位、病程、进展情况，可有不同的临床表现。

2. 根据体征辨病

大肠癌的肿块可位于右下腹部（右半结肠癌），或左下腹部（左半结肠癌），或直肠。腹部肿块是右半结肠癌最常见的症状，约占就诊时症状的80%。肿块多由肿瘤本身引起，早期可活动，当肿瘤浸润周围组织且引起肠周炎症反应时，局部有压痛不能推动。直肠指诊是诊断直肠癌最常用的方法，可以检查肿物大小、浸润肠壁的情况和有无脓血。

3. 根据检查辨病

CT、MRI 及 PET－CT：CT 和 MRI 检查可根据肠壁外轮廓是否光整、周围脂肪层完整程度判断邻近器官和组织有无侵犯，对术前评估及术后评价等非常必要。超声检查安全、简单，对肠癌癌肝转移以及胸腹水的诊断价值较高。肠镜对可疑病灶进行多点活检取得肿瘤组织，进行病理学检验，从而确立诊断。在临床中，不但需要明确大肠癌的组织学分型，而且应尽可能明确大肠癌基因突变情况，主要基因包括 RAS、BRAF、HER－2/微卫星不稳定性等，为结直肠癌的靶向治疗提供依据。

二、辨证思路

1. 手术后的证候特征

术后表现为疲倦乏力，术口不适，大便稀，不畅或大便次数增多，纳差等脾虚湿滞或气虚血瘀证候。

2. 化疗后的证候特征

化疗脾失运化、胃失受纳、肠失传导，症见恶心、呕吐、乏力、纳差、便秘或腹泻。

3. 放疗后的证候特征

放疗属"热毒"，易耗伤津液。如并发放射性肠炎，症见黏液便或血样便，里急后重，为湿蕴下焦，气机阻滞，传导失职。

三、注意事项

1. 化疗期的治法

联合化疗期间，中医汤药应以扶正为主，不加祛邪药物，基本大法以健脾补肾为主。如果不应用辨证汤药，可使用益气养血、健脾补肾功效的扶正类中成药，如含有黄芪、人参、阿胶、当归、女贞子等中药成分的药物。不宜使用含有毒成分的抗肿瘤中成药，如含有马钱子、蟾酥、斑蝥、雄黄等中药成分的药物，以免增加毒副作用。以上建议不适用于单药化疗或单纯靶向治疗期。

2. 康复期的治疗

中医可参与肿瘤康复从首诊到完成综合治疗的全过程。中医肿瘤康复治疗以辨证康复为指导，采用整合性康复治疗手段包括心理治疗、针灸推拿治疗、饮食疗法、中药治疗、传统体育康复治疗等多种方式，针对患者不同阶段及证候类型，制订合理的中医药整合治疗方案并予以实施。

第十四章　妇科肿瘤

第一节　子宫颈癌

【概述】

　　子宫颈癌（Cervical Cancer）是指发生在子宫颈上皮的恶性肿瘤，是女性最常见的生殖系统恶性肿瘤。在经济欠发达国家和地区妇女中其发病率居第一位，而在发达国家妇女中其发病率远低于乳腺癌、子宫内膜癌、卵巢癌，居第四位。2018年全球约有56.9万例新发宫颈癌确诊病例，31.1万人死亡，其中我国有约10.6万例新增病例，约4.8万例死亡。我国的发病率分布形式是农村高于城市，山区高于平原，农业人口高于非农业人口。宫颈癌筛查的普及得以早期发现和治疗子宫颈癌及癌前病变，近20年来全球的宫颈癌发病率和死亡率均呈下降趋势。子宫颈癌与人乳头瘤病毒（Papilloma Virus，HPV）感染密切相关，性生活过早、多个性伴侣、性传播疾病、口服避孕药、吸烟等也是宫颈癌发生的危险因素。高发年龄为50~55岁。宫颈癌的预后与临床分期、病理类型等密切相关，发生淋巴结转移者预后差。通过推广HPV预防性疫苗接种、普及宫颈癌筛查、开展预防宫颈癌的科普宣教可有效降低宫颈癌的发生率。

　　根据其临床表现可归于中医的"胞门积结""带下病""崩漏""癥瘕"等疾病范畴。

【疾病源流】

　　古代中医学中未出现子宫颈癌的病名，但历代医学文献中都有类似宫颈癌相关症状的描述。明代张景岳《妇人规》提出"交接出血而痛"，与宫颈癌的"接触性出血"的主要症状相一致；《备急千金要方》提到："妇人崩中漏下，赤白青黑，腐臭不可近，令人面黑无颜色，皮骨相连，月经失度，往来无常……阴中肿如有疮之状。"该描述与子宫颈癌晚期的临床表现甚是相近。

　　本病的发生与冲任失调密切相关。《黄帝内经》云："盖冲任失调，督脉失司，带脉不固，因而带下。""任脉为病，女子带下瘕聚。"此外，子宫颈癌的其他病因也有相关论述。子宫为中医学的"胞宫"，宫颈为"胞门"，张仲景指出积结胞门，意指病在宫颈，认为病机与积冷、结气、正虚及冲、任、督、带诸经脉病变有关。宋代陈自明《妇人大全良方》提出："产后血气伤于脏腑，脏腑虚弱，为风冷所乘，搏于脏腑，与血气相结，故成积聚癥块也。"清代《医宗金鉴·妇科心法要诀》云："妇人产后经行之时，脏气虚，或被风冷相干，或饮食生冷，以致内与血相搏结，遂成血瘕。"《傅青主女科》提到"夫带下俱是湿证"。《医宗金鉴·妇科心法要诀》亦云："五色带下，皆从湿化。"

　　治疗方面，古代医家有不同见解。朱丹溪《丹溪心法》主张带下过多与痰湿相关，治疗当燥湿为先，佐以升提。张景岳认为："凡妇人交接即出血者，多由阴气薄弱，肾元不固，或阴分有火而然。若脾虚气陷，不能摄血者，宜补中益气汤，或补阴益气煎；若脾肾虚弱，阴气不固者，宜寿脾煎、归脾汤；若肝肾阴虚不守者，宜固阴煎；若阴火动血者，宜保阴煎。"《傅青主女科·带下》将带下病分为白带、黄带、赤带、青带、黑带，分别论述病机及证治，创造了易黄汤、完带汤等。

【病因病机】

中医学认为宫颈癌的发生与脏腑虚损、外邪入侵、七情内伤、饮食不节等因素有关，冲任失调、带脉不固，瘀毒痰湿内结胞络所致，病机以正虚冲任失调为本，湿热瘀毒为标，与肝、脾、肾三脏关系最为密切。

1. 素体亏虚

先天禀赋不足，精血亏虚，冲任诸脉失养、带脉失约；或房劳过度，或早婚多产，损伤肾气；或因年老体衰、冲任脉虚，阴阳失调、瘀毒内结而发病。

2. 外邪入侵

房事不洁，或经行、产后血室正开、胞脉空虚，外感湿热瘀毒之邪，阻塞胞络，迁延留滞，瘀毒结聚，湿热下注发为此病。

3. 七情内伤

七情过极，如恚怒伤肝、忧思伤脾、惊恐伤肾等，情志疏泄失常而致气机疏泄失常，气滞血瘀而成癥瘕之证。

4. 饮食不节

过食肥甘厚味或饥饱失常，或饮酒过度，或饮食不洁，脾胃受损，运化失司，痰湿下注而发病。

综上所述，本病是由于脾虚、肝郁、肾虚、脏腑功能虚损，导致冲任失调，湿热瘀毒凝聚而成。临证应辨明虚实、分清脏腑。疾病初期以实为主，晚期以虚为主，表现为脾肾亏虚。

【诊断与鉴别诊断】

一、诊断要点

早期宫颈癌的诊断应采用子宫颈细胞学检查和（或）HPV检测、阴道镜检查、子宫颈活组织检查的"三阶梯"程序，确诊依据为组织学诊断。

1. 临床表现

宫颈癌早期常无明显症状及体征，与慢性宫颈炎表现相似，子宫颈管型患者因子宫颈外观正常容易漏诊及误诊。病情进展可出现以下表现。

（1）阴道流血。是宫颈癌最常见的症状，常表现为接触性出血，即性生活或行妇科检查后发生阴道流血。或表现为不规则阴道流血，或经期延长、经量增多，或绝经后不规则阴道流血。出血量根据病灶大小、侵及间质内血管情况而有所不同，晚期若侵蚀大血管可引起大出血。一般外生型癌出血较早且量多；内生型癌出血较晚。

（2）阴道排液。多数患者有阴道排液，呈白色或血性、稀薄如水样或米泔状，伴腥臭味。晚期宫颈癌患者因癌组织坏死伴感染，可出现大量的脓性恶臭或米泔样白带。

（3）晚期症状。根据癌灶累及范围出现不同的继发性症状。如尿频、尿急、便秘、肛门坠胀疼痛、里急后重、腰骶疼痛、下肢肿痛等；癌肿压迫或累及输尿管时，可引起输尿管梗阻、肾盂积水及尿毒症；晚期可有贫血、发热、恶病质等全身衰竭症状。

（4）体征。微小浸润癌可无明显病灶，子宫颈光滑或呈糜烂样改变。随病情进展，可出现不同体征。外生型子宫颈癌可见息肉状或菜花状赘生物，常伴有感染，质脆易出血；内生型癌灶向周围组织浸润，浸润宫颈管组织及子宫下段，表现为子宫颈肥大、质硬，子宫颈管膨大；晚期癌组织缺血性坏死脱落，形成溃疡或空洞，空洞表面覆盖感染坏死物伴恶臭。阴道壁受累时，可见赘生物生长或阴道壁变硬；累及宫旁组织时，通过双合诊、三合诊检查可扪及子宫颈旁组织增厚、质硬、结节状或形成冰冻骨盆状。

2. 辅助检查

（1）血液学检查。

①宫颈癌相关抗原（TA-4）：>5μg/L，61%宫颈癌患者TA-4阳性，但Ⅰ期患者多无明显上升，平均值为3.9μg/L。

②鳞状细胞癌相关抗原（SCC）：是宫颈癌鳞状细胞癌的重要标志物，用于诊断及病情监测，30%Ⅰ期患者义SSC抗原水平为10.5μg/L以上。

此外，癌胚抗原（CEA）、CA19-9、CA125对宫颈腺癌的诊断具有参考意义。神经元特异性烯醇化酶（NSE）对宫颈神经内分泌癌的诊断具有辅助作用。

（2）影像学检查。

根据患者的具体情况选择相应检查，如B超检查、CT、MRI等（胸部X线、静脉肾盂造影），以了解肿瘤的浸润、转移情况。

①B超检查：经直肠沿半径旋转扫描时可估计宫颈癌侵犯的范围。

②CT检查：宫颈癌CT扫描时可见宫颈增大呈软组织块状影，并蔓延至子宫及宫旁组织。CT不能诊断宫颈原位癌，CT扫描主要是检查肿瘤侵犯范围、是否向周围扩散、盆壁浸润及盆腔转移等，从而有利于肿瘤分期，为临床治疗计划提供有力依据。

③MRI检查：MRI是目前子宫颈癌较好的影像检查方法之一，宫颈癌在T2加权像上显示高信号，与其他结构形成对比，最易发现。对子宫颈癌的临床分期明显优于超声或CT检查，具有很高的精确性、敏感性和特异性，是进行术前分期、放疗靶区勾画、疗效评价等的重要手段。

④X线检查：摄胸部正侧位像，了解肺及纵隔有无病变及转移灶。

⑤静脉肾盂造影：凡本病患者疑有尿路梗阻或肾功能异常时应进行此项检查。

（3）病理学检查。

①宫颈刮片细胞学检查：是子宫颈癌筛查的主要方法，应在宫颈转化区取材。目前常用的方法有巴氏涂片检查和液基细胞学检查。原有的巴氏5级分类法不能很好地反映癌前病变，由于有较高的假阴性率，目前国外普信采用TBS（the Bethesda System）分类系统，该系统较好地结合细胞学、组织病理学的临床处理方案。

②宫颈和宫颈管活组织检查：为确诊子宫颈癌及子宫颈癌癌前病变的最可靠依据。宫颈有明显病灶，可直接在癌灶取材。宫颈无明显癌变可疑区时，可在转化区3、6、9、12点4处取材或在碘试验、阴道镜下取材做病理检查。所选组织应包括间质及邻近正常组织宫颈刮片阳性，但宫颈光滑或宫颈活检阴性，应用小刮匙搔刮宫颈管，刮出物送病理检查。

③宫颈锥切术：适用于宫颈刮片检查多次阳性而宫颈活检阴性者；或宫颈活检为原位癌需确诊者。可采用冷刀切除术、环形电切术（LEEP）或冷凝电刀切除术，切除组织应做连续病理切片（24~36张）检查。

（4）HPV DNA检测。

HPV感染已被证明是引起子宫颈癌及其癌前病变的病因，世界范围内几乎所有（99.7%）子宫颈癌组织中均可检测到HPV DNA。HPV DNA检测大大改进子宫颈癌细胞学筛查的有效性并提高效益。

目前在临床上用于对子宫颈癌的筛查。2004 年，国际癌症研究署（IARC）发表声明：HPV 是宫颈癌癌前病变及宫颈癌发生的必要因素。根据 HPV 与癌瘤的关系，可将 HPV 分为高危型及低危型。高危型 HPV（包括 16、18、26、31、33、35、45、51、52、55、56、58、59、66、67、68、82 型等）是宫颈癌的首要病因，宫颈癌的早期诊治及病情监测需要包括高危型 HPV 检测。

（5）其他检查。

①阴道镜检查：阴道镜在强光源下用双目立体放大镜能够直接观察宫颈血管及组织的变化，宫颈鳞癌患者在阴道镜下可见镶嵌、点状血管、白色病变、异形血管等。宫颈腺癌生长特殊，柱形上皮的中心血管呈高度扩张，宫颈表面腺口异常增多或（和）不规则分布，用于检查子宫颈癌及癌前病变。在异常部位进行定位活检即可明显提高诊断的准确性。国内部分地区目前已将阴道镜用于防癌普查。在阴道镜下可作宫颈碘试验：正常宫颈阴道部鳞状上皮含丰富的糖原，碘溶液涂染后呈棕色或深褐色，不染色区说明该处上皮缺乏糖原，可能有病变。在碘不染色区取材活检可提高诊断率。

②膀胱镜：疑有膀胱转移时应行膀胱镜检查并取活检。

③直肠镜：临床可疑直肠受侵犯者应行直肠镜检查。

3．诊断

（1）临床症状诊断。

宫颈癌最早期即原位癌时并无临床症状，当病变进一步发展时，可出现接触性出血及阴道分泌物增多。

（2）分型诊断。

宫颈癌常见有 5 种类型，即外生型、内生型、溃疡型、颈管型和表面型。

①外生型：常见病灶来自外宫颈，向外生长，状如菜花，故又称菜花型。

②内生型：癌灶不向外生长而向周围组织侵犯，浸润宫颈管组织，使之扩张，并侵犯子宫下段。

③溃疡型：无论是外生型还是内生型宫颈癌，均可形成溃疡或空洞，故又称空洞型。

④颈管型：癌灶发生在宫颈外口内，隐蔽在颈管，往往较大。

⑤表面型：癌灶浸润宫颈外口部的宫颈以及邻近的阴道黏膜，范围较宽，也可侵入上皮下组织，但一般不会很深。

（3）分期诊断。

0 期：原位癌或上皮内癌。

Ⅰ期：癌局限于宫颈（癌扩展到宫体在宫颈癌中不予考虑）。

Ⅱ期：癌灶超越宫颈，但阴道浸润未达下 1/3，宫旁浸润达盆壁。

Ⅲ期：癌灶超越宫颈，阴道浸润已达下 1/3，宫旁浸润已达盆壁。有肾盂积水及肾无功能者均列入Ⅲ期，但非癌所致的肾盂积水及肾无功能者除外。

Ⅳ期：癌播散超过骨盆或浸润膀胱或直肠黏膜。

二、鉴别诊断

主要依据子宫颈活组织病理检查，与有类似临床症状或体征的各种子宫颈病变相鉴别。包括：①子宫颈良性病变：子宫颈柱状上皮异位、子宫颈息肉、子宫颈子宫内膜异位症和子宫颈结核性溃疡等；②子宫颈良性肿瘤：子宫颈管肌瘤、子宫颈乳头状瘤等；③子宫颈转移性癌等。主要应与宫颈糜烂、宫颈息肉、宫颈结核、宫颈乳头状瘤鉴别。

（1）宫颈糜烂：炎性宫颈糜烂外观色泽较红，光滑，当伴有间质增生形成、颗粒型或乳突型糜烂时，不易与宫颈癌相鉴别，需经活检确定。

（2）宫颈息肉：少数宫颈癌可呈息肉状生长，为了防止漏诊，宫颈取下的息肉组织应做病理检查。

（3）宫颈结核：宫颈结核症状上除有不规则阴道出血和大量白带外，可有闭经史及绪核体征，阴道镜检查外观上可见多个溃疡，甚至菜花样赘生物，与宫颈癌很相似，亦需活检进行鉴别。

（4）宫颈乳头状瘤：为良性肿瘤，仅见于妊娠期，状如菜花、质硬，可有接触性出血及白带增多，可经活检鉴别，本病不需处理，产后多可自行消失。

【治疗】

一、辨证治疗

1. 辨证要点

子宫颈癌辨证需要辨明邪实正虚，正虚要辨清肝、脾、肾之阴阳，邪实要辨明湿热瘀毒之状况，抓住出血、疼痛、带下三个主症结合舌象进行辨证。

（1）辨出血。

阴道流血，血色鲜红，血量较多，兼有胸胁胀满，心烦易怒，带下赤白有臭味，舌质红脉弦或滑数，多为火盛熏灼脉络、迫血妄行者。若阴道流血，血色暗红，量少，伴腰膝疲软，白带清稀，多因久病脾肾阳虚，固摄无权。

（2）辨白带。

白带为子宫颈癌常见的主证之一。若带下量多，色黄，赤白或如米泔，恶臭，多属湿热瘀毒；若白带清稀量少，伴少腹坠胀，腰背酸痛，伴气短乏力，面色无华，舌淡，脉沉细者，多为肝肾亏虚。

（3）辨疼痛。

下腹部疼痛隐隐，痛连腰背，伴乏力身疲，带下清稀或出血稀淡，则为脾肾阳虚；若疼痛明显，痛有定处，拒按，入夜明显，出血色暗夹有血块，则多有瘀血之象。

（4）辨舌苔。

舌质暗或有瘀斑，苔薄白，脉弦或涩，为肝郁气滞，冲任失调；舌质红，苔黄腻，脉滑数或弦数，为肝经湿热，毒蕴下焦；舌红少苔，脉沉细或弦细而涩，为肝肾阴虚，瘀毒内蕴。

（5）分期辨证。

子宫颈癌早期多为实证，中晚多虚实夹杂，晚期以虚为主，肝肾不足，气血亏虚。

（6）并发症辨证。

排尿异常为宫颈癌术后常见并发症。小便频数或失禁者多系阳虚气弱，肾元不固；排尿困难者，多为气血两亏，膀胱气化不力。

（7）放化疗毒副反应辨证。

放疗的性质属于热毒，多耗气伤阴，表现为气阴两虚；化疗药物药性猛烈，易伤及肝脾肾三脏，常表现为脾肾两虚、肝肾阴虚及气血亏损等。

2. 治疗要点

（1）治疗原则和方法。

宫颈癌的基本病机为冲任失调、湿热瘀毒凝聚，治疗以调理冲任、化瘀解毒为治疗原则，并根据宫颈癌在各期不同治疗方法，可配合中医药治疗以提高疗效和减少西医治疗的毒副反应。

（2）并发症或变症的治疗原则。

宫颈癌术后可能存在的并发症如淋巴结囊肿，下肢淋巴回流受阻，输尿管、膀胱受损，并发尿潴留等。因此在中医治疗中佐以化瘀通络、消肿止痛、温阳化气利水的药物来促进宫颈癌术后并发症的恢复。

（3）手术放化疗毒副反应的治疗原则。

放疗后治疗多以益气养阴，佐以健脾和胃、解毒清热为主，提高患者免疫力及降低不良反应。如直肠反应是宫颈癌放射治疗引起的常见病证，其基本病机为气阴两虚，湿毒下注，治宜益气养阴，祛湿解毒。

化疗后在治疗上宜调肝滋肾，健脾温阳，益气养血，使气血调和，如化疗易伤及肝肾而致头发脱落、面色灰暗、肌肤甲错不仁等，治当补益肝肾，益精养血。

（4）综合治疗原则。

宫颈癌治疗方法的制定，与患者的年龄、一般情况、病灶的范围、有无并发症存在等有关。宫颈癌的治疗方法主要是手术及放射治疗，两者都是有效的治疗措施，化疗是有效的辅助治疗方法。中医药可用于治疗宫颈癌癌前病变及宫颈癌的各个时期，应以扶正抑癌、活血散结为基本治疗原则。

3. 分证论治。

（1）常见临床证型的中医治疗。

①肝郁气滞，冲任失调证。

临床表现：情志抑郁或心烦易怒，胸胁胀满，口苦咽干，小腹时痛白带增多，有接触性出血或不规则阴道出血，舌质暗或有瘀斑，苔薄白，脉弦或涩。

证候分析：宫颈属冲任之脉，冲脉隶属于肝，肝气郁结则见情志郁闷，胸胁胀满或小腹胀痛；肝木乘脾，湿浊下注则成白带；舌质暗或有瘀斑，苔薄白，脉弦或涩，为肝郁脾虚、气机失调之候。

治法：疏肝理气，调理冲任。

代表方：逍遥散（《太平惠民和剂局方》）合二仙汤（《妇产科学》）加减。

常用药：柴胡、当归、白术、白芍、茯苓、香附、赤芍、仙茅、淫羊藿、胆南星、莪术、仙鹤草、白茅根。

②肝经湿热，毒蕴下焦证。

临床表现：带下色黄量多，伴秽臭，或赤白相兼，腹胀腰酸胁痛，纳差，口干苦，或伴低热，小便短赤，大便秘结，舌质红，苔黄腻，脉滑数或弦数。

证候分析：本型为外受湿热邪毒成瘀，损伤冲任，带脉失约，故带下量多，色黄或赤白相兼，污秽腥臭；湿热下注则尿黄便干；督脉失护则腰酸困痛；舌红苔黄腻，脉滑数，为湿热之象。

治法：清热利湿解毒。

代表方：龙胆泻肝汤（《医方集解》）合椿树根丸（《金匮钩玄》）加减。

常用药：龙胆草、柴胡、栀子、木通、车前子、当归、泽泻、甘草、黄柏、椿根皮、白芍、土茯苓、莪术、胆南星。

③脾虚湿浊，瘀毒下注证。

临床表现：带下黏腻稀薄似淘米泔水，量多腥臭，月经量多或淋漓不断，伴腰酸腿软，神疲乏力，头晕目眩，心悸气短，小腹坠痛，纳差，大便溏，舌质淡，苔白腻，脉沉细。

证候分析：脾气虚弱，运化失司，湿邪瘀毒下注，损伤任带，使任脉不固，带脉失约而为带下过多、腥臭，稀薄似淘米泔水；脾虚中阳不振，则神疲乏力、心悸气短；脾虚失运，则纳差便溏；舌质淡，苔白腻，脉沉细，均为脾虚湿困之证。

治法：健脾化湿解毒。

代表方：完带汤（《傅青主女科》）加减。

常用药：党参、山药、苍术、白术、猪苓、茯苓、车前子、柴胡、荆芥穗、白芍、甘草、椿根皮、黄柏、白果、炒五灵脂。

④肝肾阴虚、瘀毒内蕴证。

临床表现：经量多或不规则出血，血色暗伴腥臭，腰酸腿软，头昏耳鸣，五心烦热，口干便秘溲黄，或伴低热，舌体瘦小，舌质红，脉细数或弦细而涩。

证候分析：冲任受损，肝肾两亏，临床表现为头晕耳鸣，腰酸腿软。湿热瘀毒耗伤阴液，阴虚则生内热，症见手足心热、低热，舌红，脉细数或弦细而涩。热伤冲任，可见阴道不规则出血。

治法：滋阴清热，解毒化瘀。

代表方：知柏地黄汤（《医宗金鉴》）合固经丸（《丹溪心法》）加减。

常用药：知母，黄柏，生、熟地黄，山茱萸，山药，牡丹皮，泽泻，土茯苓，赤芍，白芍，半枝莲，龟板，黄芩，杜仲炭。

（2）放疗期间的中医治疗。

①气阴两虚证。

临床表现：盗汗明显，醒时汗出尤甚，疲倦乏力，大便难解，大便干，小便可，纳清淡，眠可，无口苦，舌红，苔薄黄，脉沉细滑数。

证候分析：放射线热毒侵袭，耗损阴津，气阴两伤故见盗汗、乏力、大便难解，舌红，苔薄黄，脉沉细滑数，均为气阴两虚之证。

治法：补气养阴。

代表方：生脉饮（《内外伤辨惑论》）合六味地黄丸（《小儿药证直诀》）加减。

常用药：黄芪、麦冬、五味子、党参、丹参、赤芍、生地黄、山茱萸、山药、牡丹皮、泽泻、茯苓、生白术、煅龙骨、煅牡蛎。

②阴虚内热证。

临床表现：潮热盗汗，疲倦乏力，面色少华，唇红，纳眠、大小便可，舌红，苔少，脉沉细。

证候分析：放射线为火热之邪，热毒侵袭，伤阴耗气，虚热内生，故见潮热盗汗、乏力，舌红，苔少，脉沉细，均为阴虚内热之证。

治法：益气养阴清热。

代表方：生脉饮（《内外伤辨惑论》）合青蒿鳖甲汤（《温病条辨》）加减。

常用药：党参、黄芪、麦冬、五味子、青蒿、鳖甲粉、生地黄、紫草根、山药、山茱萸、泽泻、茯苓、丹参、煅龙骨、白花蛇舌草、地榆。

（3）化疗期间的中医治疗。

①脾肾两虚证。

临床表现：精神尚可，眠不佳，口淡无味，小腹空坠，下肢无力，大便不成形，小便频数，夜尿2～3次，舌根苔腻，脉沉细滑。

证候分析：化疗后脾肾受损，脾失健运，故口淡、小腹空坠，肾气亏虚、膀胱气化失司则小便频、夜尿多，舌根苔腻，脉沉细滑，为脾肾两虚之象。

治法：健脾补肾。

代表方：四君子汤（《太平惠民和剂局方》）加减。

常用药：党参、黄芪、炒白术、茯苓、陈皮、杜仲、续断、补骨脂、地榆、琥珀、白花蛇舌草、炒枣仁、肉苁蓉、巴戟天。

②肝肾阴虚证。

临床表现：视物昏花，疲乏无力，精神不振，头发稀少，色淡枯黄，甚至头发全落，肢体麻木，面色潮红，舌质红少津，脉沉细。

证候分析：素体肝肾亏虚，化疗毒邪入侵人体，毒邪骤聚，易使虚者更虚，故见面色潮红、头发稀少；肝肾阴亏，不能上养清窍，故视物昏花等，舌质红少津，脉沉细，均为肝肾阴虚之证。

治法：滋养肝肾，益精补髓。

代表方：六味地黄丸（《小儿药证直诀》）加减。

常用药：熟地黄、山药、山茱萸、泽泻、茯苓、牡丹皮、鳖甲、龟板、女贞子、旱莲草、枸杞子、猪脊髓、当归、白芍。

③气血亏损证。

临床表现：面色㿠白或萎黄，心悸或心慌，头晕目眩，气短，少气懒言，疲乏无力，失眠多梦，舌淡红，苔薄白，脉细沉。

证候分析：外邪入侵，易损伤气血津液，使机体气血亏虚，故见少气懒言、面色㿠白或萎黄，舌淡红，苔薄白，脉细沉，为气血亏损之象。

治法：补气养血。

代表方：八珍汤（《瑞竹堂经验方》）加减。

常用药：人参、熟地黄、白术、茯苓、当归、白芍、川芎、炙甘草。

二、辨病治疗

1. 宫颈癌常用中药

（1）莪术：味辛、苦，性温。归肝、脾经。具有活血攻积、化瘀破积、行气止痛的功效。作煎剂，一般用3～12g，大量可用30g。《药品化义》曰："蓬术味辛性烈，专攻气中之血，主破积消坚，去积聚癖块，经闭血瘀，扑损疼痛。"适用于湿热瘀毒型子宫颈癌。治肿瘤多用注射液，1%莪术针每次5～10mL，宫颈局部注射；30%莪术针100～300mL，每日1次。具有活血化瘀、消癥散结的功效，适用于子宫颈癌湿热瘀毒型患者。饮片行气止痛多生用，破血祛瘀宜醋炒。

（2）守宫：咸，寒。具有祛风、定惊、止痛、散结之功效。制法：将壁虎置砂缸中干烧，令勿焦，初研磨成粗末，再置砂锅中焙干，再研，经筛，成守宫粉。每65g守宫粉加蛋粉70g，或90g守宫粉加蜈蚣粉10g，每日服2～3次，每次1匙，空腹服下民间治子宫颈癌之验方。

（3）叶半夏（独角莲）：味辛、苦，性温。具有燥湿痰、利胸膈、消痛肿、祛风止痉的功效。其提取物针剂每支2mL，含生药10～20g，每日1～2次肌注或作局部注射。无明显局部刺激及不良反应，对老年体弱或伴有各种内科并发症、不适宜手术或放疗者可以作为其治疗手段。

（4）天南星：味苦、辛，性温。有毒。归肺、肝、心、脾经。具有燥湿化痰、祛风止痉的功效。《神农本草经》曰："主心痛，寒热，结气，积聚，伏梁，伤筋，痿，拘缓，利水道。"内服：煎汤制品5～10g，宜久煎；或入丸、散。外用：研末撒或调敷。

2. 宫颈癌常用中成药

（1）桂枝茯苓丸（《金匮要略》）：具有活血化瘀、缓消癥块的功效。适用于子宫颈癌盆腔转移、下腹部包块硬实者。每日服1～2丸，温开水送服。

（2）回丹（《温病条辨》）：具有活血祛瘀、消癥散结的功效。适用于子宫颈癌正虚邪实、下腹隐痛不适者。每次7.5g，空腹温开水或黄酒送服。

（3）大黄䗪虫丸（《金匮要略》）：具有破血消肿、逐瘀通经之功效。适用于瘀血内结者。成人每次服1粒，每日服3次。本丸药力较猛，血虚经闭者忌用，孕妇禁用。

（4）小金丹（《外科证治全生集》）：每次口服1丸，每日1~2次，陈酒送下；或小金片每次3~4片，每日3次。具有破瘀通络、祛痰化湿、消肿止痛的功效。适用于子宫颈癌患者。

3．宫颈癌单方、验方

（1）酒黄柏6g、白芍9g、当归15g、椿根炭6g、醋香附9g、棕榈炭6g、阿胶6g、龟板15g，水煎服，适用于宫颈癌毒瘀蕴结型。

（2）珍珠1.5g（放豆腐内煮24小时）、朱砂30g、金箔15张、滑石粉60g、黄连4g、牛黄4g、三七粉30g，均为细末，每次1.5g，每日2次，适用于宫颈癌疼痛出血。

4．中医外治法

（1）三品一条枪锥切疗法：对原位癌及只限于宫颈的肿瘤疗效较好，可达根治。药物组成主要为白砒45g、明矾60g、雄黄7.2g、没药3.6g。用法：将"三品"饼、杆敷贴于宫颈病灶处或插入宫颈管，用凡士林纱布保护阴道窝窿，再用双紫粉（由紫草、紫花地丁、紫河车、黄柏、旱莲草、冰片组成，有消炎止血之功）棉球压紧固定，48小时换凡士林纱布，每天换双紫粉1次。一般5~8天脱落，每位患者据具体情况需上药5~10次，以达近期治愈指标。本方法对早期宫颈癌治愈率达100%。

（2）催脱钉疗法：主要药物为山慈菇18g、麝香9g、白砒9g、雄黄12g、蛇床子3g、硼砂3g、枯矾18g、冰片3g。0-Ⅰ期宫颈癌66例，近期原位癌治愈率为90.2%，Ⅰ期为51.85%。

（3）麝胆栓（中国人民解放军第四十四医院验方）药物组成：麝香、枯矾、雄黄、猪胆汁、冰片、硼砂、青黛、白花蛇舌草、茵陈、黄柏、百部、蓖麻油等，制成栓剂，阴道给药，每晚1粒，10次为1个疗程。具有清热解毒、软坚化腐、收敛生肌、止痛止血之功效，适用于宫颈癌患者。

三、对症治疗

纳少、腹胀者，加炒麦芽、鸡内金、炒莱菔子以运脾除胀；神疲乏力者，加黄芪、党参以健脾益气；腹胀痛甚者，加沉香、枳壳、元胡；大便秘结者，加大黄、厚朴以泻下通腑；恶心欲吐者，加姜半夏、竹茹以降逆止呕；五心烦热、潮热盗汗者，加地骨皮、生龙骨、生牡蛎以除热退蒸；少腹痛或如针刺、口干欲频频少饮者，加鳖甲、乳香、没药以化瘀止痛；带下较甚者加草薢、薏苡仁以健脾除湿；阴道出血者，加蒲黄炭、三七粉、丹皮以凉血止血，子宫颈癌进一步发展，可出现局部大出血，表现为阴道大量流血。属脾虚不固者，用补中益气汤合小蓟炭、阿胶、三七、紫草根；属阴虚火旺者，用杭白芍、黄柏、阿胶炙龟甲、炙鳖甲、白莲须、椿根皮、藕节炭、墨旱莲、地榆，另加云南白药0.5g，每日3次，吞服；或用验方：人参、阿胶、田七、地榆炭、白芨、仙鹤草，水煎服，每日1剂。

四、放疗后遗症的治疗

1．放射性膀胱炎

为子宫颈癌放疗后最常见的并发症，发生率为2%~10%。晚期放射性膀胱炎以尿血为常见，常表现为突发性，其特点为突然出现血尿，可自行好转。此外尿血持续不愈或反复发作，呈顽固性。血尿常由劳累、放疗后膀胱充盈弹性不好，黏膜变薄，血管壁变脆的血管破裂所致。若保持膀胱空虚并予以对症处理，能很快得以好转。若血尿持续不愈呈顽固性，则应予以抗炎、止血，亦可在膀胱镜下电烙止血。中药则常用瞿麦、甘草梢、仙鹤草、木通、车前子、赤小豆、黄柏、白茅根、大蓟、小蓟、六一散、栀子等辨证配伍治疗。少数膀胱阴道瘘及由于盆腔纤维化所致输尿管梗阻病例，应依患者具体情况考虑处理。癌瘤压迫输尿管或浸润膀胱，表现为小便淋漓不畅，或刺痛或涩痛，或夹有血块，常伴有小腹疼痛，可用凉血止血、利水通淋法，方用小蓟饮子加减治疗；若肾阴虚者，可加用知母、黄柏、车前草、牛膝以清热养阴，并加用白茅根、旱莲草、紫珠草、阿胶等止血养血。

2. 放射性直肠炎、乙状结肠炎

直肠阴道瘘、肠粘连、肠梗阻、肠穿孔等肠道并发症，往往出现在放疗半年以后，按程度一般分为轻、中、重三度。轻度主要为少量便血，往往不伴其他症状或伴轻度腹部不适；中度则为反复出现多量血便及黏液便，伴里急后重；重度则更为严重，直至发展为肠道溃疡、狭窄、肠瘘等则需处理。一般肠道放疗远期并发症为 10% ~20%，而瘘为 1% ~5%。对轻度患者不必特殊处理，中度则必须予以消炎、止血、解痉等药物处理。直肠下坠明显者可予复方樟脑酊或鸦片酊服用，并可用氢氧化铝内加用樟脑酊及鸦片酊作保留灌肠用。中药如地榆炭、槐角、白头翁、败酱草、仙鹤草、薏苡仁、当归、陈皮、尾莲、阿胶、金银花、棕榈炭、赤白芍等辨证配伍。直肠阴道瘘为癌瘤浸润盆腔、肠道受压所致。症见大便秘结，后重，黏液血便，肛周疼痛，坠胀不适。以清热泻火、祛瘀解毒法，方用麻子仁丸合下瘀血汤加减；若阴虚内热明显者，可选加知母、黄柏、玄参、生地黄、生首乌、牛膝、桃仁、白头翁等。对直肠阴道瘘或严重直肠瘘、狭窄导致肠梗阻及严重出血者可行横结肠造瘘。

五、食物疗法

（1）当归羊肉。

原料：羊肉 250g、当归 100g。

制法：羊肉洗净切块，当归煎水。以当归水煮羊肉，至半烂。取出羊肉，入锅，红烧，加生姜少许。

功效：温阳补血。适用于子宫颈癌而呈阳虚者。

（2）乳香蛋丁。

原料：乳香 1.5g，鲜鸡蛋 2 个，牛奶 450mL，青豆 50g，淀粉 50g，猪肉 30g，精盐、味精少许。

制法：牛奶中加入乳香、蛋清、味精和盐，调匀。将蛋黄打碎，稍加味精、精盐，上笼蒸熟后切成小丁。青豆煸炒至熟。再置炒锅于火上，放入猪油炒热，倒入调匀的牛奶和蛋清，不断地翻炒呈粥状，起锅装盘，再撒入蛋黄丁和青豆于上面，即可食用。

功效：活血化瘀，行气止痛。辨证属气滞血瘀者尤宜。

（3）化疗时饮食。

化疗时，饮食调养以健脾补肾为主，可用山药粉、薏米粥、动物肝、胎盘、阿胶、甲鱼、木耳、枸杞、莲藕、香蕉等。出现消化道反应，恶心、呕吐、食欲不振时，应以健脾和胃的膳食调治，如蔗汁、姜汁、乌梅、香蕉、金橘等。

（4）放疗时饮食。

放疗时，饮食调养以养血滋阴为主，可食用牛肉、猪肝、莲藕、木耳、菠菜、芹菜、石榴、菱角等；若因放疗而出现放射性膀胱炎和放射性直肠炎时，则应给予清热利湿、滋阴解毒作用的膳食，如西瓜、薏苡仁、赤小豆、荸荠、莲藕、菠菜等。

【转归预后】

与临床分期、病理类型等密切相关，有淋巴结转移者预后差。宫颈癌的发展较慢，如能早期发现、早期诊断、早期治疗，其预后较其他系统癌症为好。

【调护预防】

一、治疗期间及治疗后的调护

应避免精神紧张、情绪过激，保持开朗、乐观的心情。若确诊为宫颈癌后，要克服焦虑、悲伤、恐惧的心理，树立同癌症做斗争的信心。饮食应多样化，不可偏嗜或不节，尽可能选择新鲜的水果、蔬菜，常吃豆类和粗杂粮，忌烟酒，少吃韭菜、生葱、辛辣食物等。要保持良好的生活习惯，做到起居有常，不妄作劳，经常参加适度的体育活动。

二、综合预防

（1）大力开展宫颈癌的普查和普治工作，做到早发现、早诊断、早治疗。
（2）积极治疗子宫颈慢性疾患，及时诊断和治疗宫颈上皮内癌变。
（3）接种宫颈癌疫苗，可有效预防宫颈癌的发生。
（4）加强计划生育宣传工作。
（5）开展性卫生教育，注意性生活卫生。

【临证备要】

一、辨病思路

1. 根据症状辨病
阴道流血，常表现为接触性出血；阴道排液，呈白色或血性、稀薄如水样或米泔状，伴腥臭味。

2. 根据体征辨病
外生型子宫颈癌可见息肉状或菜花状赘生物，常伴有感染，质脆易出血；内生型癌灶向周围组织浸润，浸润宫颈管组织及子宫下段，表现为子宫颈肥大、质硬、子宫颈管膨大；晚期癌组织缺血性坏死脱落，形成溃疡或空洞，空洞表面覆盖感染坏死物伴恶臭。阴道壁受累时，可见赘生物生长或阴道壁变硬；累及宫旁组织时，通过双合诊、三合诊检查可扪及子宫颈旁组织增厚、质硬、结节状或形成冰冻骨盆状。

3. 根据检查辨病
高危型 HPV 感染（包括 16、18、26、31、33、35、45、51、52、55、56、58、59、66、67、68、82 型等）；宫颈和宫颈管活组织检查行病理检查提示癌变。

二、辨证思路

1. 未放化疗的证候特征
①肝郁气滞、冲任失调证；②肝经湿热、毒蕴下焦证；③脾虚湿浊、瘀毒下注证；④肝肾阴虚、

瘀毒内蕴证。

2. 放疗后的证候特征

放疗的性质属于热疗，多耗气伤阴，表现为气阴两虚。

3. 化疗后的证候特征

化疗药物药性猛烈，易伤及肝脾肾三脏，常表现为脾肾两虚、肝肾阴虚及气血亏损等。

三、治疗注意事项

宫颈癌治疗方法的制定，与患者的年龄、一般情况、病灶的范围、有无并发症存在等有关。宫颈癌的治疗方法主要是手术及放射治疗，两者都是有效的治疗措施，化疗是有效的辅助治疗方法。中医药可用于治疗宫颈癌癌前病变及宫颈癌的各个时期，应以扶正抑癌、活血散结为基本治疗原则。

1. 化疗期的治法

化疗期间在治疗上宜调肝滋肾，健脾温阳，益气养血，使气血调和，如化疗易伤及肝肾而致头发脱落、面色灰暗、肌肤甲错不仁等，治当补益肝肾，益精养血，药用肉苁蓉、枸杞子、巴戟天、猪脊髓、当归、白芍等。

2. 放疗期的治法

放疗期间治疗多以益气养阴为主，佐以健脾和胃、解毒清热，提高患者免疫力及降低不良反应。如直肠反应是宫颈癌放射治疗引起的常见病证，其基本病机为气阴两虚，湿毒下注，治宜益气养阴，祛湿解毒，药用黄芪、党参、白术、沙参、麦冬、土茯苓、白花蛇舌草等。

3. 放疗后遗症的治疗

（1）放射性膀胱炎。其特点为突然出现血尿，可自行好转。若保持膀胱空虚并予以对症处理，能很快得以好转。若血尿持续不愈呈顽固性，则应予以抗炎、止血，亦可在膀胱镜下电烙止血。中药则常用瞿麦、甘草梢、仙鹤草、木通、车前子、赤小豆、黄柏、白茅根、大蓟、小蓟、六一散、栀子等辨证配伍治疗。

（2）放射性直肠炎、乙状结肠炎或直肠阴道瘘、肠粘连、肠梗阻、肠穿孔等肠道并发症，往往出现在放疗半年以后，轻度主要为少量便血，往往不伴其他症状或伴轻度腹部不适；中度则为反复出现多量血便及黏液便，伴里急后重；重度则更为严重，直至发展为肠道溃疡、狭窄、肠瘘等，对轻度患者不必特殊进行处理，中度则必须予以消炎、止血、解痉等药物处理。中药如地榆炭、槐角、白头翁、败酱草、仙鹤草、薏苡仁、当归、陈皮、尾莲、阿胶、金银花、棕榈炭、赤白芍等辨证配伍。直肠阴道瘘为癌瘤浸润盆腔、肠道受压所致。症见大便秘结，后重，黏液血便，肛周疼痛，坠胀不适。以清热泻火、祛瘀解毒法，方用麻子仁丸合下瘀血汤加减；若阴虚内热明显者，可选加知母、黄柏、玄参、生地黄、生首乌、牛膝、桃仁、白头翁等。对阴道直肠瘘或严重直肠瘘、狭窄导致肠梗阻及严重出血者可行横结肠造瘘。

第二节　子宫体癌

【概述】

子宫体癌是发生于子宫内膜的上皮性恶性肿瘤，又称子宫内膜癌，其中以来源于子宫内膜腺体的腺癌最常见。子宫体癌占女性生殖道恶性肿瘤的 20%～30%，与子宫颈癌、卵巢癌一起并列为女性生殖道三大恶性肿瘤。近年来子宫体癌发病率在世界范围内呈上升趋势，在我国发生率亦明显上升。子宫内膜癌在中国居女性生殖系统恶性肿瘤第二位，在发达国家居首位。据估计，2014 年全国子宫体癌新发病例约 6.41 万，占女性恶性肿瘤发病构成的 3.79%。2018 年全世界子宫体癌新发病例约 382 069 例，新增死亡病例约 89 929 例。激素在子宫体癌中发挥重要作用，包括月经来潮早、绝经晚、不育、肥胖、卵巢疾病、外源性雌激素、携带子宫内膜癌遗传易感基因如林奇综合征（Lynch Syndrome）等是子宫体癌发病的危险因素。平均发病年龄为 60 岁，其中 75% 发生于 50 岁以上妇女。子宫体癌的预后与患者年龄、肿瘤临床分期、病理类型、肌层浸润程度、有无淋巴结转移、治疗方法、肿瘤雌激素受体（ER）和孕激素受体（PR）水平的高低等因素有关。

本病可归属于中医的"崩漏""癥积""五色带下""经断复行"等范畴。

【疾病源流】

中医古代文献中并无子宫体癌之病名，但有类似的记载。本病可归属于中医的"崩漏""癥积""五色带下"等范畴。

隋代巢元方《诸病源候论》认为："带下病者，有劳伤血气，伤动冲任脉，致令血与秽液兼带而下也。""冲任之脉虚损，不能约制其经血，故血非时而下，淋漓成漏也。"肝肾阴虚，冲任二脉功能失调，虚火上炎，灼伤脉络，经血离经而行，故症见崩中漏下、赤白带下、脾虚水湿不化。湿浊蕴久化热，湿热与瘀毒瘀结于胞宫，则下腹包块、经行色黑质稠。

南宋陈自明《妇人大全良方》中明确指出："妇人癥痞，由饮食失节，脾胃亏损，邪正相搏，积于腹中，牢固不动，故名曰癥。"

金元李东垣《兰室秘藏》云："妇人血崩，是肾水阴虚，不能镇守胞络相火，故血走而崩也。"

明代李梴《医学入门》曰："凡非时血行，淋漓不已，谓之漏下；忽然暴下，若山崩然，谓之崩中。"

清代唐宗海《血证论》曰："崩漏者，非经期下血之谓也。"

清代吴谦《医宗金鉴·妇科心法要诀》中认为五色带下成因"皆湿热所化"。又云："……更审其带久淋沥之物，或臭或腥秽，乃败血所化，是胞中病也，若似疮脓，则非瘀血所化，是内痈脓也。"

【病因病机】

古代医学家认为子宫体癌的发生与冲任损伤有关，早在《黄帝内经》中即有"任脉为病……女子带下瘕聚"记载。中医学认为本病的发生，多因素体肝肾阴虚，或抑郁化热，或湿毒郁结而成。

1. 七情内伤

情志为病，肝气不舒，脾气郁结，气机阻滞，由气及血，血行不畅，经隧阻滞，脉络瘀阻。

2. 饮食不节

嗜食肥甘厚味、辛辣之品；或饮食不节，损伤脾胃，脾失健运，湿浊内结，痰浊阻滞，血脉瘀阻而致癥瘕。

3. 邪毒内侵

寒、湿、热等外邪留而不去，脏腑失和，气血运行不畅，痰湿瘀毒阻滞而致癥瘕。

4. 素体亏虚

禀赋不足或后天失养，冲任诸脉失于调养；或因肝肾阴虚而产生内热，虚火妄动，脉络受损，而生崩漏。

综上所述，本病是由素体亏虚、冲任失养为本，七情内伤、饮食不节、邪毒内侵为标，病位在下，责之肝肾，肝肾亏虚、湿热痰瘀互结阻于胞宫发为本病。疾病初期以实为主，晚期以虚为主。

【诊断与鉴别诊断】

一、诊断要点

对于绝经后阴道流血、绝经过渡期月经紊乱，均应排除子宫内膜癌后再按良性疾病处理。对有以下情况的异常阴道流血妇女要警惕子宫内膜癌：①有子宫内膜癌发病高危因素如肥胖、不育、绝经延迟者；②有长期应用雌激素、他莫昔芬或雌激素增高疾病史者；③有乳腺癌、子宫内膜癌家族史者。

1. 临床表现

约有90%的子宫体癌患者出现阴道流血或阴道排液症状。

（1）阴道流血。主要表现为绝经后阴道流血，量一般不多。尚未绝经者可表现为月经紊乱、经量增多、经期延长。

（2）阴道排液。是肿瘤渗出或继发感染所致，多为血性液体或浆液性分泌物，合并感染则有脓血性排液，恶臭。

（3）下腹疼痛及其他。若肿瘤累及宫颈内口，可引起宫腔积脓，出现下腹胀痛及痉挛样疼痛；肿瘤浸润子宫周围组织或压迫神经可引起下腹及腰骶部疼痛。晚期可出现贫血、消瘦及恶病质等症状。当肿瘤扩散或转移到身体其他部位，有其相应的症状。

（4）体征。早期患者行妇科检查可无异常发现。晚期可有子宫增大，合并宫腔积脓时可有明显压痛，宫颈管内偶可见癌组织脱出，触之易出血。癌灶浸润周围组织时，子宫固定或在宫旁扪及不规则结节状物。

2. 辅助检查

（1）血液学检查。

血清 CA125 测定：有子宫外转移者或浆液性癌，血清 CA125 值可升高。也可作为疗效观察的指标。

（2）影像学检查。

①阴道超声：超声是首选的有效检查方法。阴道超声检查可了解子宫大小、宫腔形状、宫腔内有无赘生物、子宫内膜厚度、肌层有无浸润及深度，可对异常阴道流血的原因作出初步判断，并为选择进一步检查提供参考。当子宫内膜厚度在5mm以下时，超声的阴性预测价值较高。当子宫内膜增厚超过10 mm时，有10%~20%为癌。典型子宫内膜癌的超声图像有宫腔内不均回声区，或宫腔线消失、肌层内有不均回声区。彩色多普勒显像可显示丰富血流信号。

②MRI 和 CT：更多用于治疗前评估，MRI 对肌层浸润深度和宫颈间质浸润有较准确的判断，在手术治疗和放疗中都有较强指导意义。腹部 CT 可协助判断有无子宫外转移。

（3）病理学检查。

子宫内膜活检或诊断性刮宫可获得诊断。诊断性刮宫是常用而有价值的诊断方法。常行分段诊刮，刮出的组织注明部位，分别送病理检查，以同时了解宫腔和宫颈的情况。对病灶较小者，诊断性刮宫可能会漏诊。组织学检查是子宫内膜癌的确诊依据。

（4）其他检查。

宫腔镜检查可直接观察宫腔及宫颈管内有无癌灶存在、癌灶大小及部位，直视下活检对局灶型子宫内膜癌的诊断和评估宫颈是否受侵更为准确，避免常规诊刮的漏诊。因使用膨宫剂时有可能引起子宫内膜癌的扩散，在选用进行辅助诊断时应注意，以经阴道超声检查子宫内膜无明显增厚和病变，或经诊刮后活检呈阴性，仍有反复阴道流血者为宜。

3．诊断

（1）子宫内膜癌典型症状，如不规则阴道出血、阴道排液、腹痛、腹部包块等，且病理组织学检查见子宫内膜上有癌细胞。

（2）分型诊断：根据 2014 年女性生殖器官肿瘤 WHO 分类：

Ⅰ型：又称雌激素依赖型，绝经前及围绝经期妇女多见，合并肥胖、高血糖、高血脂等代谢疾病，多伴有内膜不典型增生，高分化/中分化、分期早，进展慢，典型组织学类型有子宫内膜样腺癌，对孕激素治疗有反应。病理类型以子宫内膜样癌为主，预后较好；

Ⅱ型：又称非雌激素依赖型，发生在绝经后妇女，与高雌激素无关，无内分泌代谢紊乱，伴有萎缩性内膜、低分化、侵袭性强，典型组织学类型有浆液性癌、透明细胞癌、癌肉瘤等，对孕激素治疗通常无反应，预后较差。

（3）分期诊断：子宫内膜癌手术病理分期（FGO，2009 年）（见表 14－1）

表 14－1　子宫内膜癌手术病理分期

Ⅰ期　肿瘤局限于子宫体
ⅠA 肿瘤浸润深度 <1/2 肌层
ⅠB 肿瘤浸润深度 ≥1/2 肌层
Ⅱ期　肿瘤侵犯宫颈间质，但无宫体外蔓延
Ⅲ期　肿瘤局部和（或）区域扩散
ⅢA 肿瘤累及子宫浆膜和（或）附件
ⅢB 肿瘤累及阴道和（或）宫旁组织
ⅢC 盆腔淋巴结和（或）腹主动脉旁淋巴结转移
ⅢC1 盆腔淋巴结转移
ⅢC2 腹主动脉旁淋巴结转移伴（或不伴）盆腔淋巴结转移
Ⅳ期　肿瘤侵及膀胱和（或）直肠黏膜，和（或）远处转移
ⅣA 肿瘤侵及膀胱和（或）直肠黏膜
ⅣB 远处转移，包括腹腔内和（或）腹股沟淋巴结转移

二、鉴别诊断

绝经后及绝经过渡期异常子宫出血为子宫体癌最常见的症状，故子宫体癌应与能引起阴道流血的各种疾病相鉴别。

（1）萎缩性阴道炎：主要表现为血性白带。检查时可见阴道黏膜变薄、充血或有出血点、分泌物增多等表现。超声检查宫腔内无异常发现，治疗后可好转。必要时可先抗感染治疗后，再作诊断性刮宫。

（2）子宫黏膜下肌瘤或内膜息肉：有月经过多或不规则阴道流血，可行超声检查、宫腔镜检查以及诊断性刮宫以明确诊断。

（3）内生型子宫颈癌、子宫肉瘤及输卵管癌：均可有阴道排液增多或不规则阴道流血。内生型子宫颈癌因癌灶位于宫颈管内，宫颈管变粗、硬或呈桶状；子宫肉瘤可有子宫明显增大、质软；输卵管癌以阴道流血、下腹隐痛、间歇性阴道排液为主要症状，可有附件包块。分段诊刮及影像学检查可协助鉴别。

（4）老年性子宫内膜炎合并宫腔积液：常表现为阴道排液增多、浆液性、脓性或脓血性。子宫正常大小或增大变软，扩张宫颈管及诊刮即可明确诊断。扩张宫颈管后即可见脓液流出，刮出物见炎性细胞，无癌细胞。子宫体癌合并宫腔积液时，除有脓液流出外，还应刮出癌组织，病理检查即可证实，同时也应注意两者并存的可能性。

【治疗】

一、辨证治疗

1. 辨证要点

（1）辨出血。

阴道出血：子宫体癌极早期无明显症状，如出现症状多为不规则阴道流血或绝经后再现持续性或间歇性流血。出血量多，色红黏稠，伴胸胁胀满，苔薄黄，脉弦数者，为肝郁血热证；若出血量多，色红，伴带下黄赤，为湿热蕴毒证；若出血夹有血块者，则瘀血；若出血淋漓不尽，色淡质清稀，伴神疲乏力，浮肿肢冷，小便清长，大便溏者，为脾肾阳虚证；若出血量多少不一，色鲜红，伴形体消瘦，头晕目眩，耳鸣心悸，五心烦热，两颧红赤者，为肝肾阴虚证。

（2）辨带下。

早期可为浆液性或浆液血性分泌物，晚期合并感染呈脓血性排液并有臭味。带下量多，色黄，赤白或如米泔，恶臭，多属湿热瘀毒；若带下清稀量少，伴少腹坠胀，腰背酸痛，伴气短乏力，面色无华，舌淡，脉沉细者，多为肝肾亏虚。

（3）辨疼痛。

下腹部疼痛隐隐，痛连腰背，伴乏力身疲，带下清稀或出血稀淡，则为脾肾阳虚；若疼痛明显，痛有定处，拒按，入夜明显，出血色暗夹有血块则多有瘀血之象。晚期患者可有下腹部和腰骶部疼痛，并向下肢和足部放射，常合并贫血、消瘦、恶病质等。

（4）分期辨证。

本病初期多为正盛邪实，表现为经期紊乱，出血量多，质黏稠，或有血块，腹痛拒按者，或伴胸胁胀满，带下黄赤等；本病后期，多属邪盛正虚，表现为经期紊乱，出血量少质稀，形体消瘦，神疲乏力，腰膝酸软等，此为疾病后期，预后不良。

（5）并发症辨证。

下肢淋巴水肿为子宫体癌术后常见并发症。此病往往病程较长，脾肾阳虚为本，血水不利、痰瘀互结是标。

（6）放化疗毒副反应辨证。

放疗的性质属于火热之邪，多表现为湿热伤中、气滞血瘀证及湿热下注证；化疗药物药性猛烈，常表现为脾胃气虚证、痰饮中阻证等。

2．治疗要点

（1）治疗原则和方法。

子宫体癌的基本病机为冲任失调、湿毒痰瘀凝聚，治疗以调理冲任、化瘀解毒为治疗原则，并根据子宫体癌在各期的不同治疗方法，可配合中医药治疗以提高疗效和减少西医治疗的毒副反应。

（2）并发症或变症的治疗原则。

发热是常见并发症，可因宫腔或宫旁感染严重而出现发热，可为高热或低热，常伴有疼痛等症状。热甚伴口干尿黄，或伴带下黄稠腥臭，舌红苔黄，脉数，证属湿热者，治以疏肝清热、除湿解毒法。

（3）放化疗毒副反应的治疗原则。

放疗时在治疗上宜清热解毒、行气活血等。治疗目的为减毒增效，保存体力。常以芍药汤、八正散为主加减治疗。

化疗时治疗多以健脾化饮、和胃降逆等，调理胃肠功能，减毒增效，常以六君子汤、小半夏汤为主加减治疗。

（4）综合治疗原则。

根据肿瘤累及范围及组织学类型，结合患者年龄及全身情况制订适宜的治疗方案。早期患者以手术为主，术后根据高危因素选择辅助治疗。影响子宫内膜癌预后的高危因素有：非子宫内膜样腺癌、高级别腺癌、肌层浸润超过1/2、脉管间隙受侵、肿瘤直径大于2cm、宫颈间质受侵、淋巴结转移和子宫外转移等。晚期患者采用手术、放射、药物等综合治疗。对于影像学评估病灶局限于子宫内膜的高分化的年轻子宫内膜样癌患者，可考虑采用孕激素治疗为主的保留生育功能治疗。中医药可用于治疗子宫体癌的各个时期，结合不同的体质、症状和西医治疗情况，采取健脾、补肾、清热、利湿、疏肝、解毒、化瘀、祛痰等治疗，以达到增强治疗效果、减少放化疗毒副作用、改善患者生存质量以及延长生存时间的目的。

3．分证论治

（1）常见临床证型的中医治疗。

①肝郁血热证。

临床表现：阴道突然大出血或出血淋漓，血色鲜红，伴胸胁胀满，心烦易怒，口干口苦，小便赤黄，舌红，苔薄黄，脉弦数。

证候分析：肝气郁结，日久化热，热伤冲任，迫血妄行，故阴道突然大出血或出血淋漓；肝郁气滞，经脉滞涩，肝络失和，胆不疏泄，故胸胁胀满，口干口苦；小便赤黄，舌红，苔薄黄，脉弦数，均是肝郁血热之证。

治法：舒肝清热，凉血止血。

代表方：丹栀逍遥散（《太平惠民和剂局方》）加减。

常用药：柴胡、丹皮、山栀、白芍、茯苓、薄荷、生地黄、甘草、生姜、当归。

②瘀毒内结证。

临床表现：阴道出血，色紫黑，有血块，小腹可触及肿块，腹痛如针刺刀割，疼痛部位固定，舌质暗，有瘀点，脉涩。

证候分析：瘀滞冲任，血不循经，故阴道出血；冲任阻滞，经血运行不畅，故血色紫黑，有血块；胞脉停瘀，故小腹可触及肿块；"不通则痛"，故腹痛；痛如针刺刀割，舌质暗，有瘀点，脉涩，为血瘀之证。

治法：活血化瘀，消癥止痛。

代表方：少腹逐瘀汤（《医林改错》）。

常用药：当归、赤芍、小茴香、干姜、延胡索、没药、川芎、肉桂、五灵脂、蒲黄。

③湿热下注证。

临床表现：阴道不规则出血，带下色黄赤，臭秽难闻，小腹坠痛，口黏口苦，纳呆腹胀，小便黄浊，大便不畅，舌质红，苔黄腻，脉滑数。

证候分析：湿热蕴积而下，损伤冲任，迫血妄行，故阴道出血，带下量多，色黄赤，臭秽难闻；湿热蕴结，瘀阻胞脉，则小腹坠痛；湿热熏蒸，则口黏口苦；湿热内阻，则纳食较差；湿热下移膀胱，则小便黄浊；湿热下迫大肠，则大便不畅；舌质红，苔黄腻，脉滑数，为湿热之证。

治法：清热利湿，解毒抗癌。

代表方：黄连解毒汤（《肘后备急方》）合三妙散（《医学正传》）。

常用药：黄芩、黄连、黄柏、栀子、苍术、牛膝、大黄、厚朴、三七、牡丹皮。

④脾肾亏虚证。

临床表现：阴道出血不止，流出瘀血块或腐肉，带下赤白量多，腰痛，小腹冷痛，浮肿肢冷，食少便溏，小便清长，舌淡苔白，脉沉细无力。

证候分析：脾肾阳虚，冲任不固，血失封藏，故阴道出血不止，流出血块或腐肉；脾阳虚弱，运化失职，水湿内停，湿浊下注，损伤任带二脉，约固无力，故带下赤白量多；肾阳虚外府失荣，故腰痛；肾阳虚胞络失于温煦，故小腹冷感；火不温土，则食少、便溏；膀胱失于温煦，气化失常，故小便清长；浮肿肢冷，舌淡苔白，脉细无力，皆为脾肾两虚之象。

治法：温肾健脾，益气固涩。

代表方：右归丸（《景岳全书》）合附子理中丸（《阎氏小儿方论》）加减。

常用药：人参、干姜、白术、制附子、当归、熟地黄、淮山药、山茱萸、枸杞子、菟丝子、鹿角胶、杜仲、肉桂、甘草。

（2）放疗期间的中医治疗。

①湿热伤中，气滞血瘀证。

临床表现：腹痛，大便次数增多，或便黏液血便，里急后重，臭秽，舌红，苔黄厚腻，脉弦数。

证候分析：放疗产生热毒蕴结肠腑，熏灼肠道，热毒与肠之气血搏结，肠道传导失司，通降不利，气血壅滞，肠道脂络受损，故见腹痛，里急后重、黏液血便。

治法：清热解毒，调气行血。

代表方：芍药汤（《素问病机气宜保命集》）加减。

常用药：芍药、当归、黄连、槟榔、木香、炙甘草、大黄、黄芩、肉桂、川楝子、延胡索、白头翁、秦皮、三七粉、白芨。

②湿热下注证。

临床表现：小便频急热痛，淋漓不尽或癃闭不通，或小便带血，小腹胀满，口干口苦，舌红，苔黄腻，脉弦数。

证候分析：放疗之热毒侵犯下焦，膀胱气化不利，热毒郁久化火，伤及膀胱血络，水道不利，故尿频尿急、溺时涩痛、淋漓不尽，甚至癃闭不通；湿热郁遏，气机不畅，则少腹胀满；津液不布，则口干口苦。

治法：清热泻火，利水通淋。

代表方：八正散（《太平惠民和剂局方》）加减。

常用药：木通、车前草、萹蓄、瞿麦、栀子、滑石、大黄、甘草、小蓟、白茅根、沙参、石斛、薏苡仁、车前子、蛇床子、地榆炭。

（3）化疗期间的中医治疗。

①脾胃气虚证。

临床表现：食欲不振，食入难化，恶心呕吐，胃脘痞闷，大便不畅。舌苔白滑，脉虚弦。

证候分析：脾胃虚弱，中阳不振，水谷熟腐运化不及，故食入难化、恶心呕吐；脾虚则运化失常，故大便不畅。

治法：健脾益气，和胃降逆。

代表方：六君子汤（《医学正传》）或参苓白术散（《太平惠民和剂局方》）加减。

常用药：人参、茯苓、白术、陈皮、半夏、甘草、白扁豆、山药、薏苡仁。

②痰饮中阻证。

临床表现：呕吐清水痰涎，脘闷不食，头眩心悸，舌苔白腻，脉滑。

证候分析：脾不运化，痰饮内停，胃气不降，则脘闷不食，呕吐痰涎；水饮上犯，清阳之气不展，故头眩；水气凌心则心悸；苔白腻，脉滑，为痰饮中阻之证。

治法：温中化饮，和胃降逆。

代表方：小半夏汤（《金匮要略》）合苓桂术甘汤（《金匮要略》）。

常用药：半夏、茯苓、桂枝、白术、甘草、生姜。

二、辨病治疗

1. 子宫体癌临床常用中药

（1）紫草根：苦、寒。有凉血、活血、清热、解毒之功效。用量60g，加蒸馏水500mL，浸泡30分钟，再用砂锅煮沸过滤，每日100mL，分4次服完。

（2）莪术：辛、苦、温。《日华子本草》："治一切气，开胃消食，通月经，消瘀血，止扑损痛，下血及内损恶血等。"《本草图经》："今医家治积聚诸气为最要之药。与荆三棱同用良。妇人药中亦多使。"用于气滞血瘀所致的癥瘕积聚、经闭以及心腹瘀痛等。用量3～5g，煎服。

（3）苦参：性寒，味苦。功能清热燥湿，祛风杀虫，利水。适用于妇科肿瘤、消化道肿瘤等多种肿瘤。9～15g，水煎服，每日1次。

（4）龙葵：性寒，味苦，有小毒。功能清热解毒，活血消肿，利水通淋。临床单用用于治疗妇科肿瘤引起的腹水。单用120g，煎服，每日1次。

（5）仙鹤草：苦、涩，平。入肺、肝、脾经。具有收敛止血、解毒消肿、消积止痢、补虚健脾、杀虫止痒的功效。临床用治子宫体癌属热毒壅滞、正气不足，或明显出血者。内服：煎汤，10～15g，大剂量可用30～60g；或鲜品捣汁；或入丸、散剂。外用：适量，调敷。

2. 子宫体癌常用中成药

（1）大黄䗪虫丸（《金匮要略》）：由熟大黄、地鳖虫、水蛭、桃仁、虻虫、干漆、苦杏仁、黄芩、生地黄、白芍、甘草等组成。适应于子宫体癌偏于瘀血内结者。本药为蜜丸，每丸重6g，成人每次服1丸，每日服3次。本品药力较猛，体虚者不可用。

（2）桂枝茯苓丸（《金匮要略》）：由桂枝、茯苓、丹皮、桃仁（去皮尖）、芍药组成。具有活血化瘀、缓消癥块之效。适用于妇科肿瘤如宫体癌、宫颈癌等属血瘀证者。每次服1丸，每日3次，饭前温开水冲服。

（3）平消胶囊：由郁金、仙鹤草、五灵脂、白矾、硝石、干漆、枳壳、马钱子粉组成。具有活血化瘀、止痛散结、清热解毒、扶正祛邪之功。适用于多种肿瘤如子宫体癌、子宫颈癌等辨病选用。一次4～8粒，一日3次。

3. 子宫体癌单方、验方

蛋黄油调膏：苦参30g、雄黄15g、白矾15g、黄柏30g、乳香15g、没药15g、麝香2g、蟾蜍2g、冰片 2g、硇砂 1g。将上述各药各研细末后混匀，用蛋黄油调膏，外敷。适用子宫体癌疼痛者，每日换药 1~2 次。

4. 中医外治法

双柏散（广州中医药大学第一附属医院院内制剂）：由侧柏叶、大黄、黄柏、薄荷、泽兰组成，共研细末，水、蜜调制外敷。可活血化瘀、消肿止痛，广泛用于治疗急性软组织损伤、疮疡、急腹症、慢性盆腔炎等，药理作用证明其具有良好的抗炎、促进血肿吸收和瘀斑消退作用，抑制创伤性无菌性炎症反应。临床适用于子宫体癌因肿物坏死或合并感染，表现为局部红肿、或有发热、小腹疼痛，证属毒瘀互结者。

三、对症治疗

（1）阴道出血：患者可出现突然的大出血或少量出血淋漓不尽，出血量多时常夹有血块，血色或鲜红或紫暗，味腥臭，部分患者可伴有脓性或血性分泌物。常伴有贫血症状。属中医"崩漏"范畴。《医学入门》谓："凡非时血行，淋漓不净，谓之漏下；忽然暴下，若山崩然，谓之崩中。"子宫体癌的急症首数崩中，以阴道突然大出血为临床特点，若不快速、有效止血，常会导致气随血脱，甚至危及生命。因此，止血防脱为当务之急，止血治疗，宜"急则治其标"，采用中西医结合的方法，中药可用独参汤、冰冻紫地合剂、云南白药等止血固脱，在此基础上，再以辨证止血以治其本。

（2）腹痛：早期患者无明显的盆腔疼痛或轻微疼痛，一般疼痛多半为下腹部酸胀不适感。在宫腔出血较多或积有血块时，患者可感到痉挛性疼痛，晚期由于肿瘤侵及或压迫盆腔神经丛造成持续性疼痛，且常较为剧烈。继发的宫腔感染或积脓也是造成疼痛的原因。若表现为胀痛为主，用香附、乌药理气止痛；以刺痛为主，用益母草、当归、五灵脂、蒲黄祛瘀止痛；若影像学检查提示有积液或积脓者，可加用木通、车前子、川萆薢、茯苓皮等利尿渗湿。

（3）发热：可因宫腔或宫旁感染严重而出现发热，表现为高热或低热，常伴有疼痛等症状。热象明显，口干尿黄，或伴带下黄稠腥臭，舌红苔黄，脉数，证属湿热者，以疏肝清热、除湿解毒法，可用止带汤加减。可酌加金银花、连翘、蒲公英等。

四、放疗后遗症的治疗

1. 放射性膀胱炎

放射性膀胱炎是盆腔恶性肿瘤放射治疗后的一种常见并发症。放射性膀胱炎的发生与放射剂量和持续时间是密切相关的。放射性膀胱炎发病的时间差异较大，临床上放射性膀胱炎可分为急性和慢性两种类型，急性型可出现于放疗后 4~6 周，慢性型好发于放疗结束 3 个月后，甚至放疗后 10 余年。放射性膀胱炎患者发病后，临床症状表现为顽固性血尿、尿痛、尿频尿急、排尿困难，并且常为反复性、持续性出现。严重的情况下，甚至出现急性尿潴留、下腹坠胀疼痛等。根据放射性膀胱炎的临床表现，可将其分 3 度：①轻度：出现尿痛、尿急、尿频症状，行膀胱镜检查时可发现黏膜充血水肿；②中度：反复发作的毛细血管扩张性血尿，甚至出现黏膜溃疡；③重度：形成膀胱阴道瘘，主要为对症治疗，包括运用止血药物、抗生素对膀胱出血和刺激症状进行控制等，对于常规治疗效果不佳的患者，可以采用高压氧、膀胱冲洗、药物灌注等方法。指导患者在行放射治疗前多饮水保留小便，照射时使膀胱处于充盈状态，以减少放疗对小肠及膀胱的损伤。中药常用则常用瞿麦、甘草梢、木通、车前子、仙鹤草、黄柏、白茅根、赤小豆、大蓟、小蓟、六一散、栀子等辨证配伍治疗。

2. 放射性肠炎

盆腹腔放疗是恶性肿瘤不可或缺的治疗手段之一，随之而来所导致的放射性损伤难以完全避免，常见受损部位包括直肠、乙状结肠、盆腔组小肠及回盲部，其中以放射性直肠损伤最为常见且顽固。放射性直肠损伤患者常合并盆腔整体性损伤，其病情评估应强调多学科协作，综合临床、内镜、影像学及组织病理学等方面，运用各项客观评分标准对患者肿瘤学预后、放射性肠损伤病变严重程度及病情所处阶段进行评估并细化临床分型，以确定整体治疗策略和制订个体化治疗方案。应充分考虑疾病的自限性特点，对早期病变尽可能采用非手术治疗方法；而对病情反复、病变持续进展出现晚期严重并发症的患者，应尽快进行手术干预。在损伤预防上，针对放射性直肠损伤的高危患者，应通过放疗技术改进、物理防护及药物预防等方法进行综合预防。中药常用如槐角、白头翁、地榆炭、败酱草、薏苡仁、仙鹤草、当归、陈皮、阿胶、金银花、黄连、赤白芍、棕榈炭等辨证配伍。

五、食物疗法

（1）田七藕蛋羹。

原料：田七（三七）粉5g、鸡蛋1个调成糊、鲜莲藕250g。

制法：鲜莲藕切碎，绞汁（约30mL），加水30mL，煮沸后入田七粉蛋糊，加盐适量。服1次/日。

功效：清热祛瘀。主治瘀热型子宫体癌。

（2）白果冬瓜子汤。

原料：白果10个、冬瓜子30g、莲子肉15g、胡椒1.5g。

制法：上述原料同入锅，加水2升，武火煮沸后改文火炖至白果、莲子烂熟。分服，2~3次/日，1剂/日。

功效：健脾利湿，止带。主治子宫体癌，症见带下不止。

（3）化疗时饮食。

化疗时，饮食调养以健脾益气、补肾填精为主，可用瘦肉、海参、动物肝脏、核桃、黑木耳、胡萝卜、黑米、花生等。出现恶心、呕吐、食欲不振等消化道反应，应以健脾和胃的膳食调治，如扁豆、山药、白萝卜、香菇等。

（4）放疗时饮食。

放疗时，饮食调养以养阴清热为主，可食用荸荠、雪梨、西瓜、冬瓜、香菇、绿豆、银耳、鱼类等。

【转归预后】

与临床分期、病理类型等密切相关，有淋巴结转移者预后差。子宫体癌的发展较慢，如能早期发现、早期诊断、早期治疗，与其他系统癌症相比，其预后较为好。

【调护预防】

一、治疗期间及治疗后的调护

应避免精神紧张、情绪过激，保持开朗、乐观的心情。若确诊为子宫体癌后，要克服焦虑、悲伤、恐惧的心理，树立同癌症做斗争的信心。饮食应多样化，不可偏嗜或不节，尽可能选择新鲜的水果、蔬菜，常吃豆类和粗杂粮，忌烟酒，少吃韭菜、生葱、辛辣食物等。要保持良好的生活习惯，做到起居有常，不妄作劳，经常参加适度的体育活动。

二、综合预防

（1）重视绝经后妇女阴道流血和绝经过渡期妇女月经紊乱的诊治；

（2）正确掌握雌激素应用指征及方法；

（3）对有高危因素的人群，如肥胖、不育、绝经延迟、长期应用雌激素及他莫昔芬等，应密切随访或监测；

（4）加强对林奇综合征妇女的监测，建议在30~35岁后开展每年一次的妇科检查、经阴道超声和内膜活检，甚至建议在完成生育后可预防性切除子宫和双侧附件。

【临证备要】

一、辨病思路

1. 根据症状辨病

阴道流血，主要表现为绝经后阴道流血；阴道排液，多为血性液体或浆液性分泌物；下腹疼痛。

2. 根据体征辨病

早期患者行妇科检查可无异常发现。晚期可有子宫增大，合并宫腔积脓时可有明显压痛，宫颈管内偶可见癌组织脱出，触之易出血。癌灶浸润周围组织时，子宫固定或在宫旁扪及不规则结节状物。

3. 根据检查辨病

子宫内膜活检或诊断性刮宫可获得诊断。诊断性刮宫是常用而有价值的诊断方法。常行分段诊刮，刮出的组织注明部位，分别送病理检查，以同时了解宫腔和宫颈的情况。组织学检查是子宫内膜癌的确诊依据。

二、辨证思路

1. 未放化疗的证候特征

（1）肝郁血热证：阴道突然大出血或出血淋漓，血色鲜红，伴胸胁胀满，心烦易怒，口干口苦，小便赤黄，舌红，苔薄黄，脉弦数。

（2）瘀毒内结证：阴道出血，色紫黑，有血块，小腹可触及肿块，腹痛如针刺刀割，疼痛部位固定，舌质暗，有瘀点，脉涩。

（3）湿热下注证：阴道不规则出血，带下色黄赤，臭秽难闻，小腹坠痛，口黏口苦，纳呆腹胀，小便黄浊，大便不畅，舌质红，苔黄腻，脉滑数。

（4）脾肾亏虚证：阴道出血不止，流出瘀血块或腐肉，带下赤白量多，腰痛，小腹冷痛，浮肿肢冷，食少便溏，小便清长，舌淡苔白，脉沉细无力。

2. 放疗后的证候特征

放疗的性质属于火热之邪，多表现为湿热伤中，气滞血瘀证及湿热下注证。

3. 化疗后的证候特征

化疗药物药性猛烈，常表现为脾胃气虚证、痰饮中阻证等。

三、治疗注意事项

根据肿瘤累及范围及组织学类型，结合患者年龄及全身情况制订适宜的治疗方案。早期患者以手术为主，术后根据高危因素选择辅助治疗。影响子宫内膜癌预后的高危因素有：非子宫内膜样腺癌、高级别腺癌、肌层浸润超过 1/2、脉管间隙受侵、肿瘤直径大于 2cm、宫颈间质受侵、淋巴结转移和子宫外转移等。晚期患者采用手术、放射、药物等综合治疗。对于影像学评估病灶局限于子宫内膜的高分化的年轻子宫内膜样癌患者，可考虑采用孕激素治疗为主的保留生育功能治疗。中医药可用于治疗子宫体癌的各个时期，结合不同的体质、症状和西医治疗情况，采取健脾、补肾、清热、利湿、疏肝、解毒、化瘀、祛痰等治疗，以达到增强治疗效果，减少放化疗毒副作用，改善患者生存质量以及延长生存时间的目的。

1. 化疗期的治法

化疗时治疗多以健脾化饮，和胃降逆等，调理胃肠功能，减毒增效，常以六君子汤、小半夏汤为主加减治疗。

2. 放疗期的治法

放疗时在治疗上宜清热解毒、行气活血等。治疗目的为减毒增效，保存体力。常以芍药汤、八正散为主加减治疗。

3. 放疗后遗症的治疗

（1）放射性膀胱炎：主要为对症治疗，包括运用止血药物、抗生素对膀胱出血和刺激症状进行控制等，对于常规治疗效果不佳的患者，可以采用高压氧、膀胱冲洗、药物灌注等方法。指导患者在行放射治疗前多饮水保留小便，照射时使膀胱处于充盈状态，以减少放疗对小肠及膀胱的损伤。中药则常用瞿麦、甘草梢、木通、车前子、仙鹤草、黄柏、白茅根、赤小豆、大蓟、小蓟、六一散、栀子等辨证配伍治疗。

（2）放射性肠炎：放射性直肠损伤患者常合并盆腔整体性损伤，其病情评估应强调多学科协作，综合临床、内镜、影像学及组织病理学等方面，运用各项客观评分标准对患者肿瘤学预后、放射性肠损伤病变严重程度及病情所处阶段进行评估并细化临床分型，以确定整体治疗策略和制订个体化治疗方案。应充分考虑疾病的自限性特点，对早期病变尽可能采用非手术治疗方法。而对病情反复、病变持续进展出现晚期严重并发症的患者，应尽快进行手术干预。在损伤预防上，针对放射性直肠损伤的高危患者，应通过放疗技术改进、物理防护及药物预防等方法进行综合预防。中药如槐角、白头翁、地榆炭、败酱草、薏苡仁、仙鹤草、当归、陈皮、阿胶、金银花、黄连、赤白芍、棕榈炭等辨证配伍治疗。

第三节 卵巢癌

【概述】

卵巢癌是发生于卵巢组织的恶性肿瘤，是女性生殖器官常见肿瘤之一。2022 年，国家癌症中心发布了最新癌症统计数据，我国卵巢癌患者年新发病例数为57200，粗发病率为8.47/10万人；年死亡病例数为27200，粗死亡率达4.04/10万人，卵巢癌年发病率居女性生殖系统肿瘤第3位，位于子宫颈癌和子宫体恶性肿瘤之后，呈逐年上升的趋势，而病死率位于女性生殖道恶性肿瘤之首。卵巢癌发病隐匿，因目前尚缺乏有效的筛查及早期诊断措施，绝大多数患者在确诊时已存在局部或远处播散，5年生存率约为46%。

大部分卵巢癌为散发性，晚婚、不育者患卵巢上皮癌的危险性相对增高；家族有遗传性卵巢癌综合征的妇女患卵巢癌的危险增高，遗传性卵巢癌约占所有卵巢癌患者的15%。目前，已发现十余种抑癌基因的胚系突变与遗传性卵巢癌发病相关，与卵巢癌相关的遗传性肿瘤综合征主要有遗传性乳腺癌/卵巢癌综合征、林奇综合征等。

中医的治疗作用可贯穿于卵巢癌各个治疗阶段，有助于加快术后机体恢复、增强放化疗疗效、减少不良反应、延长生存期、提高生存质量。

中医古籍中没有卵巢癌这一病名，类似的病证记载属于"癥瘕""积聚"等范畴。

【疾病源流】

中医古籍中没有卵巢癌这一病名，类似的病证记载属于癥瘕、瘤积、血癥、积聚等范畴。《素问·骨空论》中有："任脉为病，男子内结七疝，女子带下瘕聚。"《说文》曰："瘕，女病也。"汉代张仲景《金匮要略》曰："妇人宿有癥病，……为癥痼害"，将其称为"癥病""癥痼"。《肘后备急方》云："凡癥瘕之起，多以渐生，如有卒觉，使牢大，自难治也。腹中癥有结积，便害饮食，转羸瘦。"《诸病源候论》中记载："若积引岁月，人即柴瘦，腹转大，遂致死。其癥不转动者，必死。"其后又曰："由饮食不节，寒温不调，气血劳伤，脏腑虚弱，受于风冷，冷入腹内，与血气相结所生。瘕者假也，其结聚浮假而痛，推移乃动。"《妇人大全良方》云："夫妇人积年血瘕块者……久而不差，不问积聚癥瘕，俱为恶候，切勿视为寻常等而不求医早治，若待胀满已成，胸腹鼓急，虽仓扁复生，亦莫救其万一，遭斯疾者，可不惧乎"。明代吴昆《医方考》曰："积聚癥瘕，夫人心腹之疾也。"《医学正传》中记载："其与瘕独见于脐下，是为下焦之疾，故常得于妇人。"

【病因病机】

一、中医病因病机：

中医肿瘤学强调脏腑虚弱，冲任督带失调是卵巢癌发病的首要内因，复加六淫、七情、饮食劳逸相互作用相互影响，导致本病。其病因可有下面几方面：

1. 禀赋不足，脏腑虚弱

患者先天禀赋不足，正气内虚，邪毒外侵，留而不去，阻滞气血津液的正常运行和输布，或脏腑虚弱，正气亏虚，气血津液运行和输布失常，均可导致瘀血、痰饮内生，积聚胞宫生为本病。华佗《中藏经》指出："积聚、癥瘕、杂虫者，皆五脏六腑真气失而邪气并，遂乃生焉。"又如李中梓《医宗必读·积聚》云："积之成也，正气不足，而后邪气踞之，久之不除也。"

2. 饮食不节，损伤脾胃

患者平素饮食不节，脾胃受损，运化失常，痰湿内停，积聚胞中，发为本病。《诸病源候论·癥瘕候》谓："癥瘕者，皆由寒温不调，饮食不化，与脏气相搏结所生也。"

3. 情志内伤，肝气不舒

患者平素情志失调，肝气郁结，气滞血瘀，阻于胞中，癥瘕内生。《灵枢·寿夭刚柔篇》指出："忧恐愤怒伤气，气伤脏，乃病脏。"李梴在《医学入门·积聚皆属于脾》提出："郁结伤脾，肌肉消薄，与外邪相搏，而成肉瘤。"认为内伤情志引起的积聚与脾关系密切。

4. 冲任督带失调

冲任督带的生理功能与女子胞关系密切，冲任督带功能失调则可导致气血的功能失调，导致气滞血瘀，积聚成块阻滞胞宫，或气血亏虚，气虚不能推动血液运行，瘀血停滞胞中，发为本病。《素问·骨空论》云："任脉为病……女子带下瘕聚。"

总之，卵巢癌的发生，是在禀赋不足或脏腑经络功能失常的基础上，外邪内侵、七情饮食相互作用影响，造成内伤，脏腑经络功能进一步失调，气机紊乱，血行瘀滞，痰饮内停，有形之邪阻于冲任督带，结聚胞宫而成。本病病位在胞宫，与肝脾肾三脏和冲任督带四脉关系密切。

二、西医病因病理

据其组织病理特征，原发性卵巢癌主要分为上皮性卵巢癌、恶性生殖细胞肿瘤及性索—间质肿瘤三大类。上皮性卵巢癌（包括：浆液性癌、黏液性癌、子宫内膜样癌、恶性勃勒纳瘤和移行细胞癌）多见于绝经后女性，而恶性生殖细胞肿瘤（包括胚胎癌、内胚窦瘤、未成熟畸胎瘤、无性细胞瘤）则高发于儿童和青春期女性。上皮性肿瘤是最为常见的卵巢肿瘤，按生物学行为分为良性、交界性及恶性肿瘤。

【诊断与鉴别诊断】

一、诊断要点

1. 临床表现

早期卵巢癌多无自觉症状。初始表现可为消化系症状，如食欲减退，消化不良，腹部不适，恶心等。随疾病进展，肿瘤增大，腹水产生，腹部不适及腹胀症状逐渐明显，或伴腹痛，出现大量腹水或胸腔积液可引起呼吸道症状。由于早期卵巢癌缺乏特异性症状，极易漏诊。对不明原因腹胀、腹水、盆腹腔肿块及腹痛都应行彻底检查。晚期常有消瘦、体重下降及恶病质表现。

全面体检是卵巢恶性肿瘤术前诊断和评估的重要手段，尤其应重视妇科检查。早期卵巢癌多无明显体征，妇科检查发现附件肿块可能是体检可获得的唯一体征。任何年龄女性发现附件包块均应重视，尤其是绝经后女性出现附件包块并伴腹水，可能需高度怀疑为卵巢癌。对实质性或混合性卵巢肿块，或囊肿大于5cm且已绝经的妇女应避免用细针穿刺做细胞学检查。许多卵巢癌是以腹水征就诊，临床可见腹部隆起，移动性浊音阳性。妇检可有盆腔或子宫直肠窝肿块，也可能无异常发现。胸腔积液也是部分就诊的原因，以右侧多见。晚期可出现锁骨上或腹股沟淋巴结肿大、肠梗阻等体征。

2. 辅助检查

（1）血液学检查：对不同患者选择对应的肿瘤标志物检测，如癌抗原125（CA125）、人附睾蛋白4（HE4）、CA153、CA19-9、甲胎蛋白（AFP）、癌胚抗原（CEA）等；

（2）影像学检查：卵巢癌诊疗中常用影像学检查方法超声（经阴道/经腹超声）、CT、MRI、PET-CT等。良好的影像学评估有助于明确肿瘤形态、侵犯范围等，协助肿瘤定性诊断及决策治疗；

如怀疑有邻近器官受累和/或远处转移，可依据可能侵犯范围相应行胃肠造影检查、静脉尿路造影检查和胸部 X 线或 CT 检查等。

（3）病理学检查：卵巢癌确诊必须依靠组织病理检查而非胸腹水细胞学检查。对早期卵巢癌不主张穿刺活检，卵巢肿瘤包膜穿破会使分期上升。考虑已为晚期时可行肿块穿刺活检。大多数卵巢癌是在开腹手术或腹腔镜手术中切除卵巢肿瘤或转移灶送冰冻切片来诊断。经腹或后穹隆穿刺抽取腹水进行细胞学检查，也有助于卵巢恶性肿瘤的诊断。早期患者行手术分期时，除原发灶和转移灶外，常规腹膜多点活检及可疑组织活检都需分别标记取材部位分别固定送检。晚期患者切除器官者应将标本完整送检。大多数卵巢恶性肿瘤合并腹水或胸腔积液，行腹水或胸腔积液细胞学检查可发现癌细胞。

（4）其他检查：在精准医学的时代背景下，卵巢癌的生物标志物检测对于实现卵巢癌的精准个体化治疗尤为重要，包括 BRCA1/2、杂合性丢失（Loss of Heterozygosity，LOH）或无胚系 BRCA 突变的同源重组修复（Homologous Recombination，HR）状态检测等，更全面的检测对缺少有效治疗措施的少见病理组织类型尤为重要。分子检测最好采用最新获得的组织标本或血液标本。

二、鉴别诊断

主要指出现与该病相似的临床症状，应与相关疾病相鉴别。

1. 子宫内膜异位症

此病也可形成盆腔包块伴血清 CA125 升高。但此病常见于育龄期女性，可有继发性、渐进性痛经、不孕等，CA125 多为轻中度升高，查体可伴有盆底、骶韧带触痛性结节。

2. 盆腔炎性包块

盆腔炎症也可形成囊实性或实性包块，与卵巢癌相似，多伴有 CA125 上升。盆腔炎性包块患者往往有人工流产术、宫内节育器放置或取出、产后感染或盆腔炎等病史。临床主要表现为发热、下腹痛等，双合诊检查触痛明显，抗感染治疗有效后包块缩小，CA125 下降。

3. 卵巢良性肿瘤

良性肿瘤常发生于单侧，活动度较好，表面光滑，包膜完整。患者一般状况较好，CA125 正常或仅轻度升高。影像学多表现为壁光滑的囊性或实性包块，一般无明显腹盆腔积液。

4. 盆腹腔结核

患者常有结核病史和不孕病史，可有消瘦、低热、盗汗等症状。腹膜结核合并腹水时，可合并CA125 升高。有时临床难以鉴别，腹水细胞学检查未能查到恶性肿瘤细胞，难以明确诊断时，可考虑腹腔镜探查明确诊断。

5. 卵巢转移性癌

消化道、乳腺原发肿瘤等可转移至卵巢。卵巢转移性肿瘤常表现为双侧实性或囊实性包块。胃癌卵巢转移瘤也称为库肯勃瘤。鉴别诊断主要是通过临床病史、影像学、病理及免疫组织化学染色来鉴别。

【治疗】

一、辨证治疗

1. 辨证要点

（1）辨虚实。

辨证首先应辨虚实：此病在疾病早期即存在正气受损的情况，但未至明显亏虚，瘤体小且局限，说明邪气已实但不深不广，一般全身情况尚可，仅以局部症状为主；中期多表现出正气虚损加剧，同时邪气逐渐深入，表现为局部肿块增大，侵及范围扩大，并出现各种虚性全身症状；晚期正气衰微，邪气反而既实且盛，主要表现为肿块巨大，伴有其他部位转移，并有难以进食，甚至神志欠清，面色萎黄或晦暗，枯瘦如柴等严重的全身虚损证候。

（2）分期辨证。

卵巢癌患者早期多见痰湿蕴结，气滞血瘀之实象；中期湿热毒结，暗耗气血，多表现虚实夹杂；晚期病久出现肝肾阴虚，气血亏虚之证。其次辨主症与兼症：临床常见主要症状有腹胀、下腹下坠疼痛、面色紫暗或黧黑；常见伴随症状包括神疲、乏力、纳呆、食欲减退、消瘦、脉细湿等。

（3）并发症辨证。

中期患者多是术后复发或发生转移的患者，也有少部分未能手术患者，体内存在卵巢癌瘤体，正虚邪实，邪气壅滞经脉，以至气血瘀滞，则疏泄失常，肝气瘀滞，乘犯脾胃，脾运化失司，水湿停聚，湿性困脾，脾土壅滞而肝木更郁，造成肝脾俱损；又因肝藏血，脾统血，肝脾失调，血行不畅，故可见血瘀、水湿等所致兼证；晚期患者多无手术机会而以化疗为主要治疗手段，或转移及间见腹水等他症，气滞、痰毒、湿热错杂为患，以肝、脾、肾三脏受累为主，其病机为肝失疏泄，脾失健运，气机升降受阻，气郁于局部，气为血之帅，无气以行血，则血疲脉络；气机不畅，阻碍脉络正常运输功能，导致痰毒、水湿等病理产物累积于局部，水湿困脾，脾为生痰之源，痰湿留滞，络脉闭阻，水湿、痰毒、瘀血等病理产物互结，水湿不化，泛溢肌肤，可见积证、臌胀、水肿等兼夹证候。

（4）化疗毒副反应辨证。

卵巢癌早期患者多采取手术治疗，并以化疗、放疗等方法辅助治疗以巩固疗效。经过上述抗肿瘤治疗后，正气受损加重，尤其以脾胃之气为严重，多为脾胃亏虚。但由于卵巢癌患者素体正虚，上述"俊烈"的治疗方法进一步损伤正气，正气不能顾护气阴，阴液亏虚而使肝失潘养，导致肝肾阴虚；女性容易发生情志抑郁，抑郁伤肝，肝失疏泄，不能调畅气机，肝郁气滞，肝旺克脾，逐渐出现乏力等脾虚症状，导致肝郁脾虚。

2．治疗要点

（1）治疗原则和方法。

脏腑虚弱、冲任督带失调是卵巢癌发病的首要病因病机，故以调理冲任，扶正祛邪为主要治疗原则。应根据个体差异，通过辨证论治，制订个性化治疗方案，中医具有一定优势，可配合西医来补充与完善卵巢癌治疗。

（2）并发症治疗原则。

①腹水：中医药辨证治疗对恶性腹水有一定疗效。因卵巢癌腹腔内广泛浸润或压迫所致的恶性腹水多是邪毒内蕴、气滞湿阻或湿热蕴结、水湿内停所致，与肝、脾、肾三脏功能失调有直接关系。气滞瘀阻型：治以理气活血，祛湿除满；湿热蕴结型：治以清热利湿，攻下逐水。

②腹痛：因肿物压迫或浸漓周围组织所致，"不通则痛"，治疗应以"通则不痛"为原则。

③排尿困难：卵巢癌晚期压迫尿路所致的排尿困难，似于古籍中的"转胞"，与肺、脾、肾三脏功能障碍所致的"癃闭"不同。治当行瘀散结，通利水道。

（3）化疗毒副反应的治疗原则。

化疗药物药性猛烈，化疗在杀伤肿瘤细胞时也会损伤人体正常细胞，产生各种不良反应，卵巢癌患者术后气血两虚证最为常见。易伤及肝脾肾三脏，常表现为脾肾两虚、肝肾阴虚及气血亏损等。另外，当代医家认为中医药化疗所致周围神经毒性反应的病机是化疗药损伤正气，致血行不畅、筋脉失养、络脉瘀阻，化疗损伤脾胃，脾胃升降失职。治以益气、活血、健脾、通络为法。

（4）综合治疗原则。

手术在卵巢恶性肿瘤的初始治疗中具有重要意义，手术目的包括切除肿瘤、明确诊断、准确分期、判断预后和指导治疗。卵巢癌的初次手术包括全面的分期手术及肿瘤细胞减灭术。临床判断为早期的患者应实施全面分期手术，明确最终分期。临床判断为中晚期患者应行肿瘤细胞减灭术。如果术前怀疑有恶性肿瘤可能，推荐行开腹手术。化疗和靶向治疗是卵巢癌治疗的主要手段，在卵巢癌的辅助治疗、复发治疗中均占有重要的地位。中医药可用于治疗卵巢癌癌前病变及宫颈癌的各个时期，应以扶正抑癌、活血散结为基本治疗原则。

3. 分证论治

常见临床证型的中医治疗：

①气滞血瘀证。

临床表现：少腹包块，坚硬固定，胀痛或刺痛，痛而拒按，夜间痛甚，或伴胸胁不舒，月经不调，甚则崩漏，面色晦暗，肌肤甲错，舌质紫暗有瘀点、瘀斑，脉细涩。

证候分析：本证由气病及血而成，"气为血之帅，血为气之母"，气滞为主者攻撑胀痛，肝气郁结则胸胁不舒；血瘀为甚者刺痛不已，瘀血结块则肿痛坚硬，痛而拒按，肌肤甲错；瘀血内阻，冲任失调而出现月经不调、崩漏；而舌质紫暗，脉细涩皆为血瘀之象。

治法：行气活血，祛瘀消癥。

代表方：蓬莪术散（《太平圣惠方》）加减。

常用药：莪术、三棱、枳壳、鳖甲、桂枝、槟榔、大黄、木香（后下）、赤芍、当归、柴胡、桃仁、红花。

加减：腹部肿块坚硬者，加土鳖虫、穿山甲、水蛭；阴道出血过多者，加仙鹤草、阿胶、三七；身热口干苦者，加蒲公英、苦参；腹胀甚者，加枳实、九香虫；腹水多者，加大腹皮、八月札、猪苓；潮热、盗汗、口干者，加鳖甲、女贞子、山萸肉、知母；胁痛者，加延胡索、白芍、郁金。

②痰湿蕴结证。

临床表现：少腹部胀满疼痛，痛而不解，或可触及质硬包块，胸脘痞闷，面浮懒言，带下量多质黏，舌淡胖或红，舌苔白腻，脉滑或滑数。

证候分析：本证由禀赋不足或脾气受损所致，"脾为生痰之源""后天之本"，能化生气血精微。若素体脾虚或饮食伤脾，水谷精微不能化生，水反为湿，湿聚成饮、成痰，久之有形实邪结于少腹，故出现胀满疼痛，多属"不通则痛"；痰饮为患，无处不到，停滞上、中二焦，气机受阻则面部浮肿、胸脘痞闷；"湿性重浊，其性趋下"，而见带下量多质黏；而舌淡胖或红，舌苔白腻，脉滑或滑数皆为痰湿蕴结或化热之证。

治法：健脾利湿，除痰散结。

代表方：导痰汤（《济生方》）加减。

常用药：茯苓、枳壳、三棱、陈皮、胆南星、生半夏、芫花、苍术、香附、生姜。

加减：少腹包块坚硬者，加鳖甲、穿山甲、乳香、没药、山慈菇、夏枯草；身倦乏力重者，加白术、黄芪；大便干硬秘结者，加生大黄、麻子仁、白芍。

③肝肾阴虚证。

临床表现：下腹疼痛，绵绵不绝，或可触及包块，头晕目眩，腰膝酸软，四肢无力，形体消瘦，五心烦热，月经不调，舌红少津，脉弦细数。

证候分析：本证由肝气不疏、肝阴耗竭、久病及肾所致，"女子以肝为先天"，肝气郁结，肝脏"体阴而用阳"，疏泄失司，肝阴首当其冲，肝阴受耗，肝血不藏，阴血不足，头晕目眩，疼痛绵绵；"肝肾同源""胞脉系于肾"，病久则暗耗肾阴，不能资助冲任二脉，出现腰膝酸软，形体消瘦，五心烦热，月经不调；而舌红少津，脉细弦数皆为阴虚内热之证。

治法：滋补肝肾，养正消积。

代表方：鹿角胶丸（《医学正传》）加减。

常用药：鹿角胶（烊化）、龟甲（先煎）、熟地黄、杜仲、菟丝子、牛膝、人参、当归、茯苓、白术。

加减：腹胀痛者，加川楝子、延胡索、水红花子；血虚阴伤者，加三七、党参、何首乌、熟地黄；腹胀，腹大如鼓者，加大腹皮、川楝子、车前草。

④气血两虚证。

临床表现：腹痛绵绵，或有少腹包块，伴消瘦乏力，神倦，面色无华，心悸气短，动则汗出，纳呆，口干不多饮，舌质淡红，脉沉细弱，虚大无根。

证候分析：患者病程日久，气血亏虚，则见腹痛绵绵，或有少腹包块；气虚则见消瘦乏力，神倦，纳呆，甚至动则汗出；血虚心失所养，则见心悸气短，气血不能上荣于面，故见面色无华；气血两虚则见口干不多饮；舌质淡红，脉沉细弱，虚大无根为气血两虚之象。

治法：益气养血，健脾消瘕。

代表方：人参养荣汤（《太平惠民和剂局方》）加减。

常用药：人参、白术、黄芪、熟地黄、大枣、川芎、远志、白芍、五味子、茯苓、陈皮（后下）、甘草。

加减：食少纳呆者，加焦山楂、炒麦芽；阴道出血不止者，减川芎，加三七、阿胶。

二、辨病治疗

1．卵巢癌临床常用中药

（1）半枝莲：辛、微苦，凉。清热解毒，活血祛瘀，利水消肿。含生物碱、黄酮苷、酚类、甾体等。《泉州本草》曰："内服主血淋、吐血、衄血痛疽；外用治毒蛇咬伤痈疽疔疮、无名肿毒。"临床用于治疗癌瘤属热毒蕴结，水湿内盛。15～30g煎汤内服，外用适量。

（2）白花蛇舌草：甘、淡、微苦，微寒。清热解毒，活血祛瘀，利水通淋。含齐墩果酸、棕榈酸、白花蛇舌草素等。《潮州志·物产志》云："可治一切肠病。"《泉州本草》云："清热散瘀，消痈解毒。治痈疽疮疡、瘰疬。"治癌瘤属热毒瘀结，水湿内停者。15～30g煎汤内服，外用适量。

（3）土鳖虫（《神农本草经》）云：咸寒，有小毒。破瘀血，续筋骨。临床常用于治疗肝癌、食管癌、皮肤癌、骨癌等癌瘤属瘀毒内壅者。煎汤内服，3～9g。研末吞服，每次1～1.5g。外用适量。

（4）莪术（《药性论》）：辛、苦，温。破血祛瘀，行气止痛。含莪术挥发油1%～1.5%。临床常用于治疗肝癌、胃癌、膀胱癌、卵巢癌、宫颈癌等癌瘤属血瘀气滞者。煎服6～15g，醋制后可加强祛瘀止痛作用。外用适量。

（5）苦参：性寒，味苦。功能清热燥湿，祛风杀虫，利水。适用于妇科肿瘤、消化道肿瘤等多种肿瘤。9～15g，水煎服，每日1次。

（6）龙葵：性寒，味苦，有小毒。功能清热解毒，活血消肿，利水通淋。临床用于治疗妇科肿瘤引起的腹水。单用120g，煎服，每日1次。

2．卵巢癌常用中成药

（1）大黄䗪虫丸：由熟地黄、土鳖虫、蛴螬、干漆、生地黄等组成。具有破血消肿，逐瘀抗瘤作用，适用于妇科肿瘤瘀血内结者，每次1粒，每日3次。血虚经闭者忌用。

（2）复方斑蝥胶囊：由斑蝥、人参、黄芪、刺五加、三棱、半枝莲、莪术、山茱萸、女贞子、熊胆粉、甘草组成。具有破血消瘀，攻毒蚀疮功效，用于妇科肿瘤、肝癌、肺癌等。口服，每日 2 次，每次 3 粒。

（3）加味西黄丸：主要药物有麝香、人工牛黄、乳香、没药、三七、山慈菇等。具有清热解毒抗癌，活血散结，祛瘀止痛的功效，可用于多种肿瘤。服法：每粒 0.25g，每次 2 粒，每日 2~3 次。

3. 卵巢癌单方、验方

（1）香附 15g，乌药、小茴香、川楝子、橘核、荔枝核、莪术各 9g，艾叶、甘草各 3g，茯苓 12g。水煎服，每日 1 剂。适用于卵巢癌少腹冷痛拒按。

（2）太子参、丹参、茯神、黄芪、天冬、半枝莲各 12g，炙甘草、白术各 9g，干地黄 15g，鸡血藤、炒麦芽各 18g，猫人参 24g，薏苡仁 30g。水煎服，每日 1 剂。适用于卵巢无性细胞瘤。

（3）黄芪、山药、女贞子、土茯苓、楮实子、益母草各 30g，党参、太子参、白术、黄精、枸杞子、桑寄生、急性子、茜草各 15g，砂仁（后下）8g，当归、水红花子、生牡蛎、抽葫芦各 15g，阿胶 10g。水煎 60 分钟，每日 1 剂。适用于卵巢颗粒细胞癌，辨证属气血亏虚、肝肾不足者。

4. 中医外治法

（1）腹痛外治方。

治法：活血止痛。

推荐方药：乳香、没药、冰片、红花等。

用法用量：将上药放入 90% 乙醇溶液 500mL 中浸泡 3 天后，取少量澄清液备用。用棉签蘸适量药水搽于痛处，每日可反复使用，疗程不限。

（2）腹水外治方。

治法：益气活血、渗湿利水。

推荐方药：黄芪、牵牛子、猪苓、桃仁、薏米、冰片等。

用法用量：将上方煎制成膏状，取膏约 15g，均匀纳于大小约 9cm×12cm 的无纺膏药布内，厚度约为 5mm。将上述无纺膏药布贴于恶性积液患侧在体表的投射区域，轻压边缘，使其与患者皮肤充分贴紧，增加皮肤的水合程度，促进药物吸收。根据胸腔积液的分度标准，少量胸腔积液贴 1 贴即可，中量或者大量胸腔积液贴 2 贴。

（3）胸腔积液外治方。

治法：益气消饮、温阳化瘀。

推荐方药：生黄芪、桂枝、莪术、老鹳草、牵牛子、冰片等。

用量用法：将上方煎制成膏状，均匀纳于大小约 9cm×12cm 的无纺膏药布内，厚度约为 5mm。将上述无纺膏药布贴于恶性积液患侧在体表的投射区域，轻压边缘，使其与患者皮肤充分贴紧，增加皮肤的水合程度，促进药物吸收。根据胸腔积液的分度标准，少量胸腔积液贴 1 贴即可，中量或者大量胸腔积液贴 2 贴。

（4）肿块外治方。

治法：消肿散结。

推荐方药：大黄、芒硝、冰片等。

用法用量：大黄、芒硝、冰片按一定的比例混匀装至外敷袋，外敷患处，每天外敷至少 8 小时以上。

三、卵巢癌对症治疗

毒热盛者加败酱草、龙胆草、苦参、蒲公英。腹水多者加水红花子、抽葫芦、冲天草、天葵。腹胀甚者加木香、槟榔、大腹皮、枳实。腹块坚硬者加土鳖虫、山甲、莪术、水蛭、桃仁、虻虫。阴虚者加生熟地黄、山萸肉、丹皮、女贞子、旱莲草、龟板。

四、化疗后遗症的治疗

（1）恶心呕吐：化疗药物常常会引起恶心呕吐的症状。中医认为这是胃气不和，可选择利胃消食的方剂如陈皮生姜汤或平胃散等。

（2）腹泻便秘：化疗药物可能导致腹泻或便秘。腹泻多属于寒湿内盛，可选用温中止泻的方剂如四君子汤；便秘多属于燥热内结，可选用润肠通便的方剂如大承气汤。

（3）脱发：化疗药物会导致脱发，中医认为这是血热伤发。可选择清热凉血的方剂如龙胆泻肝汤或生脱归脾汤等。

（4）疲倦乏力：化疗过程中常常会感到疲倦乏力。中医认为这是气血不足，可选择补气养血的方剂如四物汤或人参党参汤等。

五、食物疗法

（1）化疗时饮食：在卵巢癌化疗期间，均衡饮食：保证蛋白质、碳水化合物、脂肪和纤维的摄入量均衡；避免刺激性食物；多喝水，另外化疗期间还需避免食用生冷食物、生鱼片、生蛋黄等可能携带细菌的食物，尽量选择熟食或经过煮沸、烧烤等高温处理的食品，以预防感染。同时，注重口腔卫生，保持口腔清洁，以减少感染和口腔溃疡的发生。

（2）放疗时饮食：多吃高蛋白食物，增加维生素和矿物质的摄入，避免辛辣刺激性食物，注意口腔卫生、饮食要平衡。

【转归预后】

由于难以早期诊断以及对耐药复发卵巢癌缺乏有效的治疗，卵巢上皮癌的总体预后较差。卵巢上皮癌一线铂类联合紫杉类化疗的有效率达80%以上，其中一半以上达到肿瘤完全缓解，但即使达到完全缓解的患者仍有50%~70%复发，平均复发时间16~18个月。Ⅰ期患者的5年生存率可达90%，Ⅱ期约80%，Ⅲ/Ⅳ期患者的5年生存率仅为30%~40%，多数患者死于肿瘤复发耐药。PARP抑制剂应用于卵巢癌的治疗后有望改善预后，具体数据有待长期随访结果的证实。卵巢恶性生殖细胞肿瘤的5年存活率早期可达96%，晚期及复发患者约为60%。90%的复发发生在术后2年内，但复发后治疗效果仍较好。影响卵巢恶性肿瘤患者预后的因素包括：年龄、肿瘤的分期、肿瘤的组织学类型、分化程度、肿瘤细胞减灭术后残留病灶的大小等。

【调护预防】

一、调护

卵巢癌化疗和放疗可能会引起一系列毒副作用，包括恶心、呕吐、脱发等，提供相应的药物和措施来缓解这些毒副作用，根据患者的具体情况，制订个性化的康复训练计划，帮助患者恢复身体功能和日常生活能力。卵巢癌不仅对患者本人造成影响，也对其家人和亲人带来压力，提供家庭支持和教育，帮助他们理解和应对患者的状况。总之，卵巢癌调护是一个综合性的工作，旨在提供全面的支持和照顾，帮助患者在治疗过程中维持身心健康，并提高治疗效果。

二、预防

定期进行妇科检查，关注卵巢癌的风险因素，保持健康的生活方式，对具有高风险的个体，加强随访及治疗。

【临证备要】

一、辨病思路

1. 根据症状辨病

（1）下腹部不适。

卵巢癌患者早期症状隐蔽，无任何不适，晚期随着肿瘤的增长和腹水的出现可有腹胀，下腹部不适、坠胀或疼痛，部分患者可触及下腹部包块，有时可伴有纳差、恶心、胃部不适等胃肠道症状。

（2）月经不调。

可见月经周期及经血量紊乱，晚期见不规则性子宫出血及绝经后出血。

（3）腹水。

卵巢癌常常出现腹腔或盆腔种植性转移引起的腹水，如腹水量大，则腹胀如鼓，腹内压增高，严重者可伴有心慌、气短及双下肢水肿。

（4）二便困难。

如肿瘤增长迅速，进而压迫周围脏器，出现排尿困难或大便秘结，严重者可出现大便不通或肠梗阻。

（5）其他症状。

晚期患者可出现进行性消瘦、贫血、发热等恶病质表现。如有远处转移可出现相应的临床表现。

2. 根据体征辨病

早期卵巢癌只有在体积超出盆腔时才能偶然被发现，尤其在膀胱充盈时在耻骨联合上方可扪及肿块。如在直肠阴道凹陷部位检查到不规则结节，提示为恶性肿瘤种植病灶。并发腹水的患者腹部可叩到移动性浊音，应与卵巢良性肿瘤的腹水相鉴别，恶性腹水多为血性。有时可在锁骨上、腹股沟处扪及肿大淋巴结。

3. 根据检查辨病

（1）细胞学检查。

70%～90%的上皮癌腹水中可发现癌细胞或恶性细胞，但应与胃肠道原发性肿瘤相鉴别。肿瘤贴近腹壁或阴道前后穹窿部者，可用细针穿刺抽吸肿瘤组织液体进行病理学或细胞学检查，诊断正确率高达85%～90%。

②肿瘤标记物检查。

卵巢上皮癌相关抗原CA125水平测定是卵巢上皮癌标记物的监测方法，卵巢癌患者有80%以上CA125升高。卵巢黏液腺癌的癌胚抗原（CEA）可增高。卵巢内胚窦瘤和绒癌的患者甲胎蛋白（AFP）

和人体绒毛膜促性腺激素（HCG）可增高。

4. 其他检查

如超声、CT、X 线、MRI 等可提示肿瘤的部位、大小、性质及累及的范围，有助于诊断、鉴别诊断及临床分期。

二、辨证思路

1. 化疗期间的证候特征

中医认为消化道毒性的恶心呕吐与脾气虚、胃失和降或湿阻中焦有关。药物所致消化系统不良反应属于"药邪"，多为寒凉，进入体内可导致中阳不足、升降失职、脾胃气机不畅，上逆作呕；或寒凉药物损伤脾胃，导致脾失健运，湿从内生，阻滞气机而致恶心呕吐导致脾虚湿胜。化疗药物可能导致腹泻或便秘。腹泻多属于寒湿内盛。

2. 靶向治疗的证候特征

各种 PARP 抑制剂常见的不良反应包括贫血、白细胞减少、血小板减少和疲劳等，属于"血虚""虚劳"等范畴，属阴阳、气血、脏腑之虚，尤以脾肾两虚为主。

三、治疗注意事项

1. 化疗期的治法

（1）恶心呕吐：化疗药物常常会引起恶心呕吐的症状。中医可选择利胃消食的方剂如陈皮生姜汤或平胃散等。

（2）腹泻便秘：化疗药物可能导致腹泻或便秘，可选用温中止泻的方剂如四君子汤；便秘多属于燥热内结，可选用润肠通便的方剂如大承气汤。

（3）脱发：化疗药物会导致脱发，中医认为这是血热伤发。可选择清热凉血的方剂如龙胆泻肝汤或生脱归脾汤等。

（4）疲倦乏力：化疗过程中常常会感到疲倦乏力。中医认为这是气血不足，可选择补气养血的方剂如四物汤或人参党参汤等。

2. 靶向治疗期的中医治疗

药物偏性损伤人体正气，造成脏腑气血亏虚，应以健脾补肾、补气升血、养阴生津等为治疗原则。可以用四物汤、当归补血汤、八珍汤，补中益气汤等。

第十五章　泌尿系统肿瘤

第一节　肾癌

【概述】

肾细胞癌（Renal Cell Carcinoma，RCC）简称肾癌，是起源于肾小管上皮细胞的泌尿系统恶性肿瘤，根据 WHO 分类，将肾癌分为肾透明细胞癌（80%~90%）、乳头状肾细胞癌、肾嫌色细胞癌、多房囊性肾细胞癌、Bellini 集合管癌、未分化的肾细胞癌等 10 余种病理类型。据最新调查统计发现，我国肾癌的年新发病例数高达 7.6 万，年死亡病例数高达 2.7 万，是泌尿系统第二大常见的恶性肿瘤，其发病率和死亡率有逐年上升趋势，男性发病率高于女性，40~60 岁多发，其恶性程度和转移率均较高，预后欠佳，但近年来随着免疫及靶向药的研发和治疗进展，晚期肾癌的疗效也较前改善。

该病属于中医"尿血""腰痛""虚劳""肾积"病范畴。

【疾病源流】

中医古籍虽然无肾癌的相关记载，但根据肾癌出现的常见临床表现如血尿、腰痛及腹部肿块等症状，可将其归入中医学"尿血""腰痛""虚劳"等范畴。这里需要指出一点："岩"通常是癌症的中医别称，如乳腺癌为乳岩，但古籍中"肾岩"并不是指肾癌，而是阴茎癌。肾癌的最早中医古代文献记载可追溯到《黄帝内经》，《素问·四时刺逆从论》有云："少阴……滑则病肺风疝，濇则病积溲血"，《素问·气厥论》谓："胞移热于膀胱，则癃溺血"，《素问·痿论》曰："悲哀太甚则胞络绝，胞络绝则阳气内动，发则心下崩，数溲血也"，皆说明了尿血的病因病机。《医学入门》中记载："溺血纯血全不痛，暴热实热利之宜，虚损房劳兼日久，滋阴补肾更无疑"，说明尿血有虚实证之分，需辨证论治。《金匮要略》曰："热在下焦者，则尿血，亦令淋秘不通"，道出下焦血热迫血妄行而致血尿；《金匮要略·血痹虚劳病脉证并治》中首次提出"虚劳"病名。《医学心悟》中"心主血，心气热，则遗热于膀胱，阴血妄行而溺出焉"，指出心经有热而致尿血。隋代巢元方所著《诸病源候论·腰背病诸候》中记载"凡腰痛有五：一曰少阴……五曰寝卧湿地，是以痛"，指出腰痛的五大病因病机；李用粹所著《证治汇补·腰痛》中有云"治惟补肾为先，而后随邪之所见以施治……初痛宜疏邪滞，理经隧，久痛宜补真元，养血气"，认为腰痛的治疗应区分标本缓急，急则治其标，缓则治其本。

【病因病机】

一、中医病因病机

中医学认为，本病是以脾肾亏虚为本，以湿热瘀血浊毒互结为标，主要病位在肾，可涉及脾、肺、肝、膀胱、心等脏腑，本病的发生发展与其肾元亏虚、气滞、湿浊、血瘀、痰凝、热毒等密切有关，其基本病机为正虚邪盛，属本虚标实之证。《诸病源候论》有云："积聚者，由阴阳不和，腑脏虚弱，受于风邪，搏于腑脏之气所为也"，指出积聚的生成与脏腑虚损，毒邪入侵密切相关，肾癌正是基于此病因病机而产生的。

1. 外感邪毒

外感湿热邪毒入里，初期以邪盛实证为主，蕴结三焦，致水湿运化失常，肾主水，膀胱失约，出现湿热尿血等证而致病。

2. 情志不畅

情志怫郁，肝气郁结日久所致气滞血瘀，郁结成块，合痰浊、血瘀、湿毒积聚于肾府而致病。

3. 饮食失调

嗜食肥甘厚味与烟酒，损伤脾胃，脾失健运，胃失升降，湿浊内生，湿热内蕴，下注于肾，劫灼津液，肾府失养，日久成瘀，结成癌肿。

4. 过劳体衰

劳累过度，损伤肾府，正气内虚，邪气趁虚而入，而致机体脏腑阴阳失调，客邪留滞肾府不去，气机不畅，终致血瘀、气滞、痰浊互结成癌；或因年老体衰，正气虚衰，肾元亏虚，常见脾肾两虚、肝肾两虚，不能摄血而致血尿，腰府失于温养而致腰痛等诸证，如《证治准绳·杂病》中指出："大抵诸腰痛皆起肾虚，既夹邪气，则须除其邪。如无外邪积滞而自痛，则惟补肾而已。"

总之，肾癌病位在肾，以尿血、腰痛为主证，肾虚是发病的关键所在，而又与脾胃、肝、膀胱关系密切。

二、西医病因病理

目前尚不能完全明确肾癌的病因，根据流行病学调查发现有部分肾癌患者为遗传性肾癌，其发生往往与特异性基因改变有关，如 VHL 病遗传性肾癌往往有 VHL 基因（3p25）的失活；除遗传因素外，与之发病相关的因素还包括：肥胖、吸烟、高血压、抗高血压治疗等。

【诊断与鉴别诊断】

一、诊断要点

1. 临床表现

血尿、腹部肿块、腰痛是肾癌比较常见的临床表现，为三大主症，但由于肾脏解剖位置较隐蔽，故而肾癌早期症状常常不明显，近年来，无症状表现的肾癌发生比例较前有所升高，早期肾癌多以无痛性血尿为主，许多病患常常忽略自身小便情况，而一旦发现疼痛伴血尿时提示肿瘤为中期甚至晚期，而随着超声和 CT 等影像学检查的普及和越来越多人参加常规体检，发现早期肾癌的概率也有所升高。

大约 20% ~40% 的肾癌病患可出现副瘤综合征，副瘤综合征是指并非原发肿瘤或者肿瘤转移灶所在部位引起，而是由于肿瘤分泌的产物间接引起的异常免疫应答或不明原因引起的机体神经及内分泌调节紊乱所导致的一系列临床表现，如高血压、发热、肾性贫血、消瘦、红细胞增多症、肝肾综合征、高钙血症、淀粉样变性等，而晚期肾癌病患常常以转移灶的症状和体征为最开始表现，如肺转移可出现咳嗽、气促、咯痰甚至咯血等，骨转移则可出现明显骨痛伴病理性骨折等。

2. 辅助检查

（1）双肾 X 线：平片可见到肾脏轮廓及外形改变，但受肠管等其他器官影响，常常难以分辨出具体肿瘤位置，当肿块较小时则更难发现。

（2）静脉肾盂造影：通过该检查可了解到双肾功能、肾盂、输尿管以及膀胱等情况，临床上有一定的参考价值。

（3）肾脏彩超：通过超声检查可初步判断肿瘤大小、性状、肿瘤与腹腔周围脏器关系，是肾癌的常规筛查手段之一，另外对于无法手术治疗的巨块型肿物，还可以在彩超下定位进行肾脏肿物穿刺活检术明确病理。

（4）肾脏增强 CT 或增强 MRI：该检查较为普遍，也是发现肾脏肿瘤的最常用检查，不仅可以了解到肾脏的位置、形态、大小及血供情况，还可以了解到肾脏与周围脏器包括下腔静脉、周围淋巴结、肾上腺、膀胱的关系。但因为需要静脉注射增强造影剂，若病患合并肾功能不全或对造影剂过敏等情况，则不宜行此类检查。

（5）正电子发射计算机体层成像（PET - CT）：该检查广泛应用于各种肿瘤的筛查及诊断，通过该检查不仅可以明确到肾脏是否有高糖代谢病灶（即恶性肿瘤病灶），还可以了解到全身其他部位有无转移灶，是相对全面且精确度较高的检查之一。

（6）肾动脉造影：通过 DSA 进行肾动脉造影，可以更加直接了解到肾脏血供情况，也可以发现泌尿系造影时肾盂肾盏未变形的肾脏肿瘤。同样需要打造影剂。

（7）肾脏肿物穿刺活检术：需要其他检查如增强 CT 或彩超明确肿瘤具体位置后再行的检查，可以明确肿瘤病理类型，是诊断的金标准。

（8）实验室检查：肾癌无特异性肿瘤标志物，临床上可见部分患者 CEA、CA19 - 9、CA125 等肿瘤指标可升高，可作为评价肿瘤治疗前后疗效的指标之一。另外乳酸脱氢酶（LDH）有助于了解肾癌的危险因素及预后。

二、鉴别诊断

肾癌主要与其他非恶性肿瘤的血尿（如肾结核及肾囊肿）、腰痛（如肾结石及肾盂肾炎）及腹部肿块（如肾继发恶性肿瘤及肾错构瘤）等相鉴别。

（1）肾结核：肾结核常见于青壮年，多于感染结核分枝杆菌后发病，结核菌素（PDD）试验可表现为阳性，可引起血尿，尿培养可找到结核分枝杆菌。

（2）肾囊肿：部分患者可表现为血尿，因肾囊肿无典型临床症状，常于体检时发现，影像学表现为囊性结构，与周围组织分界清晰。

（3）肾结石：肾结石常常伴随着肾绞痛等剧痛症状，若肾结石掉落在输尿管发生嵌顿时所引起的疼痛将更加剧烈，较小肾结石者或可经尿液排出体外，目前针对肾结石可行体外超声碎石或微创取石手术。

（4）肾盂肾炎：属上尿路感染，急性期有明显腰痛症状，可伴随有发热、寒战等全身炎症反应，尿常规提示白细胞升高，部分患者尿培养为阳性，经敏感抗生素抗感染之后症状可明显好转。

（5）肾继发恶性肿瘤：即其他部位原发肿瘤转移到肾脏的病灶，临床上常需要行肾脏肿物穿刺活检明确病理及免疫组化，最终确定是原发性还是继发性。

（6）肾错构瘤：本病可有腰痛、腹部肿块、血尿等相似症状，属于肾脏良性肿瘤，起病缓慢，影像学常常提示包膜完整、边界清晰，很少与周围组织发生粘连，容易与肾癌相鉴别。

【治疗】

一、辨证论治

1. 辨证要点

（1）辨虚实。

肾癌的辨证首先要辨别病之虚实。湿热蕴毒、瘀血内阻所致者，多属实证；脾肾两虚、阴虚火旺、气血两虚者，多属虚证。一般起病较急，腰痛、尿血等证较为剧烈，小便涩滞不畅，苔黄腻或有瘀斑，脉濡数或弦数者，多属实证；起病缓慢，病程较长，恶病质，排尿无力，腰痛绵绵，神疲乏力，喜温喜按，舌质淡，脉沉细无力者，多属虚证。

（2）分期辨证。

①肾癌早期：临证可表现为无明显不适，或以溲赤、腰部刺痛为主要表现，舌质红，苔黄腻或见瘀点瘀斑，脉濡数或涩。

②肾癌中期：临证可表现为小便不畅，小便短少色黄或见尿血，腹部可触及肿块，腰痛拒按，舌质淡红或红，苔黄或薄黄腻，脉细数。

③肾癌晚期：临证最为常见，常常因转移灶症状就诊，如咳嗽咯痰甚或咯血，口干消瘦，神疲乏力，面色㿠白，纳差溏泄，腰膝酸软，腹痛绵绵，腰痛难忍，入夜尤甚，小便红，涩滞不畅，排尿时感疼痛，夜寐不安，舌质淡，脉沉细无力或细数。

（3）放化疗毒副反应辨证。

西医放疗的性质属于热毒，多耗气伤阴，表现为气阴两虚证或阴虚火旺证；化疗药物药性猛烈，易伤及肝脾肾三脏，常表现为脾肾两虚证、肝肾阴虚证及气血亏虚证。

2. 治疗要点

（1）治则治法。

实则清利，虚则补益，为治疗肾癌的基本治则。临床辨证诊治上当以"急则治其标，缓则治其本"为原则，注意扶正与攻邪相结合，以达到祛邪而不伤正、扶正而不滞邪的目的，对于湿热较重者则攻邪于下焦，使湿热之邪随尿液排出，所谓"洁净府"，对于瘀血较重者则注重活血化瘀，同时攻补兼施，随证加减补益气血类中药，所谓"去宛陈莝"，对于晚期肾癌肾虚为甚者则大补肾元，同时适当予以辨证使用清热、祛湿、化瘀解毒类方药，意在带瘤生存。

（2）手术、放化疗期间的治疗原则。

放疗、化疗、手术治疗等方式，会进一步损耗人体的正气，此时可证见湿瘀互结、气阴两虚，当以清热解毒、活血化瘀、健脾祛湿、补益肝肾、益气养阴为治疗原则。

（3）综合治疗原则。

手术切除仍然是目前临床上肾癌的首选治疗方案，而对于中晚期不可手术切除的肾癌，可行靶向治疗、免疫治疗、化疗、放疗等，中医药的辨证论治应当贯穿于西医治疗之中，可起到增效减毒、预防术后复发、提高生活质量等作用，其中整体观念为关键，旨在改善病患症状，使阴阳平衡，诸邪消散，从而起到抗癌抑瘤的作用，最终延长病患生存期。

3. 分证论治

（1）常见临床证型的中医治疗。

①湿热蕴毒证。

临床表现：腰腹痛不适，尿频，尿急，尿痛，小便灼热感，或有尿血；或见发热，消瘦，纳差，大便不爽；舌质红，苔黄腻，脉数或濡数。

证候分析：感受湿热、湿毒之邪，或胃湿浊郁而化热，湿热内蕴成毒，湿毒瘀阻下焦，渐积成块，血运不畅，故致腰痛、排尿不适。湿热阻滞，中焦气机不畅，胃失和降见纳差。舌质红，苔黄腻，脉濡数，均为湿热蕴毒之象。

治法：清热利湿，解毒通淋。

代表方：八正散或龙胆泻肝汤加减（《太平惠民和剂局方》《医方集解》）。

常用药：瞿麦、萹蓄、车前子、泽泻、芒硝清热利尿通淋；连翘、龙胆草、栀子、黄芩清热解毒利湿，当归、生地黄养血益阴；柴胡疏肝理气；甘草调和诸药。

加减：尿血者，酌加小蓟、白茅根、仙鹤草清热凉血止血；腰痛甚者，酌加郁金、三七活血定痛。

②瘀血内阻证。

临床表现：腰腹疼痛，如锥如刺，入夜尤甚，肌肤甲错；甚则腰腹部肿块，面色晦暗；或发热、尿血，舌质紫暗或有瘀点、瘀斑，苔薄白，脉涩。

证候分析：瘀血阻滞经脉，以致气血运行不畅，不通则痛，故腰部疼痛不适，甚则腰腹部肿块。瘀而发热者，则有发热感，热象不高，热灼伤血络，则可见尿血。舌质紫暗或有瘀点、瘀斑，脉涩，均为瘀血内阻之象。

治法：活血化瘀，理气散结。

代表方：桃红四物汤加减（《医宗金鉴·妇科心法要诀》）。

常用药：桃仁、红花、川芎、当归活血化瘀；白芍、熟地黄养血生新；香附、木香、枳壳理气散结。

加减：尿血较著者，酌减破血逐瘀的桃仁、红花，加三七、花蕊石化瘀止血；发热者，加牡丹皮、丹参清热凉血。

③脾肾两虚证。

临床表现：腰腹部疼痛不适，绵绵隐痛，得温则减，或腹胀尿血，或腹部触及肿块，或食少纳呆，恶心呕吐，消瘦乏力，或气短疲倦，小便清长，大便溏泄，或四肢痿软、畏寒肢冷，舌质淡胖，有齿痕，苔薄白，脉沉细。

证候分析：肾阳亏虚，寒凝气滞，故腰痛、便溏。四肢百骸失于温煦，故见气短乏力，畏寒肢冷。脾虚失运，新血不生，失于充养，故消瘦，纳差。舌质淡胖，有齿痕，脉沉细弱，均为脾肾两虚之象。

治法：健脾益肾，软坚散结。

代表方：大补元煎加减（《景岳全书》）。

常用药：人参、山药、黄芪健脾益气；熟地黄、杜仲、枸杞子、山茱萸补肾填精；海藻、昆布软坚散结。

加减：尿血者，酌加仙鹤草、血余炭收敛止血；畏寒肢冷、便溏者，可合附子理中汤温中健脾，药用炮附子、党参、白术、炮姜、炙甘草。

④阴虚火旺证。

临床表现：腰痛，腰腹部肿块，五心烦热；口干，口渴欲饮，小便短赤，大便秘结，消瘦乏力，盗汗，心悸不寐，男子遗精，女子月经失调，舌质红，苔薄黄少津，脉细数。

证候分析：肝失疏泄，运化失司，气血运行不畅，故腰痛，或腰腹部结块，阴虚生内热，则五心烦热。虚火上炎，则口咽干燥，阴虚失于充养，故消瘦；舌质红，苔薄黄少津，脉细数，均为阴虚内热之象。

治法：滋阴清热，化瘀止痛。

代表方：知柏地黄丸加减（《景岳全书》）。

常用药：熟地黄、山茱萸、山药、泽泻、牡丹皮、茯苓滋补肝肾；知母、黄柏清泻虚火；延胡索、郁金活血化瘀止痛。

加减：尿血者，可酌加三七、茜草、仙鹤草化瘀止血；便秘者，加火麻仁、枳实润肠通便；心悸不寐者，加酸枣仁、柏子仁、五味子养心安神；遗精者，加芡实、金樱子益肾固精；月经不调者，加香附、当归理气活血调经。

⑤气血两虚证。

临床表现：腹痛缠绵悱恻，喜揉喜按，面色㿠白，心悸气短，神疲乏力，纳呆食少，舌质淡或见瘀点，苔薄白，脉沉细数或虚大而数。

证候分析：多见于肾癌晚期，由于长期失血，故面色㿠白，心血不足则心悸气短，舌淡苔白，血损及气，气虚则神疲乏力。脉沉细或虚大无力。

治法：补气养血，固本止痛。

代表方：八珍汤加减（《瑞竹堂经验方》）。

常用药：人参、白术、茯苓健脾益气，当归、赤芍、熟地黄养血填精；川芎入血分而理气，生姜、大枣调和诸药。

加减：气短者重用黄芪以补气健脾，并可酌加蛤蚧、贝母益气扶正；纳差者加用焦三仙、鸡内金消食开胃。

（2）早期肾癌围手术期的治疗。

对于早期可行肾癌根治性切除术的病患，中医药的早期介入可以有效缓解术后相关不良反应以及降低术后肿瘤复发发生率，同样依据辨证施治原则，在此基础上可加用益气固本类方药，采用补肾固本为先、活血化瘀为后的治疗方法，选药方面可适量酌加巴戟天、红芪、红参、绞股蓝、丹参及鸡血藤等。

（3）肾癌放化疗期间的治疗。

①肾癌化疗期间。

目前常用于肾癌的化疗方案容易引起骨髓抑制及消化道反应，诸如此类患者，在对症治疗基础上配合中医药的治疗，可以有效缓解化疗药物带来的毒副作用，对于呕吐明显者，可选用小柴胡汤或半夏泻心汤加减，对于白细胞明显减低的骨髓抑制者，可选用八珍汤补益气血或独活寄生汤补肾生髓。

②肾癌放疗期间。

目前放疗主要用于肾癌转移灶的姑息性治疗，如肾癌骨转移或肺转移时可考虑姑息性放疗，放疗时易劫灼津液，使气阴两虚，因此可选用沙参麦冬汤或麦门冬汤益气养阴。

（4）肾癌靶向免治疗期间的治疗。

目前靶向免疫治疗在肾癌治疗中得到了广泛应用，常用的靶向药如索拉非尼、舒尼替尼等，常用的免疫治疗药物如帕博丽珠单抗及纳武利尤单抗等，而应用此类药物容易带来高血压、贫血、手足综合征、口腔黏膜炎、消化道反应、免疫性皮炎及免疫性肝炎等毒副反应，针对此类患者，需在固护脾肾功能的基础上予以纠正阴阳的失衡，可选用四君子汤或补中益气汤作为基础方进行临证加减。

（5）晚期肾癌姑息性治疗。

对于大多数晚期肾癌，由于肿瘤扩散及转移，其体内正气被严重消耗，此时机体正处于正虚邪恋的状态，故而临证施治时不可用峻猛攻下之药，当以固本培元、健脾补肾为基本治疗原则，可选用补脾益肾丸或桂附理中丸。

二、辨病治疗

1. 肾癌临床常用中药

（1）白花蛇舌草：苦、甘、寒。归胃、大肠、小肠经。清热解毒消痈，利湿通淋。《广西中药志》云："治小儿疳积，毒蛇咬伤，癌肿，外治白泡疮，蛇癫疮。"《广西中草药》云："清热解毒，活血利尿。治扁桃体炎，咽喉炎，阑尾炎，肝炎，痢疾，尿路感染，小儿疳积。"现代药理研究发现白花蛇舌草能够起抑制肿瘤细胞增殖、促进肿瘤细胞凋亡、抑制肿瘤细胞转移的作用，常用于临证属热毒瘀结者。

（2）半枝莲：辛，平。归心、小肠、肺经。清热解毒，利尿消肿。《本草纲目》曰："治蛇虺伤，捣汁饮，以滓围涂之。"《陆川本草》云："解毒消炎，利尿，止血生肌。治腹水，小儿惊风，单双乳蛾，漆疮，外伤出血，皮肤疥癣，蛇蜂蝎伤。"现代药理研究发现半枝莲及其活性成分通过 PI3K/Akt 等多条信号通路发挥抑制肿瘤细胞增殖、诱导肿瘤细胞凋亡、降低迁移和侵袭能力、抗肿瘤血管形成、调节机体的免疫功能等作用，达到抗肿瘤效应。

（3）莪术：辛、苦、温。归肝、脾经。破血行气、消积止痛。《日华子本草》谓："治一切气，开胃消食，通月经，消瘀血，止扑损痛，下血及内损恶血等。"《本草图经》云："治积聚诸气，为最要之药。"现代药理研究表明莪术提取物莪术醇通过控制细胞凋亡抑制肿瘤细胞的生长，从而起到抗肿瘤的作用。

2. 肾癌常用中成药

（1）鳖甲煎丸：适于肾癌血瘀证，每次 1 丸，一日 2 次。

（2）六味地黄丸：适于肾癌肾阴不足证，每次 1 丸，一日 2 次。

（3）金匮肾气丸：适于肾癌肾阳虚证，每次 1 丸，一日 2 次。

（4）健脾益肾冲剂：适于肾癌术后，每次 1 袋，每日 2 次。

（5）止血散：用于肾癌合并出血较多者，煅花蕊石 30g、煅龙牡 15g、阿胶珠 30g、代赭石 30g、大蓟 30g、侧柏叶 20g、焦山栀 9g、茜草炭 20g，上药共研细末，加入云南白药 18g，调匀，每次 6g，每日 3 次温开水送服。

3. 肾癌偏方验方

（1）参黄粥。生黄芪 30g、人参 10g、大米 90g。将生黄芪、人参切片用冷水泡半小时，连水放入砂锅内煮沸，约 20 分钟后取汁，再加清水煮 20 分钟。取第二次浓汁与第一次调匀分成两份，早晚各一份，加适量水同大米煮成粥，空腹服用，5 天一个周期。

（2）鲜活鱼 1 条（500g）、香片茶 10g。将鱼肚切开，用盐酒腌十几分钟，把泡开的茶叶放入鱼肚中装盘，再在盘边摆放十几片茶叶。武火蒸 20 分钟，出锅后淋上爆香的葱、姜丝即可。主治肾癌无痛性血尿。

4. 肾癌中医外治法

（1）肾癌止痛散：冰片、藤黄各 3g，麝香 0.3g，生南星 20g，共为细末，酒醋各半调成糊状，外敷痛处。

（2）加味三生散：生南星、生川乌、生附子、冰片各等份，生马钱子末取上四味药总量的 1/8，加生芙蓉叶捣烂混合调糊，敷于痛处，油纸纱布固定。

（3）针灸：选择照海、三阴交、阴陵泉、气海、关元、合谷、气门、足三里等为主穴，排尿不畅者加水道、膀胱俞，肾虚腰痛者加肾俞、腰阳关、阿是穴，实证多用泻法，虚证多用补法。

【转归预后】

早期肾癌，手术及靶向治疗配合中医药的治疗方案，可取得较好的疗效，生存期长，预后较好；中期肾癌，在病患一般情况良好的基础上予以靶向免疫治疗，亦能够延长生存期，运用中医药的治疗，可起到增效减毒的治疗作用；晚期肾癌或术后复发转移肾癌，此类病患常伴有疼痛、消瘦、纳差、恶病质等多个并发症，抗肿瘤手段有限且治疗难度大，常以姑息对症支持治疗为主，中医药是很多晚期肾癌病患的主要治疗手段，正确的辨证施治可以有效提高生活质量，缓解疼痛、纳差等诸多不适，最终延长其生存期，但总体预后较差。

【调护预防】

注意养成适时适当饮用白开水的习惯，保持小便通畅，避免摄入变质食物和肾毒性食物。有肾毒性药物应当在专业医师指导下使用。对有肾癌家族史的人，应当保持心情舒畅，避免精神紧张或过度焦虑，每年至少体检一次，一旦发现排尿或腰痛等不适，应当立即就医，以免失治误治延误病情。肾癌的癌前病变目前尚未明确，对于肾脏良性病变如肾囊肿或肾错构瘤等，若肿物较大，应及时予以处理，配合中医药调理恢复。加强身体锻炼，避免长时间憋尿、久坐等。

【临证备要】

一、辨病思路

肾癌辨病常结合现代医学检查手段加以确诊，如肾脏彩超、肾脏增强 CT 或 MRI 等，除了辅助检查以外，辨别肾癌三大临床特征（尿血、腰痛及腹部肿块）也是一种重要方法。除此之外，对于晚期肾癌合并有肺转移或骨转移，其表现则为相应转移灶所致的临床症状，也需要和其他类型恶性肿瘤转移灶加以鉴别。

二、辨证思路

1. 围手术期的证候特征

可以手术切除的为早期肾癌，多以实证为主，常表现为湿热毒蕴证或瘀血内阻证，或单纯因体检时发现，无典型临证表现。

2. 放疗后的证候特征

放疗手段为体外热毒，经放疗后常常耗气伤津，气阴两伤，如表现为口干多饮，局部皮肤潮红甚至溃烂，小便短少黄赤，大便干结或便秘。

3. 化疗后的证候特征

化疗药物具有毒性，在抗肿瘤的同时亦会损伤人体脏腑阴阳气血，常常以脾胃亏虚或肝肾亏虚为主要证候，故而须以固护脾肝肾三脏为主要辨证治疗思路。

4. 转移后的证候特征

晚期肾癌容易发生转移，如骨转移者常为肝肾阴虚、湿瘀互结证，表现为神疲乏力，行动迟缓，骨痛明显，入夜尤甚，或出现病理性骨折等。

5. 复发后的证候特征

肾癌术后复发往往提示预后不良，与晚期肾癌表现相类似，尿血、腰痛、腹部肿块等症状表现明显。

三、治疗注意事项

临床治疗肾癌时，需与辨病治疗相结合，因肾癌发生时常以中晚期或晚期为主，故而临证治疗以扶正攻邪、攻补兼施为主要治疗方向，在西医靶向治疗、免疫治疗、放化疗等基础上加以解毒化瘀、化痰散结、清热利湿等治法，重视补肾固本，慎用峻下、辛温大毒之品，若合并咳嗽咽痛、脉浮数有表证者，当以解表祛邪为第一要位。若遇到病情复杂且病势较重者，则以救命为先，抗癌为后，如阴阳离竭时可运用破格救心汤之类方药予以救命。少数病患临床上可出现虚证便秘及虚证癃闭，此时可运用"通因通用、塞因塞用"思路予以辨证施治，不必拘泥于"忌补"之说。

第二节　膀胱癌

【概述】

膀胱癌（Bladder Carcinoma），是泌尿系统最常见的恶性肿瘤。临床以反复全程无痛性血尿为主要特征，亦可表现为尿频、尿急、尿痛等膀胱刺激征和盆腔疼痛等症状。

世界范围内，膀胱癌发病率位居恶性肿瘤第 9，男性恶性肿瘤第 7（9.5/10 万人），女性为 10 位以后（2.410/10 万人）；死亡率居恶性肿瘤的第 13 位，男性死亡率为 3.2/10 万人，女性为 0.9/10 万人。各年龄段均可发病，高发年龄 50 ~ 70 岁，男性发病率为女性的 3 ~ 4 倍。相同分期的膀胱癌患者，男性预后优于女性患者。膀胱癌存在地域、种族及性别的差异。城市地区各年龄段膀胱癌发病率及死亡率均高于农村地区。

引发膀胱癌的因素较多，目较为明确的两大致病危险因素是吸烟和长期接触工业化学产品；此外，膀胱癌的发病与遗传、性别、种族、社会经济环境、空气污染、滥用药物、长期慢性尿道炎症等因素有一定的相关性。临床早期症状不明显，易被误诊，多以反复出现的无痛性肉眼血尿，或有尿路刺激症状就诊，晚期可见排尿困难及转移症状。按组织类型将膀胱癌分为上皮性和非上皮性。其中 90% 为来源于移行上皮细胞的肿瘤，包括乳头状瘤和移行上皮癌，以后者占绝大多数；非上皮性主要有未分化癌、鳞状细胞癌及腺癌等，较少见。膀胱癌以淋巴道转移和局部扩散为主，晚期出现血行播散，常转移到肝、骨、肺等器官。

中医古代文献无膀胱癌病名，可属于中医"血尿""溺血""癃闭"的范畴。

【疾病源流】

中医古代文献无膀胱癌的病名，根据膀胱癌常见的血尿以及尿液排出受阻等临床症状，可属于中医"血尿""溺血""癃闭"的范畴。在古代医籍中对该病的病证、病因、病机以及治疗均有一定的论述，如《素问·标本病传论》云："膀胱病，小便闭。"《素问·至真要大论》曰："岁少阳在泉，火淫所胜，民病溺赤，甚则血便。"《金匮要略·五脏风寒积聚病脉证并治第十一》认为本病："热在下焦者，则尿血，亦令淋秘不通。"《备急千金要方》说："胞囊者，肾膀胱候也，贮津液并尿。若脏中热病者，胞涩，小便不通……为胞屈僻，津液不通。""人有因时疾，瘥后得闭塞不通，遂致夭命。大不可轻之。"《三因极一病证方论》等医籍对无痛性血尿的诊断及鉴别诊断作了论述，如《三因极一病证方论·卷九·尿血证治》曰："病者小便出血，多因肾气结所致，或因忧劳、房事过度。此乃得之虚寒，故《养生》云：不可专以血得热为淖溢为说，二者皆致血尿。与淋不同，以其不痛，故属尿血，痛则当在血淋门。"《丹溪心法·溺血》描述为："大抵小便出血，则小肠气秘，气秘则小便难，痛者为淋，不痛者为尿血。"《医学入门·溺血》曰："血从精窍中来，乃心移热于小肠……"《医学纲目·溺血》对于本病的病因以及治疗进行了论述："小便出血，是心伏热在于小肠，宜镜面草自然汁，加生蜜一匙服之，以八正散加麦冬，葱煎服；如小便涩痛，以海金沙细末调治之。"《周慎斋遗书·血证》卷七："尿血者，精不通行而成血，血不归经而入便。然其原在肾气衰而火旺，治当清肾。"《景岳全书·血证》曰："凡治血证，须知其要，而血动之由，惟火惟气耳。故察火者但察其有火无火，察气者但察其气虚气实，知此四者而得其所以，则治血之法无余义矣。"《医学心悟·尿血》云："心主血，心气热，则遗热于膀胱，阴血妄行而溺出焉。又肝主疏泄，肝火盛，亦令尿血。清心，阿胶散主之；平肝，加味逍遥散主之。若久病气血俱虚而见此症，八珍汤主之。凡治尿血，不可轻用止涩药，恐积瘀于阴茎，痛楚难当也。"《证治汇补》云："有热结下焦，壅塞胞内，而气道涩滞者；有肺中伏热，不能生水，而气化不施者……有久病多汗，津液枯耗者；有肝经忿怒，气闭不通者；有脾虚气弱，通调失宜者。"上述对膀胱功能、病因病机、治疗及预后的描述与膀胱肿瘤的压迫症状、尿不通畅、无尿、血尿症状相似。

【病因病机】

一、中医病因病机

膀胱癌根据古代医籍的论述，并结合现代的认识，其病因可归结为外感邪毒、饮食损伤、情志不调、脾肾两虚四个方面。其主要病机为脾肾亏虚，湿热瘀毒积聚于膀胱。

1. 外感邪毒

邪毒由表入里，或秽浊之邪侵及机体，阻遏气机，久则郁而化热，聚于膀胱，导致膀胱气化不利，邪毒灼伤血络；或因小肠邪热毒瘀，心经火热邪毒，下传膀胱，发为本病。

2. 饮食损伤

饮食不节，恣食肥甘厚味，损伤脾胃，或因先天禀赋不足，脾失健运，水湿不运，湿浊不得排出，日久化热，湿毒瘀热互结，下注于膀胱，或蕴结于膀胱而发病。

3. 情志不调

七情内伤，气机不畅，以致气滞血瘀，日久成为瘀毒，或因气郁化火，火郁毒聚结于膀胱，气化功能失调，而成瘤块。

4. 脾肾两虚

先天禀赋不足，或因久病，肾元亏虚，或后天脾胃失于濡养，导致脾肾亏虚，气化无权，水湿运化失常，湿毒不排，瘀积成毒，蕴结于膀胱发为本病。

膀胱癌病位在膀胱，与脾、肾、三焦气化功能密切相关。其病机属本虚标实，虚证多因肾气亏虚，不能摄血，或气血双亏，血无所统，则发尿血；实证多因气化不利，郁积成毒，湿毒化热下注膀胱。

实证多为疾病的早期，在血尿的同时可以伴见尿急、尿痛等邪实的表现；虚证主要见于晚期，尿血多无疼痛，常因虚致实形成癃闭。

二、西医病因病理

膀胱癌包括尿路上皮（移行细胞）癌、鳞状细胞癌和腺细胞癌、脐尿管癌、苗勒氏管恶性肿瘤、神经内分泌肿瘤（如小细胞癌）、间叶性肿瘤、混合型癌、肉瘤样癌及转移性癌等。其中，膀胱尿路上皮癌最为常见，占膀胱癌的90%以上，膀胱鳞状细胞癌约占3%~7%；膀胱腺癌比例<2%。

【诊断与鉴别诊断】

一、诊断要点

1. 临床表现

（1）血尿。

膀胱癌可表现为无痛性、间歇性全程肉眼血尿，有时可为显微镜下血尿。出血量和血尿持续的时间与肿瘤的恶性程度、分期、大小、形态和数目并不一致。

（2）膀胱刺激征。

膀胱癌亦有以尿频、尿急、尿痛即膀胱刺激征和盆腔疼痛为首发表现，与弥漫性原位癌或浸润性膀胱癌有关。

（3）排尿困难。

肿瘤发生在膀胱颈部或瘤体较大、肿块形成、脱落的癌组织阻塞尿路时可引起排尿困难，或点滴而下，甚至尿潴留。

（4）浸润和转移表现。

浸润输尿管时可引起肾盂积水和上尿路感染，出现腰痛、腰酸、发热等。侵犯直肠可出现黏液血便或肛门下坠、疼痛等；转移到盆腔或腹膜后可出现腰酸、下腹痛；转移到髂静脉旁淋巴结可引起下肢淋巴、静脉回流受阻而出现下肢肿胀；肿瘤坏死组织脱落时尿液中可有腐肉组织排出；两侧输尿管受侵可出现少尿或无尿；晚期可在下腹部，特别是膀胱顶部触及肿块。

（5）体征。

浸润癌晚期，在下腹部耻骨上区可触及坚硬肿块，排尿后不消退。并且发肾功能不全时可有下肢凹陷性水肿，发生贫血时可见贫血貌。

2. 辅助检查

（1）实验室检查。

尿脱落法细胞学检查：约85%的膀胱癌患者尿脱落法细胞学检查呈阳性。

（2）膀胱镜检查。

经尿道膀胱镜检查能直接观察膀胱内部结构，可以发现有无膀胱肿瘤的存在，了解肿瘤的部位、范围、大小、数目、恶性程度、浸润深度，并可取活检以明确诊断，被认为是膀胱癌诊断中最重要的方法。

（3）影像学诊断。

①X线检查：排泄性尿路造影可了解肾盂、输尿管有无肿瘤浸润。膀胱癌患者造影可见充盈缺损，

膀胱壁变硬、不整齐。

②超声检查：能较好地提供膀胱肿瘤的大小、数目、定位和浸润情况，了解有无局部淋巴结转移及周围脏器侵犯，但小于0.5cm且位于膀胱癌前壁者不易发现。

③CT检查：常用作膀胱癌的分期，有助于发现肿瘤浸润深度、邻近脏器侵犯范围和淋巴结的转移，尤其适用于存在尿道狭窄或膀胱癌有活动性出血不能进行膀胱镜检查的患者，但不能发现直径＜5mm的肿瘤和原位癌。

④MRI检查：在分期方面不比CT优越，对软组织显示优于CT，能发现膀胱壁炎症、肥大和充血等症状，可更准确判断肿瘤大小和浸润深度、转移淋巴结的大小等，当肾功能不全导致静脉肾盂造影肾脏不显影时，可采用MRI水成像使无功能肾的集合系统显像，有助于发现上尿路肿瘤。

⑤静脉肾盂造影：所有临床怀疑膀胱肿瘤的患者，一般考虑行此项检查以了解上尿路有无异常。

⑥膀胱动脉造影：可清晰看到膀胱瘤血管，对于动脉插管化疗及动脉栓塞止血有一定价值，但临床不作为常规检查。

3. 病理学诊断

根据组织学类型可以分为上皮性肿瘤和非上皮性肿瘤。上皮性肿瘤占95%以上，多数为移行细胞乳头状癌，鳞癌和腺癌较少。非上皮性肿瘤由间质组织发生，罕见。根据肿瘤细胞的大小、形态、染色、核改变和分裂相等，其分化程度分为三级：Ⅰ级，分化良好，属低度恶性；Ⅲ级，分化不良，属高度恶性；Ⅱ级，分化居Ⅰ、Ⅲ级之间，属中度恶性。根据生长方式，可分为原位癌、乳头状癌和浸润癌。原位癌局限在黏膜内，无乳头，亦无浸润；移行细胞癌多为乳头状，鳞癌和腺癌常有浸润；不同生长方式可单独或同时存在。

尿常规检查：尿液检测可见血细胞，结合其他检查可确诊。

二、鉴别诊断

膀胱癌引起的血尿需要与泌尿系统结石、炎症、结核、畸形、外伤、前列腺增生、肾小球疾病等患者相鉴别。需要与其他肿瘤如脐尿管癌、前列腺癌及盆腔肿瘤、宫颈癌、结直肠癌侵犯膀胱、膀胱良性病变如腺性膀胱炎等疾病鉴别。

1. 前列腺癌侵犯膀胱或前列腺增生

患者多有排尿困难症状，超声检查、MRI或CT扫描时可能误认为膀胱三角区肿瘤。血清前列腺特异抗原、直肠指诊、MRI检查有助于鉴别诊断，膀胱镜检查能明确肿瘤来源。

2. 盆腔其他脏器肿瘤侵犯膀胱

常见包括宫颈癌、结直肠癌侵犯膀胱。患者有原发疾病症状或体征。依靠病史、影像学检查或肠镜检查等鉴别。

3. 腺性膀胱炎

患者多以尿频、尿急或无痛性血尿就诊，影像学检查显示膀胱近颈部可见大片肿物。膀胱镜：病变主要位于三角区及膀胱颈部，输尿管管口看不清。病变形态呈多样性多中心性，常呈滤泡样、乳头样、分叶状，肿物近透明状，内无血管；需活检明确病理。

【治疗】

一、辨证治疗

1. 辨证要点
（1）辨虚实。

膀胱癌以血尿为主要症状，临证时首先要判别其虚实，虚证当辨脾、肾亏虚之不同；实证当辨湿热、郁热、瘀毒之区别。实证为湿热毒邪聚于膀胱，病程较短，尿道艰涩灼热较甚多属实；虚证为肾气不足，不能摄血，或气血双亏，血失统摄，病程较长，尿道无艰涩灼热感，多属虚。尿色红赤或鲜红，或有紫暗血块者属实。

（2）辨尿血的颜色。

出血量少者，一般尿色微红；出血量多者，尿色较深；又见尿中夹有血丝，血块者，是属于瘀血内停；火盛迫血，尿色鲜红；气血亏虚，气不摄血，尿色多淡红。

（3）分期辨证。

初期（肿瘤局限期）：膀胱癌处于局部组织内生长，中医常见的辨证特点是湿热蕴结、气滞血瘀等，表现为尿频、尿急、尿痛等症状。

中期（浸润期）：膀胱癌开始浸润到周围组织，中医常见的辨证特点是湿毒蕴结、气滞血瘀等，表现为尿血、腰痛、下腹坠胀等症状。

进展期（肿瘤转移期）：膀胱癌已经转移到其他部位，中医常见的辨证特点是湿热蕴结、气滞血瘀等，表现为全身症状明显，如乏力、食欲不振、体重下降等。

（4）并发症辨证。

①尿闭：排尿点滴不畅甚或小便完全闭塞不通，伴见下腹持续胀痛，小腹膨隆、压痛。多因膀胱癌晚期，邪毒蕴结，阻塞水道而致。伴消瘦、乏力、气短、神疲、面白、虚冷，舌淡苔白，脉细弱无力等脾肾两虚之证者。

②大量血尿：尿血鲜红持续不止，或中夹有血块，伴见消瘦乏力，面色苍白无华，脉微欲绝等，属下焦热盛者或属肾虚火旺或属脾不统血者。

③膀胱刺激征：膀胱癌行化学药物及免疫治疗药物膀胱灌注后出现的尿频、尿急等膀胱刺激征；或者膀胱癌合并感染，症见发热、口苦、呕恶伴有尿频、尿急、尿痛。属膀胱湿热证。

（5）化疗毒副反应辨证。

膀胱癌术后患者、中晚期膀胱癌患者常予化疗或膀胱灌注治疗，化疗期间患者多属气血亏虚。膀胱灌注治疗期间患者多肾气亏虚。

2. 治疗要点
（1）原则和方法。

膀胱癌早期以祛邪为主，中期攻补兼施，晚期以补为主。中医认为，脾肾亏虚，湿热瘀毒积聚于膀胱是膀胱癌的主要病因病机，尿血是其主要的临床表现。补肾化瘀，解毒祛湿是其治疗原则。

（2）综合治疗原则。

膀胱癌可分为非肌层浸润性膀胱癌和肌层浸润性膀胱癌，具体手术范围和方法应根据肿瘤的分期、恶性程度和病理类型以及肿瘤的大小、部位、有无累及邻近器官等情况综合分析确定，部分配合放疗、化疗、免疫治疗及介入治疗。非肌层浸润性膀胱癌以经尿道膀胱肿瘤切除术为主，肌层浸润性膀胱癌以膀胱根治性切除术为主，术后予膀胱内药物灌注治疗；中晚期以中西医结合治疗为主。膀胱癌术后，尤其是保留膀胱者易复发，故应进行严格的随访和康复治疗。无论何种治疗均可配合中医治疗。

3. 分证论治

常见临床证型的中医治疗：

①膀胱湿热证。

临床表现：血尿，尿频尿急或尿道灼热，腰背酸痛，下肢浮肿，或少腹胀痛，或可触及包块，腹满纳呆，或口干口苦，心烦口渴，夜寐不安，舌质红，舌苔黄腻，脉滑数或弦数。

证候分析：本证多为疾病初期，湿热之邪下注膀胱，或为小肠邪热移热于膀胱，热邪伤及血络，可见血尿；湿热阻于膀胱，气化失司，则小便不利，溲时涩痛，淋沥不畅；气机不利，则小腹胀满，可触及包块；邪热内蕴，故口燥咽干；苔黄脉数为湿热下注膀胱之象。

治法：清热利湿，凉血止血。

代表方：八正散（《太平惠民和剂局方》）加味。

常用药：瞿麦、萹蓄、车前子、石韦、滑石、白木通、大黄、山栀子、甘草梢、苦参、生地黄、蒲黄、小蓟。

加减：热盛心烦口渴者，加黄芩、天花粉以清热燥湿，生津止渴；尿血重者，加白茅根、槐花以清热解毒，凉血止血；尿中有血块者，加桃仁、川芎、三七以化瘀止血。

②瘀毒蕴结证。

临床表现：血尿，尿中可见血块，或尿液气味秽臭带有腐肉，排尿不畅或尿闭不通，多伴有少腹坠胀疼痛，大便困难，胃纳差，或有发热，舌质暗有瘀点、瘀斑，脉沉细。

证候分析：邪毒入侵结于膀胱，气滞则血瘀，瘀久化热为毒，加之体内湿热之邪，郁积成毒，瘀毒蕴结于膀胱，毒热必灼伤血络，腐灼肌肉，迫血妄行，发为尿血，尿恶臭带腐肉；离经之血，结为瘀块，随尿排出，瘀毒夹离经之血块，阻塞尿路，故排尿困难或尿闭不通；瘀毒蕴结致气机升降失司，胃失和降，故纳差；大肠传导失司故大便困难；发热，舌质暗有瘀点、瘀斑，脉沉细为瘀毒蕴结之象。

治法：清热解毒，散结通淋。

代表方：龙蛇羊泉汤（《中医肿瘤学》）加减。

常用药：龙葵、蛇莓、白英、海金沙、土茯苓、灯心草、苦参、白茅根、白花蛇舌草。

加减：热重者，加大青叶、蒲公英加强清热解毒；尿浑浊者，加瞿麦、萹蓄以清热利湿通淋。

③脾肾亏虚证。

临床表现：血尿，血色淡红，呈间歇性、无痛性，排尿无力，下腹肿块坚硬不移动，淋巴结肿大，伴腰膝酸软，消瘦，头晕耳鸣，倦怠乏力，或伴恶心，纳呆食少，大便溏，或周身浮肿，畏寒肢冷，舌淡红，苔薄白，脉沉细无力。

证候分析：脾肾亏虚，湿热瘀毒郁结于膀胱发为肿块。肾为先天之本，中寓命门之火，肾阳不足，不能温养下焦，则腰膝酸软，排尿无力；脾虚运化失司，则恶心、纳呆、便溏、倦怠乏力，统摄不利，血不归经，则尿血；水谷精微不得充养机体，则消瘦、头晕耳鸣；脾肾亏虚，不能温化水湿，可见畏寒肢冷，周身浮肿；舌质淡，舌苔薄白，脉沉细无力均为脾肾阳亏虚之象。

治法：健脾补肾，散结止血。

代表方：肾气丸（《金匮要略》）加味。

常用药：干地黄、山药、山茱萸、桂枝、附子、茯苓、丹皮、泽泻、鳖甲、僵蚕、仙鹤草、茜草。

加减：若中气下陷而见小腹坠胀者，加柴胡、升麻以益气升阳，或予补中益气汤加减治之；若兼湿阻而见腹胀、呕恶、苔白腻，加半夏、砂仁、蔻仁、陈皮以化湿和胃；兼阳虚而见手足欠温，舌淡，脉沉弱，加干姜、肉桂以温中散寒；若气虚及阴，症见口干，少苔，加北沙参、生地黄、石斛、玉竹以养胃阴。

二、辨病治疗

1. 膀胱癌临床常用中药

（1）金钱草：苦、辛，凉。利水通淋，除湿退黄，解毒消肿。《本草纲目拾遗》曰："去风散毒，煎汤洗一切疮疖神效"。《采药志》云："发散头风邪，治脑漏，白浊，热淋。"适用于膀胱癌尿热痛不畅的患者。每次 30～60g，鲜品加倍，煎汤服。

（2）瞿麦：苦，寒。利水通淋，活血通经。《神农本草经》云："主关格诸癃结，小便不通。"《日华子本草》云："催生，治月经不通，破血块，排脓。"治膀胱癌瘀血阻滞、水湿内停者。每次 10～30g，煎汤服。

（3）猪苓：甘、淡，平。利水渗湿，除痰散结。《本草纲目》曰："开腠理，治淋肿，脚气，白浊，带下，妊娠子淋，胎肿，小便不利。"《珍珠囊》云："渗泄，止渴。又治淋肿。"治膀胱癌水湿痰浊停聚者。每次 5～10g，煎汤服。

（4）白英：甘、苦，寒。清热解毒，祛风利湿。《本草拾遗》云："主烦热，风疹，丹毒，疟瘴，寒热，小儿结热。"《本草纲目拾遗》云："清湿热，治黄疸水肿……"治膀胱癌热毒内盛、湿热蕴结者。每次 10～15g，煎汤服，或捣汁，浸酒服。

（5）黄柏：苦，寒。清热解毒，清热燥湿，清热泻火。《神农本草经》云："主五脏肠胃中结热，黄疸，肠痔；止泄痢，女子漏下赤白，阴阳蚀疮。"《药性论》云："治下血如鸡鸭肝片，及男子茎上疮。"治膀胱癌火毒壅盛、湿热郁结者。每次 5～10g，煎汤服，或入丸散。

（6）大蓟：甘，凉。凉血止血，祛瘀止痛。《唐本草》曰："根疗痈肿。"《滇南本草》云："消瘀血，生新血，止吐血、鼻血。治小儿尿血，妇人红崩下血，生补诸经之血消疮毒，散瘰疬结核。"治膀胱癌血毒炽盛、水湿停聚者。每次 10～15g，鲜品可用 30～60g，煎汤服。

2. 膀胱癌常用中成药

（1）八正合剂（车前子、瞿麦、萹蓄、大黄、滑石、木通、栀子、灯心草、甘草）：每次 15～20mL，每日 3 次；适用于膀胱癌湿热内蕴者。

（2）知柏地黄丸（知母、黄柏、熟地黄、山萸肉、怀山药、丹皮、茯苓、泽泻）：每丸 0.9g，每服剂量：每次 8 丸，每日 3 次；适用于膀胱癌阴虚内热者。

（3）六味地黄丸（熟地黄、山茱萸、牡丹皮、山药、茯苓、泽泻）：每次 8 丸，每日 3 次；适用于膀胱癌肝肾阴虚者。

（4）西黄丸［牛黄、麝香、乳香（醋制）、没药（醋制）］：3g/瓶，每服剂量：3g/次，每日 2 次；适用于膀胱癌瘀毒内结证。

（5）金水宝胶囊［发酵虫草菌粉（Cs-4）］：0.33g/粒，每服剂量：3 粒/次，3 次/天；适用于膀胱癌肺肾两虚，精气不足之证。

（6）平消胶囊：由郁金、马钱子粉、仙鹤草、五灵脂、白矾、硝石、干漆、枳壳等组成。具有消肿散结，清热解毒的功效。对膀胱癌具有一定的缓解症状、缩小瘤体、抑制肿瘤生长、提高人体免疫力、延长患者生命的作用。口服，每次 4～8 片，每日 3 次。

3. 膀胱癌单方、验方

（1）龙蛇羊泉汤：蜀羊泉 30g、龙葵 30g、蛇莓 30g、土茯苓 30g、海金沙 15g、灯心草 3g。

（2）癌痛散：山奈、乳香、没药、姜黄、栀子、白芷、黄芩各 20g，小茴香、公丁香、赤芍、木香、黄柏各 15g，蓖麻仁 20 粒。上药共碾为细末，用鸡蛋清调匀外敷肿瘤疼痛处。6 小时更换一次，适用于膀胱癌腰痛者。

4．中医外治法

（1）祛腐生肌膏：熟石膏、黄柏、炉甘石、苍术、地榆、防风、延胡索、郁金、木瓜、白芨、珍珠粉，以上药物共研细末，水调为膏。敷于局部，并内服扶正之剂。适用于膀胱癌术后形成窦道者。

（2）枯痔液局部注射：在膀胱镜下，应用枯痔液行瘤蒂及根部黏膜下注射。治疗方法是注射 6～10mL，两周后做膀胱镜检查。

三、膀胱癌对症治疗

疲倦乏力者：灵芝、黄芪、茯苓、白术、土茯苓。畏寒怕冷者：桑寄生、螃蟹脚、补骨脂、淫羊藿。温里：紫石英、桂枝、吴茱萸。阴虚者：女贞子、沙苑子、南沙参。小便不利者：薏苡仁、猪苓、防己、萆薢、瞿麦、萹蓄、木通、车前子、泽泻、海金沙、白鲜皮。尿道灼热者：败酱草、冬葵子、黄芩、生地黄、知母、黄柏、紫花地丁、芦荟、石韦、金钱草、半边莲、竹叶、海金沙。尿血不止者：地榆、蒲黄、仙鹤草、茜草、白茅根、小蓟、大蓟、白头翁、马齿苋、三七粉。

四、放化疗后遗症的治疗

1．骨髓抑制及胃肠道反应

在化疗过程中，膀胱癌患者与其他肿瘤患者一样，一般也会出现因化疗药物引起的周身乏力，食欲不振，恶心呕吐，血细胞下降等毒副作用。中医辨证为正气受损，气血两亏，以益气养血，滋补肝肾为法。

2．放射性膀胱炎

放射性膀胱炎是膀胱癌放疗常见的毒副作用。中医认为放射线为毒热之邪，最易伤人气阴，气阴被伤则常见口干，乏力，盗汗，甚则尿频、尿急、尿痛、尿血。治以清热解毒、滋阴生津、凉血止血为法。

3．化疗性膀胱炎

化疗性膀胱炎是膀胱灌注化疗药物的主要毒副作用，患者常见尿频、尿急、尿痛等膀胱刺激症状。治疗可应用清热泻火，利水通淋之剂，缓解症状。

4．预防膀胱癌术后复发

在膀胱癌术后应用中药辨证施治，不仅可以减少化疗、放疗的毒副作用，亦可在一定程度上减少肿瘤的复发和转移。治疗应以中医辨证决定治疗方法。总的治疗原则应以清热泻火，化瘀解毒为主，兼以益气养血，扶助正气。

五、食物疗法

1．化疗时饮食

化疗可能会导致身体组织和免疫系统的受损，因此摄入足够的蛋白质有助于修复和保持正常的组织功能。适宜的食物包括鸡肉、鱼类、瘦肉、豆类和坚果。多摄入水果和蔬菜、控制盐摄入、增加水分摄入：化疗期间可能导致身体脱水，因此要确保足够的水分摄入。饮用足够的水可以保持身体的正常代谢和排尿功能。避免刺激性食物：某些食物可能会刺激膀胱，例如辛辣食物、咖啡因和酒精等。

2. 放疗时饮食

除了增加蛋白质摄入以及多摄入新鲜水果和蔬菜外，应同时避免辛辣刺激食物：辛辣食物可能会加重膀胱癌放疗引起的膀胱炎症，应尽量避免摄入辛辣食物，如辣椒、花椒等。同样需要多饮水：保持足够的水分摄入有助于清洁膀胱，预防尿路感染。建议每天喝足够的水，可选用红枣水、菊花茶等。

【转归预后】

膀胱癌在非治疗情况下的自然生存期大致为16～20个月，经治疗者的生存期不等，长的可达几十年。老年人膀胱癌恶性程度呈上升趋势，可能因为老年人机体抵抗力下降所致。30岁以下青少年一般膀胱癌趋于较低恶性，分化好，发展慢，预后也好。

从膀胱癌的自然进程看，绝大多数肿瘤终将出现复发或进展。中医学认为人体的正气尤其是肾气与预后有密切的关系，肾气充足，则祛邪于外，防止复发或进展。

【调护预防】

一、调护

注意保持尿道口的清洁，预防感染；不憋尿，不劳累，慎房事；清淡饮食；同时进行心理调护，帮助患者解除紧张、恐惧、失望等不良心态，引导其增加信心，保持心情舒畅，更好地配合治疗。

二、预防

戒烟，饮食健康多饮水，避免长期暴露于化学物质，防止慢性感染、适度运动，除了以上预防措施外，还建议定期进行身体检查，包括尿液检查、肾脏和膀胱超声检查等，尽早发现和治疗膀胱癌。如果有与膀胱癌相关的症状，如血尿、尿频、尿急、尿痛等，应及时就医。

【临证备要】

一、辨病思路

1. 根据症状辨病

（1）血尿。

癌可表现为无痛性、间歇性全程肉眼血尿，有时可为显微镜下血尿。出血量和血尿持续的时间与肿瘤的恶性程度、分期、大小、形态和数目并不一致。

（2）膀胱刺激征。

膀胱癌亦有以尿频、尿急、尿痛即膀胱刺激征和盆腔疼痛为首发表现，与弥漫性原位癌或浸润性膀胱癌有关。

（3）排尿困难。

肿瘤发生在膀胱颈部或瘤体较大、肿块形成、脱落的癌组织阻塞尿路时可引起排尿困难，或点滴而下，甚至尿潴留。

（4）浸润和转移表现。

浸润输尿管时可引起肾盂积水和上尿路感染，出现腰痛、腰酸、发热等。侵犯直肠可出现黏液血便或肛门下坠、疼痛等；转移到盆腔或腹膜后可出现腰酸、下腹痛；肿瘤坏死组织脱落时尿液中可有腐肉组织排出；两侧输尿管受侵可出现少尿或无尿；

2．根据体征辨病

浸润癌晚期，在下腹部耻骨上区可触及坚硬肿块，排尿后不消退。并发肾功能不全时可有下肢凹陷性水肿，发生贫血时可见贫血貌，转移到髂静脉旁淋巴结可引起下肢淋巴、静脉回流受阻而出现下肢肿胀；晚期可在下腹部，特别是膀胱顶部触及肿块.

3．根据检查辨病

膀胱镜检查可以明确膀胱肿瘤的数目、大小、形态、部位、生长方式及周围膀胱黏膜的异常情况，可以对肿瘤和可疑病变进行活检以明确病理类型。影像学检查包括超声检查、CT 及 CT 尿路造影、MRI 及磁共振尿路成像、静脉尿路造影、胸部 CT 等，主要目的是了解膀胱病变程度、范围、胸腹盆腔脏器、腹膜后及盆腔淋巴结及上尿路情况，有助于判断膀胱癌临床分期。

二、辨证思路

1．术后的证候特征

手术常损伤元气、耗伤气血，表现为正气亏虚、阴血耗损的证候，临床表现为气短、乏力、倦怠、纳差、舌质淡、苔薄白、脉细弱等症。

2．化疗后的证候特征

膀胱癌化疗后的中医证候特征包括：

（1）气血亏虚：化疗过程中，膀胱癌患者免疫力下降，容易出现气血亏虚，表现为乏力、疲倦、容易出汗、容易感到气短等。

（2）脾胃虚弱：化疗可能引起脾胃功能受损，导致食欲不振、消化功能减弱，以及腹泻或便秘等消化问题。

（3）瘀阻气滞：膀胱癌患者接受化疗后，肿瘤组织可能会出现坏死、溃烂等情况，导致气滞血瘀，表现为胸闷、胁痛、乳房胀痛等。

3．放疗后的证候特征

（1）放射性膀胱炎，分为三种证型。膀胱湿热型：症见小便短赤，灼热疼痛，小腹胀满，舌质红，苔黄腻，脉滑数。中气下陷型：小腹坠胀，小便少而不畅，食欲缺乏，言语不利，舌质淡，苔薄脉弱。肾阴亏虚型：症见时欲小便而不得出，五心烦热，舌红，少苔或无苔，脉细数。

（2）放射性结直肠炎：放疗亦会造成结肠、直肠的损伤，发生放射性结直肠炎，临床表现为剧烈腹泻、腹痛、黏液样便。

三、治疗注意事项

1．化疗期的治法

在化疗过程中，膀胱癌患者与其他肿瘤患者一样，一般也会出现因化疗药物引起的周身乏力，食欲不振，恶心呕吐。中医辨证为正气被损，气血两亏，治以益气养血，滋补肝肾为法。化疗性膀胱炎是膀胱灌注化疗药物的主要毒副作用，患者常见尿频、尿急、尿痛等膀胱刺激症状。治疗可应用清热泻火，利水通淋之剂，缓解症状。常用药物为八正散加减.

2．放疗期的治法

放射性膀胱炎是膀胱癌放疗常见的毒副作用。中医认为放射线为毒热之邪，最易伤人气阴，气阴被伤则常见口干，乏力，盗汗，甚则尿频、尿急、尿痛、尿血。治疗上以益气养阴，清热解毒为主。

3．放疗后遗症的治疗

（1）放射性膀胱炎，膀胱湿热型：治以清热利湿，常用方为八正散加减；中气下陷型：治以健脾益气，常用方为补中益气汤加减；肾阴亏虚型：治以滋阴补肾，常用方为六味地黄丸加减。

（2）放射性结直肠炎：以清热利湿、健脾理气，兼以温肾，予参苓白术散、白头翁汤、附子理中汤加减。

第三节　前列腺癌

【概述】

前列腺癌是指发生于前列腺腺体的恶性肿瘤，主要原发部位为后侧包膜下腺体即外腺部分。前列腺癌在北美、欧洲和澳大利亚等西方地区和国家发病率较高，而在亚洲和非洲等地发病率较低。一般认为与体内雄雌性激素平衡紊乱有关，并与种族、遗传和年龄增长有关，且与饮食结构差异关系密切。研究发现性功能强者发病率高，而睾丸切除者则很少发病。前列腺癌患者在我国过去比较少见，约占男性肿瘤的 0.3% ~0.5%，近来病例有所增多。因前列腺癌是一种隐袭性疾病，有一部分属隐匿性，尸检时才能发现，故本病的实际发病率可能更高些。其临床特点主要是小便淋沥，排尿困难，前列腺硬结，会阴部疼痛。病理检查 95% 属腺癌，少数为鳞癌或移行上皮癌。前列腺癌的自然病史是最独特的，它变化多端，因人而异，难以预料，不像其他器官的恶性肿瘤那样都以险恶结果告终。大多数患者的肿瘤可以潜伏很长时间，甚至终身不被发现。早期前列腺癌经过正确治疗，可能获得治愈或30% ~40% 的 15 年生存率。晚期本病经淋巴系统可转移到髂内、主动脉旁、纵隔和锁骨上淋巴结，亦可经血行转移到骨（如骨盆、腰椎、股骨、肋骨等）、肺、肝、脑、肾上腺、胸膜、皮肤等，如发现时已有转移，其中位生存期约为 9 个月。

中医古代文献无前列腺癌的病名，根据有排尿困难及血尿等症状而归属于中医"癃闭""血淋"范畴论治。

【疾病源流】

中医学因其有排尿困难及血尿等症状而归入中医"癃闭""血淋"范畴论治。在古代医学文献中，虽无前列腺之脏腑，也无前列腺癌病名，但仍有类似记载。如《素问·气厥论》云："胞热移于膀胱，则癃溺血。"《灵枢·九针论》有"四时八风之客于经络之中，为瘤病者也"，又有"积之所生，得寒乃生，厥乃成积也"的记载。"癃闭"一名，首见于《黄帝内经》曰："膀胱不利为癃，不约为遗溺""膀胱病，小便闭"。《灵枢·本输》云："三焦……实则闭，虚则为遗溺。"汉代张仲景在《金匮要略·消渴小便不利淋病脉证并治十三》中对淋证的病状作了描述："淋之为病，小便如粟状，小腹弦急，痛引脐中。"王焘《外台秘要》载有治小便不通及小便难的方剂约 20 首，并有"若脏中热病者，胞涩，小便不通……为胞屈僻，津液不通，以葱叶除尖头，内阴茎孔中深三寸，微用口吹之，腹胀，津液大通，便愈"。这是最早用导尿术治疗小便不通的记载。宋元时期朱丹溪《丹溪心法·小便不通》对其病因则有"小便不通，有气虚、血虚、有痰、风闭、实热"的描述，并将探吐一法运用于临床，"譬之滴水之器，闭其上窍，则下窍不通，开其上窍，则下窍必利"。对于前列腺癌等恶性肿瘤的预后，《景岳全书》有谓"小水不通，是为癃闭此最危最急证之一，不辨其所致之本，无怪其多不治也"。

【病因病机】

一、中医病因病机

饮食失宜、情志抑郁、外感湿热是前列腺癌的主要病因，而肾脏亏虚是发病的内在条件。

1. 饮食失宜

嗜食肥甘厚味、生冷辛辣之品，或喜烟酒，日久致湿热之邪内蕴，湿阻气血，热蕴成毒，结于下焦，导致气化不利，小便不通，或小便滴沥难解而成病。若热邪结于膀胱，膀胱血络受伤亦可见尿血。如《济生方》说："或过餐五味、鱼腥、乳酪，强食生冷果菜……久则积聚，结为癥瘕。"说明平素饮食不节，损伤脾胃，从而产生食滞、痰浊、瘀血等病理改变，是发生癌瘤的基础。

2. 情志抑郁

暴怒急躁或长期抑郁，情志不舒，疏泄不及，致使三焦气化失常，尿路受阻；肝郁气滞也可由气及血，气滞经脉，使血行不畅，经隧不利，脉络瘀阻，结于会阴而成病。《灵枢·百病始生篇》曰："若内伤于忧怒，则气上逆，气上逆则六输不通，温气不行，凝血蕴里而不散，津液涩渗，著而不去，而积皆成矣。"

3. 外感湿热

下焦外感湿热，停留于精室，故结涩令小便不通。

4. 脾肾两虚

房劳过度，肾脏阴阳俱损，或素体不足，久病体弱，脾肾两虚，运化濡养失司，瘀血败精聚积下焦，结而致病。即张景岳所谓："或以败精，或以槁血，阻塞水道而不通也。"《诸病源候论·积聚病诸候》认为："积聚者，由阴阳不和，腑脏虚弱，受于风邪，搏于腑脏之气所为也。"《医宗必读》强调："积之成也，正气不足，而后邪气踞之。"所有这些说明癌瘤的发生与人的正气强弱密切相关，前列腺癌亦如此。

前列腺癌病位在精室和肾，与脾、肝及膀胱气化关系密切，肾主水，主藏精，司气化，主骨，开窍于耳及二阴，合膀胱，为先天之本。前列腺癌的病机是肾气亏虚，阴阳失调，湿热痰浊气血瘀滞于会阴部而成，正所谓"诸淋者，由肾虚而膀胱热也"。

二、西医病因病理

（一）病因

1. 年龄

前列腺癌多发生在老年人，随着年龄的增长，患前列腺癌的风险逐渐增加。

2. 遗传因素

家族史是前列腺癌的重要危险因素，有前列腺癌家族史的人患病风险较高。遗传突变可能导致前列腺细胞的异常增殖和恶性转化。

3. 激素因素

雄激素（如睾酮）对前列腺细胞的生长和分化具有影响。长期暴露于高水平的雄激素可能增加前列腺癌的风险。

4. 炎症

慢性前列腺炎和其他前列腺疾病可能与前列腺癌的发生有关。炎症可以引起细胞损伤和 DNA 损伤，进而增加癌变风险。

5. 饮食因素

高脂饮食、富含饱和脂肪酸的食物、红肉等可能与前列腺癌的发生有关。一些研究还发现，摄入富含番茄红色素（如番茄、西红柿制品）的饮食可以降低前列腺癌的发生风险。

6. 其他环境因素

一些环境因素，如暴露于某些化学物质（如农药、工业污染物等）、吸烟等，可能也会增加前列腺癌的风险。

（二）病理

根据病理类型可分为以下几种：①腺管型：腺管型前列腺癌是最常见的类型，占绝大多数前列腺癌病例。它起源于前列腺的腺上皮细胞，形成腺腔结构。②黏液型：黏液型前列腺癌中，癌细胞产生大量的黏液，导致组织呈现黏稠的特点。③小细胞癌：小细胞癌是一种罕见但具有高度侵袭性的前列腺癌类型。④神经内分泌癌（Neuroendocrine Carcinoma）：神经内分泌癌在前列腺癌中也相对罕见，但具有高度侵袭性。这种类型的癌细胞具有神经内分泌细胞的特点。除了以上几种常见的病理类型外，还存在其他一些罕见的前列腺癌病理类型，例如浆液性癌、脂肪瘤样癌、透明细胞癌等。

【诊断与鉴别诊断】

一、诊断要点

1. 临床表现

（1）小便淋沥：前列腺癌初起时表现为尿流变细或缓慢，继而尿频尿急，或尿流中断，淋沥不尽，尿道涩痛。张仲景《金匮要略》认为："淋之为病，小便如粟状，小腹弦急，痛引脐中。"主要是肿瘤不断增大至阻塞尿路时，出现膀胱颈梗阻症状，不易与前列腺增生症相鉴别，且前列腺癌绝大多数伴有一定的良性前列腺增生症，两者无因果关系。雄激素的长期作用刺激前列腺上皮的发育与维持，这是恶变的基础，中医认为因肾虚，或者湿热痰浊移于膀胱所致。

（2）排尿困难：排尿困难是指排尿无力，排尿不尽，甚至尿失禁。由于病程一般为数月至数年，患者对排尿困难已不断适应，对病前排尿正常和病后排尿困难二者在感觉上的差异已很模糊，故除非到了相当严重的程度，患者多不能准确提供病史。故应注意提醒患者仔细回忆从何时开始排尿需费点力气，便是排尿困难的开始，应及时就医检查，本症也见于前列腺增生症，不易鉴别，中医辨证为三焦水道不通所致。即"膀胱者，州都之官，津液藏焉，气化则能出矣"，而"膀胱不利为癃，不约为遗溺"，此症多因湿热蕴结或气滞血瘀所引起。

（3）前列腺硬结：早期须在肛门指检中方能扪及，初起多为后叶或腺体边缘的硬结，常坚硬如石，大小不一，表面异常突起，中央沟消失，发展到晚期，可侵及精囊、膀胱三角、直肠前壁，此时前列腺多固定，盆底为一片癌肿浸润区，称为"冰冻盆腔"，乃为"血淋者，小腹硬，茎中痛欲死"，为肾气亏虚，毒邪瘀滞于会阴部所致。

（4）会阴部疼痛：会阴部疼痛可为酸沉感、胀满感，或下坠感、清冷感、针刺感，痛势可急可缓，总因经络不通，气血瘀滞所致，肾主水，司命门，会阴部与任、督二脉有关，肝经布胁肋，络阴器，抵少腹，故多因气血瘀滞肝经，脉络不通，不通则为痛。

直肠指诊对早期诊断前列腺癌非常重要，表现为前列腺被膜不规则，可触及有石样坚硬肿块，如波及精囊则高度可疑。肿块大小不一，应与前列腺结核和结石鉴别。另外，下腹可触及包块，有压痛或无压痛，出现肝转移、骨转移或其他转移时可表现出相应体征及神经压迫症状。

2. 辅助检查

（1）血液检查。

前列腺特异性抗原（PSA）测定 PSA 是由前列腺上皮产生的一种糖蛋白酶，为目前前列腺癌敏感性强且特异性高的肿瘤标记物，总阳性率为70%以上，晚期患者90%为阳性。

（2）影像学检查。

①X 线检查：重点对骨盆、腰椎、股骨摄片检查，如有骨转移，可见骨小梁消失，为本病转移的特征。

②超声检查：通过体表或直肠可做超声检查。依据前列腺癌的特殊变化可以测定肿瘤大小，估计肿瘤浸润程度，与周围脏器粘连及转移情况，还可与前列腺增生相鉴别。可通过超声引导下经直肠前列腺细针抽吸活检。

③CT 及 MRI 检查：CT 检查对前列腺癌的形态变化、癌结大小和有无向周围浸润的诊断有一定价值。MRI 可随意检查前列腺的横断面和矢状面，可以清晰地显示前列腺内肿瘤的大小、浸润程度，对前列腺癌的分期、选择合理的治疗方案和估计预后有参考价值。

④放射性核素扫描检查：该检查用于前列腺癌的骨转移，X 线片显示为阴性者骨扫描有阳性发现。

3. 细胞学诊断

前列腺穿刺活检：前列腺癌的确切诊断依赖于组织的显微镜检查。在出现局部浸润和远处转移之前，只有局部硬结征象时，活检便可做到早期诊断。方法有穿刺、抽吸、经尿道和经会阴切开活检等。经直肠穿刺前列腺活检术对前列腺癌的准确诊断率可达90%以上。

二、鉴别诊断

（1）前列腺增生症：早期症状很相似，但直肠指诊前列腺呈弥漫性增大，光滑有弹性，无硬结；B 超检查前列腺呈对称性增大，回声均匀，包膜完整且连续，与周围组织界线清楚。

（2）前列腺结石：有慢性前列腺炎史，前列腺质韧，可扪及质硬且有捻发感的结石，超声可协助诊断。

（3）前列腺结核：有前列腺硬结，似与前列腺癌相似。但患者年轻，有生殖系统其他器官如精囊、输精管、附睾结核性病变或有泌尿系统结核症状，如尿频、尿急、尿痛、尿道内分泌物、血精等。尿液、前列腺液、精液内有红细胞和白细胞。X 线片可见前列腺钙化阴影。前列腺活组织检查可见典型的结核病变等。癌肿结节有坚硬如石之感，且边界不清、固定。

（4）肉芽肿性前列腺炎：有严重的下尿路感染症状出现，前列腺指诊可触及有弹性的较大结节，形状不规则，软硬程度不一，前列腺组织活检以泡沫样细胞为主。

【治疗】

一、辨证治疗

1. 辨证要点
（1）辨标本虚实。

前列腺癌为全身虚损而局部邪实之证，多为本虚标实。虚以肾、肝、脾为主，实以湿热、气滞、瘀血、痰毒为多。

（2）分期辨证。

发展过程可以分为早期、中期和晚期三个阶段。

早期：在早期阶段，前列腺癌通常没有明显的症状，很难被发现。中医认为，这时候前列腺癌的发展主要与肾虚、肝郁有关。中期：随着前列腺癌的发展，患者可能出现尿频、尿急、尿痛等尿路症状。主要与湿热、气滞有关。晚期：前列腺癌晚期的症状较为严重，可能出现排尿困难、血尿、骨痛等。主要与湿热、气滞、血瘀有关。

（3）术后辨证。

前列腺癌根治术后易损伤脾肾、脏腑、气血、经络等，体虚气弱，易疲乏，少气懒言，纳差，腹胀，大便难解、量少，属气血两虚或肺、脾、肾气虚。

2. 治疗要点
（1）治疗原则和方法。

前列腺癌病位在精室和肾，与脾、肝及膀胱气化关系密切，肾主水，主藏精，司气化，主骨，开窍于耳及二阴，合膀胱，为先天之本。前列腺癌的病机是肾气亏虚，阴阳失调，湿热痰浊，气血瘀滞于会阴部而成，因此治疗以补肾化瘀为治则。

（2）放化疗、内分泌治疗毒副反应的治疗原则。

对于内分泌治疗后的全身潮热盗汗，可选用滋补肝肾、健脾疏肝法；对于前列腺癌根治术后的压力性尿失禁，可选用益气升提法；对于放疗后的放射性肠炎，可选用滋阴解毒、健脾和胃、凉血止血法；对于化疗后的毒副反应——骨髓抑制和腹泻，可选用扶正解毒法；对于晚期前列腺癌骨转移，可选用调理脾胃、活血通络法等。

（3）综合治疗原则。

现代医学对于前列腺癌的治疗一般采取以下原则：①早期患者行根治性手术切除，术后根据PSA的变化决定是否采取内分泌治疗，必要时可给予局部放疗。②对于不能行根治术的中晚期患者和术后复发患者给予内分泌治疗，局部放疗。③内分泌治疗后出现耐药的去势抵抗型患者可考虑给予全身化疗，免疫治疗及对症支持治疗。无论何种治疗，均可中西医结合治疗。

3. 分证论治
常见临床证型的中医治疗：
①膀胱湿热证。

临床表现：尿频尿急，溺时涩痛，小便不畅，尿线变细，滴沥不通或成癃闭，偶有血尿，口苦口干，时有发热起伏，阴囊红肿疼痛，拒按，舌质红，苔黄腻，脉滑数。

证候分析：膀胱湿热证型多见于癌病初期，湿热蕴结精室，阻滞尿道，故见小便滴沥不通或成癃闭，阴囊肿痛；热伤血络，故可见出血；口干苦，时有发热起伏，舌红，苔黄，脉数为热象，苔腻，脉滑，则为湿象。

治法：清热利湿，通淋散结。

代表方：八正散（《太平惠民和剂局方》）加减。

常用药：瞿麦、萹蓄、泽泻、车前子、滑石、栀子、灯心草、大黄、木通、生甘草。

加减：尿血明显者，加大蓟、小蓟、地榆、白茅根凉血止血或以五淋散加减；大便秘结者，加重大黄，加用芒硝；会阴部湿疹者，加黄柏、苍术燥湿清热；尿痛明显、热势明显者，加用白花蛇舌草、龙葵。

②瘀血内结证。

临床表现：小便滴沥，尿如细线，或癃闭不通，少腹作痛，伴腰背、会阴疼痛，行动艰难，烦躁不安。肛诊可扪及硬结。舌质紫暗或有瘀点，舌下脉络迂曲，脉涩或细数。

证候分析：瘀血内结证型多见于癌病中期，"初为气结在经，久则血伤入络"，长期情志不舒，气滞经脉则血瘀不行，血瘀停滞于会阴部，阻塞不通，故可见小便滴沥，尿如细线，或癃闭不通，不通则痛，故可扪及硬结，少腹、腰背或会阴疼痛；舌紫暗或有瘀点，舌下脉络迂曲，脉涩均为血瘀之象。

治法：活血化瘀，解毒散结。

代表方：桃仁红花煎（《陈素庵妇科补解》）加减。

常用药：桃仁、红花、生地黄、赤芍、当归、川芎、制香附、丹参、青皮、延胡索、穿山甲。

加减：伴右胁疼痛者，加柴胡、郁金；会阴部痛甚者，加制马钱子；口舌生疮者，合导赤散；纳差、脘腹胀满者，属气滞腑气不通，宜行气通腑，补气扶正，合四磨汤加减。

③脾肾两虚证。

临床表现：排尿乏力，神疲怯弱，小便不通或点滴不爽，腰膝冷痛，下肢酸软，畏寒肢冷，喜温喜按，食少便溏，舌淡，苔润，脉沉细。

证候分析：虚证多见于癌病晚期，病邪日久，正气耗伤，脾气虚则见排尿乏力，神疲怯弱，下肢酸软，食少便溏；肾阳虚则见腰膝冷痛，畏寒肢冷，喜温喜按，脉沉细等表现。

治法：补肾健脾，利水渗湿

代表方：四君子汤（《太平惠民和剂局方》）合真武汤（《伤寒杂病论》）加味。

常用药：人参、白术、茯苓、甘草；制附子、白术、茯苓、白芍、生姜、龙葵、白英。

加减：下腹部冷痛，加橘核、小茴香、肉桂、吴茱萸；尿血多者，加黄芪益气摄血；脾虚纳差者，加党参、白术；大便溏泄者，加山药、白扁豆。

④气血亏虚。

临床表现：尿意频数，尿流变细，排出无力或点滴不通，面色无华，肌肉瘦削，倦怠乏力，头晕眼花，心悸怔忡，动则气促，舌淡，苔少或无苔，脉细无力。

证候分析：此型多见于癌病终末期，正气大伤，气血俱虚，气虚不固可见尿意频数，推动无力则尿流变细，排出无力或点滴不通；倦怠乏力，动则气促等均为气虚之象，面色无华，肌肉瘦削，头晕眼花，心悸等则为血虚之象。

治法：补气养血。

代表方：圣愈汤（《兰室秘藏》）加减。

常用药：生地黄、熟地黄、川芎、人参、当归身、黄芪。

加减：此型多为终末期，终末期患者正气大伤，气血俱虚，若进一步发展则易进展为肾阴虚，可出现潮热盗汗、虚烦、遗精、舌红少苔或无苔，脉细数等，治宜养阴滋肾，方选六味地黄汤、知柏地黄汤等加减。眩晕、耳鸣者，加杭菊、女贞子；津亏便结者，加玄参、决明子、肉苁蓉。

二、辨病治疗

1. 前列腺癌临床常用中药

（1）白花蛇舌草：苦、甘，寒，入心、肝、脾经。清热解毒，利湿消痛。《闽南民间草药》曰："清热解毒，消炎止痛。"适用于各种肿瘤。用量用法：30～50g，水煎服。

（2）半枝莲：辛、苦、寒。归肺、肝、肾经。半枝莲辛能行散，苦寒清泄，入肺、肝、肾经。既清解热毒，又散瘀止血，还利水消肿。凡热毒、瘀血、出血、湿热下注及水湿内停皆宜，尤善治毒蛇咬伤、疮肿与癌肿。常用量10～30g，鲜品加倍。

（3）白英（蜀羊泉、白毛藤）：甘、苦，寒，有小毒。入肝、胆、胃经。清热解毒，祛风利湿。《本草纲目拾遗》云："清湿热，治黄疸水肿。"临床常用于治疗泌尿生殖系肿瘤。用量用法：30～50g，水煎服。

（4）龙葵：苦、微甘，寒，有小毒。入肺、胃、膀胱经。清热解毒，活血消肿，利尿。《本草纲目》云："清热散血。"适用于多种肿瘤。用量用法：20～30g，水煎服。

（5）蛇莓：甘、酸，寒，有小毒。入肝、胃、脾经。清热解毒，散结消肿。《上海常用中草药》云："治癌肿疗疮。"适用于多种肿瘤及疗疮肿毒、蛇虫咬伤。用量用法：20～30g，水煎服。龙葵与白英、蛇莓配伍，称龙蛇羊泉汤，为治疗泌尿生殖系统肿瘤的基本方。

2. 前列腺癌常用中成药

（1）复方苦参注射液：包含苦参、白土苓等。具有清热利湿、凉血解毒、散结止痛的功效。苦参注射液：为中药苦参碱有效成分提取而成，具有清热祛湿，软坚抗癌之功效。苦参注射液20mL加入生理盐水200mL中静脉滴注，每日1次，10天为1疗程。对各期前列腺癌都有一定的作用，可配合放疗、化疗及手术治疗。

（2）前列通片：由黄芪、肉桂油、黄柏、薜荔、车前子、香附、琥珀、泽兰、蒲公英、八角茴香油等药物组成。有温肾健脾，清利湿浊，理气活血之功，适用于脾肾阳虚之前列腺癌。成人每次口服4～6片，每日3次，温开水送服。

（3）尿塞通片：主要药物为丹参、赤芍、泽兰、红花、桃仁、泽泻、黄柏、白英、王不留行、小茴香等，具有理气活血，利水散结之功效，适用于血热瘀滞之前列腺癌。每次口服4～6片，每日3次。

（4）复方斑蝥胶囊：含黄芪、斑蝥、人参等。有破血消瘀，攻毒蚀疮的功效。适用于肺癌、原发性肝癌及泌尿系生殖肿瘤等。每次3粒，每日2次。

3. 中医外治法

因为前列腺位置特殊，既不在内，也不在外，周围正常组织较多，内治法难以直达病所，外治法主要用于缓解尿潴留及会阴部疼痛。

（1）小便不通。

①麝香：可用麝香适量填脐中，再以葱白捣烂敷脐上，外用胶布固定。亦可用食盐250g，炒热后包熨小腹。

②大葱白矾散（《近代中医药应用与研究大系》）：大葱9cm、白矾15g，以上2味共捣烂如膏状贴肚脐上，每日换1次，贴至尿通为度，此方能软坚通尿，适用于前列腺癌小便不通、点滴难下。

③甘遂（《前列腺病中医诊疗学》）：甘遂2g，研为细末，用醋调膏，纱布包裹，外敷脐部，以通为度。

（2）会阴部疼痛。

可用镇痛散（生天南星、生附子、生川乌、白胶香、五灵脂、麝香、冰片、重楼、皂角刺、黄药子、穿山甲、芦根等），麻油调敷于痛处，敷药时间 6 ~ 8 小时，12 小时后重复使用。

三、前列腺癌对症治疗

下腹部冷痛者，加橘核、小茴香、肉桂、吴茱萸温经散寒止痛；热淋，加滑石、木通、车前子清热利尿通淋；血淋者，加大蓟、小蓟、白茅根止血；放射性肠炎者，可选土茯苓、地榆、车前子、车前草、薏苡仁、瞿麦、灯心草等；疲倦乏力者：可选枸杞子、女贞子、何首乌、山茱萸、菟丝子等。

【转归预后】

前列腺癌的预后与分期关系密切，如能早期发现，早期诊断，正确治疗，可以取得较好的效果。近年来，由于诊断技术的不断进步，新药物的开发，以及新治疗方法的出现，前列腺癌的预后较以前有了较大提高，特别是晚期患者经过中西医综合治疗，生存期可以显著延长，生存质量明显提高。总体来说，前列腺癌的转归因个体差异较大。早期诊断和治疗可以提高预后，而晚期或高分级的前列腺癌则面临更困难的治疗和较差的预后。因此，对于前列腺癌患者来说，早期检测和定期随访非常重要。

【调护预防】

一、调护

前列腺癌的治疗包括手术切除、放射治疗、化学药物治疗和激素治疗等。调护措施可以帮助患者减轻治疗的毒副作用、提高生活质量，以下是一些常见的调护方法：①饮食调节：饮食中应注意摄取足够的营养，如增加蔬菜、水果、全谷类食物和低脂动物蛋白质的摄入量。避免高脂肪、高胆固醇的食物，控制盐的摄入量。②运动：适度的运动有助于提高身体的免疫力和抵抗力，缓解治疗的毒副作用，如疲劳和焦虑。③精神调节：面对诊断和治疗带来的心理压力，患者可以寻求心理咨询或参加支持小组，与其他患者分享经验和情感。保持积极乐观的心态，学会舒缓压力的方法，如冥想、放松训练等。④疼痛管理：前列腺癌治疗可能会伴随不同程度的疼痛。患者可以根据医生的建议采取合适的疼痛管理措施，如服用镇痛药物、使用热敷或冷敷等。⑤定期随访：定期进行随访是调护的重要部分，让医生及时评估治疗效果，并及时发现并处理治疗的毒副作用和并发症。

二、预防

前列腺癌的预防措施包括以下几个方面：①健康饮食：保持均衡的饮食，摄入充足的蔬菜、水果和全谷类食物，限制高脂肪和高胆固醇食物的摄入。②适量运动：进行适度的体育锻炼，如散步、跑步、游泳等，帮助维持身体健康。③维持健康体重并戒烟戒酒。④定期体检：及早发现前列腺癌的病变，建议 40 岁以上男性每年进行前列腺癌筛查，包括血清前列腺特异性抗原（PSA）检测和直肠指检。⑤避免长时间坐着：长时间久坐可能增加患前列腺癌的风险，建议适时起身活动。⑥控制激素水平：一些研究表明，长期暴露于高水平的睾酮衍生物可能与前列腺癌有关。

【临证备要】

一、辨病思路

1. 根据症状辨病

（1）早期多无自觉症状，临床症状一旦出现，多属晚期。

（2）典型症状：①排尿障碍：早期常有短时的尿频及夜尿，后可出现尿流变细或尿流偏歪或尿流分叉，尿程延长、尿急、尿痛、尿意未尽感，严重时发生尿潴留。②疼痛：常见腰痛和后背痛或有坐骨神经痛，可向会阴部或直肠部放射，疼痛剧烈难忍。

（3）转移症状：转移至骨骼，可发生病理性骨折。淋巴结转移可引起相应部位的淋巴结肿大。转移至内脏器官，可出现相应症状。

（4）全身症状：日渐衰弱、消瘦、倦怠乏力、进行性贫血、恶病质或肾功能衰竭等。

2. 根据体征辨病

直肠指检：是诊断和筛选前列腺癌的主要方法。前列腺癌指检表现为腺体增大，可扪及坚硬结节，表面高低不平，中央沟消失，腺体固定或侵犯肠壁等。

3. 根据检查辨病

（1）血清学检查：①前列腺特异性抗原（PSA）是目前诊断前列腺癌敏感性强且特异性高的肿瘤标志物，但前列腺增生，该指标也会有轻度增高。②前列腺酸性磷酸酶（PAP）又称前列腺血清酸性磷酸酶（PSAP），可由正常或癌变的前列腺上皮细胞溶酶体产生，是较特异的肿瘤标志物。

（2）超声检查：可发现前列腺内低回声占位病变，并可以根据该病变向被膜外浸润的程度做出分级诊疗。亦可以通过此法与前列腺增生加以鉴别。

（3）CT检查：主要是进行肿瘤的临床分期。对于肿瘤邻近组织和器官的侵犯及盆腔内转移性淋巴结肿大，CT的诊断敏感性与MRI相似。

（4）MRI、MRS检查：可以显示前列腺包膜的完整性，是否侵犯前列腺周围组织及器官，盆腔淋巴结受侵犯的情况及骨转移的病灶。在临床分期上有较重要的作用。

（5）前列腺癌的核素检查（ECT）：前列腺癌的最常见远处转移部位是骨骼。ECT可比常规X线片提前3~6个月发现骨转移灶，敏感性较高但特异性较差。

（6）细胞学或病理诊断：①尿液或前列腺液涂片细胞学检查，如在尿液或前列腺液中找到癌细胞，可以辅助性做出诊断，但值得注意的是，该方法不能代替前列腺活检。②经直肠或会阴部穿刺活检，用超声引导可显著提高活检的准确率，前列腺穿刺活检的准确率可达80%~90%。

二、辨证思路

1. 放疗后的证候特征

放疗是一种常见的治疗方法。中医将前列腺癌放疗后的证候特征分为以下几个方面：

（1）气虚证：患者常表现为乏力、气短、自汗、面色苍白、食欲减退等。

（2）阳虚证：患者常表现为腰膝酸软、精神疲倦、畏寒怕冷、排尿困难等。

（3）阴虚证：患者常表现为口干咽燥、五心烦热、头晕目眩、夜尿频多等。

（4）瘀血证：患者常表现为疼痛、肿块、出血等症状，可能伴有瘀斑、瘀点等皮肤表现。

2. 化疗后的证候特征

前列腺癌化疗后的中医证候特征通常表现为以下几个方面：

（1）脾胃虚弱：化疗药物可能对脾胃功能造成损伤，出现食欲不振、腹泻、消化不良等症状。

（2）肾气亏损：化疗可能导致肾气亏虚，出现腰膝酸软、性功能下降、阳痿、早泄等症状。

（3）气虚血瘀：化疗可能导致身体虚弱，气血运行不畅，出现乏力、面色萎黄、气促心悸、舌质紫暗、舌苔紫暗等症状。

（4）湿热蕴结：化疗可能导致湿热内生，引起尿频、尿急、尿痛等症状，严重时还可出现血尿。

（5）心神不宁：化疗可能导致情绪不稳定、失眠多梦、记忆力下降等症状，影响患者的身心健康。

三、治疗注意事项

1. 内分泌期的治法

内分泌治疗是前列腺癌的重要治疗手段，可以有效地控制肿瘤的进展，一般疗程可持续 2～3 年，直至出现耐药，转化为去势抵抗性前列腺癌。患者在应用去势药物后多数会出现乏力、燥热、汗出、失眠等一系列内分泌失调症状，可以用六味地黄丸滋阴降火、益肾填精。

2. 化疗期的治法

化疗并非前列腺癌的主要治疗手段，但对于去势抵抗性前列腺癌，化疗仍占重要的地位。由于前列腺癌患者普遍高龄，化疗不良反应发生率也较高。主要包括骨髓抑制，消化道反应等。益气养血，健脾补肾的中药可以有效缓解化疗带来的不良反应，辅助化疗顺利进行。

3. 放疗期的治法

局部放射治疗在前列腺癌治疗中越来越得到重视，放疗适用于各期的前列腺癌患者，对早期患者也可达到治愈目的。但接受根治性放疗患者中放射性肠炎的发生率为 10%～20%。患者出现肛门疼痛，大便次数增加，腹泻，甚至脓血便，严重者还会合并贫血。中药保留灌肠可以有效缓解便血症状，对于重度贫血患者可以合并益气养血。

第十六章 造血及淋巴系统肿瘤

第一节 白血病

【概述】

白血病（Leukemia）是源于造血干细胞的恶性克隆性疾病，是发生克隆分化的白血病细胞因增殖失控、分化障碍、凋亡受阻，使细胞停止在不同的发育阶段，在骨髓和其他的造血组织中大量增殖、浸润至其他组织及器官，抑制正常造血，表现为贫血、出血、感染及髓外浸润等症状的恶性疾病，约占全部恶性肿瘤发病的 3%~5%。根据白血病的起源可以分为髓系白血病和淋系白血病，根据病情的发展速度和细胞分化的阶段可以分为急性白血病和慢性白血病。在我国白血病的年发病率约为 2.76/10 万人，男女发病比例约 2:1，急性白血病比慢性白血病更多见（约 5.5:1），急性髓系白血病确诊的中位年龄为 60 岁。急性淋巴细胞白血病多发于青少年及儿童，是 15 岁以下人群最常见的癌症，占儿童癌症死亡病因的 1/3。慢性粒细胞白血病发病年龄多分布在 20~60 岁，发病年龄随年龄增长而上升。慢性淋巴细胞白血病多见于老年人，中位发病年龄在 65 岁。不同类型白血病生存期及预后不同，急性白血病的细胞在分化的较早阶段就已经停止，多为原始、幼稚细胞，在骨髓、外周血中的比例占 20% 以上，病情发展迅速，自然病程短，如果不积极治疗，从发病到死亡仅仅几个月。慢性白血病细胞分化成熟能力更强，病情发展缓慢，自然病程长，可达数年，甚至可达人类正常寿命。白血病治疗包括化疗、骨髓移植、靶向治疗等。中医对白血病治疗包括中药抗肿瘤作用及在化疗、移植过程中出现的各种并发症予中医药治疗及外治法等。

根据白血病临床表现，归属于中医"虚劳""血证"范畴。

【疾病源流】

白血病在中国医学古籍中并无记载，对于此类疾病的命名中医学暂无统一定论，中医病证是以其发病过程中的临床症状而定，因而在历代文献中，依据其症状表现，以"贫血"为主者，归属于"虚劳"范畴；以"出血"为主者，归属于"血证"范畴；以肝脾肿大为主者，归属于"积聚"或"癥积"范畴；以淋巴结肿大为主者，归属于"痰核""瘰疬"范畴；以发热为主者，归属于"内伤发热"或"温病"范畴。《素问·评热病论》记载"有病温者，汗出辄复热，而脉躁疾不为汗衰，狂言不能食"，这与白血病出现的高热及败血症的临床表现相近。《金匮要略·血痹虚劳病脉证并治》云"五劳虚极羸瘦，腹满不能饮食，食伤，忧伤，饮伤，房室伤，饥伤，劳伤，以致经络营卫气伤，内有干血，肌肤甲错，两目黯黑"。《圣济总录》曰："急劳之病，其证与热劳相似，而得之差暴也"，又曰："热劳之证，心神烦躁，面赤，头痛，眼涩，唇焦，身体壮热，烦渴不止，口舌生疮，食饮无味，肢节疼痛，多卧少起，或时盗汗，日渐羸瘦者是也"，这与急性白血病出现的高热或者肢体疼痛，以及贫血等出现的衰竭症状极为相似。《金匮要略》记载了"马刀""侠瘿"，据曹颖甫注文说："马刀之状，若长形小蚌，生于腋下，坚硬如石。""侠瘿生于颈项，连连如贯珠。"《难经·五十五难》曰"积者，阴气也，其始发有常处，其痛不离其部，上下有所始终，左右有所穷处"，又曰："积者，脏病也，终不移。"《医学入门》指出"生颈前项侧，结核如绿豆，如银杏，曰瘰疬"，《圣济总录》云："积气在腹中，久入不差，牢固推之不移者"，又云："按之其状如杯盘牢结，久不已，令人身瘦而腹大，至死不消"，这些论述与白血病出现的肝、脾、淋巴结肿大表现类似。

【病因病机】

一、中医病因病机

白血病是先天禀赋不足或外感邪毒所致，即人体正气亏虚，感邪毒侵袭，内外因相互作用而发病，在其发生发展过程中，正邪交争贯穿始终，若正气转盛，则邪气得去，病情缓解；若正气亏败，则病情进展，气血阴阳亏虚，最后阴阳衰竭而亡。

1. 正气亏虚

《黄帝内经》谓："正气存内，邪不可干，邪之所凑，其气必虚。"《医宗必读》也谓："积之成也，正气不足而后邪气踞之。"正气亏虚是导致白血病发生的内在原因，先天不足，禀赋薄弱，或正虚致邪气客而不去，日久气血两亏，阴精耗伤，形气衰微，气血阴阳失调而致病。

2. 邪毒侵袭

正气亏虚，无以抗邪，或邪毒过盛，或长期受环境之毒滋扰，邪毒侵入人体脏腑经络，由表入里，蕴积于内，日久化热，热毒攻注骨髓，致骨髓受损，造成毒聚脏腑、骨髓的病理变化；毒邪侵袭，伤及营血，或内陷入心包，或毒邪散发，遍布全身而出现壮热口渴、神昏谵语、温毒发斑、疔疮疖肿等；邪毒内蕴，致气血郁结，痰气交阻，可成癥瘕瘰疬，出现肝脾或淋巴结肿大。热伤血脉，迫血妄行，或久病耗伤气血，气不摄血，导致血证。上溢而见鼻衄、齿衄、咯血、呕血；下溢而见便血、尿血、妇女崩漏不止；溢于肌肤则见紫癜。

3. 痰浊血瘀

痰浊血瘀既是病理产物，也是致病因素。邪毒内蕴，潜伏于经络，阻碍气血运行，日久则出现气滞；情志不畅，肝气郁而不达，气机失畅，则气滞血瘀，瘀血既是病理产物又是致病因素，瘀久则化热，热迫血行而见出血或发热的表现，瘀血不去新血不生，瘀血又跟贫血关系密切；肝木克土，脾失运化，痰湿内生，痰瘀互结，邪毒外侵，瘀久化热，熬炼津液而成，痰浊血瘀流注与经络、肌肤之间则成痰核、瘰疬等肿块，而发癥瘕积聚。

综上所述，急性白血病发病急骤，而慢性白血病发病缓慢。白血病病位在骨髓、造血组织，与肝、脾、肾密切相关。以虚为主，因虚致病，病邪由表入里，由浅入深。根据急性白血病的发生、进展进度和临床表现，正气不足是急性白血病的内在发病基础；邪毒壅盛、热毒伤络、瘀血内阻是急性白血病病机演变过程中的常见病机；气血阴阳虚损是急性白血病的最终病理结果。慢性白血病病机关键在于邪毒、瘀、虚三种病理环节相互衍生和转化。稳定期多为邪毒内伏；加速期多为血瘀正衰，气血两虚；急变期多为阴竭阳微。

二、西医病因病理

（一）病因

白血病发病的病因及发病原理较为复杂，目前为止尚未完全明确，遗传因素、放射因素、化学因素、病毒感染均认为与白血病发病相关。

1. 遗传因素

在同卵双胞胎中，如果一个孩子在 1 岁内患白血病，另一个孩子则几乎肯定会罹患白血病；在 RNUX1、CEBPA、GATA2 等位点的生殖细胞突变可以直接导致急性白血病的发生；生殖细胞 P53 基因突变也与急性白血病的高发病率相关；与 DNA 修复或者核糖体异常相关的疾病，如 Fanconi 贫血、Bloom 综合征、Blackfan – Diamond 综合征、Schwachman – Diamond 综合征中发生白血病或骨髓衰竭症的比例远高于普通人群。说明遗传因素是重要的发病因素。

2. 放射因素

电离辐射具有明确的致白血病发生的作用，其作用与放射剂量多少、放射部位、暴露时间、个体年龄相关，尤其是骨髓受到照射，可导致骨髓抑制和免疫抑制，年轻患者、短期内接受高剂量辐射是重要的危险因素。放射线能导致双股 DNA 可逆性断裂，使细胞内致瘤病毒复制和排出，引发急慢性髓系白血病。

3. 化学因素

自 1908 年首例苯致急性白血病以来，世界各地已有很多报道，故含苯化学物可致骨髓损伤，从而进一步出现急性白血病等疾病的症状和体征。细胞毒性药物如美法仑、烷化剂、拓扑异构酶 Ⅱ 抑制剂可致继发性白血病，另目前报道多发性骨髓在接受来那度胺维持治疗会增加继发髓系肿瘤的风险。

4. 病毒感染

研究表明 C 型 RNA 肿瘤病毒（逆转录病毒）是人类白血病发生的关键因素。这种病毒能通过内生的逆转录病毒按照 RNA 顺序合成 DNA 的复制品，当其插入宿主的染色体 DNA 中可诱发恶变。目前确认致白血病发病的病毒有两种：人类嗜 T 细胞病毒 I 和 EB 病毒；人类嗜 T 细胞病毒 I 与成人 T 淋巴细胞淋巴瘤/白血病发病确切相关；EB 病毒感染常出现单个核细胞增多，研究表明与非洲地域性伯基特淋巴瘤/白血病相关。

（二）分类

白血病的分类标准经过了多次更新，从单纯以白血病细胞的形态转向了结合形态、免疫、细胞遗传和分子生物血的 MICM 分类，并在此基础上建立了世界卫生组织造血与淋巴组织肿瘤分类（即 WHO 分类）。

目前血液医学诊断仍以 FAB 分型为主，而 WHO 分类是以异常遗传学为基础的，而异常遗传学最终将决定白血病细胞的生物学行为，随着新的临床和基础科研成果不断加入，将来白血病的分类将更加遵循遗传的生物学行为进行分类。

1978 年 FAB（法国—美国—英国）将急性白血病分为急性淋巴细胞白血病（ALL）、急性髓系白血病（AML），而我国在 1986 年以 FAB 为基础，将 AML 主要分为 M0 – M7；慢性白血病主要分为慢性淋巴细胞白血病（CLL）、慢性粒细胞白血病（CML）。

【诊断与鉴别诊断】

一、诊断要点

（一）临床表现

1. 急性白血病

常有共同表现，如贫血、出血、继发性感染、发热、骨痛，及肝、脾淋巴结肿大和其他器官功能障碍。其中贫血症状出现得早而严重，呈进行性发展。感染以肺部感染、口腔炎多见，齿龈炎或咽峡炎严重时可发生溃疡。常出现高热而感染灶不易发现，但发热常提示有感染，尤其是当粒细胞低于 $0.5 \times 10^9/L$（粒细胞缺乏），感染致死率极大增加。淋巴结肿大以急性淋巴细胞白血病发生率最多，急性非淋巴细胞白血病少见。有些还可出现眼部、肺部以及心脏、胃肠道、泌尿、神经系统等表现。

2. 慢性粒细胞白血病

早期患者常无症状，可因体检发现白细胞异常升高就诊，可见低热、消瘦乏力等症状，还可发现因脾肿大压迫引起的食欲不振、左上腹坠痛等，晚期病例几乎都有脾肿大，亦可出现肝大、胸骨压痛、贫血、发热等症状。

3. 慢性淋巴细胞白血病

常无症状，典型表现为全身淋巴结肿大，一般质软，互不粘连。亦可见脾肿大、乏力盗汗、厌食、体重减轻、发热等症状。

（二）辅助检查

1. 血象

急性白血病初诊时血象常见血红蛋白、血小板减少，白细胞可减少、正常、增高或显著增高，外周血片可见原始或幼稚细胞；慢性白血病白细胞数可高达 $100 \times 10^9/L$ 或更高，白细胞主要为中性中幼粒、晚幼粒和杆状核粒细胞；慢淋白血病主要为成熟小淋巴细胞。后期两者均可发生贫血和血小板减少。

2. 骨髓象

急性白血病初诊时骨髓象绝大多数呈增生活跃、明显活跃或极度活跃，有部分的 AML 骨髓增生低下，称为低增生性白血病（约 10%）。分类中最主要的特征是被累及的血细胞系列的原始和幼稚细胞大量增生而正常造血细胞明显受抑制，WHO 将骨髓片中占有核细胞比例≥20% 的原始细胞诊断为急性白血病，可见裂孔现象。慢性粒细胞白血病增生明显至极度活跃，中、晚幼粒和杆状核粒细胞增多，原粒细胞≤10%，部分患者骨髓网状纤维增生，可发生骨髓纤维化。慢性淋巴细胞白血病增生活跃，淋巴细胞显著增多，在 40% 以上，原始细胞少见。

3. 细胞化学染色

过氧化物酶染色（POX）在原始粒细胞可呈强阳性；糖原反应（PAS）在原始淋巴细胞呈阳性，可呈团块或颗粒状；非特异性酯酶（NSE）在原始单核细胞可呈强阳性，碱性磷酸酶积分（NAP）测定：多数慢粒患者 NAP 缺如或降低，约 15% 患者在进入急变期时可正常或增高，当完全缓解时，可恢复正常。本实验有助于区别类白血病及其他骨髓增生性疾病。

4. 细胞免疫学

不同系列的细胞表面有不同的表面标记，称为 CD 抗原，此法可以准确分析细胞来源，髓系：

MPO 阳性（包括流式、免疫组化或细胞化学染色证明），单核细胞分化：NSE、CD11c、CD14、溶菌酶：至少表达 2 个。B 淋：CD19 强表达并至少有以下一个阳性：CD79a、细胞质内 CD22、CD10；或 CD19 弱阳性，并伴有以上至少两个标记阳性。

5. 分子遗传学

通过染色体核型分析、PCR、FISH、基因测序等可检测特殊的重现性遗传学异常、TP53 突变、融合基因改变的白血病。这些检测手段对于诊断特定亚型的白血病，评估疾病预后、选择相应的治疗方法具有重要作用。

6. 血清生化测定

患者体内乳酸脱氢酶、尿酸等代谢物质可以反映患者体内肿瘤负荷程度问题，但无特异性，当肝脏被白血病细胞浸润，可见转氨酶及胆红素升高（以直接胆红素为主）、出现黄疸；白血病中枢浸润，脑脊液压力升高、蛋白水平升高，镜检、流式可见白血病细胞。

（三）诊断要点

白血病据其细胞分化程度，分为急性白血病和慢性白血病，二者临床表现有所不同。

1. 急性白血病

大多起病急骤，多数以发热、出血、骨痛为首发症状；起病缓慢者以虚弱、面色苍白、乏力、食欲减退等为表现，逐渐加重，而后出现发热、出血等症状。

（1）临床症状诊断。

①骨髓造血功能受抑表现。

发热：发热往往是白血病的首发症状，可见低热或高热，但通常找不到特殊病原菌，低热可由肿瘤本身或严重贫血引起，高热通常由感染引起，常见部位为呼吸道（最常见）、口腔、鼻腔、肛门、泌尿系及皮肤，其原因与粒细胞质量差、免疫功能低下、出血后及黏膜损伤引起局部环境有利于细菌生长等有关。

出血：血小板减少、凝血功能异常引起出血，可见齿龈、鼻部、皮肤出血点和瘀斑以及消化道出血致黑便（急性单核细胞白血病多见），妇女常见为月经过多。由于原始细胞在血管内堆积，常可在脑内形成小的梗死灶及出血点。急性早幼粒细胞白血病（M3），细胞质内含组织凝血质及溶解酶，可引起弥漫性血管内凝血（DIC），致广泛出血。

贫血：乏力、面色苍白、头痛、耳鸣、呼吸困难、心绞痛、水肿、心衰等均可发生，通常与红系造血受抑及出血有关。

②白血病浸润表现。

肝、脾、淋巴结肿大：最先受侵的为肝、脾，多为轻至中度肿大，无压痛，表面光滑。淋巴结也常受侵，其特征为不相互融合之肿大淋巴结。

皮肤黏膜浸润：单核细胞浸润能力较强，常见牙龈肿胀。

骨骼及软组织浸润：常因骨髓增殖旺盛，可见胸骨胫骨压痛，浸润至骨膜及骨关节，可引起骨关节疼痛，多见于儿童。

中枢神经系统浸润：20% ~40% 的儿童及 5% 的成人患者可合并中枢神经系统白血病，可有头痛、喷射性呕吐及视神经盘水肿等表现，因而对于容易出现中枢系统累及的类型（急性早幼粒细胞白血病、急性淋巴细胞白血病），需要进行中枢预防性治疗。

睾丸浸润：常见于急性淋巴细胞白血病的男性儿童及青少年患者，表现为单侧无痛性睾丸肿大。

胸腺：约 10% 急性淋巴细胞白血病患者有胸腺肿块，巨大肿块可出现相应的压迫症状；理论上白血病细胞可侵犯除了毛发及指甲以外所有的脏器组织，可伴或不伴有相应症状。

（2）实验室诊断。

血象：血象异常，典型的急性白血病患者血常规通常表现为白细胞升高、贫血、血小板减少。白细胞通常高于 $10 \times 10^9/L$，$>100 \times 10^9/L$ 称高白细胞性白血病，极容易发生白细胞瘀滞综合征。有部分患者表现为白细胞计数正常或表现为全血细胞减少，常见急性早幼粒细胞或低增生性白血病。外周血细胞涂片分类可见原始或者幼稚细胞。乳酸脱氢酶、尿酸等代谢物质检测可以反映体内肿瘤负荷程度。

骨髓象：骨髓增生明显活跃，甚至极度活跃，约 10% 急性髓系白血病提示骨髓增生低下，称为低增生性白血病，骨髓中正常红系及巨核细胞增生受抑，急性髓系白血病细胞质内可见 Auer 小体，急性淋巴细胞白血病则无。WHO 诊断急性白血病的标准为原始细胞占骨髓有核细胞比例超过 20%。

细胞化学染色：对急性白血病的分型有帮助。过氧化物酶染色（POX）在原始粒细胞可呈强阳性，单核细胞系列呈弱阳性或阴性反应，淋巴细胞系列则为阴性反应。糖原反应（PAS）在原始淋巴细胞阳性，可呈团块或颗粒状，在原始粒及单核细胞中呈弱阳性或阴性反应。非特异性酯酶（NSE）在原始单核细胞可呈强阳性，原始粒细胞呈弱阳性或阴性反应，原始淋巴细胞为阴性。碱性磷酸酶积分在原始淋巴细胞中积分增加，原始粒细胞减少或阴性，原始单核细胞为正常或增加。

细胞免疫学检测：不同系列的细胞表面有不同的表面标记，称为 CD 抗原，此法可以准确分析细胞来源，髓系：MPO 阳性（包括流式、免疫组化或细胞化学染色证明），单核细胞分化：NSE、CD11c、CD14、溶菌酶（至少表达 2 个）。B 淋：CD19 强表达并至少有以下一个阳性：CD79a、细胞质内 CD22、CD10，或 CD19 弱阳性，并伴有以上至少两个标记阳性。T 淋：CD3 强表达。

分子生物学检查：利用显带技术进行染色体核型分析获取突变信息，PCR、FISH 检测技术可检出部分患者重现性基因重排，二代基因测序检测白血病突变及融合基因，有利于预后判定和微小残留病变追踪治疗。

2. 慢性白血病

病程缓慢，骨髓及外周血中以异常成熟细胞为主。常见两种类型：慢性粒细胞白血病、慢性淋巴增殖性疾病（CLPD），包括慢性淋巴细胞白血病、幼淋巴细胞白血病、毛细胞白血病等，根据免疫表型不同可以分为 B、T、NK 细胞型。

（1）临床症状诊断（一般症状）。

发热、消瘦、贫血、出血：随着肿瘤负荷增加，可出现发热、消瘦、盗汗等高代谢综合征，后期可出现恶病质，可见面色苍白、眩晕、心悸、乏力、浮肿、失眠等一系列贫血症状。血小板减少则引起出血，多见于皮肤及鼻腔、口腔、齿龈黏膜部位，其次是内脏、眼底等。

肝、脾、淋巴结肿大：尤其慢性粒细胞白血病，脾大最明显，甚至可进入盆腔，质硬，表面光滑，脾切迹明显。有时还可以引起脾周围炎或脾栓塞，肝脏肿大不甚明显。广泛的淋巴结无痛性肿大是慢性淋巴细胞白血病的重要特征之一，主要为颈、腋、腹股沟处淋巴结，其次为颌下、胸部、纵隔等处淋巴结，质中等度硬，无压痛，不相互粘连。患者常因肝、脾大而出现食欲减退、腹胀、腹痛等一系列消化道症状。因纵隔淋巴结肿大而压迫上腔静脉、气管、喉返神经等，可出现相应的临床症状。

其他：临床上还可见到因白血病细胞浸润某一部位或某一器官而产生相应的症状，如浸润胃肠道可有腹痛、腹泻、梗阻等，如果累及关节、骨骼，则可有胸骨和关节疼痛。

慢性粒细胞型白血病在晚期常可有急性病变，出现高热、出血、严重贫血等表现出急性白血病症状。

（2）实验室诊断。

血象：①慢性粒细胞型白血病在慢性期血红蛋白和红细胞多正常，后期可出现贫血；加速期及急变期明显降低。白细胞极度增多是慢性白血病的一个特征，一般约大于 50×10^9，分类可见各阶段幼稚粒细胞，以中幼、晚幼、杆状、分叶核为主，嗜酸、嗜碱粒细胞可增多，并可见有核红细胞。

②慢粒加速期白细胞计数可持续增高，原始粒细胞可 >10%，嗜碱粒细胞 >20%。血小板计数在病程中期多正常或反而增多，晚期则减少，并伴有出血倾向。

③慢粒急变时，血象变化与急性白血病相同。

④慢性淋巴细胞性白血病外周血白细胞 $>10 \times 10^9/L$，淋巴细胞比例 >50%，绝对值 $>5 \times 10^9/L$，形态以成熟淋巴细胞为主，可见幼稚淋巴细胞或不典型淋巴细胞。

骨髓象：骨髓增生明显或极度活跃，其细胞分类计数与血象相似，慢粒以粒系增生为主，部分可发生骨髓纤维化；慢淋以成熟淋巴细胞增生为主，占 40% 以上。

淋巴结活检：慢淋典型病理可见小淋巴细胞弥漫性浸润，由惰性的慢性淋巴增殖性疾病向侵袭性的恶性淋巴瘤转变称为 Richter 综合征，约 3% ~5% 发生率。

免疫学检测：利用流式细胞仪检测细胞表面分化抗原（CD）、膜表面免疫球蛋白（SIg）及 κ、λ 轻链，可确定是否为克隆性增殖，典型的慢淋表达 B 细胞分化抗原（CD19、CD20、CD23）及 CD5，不表达 T 细胞相关抗原，慢淋积分 4 ~5 分。

分子生物学标记：约 90% 慢粒出现 Ph 染色体 t（9；22）（q34；q11）和形成 BCR – ABL 融合基因，成熟中性粒细胞碱性磷酸酶（NAP）积分降低或缺失，进行 ABL 激酶区突变检测可以检测不同靶向药物的敏感及耐药性；慢淋常见的染色体畸形有 del（11q），del（13q），+12、del（17p），以及涉及 TP53、SF3B1、ATM、MYD88 等相关基因，提示疾病预后。

3. 分期诊断

（1）慢性粒细胞性白血病。

（2）慢性淋巴细胞白血病分期有两种：

①Rai 分期。

0 期：外周血中淋巴细胞数 $>15 \times 10^9/L$，骨髓中淋巴细胞比例 >40%。

Ⅰ 期：淋巴结肿大。

Ⅱ 期：脾肿大或（和）肝肿大。

Ⅲ 期：贫血（血红蛋白 <100g/L）。

Ⅳ 期：血小板减少（ $<100 \times 10^9$ ）。

注：Ⅱ、Ⅲ 期淋巴结可以肿大或不肿大。

②Binet 分期。

A 期：MBC $\geqslant 5 \times 10^9/L$，HGB $\geqslant 100$ g/L，PLT $\geqslant 100 \times 10^9/L$，<3 个淋巴区域受累。

B 期：MBC $\geqslant 5 \times 10^9/L$，HGB $\geqslant 100$ g/L，PLT $\geqslant 100 \times 10^9/L$，$\geqslant 3$ 个淋巴区域受累。

C 期：MBC $\geqslant 5 \times 10^9/L$，HGB <100 g/L 和（或）PIT $<100 \times 10^9/L$。

二、鉴别诊断

1. 急性白血病的鉴别诊断

（1）再生障碍性贫血：可见进行性贫血、全血细胞减少，皮肤黏膜出血和继发感染，但常骨痛以及器官浸润（无肝脾肿大）。无幼稚细胞及原始细胞，网织红计数或百分比减低，骨髓增生低下，非造血细胞增多。

（2）骨髓增生异常综合征：可见病态造血，骨髓中原始细胞小于 20%。

（3）类白血病反应：有结核，或炎症，或肿瘤等病史，故临床上尚有这些病证的各种表现同时存在，白细胞总数增多，胞浆内可有中毒颗粒，可有幼稚细胞、红细胞及血小板计数正常。骨髓增生活跃，幼稚白细胞增多，幼稚细胞、红细胞及巨核细胞正常，无 Auer 小体。骨髓原始细胞不多，抗感染治疗有效。

2. 慢性白血病的鉴别诊断

（1）骨髓纤维化症：慢粒晚期与骨髓纤维化症的早期容易混淆，两者均有明显脾肿大，血液中中性粒细胞增多，并出现晚幼粒细胞和中幼粒细胞。但骨髓纤维化症的白细胞计数比慢性粒细胞白血病低，可见到泪滴形细胞，Ph 染色体阴性，骨髓常呈干抽状态，骨髓活检可见到较明显的纤维组织增生。

（2）慢性淋巴结炎：亦见淋巴结肿大，但多有明显感染灶，且常为局灶性淋巴结肿大，肿大淋巴结多伴疼痛，血象及骨髓象无异常改变，抗感染治疗有效，活检病理可证实诊断。

【治疗】

一、辨证治疗

1. 辨证要点

（1）辨虚实。

明确正气虚弱是形成白血病的内在根据，以虚为主，虚实夹杂。虚为肝肾阴虚，气血亏少，实为邪毒内蕴，血瘀痰凝。白血病脉象洪大，多为热毒较盛，正气亦旺，属实证；脉象细数或弦滑，多为气血两虚，夹有瘀血或痰热，属虚实夹杂；脉沉细或细数或细弱，多为气阴两虚及气血双亏，属虚证。舌质淡白、胖大、红绛、有裂纹者虚，舌质红、暗、紫、有瘀斑者实，苔少或薄白或无苔为虚，黄燥起刺或厚腻属实。

（2）分期辨证。

急性白血病：疾病初期，邪气虽实，而正气未虚；中期，邪渐盛而正气渐衰，血液瘀积加重，并见乏力、自汗、纳减、消瘦等；中晚期，正气衰而邪气盛，表现为形体消瘦、癥积而坚硬，并伴有壮热、衄血、面白、乏力、消瘦等。

慢性白血病：疾病早期主要以毒热蕴结、血瘀内阻的实证为主；进展期多以邪实正虚为主，且邪实胜于正虚；急变期邪实亦在，正虚明显。

（3）化疗毒副反应辨证。

化疗期主要克服化疗药物导致的严重不良反应，以保证化疗顺利进行。常见脾胃不和证、胃气不降证、肝郁脾虚证。

2. 治疗要点

（1）治疗原则和方法。

白血病的发生与正气亏虚、邪毒侵袭、痰浊血瘀有关，因而以扶正固本、祛邪解毒、活血化痰为治疗原则。

（2）化疗毒副反应治疗原则。

化疗后患者脾胃功能受损、造血功能受到极大打击，白血病处于微残留阶段，常呈气阴两虚、余毒未清状态，治疗以益气养阴、清解余毒为法。

（3）综合治疗原则。

白血病是全身性疾病，所以治疗应以全身性药物治疗为主，临床注意预防感染、控制出血、纠正贫血。白血病对化疗较敏感，在化疗的同时，配合中医治疗，可以增强化疗的疗效，减轻化疗的毒副反应。

3. 分证论治

（1）急性白血病常见临床证型的中医治疗。

①热毒炽盛证。

临床表现：壮热烦躁，口干渴，喜冷饮，汗出，出血（齿衄、鼻衄、皮肤瘀斑等），口疮，齿根红肿，并有头痛唇焦，甚则神昏谵语、抽搐，舌质红绛，苔黄燥或黑，少津，脉数。

证候分析：邪毒入体，由表及里，或毒自内而生，内外合毒，蕴积于内，热毒攻注骨髓、肝、脾及三焦，使阴阳失调，侵入气分营血，气分热炽则壮热；热邪迫津外泄则汗出；津液损伤，不能上承则口干口渴喜饮；热入营血，伤及脉络则迫血妄行，皮肤紫斑；血液不循常道，上溢于口鼻诸窍，则出现鼻衄、齿衄；邪热扰心，心火上炎则口舌生疮，咽喉疼痛；热瘀互结，上扰神明，则神昏谵语，烦躁不安，出现壮热、口渴、汗出、衄血、发斑等表现；邪毒内陷心包则会出现神昏谵语等证候，舌质红绛，苔黄燥或黑，少津，脉数为热毒炽盛之象。

治法：清热解毒，凉血止血。

代表方：犀角地黄汤（《外台秘要》）或清瘟败毒饮（《疫疹一得》）加减。

常用药：犀角粉冲服（或水牛角）、牡丹皮、赤芍、生地黄、紫草、仙鹤草、大青叶、栀子、黄连、连翘、白花蛇舌草、玄参、甘草。

②痰瘀互结证。

临床表现：发热，肌衄，或腹中积块，痰核，瘰疬，头晕，头重如裹，胸脘痞闷，呕吐痰涎，少食多寐，面色无华，舌质紫暗或有瘀斑，脉涩或弦数。

证候分析：素体有湿，脾气不足，脾胃不和，湿邪内盛，日久成痰，痰邪阻络，络脉不通，痰蒙清窍，则头晕、头重如裹；痰阻中焦，则胸脘痞闷，呕吐痰涎，少食多寐；瘀血内生，痰瘀互结，胁下癥积，痰核、瘰疬；不通则痛故骨痛；瘀血阻络，气血不能上荣于面，故面色无华；痰瘀互结，瘀久生热，则低热；瘀血阻滞，血不循经则出血，舌质紫暗或有瘀斑，脉象涩或弦数为痰瘀互结之证。

治法：化瘀解毒，消痰散结。

代表方：血府逐瘀汤（《医林改错》）合半夏白术天麻汤（《医学心悟》）加减。

常用药：桃仁、红花、川芎、当归、半夏、白术、天麻、苍术、佩兰、竹茹、胆南星、陈皮、丹参、牛膝、地龙、黄芪。

③气阴两虚证。

临床表现：神疲乏力，气短食少，微热自汗或盗汗烦热，口咽干燥，手足心热，鼻衄、肌衄，舌淡而干，苔薄白或淡黄，脉细数。

证候分析：患者病久，伤阴耗气，气阴两虚，气血亏虚，心主血脉，失于濡养，而见乏力倦怠，口咽干燥；清窍失养，则头晕耳鸣；脾气亏虚，失于运化，则见食少纳呆；阴虚生内热，则低热，手足心热；气虚者自汗，阴虚者盗汗；气虚，失于固摄，或阴虚生内热，迫血妄行，血溢脉外，而见鼻衄、肌衄；舌淡而干，苔薄白或淡黄，脉细数为气阴两虚之证。

治法：益气养阴，清热解毒。

代表方：六味地黄丸（《小儿药证直诀》）合三才封髓丹（《卫生宝鉴》）加减。

常用药：黄芪、生地黄、熟地黄、天门冬、麦冬、山药、玄参、牡丹皮、旱莲草、山茱萸、太子参、枸杞子、紫河车、砂仁、仙鹤草、甘草。

（2）慢性白血病常见临床证型的中医治疗。

①气滞血瘀证。

临床表现：面色灰暗，低热延绵，脘胁胀痛，腹内积块或体表肿核，自汗盗汗，头晕乏力，舌紫暗有瘀斑，苔薄腻淡黄，脉弦数。

证候分析：疾病早期，七情内伤，导致气机不畅，肝气郁结，气郁日久，脉络壅滞，瘀血内停，故见面色灰暗，积于脘胁、体表，则见腹内积块、腹部胀痛，或体表肿核，气滞则血行不畅，块物固定不移，瘀血日久，化热则见延绵低热、自汗盗汗，瘀血阻滞，清窍失养，见头晕乏力，舌紫暗有瘀斑，苔薄腻淡黄，脉弦数为气滞血瘀之象。

治法：疏肝清泄，活血化瘀。

代表方：血府逐瘀汤（《医林改错》）加减。

常用药：柴胡、赤芍、枳壳、当归、生地黄、白花蛇舌草、黄芩、桃仁、香附、三棱、牛膝、鳖甲、牡丹皮、丹参、蒲公英、陈皮、甘草。

②正虚瘀结证。

临床表现：腹内积大而坚硬，或体表肿核累累，形体消瘦，神疲倦怠，面色晦暗，唇甲无华，食少纳呆，自汗多汗，心悸气短，舌质淡或紫暗，脉弦数。

证候分析：疾病中期，正虚邪实，病势已久，正气已衰，脉络瘀阻故腹部结块坚硬、体表肿核累累；脾胃运化无权，气血来源不足，故食少纳呆，形消体瘦；正气亏虚，气血不足，失于濡养而见神疲，倦怠；心脉失养，则心悸，气短；血虚不能上荣见面色晦暗，唇甲无华；气虚卫外不固，阴液外泄，见自汗，多汗。舌质淡或紫暗，脉弦数为正虚瘀结之证。

治法：益气养血，活血散瘀。

代表方：八珍汤（《丹溪心法》）加减。

常用药：太子参、白术、茯苓、甘草、当归、熟地黄、赤芍、三棱、红花、延胡索、桃仁、丹参、青黛、半枝莲、雄黄、黄药子。

③热毒炽盛证。

临床表现：胁下积块增大甚达少腹，硬痛不移，壮热，汗出，口渴喜冷饮，衄血发斑，或便血尿血，倦怠乏力，形体消瘦，面色晦暗，舌红，苔黄，脉细数。

证候分析：慢性白血病晚期，热毒炽盛，毒入营血，正气衰败，属正虚邪实之证。邪热壅盛，汗出不解，内传营血，营阴受伤，阴液亏虚，口渴喜冷饮；热破血行，溢于肌肤，而见紫斑；血液不循常道则鼻衄、齿衄或便血尿血；病久不愈，气血两伤，气虚血瘀，结块增大甚达少腹，硬痛不移；气血亏虚，失于濡养，而见乏力倦怠，骨筋形体失其气血荣养则形体消瘦；热毒炽盛，气分热炽则壮热，热邪迫津外泄则汗出。舌象脉象为热毒炽盛之证。

治法：清热解毒，凉血滋阴。

代表方：犀角地黄汤（《外台秘要》）或清营汤（《温病条辨》）加减。

常用药：金银花、连翘、黄芩、黄连、白花蛇舌草、半枝莲、黄药子、大青叶、水牛角、生地黄、牡丹皮、赤芍、玄参、栀子。

（3）化疗期间中医辨证治疗。

白血病的综合治疗，最常见的是化学治疗加中医辨证论治，采用此种方法治疗白血病，其缓解率、生存率较单用中药或单用化疗均有不同程度提高。化学药物有较强的抑制肿瘤细胞的作用，但毒副反应大，有时会加重出血及感染，故化疗期间，热毒较甚者力，加大清热解毒凉血之药，方选犀角地黄汤；多次化疗，攻伐太过，致气血双虚、气阴两虚者，方选八珍汤或沙参麦冬汤；血象低下者，宜补益肝肾，养血活血，方选二至丸合当归四物汤。一般说，用中药配合化疗时，白细胞 $>50 \times 10^9$/L，以祛邪为主，扶正为辅；如白细胞 $<50 \times 10^9$/L，以扶正为主，祛邪为辅。化疗休息期以养气阴，扶正为主。维持缓解期则扶正与祛邪并重。

二、辨病治疗

1. 白血病临床常用中药

（1）砒霜：味辛、酸，性热，有毒，入脾肺肝经。功能劫痰、截疟、杀虫、蚀恶肉，主治寒痰哮喘、疟疾、休息痢、梅毒、痔疮、瘰疬、走马牙疳、癣疮、溃疡腐肉不脱等。《玉楸药解》云："治寒痰冷癖，久疟积痢，疗痔漏瘰疬，心疼齁喘，蚀痈疽腐肉，平走马牙疳。"药理研究表明：砒霜具有直接的细胞毒作用，能够与细胞组织中的巯基进行结合，以达到使含巯基酶失活的目的，进而抑制白血病细胞过多的增殖，其次还有诱导白血病细胞分化和凋亡的双重药理作用。内服：入丸、散，1~5毫克。外用：研末撒或调敷，或入膏药中贴之。常用于急性早幼粒细胞白血病患者，制成复方黄黛片、安脑片、六神丸等，适用于急性粒细胞白血病患者。

（2）雄黄：辛、温、苦，有大毒，归心、肝、胃经。有大毒，具有解毒杀虫，燥湿祛痰，截疟的功能，0.05~0.1g，入丸散用。外用适量，熏涂患处。其主要成分三氧化二砷具有破坏细胞包膜的作用，从而抑制肿瘤细胞DNA、RNA等的合成以及克隆、增殖作用。

（3）白花蛇舌草：味微苦、微甘，性凉；入心、肝、肺经。具有清热、解毒、利湿、抗癌等功效。白花蛇舌草含有环烯醚萜类化合物、黄酮类化合物、蒽醌类等化合物，可抑制肿瘤细胞增长并诱导其凋亡。

（4）蟾蜍：性味辛、凉，有毒；入心、肝、脾、肺经。功效破癥结，行水湿，化毒，杀虫，定痛。具有诱导人T淋巴细胞白血病（CEM）细胞凋亡，抑制CEM细胞的生长之作用。

（5）姜黄：味辛，温，无毒。入心、脾经。具有破血、行气、通经、止痛功效，能够诱导白血病KG1a细胞的自噬，并且提高白血病细胞对化疗药阿糖胞苷的敏感度。

（6）莪术：味苦、辛，性温，无毒，主治气血凝滞，心腹胀痛，癥瘕，积聚，宿食不消，妇女血瘀经闭，跌打损伤作痛，具有选择性抑制白血病细胞增殖和提高免疫的功能。

（7）补骨脂：性温，味辛、苦，可抑制人急性髓系白血病HL-60细胞增殖，并诱导其凋亡，促进Bax蛋白表达和抑制Bcl-2蛋白表达。

2. 白血病常用中成药

（1）六神丸：每次30~50粒，每日3次。对于白血病化疗后缓解期或复发难治性白血病，老年白血病不能耐受化疗患者及慢性白血病可予应用，脾胃虚寒者慎用或减量服用。

（2）安宫牛黄丸：每次1丸，口服，每日1~2次。对于白血病热毒炽盛型伴高热，可考虑应用。

（3）云南白药：每次0.2g，每日3次，口服。对于出血患者可考虑应用。

（4）牛黄解毒片：每次3~4片，每日3次口服，泻火解毒，用于慢粒慢性期各证型，脾胃虚寒者慎用或减量服用。

（5）大黄䗪虫丸：每次1丸，每日2~3次，对缩脾有一定协同作用。

（6）小金丹：每次1丸，每日2次，用于慢淋有淋巴结肿大者，孕妇忌服。

（7）西黄丸：每次3g，每日2次，适用于瘰疬，痰核，流注，肺痈，肠痈等。对疮疡脓溃外泄，孕妇或阴虚火旺者应忌用。

（8）复方黄黛片：一次片，一日3次，急性早幼粒细胞的巩固及维持治疗。

3. 白血病单方、验方

（1）青黛。装胶囊，每次3~5g，每日3次，吞服，或煎水服用。

（2）雄黄。每次3~6g，每日3次，吞服。

（3）治急性白血病：猪殃殃 60～90g、忍冬藤 30g、半枝莲 30～60g、马蹄金 30g、龙葵 15～30g、地骨皮 15～30g、丹参 15g、黄精 20g，水煎服。

（4）治急性白血病：羊蹄根 60g，水煎开后入药煎 15～20 分钟，煎二汁，煎成 200mL 内服，可使白细胞下降。可连用 1～2 个月。也可以加苦参 60g，同煎服。

（5）治慢性白血病：当归 20g、龟板胶 15g、鹿角胶 15g、三棱 9g、莪术 9g、白英 6g、蜂蜜 30g（冲）、紫河车粉 3g（冲）、水煎服。

（6）治急、慢性白血病：猪脾（烤干研末）1.5g、野百合 1.5g，混合装入胶囊内。日服 3 次，每次 2～3 粒。

（7）治白血病：七叶一枝花、夏枯草、茜草各 6g，山豆根、射干各 10g，党参、黄芪、紫草各 30g，小凤尾草 12g，甘草 5g，当归 3g。水煎服，每日 1 剂，同时吞服制马钱子粉 0.9g、西黄丸 1.5g。

三、对症用药

高热不退者，口服安宫牛黄丸、安脑片以清心退热；神志昏迷者，口服紫血丹、至宝丹以开窍安神；鼻衄、齿衄，加白茅根、荆芥炭以凉血止血；咽喉溃烂者，加马勃、大青叶，含服六神丸，以清热利咽；发热起伏者，加地骨皮、银柴胡以清退虚热；脾大者，加三棱、莪术、乳香、没药以化痰散结；淋巴结肿大者，加昆布、海藻、蛤壳以软坚散结；呕血、便血者，加地榆炭、蒲黄炭以止血；阴损及阳，出现畏寒肢冷者，加制附片、肉桂、补骨脂以温助肾阳。

四、饮食疗法

有鼻衄、齿衄、吐血等出血症状者，可食用鲜藕、百合、大枣、山药、荠菜等，发热不退者，可选择西瓜、绿豆粥等食品。

（1）猪肝百合散：猪肝（烤干）1.5g、野百合 1.5g。将猪肝烤干后和野百合研成粉末，加入适量白糖，分 3 次服。可以养血散结，活血解毒，治疗急、慢性白血病。

（2）人参饭：用黄芪 50g、当归 50g、枸杞子 30g 煮水，用此水煮大米饭。另取人参 30g 煮水，在饭已熟时，加入人参水少量，至成饭。可以大补气血，适用于白血病长期化疗、血象低下者。

【转归预后】

白血病预后较差，与其细胞分化程度和细胞株形态以及治疗状况有很大关系。急性白血病未经治疗者平均生存时间仅 3 个月左右，而经化学治疗者，预后可发生改变。如儿童"急淋"全缓解率达 90% 以上，5 年生存率达 50% 以上；60%～80% 的急性髓系白血病在初始诱导可以获得完全缓解，5 年生存率可达 40% 以上。对于急性早幼粒细胞白血病患者，运用全反式维 A 酸及砷剂治疗，M3 型白血病基本可以不进行造血干细胞移植，白血病缓解率可达 95%，5 年无病生存期达 90%。酪氨酸激酶抑制剂的发现，使得慢性粒细胞白血病已经从不治之症转变为仅通过口服药就可治愈的疾病，而且能达到正常寿命。

【调护预防】

一、调护

白血病患者要畅达情志，消除恐惧心理，切忌忧心忡忡、顾虑重重，应积极配合治疗。饮食上以营养全面、丰富、热量高为原则，从而增强体质，提高对放、化疗反应的耐受性。急性白血病患者或慢性白血病急变者应卧床休息，减少活动，以减少组织耗氧量，严重贫血者应绝对卧床休息，以防昏倒。出血患者应积极对症处理，白细胞下降者要预防感染，如食无菌性饮食，保持皮肤、口腔、二阴清洁，进行保护性隔离等。

二、预防

本病预防重在重视环境保护，加强"三废"处理；防止接触放射线和有害化学物品，定期进行体格检查，做到早发现、早诊断、早治疗。

【临证备要】

一、辨病思路

1. 根据症状辨病

白血病起病多样，急性白血病常见各个部位的出血，发热，贫血乏力，反复口腔溃疡等，来势凶猛；慢性白血病，起初可无症状，部分患者可因乏力、上腹胀满，扣及肿大淋巴结就诊。

2. 根据体征辨病

反复不明原因发热，口腔、皮肤黏膜出血，中重度贫血面容，肝、脾、淋巴结肿大，胸骨、胫骨压痛。

3. 根据检查辨病

血常规可提示一系或三系异常，白血病可异常升高，也可减少，常见贫血、血小板减少，外周血形态分型可以见到原始或幼稚细胞，或异常大量成熟细胞。

二、辨证思路

1. 未化疗的证候特征

白血病多以虚为主，为本虚标实、虚实兼杂之证。虚为肝肾阴虚，气血亏少，实为邪毒内蕴，血瘀痰凝。

2. 化疗后的证候特征

化疗后，药毒伤及脾胃，致脾胃功能受损，升降失和，胃气上逆，出现食欲不振、疲倦乏力、恶心呕吐、大便稀、苔白腻、脉细等症状。

3. 转移后的证候特征

部分类型白血病，如急性早幼粒细胞白血病、急性淋巴细胞白血病容易发生浸润，邪毒侵入人体脏腑经络，蕴积于内，日久化热，热毒攻注骨髓，或脾失健运，痰湿内生，或热毒化火，炼津为痰。痰流阻于肌肉、经络、脏腑，出现肝脾、淋巴结肿大，头痛，呕吐等热毒蕴结、痰瘀互结之证。

4. 复发后的证候特征

经治疗后复发的白血病患者，全身正气更虚，形成正虚毒蕴证候。

三、治疗注意事项

1. 注重解毒化瘀法

白血病多因邪、因毒致病、致虚，病因病机多为外感邪毒、久滞不除、侵及骨髓、气阴亏乏、毒蕴血瘀所致，形成本虚标实之证，邪毒、瘀血及正虚三者，相互影响，互为因果，因而扶正祛邪是其重要治疗法则，扶正补虚以益气养阴为主，祛邪以解毒祛邪为基础。

2. 化痰散结的应用

慢性白血病，肝脾淋巴结肿大，注意加强化痰散结药物，可用大黄䗪虫丸、消瘰丸等方药加减。

3. 清热生津与养阴生津

白血病以邪毒内蕴为证型及化疗后，注意清热、生津、养阴药物的使用。

4. 化疗期的治法

化疗前，以中药抗癌解毒，兼顾补益脾肾；化疗时，和胃降逆，益气生血，顾护正气，增强对化疗药物的耐受力；化疗后，气阴两虚是常见证型，以益气养阴，健脾和胃为法。

5. 康复期的治疗

化疗后骨髓抑制期，患者常表现为精神倦怠、四肢乏力、头晕心悸等，此为"化疗药毒"伤及脾肾，临证时应用补肾健脾、凉血解毒法，促进造血功能的恢复，如出现发热等感染症状，及时调整治疗方案，避免温燥药物的使用，应使用清热养阴的药物。

第二节　恶性淋巴瘤

【概述】

恶性淋巴瘤（Malignant Lymphoma，ML）是淋巴结和（或）结外部位淋巴组织和器官的免疫细胞肿瘤，可以发生于身体的任何部位，以无痛、进行性淋巴结肿大和局部肿块为临床表现。国际上统一分为两大类：①非霍奇金淋巴瘤（简称 NHL）：其恶性细胞为恶变细胞增殖形成的大量淋巴瘤细胞，主要分为 B 细胞和 T 细胞两大类；②霍奇金淋巴瘤（简称 HL）：组织病理学上，霍奇金淋巴瘤的恶性细胞为 R－S（Reed－Sternberg）细胞及其变异细胞。我国霍奇金淋巴瘤发病率较低，只占恶性淋巴瘤的 8% ~ 11%，中位发病年龄是 38 岁，发病高峰年龄是 15 ~ 34 岁以及 60 岁以上。在我国的非霍奇金淋巴瘤中，B 细胞占恶性淋巴瘤的 66.31%，T 细胞占恶性淋巴瘤的 21.38%。2009 年由中国中西医结合学会血液学专业委员会、中华中医药学会内科分会血液病专业委员会组织全国部分高校、科研院所从事血液病临床与科研专家就常见血液病的中医病证名进行了专题讨论，并达成共识，确定用"恶核病"为中医病名。

根据本病的临床表现，可归属于中医"瘰疬""痰核""恶核""石疽""失荣"及"癥瘕"等病证范畴。

【疾病源流】

古代医籍的"恶核""石疽""痰核""失荣"与西医学的淋巴瘤临床表现极为相似。恶核病名首见于东晋《肘后备急方》曰："病者，肉中忽有核如梅李，小者如豆粒。"隋代《诸病源候论》提出的"初得无常处，多恻恻痛，不即治，毒入腹，烦闷恶寒即杀人。久不瘥，则变作瘘"是指淋巴结肿大，久治不愈，溃烂并形成淋巴管瘘。明代陈实功《外科正宗》提出："失荣者……其患多生于肩之以上。初起微肿，皮色不变，日久渐大；坚硬如石，推之不移，按之不动；半载一年，方生阴痛，气血渐衰，形容瘦削，破烂紫斑，渗流血水或肿泛如莲，秽气重蒸……"这是淋巴瘤晚期患者以"失荣"为主要临床表现。清代《疡科心得集》云："失荣者，犹树木之失于荣华，枝枯皮焦故名也。生于耳前后及项间，初起形如栗子，顶突根收，如虚疾痨瘤之状，按之石硬无情，推之不肯移动，如钉着肌肉是也。不寒热，不疼痛，渐渐肿大，后遂隐隐疼痛，痛着肌骨，渐渐溃流，但流血水，无脓，渐渐口大，内腐，形如湖石，凹进凸出，斯时痛甚彻心。"这些均是指淋巴瘤晚期临床表现。

【病因病机】

一、中医病因病机

淋巴瘤临床表现主要为无痛性全身浅表淋巴结肿大，以颈部多见。伴有不规则发热、盗汗、皮肤瘙痒、食欲减退、进行性贫血、乏力。中医认为外因邪毒内结，寒痰凝滞，内由忧思喜怒，肝郁气结，生痰化火，气滞血瘀，积结而成，日久则脏腑内虚，肝肾亏损，气血两亏。

1. 外感邪毒

风热毒邪侵袭人体，蕴于肌腠，阻于血脉，瘀毒胶结，日久化热化火，煎熬津液，炼津为痰，热痰蕴结，灼伤脏腑，化而为毒，发为恶核。

2. 七情瘀滞

忧思喜怒，情志不达，肝失柔和，郁久化火，炼津液为痰，气郁痰凝；或气滞血瘀，痰瘀搏结，而成恶核。

3. 饮食失调

饮食不节，中焦受损，脾胃运化失常，致痰湿内生，痰凝血瘀，胶结不解，发为石疽。或中阳不振，痰从寒化，寒痰凝滞于脏腑经络，而成恶核。

4. 痰瘀互结

邪毒外感，阻遏气机，一则影响津液之输布，聚而为痰，二则影响血液之运行，而为瘀血；或情志不遂，气滞血瘀，脉络瘀滞，日积月累，凝结成块，痰中有瘀，瘀中有痰，终成痰瘀互结之证，则为癥积。

5. 正气不足

禀赋不足，房室劳损，久病年迈，均见肾元亏虚。肾阳不足，气化不利，水湿上泛，聚而为痰；或命门火衰，不能温运脾阳，生湿生痰。肾阴亏耗，虚火内炽，灼津为痰，痰阻血脉，瘀痰胶结，发为恶核。

综上所述，恶性淋巴瘤多发于青壮年，发病范围广，病情变化复杂。病位在淋巴结，但与肝、脾、肾密切相关。本病为局部属实，全身属虚，本虚标实之病变。其虚以肝、脾、肾虚损为主，其实以痰、瘀、毒、郁为主。恶性淋巴瘤早、中期以邪实为主，晚期以正虚为主。

早期以气郁痰凝，寒痰凝滞为主；进一步发展，痰郁化热，毒火内生，出现瘀毒互阻；晚期病久正虚，转化为肝肾阴虚，或气血双亏兼痰凝瘀阻。

二、西医病因病理

（一）病因

目前认为恶性淋巴瘤的发病，与 EB 病毒感染，遗传因素，免疫抑制剂使用，自身免疫性疾病，幽门螺杆菌引起胃淋巴瘤的高发，环境方面：杀虫剂和农药的长期使用、油漆、氟、核辐射等，长期服用某些药物（如苯妥英钠、去氧麻黄素等），均可诱发淋巴瘤。

（二）病理

恶性淋巴瘤的典型淋巴结病理学特征有三种：

（1）正常滤泡性结构为大量异常的淋巴细胞和组织细胞破坏。

（2）被膜周围组织同样有上述大量细胞浸润。

（3）黏膜及被膜下也被破坏。

霍奇金淋巴瘤是一种特殊类型恶性淋巴瘤，组织学诊断主要依靠在多形性炎症浸润性背景上找到特征性 R－S 细胞。

（三）淋巴瘤临床分型

1. 霍奇金淋巴瘤分型

（1）结节性淋巴细胞为主型的霍奇金淋巴瘤。

（2）经典霍奇金淋巴瘤：结节硬化型、富于淋巴细胞型、混合细胞型、淋巴细泡减少型。

2. 非霍奇金淋巴瘤分型

非霍奇金淋巴瘤的病理分型远比霍奇金淋巴瘤分型复杂得多，大致分为：前体淋巴母细胞性肿瘤、成熟 B 细胞淋巴瘤、成熟 T 及 NK 细胞肿瘤、免疫缺陷相关性淋巴组织增生性疾病、组织细胞及树突细胞恶性肿瘤这几大类。

（四）分期

目前国内外公认的恶性淋巴瘤分期标准系由 1970 年举行的 Ann Arbor 会议所建议。

（1）霍奇金淋巴瘤 Ann Arbor 分期。

Ⅰ期：病变仅累及单一区域的淋巴结。

ⅠE 期：病变仅侵犯淋巴结以外的单一脏器。

Ⅱ期：病变累及横膈同侧两个以上的区域淋巴结。

ⅡE 期：病变局限侵犯淋巴结以外器官及横膈同侧一个以上的区域淋巴结。

Ⅲ期：病变累及横膈两侧淋巴结。

ⅢE 期：病变累及淋巴结以外的一个器官，加以横隔两侧淋巴结受累。

Ⅳ期：病变已侵犯多处淋巴结，或发生远处转移，如肺、肝及骨髓等。

（2）非霍奇金淋巴瘤 Ann Arbor 分期。

Ⅰ期：病变仅累及单一的淋巴结区。

Ⅱ期：病变累及横膈同侧的两个以上淋巴结区。

Ⅲ期：横膈两侧两个以上的淋巴结区受侵犯。

Ⅳ期：病变疑侵犯多处淋巴结及以上部位。

Ⅹ期：大肿块（直径＞10cm）。

Ｅ期：结外播散或单发结外侵犯。

【诊断与鉴别诊断】

一、诊断要点

1．临床表现

（1）淋巴结肿大。

淋巴结肿大为本病特征，浅表淋巴结的无痛性、进行性肿大常是首发症状，尤以颈部淋巴结为多见，其次为腋下。霍奇金淋巴瘤首发于颈淋巴结者占到60％～70％，左多于右。锁骨上淋巴结肿大提示病灶已有播散，肿大的淋巴结可以活动，有软骨样感觉；随病程发展，周围出现大小不一新的淋巴结肿大，并可融合成团块状。

（2）全身症状。

发热、消瘦、盗汗等为主要全身症状，其次有食欲减退、易疲劳、瘙痒等。全身症状与发病年龄、肿瘤范围、机体免疫力有关。老年患者，免疫功能差和多灶性疾病者全身症状显著。

①发热。发热不规则，可呈持续高热，也可间歇低热，少数有周期热、热退时大汗淋漓可为本病特征。

②皮肤瘙痒。这是霍奇金淋巴瘤较特异的表现。局灶性瘙痒发生于病变部淋巴引流的区域，全身瘙痒大多发生于纵隔和腹部有病变的病例。

③酒精疼痛。约17％～20％霍奇金淋巴瘤患者，在饮酒后20分钟，病变局部发生疼痛。其症状可早于其他症状及早期表现，具有一定的临床诊断意义。

（3）淋巴结外病变的临床表现。

消化道：可见相应的症状如腹痛、腹胀、呕吐、黑便等，肝脏侵犯可有肿大、黄疸；骨髓浸润则有贫血、血小板减少、白细胞减少或类白血病反应；侵犯骨骼致骨痛、骨破坏等，因侵犯不同组织器官出现不同表现类型。

2．实验室与其他检查

（1）血象。

①霍奇金淋巴瘤早期无贫血，晚期常有严重贫血。

②非霍奇金淋巴瘤早期血象多正常，疾病进展期、累计骨髓或脾功能亢进可见全血细胞减少。

③疾病活动期血沉增速，血清乳酸脱氢酶活力增加。β-2微球蛋白代表肿瘤活性核负荷，血浆白蛋白合成减少而分解正常，故大部分患者有低蛋白血症，霍奇金淋巴瘤早期约有10％的患者其IgG和IgA轻度增加，IgM则常降低。C3补体增高。

（2）骨髓象。

①霍奇金淋巴瘤：早期正常，约3％骨髓涂片可找到R-S细胞，当骨髓受累时常伴骨髓纤维化。

②非霍奇金淋巴瘤：多呈局灶性分布，骨髓受累可达30％，多部位穿刺核活检可以提高阳性率。

（3）影像学检查。

PET-CT、彩超、淋巴造影术、CT、MRI淋巴结扫描等检查有助于疾病的诊断。

3. 淋巴结活检

组织病理学检查是淋巴瘤诊断及分型的重要手段，也是制订临床治疗方案和判断预后的主要依据。推荐行淋巴结或肿物的切除或部分切取活检，有困难时可考虑 B 超或 CT 引导下的淋巴结或肿物的粗针穿刺活检。初诊时一般不推荐细针穿刺活检（滤泡性淋巴瘤等一般不能据此诊断）。

二、鉴别诊断

1. 慢性淋巴结炎

多有明显的感染灶，表现为局部淋巴结肿大，疼痛或有压痛，扁圆形，多单发，直径 1~2cm，抗感染治疗后可缩小。

2. 淋巴结核

多为青壮年患者，多发淋巴结肿大，质地不均，易相互粘连并与皮肤粘连，活动度差。如有肺结核病史，OT 试验阳性则可帮助诊断。但需注意少数结核可与恶性淋巴瘤并存，甚至同一淋巴结中可既有结核又有淋巴瘤，故经过正规抗结核治疗无效，淋巴结继续增大者，应做淋巴结切除活检明确诊断。

3. 淋巴结核转移癌

有原发肿瘤病史，多为淋巴引流区域的淋巴结肿大，而非全身性，质坚硬无压痛，患者一般情况差，结合病史不难鉴别。

4. 单核细胞增多症

为病毒感染引起的网状内皮系统增生性疾病，表现为不规则发热、咽峡炎、全身淋巴结肿大、脾肿大等。其血象异常，白细胞可达 3~6/mm³，并出现异常淋巴细胞，嗜异性凝集反应阳性以资鉴别。

5. 结节病

为全身性疾病，以多系统的非干酪性肉芽肿形成为特征。多侵及肺门淋巴结、纵隔淋巴结及浅表淋巴结，全身其他各系统各脏器亦可受累，病情发展缓慢，可自行缓解，亦可进展成纤维化，结节病抗原（Kveim）试验阳性为其特点。

6. 嗜酸性淋巴肉芽肿

为过敏性炎症性肉芽肿，好发于青壮年，表现为多处表淋巴结肿大，有时可伴双侧腮腺肿大，病变区皮肤可有干燥、色沉、脱屑、丘疹状角化增生及皮肤瘙痒，外周血白细胞可达 3 万/mm³，嗜酸性黏细胞占 20%~77%，病理切片示淋巴组织增生，伴大量嗜酸粒细胞及单核细胞。

【治疗】

一、辨证论治

1. 辨证要点

（1）辨虚实。

恶性淋巴瘤为脏腑功能障碍，阴阳失调，痰、瘀、热毒结于肌腠、脏腑而成，属里证。局部属实，全身为虚。实以痰、瘀、毒互结为主，虚以肝、脾、肾三脏亏损多见，晚期多气血衰败。舌红或暗红，有瘀斑，苔白或黄或腻，脉象弦滑、弦数者多实，提示痰、毒、瘀阻；舌质红绛，苔薄或少苔，津液不足，脉细弱、沉细无力者多虚，提示气血亏少，阴精不足。

（2）辨寒热。

有寒痰、热痰之分，其成因及表现不同。其阴寒内盛或湿邪内聚所化痰浊多为寒痰；而气郁化火、阴虚化火、血瘀化火生热，灼津为痰者多为热痰。

（3）辨轻重。

一般疾病初起痰核小而且少，质地较软，皮色不变推之可移，无全身症状或症状轻微者为病轻；至疾病日久，痰核渐大且增多，质地坚硬，推之不移，或伴形瘦，腹部肿大，面色晦暗无华者病重；若出现痰核破溃，流血水，形体消瘦，为气血衰竭而成的变证，为疾病终末期。

2．治疗要点

（1）治疗原则和方法。

本病的治疗、疗效及预后与病理分型、临床分期关系密切，故诊断必须详细明确。辨证重点在于"虚""瘀""痰"。故治疗以扶正的同时，注意化痰散瘀，扶正重在补脾肾，化痰、软坚、散结贯穿疾病全过程。

（2）综合治疗原则。

淋巴瘤的基本病机为痰瘀互结，故其治疗的基本原则为化痰祛瘀，应贯穿于整个疾病的始终。早期以祛邪抗癌为主，中期以扶正祛邪并重，晚期以扶正为主，佐以祛邪抗癌。并坚持化疗为主，中医为辅，中西医结合综合治疗为总原则。

3．分证论治

（1）常见临床证型的中医治疗。

①寒痰凝滞证。

临床表现：颈部或腋下硬结，无红无痛，皮色如常，坚硬如石，小便清长，形寒肢冷，舌淡红，苔白腻，脉沉迟。

证候分析：外寒内侵，直中三阴；或素体阳虚，气化功能障碍，水湿内停，与外寒相合聚湿痰凝，发为痰核，壅于局部，因为寒邪，故肿块坚硬如石，皮色不变，推之不移。阴寒内盛形体失于温煦，气血凝滞，则形寒肢冷面色少华，小便清长，大便溏。舌淡红苔白腻，脉沉迟均为寒痰凝滞之证。

治法：温化寒痰，软坚散结。

代表方：阳和汤（《外科证治全生集》）合消瘰丸（《医学心悟》）加减。

常用药：熟地黄、白芥子、炮姜炭、麻黄、甘草、肉桂、鹿角胶、生牡蛎、玄参、海藻、茯苓。

②气郁痰结证。

临床表现：颈项部多个痰核，不痛不痒，皮色不变，按之较硬，时有身热，心烦易怒，口苦咽干，胁痛，胁胀，腹部积块。舌红，苔黄，脉弦滑数。

证候分析：所欲不遂，肝气郁结，或怒伤肝气，气失调达，则心烦善怒；郁久化热化火则见时发身热，口苦咽干，便干溲黄；肝火上炎可见头晕耳鸣；肝火犯胃则纳呆；肝郁气结津失输布，聚而为痰，痰气循经而郁结，故颈项，腋下痰核累累；舌红苔黄，脉弦滑数均为肝郁痰结化热之势。

治法：理气开郁，化痰散结法。

代表方：柴胡疏肝散（《医学统旨》）合消瘰丸（《医学心悟》）加减。

常用药：陈皮、柴胡、焦白术、黄芪、川芎、香附、夏枯草、僵蚕、当归、赤芍、白芍、穿山甲、山慈菇、莪术、半夏、牡蛎、猫爪草、瓜蒌。

③痰瘀互结证。

临床表现：颈项、腋下及腹股沟处结核累累，腹部、胁下积块，胸闷，胸痛，痛有定处，呈刺痛，面颈浮肿，唇舌青紫，舌瘀点，瘀斑，苔黄腻，脉滑或涩。

证候分析：邪毒内侵，肺失宣降，通调不利；或脾胃虚弱，运化失职，水湿停聚；或郁气滞，水随气停；或肾阳不足，气化无权，水湿泛滥，皆可滋生痰浊，阻碍气机，气不行血，血滞为瘀，痰浊与瘀血又互为因果，终致痰瘀互结，随处停止。若停于颈项，腋下及腹股沟，则见该处结核累累；若停于胸部，影响肺主气司呼吸及心主血脉的功能，则见咳嗽胸痛，心悸气短，甚或喘息，面颈浮肿；若停于脘腹则见脘腹结瘤。其唇舌青紫，舌有瘀点，瘀斑，苔黄腻，脉弦滑涩均为痰瘀互结之证。

治法：化痰祛瘀，解毒软坚。

代表方：瓜蒌薤白半夏汤（《金匮要略》）合失笑散（《太平惠民和剂局方》）加减。

常用药：瓜蒌、薤白、半夏、陈皮、茯苓、蒲黄、五灵脂、三棱、丹参。

④肝肾阴虚证。

临床表现：颈项部肿块，日久坚硬。胁下积块，形体消瘦，头晕目眩，腰膝酸软，耳鸣，五心烦热，盗汗，舌红，少苔，脉细数。

证候分析：先天不足，或久病及肾，病邪久留不去，耗伤气血阴津，筋脉失养则腰膝酸软，形体消瘦；阴虚火旺可见口干咽燥，五心烦热；虚火上炎而见头晕目眩；肝肾虚损可见胁痛耳鸣；肾精不固而见遗精或月经不调；虚火灼津为痰，痰火相结，聚于颈项，则见颈项肿块累累，坚硬如石，积于胁下则见胁下积块；舌红少苔，脉细数均为肝肾阴虚，阴虚火旺之象。

治法：滋补肝肾，软坚散结。

代表方：杞菊地黄丸（《医级》）加味。

常用药：熟地黄、山药、山茱萸、茯苓、牡丹皮、泽泻、枸杞子、菊花、浙贝母、夏枯草、玄参。

⑤气血两亏证。

临床表现：颈项，腋下肿块累累，坚硬如石，推之不移，或腹内积块，面色苍白，少气懒言，心悸失眠，头晕目眩，食少纳呆，舌淡，苔薄白，脉沉细无力。

证候分析：气血两亏，不能上华于面，濡养四肢，则见面色苍白，头晕眼花，气短乏力；心血虚，血不养神，则心悸失眠；脾气虚运化失司，故食欲不振；气血耗伤，气不行血则气滞血瘀，气不化水则聚而为痰，痰瘀互结而成痰核或积，结于腹中，则见腹内包块，聚于颈项则见肿块累累，坚硬如石，推之不移；舌淡，苔薄白，脉沉细无力，为气血两亏之象。

治法：益气养血。

代表方：八珍汤（《正体类要》）加味。

常用药：人参、黄芪、白术、茯苓、当归、川芎、熟地黄、夏枯草、干蟾皮、白花蛇舌草、甘草。

（2）手术前后，放化疗期间的中医辨证治疗。

①术前中医治疗：以手术作为治疗手段的恶性淋巴瘤适应证十分局限，主要包括胃肠道、泌尿生殖系统、脾脏以及其他原发于淋巴结外的恶性淋巴瘤。术后进入维持化疗阶段，术前治疗以扶正培本，理气解郁，化痰软坚为主。方药：柴胡疏肝散（《景岳全书》）合消瘰丸（《医学心悟》）加减。药物组成：陈皮、柴胡、焦白术、黄芪、川芎、香附、夏枯草、僵蚕、当归、赤芍、白芍、穿山甲、山慈菇、莪术、半夏、牡蛎、猫爪草、瓜蒌。

②术后中医治疗：以补益气血，调理脾胃为主。方药：八珍汤（《正体类要》）加味。药物组成：黄芪，炒白术，猪苓，茯苓，党参，当归，生、熟地黄，枸杞子，香橼皮，砂仁，炙甘草，丹参，焦三仙。

③放疗期间燥热之邪，耗气伤阴，治疗以清热解毒，益气养阴。方药：沙参麦冬汤（《温病条辨》）加减。药物组成：水牛角，金银花，生地黄，牡丹皮，夏枯草，黄芩，沙参，天门冬，麦冬，石斛，生、炙黄芪，猪苓，茯苓，丹参。

④化疗期间血分有热者，治以清热解毒、凉血活血，方选犀角地黄汤合消瘰丸；血象下降明显者，宜补益肝肾，活血生血，方选二至丸合当归四物汤；胃肠反应明显者，宜养胃生津，降逆止呕，方选

益胃汤合旋覆代赭汤。

二、辨病治疗

1. 恶性淋巴瘤临床常用中药
(1) 长春花:以长春花30g,水煎服,每日2次,口服。
(2) 五叶参、半枝莲:以五叶参60g,半枝莲60g,水煎服,每日1剂,分2次服用。
(3) 猫爪草:以猫爪草120g,水煎服,每日1剂。黄酒适量送服。
(4) 蜂房:以新鲜蜂房20~40g煎汤服用。
(5) 明雄黄:以明雄黄30g研细末,每天分3次服。
2. 恶性淋巴瘤常用中成药
(1) 犀黄丸:6g,每日2次。
(2) 醒消丸:1g,每日3次,3个月为1个疗程。
(3) 当归芦荟丸:每次2g,每日3次,3个月为1个疗程。
(4) 夏枯草膏:每次15g,每日2次。
(5) 小金丹:每次0.6g,每日2次。
(6) 鳖甲煎丸:每次6~9g,每日2次。
(7) 大黄䗪虫丸:每次3g,每日2次。
3. 中医外治法
(1) 鲜独角莲捣烂外敷,每日1次。
(2) 针灸疗法。
恶性淋巴瘤的针灸治疗以迎随补泻、提插捻转手法为主。常用穴位天井、间使、关元、臂臑、手三里、三阴交等。化疗期间血象低下,暂停针灸,可予艾柱灸。病情恶化出现骨髓侵犯,末梢血中出现肿瘤细胞者,不宜针刺。
4. 气功疗法
恶性淋巴瘤放化疗后,全身状况好者,可行郭林气功、太极拳等锻炼。

三、对症用药

发热不退者,加生熟石膏、银柴胡、牡丹皮、水牛角、熊胆粉等;盗汗不止者,加浮小麦、生龙骨、生牡蛎、黄芪、五味子;皮肤瘙痒者,加白鲜皮、白蒺藜、蝉蜕等;骨骼酸痛者,加桑寄生、杜仲、仙鹤草,羌活等;贫血者,加紫河车、仙鹤草、鸡血藤、阿胶等。

四、饮食疗法

恶性淋巴瘤患者经过放化疗后,通常体质虚弱,故宜食用富含营养的食物,如蛋、奶、鱼,海参、章鱼、禽类等,制作食物时以烂、软、易于消化为宜。同时,由于淋巴瘤的发病与免疫力低下、病毒感染等因素有关,饮食上尤需注意适当进食香菇、茯苓、薏苡仁、银耳、大蒜、芦笋、百合、海带、猕猴桃、萝卜等食物,以达到扶正抗癌的目的。临床常用的药膳有:
(1) 海带木耳羹:海带15g、黑木耳15g、瘦肉60g。将黑木耳、海带洗净发透,与瘦肉同切成丝,一起放入锅中煮沸，以淀粉勾芡，加入调味品即可食用。海带攻坚消积，黑木耳活血化瘀，瘦肉滋阴补虚，是肿瘤患者理想的药膳。

（2）薏米粥：薏苡仁50g、粳米100g、大枣50g、莲子30g，加入水适量，每日煮粥食之，可以改善症状，增强体质。

（3）猕猴桃羹：将猕猴桃果实洗净，包入纱布内挤汁，加糖和水，同入锅中烧开，再放入苹果、香蕉和菠萝丁，待再烧开，勾芡，加入已蒸熟的银耳少许。此汤特别适合肿瘤而有发热的患者，对防止放疗及化疗的毒副反应也有一定作用。

【转归预后】

恶性淋巴瘤患者如不经治疗，多在6～12个月内死亡。近年来早期恶性淋巴瘤的临床治愈率不断提高。影响其预后的因素主要与病理分型、分期、是否伴有全身症状等有关。在霍奇金淋巴瘤患者中，以淋巴细胞为主型预后最好，5年生存率为94.3%，结节硬化型和混合细胞型次之，以淋巴细胞削减型预后最差，5年生存率仅为27.4%。在非霍奇金淋巴瘤中，随恶性程度由低到高，其生存率明显下降。总体上说，霍奇金淋巴瘤较非霍奇金淋巴瘤预后为好。霍奇金淋巴瘤5年生存率Ⅰ期为92.5%，Ⅱ期为86.3%，Ⅲ期为69.5%，Ⅳ期为31.9%，伴有全身症状者预后比无全身症状者预后差。

【预防调护】

（1）保持心情舒畅，忌过于紧张或长期地压抑忧虑，使免疫力下降。

（2）适当进行气功锻炼，增强体质。

（3）对完全缓解的恶性淋巴瘤患者，当出现发热、淋巴结肿大时，首先要排除外局部感染因素，忌贸然状态下复发的诊断。

（4）定期复查，以防复发，对复发患者必要时重取淋巴结活检以明确病理诊断。

（5）防止第二原发癌的发生。

【临证备要】

一、辨病思路

1. 根据症状辨病

恶性淋巴瘤常可出现无痛性全身淋巴结肿大，可有发热、盗汗、乏力等全身症状表现。

2. 根据体征辨病

查体可见全身浅表淋巴结肿大，一般无压痛，大小不等，可扪及肿大的肝脾。

3. 根据检查辨病

经病变部位视诊和区域淋巴结触诊后怀疑恶性淋巴瘤的患者，需要通过病理学检查来诊断和鉴别诊断，以及结合影像学检查进行评估。

二、辨证思路

1. 未放化疗的证候特征

恶性淋巴瘤，局部属实，全身为虚。实以痰、瘀毒互结为主，虚以肝、脾、肾三脏亏损多见。临床以淋巴结肿大为特征，出现发热、消瘦、盗汗、食欲减退、易疲劳、瘙痒等症状。

2. 化疗后的证候特征

患者化疗后的化疗邪毒可导致脾失健运、胃气上逆、津亏热结等证，出现食少纳差、疲倦乏力、恶心呕吐、胸闷痞塞、苔白腻、脉濡数等症状。

3. 复发后的证候特征

恶性淋巴瘤患者复发，形成正虚痰毒蕴结证候，出现淋巴结肿大、发热、消瘦、盗汗、食少纳差、疲倦乏力等症状。

三、治疗注意事项

1. 手术后的治法

健脾益气，温补脾肾，减少术后并发症，加速机体康复。

2. 化疗期的治法

化疗前，以中药抗癌解毒，兼顾补益脾肾；化疗时，和胃降逆，益气生血，顾护正气，增强对化疗药物的耐受力；化疗后，健脾和胃、脾肾双补。

3. 放疗期的治法

清热解毒、养阴生津、健脾补肾、益气养血。

4. 康复期的治疗

术后、放化疗后的患者，大多表现为邪去正虚，气血亏虚，体质下降，倦怠乏力，食欲减退等症状，辨证治疗上以补气养血、健脾补肾、调整阴阳、扶正固本，提高机体免疫力，常用左归饮、右归饮、四君子汤、八珍汤、十全大补汤、人参、西洋参、紫河车、补骨脂、女贞子、大枣等补益之品，以增强体质，巩固疗效和维持治疗，防止复发和转移。

第十七章 骨与软组织肿瘤

第一节 骨肉瘤

【概述】

骨肉瘤（Osteosarcoma）又称成骨肉瘤，是指成骨间叶细胞产生的原发恶性骨或软组织肿瘤，是一种最常见的骨恶性肿瘤。有很高的致残率和致死率，且极易发生转移，转移患者的5年生存率仅为20%。骨肉瘤本身发病率低，但在原发恶性骨肿瘤中，骨肉瘤相对常见，每年每百万人中约有4~5人发病。好发年龄在15~30岁，约60%的骨肉瘤患者年龄在25岁以下，男性多于女性。多发于青少年患者的长骨干骺端，一般好发于股骨远端、胫骨近端、肱骨近端及桡骨远端。有时为多中心发病。骨肉瘤早期通常无明显症状，不影响肢体活动，容易被忽视，随着病情的发展，会逐渐出现肿胀、疼痛、功能障碍等。发病多在骨骼生长发育的旺盛时期，其恶性程度又较高，因此，早期诊断及治疗具有特别重要的意义。骨肉瘤在中医古籍属"骨疽""骨瘤""骨痨"等范畴，近年来，在诊断、治疗及预后判断方面都取得了巨大的进步，5年生存率由过去的15%左右上升到现在的80%。手术、化疗、免疫治疗及中医中药的配合使用，可最大限度地延长患者的生存期，提高生活质量。根据骨肉瘤的临床表现，该病属于中医"肉瘤""石痈""恶疮""筋瘤"等范畴。

【疾病源流】

中医学对于骨肉瘤的认识，过去没有明确提出这个病名，根据其病因病机，多将其归属于"骨瘤""骨疽""石疽""肉瘤""石痈""恶疮""筋瘤""胫阴疽"等范畴。唐代孙思邈将肿瘤分成了瘿瘤、骨瘤、脂瘤、石瘤、肉瘤、脓瘤、血瘤和息瘤八类，在其所著《备急千金要方》中首次提出"骨瘤""肉瘤"的病名。《外科正宗·瘿瘤论第二十三》云："肾主骨，恣欲伤肾，肾火郁遏，骨无荣养而为肿曰骨瘤……骨瘤者，形色紫黑，坚硬如石，疙瘩高起，推之不移，昂昂坚贴于骨，治当补肾气，养血行瘀，散肿破坚，利窍调元，肾气丸是也。"陈士铎指出"骨瘤生于皮肤上，如一骨生其间，按之如石"，对骨瘤的症状做出了形象描述，并以骨瘤、肉瘤作为骨肉瘤的中医名词。

【病因病机】

一、中医病因病机

中医对骨肉瘤病因认识较早，但主要集中在"虚、寒、痰、瘀、毒"5个方面。如《黄帝内经》中提到"脾为后天之本，肾为先天之根""肾主骨生髓""肾者，主蛰，封藏之本，精之处也，其华在发，其充在骨""正气存内，邪不可干""邪之所凑，其气必虚"等理论，阐明了骨肉瘤的发生不仅与脾肾关系密切，还与"六淫"等外界因素密不可分。中医"肾气壮则肾水旺，脾虚则痰湿内阻，肾之气阴不足以至骨髓空虚……遂致痰瘀相杂，胶结入骨，令骨弱废用；阻塞经络，故疼痛不已"的理论，也表明骨肉瘤的发生发展与寒、痰、瘀有很大联系。

1. 正虚不足

《灵枢·决气》中所说"谷入气满，淖泽注于骨，骨属屈伸，泄泽，补益脑髓"，说明骨肉瘤与脾胃肾等脏器密切相关，肾气亏虚，肾精亏耗，骨髓空虚，或脾肾虚弱为骨肉瘤发病的内因，脾肾两虚，气血生化无源，无以生精化髓，则生骨病。

2. 外感六淫

因素体不足，又受喜怒忧思之七情所伤，或过度劳累或过度安逸，饥饱失常、饮食不洁或饮食偏嗜，金石暴力损伤骨骼，复感寒湿邪毒侵袭等内外作用，致人体气滞血瘀，痰湿滞于骨而生肿块，终至骨瘤，因而金石暴力损伤骨骼，气滞血瘀，耗精伤液为骨肉瘤发病的重要致病因素。"肾气壮则肾水旺，脾虚则痰湿内阻，肾之气阴不足以至骨髓空虚……遂致痰瘀相杂，胶结入骨，令骨弱废用；阻塞经络，故疼痛不已。"也表明骨肉瘤的发生发展与寒、痰、瘀有很大联系。

综合诸医家的论述，认为本病的发生总病机由肾气不足、阴阳失调、脏腑功能紊乱，以致寒湿毒邪乘虚而入，气血瘀滞，蕴于骨骼而成。

二、西医病因病理

骨肉瘤细胞异常增殖的发病原因尚不明确。目前认为病毒感染、化学物质、电离辐射、基因突变等均可能与骨肉瘤发病有关。多数骨肉瘤患者的癌变过程并未发现明确的诱发因素，目前认为可能的致病因素包括：

1. 化学性致病因素

包括硅酸锌铍、氧化铍、甲基胆蒽等。

2. 放射性致病因素

包括多种不同的放射性核素。

3. 病毒性致病因素

包括多种肿瘤病毒、SV40病毒、鼠肉瘤病毒。

4. 良性骨疾患的恶变

如多发性骨软骨瘤病、骨Paget病、多骨纤维异样增殖症等可恶变而发生骨肉瘤，需引起重视。

此外，有研究发现特异性基因突变在骨肉瘤的发病机制中发挥重要作用。如p53基因系突变可能导致骨肉瘤的产生。

【诊断与鉴别诊断】

一、诊断要点

1. 临床表现

骨骼或邻近关节疼痛和肿胀，早期主要表现为疼痛，在活动后疼痛加剧，疼痛部位可触及肿块，并逐渐增大。部分患者可能出现因骨质强度改变而导致的病理性骨折。

　　患者初期最常见的症状是疼痛和肿胀，最初期的疼痛多为间断性的。由于骨肉瘤发生年龄多在15~30岁，常常与青少年的生长痛混淆，可能导致确诊较晚。随着病情进展，疼痛程度逐渐加剧，多发展为持续性疼痛，夜间尤重，休息、制动、一般的止痛药无法缓解。

　　随后，疼痛部位可触及肿物，可伴有周围关节活动受限。体格检查是可见局限性肿块伴压痛。在病情进展期，常见到局部红肿和静脉曲张。

　　局部可出现炎症性表现，如局部发热，静脉扩张，周围关节活动受限。可因出现溶骨性病变进而出现病理性骨折，表现为骨折部位疼痛、肿胀、功能障碍等。

　　2．辅助检查

　　（1）血液学检查。

　　对怀疑骨肉瘤的患者进行血浆碱性磷酸酶、乳酸脱氢酶检测。

　　（2）影像学检查。

　　①X线检查：骨肉瘤患者可能存在骨质破坏、骨膜反应、不规则新生骨。

　　②CT检查：骨质破坏程度；肿瘤内部矿化程度。进行CT增强后可显示肿瘤的血运状态以及肿瘤与血管的关系。

　　③磁共振成像（MRI）检查：可用于检查骨肉瘤对软组织的侵袭程度。

　　④同位素骨扫描：骨肉瘤在同位素骨扫描上表现为放射性浓聚，在骨肉瘤的定性和定位上有一定优势。

　　⑤正电子发射型计算机断层显像：对肿瘤进行早期诊断和鉴别诊断。

　　（3）病理学检查。

　　病理学检查是骨肉瘤诊断的金标准，通常通过穿刺或切开进行活检。可以通过病理学检查明确分类，指导后续治疗。可根据患者情况选择切开活检和穿刺活检。

　　需要注意的是在活检时，应妥善固定病变骨，采取适当的措施防止病理骨折的发生。活检的实施对于保肢手术非常重要，如果活检不当将会影响患者的预后。

二、鉴别诊断

　　主要指出现与该病相似的临床症状，应与相关疾病相鉴别。本病应和慢性骨髓炎、骨巨细胞瘤、尤因肉瘤、疲劳骨折鉴别。

　　1．慢性骨髓炎

　　慢性骨髓炎发病隐匿，患者主诉为轻至中度骨痛，无全身症状，很少有功能障碍。X线片表现为干骺端髓腔内斑片状、冲蚀样骨破坏和层状葱皮样的骨膜反应。骨髓炎的病程进展后软组织肿胀可逐渐消退，无软组织包块出现。实验室检查大部分患者血沉轻度增快，血培养很少有异常。活检有助于诊断。

　　2．骨巨细胞瘤

　　骨巨细胞瘤好发年龄为20~40岁，常见于长骨骨端，偏心的圆形或椭圆形溶骨性破坏，逐渐向四周膨胀性发展，但以横向发展更明显。X线片表现为多房样，包绕溶骨性破坏密度减低区，其内不见钙化或骨化致密影。

　　3．尤因肉瘤

　　尤因肉瘤常发生于长骨和骨盆，经常侵犯骨干。骨膜反应可呈葱皮样改变，但增生的骨膜中多可见到不规则的骨破坏，CT和磁共振成像（MRI）检查可清楚显示邻近软组织有瘤组织侵入。临床上多疼痛剧烈，伴有发热、白细胞轻度升高。

4. 疲劳骨折

疲劳骨折多见于刚入伍的新兵和各种运动员，发病部位以跖趾骨多见，其次为胫骨。主要表现为局部隐痛或钝痛，负重行走后加重，休息后好转。查体见局部压痛，可有局部软组织肿胀，少数患者可触及硬块。X线片表现为局限性大量平行骨膜反应、骨痂及大量骨髓内生骨痂，MRI可发现骨折缝。

【治疗】

一、辨证治疗

1. 辨证要点

（1）首辨虚实，骨肉瘤多为禀赋不足，内伤劳倦，正气亏虚，邪气趁虚而入，随经络气血走行，深入骨髓，导致气血凝滞，经络受阻，伤筋蚀骨，日久结毒而成。局部为实，或感寒湿之邪，或气血凝滞，或热毒蕴结，聚结成瘤。

（2）分期辨证：骨瘤初起，多与肝、脾、肾相关，宜辨阴阳。阴证者，多由痰湿瘀阻于骨，肿块漫肿不红，柔软如绵，皮色不变，酸楚疼痛，或为刺痛，时轻时重，遇寒加重，舌淡或有瘀斑、苔白腻，脉濡滑或涩。证属痰湿凝滞或兼瘀阻。阳证者，多由热毒蕴结在骨，肿块红肿掀痛，迅速增大，坚硬如石，灼痛拒按，常有口干欲饮，大便干结等热证，舌红苔黄，脉数有力。疾病晚期，病情进展，耗伤肾阴，脾肾俱损，精气衰竭而邪毒日盛。

（3）化疗后毒副反应的辨证：化疗后脾胃受损，肝胆失疏，气血失和，加之正气本虚，常出现神疲乏力、倦怠自汗、乏力消瘦、恶心呕吐、腹泻等证候。

2. 治疗要点

（1）治疗原则和方法。

骨肉瘤治疗原则以扶正固本为主，兼以祛邪；寒凝阻络者以温经散寒，通络止痛为法；热毒瘀结者以清热解毒为先，同时中病即止，注意顾护胃气，祛邪不忘扶正；脾肾两虚者健脾益肾；肾精亏虚者补肾壮骨，扶正祛邪。

（2）化疗期间的治疗原则。

合并肝损伤以疏肝健脾为主；合并骨髓抑制以补养气血，健脾补肾为主；合并胃肠道反应以健脾和胃降逆为法；化疗后正气不足以益气补肾、扶正固本为主。

（3）综合治疗原则。

骨肉瘤的主要治疗目的为控制肿瘤生长与进展，提高生活质量，延长生存期。早期以辅助化疗及手术切除为主，中晚期病例宜采用包括手术、化疗、中医药、生物免疫调节治疗及放疗在内的综合治疗。在确定综合治疗方案前必须对疾病分期、手术情况、个体差异等因素进行综合评价。

3. 分证论治

（1）常见临床证型的中医治疗。

①寒凝阻络证。

临床表现：骨痛初起，酸楚疼痛，时痛时止，逐渐加重，有如针刺刀割，遇寒加重，得温痛减，局部肿块皮色不变，面白形寒，舌淡，苔薄白或白滑，脉细沉迟。

证候分析：先天禀赋不足，感受阴寒之邪，寒气客于经络，与血气相搏，致气血凝滞，经脉受阻，瘀毒内停、痰凝交阻于骨而成肿块。本型多为患病之初，骨痛尚轻。阴寒内侵，则疼痛遇寒加重、得温痛减，局部肿块皮色不变；面白形寒，舌淡，苔薄白或白滑，脉细沉迟亦为阴寒之象。

治法：温经散寒，通络止痛。

代表方：乌头汤（《金匮要略》）加减。

常用药：制川乌、麻黄、当归、桂枝、丹参、田七、威灵仙、土鳖、乳香、甘草。

加减：头晕、气短者加黄芪、党参、五爪龙等；阳虚寒凝重者酌加补骨脂、鹿角霜、紫河车、杜仲。

②热毒瘀结证。

临床表现：关节刺痛，掣痛，疼痛以夜间为甚，痛有定处，肿块坚硬不移，难消难溃，肢体麻木，不可屈伸，脘闷，腹胀，或伴发热、口渴，舌质紫暗，可见瘀斑、瘀点，苔白腻或黄腻，脉细涩。

证候分析：热毒侵袭人体，留着不去，深串入里，侵犯肾经，流注骨节，伤筋蚀骨，腐骨伤髓，毒邪凝滞，气血搏结，瘀血内停，蕴结成瘤。热毒瘀血互结流注于骨节，则见关节刺痛，掣痛，痛有定处；毒热灼伤津液，则发热、口渴；舌质紫暗伴瘀斑，苔白腻或黄腻，脉细涩为毒热瘀结之象。

治法：清热解毒，化瘀散结。

代表方：犀角地黄汤（《外台秘要》）合黄连解毒汤（《肘后备急方》）加减。

常用药：水牛角、生地黄、丹皮、赤芍、黄连、黄芩、山栀子、徐长卿、白花蛇舌草、人工牛黄。

加减：肿块疼痛剧烈者，酌加乳香、没药、莪术；大便秘结者，酌加大黄、木香。

③瘀毒内结证。

临床表现：患部持续疼痛，肿块固定不移，质硬，表面色紫暗或血管曲张，面色晦暗，唇暗红（紫），舌质紫暗（或瘀斑点），脉涩或弦细。

证候分析：病程日久，正气虚衰，脾肾亏虚，毒邪内蕴，气滞血瘀，骨骼阻塞，留而成瘤。脾虚则中焦不运，气血化生乏源，见面色苍白、四肢乏力，肢体困倦，纳差，便溏。腰为肾之府，肾气虚则见腰酸痛。舌体胖大，舌苔白，舌色淡，脉沉亦为脾肾两虚之象。

治法：活血散瘀，通络止痛。

代表方：身痛逐瘀汤（《医林改错》）加减。

常用药：桃仁、红花、当归、川芎、五灵脂、没药、香附、牛膝、土鳖、地龙。

加减：气虚乏力者，酌加党参、黄芪、五爪龙、茯苓等；发热者，酌加石膏、黄柏、苍术。

④脾肾两虚证。

临床表现：局部包块，胀痛，四肢乏力，面色苍白，畏寒肢冷，头痛，肢体困倦，纳差，便溏，疼痛且遇寒加重，腰酸痛，舌体胖大，舌苔白，舌色淡，脉沉。

证候分析：病程日久，正气虚衰，脾肾亏虚，毒邪内蕴，气滞血瘀，骨骼阻塞，留而成瘤。脾虚则中焦不运，气血化生乏源，见面色苍白、四肢乏力，肢体困倦，纳差，便溏。腰为肾之府，肾气虚则见腰酸痛。舌体胖大，舌苔白，舌色淡，脉沉亦为脾肾两虚之象。

治法：健脾补肾，散结止痛。

代表方：八珍汤（《瑞竹堂经验方》）加减。

常用药：人参、熟地黄、紫河车、黄芪、白术、茯苓、当归、川芎、乳香、骨碎、补骨脂、透骨草、砂仁、炙甘草。

加减：纳呆、脘痞者，加陈皮、鸡内金；若见咳嗽、咯血、胸闷、气促等肺部转移之症，去当归、川芎，加杏仁、浙贝母、白芨、三七。

（2）化疗期间的中医治疗。

临床表现：食欲减退，上腹饱胀，恶心呕吐，纳差便溏，舌淡苔薄白，脉沉细。

证候分析：药毒损伤脾胃，则食欲减退；脾胃虚弱，胃气上逆，则恶心呕吐；胃肠失调，则纳差便溏。舌淡，苔薄白，脉沉细为脾胃虚弱之象。

治法：健脾理气和胃，降逆止呕。

代表方：旋覆代赭汤（《伤寒论》）加减。

常用药：旋覆花、代赭石、吴茱萸、黄连、半夏、山楂、神曲等。

加减：气虚明显者，加党参、黄芪、茯苓。

二、辨病治疗

1. 骨肉瘤常用中药

现代药理研究证实，部分中药具有抑制骨肉瘤细胞增殖、诱导凋亡、诱导分化、调节信息传递、逆转多药耐药、抗转移等作用。临床可根据经验及药理，合理应用以下药物：

（1）斑蝥：味辛，性热。归肝、胃、肾经。破血逐瘀，散结消癥，攻毒蚀疮。常用量0.03～0.06g，入丸散服。斑蝥中的斑蝥素及去甲斑蝥素对骨肉瘤细胞有明显抑制作用。

（2）大黄：味苦，寒。归脾、胃、大肠经。泻下攻积，凉血解毒，逐瘀通经，清热泻火。常用量3～15g，水煎服。大黄中的大黄素具有抗炎、抗肿瘤、免疫调节等作用。

（3）姜黄：辛、苦，温。归脾、肝经。破血行气，通经止痛。常用量3～10g，水煎服。姜黄中的姜黄素能抑制骨肉瘤细胞增殖，促进其凋亡。

（4）莪术：味辛、苦，性温。归肝、脾经。行气破血，消积止痛。常用量3～10g，水煎服。莪术中的莪术醇有促进肿瘤细胞自噬作用。

（5）七叶一枝花：味苦，凉。小毒。归心、肝、肺、胃、大肠经。败毒抗癌，消肿止痛，清热定惊，镇咳平喘。常用量5～15g，水煎服。七叶一枝花中的重楼醇有诱导骨肉瘤细胞凋亡作用。

2. 骨肉瘤常用中成药

（1）化岩胶囊（河南省洛阳正骨医院）：由补骨脂、黄芪、薏苡仁、大黄、皂角刺、三棱、莪术、白芍、木瓜、乌药等组成。有补肾健脾，软坚散结，豁痰破瘀的功效。一日2～3次，一次5粒，温开水送服。

（2）片仔癀（漳州片仔癀药业股份有限公司）：由牛黄、麝香、三七、蛇胆等组成。有清热解毒、凉血化瘀，消肿止痛的功效。口服，每次0.6g，8岁以下儿童每次0.15～0.3g，每日2～3次。

（3）八宝丹（厦门中药厂有限公司）：由牛黄、蛇胆、珍珠、三七、羚羊角、麝香等组成。有清利湿热、活血解毒、去黄止痛的功效。口服，1～8岁，一次0.15～0.3g（半粒至1粒），8岁以上一次0.6g（2粒），一日2～3次，温开水送服。

（4）艾迪注射液（贵州益佰制药股份有限公司）：由斑蝥、人参、黄芪、刺五加等组成。有清热解毒，消瘀散结的功效。静脉滴注。成人一次50～100mL，加入0.9%的氯化钠注射液或5%～10%的葡萄糖注射液，一日1次。

3. 骨肉瘤单方、验方

（1）绞股蓝30g/天，开水泡服。

（2）菊花9g，皂角刺9g，三棱9g，海藻15g，山慈菇12g，莪术6g，马钱子6g，山豆根30g，水煎服，每日一剂。适用于骨肉瘤早中期。

（3）西洋参6g（另炖），川石斛15g，生黄芪15g，茯苓15g，白术12g，知母10g，北洋参9g，水煎服，每日一剂。适用于骨肉瘤晚期阴虚内热证者。

（4）熟地黄12g，女贞子12g，淮山药12g，当归12g，丹参9g，红花9g，泽兰9g，车前子15g，鹿衔草30g，白花蛇舌草30g，土茯苓30g，鹿角粉0.6g（吞服）。水煎服，每日一剂。适用于截肢术后。

（5）当归9g，桃仁9g，丹参9g，龙葵9g，蟾蜍皮9g，生地黄30g，蛇莓25g，猪殃殃25g，苍耳子15g，半枝莲15g，狗骨15g，白花蛇舌草15g，蛇六谷15g。水煎服，每日一剂。适用于晚期及合并肺转移不能手术者。

4. 中医外治

（1）用新鲜商陆根捣乱加盐少许外敷，每日一次，可用于骨肉瘤局部疼痛者。

（2）葱白、蜂蜜，捣泥外敷，每日一次，可用于骨肉瘤早中期疼痛者。

（3）用冰片30g，加入白酒500mL，将溶液外涂局部，1天10余次，溃疡处禁用。用于骨肉瘤疼痛者。

（4）用蟾蜍2只，马钱子10g，生川乌20g，生南星30g，生白芷40g，姜黄50g，冰片适量，上药除冰片外，按传统方法熬制成膏，用时适量摊于布上，再把冰片末少许撒于膏药上外敷患处，可用于骨肉瘤疼痛剧烈者。

三、骨肉瘤对症治疗

（1）骨肉瘤疼痛者可以辨病用药，予白屈菜、血竭、自然铜、透骨草、田七等止痛。

（2）出现局灶皮肤或截肢处皮肉溃烂，出血腐臭，发热不退，苔黄腻者，可予内服普济消毒饮或清瘟败毒饮；外用如意金黄散30g布包，纱布块数条，加水约300mL煎30分钟以上，余约150mL，冷却，浸药纱布备用。用时先以生理盐水清洁溃面，再用纱布敷于溃面，勿压，外以敷料固定，每日换药2次。

四、食物疗法

1. 化疗时饮食

化疗时，患者常表现气血两虚之证，宜进营养丰富的食品，如排骨三甲汤、排骨海参汤、排骨金龟汤等，以补养气血。

2. 放疗时饮食

放疗时，患者常表现口干舌燥、舌红少苔等阴虚之证，宜常食甘凉食品，如梨汁、西瓜汁、银耳汤、萝卜汤、冬瓜汤、绿豆汤等，以养阴生津。

【转归预后】

骨肉瘤预后的影响因素相对较多，其中包括年龄、肿瘤大小、生长部位、是否转移等，比如发生在胫骨近端骨肉瘤，预后效果相对较好，而发生在骨盆部位、躯干部位，预后效果相对较差。如果是低级别的骨肉瘤，一般预后效果相对来说比较好，手术治疗之后5年生存率可以达到95%以上。但是如果是普通类型的骨肉瘤，生存率可能只达到50%～60%。如果骨肉瘤比较严重，已经出现了肺转移或其他转移，此时预后效果比较差，患者的生存率比较低，生存率可能只能够达到20%～30%。

【调护预防】

一、治疗期间及治疗后的调护

（1）手术前了解患者的心理反应，做好心理护理。

（2）治疗过程中与患者加强交流，判断疼痛程度及规律，合理应用止痛，缓解患者疼痛，减轻患者痛苦。

（3）化疗前向患者说明化疗的作用，以及过程中可能出现的毒副作用，帮助患者克服恐惧，争取主动配合。化疗过程中注意观察并发症的情况，给予预防药物，调节患者饮食，进食高蛋白、高热量、高维生素、无刺激易消化的食物。

（4）手术后加强功能锻炼，定时复查，可长期辨证内服中药。

（5）饮食应以高蛋白、高热量、高维生素为要求，如奶、蛋、鱼、瘦肉、猪肝、豆制品、胡萝卜、南瓜、番茄、橘子、大蒜、海菜等，以蒸、炒、炖汤的方法为好。可用食疗方：桑寄生60g，煎汤取汤液，加薏苡仁30~60g，银耳10g，大枣10枚煮粥吃，隔日1次，常服能提高免疫功能，并有抗癌作用。

（6）康复期适度的体育运动可促进新陈代谢，增强体质，也是控制焦虑、调试心情的有效手段。

二、综合预防

（1）保持心情舒畅，遇事不怒。

（2）保护环境，减少生活环境污染，避免接触放射性物质。

（3）改变不良生活习惯，少吃或不吃亚硝胺浓度高的食物，以及烘烤熏制、油炸食品，少食带有较多黄曲霉素、发酵的食物。

（4）根据病情，及早治疗可能会变为骨肉瘤的良性肿瘤或低度恶性肿瘤。

（5）对有骨肿瘤家族史及肿瘤高发区的人群要定期检查，做到早发现、早诊断、早治疗。

【临证备要】

一、辨病思路

1. 根据症状辨病

局部疼痛，起初为间歇性疼痛，逐步进展为持续性剧烈疼痛，伴病变局部肿胀，压痛，夜间尤甚。肿块局部关节活动受限，肿胀明显，或可出现肌肉萎缩，关节积液，可发生病理性骨折。肿瘤迅速进展时可出现消瘦、乏力、发热、贫血、眩晕等全身症状，若合并胸痛、咳嗽、咯血需注意肺转移。

2. 根据体征辨病

病变局部可见肿块，压痛，肿块坚硬者为硬化型，橡皮者为溶骨型；肿块与周围组织界限不清，表面皮肤光亮，肤温偏高，并可见静脉充盈曲张，偶可闻及血管杂音。合并病理性骨折时可见关节畸形。

3. 根据检查辨病

骨肉瘤半数以上可通过 X 线检查获得诊断，X 线可见不同程度的骨溶解、骨硬化、骨皮质破坏、骨膜反应及软组织肿块。CT、MRI 可以描述肿瘤的范围，血运丰富与否，与邻近组织器官的关系，从而帮助制订手术方案和手术切除范围。病理学检查可见局部充血，肿瘤质硬或有沙砾感，截面呈鱼肉状。成骨型者黄白色，质硬；成软骨型者灰蓝色，发亮，质韧硬；成纤维型者暗红或灰黄色，质软。中间掺杂出血区、坏死区。镜下多见不规则多角或梭形瘤细胞，核大，深染，有分裂象和巨核等。

二、辨证思路

1. 未放化疗的证候特征

机体禀赋不足，内伤劳倦，正气亏虚，邪气趁虚而入，随经络气血走行，深入骨髓，导致气血凝滞，经络受阻，伤筋蚀骨，日久结毒而成骨瘤。局部为实，或感寒湿之邪，或气血凝滞，或热毒蕴结，聚结成瘤。

2. 放疗后的证候特征

射线之燥热灼伤肺阴，出现咳嗽，气短；阴虚火旺则发热。

3. 化疗后的证候特征

药毒损伤气血，出现气血两虚，肝肾不足；气血亏虚，气不摄血，血虚生热，血热妄动，引起出血等证。

4. 转移后的证候特征

正气虚衰，癌毒缠绵，流窜至肺，出现胸痛、咳嗽、咯血等证候。

5. 复发后的证候特征

正虚邪盛，邪毒凝结，痰湿、瘀血凝滞，肝肾亏虚，出现持续骨痛，肿胀明显，消瘦乏力等证候。

三、治疗注意事项

1. 注重解毒化瘀法

人体以气血平和，循环往复，运行不息为常，若气血不和，血行不畅，必然导致气滞不畅，血瘀不行，凝滞不散，日久成块、终而成瘤。血瘀日久致毒，瘀毒相互胶着，合而为害，蕴而生变，终成肉瘤，因此血瘀是骨肉瘤主要病理因素之一。治疗过程中应注重解毒化瘀法的应用。

2. 化痰散结的应用

骨肉瘤由肾气不足、阴阳失调、脏腑功能紊乱，致寒湿毒邪乘虚而入，气血瘀滞，蕴于骨骼而成。痰浊内阻与肿瘤的发生有密切的关系，痰湿胶着之性可使邪毒、血瘀等合而为病，是骨肉瘤诸多病理因素的核心。痰浊与瘀血相互搏结，以局部肿块刺痛，或肢体麻木、痿废，胸闷多痰等证候表现为主。临床灵活运用化痰散结之法，以减轻骨肉瘤症状，提高临床疗效。

3. 化疗期的治法

化疗引起骨髓抑制时，可内服中药如人参、女贞子、山萸肉、枸杞子、骨碎补、透骨草、补骨脂等，以益气养血，滋补肝肾，强筋健骨，刺激骨髓新生。有消化道反应、恶心呕吐者，可用中药半夏、代赭石、制南星、竹茹、陈皮、山药等，以和胃降逆止呕；食欲不振者，可用炒神曲、炒二芽、鸡内金、炒山楂、白茯苓等，以健脾和胃，促进饮食；脾虚泄泻者，可用痛泻要方或参苓白术散。

4. 放疗期的治法

放射治疗可引起全身反应和局部反应。全身反应有疲乏无力、食欲减退、恶心呕吐、腹泻、体重下降、骨髓造血功能抑制等；局部反应有疲乏无力、色素沉着、脱发、黏膜充血水肿、溃疡等。若恶心呕吐较重，用太子参、西洋参、茯苓、薏米、陈皮、白术、竹茹、旋覆花、代赭石、炒川连、白花蛇舌草、半枝莲等中药，以健脾和胃，降逆止呕，清热解毒；还可配合针灸治疗，针刺中脘、内关、足三里等。肺部放疗后肺组织发生纤维化改变，出现气促、干咳、胸痛、气短等症状，中药可用沙参、麦冬、石斛、杏仁、桔梗等养阴润肺，祛痰止咳。紧急情况时采用住院吸氧等对症处理。

5. 康复期的治疗

骨肉瘤患者手术、放化疗后需积极进行康复治疗，使患者尽可能改善或恢复功能障碍，提高生活质量。康复锻炼方法包括多种形式，如散步，慢跑，爬楼梯，做体操，打太极拳、太极剑等，均有助于放松精神，增强体质，保持肌肉张力，这是体质康复的重要手段。要根据病情选择适当的锻炼项目，循序渐进，持之以恒，由被动变主动，由无趣变有趣，进而使锻炼成为最大的乐趣。

第二节　多发性骨髓瘤

【概述】

多发性骨髓瘤（Multiple Myeloma，MM）是仅次于淋巴瘤的第二大常见血液系统恶性肿瘤，严重威胁人类生命健康。多发性骨髓瘤是一种以骨髓中克隆浆细胞异常增殖，产生大量单克隆免疫球蛋白为特征，以血钙增高、肾功能损害、贫血和骨病等症状为典型临床表现的疾病，部分多发性骨髓瘤患者还会伴随出血倾向或感染等。本病的高发人群为中老年人，随着老龄化程度的加深，多发性骨髓瘤的发病率出现递增现象。2021 年国际癌症研究机构发表的统计报告显示，全球全年新发多发性骨髓瘤约 17.6 万例，死亡约 11.7 万例。目前尚未明确多发性骨髓瘤的发病机制，部分学者认为其发病与基因变异、黏附因子和细胞因子水平等有关。西医传统治疗方式为化疗和造血干细胞移植，近些年来，随着对发病机制不断深入的研究以及新药的研发，新型蛋白酶体抑制剂、单克隆抗体和新型免疫疗法等使多发性骨髓瘤的治疗取得了极大的进展，疾病缓解率明显提高，患者生存期不断延长，但因病变累及多器官、多系统，疾病异质性高，复发率高，预后差，目前仍无法治愈。多发性骨髓瘤在中医属"骨痹""虚劳""骨蚀""腰痛""癥瘕"等范畴。

【疾病源流】

祖国医学对多发性骨髓瘤并无直接记载，根据本病的临床症状与特征，可将其归属于中医学的"骨痹""虚劳""骨蚀""腰痛""癥瘕"等范畴。关于多发性骨髓瘤的病名，《灵枢·长刺节论》曰："病在骨，骨重不可举，骨髓酸痛，寒气至，名曰骨痹"，《灵枢·刺节真邪篇》亦有记载："虚邪之入于身也深，寒与热相搏，久留而内着……内伤骨为骨蚀。"关于多发性骨髓瘤的病因病机，《古今医鉴》言："夫腰者，肾之外候，一身所恃以转移阖辟者也。盖诸经皆贯于肾而络于腰脊，肾气一虚，腰必痛矣。"指出肾气虚是腰痛发病的根本。《类经·孙络溪谷之应》云："积寒留舍，荣卫不居，卷肉缩筋，肋肘不得伸，内为骨痹，外为不仁，命曰不足，大寒留于溪谷也。"认为阳气不足，阴寒之邪凝滞，留于人体内，营卫之气不能居，出现骨痹不仁。《圣济总录》认为："夫骨者肾之余，髓者精之所充也。……适夫天癸亏而凝涩，则肾脂不长，肾脂不长，则髓涸而气不行，骨乃痹而其证内寒也。"进一步强调肾气衰弱是骨痹的关键内因，先天禀赋不足，肾气衰弱，气虚无力推动发展为骨痹。《诸病源候论》曰："风寒之客肌肤，初始为痹。后伤阳经，随其虚处而停滞，与血气相搏，血气行则迟缓，使机关弛纵，故风痹而复手足不随也"，提出外感风寒之邪，邪气入体阻塞气机，气不行则血瘀，瘀血停滞，痹阻经脉，发为痹症。

【病因病机】

一、中医病因病机

多发性骨髓瘤的病因主要是机体虚弱，外感邪毒，留着不去，致脏腑失和。隋代巢元方《诸病源候论》曰："恶注者，恶毒之气，人体虚者受之，毒气入于经络，遂流移心腹，其状往来击痛，痛不一处，故名为恶注。"毒邪侵袭正气，导致脏腑功能失调，耗气伤血，致气血、阴阳亏虚，血运不畅而气滞血瘀；《类证治裁·痹症》云："诸痹，由营卫先虚，正气为邪所阻，不能宣行，因而留滞，气血凝涩，久而成痹。"当六淫邪毒侵袭机体，致人体正元亏虚，正不压邪，阴阳失衡，无法抵御外邪，内传至各脏腑，脾肾亏虚，痰浊内生，痰浊邪毒互结。《外科集验方》云："石疽……或寒邪深伏骨髓，元气不足，不能起发。"

1. 肾虚精亏为本

肾为先天之本，脾为后天之本，先天之本来源于父母，后天之本来源于水谷。父母身体本有缺陷，先天禀赋必有不足，加之后天失养，必然导致脾肾两虚。肾主藏精，主骨生髓，精血互生，肾不足则精不藏，精不藏则血不化，髓失充骨失养，出现骨痛髓空；脾主运化水谷精微，化生血液，运化水湿。脾虚，血无以生则血虚，精微不化，聚生水湿，更阻气机，因而发病。

2. 毒蕴血瘀为标

《素问·六节藏象论》曰："肾者，主蛰封藏之本，精之处也。"肾藏精，精化气，通过三焦，布散全身；肾乃一身阴阳之根本，肾之阴阳两虚，肾阳偏虚，温化失司，寒邪内生，留注骨髓；肾阴不足，阴虚内热，热灼津液，炼液成痰，蕴结骨髓。从而产生寒毒、痰毒，深伏骨髓，难于化解，日久则髓海凝滞，聚而成瘀。所谓"正气存内，邪不可干"，肾气虚弱，正气不足，外界风寒暑湿燥火等六淫邪气、虫兽蚊蚁等自然邪气入侵机体，内侵脏腑，蕴结体内，血瘀痰毒瘀阻而发病。

总之，本病病机，本虚以肾虚、精亏、血虚为主，标实以毒蕴、血瘀、痰湿为甚，而肾虚、毒蕴、血瘀贯穿疾病发生发展的始终。

二、西医病因病理

多发性骨髓瘤病因及发病机制尚不明确，可能与下列因素有关：

1. 遗传因素

多发性骨髓瘤发病机制异质性差异较大，疾病进展是多步骤进行的，染色体易位、非整倍体、基因突变和表观遗传学异常在疾病的发生和发展中起到关键作用。有研究认为多发性骨髓瘤的发病机制主要是 B 淋巴细胞分化浆细胞过程中遗传基因发生突变，双链 DNA 断裂引起基因异常融合和染色体易位，导致多发性骨髓瘤的病理状态。

2. 细胞信号通路异常

基因异常往往影响信号通路的传导，包括核转录因子 κB（NF－κB）途径、丝裂原活化蛋白激酶（MAPK）途径和细胞周期途径。

3. 骨髓微环境

骨髓微环境是具有多种功能的复杂网络系统，由造血细胞和多种非造血细胞组成，多发性骨髓瘤细胞和骨髓微环境之间的相关性与多发性骨髓瘤的发病机制相关，有助于信号通路的激活，并参与多发性骨髓瘤细胞的存活、进展、迁移和耐药。

【诊断与鉴别诊断】

一、诊断要点

1. 临床表现

多发性骨髓瘤起病徐缓，早期无明显症状，容易被误诊。多发性骨髓瘤的临床表现多样，主要有贫血、骨痛、肾功能不全、感染、出血、神经症状、高钙血症、淀粉样变等。

（1）骨痛、骨骼变形和病理骨折：骨髓瘤细胞分泌破骨细胞活性因子而激活破骨细胞，使骨质溶解、破坏，引起骨骼疼痛，多为腰骶、胸骨、肋骨疼痛。由于瘤细胞对骨质破坏，引起病理性骨折，可同时存在多处骨折。

（2）贫血和出血：贫血较常见，为首发症状，早期贫血轻，后期贫血严重。晚期可出现血小板减少，引起出血症状。皮肤黏膜出血较多见，严重者可见内脏及颅内出血。

（3）肝、脾、淋巴结和肾脏病变：肝、脾肿大，颈部淋巴结肿大，骨髓瘤肾。器官肿大或者异常肿物需要考虑髓外浆细胞瘤或者淀粉样变。

（4）神经系统症状：神经系统髓外浆细胞瘤可出现肢体瘫痪、嗜睡、昏迷、复视、失明、视力减退。

（5）感染：多见细菌感染，亦可见真菌、病毒感染，最常见为细菌性肺炎、尿路感染、败血症，病毒性带状疱疹也容易发生，尤其是治疗后免疫低下的患者。

（6）肾功能损害：50%～70%患者尿检有蛋白、红细胞、白细胞、管型，出现慢性肾功能衰竭、高磷酸血症、高钙血症、高尿酸血症，可形成尿酸结石。

（7）高黏滞综合征：骨髓瘤细胞产生的球蛋白过多及球蛋白聚合可使血液黏度增高，引起血黏度过高综合征：可发生头晕、眼花、视力障碍，并可突发晕厥、意识障碍。

（8）淀粉样变：常发生于舌、皮肤、心脏、胃肠道等部位。

（9）包块或浆细胞瘤：有的患者可以出现肿块，肿块直径几厘米至几十厘米不等，可以是骨性肿块或软组织肿块，这些肿块病理检查多为浆细胞瘤。一般认为合并软组织肿块或浆细胞瘤的患者预后不良，生存期短。

（10）血栓或梗死：可出现血液透析造瘘管梗死、深静脉血栓或心肌梗死等表现，发生的原因与肿瘤患者易栓及高黏滞综合征等因素有关。

2. 辅助检查

（1）血液学检查。

①生化检查：血清异常球蛋白增多，而白蛋白正常或减少。尿凝溶蛋白（又称尿本周氏蛋白）半数阳性。在患者的蛋白电泳或M蛋白鉴定结果中会出现特征性的高尖的"M峰"或"M蛋白"。故常规生化检查中，若球蛋白总量增多或蛋白电泳中出现异常高尖的"M峰"，应到血液科就诊，除外骨髓瘤的诊断。

②血常规检查：多呈轻度至中度贫血，贫血多呈正细胞、正色素性，可见少量幼粒、幼红细胞，

血小板正常或偏低，淋巴细胞相对较高。

③血清游离轻链检查：较普通的血或尿轻链检查敏感性高，已被国际骨髓瘤工作组（IMWG）专家定义为严格完全缓解（sCR）的疗效标准。若多发性骨髓瘤患者治疗后，血清游离轻链由阳性转为阴性，其疗效为严格完全缓解。

（2）影像学检查。

①骨骼 X 线检查：可见多发性溶骨性穿凿样骨质缺损区或骨质疏松、病理性骨折。病灶由内部侵蚀骨皮质，部分可穿破骨膜形成软组织肿块，多处病理性骨折，以脊柱、肋骨、骨盆、头颅、肱骨近端等骨髓丰富处改变明显。对于多发性骨髓瘤患者的骨损害，一般认为 CT、核磁共振（MRI）等发现病变的机会早于 X 线检查；有骨痛而 X 线检查未见异常者，应进行 CT 或 MRI 检查。这些影像学手段检查对骨损害病变的敏感性依次为：PET－CT＞MRI＞CT＞X 线。

②骨扫描（ECT）：全身骨扫描可较 X 线检查提前 3～6 个月发现骨病变。

③计算机断层扫描（CT）检查：有助于显示髓外病变；多个胸腰椎椎体及附件见虫蚀状骨质破坏，肋骨骨质破坏并形成软组织肿块。对有些早期病灶有时海绵骨已大部分消失，但骨外形正常时，CT、MRI 均能清楚地显示破坏灶。

④磁共振成像（MRI）检查：MRI 检查有助于判断是否存在脊髓压迫；多个胸腰椎呈双凹形，并见点状、片状异常信号。

（3）病理学检查。

骨髓涂片见浆细胞数目异常增多≥10%，为形态异常的原始或幼稚浆细胞。瘤细胞多聚集成堆，有些像成熟的浆细胞，有些分化不成熟，具有不同程度的异型性。有些细胞体积大，有 2～3 个核，并有瘤巨细胞形成。瘤组织在骨髓腔内形成灰红色结节。合并骨髓瘤肾病时，肾脏活检可见间质内有多数异常的浆细胞和慢性炎性细胞浸润。肾远曲小管和集合管内有蛋白管型，有些均匀红染，有些呈分层状或颗粒状，内含免疫球蛋白、k 或λ轻链、白蛋白等。管型周围有巨噬细胞形成的多核巨细胞环绕。肾小管上皮细胞常萎缩、坏死。由于骨组织破坏，血钙增高，可引起肾组织内转移性钙化。继发感染可引起肾盂肾炎。

（4）其他检查，如基因检测。

染色体、荧光原位杂交技术（FISH）等生物学检查：骨髓染色体 17p13 缺失，和/或 t（4；14）和/或 t（14；16）异常，往往提示高危。荧光原位杂交技术（FISH），特别是用 CD138（在大多数骨髓瘤细胞表达阳性）磁珠纯化后的 FISH 即 iFISH 检查，更能提高检验的阳性率。这一检测已被用于 2015 年新修订的国际预后分期系统（R－ISS 分期系统）中。

二、鉴别诊断

（1）反应性浆细胞增多：引起反应性浆细胞增多症或原发疾病的常见病因，病毒感染、变态反应性疾病、结缔组织疾病、结核病及其他慢性感染性疾病、慢性肝病、恶性肿瘤，再生障碍性贫血、粒细胞缺乏症、骨髓增生异常综合征等造血系统疾病。骨髓浆细胞增多＞3%，但常＜15%，一般为成熟浆细胞，少数患者浆细胞可以显著增高。原发病治愈后浆细胞比例恢复正常。

（2）意义未明单克隆免疫球蛋白血症：是指血中存在单克隆免疫球蛋白（M 蛋白＜3g/dl），尿中少量或无 M 蛋白，骨髓浆细胞比例小于 10%，无终末脏器损伤的一类良性疾病。一般不具有多发性骨髓瘤或其他 B 淋巴细胞增生性疾病的症状和体征，如贫血、骨痛、肾损害等。

【治疗】

一、辨证治疗

1. 辨证要点

（1）辨虚实。

本病乃本虚标实之证，毒蕴、血瘀、痰湿为标，先天禀赋不足或年老肾亏或久病体虚，肾精内耗，后天七情劳倦内伤又失于调养，致脏腑功能失调，正虚体弱，复感风寒暑湿燥热或温毒之邪，入里化火成毒；或因服药食不慎，药毒内留，热毒内结，深入脏腑、骨髓，耗伤精血、真元，损伤脏腑阴阳。风寒湿毒之邪或风湿热毒之邪内生，导致气血运行不畅，痰瘀内生；痰瘀邪毒相互搏结，痹阻经络、经脉痹阻不通而发为骨痛。

（2）辨病位。

病位初起在皮肤肌膜，内传至经脉筋骨，久治不愈，内舍于肾，导致肾痹。本病病位在骨髓，与肾关系密切，涉及肝脾。

（3）辨分期。

初期阻滞于周身经络，表现为骨痛症状；中期邪毒入里化热，伤于营血，以高热出血表现多见；后期湿毒耗伤真阴真阳，表现为血象下降、肾功能不全等诸多虚象。

2. 治疗要点

（1）治疗原则和方法。

治疗应扶正与祛邪并重，分清主次，明确肾阴阳之虚损程度以确定养阴与温阳药物应用之比重，佐以清热解毒、活血化瘀、利湿化痰，同时顾护脾胃为法。

（2）针对并发症或变症病机确立治疗原则。

并发骨病治疗以温肾补阳或滋阴补肾为主，兼活血化瘀、通络止痛；并发肾病治疗以补肾生津、益气养阴，兼以解毒化痰、活血利水，或收敛止血、利湿导浊等；并发贫血以健脾益肾、益气养血为治则；并发感染以清热泻火、凉血解毒为治则，兼以清肺化痰、泻肺平喘；并发周围神经病变以益气养阴、活血化瘀为主。

（3）针对手术放化疗毒副反应病机确立的治疗原则。

合并化疗毒副反应以理气和胃、降逆止呕为治疗原则。

（4）综合治疗原则。

一般情况下，无症状多发性骨髓瘤患者无需治疗；所有有条件的患者均推荐进行自体造血干细胞移植，不论是否有移植指征的患者都推荐行化疗，对有局限性骨髓瘤、局部骨痛及有脊髓压迫症状者，推荐手术治疗及放疗。

中医药治疗可根据辨证施治贯穿于疾病各期，并在缓解并发症方面有独特疗效。

3. 分证论治

（1）常见临床证型的中医治疗。

①痰毒瘀阻证。

临床表现：腰背或腰骶部疼痛，位置固定，拒按或兼头痛，胸胁疼痛，位置较固定，痛处有大小不等的肿块，或胁下癥块，或兼发热，烦躁，神疲乏力，脘腹胀满疼痛，纳食不佳，舌质淡紫或有瘀点瘀斑，苔腻，脉弦滑或沉细涩。

证候分析：正虚日久，气血津液运行无力，邪毒与之搏结，滋生痰浊，或成败血，痰毒瘀结，阻遏气机，结于腰背胸胁四肢等处，则局部疼痛拒按，痛处有大小不等之肿块，固定不移；痰瘀交阻，结于脘腹，聚于胁下，则脘腹胀满疼痛，纳食不佳，久则胁下形成癥块；中焦受阻，脾失健运，气血生化乏源，加之痰毒瘀阻骨髓，精血生化无力，则致气血更虚，不能充养荣润，故倦怠乏力。舌质淡紫或有瘀点瘀斑，苔腻，脉弦滑或沉细涩均为痰毒瘀阻，气血衰微之证。

治法：清热解毒，活血祛痰。

代表方：清瘟败毒饮（《疫疹一得》）合涤痰汤（《奇效良方》）加味。

常用药：制半夏、茯苓、陈皮、石菖蒲、白花蛇舌草、当归、丹参、竹茹、枳实、生地黄、生石膏、黄连、栀子、黄芩、连翘、知母、牡丹皮等。

加减：痰瘀互结，伤及气阴者，加黄芪、党参、沙参、麦冬；纳差者，加神曲、炒麦芽；瘰疬痰核明显者，加昆布、海藻、胆南星。

②肝肾阴虚证。

临床表现：骨骼疼痛，腰膝酸痛不止，肢体屈伸不利，头晕耳鸣，低热盗汗，骨蒸潮热，五心烦热，口渴咽干，舌质黯红或有瘀斑，苔少，脉弦细数。

证候分析：素体不足或中老年人，劳欲过度，耗伤阴血，致肝肾阴虚，筋骨失养，则发骨痛，腰膝酸痛不止；阴虚生内热，则潮热盗汗，骨蒸，五心烦热，口渴咽干；精血亏损，不能上荣，则头晕耳鸣。舌质黯红或有瘀斑，苔少，脉弦细数均为阴虚内热兼有瘀阻之象。

治法：滋补肝肾，活络止痛。

代表方：知柏地黄汤（《医宗金鉴》）加减。

常用药：鳖甲、熟地黄、山萸肉、丹皮、黄柏、知母、女贞子、怀牛膝、杜仲、鸡血藤、半枝莲、徐长卿、甘草等。

加减：阴虚症状较甚者，加生晒参；伴血虚者，加当归、白芍、龙眼肉；瘀血征象明显者，加丹参、莪术、红花；疼痛症状明显者，加木瓜、川续断、桑寄生。

③脾肾阳虚证。

临床表现：腰膝酸痛，神疲倦怠乏力，四肢浮肿，面色㿠白，食少便溏，头晕头痛，嗜睡，畏寒肢冷，恶心欲吐，兼心悸气短，甚则气喘不能平卧。舌胖淡暗，舌苔白滑，脉沉迟细涩。

证候分析：患病日久，脾肾阳气更虚，不能温通血脉，寒凝气滞，瘀血闭阻，则腰膝酸痛；阳不化气，水湿不运，则四肢浮肿；阳虚失于温煦，则面色苍白无华，畏寒肢冷，神疲乏力，腰膝酸软，食少便溏；阳虚水泛，上凌于心，则心悸气短，或气喘不能平卧。舌胖淡暗，舌苔白滑，脉沉迟细涩均为脾肾阳虚或兼有水湿之象。

治法：温补脾肾。

代表方：济生肾气丸（《济生方》）加减。

常用药：制附片、党参、茯苓、丹参、泽泻、生大黄、厚朴、熟地黄等。

加减：骨痛症状明显者，加乳香、没药、延胡索；大便溏稀者，加砂仁、肉豆蔻；兼恶心呕吐者，加陈皮、竹茹以化浊降逆止呕；气喘不能平卧者，加五味子、蛤蚧、补骨脂。

④气血两虚证。

临床表现：腰背筋骨疼痛，绵绵不止，遇劳加剧，面色苍白，头晕目眩，神倦乏力，心悸气短，自汗，或皮下瘀点瘀斑，舌质胖，苔薄白或少苔，脉沉细无力。

证候分析：劳倦内伤，失血过多，或久病体虚，气血暗耗，脾肾亏虚，生化无力，气虚血亏，骨失濡养，则腰背筋骨疼痛，绵绵不止；劳累则更耗气血，故遇劳加剧；血不上荣，则面色苍白；气血不能上奉于脑，清阳不升，故头晕目眩；血少气弱，不能滋养心神血脉，则神倦乏力，心悸气短，自汗；气血亏虚，摄血无力，血溢脉外，则皮下瘀点瘀斑。舌质淡胖，苔薄白或少苔，脉沉细无力，均为气血两虚之象。

治法：益气养血，补虚祛瘀。

代表方：八珍汤（《瑞竹堂经验方》）加减。

常用药：人参、黄芪、熟地黄、当归、白术、茯苓、川芎、白芍、鸡血藤、虎杖、怀牛膝、胆南星、杜仲、大枣等。

加减：瘀血明显者，加丹参、莪术、郁金；伴出血者，加仙鹤草、茜草；疼痛症状明显者，加木瓜、川续断、桑寄生。

（2）化疗期间的中医治疗。

临床表现：食欲减退，上腹饱胀，恶心呕吐，纳差便溏，舌淡苔薄白，脉沉细。

证候分析：药毒损伤脾胃，则食欲减退；脾胃虚弱，胃气上逆，则恶心呕吐；胃肠失调，则纳差便溏。舌淡，苔薄白，脉沉细为脾胃虚弱之象。

治法：健脾理气和胃，降逆止呕。

代表方：小半夏汤（《金匮要略方论》）或温胆汤（《备急千金要方》）加减。

常用药：半夏、生姜、茯苓、甘草、陈皮、枳实、黄连、竹茹。

加减：若偏于阴虚，五心烦热者，可加石斛、花粉、知母；若偏于阳虚，畏寒肢冷者，加干姜、附子；若呕吐较甚，可加橘皮、竹茹、旋覆花、枇杷叶；若兼见便秘，可加火麻仁、瓜蒌仁、白蜜。

二、辨病治疗

1. 多发性骨髓瘤临床常用中药

（1）升麻：辛、甘，微寒。归肺、脾、大肠、胃经。有发表透疹，清热解毒，升阳举陷的功效。升麻水提物可一定程度上抑制骨髓瘤肿瘤生长；可通过重编程巨噬细胞，改善骨髓瘤肿瘤微环境；与化疗药合用具有较强的抑制骨髓瘤效果。

（2）冬凌草：味甘苦，性微寒。归肺、胃、肝经。有清热解毒、消炎止痛、健胃活血之功。冬凌草中的冬凌草甲素有抑制骨髓瘤细胞的作用，并能诱导细胞凋亡。

（3）雷公藤：苦，大毒。有杀虫，消炎，解毒的功效。雷公藤中的雷公藤红素对骨髓瘤细胞有抑制增殖和促进凋亡的作用。

（4）重楼：苦，微寒；有小毒。归肝经。有清热解毒，消肿止痛，凉肝定惊的功效。重楼中的重楼皂苷体外实验具有抗肿瘤作用。

（5）青蒿：味苦、辛，性寒。有退虚热，凉血、解暑、治疟的功效。青蒿中的双氢青蒿素具抗疟、抗肿瘤等活性，有体外研究证实双氢青蒿素可提高骨髓瘤荷瘤小鼠的生存率、抑制骨髓瘤细胞生长及促凋亡等作用。

2. 多发性骨髓瘤常用中成药

（1）雄黄联合六味地黄丸（《小儿药证直诀》）：六味地黄丸由熟地黄、酒萸肉、牡丹皮、山药、茯苓、泽泻组成。有滋阴补肾的功效。雄黄可解毒祛邪，有抗肿瘤作用。用法用量：雄黄每次2g，六味地黄丸每次6g，每日三次，口服。

（2）金龙胶囊（北京建生药业有限公司）：由鲜守宫、鲜金钱白花蛇、鲜蕲蛇组成。有破瘀散结、解郁通络的功效。用于化疗期间减轻治疗毒副作用，且能改善肾功能。用法用量：一次4粒，一日3次，口服。

（3）复方苦参注射液（山西振东制药股份有限公司）：有清热利湿，凉血解毒，散结止痛的功效。能有效抑制骨髓瘤，减轻骨痛。用法用量：以 12～20mL 加入 200mL 盐水中静脉滴注，每日 1 次。

3．多发性骨髓瘤单方、验方

（1）益肾活血饮：由补骨脂、淫羊藿、田七、丹参、桂枝、熟附子、鹿角胶、黄药子、山慈菇等组成。梁冰老中医专家自拟益肾活血饮治疗多发性骨髓瘤患者，临床取得了较好疗效。

（2）补肾解毒活血方：由生地黄、山茱萸、菟丝子、生薏苡仁、熟地黄、虎杖、细辛、穿山甲、白花蛇舌草等组成。运用补肾填髓、化湿、逐瘀、解毒法治疗，以补肾解毒活血方为主化裁取得较好的疗效。

4．中医外治

主要针对肿块局部疼痛，可外敷药物。用生南星、生附子、生川乌、白胶香、五灵脂、麝香、冰片、重楼、芦根、黄药子、穿山甲、皂角刺等共研极细末和匀，制成散剂密封贮存。局部疼痛明显时，用茶水将药末 5g 调成糊状，敷药厚度一般为 0.5cm，最薄不少于 0.2cm，敷药后盖纱布并用胶布固定。敷药 6～8 小时，12 小时后可重复使用。

三、多发性骨髓瘤对症治疗

针对多发性骨髓瘤出现的单一症状的中药治疗。

1．多发性骨髓瘤骨病

骨痛明显者，加蜈蚣、全蝎、地龙、三棱、莪术等活血化瘀、通络止痛。或取阿是穴、肾俞、八髎等穴位加以针灸治疗。

2．多发性骨髓瘤肾病

出现蛋白尿者，予人参、黄芪、白术、三七粉、益母草等调补脾肾、固摄益气；伴血尿者，予白茅根、地榆、仙鹤草、白芨、蒲黄、茜草等收敛止血；尿素氮、肌酐高者，予大黄、滑石、萹蓄、泽泻、车前草、土茯苓等利湿导浊。

3．贫血

以熟地黄、当归、龙眼肉、白芍、阿胶、何首乌等补血药与黄芪、党参、炙甘草、山药、白术、茯苓等补气健脾药配伍使用，以枸杞子、黄精、女贞子等培补肾精。脐部敷生血方后再行隔姜灸也可明显改善贫血情况。

4．感染

反复高热者予清瘟败毒饮加减。憋喘者，加桑白皮、葶苈子、杏仁等泻肺平喘；出血者，加茜草、仙鹤草、侧柏叶等凉血止血。

四、食物疗法

（1）放疗后时饮食：多发性骨髓瘤患者放疗后，阴津大伤，食疗宜滋阴生津为主。选用新鲜蔬菜和新鲜水果。可服橘汁、梨汁、菠萝汁、荔枝汁等。

（2）化疗后饮食：多发性骨髓瘤患者化疗后气血两伤，宜补气养血配以有情血肉之品，可选用甲鱼汤、鲤鱼汤、鲜鳝鱼、香菇、竹荪等。出现腹胀恶心、纳差等情况时，可适当加用山楂、麦芽等消食之品。

【转归预后】

多发性骨髓瘤是一类抑制性比较强的恶性克隆性浆细胞疾病。多发性骨髓瘤患者的预后与危险度分层密切相关，影响患者预后的一些因素主要包括：患者的一般状况、肿瘤负荷、分期、乳酸脱氢酶是否正常、细胞遗传学异常的情况，以及对药物治疗以后的反应。这些因素都影响患者的预后。

根据以上这些因素，可以把患者分为标危和高危两大类患者，其中标危的患者占绝大多数，占75%，有25%的患者是属于高危的。对于标危的患者，中位生存期可以达到7~10年，高危的多发性骨髓瘤患者，包括一些异常的细胞遗传学改变，像t（4；14）染色体易位、t（14；16）染色体易位、t（14；20）染色体易位、p53基因的缺失，这类患者中位生存时间就要明显的缩短，只有5年的时间。接受外周血干细胞移植的患者，4年的生存率能够达到80%以上，中位生存时间接近8年。对于年龄比较大的患者合并一些不良的症状，像心脏功能不全、肾功能不全这类患者，特别是年龄＞75岁的多发性骨髓瘤患者，中位生存时间比不伴有并发症和年龄比较轻的患者要短，中位生存时间就只有5年的时间。

【调护预防】

一、治疗期间及治疗后的调护

（1）化疗时患者易出现情绪紧张，需加强关心与帮助，做好治疗的解释工作，争取患者的积极配合。

（2）化疗期间密切观察患者的反应情况，出现胃肠道反应时，积极止呕处理；指导患者多喝水，进食高蛋白、维生素、新鲜蔬果，加强饮食调护。若合并肾病时，避免进食植物性蛋白。

（3）治疗期间及治疗后均应保持房间通风清洁，避免交叉感染。

（4）治疗期间及治疗后均应预防感染，机体免疫力低下，感染风险增加，合并感染症状时，积极抗感染治疗。

（5）多发性骨髓瘤患者易出现骨折，需加强局部护理，动作轻柔，避免剧烈运动；合并骨质破坏，病理性骨折的患者需卧床休息为主，及时夹板固定，配合床上康复运动。

二、综合预防

（1）注意饮食均衡，进食适当的维生素、粗纤维、水果蔬菜。

（2）养成良好的生活习惯，少熬夜，少吃熏制、烧烤类食物。

（3）戒烟限酒，加强体育锻炼，增强抗病能力。

（4）加强职业和环境防护，防止电离辐射、感染、药物等对机体的刺激。

【临证备要】

一、辨病思路

1. 根据症状辨病

腰骶、胸骨、肋骨疼痛，或合并病理性骨折，可多处骨折同时存在；贫血较常见，早期贫血轻，后期贫血严重。晚期可出现血小板减少，引起出血症状。皮肤黏膜出血较多见，严重者可见内脏及颅内出血。

2. 根据体征辨病

病理性骨折可出现关节畸形。有的可出现肿块，大小不等，一般为骨性肿块或软组织肿块。可出现肝、脾肿大，颈部淋巴结肿大。

3. 根据检查辨病

X线检查可见多发性溶骨性穿凿样骨质缺损区或骨质疏松、病理性骨折。病灶由内部侵蚀骨皮质，部分可穿破骨膜形成软组织肿块，多处病理性骨折。CT检查可见多个胸腰椎椎体及附件见虫蚀状骨质破坏，肋骨骨质破坏并形成软组织肿块。骨髓涂片见浆细胞数目异常增多≥10%，为形态异常的原始或幼稚浆细胞。

二、辨证思路

1. 未放化疗的证候特征

疾病初期，病程较短，多为肝肾阴虚，或阴虚火瘀，少数病例可表现为气血两虚，或热毒炽盛；病程日久，气血两虚，脾肾亏损，痰浊与邪毒交固，则出现痰毒瘀阻、气血两虚、肾精亏损的证候。

2. 放疗后的证候特征

射线的热毒之邪伤阴耗气，损阴灼津，损伤脾胃运化功能，出现气阴两虚，脾胃虚损的证候。脾胃运化失司，气血生化乏源，气虚则无力推动血行，导致血瘀。瘀毒日久，可出现化热之象。

3. 化疗后的证候特征

化疗药损伤脾胃，致脾胃运化失司、升降失调，出现恶心呕吐，腹泻等症。药毒损伤气血，出现气血亏虚，脾肾阳虚的证候。

4. 转移后的证候特征

癌毒侵犯肺、肾，引起气化失常，津伤阴亏，出现气阴两虚，水饮内停之证。

5. 复发后的证候特征

正虚邪盛，肝肾阴虚，邪毒留滞不去，出现痰瘀痹阻，气血亏虚的证候。

三、治疗注意事项

1. 注重培本固肾

本病病位在骨，病本在肾。肾阴不足，毒蕴骨髓，致气血亏虚，肝失所养，肝肾亏损；肾阳虚弱，脾失温煦，气血精微失其化源，而见脾肾俱损。故临证治疗时首当治肾，以培本固肾为根本治疗大法，根据其阴虚、阳虚之不同，分别采用补益肝肾、填精益髓、温补脾肾、补养气血等法治疗。然本病往往虚无纯虚，实无纯实，临证常多种证候夹杂，虚实兼见。此时若一味补虚，则会助邪为患；一味攻邪，则正气更伤，气血津液难复。故临证治疗须谨察病机，当出现热毒炽盛或痰瘀互结等标实之证时，则应在清热解毒、活血化瘀、化痰散结的基础上，酌加培本固肾之品，以攻补兼施，标本同治。

2. 清热解毒与活血化瘀的应用

中老年人肾精亏损，气血阴阳生化不足，正气虚弱，卫外不固，外邪易乘虚而入，深传至骨，邪毒痰浊闭阻，血行不畅，毒瘀互结，而致本病发作。病深日久，正气更虚，极易复感外邪，而出现本虚标实的热毒炽盛，或致气血更耗，阴阳俱虚；瘀血阻闭经脉，新血不生，进一步加重气血阴精之耗损，致使病情加重，缠绵难愈。故在治疗时必须时时注意邪毒及瘀血为患，而分别加用清热解毒及活血化瘀之品，以减轻症状，提高疗效。清热解毒常选用大青叶、半枝莲、白花蛇舌草、败酱草等品；活血化瘀常选用丹参、牛膝、莪术、鸡血藤等品；而具有活血定痛、清热利湿解毒之功的虎杖，为临证所常用，且用量宜大。

3. 化疗期的治法

化疗期容易出现全身不适症状，胃肠道反应及骨髓抑制。其间配合中医治疗以解毒祛瘀为主，配合益气养阴补肾为法；脾肾阴虚明显者选当归、枸杞子、黄精等；气虚甚者重用黄芪；恶心呕吐、纳呆者加焦楂曲、炙鸡内金、佛手等。

4. 放疗期的治法

多发性骨髓瘤的放疗主要是针对髓外病变，放射线照射皮肤可出现红斑、干性反应、湿性反应。红斑期及干性反应期可以完全恢复，不留痕迹，湿性反应愈合后可见皮肤萎缩及毛细血管扩张。可用5%莪术油软膏外涂以保护皮肤，湿性反应可用蛋清冰片或蛋黄油、甘草油等外涂，防止继发性感染。

5. 康复期的治疗

康复期治疗目的是进一步巩固疗效，防止复发和转移，努力延长带瘤生存期及提高生活质量。康复期患者正气仍虚，血液高凝状态，气虚血瘀，康复治疗以扶正固本，同时兼顾益气活血化瘀。进行短时间、小强度、多次重复的耐力运动和健身操、太极拳等锻炼，注意活动强度和时间要循序渐进，避免出现骨折。康复治疗期间应注意营养均衡，改善全身情况和增强体质。

第三节　软组织肉瘤

【概述】

软组织肉瘤（Soft Tissue Sarcoma，STS）是一种罕见的异质性间充质性实体瘤，约占所有恶性肿瘤的1%，但占青少年和年轻成人常见癌症的10%～20%，仅次于急性髓性白血病和脑肿瘤。软组织肉瘤主要在南部和东部非洲的几个国家流行。近年来，美国软组织肉瘤的发病率和死亡率呈现不断上升的趋势，而在我国，其发病率随着年龄增长而增长。

软组织肉瘤的预后不容乐观，积极进行手术、辅助放化疗、免疫治疗等综合治疗后，仍有40%～50%的患者在5年内出现局部复发或转移。但由于软组织肉瘤分类复杂，不同病理亚型的预后存在显著差异。根据本病的临床表现，可归属于中医学"肉瘤""筋瘤""血瘤""石疽"等范畴。

【疾病源流】

中医古籍早在《黄帝内经》便有筋瘤、肠瘤、骨疽、肉疽等病名的记载，《灵枢·九针论》言："四时八风之客于经络之中，为瘤病者也。"《外科正宗》言："夫肉瘤者，软若绵，硬似馒，皮色不变。"《医宗金鉴》言："失荣耳旁及项肩，起如痰核不动坚，皮色如常日渐大。"由上可知，软组织肉瘤属于中医"肉瘤""石疽""失荣"等范畴。《灵枢·刺节真邪篇》还根据病邪及病变部位的不通，分为骨蚀、筋瘤、肠瘤、骨疽、肉疽等。

《诸病源候论》曰："此由寒气客于经络，与血气相搏，血涩结而成疽也。"《医学入门》曰："郁结伤脾，肌肉消薄，外邪搏而为肿，曰肉瘤。"《外科正宗》曰："夫人生瘿瘤之症……乃五脏瘀血浊气痰滞而成。"《中藏经·论痈疽疮肿》言："夫痈疽疮肿之所作也，皆五脏六腑畜毒不流则生矣。"《证治准绳·疡医》曰："六瘤者，随气凝结皮肤之中，忽然肿起，状如梅李，皮软光，渐如杯卵。"《圣济总录·瘿瘤门》曰："瘤之为义……气血流行不失其常……及郁结壅塞，则乘虚投隙。"由此可见，气滞、痰凝、血瘀、癌毒乃肉瘤形成发展的病理基础。

《备急千金要方》曰："凡肉瘤勿治，治之杀人，慎之"；《证治准绳·疡医》曰："瘤则有六……肉瘤尤不可治，治则杀人"，指出软组织肉瘤恶性程度高、预后差的特点。

【病因病机】

一、中医病因病机

中医学认为"正气存内，邪不可干"，本病发生的根源在于正气亏虚，气血津液运化失常、邪气乘袭、癌毒内淫等导致机体阴阳失调，脏腑功能紊乱，出现阴寒气滞、瘀毒热郁、湿浊留滞等病理变化，痰凝、瘀血、癌毒相互搏结，日久积滞而成。

1. 气滞痰凝

《圣济总录·瘿瘤门》曰："瘤之为义，留滞而不去也。气血流行不失其常……及郁结壅塞，则乘虚投隙。"外邪侵入，结聚经络、脏腑，或内伤七情，气血津液运行失常，导致气滞血瘀，瘀滞日久则成瘕结肿块。

2. 痰凝湿聚

《明医指掌·瘿瘤》言："瘤则遍身体头面、手足，上下不拘其处，随气凝结于皮肤之间，日久结聚不散，累积而成……必因气滞痰凝，隧道中有所留止故也。"正气虚弱，外邪入侵，或情志内伤，皆使气机阻滞，津液积聚，为湿为痰，或脾失健运，痰湿内生，湿痰凝聚肌肤经络而成瘤。

3. 七情内伤

《丹溪心法》谓："忧怒郁闭，蕴久积累，脾气消阻，肝气横逆，遂成隐核。"《医学入门》曰："郁结伤脾，肌肉消薄，外邪搏而为肿，曰肉瘤。"

4. 正气虚损

《素问》谓"邪之所凑，其气必虚"，说明正气虚弱，是疾病发生的根本条件，也是肿瘤发生的关键，也决定了肿瘤的转归。

总之，软组织肉瘤发病缓慢，与多种因素有关。早期病位在脾、肺，晚期则肺、脾、心、肾俱损。软组织肉瘤属本虚标实之证。病初以实为主，晚期转化为以虚为主。初起多见气滞、痰凝、血瘀，以实证为主；邪客日久导致脏腑俱损、气血阴阳俱虚，虚实夹杂，致使证候、舌、脉复杂多变。

二、西医病因病理

（一）病因

大多数软组织肉瘤的病因尚不明确。目前认为存在以下致病危险因素：

1. 物理因素

接触电离辐射、日光及紫外线、热刺激、创伤等，针对其他癌症的放射疗法也会增加患软组织肉瘤的风险。

2. 遗传因素

软组织肉瘤的风险可能在家族中遗传，会增加肉瘤风险的遗传综合征包括：遗传性视网膜母细胞瘤、利弗劳梅尼综合征、家族性腺瘤性息肉病、神经纤维瘤病、结节性硬化症和沃纳综合征。

3. 化学因素

接触某些化学物质可能会增加患软组织肉瘤的风险。这些化学物质包括氯乙烯、杀虫剂、芳香烃和苯。

（二）病理

目前，软组织肉瘤根据组织来源可分为 12 类，根据不同形态和生物学行为鉴别出 50 种以上亚型，如血管肉瘤、隆凸性皮肤纤维瘤、上皮样肉瘤、胃肠道间质瘤、卡波西肉瘤、平滑肌肉瘤、脂肪肉瘤、恶性周围神经鞘瘤、黏液纤维肉瘤、横纹肌肉瘤、孤立性纤维瘤、滑膜肉瘤、未分化多形性肉瘤等。

【诊断与鉴别诊断】

一、诊断要点

1. 临床表现

软组织肉瘤包含多种亚型，可发生于全身各处，症状各异，临床表现复杂多样。

（1）肿块：发于四肢的肉瘤可表现为逐渐增大的无痛性或痛性肿块，腹膜后/腹部肉瘤和胃肠间质瘤表现为腹内症状（梗阻、穿孔、膨胀、不适及疼痛），伴或不伴可触及肿块。胸壁病变呈现为有症状或无症状的肿块。头部和颈部肉瘤可呈现出疼痛和颅神经受累。晚期肿块破溃成翻花状。

（2）疼痛：肿块增大压迫邻近组织时，会出现疼痛、麻木、活动受限等症状。

（3）晚期伴消瘦、发热、纳差、贫血等全身症状。

（4）常出现区域淋巴结转移增大，也可转移至其他组织器官。

2. 辅助检查

所有疑似软组织肉瘤的患者标准诊断步骤应包括：病史采集、体检、原发肿瘤部位的影像学检查以及区域和全身影像学检查；然后进行活检（首选穿刺活检）获得组织学诊断，完成软组织肉瘤分期诊断和分型诊断。

（1）血液学检查。

①肿瘤标志物：恶性纤维组织细胞瘤和隆突性皮纤维肉瘤的标记物是溶酶菌、α1 - 抗胰蛋白酶；平滑肌肉瘤的标记物是结蛋白和层蛋白。

②怀疑软组织肉瘤的患者，应检测酸性磷酸酶、碱性磷酸酶、钙、磷、总蛋白、免疫球蛋白、尿本 - 周蛋白等，其中碱性磷酸酶有助于了解肿瘤的活动情况，因为软组织肉瘤的钙化可导致血中碱性磷酸酶升高。

③卡波西肉瘤且 HIV 感染状态未知的患者，应进行 HIV 抗体、病毒负荷及 CD4 - T 细胞计数检测。

④消化道出血的患者应进行全血细胞计数和凝血功能分析，以评估贫血或凝血状态。

⑤化疗前，应该对所有患者进行 FBC、肝肾功能检查。

（2）影像学检查。

①X 线检查：X 线表现为软组织包块，有无钙化特征，局部有无骨质异常（皮质破坏、骨膜反应、骨髓侵犯）等。具体的病理类型 X 线特征性表现各异，例如脂肪肉瘤表现为脂肪样的低密度影；而钙

化多见于滑膜肉瘤和软组织间叶软骨肉瘤等。另外还可用于鉴别诊断，如：血管瘤可观察到静脉石，骨化性肌炎可观察到骨化。可用于排除骨肿瘤，确认肿瘤位置，评估侵犯骨质时发生病理性骨折的风险。

②B超检查：判断囊实性，提供肿瘤血运情况及区域淋巴结是否肿大，对于血管肉瘤、横纹肌肉瘤、滑膜肉瘤、上皮样肉瘤、腺泡状肉瘤以及透明细胞肉瘤等可行B超进行区域淋巴结检查。在有些情况下，治疗可能涉及化疗药物多柔比星的累积剂量，则可能需要对某些患者进行正式的心功能评估（超声心动图）。

③CT检查：CT可以显示软组织肿块大小、范围、软组织肉瘤邻近骨有无骨破坏及破坏情况，强化后可显示肿瘤的血运状况、肿瘤与血管的关系。肺转移是软组织肉瘤最常见的转移部位，也是影响患者预后的重要因素，因此胸部CT是必需的影像学检查。黏液性脂肪肉瘤需进行腹部CT检查。

④MRI检查：MRI是软组织肉瘤最重要的检查手段，能精确显示肿瘤与邻近肌肉、皮下脂肪、关节以及主要神经血管束的关系，对术前计划非常有用，通常T1为中等信号，T2为高信号，增强MRI可了解肿瘤的血运情况，对脂肪瘤、非典型性脂肪瘤和脂肪肉瘤有鉴别诊断意义。此外，MRI可以很好地显示肿瘤在软组织内侵及范围、骨髓腔内侵及范围以及发现跳跃病灶。黏液性/圆细胞脂肪肉瘤和尤因肉瘤可进行全脊髓MRI检查。对腺泡状软组织肉瘤及血管肉瘤可进行中枢神经系统检查。

⑤PET－CT检查：可对肿瘤进行分期检查，同时可为新辅助化疗或放疗的疗效评估提供基线数据。PET－CT不仅可显示原发肿瘤部位的代谢状况，更重要的是可评价患者的区域和全身情况。

⑥软组织肉瘤可出现区域淋巴结转移，因此区域淋巴结B超和MRI检查是诊断区域淋巴结转移的诊断手段。

（3）病理学检查。

组织病理学分级是确定肿瘤结局的一项重要因素。软组织肉瘤的确诊依赖穿刺活检或切除活检获取病理学诊断以及相应的免疫组化学检查。

（4）其他检查。

①利弗劳梅尼综合征（Li－Fraumeni）：19p13.1染色体上的p53基因可导致软组织肉瘤形成。

②视网膜母细胞瘤综合征会增加患软组织肉瘤的风险，尤其是在联合放疗时。

③神经纤维瘤病，17q11.1染色体上的NF1基因，可导致视神经胶质瘤、嗜铬细胞瘤以及恶性周围神经鞘瘤。

④KIT/血小板衍生生长因子受体（PDGFR）突变与胃肠道间质瘤相关。

⑤硬纤维瘤与加德纳综合征5q21～5q22相关。

二、鉴别诊断

（1）结节性筋膜炎：又称为假肉瘤性纤维瘤病，主要发生在皮下组织和深筋膜，临床表现为快速生长的软组织肿块，通常在几周内大小达到2～3cm。其细胞密度高、有丝分裂活性活跃和短期内快速生长的特点，是其在病理上极易误诊为软组织肉瘤的原因。

（2）脂肪瘤：脂肪组织构成的良性肿瘤，最常见于躯干或四肢近端。通常为浅表性肿块，表面柔软，可移动，大小变化异常，通常<5cm。通常在影像学检查表现为结构简单；PET扫描信号较低。

（3）胃肠溃疡：通常表现为与进食相关的慢性上腹痛（消化不良）、饱腹感、腹胀，临床上可能无法将其与胃肠间质瘤进行区分。CT/MRI扫描未看到任何肿块。

（4）转移癌：指肿瘤细胞从原发部位侵入淋巴管，血管或其他途经被带到他处继续生长，形成与原发部位肿瘤相同类型的肿瘤，这个过程称为转移，所形成的肿瘤称为转移瘤或转移癌。可通过活检的组织学分期检查来区分。

（5）神经瘤：指来自神经鞘组织的神经鞘瘤，多数位于肢体、腋窝，也可位于锁骨上、颈等部位。属良性肿瘤，生长缓慢，切除后一般无复发。可通过 PET – CT、MRI 进行鉴别。

【治疗】

一、辨证治疗

1. 辨证要点

（1）辨虚实。

①实证：体质壮实，语声洪亮，胃纳可，肿块或红肿坚实，或漫肿坚实，或溃烂恶臭，血色鲜红或暗红，舌红，苔黄或白腻，脉滑或滑数。

②虚证：形体羸弱，语声低微，胃纳差，肿块枯槁无色，或局部皮肤菲薄，或暗淡无光泽，或肿块局部溃烂，脓液清稀，血色淡，舌淡，脉细弱无力或细数。

（2）辨病程。

软组织肉瘤恶性程度各异，要辨起病缓急及病程长短。

①起病急：肿块生长迅速，恶性程度高，疾病进展迅猛，尚为实证时处方用药可相对峻猛，务求迅速。

②起病缓：肿块生长缓慢，恶性程度低，疾病进展缓慢，此时用药不可贪功，过于攻伐反伤正气。

2. 治疗要点

（1）治疗原则和方法。

本病以正虚为主，痰凝、瘀血、癌毒相互搏结，日久积滞而成，故治疗上以扶正祛邪为治则。早期邪毒与正气相搏，故以清热解毒、消肿散结、活血祛瘀为主；久病者，耗气伤血，加之手术、放化疗等疗法的损伤，出现阴阳失调、正气亏虚，故以益气养血、扶正散结为主。

（2）综合治疗原则。

依据中国临床肿瘤学会（CSCO）软组织肉瘤指南，治疗上包括手术、放疗、化疗、靶向治疗、免疫治疗等方案。Ⅰ～Ⅲ期的四肢软组织肉瘤主要以手术为主，根据患者分层选择是否进行术前放疗或术后化疗。对于一些化疗敏感的病理亚型，则可采用新辅助化疗和辅助化疗。对于转移或复发的不可切除的软组织肉瘤，目前主要以化疗为主。现代医学不论采取何种治疗手段和方法，均可中西医结合治疗。

3. 分证论治

（1）常见临床证型的中医治疗。

①痰湿内阻证。

临床表现：全身多处可见单发或多发肿块，无痛或疼痛，颜面及下肢水肿，困倦乏力，胸胁满闷，呕吐痰涎，或呕吐或伴胸腹水，大便稀溏，舌淡，苔白、滑腻，脉滑或濡。

证候分析：气机阻滞，津停不运，聚而成痰，留于局部，形成肿块，经久不消，久则血脉凝滞，气郁不舒，故胸胁满闷；湿痰为患，故呕吐痰涎，大便稀溏；舌淡，苔白、滑腻，脉滑或濡均为痰湿之象。

治法：健脾化痰，软坚散结。

代表方：海藻玉壶汤（《外科正宗》）加减。

常用药：海藻、昆布、生牡蛎、生薏苡仁、海带、土贝母、白术、茯苓、瓜蒌皮、胆南星、青皮、陈皮、象贝、白芥子、白附子。

加减：纳呆乏力、便溏者，加党参、扁豆、山药；疼痛者，加川芎、地鳖虫；胸腹水者，加猫人参、龙葵。

②气滞血瘀证。

临床表现：四肢、肩背或胸腹部可见肿块，伴刺痛，痛有定处，或伴肢体麻木，肢端不温，面暗消瘦，口唇青紫，舌暗紫，或有瘀血、斑点，脉弦细涩。

治法：行气散结，活血化瘀。

证候分析：气郁痰结日久则血脉瘀滞，故肿块刺痛，痛有定处；气郁、痰结、血瘀致经脉气血运行不畅，故肢体麻木、肢端不温；面暗消瘦，口唇青紫，舌暗紫，或有瘀血、斑点，脉弦细涩均为气滞血瘀之象。

代表方：桃红四物汤（《医宗金鉴》）加减。

常用药：桃仁、红花、赤芍、穿山甲、当归、皂角刺、川芎、乳香、枳壳、海藻、昆布、元胡。

加减：癌肿溃破伴流血水者，去红花、川芎、乳香，加丹皮、三七、茜草根、生黄芪；胸胁胀满、气促或腹胀者，加葶苈子、白芥子、瓜蒌皮、厚朴。

③热毒蕴结证。

临床表现：四肢或躯干部肿块迅速增大，质硬，表皮红赤、疼痛，或肿块溃破，流恶臭黏稠血液，伴发热、烦躁易怒、口干，大便干结，小便黄赤，舌红，苔黄燥或黄腻，脉滑数。

治法：清热解毒，消肿散结。

证候分析：气郁痰结日久，郁而化热，热甚灼伤脉络，故表皮红赤、疼痛，或肿块溃破，流恶臭黏稠血液；邪热内盛伤阴，故发热、烦躁易怒、口干、大便干结、小便黄赤；舌红，苔黄燥或黄腻，脉滑数为热毒之象。

代表方：清瘟败毒煎（《温病条辨》）加减。

常用药：生石膏（先煎）、水牛角（先煎）、生地黄、白花蛇舌草、赤芍、七叶一枝花、黄芩、玄参、夏枯草、山慈菇、生山栀、知母、生大黄（后下）、黄连、桔梗、生甘草。

加减：纳呆者，加茯苓、苍术、鸡内金、生山楂；夜寐欠安者，加酸枣仁、朱砂、远志。

④气血亏虚证。

临床表现：肿块日渐增大，伴面色不华，气短乏力，少气懒言，纳呆食少，四肢倦怠，形体消瘦，或伴发热，舌淡、苔薄白，脉滑细。

治法：益气养血，扶正散结。

证候分析：患病日久，或手术、放化疗后，正气大伤，无力祛邪，肿块日渐增大；气虚故面色不华、气短乏力、少气懒言、纳呆食少；血虚故形体失养消瘦；正邪相搏故时而低热；舌淡、苔薄白，脉滑细均为气血亏虚之象。

代表方：黄芪八珍汤（《济阳纲目》）加减。

常用药：生黄芪、鸡血藤、刺猬皮、党参、茯苓、当归、生地黄、熟地黄、穿山甲、白术、陈皮、川芎、枸杞。

加减：腹胀者，减黄芪用量，加八月札、佛手；腹泻者，减生地黄、当归用量，加白扁豆、山药、焦六曲；疼痛者，加地鳖虫、地龙；怕冷者，加淫羊藿、补骨脂。

（2）化疗期间的中医治疗。

①化疗后骨髓抑制者：左归丸合四君子汤加减。

②化疗后消化道反应：香砂六君子汤或参苓白术散加减。

③周围神经毒性反应：黄芪桂枝五物汤或当归四逆汤加减。

二、辨病治疗

1. 软组织肉瘤临床常用中药

（1）五倍子酸可抑制人纤维肉瘤 HT - 1080 细胞增殖，诱导 HT - 1080 细胞凋亡。

（2）青风藤提取物青藤碱和顺铂可抑制人纤维肉瘤 HT - 1080 细胞活力，促进细胞凋亡。

（3）隐丹参酮可抑制 HT - 1080 细胞活力，诱导该细胞凋亡，阻滞细胞周期。

（4）猴头多糖可促进肿瘤细胞凋亡，从而抑制小鼠皮下移植肉瘤的生长。

（5）黄芪多糖诱导的树突状细胞疫苗可改善 S180 肉瘤免疫状态，增强抗肿瘤的免疫功能。

（6）蝎毒多肽提取物可促进 S180 肉瘤细胞自噬性死亡，杀伤肿瘤干细胞，抑制肿瘤生长。

（7）红景天提取物可抑制纤维肉瘤细胞 T241 增殖，有显著的抑瘤活性。

（8）苦参碱可诱导人横纹肌肉瘤 RD 细胞凋亡，抑制细胞增殖。

2. 软组织肉瘤常用中成药

（1）艾迪注射液：50mL，静脉滴注，每日 1 次，按化疗周期连续用药 10 天。

（2）大黄䗪虫丸：含大黄、土鳖虫、虻虫、蛴螬、桃仁、黄芩、生地黄、甘草、杏仁、芍药、水蛭、干漆等，可活血解毒、祛瘀攻积，适用于邪盛正未衰者，每日 3 次，每次 3～6g。

（3）鳖甲煎丸：含鳖甲、大黄、赤芍、桂枝、人参、土鳖虫、蜂房、赤硝、阿胶、石韦、厚朴、桃仁、黄芩、柴胡、鼠妇、干姜、葶苈子等，可活血消肿、通络止痛，适用于正气渐衰，瘀毒蓄结者，每日 3 次，每次 9～12g。

（4）平消胶囊：含枳壳、干漆、五灵脂、郁金、白矾、仙鹤草、火硝、制马钱子等，可攻坚破积、祛毒消肿，适用于痰湿热毒蕴结者，每日 3 次，每次 6 粒。

（5）桂枝茯苓丸：由桂枝、茯苓、丹皮、桃仁、芍药等组成，可活血化瘀、缓消癥块，适用于滑膜肉瘤属瘀血阻滞者，每日 3 次，每次 12g。

3. 软组织肉瘤单方、验方

（1）裴正学教授自拟五尾大竭合剂（五倍子10g，大戟3g，血竭3g，透骨草10g，青风藤15g，海风藤15g，制乳香、制没药各6g，山慈菇10g，苏梗20g，桃仁10g，红花6g），作为治疗本病的主要方剂。

（2）林丽珠教授常用活血化瘀、消肿散结、清热解毒、健脾渗湿、理气化痰这5类药物，常用药对有土鳖虫与桃仁、莪术与桃仁、莪术与红豆杉、龙葵与山慈菇、龙葵与肿节风、茯苓与白术。

（3）章永红教授给予炒白术、党参、黄芪、茯苓、灵芝、枸杞子、藤梨根、仙鹤草各30g，莪术、老鹳草、生麦芽15g，当归、白芍、桃仁、香附、全蝎、补骨脂各10g，蜈蚣、苍术、陈皮各20g，生薏苡仁50g，蟾皮1g。

（4）刘怀民教授治疗软组织肉瘤肺转移者，以温阳为主，药用黑附子70g，薏苡仁、冬瓜仁、芦根、山慈菇、夏枯草、昆布、蜀羊泉、炙甘草各30g，莪术、生白术各15g，桃仁、红花各12g，全蝎6g，蜈蚣4条。

（5）僵蚕30g、陈皮15g，每日 1 剂，水煎服。

（6）三棱、莪术各10g，浙贝母、生牡蛎、夏枯草、海藻、昆布各30g，每日 1 剂，水煎服。

（7）石莲煎：石见穿、半枝莲各30g，煎汤代茶饮，可用于多数软组织肉瘤。

（8）红枸杞煎：枸杞子100g，浓煎3次取汁200mL，早晚温服。适用于恶性软组织肿瘤久病或放化疗后白细胞减少者。

（9）寻骨风煎：寻骨风30~60g，水煎服，每日1剂，分2次服，可长期服用。

（10）绞股蓝煎：绞股蓝30g，煎汤代茶饮，每日1剂，可长期服用。

4．中药外治

（1）夏枯草30g，天葵子15g，天南星、土鳖虫、山慈菇各10g，冰片2g等混合研粉，黄酒调制，外敷四肢患处。

（2）延胡索30g，阿魏15g，莪术、三棱、血竭各10g，丁香3g等混合打粉，酒调制，外敷疼痛处。

（3）阿魏30g，硫黄30g，苏合香20g，麝香1.5g，打粉，老陈醋调糊状，外敷患处。

（4）梅花点舌丹、六神丸、麝香研粉，适用于于口腔瘤体者外涂。

（5）抗癌散结膏：黄药子、田三七、三棱、莪术、黄柏、血竭、炮穿山甲、浙贝母、半夏、南星、龙葵、白英、石菖蒲、麝香等研末和匀，加入少量凡士林敷贴于病灶体表，每日更换一贴。

（6）麝香回阳膏：麝香、冰片、红花、儿茶、乳香、没药、黄连、黄柏、白芷、血竭、独角莲、自然铜、黄芩等，共研细末，蜜或陈醋调匀成膏状，外敷患处，适用于局部红肿、疼痛或肿块破溃者。

（7）黑消膏：生川乌、生草乌、生南星、生半夏、生磁石、丁香、肉桂、制乳香、制没药各15g，制松香9g，冰片、麝香6g，共研细末，瓶装密封，适用于肿块未溃破者。

（8）蟾酥止痛膏：适用于肿块疼痛剧烈者。

三、对症治疗

（1）郁久化热、热毒蕴结者：白花蛇舌草、半枝莲、蒲公英等。

（2）气血不足者：黄芪、党参、当归等。

（3）湿邪重者：土茯苓、泽泻、茯苓、苍术、薏苡仁等。

（4）肝郁气滞者：柴胡、郁金、炒枳壳、香附等。

（5）咯血者：川牛膝、降香、白芨、茜草炭、蒲黄炭、三七、仙鹤草等。

（6）痰瘀蕴肺者：金荞麦、白芥子、露蜂房、浙贝母等。

（7）肿块者：威灵仙、急性子、酒炒黄药子、莪术、皂角刺等。

（8）胸腔积液者：控涎丹（醋甘遂、醋大戟、炒白芥子各30g）。

四、食物疗法

1．化疗时饮食

化疗患者常表现为阴虚内热证，可食用绿豆汤、冬瓜、丝瓜、苦瓜、猕猴桃、银耳等滋阴清热之品。

2．放疗时饮食

放疗后患者多表现为脾胃虚寒证，可食用大枣、桂圆肉、干姜、羊肉等温补脾胃之品。

【转归预后】

软组织肉瘤的主要生物学行为是治疗后极易复发和发生远处转移，恶性程度高，生存率低，预后差。影响软组织肉瘤生存预后的主要因素是肿瘤部位、大小、组织学分级、是否存在转移及转移部位，影响软组织肉瘤局部复发的因素主要有不充分的外科边界、多次复发、肿瘤体积大，组织学分级高等。软组织肉瘤分期系统可以反映疾病生存预后，总的 5 年生存率为 60% ~ 80%。一般来说，患有相同亚型的疾病时，儿童的预后优于成人。然而，诊断时有转移性病变的儿童也存在结局不良（5 年生存率约为 20% ~ 30%），但部分患者可能会获益于根治疗法。

【调护预防】

一、调护

（1）调护心理，七情变化、起居失常，均可导致脏腑功能失调，气血阴阳失衡，大病之后尤其重要，故应做好心理疏导，积极调动患者的主观能动性，保持心情舒畅，积极配合治疗，避免忧思郁怒，乐观通达，必要时可服用逍遥丸、归脾丸等养生调志之品。

（2）确诊后，适当限制活动，注意休息，肿瘤所在部位避免搓揉、按压、针刺等刺激。

（3）手术治疗后，注意伤口换药，指导功能锻炼及康复。手术前后多食补气养血之品，加白萝卜、冬瓜子、莲藕等。

（4）放化疗后，注意全身情况的护理，注意饮食调整，防止外感。

二、预防

（1）建立普查机制，完善诊疗方案，争取早发现、早诊断、早治疗。对外伤后局部出现包块者要高度警惕，对有肿瘤家族史的人要定期检查。

（2）保护环境，减少和控制环境污染，净化空气，绿化环境。

（3）戒烟。烟草中有害物质的吸收和刺激对软组织肉瘤有潜在的影响。

（4）职业防护。对从事或有可能接触放射性物质及化学致癌物的人员，需采取相应的防护措施，减少或避免致癌物的接触。

（5）增强体质，固护肾气，防邪外侵。

【临证备要】

一、辨病思路

1. 根据症状辨病

患者通常会出现无痛性肿块。腹膜后/腹部肉瘤和胃肠间质瘤表现为腹内症状（梗阻、穿孔、膨胀、不适及疼痛），头部和颈部肉瘤可呈现出疼痛和颅神经受累。

2. 根据体征辨病

软组织肉瘤包含多种亚型。通常四肢肉瘤表现为病变部位软组织肿胀。

3. 根据检查辨病

MRI 是评估四肢、骨盆和躯干部位原发性软组织肿瘤的首选影像学检查。CT 可用于评估原发性腹膜后肉瘤和胃肠道间质瘤。为确定组织学亚型和分级，应进行粗针穿刺活检、细针穿刺活检或细针抽吸活检。

二、辨证思路

1．未放化疗的证候特征

由正气亏虚、气血津液运化失常、邪气乘袭、癌毒内淫等导致机体阴阳失调、脏腑功能紊乱，出现阴寒气滞、瘀毒热郁、湿浊留滞等病理变化，以痰湿内阻、气滞血瘀、热毒蕴结、气血亏虚证为主。

2．放疗后的证候特征

放疗所导致的毒副反应属于"热毒蕴结"范畴，可导致脾胃虚弱、邪毒瘀结、阴虚内热等证，如乏力、口干、纳差、恶心呕吐、腹胀、腹泻、口干少津等症状。

3．化疗后的证候特征

化疗药物属于邪毒，可导致脾失健运、胃气上逆、津亏热结等证，如食欲不振、乏力、恶心呕吐、胸闷痞塞，苔白腻、脉濡数等症状。

三、治疗注意事项

1．化疗期的治法

健脾理气、和胃降逆、滋阴润燥。

2．放疗期的治法

健脾益气、清热滋阴、化瘀解毒。

3．康复期的治疗

（1）补气养血，化痰散结预防复发：久病及术后气血必虚，气血不足，正气抵抗毒邪能力下降。恶性肿瘤癌毒痰凝阻滞络脉，瘀毒未尽容易复发，故以大补气血之十全大补汤、归脾养荣膏等补气养血药物、夏枯草等清除余毒之剂结合以预防复发。

（2）调畅情志，养生调摄预防复发：七情变化，起居失常均可引起五脏六腑功能失调，气血阴阳失衡，大病之后尤其重要，故应做好心理疏导，常服逍遥丸、归脾丸等养生调志之剂，有利于预防复发。

第十八章　恶性黑色素瘤

【概述】

恶性黑色素瘤（Malignant Melanoma）是仅次于基底细胞癌和鳞状细胞癌的第三大常见皮肤恶性肿瘤，恶性程度高，侵袭性强，总死亡率高达10%。恶性黑色素瘤发病率具有种族差异，白种人群是高危患病群体，而在深肤色人种中很少见。从全球范围来看，居住在赤道附近的白人由于更多暴露于紫外线中，具有更高的患病风险。澳大利亚和新西兰是世界上发病率较高的国家，且这两个国家男性发病率更高。恶性黑色素瘤是年轻人发生癌症相关死亡的最常见原因之一，且发病率随着年龄增加。

我国与欧美白种人在发病机制、生物学行为、组织学形态、治疗方法以及预后等方面差异较大。美国以皮肤型居多，而我国以肢端型、黏膜型为主，且大多数患者初诊时便是中晚期，伴有溃疡，浸润程度较深，即我国患者除了分期较晚，预后也较差。地域分布方面，我国东部省份的发病率高于西部，而伤残调整寿命年率则呈现相反的趋势。根据本病的临床表现，可归属于中医学"黑疔""黑痣""黑子""恶疮""失荣""厉痈""脱痈""脱疽""翻花"等范畴。

【疾病源流】

中医古籍早在《素问·生气通天论》曰："汗出见湿，乃生痤痱……劳汗当风，寒薄为皶，郁乃痤"，指出皮肤病"汗出见湿""劳汗当风"等病因病机，与现代医学黑色素瘤过多暴晒的致病特点相符合。《灵枢·痈疽篇》曰："发于足傍，名曰厉痈……急治之，去其黑者……不治，百日死。发于足趾，名曰脱痈。其状赤黑，死不治；不赤黑，不死。不衰，急斩之，不则死矣。"该篇中论述的"厉痈""脱痈"均色黑且具有"百日死""不则死矣"等预后较差的特点，与现代黑色素瘤的临床特征相吻合。此外，《诸病源候论·疮病诸候·反花疮候》曰"反花疮者，由风毒相搏所为。初生如饭粒……因名反花疮"，《外科正宗》曰"黑子，痣名也。此肾中浊气混滞于阳，阳气收束，结成黑子，坚而不散"，亦可看出"反花疮""黑子"在临床表现上同样与恶性黑色素瘤类似。

【病因病机】

一、中医病因病机

皮肤为人之藩篱，易受外邪侵袭。中医学认为本病的内因为脏腑虚损，外因为邪毒侵袭。在虚损的基础之上，或外邪搏于气血，或阳气束结而致气滞血瘀；瘀血结聚，乌黑肿块，瘀久化热，热毒瘀阻，则色红溃烂，流污黑血水。或阳亢热盛，因热生湿，湿滞肌表，滞留不去，渐成湿疮，湿疮日久不治，恶变成恶疮。虚者，血气虚，肾气虚；实者，血瘀气滞，瘀毒壅阻。

1. 正气虚弱

《黄帝内经》：谓"邪之所凑，其气必虚。"《外证医案汇编》指出："正气虚则成岩。"《诸病源候论》谓："……夫人血气充盛，则皮肤润悦，不生疣痕。若虚损则黑痣变生"，认为先天禀赋不足，正气虚弱，脏腑功能失调，卫外失固是发为本病的基础。

2. 脏腑失调

肺主气，合皮毛，若肺气失调，则皮毛不润；肝藏血，若肝血不足，则血燥不荣皮肤；脾为后天之本，气血生化之源，若脾失健运，则气血生化乏源，肌肤失养，亦会聚津成湿，湿与外邪相夹为患。

3. 邪毒侵袭

《诸病源候论》谓："有黑痣者，风邪搏于气血，变化生也""反花疮者，由风毒相搏所为"，本病是在正虚的基础上，热毒乘虚搏于气血，稽留肌肤，变生恶疮，发为本病。

4. 气滞血瘀

《外科正宗》曰："黑子，痣名也。此肾中浊气混滞于阳，阳气收束，结成黑子，坚而不散。"表明阳气束结而致气滞血瘀；瘀血结聚，乌黑肿块，瘀久化热，热毒瘀阻，则色红溃烂，流污黑血水。

总之，恶性黑色素瘤，病位在肾，与肝、脾、肺密切相关。早期无特异性症状，但进展快。本病属本虚标实之证，正气虚弱为本，痰凝、热毒、血瘀等为标。病初以实为主，晚期转化为以虚为主。本病以正虚为本，邪毒侵袭，瘀血结聚而成。初期，外邪搏于气血，或阳气束结而致气滞血瘀而成本病。病情进一步发展，正气受损，病机转化为虚，表现为气血双亏、肾气亏虚之象。

二、西医病因病理

（一）病因

恶性黑色素瘤的病因尚不明确，一般认为恶性黑色素瘤的发生，其病因主要涉及遗传、环境和宿主危险因素。

1. 遗传因素

包括遗传光敏性皮肤（Fitzpatrick Ⅰ型和Ⅱ型皮肤、红发、蓝眼睛且易晒伤）以及携带特异的黑色素瘤相关基因，如 CDKN2A、BRAF。

2. 环境因素

包括过度暴露于太阳和人工紫外线以及邻近赤道。晒伤史长及间歇性高的日光照射比累积的慢性日光照射更容易导致恶性黑色素瘤的发生。

3. 宿主危险因素

先天性和获得性黑色素细胞痣的数量、遗传易感性和家族史，在黑色素瘤的发展中起着核心的作用，痣的数量、大小、类型都与黑色素瘤相关。

（二）病理

1. 根据病因、发病部位、分子途径及组织学特征分型

（1）低度慢性日光损伤相关型/表浅播散型。

（2）高度慢性日光损伤相关型/恶性雀斑型。

（3）促结缔组织增生型。

2. WHO 皮肤肿瘤分类

（1）外阴和黏膜黑色素瘤。

（2）痣样黑色素瘤。

（3）Spitz 痣样黑色素瘤。

（4）结缔组织增生性黑色素瘤。

（5）发生于色素痣的黑色素瘤。

（6）激光除痣导致的黑色素瘤。

（7）恶性蓝痣。

（8）透明细胞肉瘤。

（9）气球状细胞黑色素瘤。

（10）退行性黑色素瘤。

（11）儿童黑色素瘤。

（12）息肉状黑色素瘤。

（13）亲汗腺性黑色素瘤。

（14）鳞状黑色素瘤。

（15）棘层松解样黑色素瘤。

（16）孤立性真皮黑色素瘤。

（17）植入性黑色素瘤。

3．黑色素瘤的经典分型

（1）肢端黑色素瘤。

（2）恶性雀斑样黑色素瘤。

（3）浅表扩散性黑色素瘤。

（4）结节性黑色素瘤。

【诊断与鉴别诊断】

一、诊断要点

1．临床表现

黑色素瘤好发于皮肤，因此视诊是早期诊断的最简便手段。原发病变、受累部位和区域淋巴结的视诊和触诊是黑色素瘤初步诊断的常用手段。

黑色素瘤好发于皮肤，多由痣发展而来，早期恶变症状可总结为以下 ABCDE 法则：

（1）非对称性（Asymmetry）：色素斑的一半与另一半看起来不对称。

（2）边缘不规则（Border Irregularity）：边缘不整或有切迹、锯齿等。

（3）颜色改变（Color Variation）：主要表现为污浊的黑色，也可有褐色、棕色、棕黑色、蓝色、粉色、黑色甚至白色等多种不同颜色。

（4）直径（Diameter）：色素痣直径 >5～6mm 恶性黑色素瘤或色素痣明显长大时要注意，对直径 >1cm 的色素痣最好做活检评估。

（5）隆起（Elevation）：一些早期的黑色素瘤，整个瘤体会有轻微的隆起。

黑色素瘤进一步发展可出现卫星灶、溃疡、反复不愈、区域淋巴结转移和移行转移，容易转移的部位为肺、肝、骨、脑。眼和直肠来源的黑色素瘤容易发生肝转移。

2．辅助检查

（1）血液学检查。

①S－100 蛋白抗体染色：几乎全部恶性黑色素瘤都呈阳性，可用于无黑色素性黑色素瘤的诊断。

②恶性黑色素瘤单克隆抗体（HM－45）染色：特异性100％，敏感性93％，仅梭形细胞型黑色素瘤呈阴性。

③抗黑色素瘤细胞质血清抗体染色：在转移发生前呈阳性，转移后呈阴性。

④血清乳酸脱氢酶（LDH）可评估Ⅳ期恶性黑色素瘤患者的预后情况，发生远处转移且 LDH 升高的患者属于最高风险类别。

（2）影像学检查。

因晚期黑色素瘤可发生区域淋巴结转移和移行转移，影像学检查有助于判断患者有无远处转移，以及协助术前评估。

①超声检查：主要为区域淋巴结如颈部、腋窝、腹股沟、腘窝等部位，用于区域淋巴结、皮下结节性质的判定，为临床治疗方法的选择及手术方案的制订提供重要信息，可以揭示转移灶的血流动力学改变，帮助鉴别和诊断小的肝转移、淋巴结转移。

②CT 检查：用于黑色素瘤临床诊断及分期、黑色素瘤的疗效评价，肿瘤体积测量、肺和骨等其他脏器转移评价。

③MRI 检查：用于临床黑色素瘤诊断和疗效评价。

④PET－CT 检查：原发灶不明的患者可以行 PET－CT 检查。

（3）病理学检查。

病理学检查是诊断和鉴别诊断黑色素瘤的可靠方法。可疑病灶在条件允许时应切除包括整个肿瘤厚度以及皮肤各层所浸润的组织，进行活检以获取病理诊断，切忌针吸、刮片、钳取、切取活检，以防病灶扩散。

皮肤黑色素瘤原发灶的常规病理组织学报告内容建议可包括：肿瘤部位、标本类型、肿瘤大小或范围、组织学类型、Breslow 厚度、有无溃疡、浸润深度（Clark 水平分级）、分裂活性、切缘状况（包括各切缘与肿瘤的距离以及切缘病变的组织学类型）、有无微卫星转移灶或卫星转移灶、有无脉管内瘤栓、有无神经侵犯等。

4．其他检查

（1）BRAF 突变。

BRAF 突变发生在 40％的黑色素瘤中，最常见的位置在 V600 上，导致缬氨酸突变为谷氨酸，或赖氨酸、精氨酸。需要全身性治疗、复发风险高、可能适合接受 BRAF 靶向治疗的患者可进行 BRAF V600 突变检测。

（2）NRAS 突变。

NRAS 突变发生 15％～25％的黑色素瘤中，导致谷氨酰胺被亮氨酸置换，并与疾病快速进展相关。

（3）CDKN2A 突变。

发生在 39％的易患黑色素瘤家族和家族性非典型痣综合征中。下一代测序或单基因检测可在研究情况下用于分子检测。

二、鉴别诊断

主要指出现与该病相似的临床症状，应与相关疾病相鉴别。

（1）良性/发育不良性黑素细胞痣：是见于家族性和散发性痣，直径＞5mm的恶性黑色素瘤，颜色不均匀，形状扁平，边界或不清。良性痣或者中度、重度发育不良痣在外观上可能与黑色素瘤相似。肉眼检查时，良性病变的形状和颜色往往比较统一，通常没有蓝白幕等令人担忧的皮肤镜下特征，引起发痒或出血的可能性也比黑色素瘤更低。可通过皮肤活检进行鉴别。

（2）脂溢性角化病：脂溢性角化病外观往往表现为蜡样、黏着性鳞屑及过度角化。可通过皮肤活检进行鉴别，皮肤镜检查可见角囊肿和发夹状血管。

（3）色素性基底细胞癌：基底细胞癌具有珍珠光泽的外观，与典型的黑色素瘤相比，其色素沉着较轻微。此外，基底细胞癌有较为明显的毛细血管扩张分支。皮肤镜检查可见色素沉着的叶片状色素沉着区和树枝状血管。

（4）色素性光化性角化病：相比于黑色素瘤，色素性日光性角化病角化过度和红斑更加明显，且色素较少、尺寸较小。色素性日光性角化病可能伴有疼痛感。

（5）皮肤纤维瘤：可触及凹陷和瘢痕样外观，并通常仅位于四肢。甲下血肿：纵行色素带往往与甲下黑色素瘤有关，甲下血肿与之不同，表现为甲下红黑色球，并随指（趾）甲的生长逐渐向甲远端移行。此外，患者可提供外伤史。与甲下血肿不同，甲下黑色素瘤的色素带可延伸至近端甲皱襞（Hutchinson征）。

（6）化脓性肉芽肿：是一种分叶状血管瘤，最常见于儿童。其黏膜型常见于孕妇（通常累及上颌黏膜或鼻黏膜）。新发皮损通常呈鲜红色，并随时间逐渐变为粉红色。

【治疗】

一、辨证治疗

1. 辨证要点
（1）辨虚实。

恶性黑色素瘤是在正虚的基础上出现气滞、痰湿、血瘀，早期以邪毒蕴结为主，久病以后，耗气伤血，以气血双亏、肝肾亏虚为主。

（2）辨脏腑。

肺主皮毛，为华盖，主宣发肃降。而黑色素瘤多好发于皮肤、黏膜，以经络为传导，由外至内，皮毛的宣发肃降功能失常，导致局部的经络不通，癌毒更易蓄积，故需从肺论治。肺属金，为肾之母，肺肾同主水道，肾邪易于侵犯肺脏，形成肿物见于皮毛，故泻肺可通调水道，使邪有出路，进而控制癌毒。肝主疏泄功能失常，气机不畅，引起血液运行迟缓、瘀滞，导致瘀血阻滞在脏腑、经络。晚期黑色素瘤患者多有疼痛、血色暗黑，以及舌质暗、瘀点、瘀斑等血瘀症状。

2. 治疗要点
（1）治疗原则和方法。

本病的发生是在正虚的基础上出现痰、湿、气、瘀、热等积结，故治疗上以扶正祛邪，内服外治为治疗原则。早期邪毒与正气相搏，故以清热解毒、化痰散结、活血祛瘀为主；久病者，耗气伤血，加之手术、放化疗等疗法的损伤，出现阴阳失调、正气亏虚，故以益气养血、滋补肝肾为主，外治以软坚散结、祛腐拔毒、消肿止痛、活血化瘀之法。

（2）综合治疗原则。

治疗目标取决于疾病特异性因素（黑色素瘤的分期和部位）以及患者因素（例如年龄和并发症）。

对于早期黑色素瘤，其治疗目标是切除原发性肿瘤，然后再实施广泛局部切除术以防止局部和远端复发。对于超出临床试验范围的早期黑色素瘤（Ⅱ期），不考虑进行全身性辅助治疗。对于转移性疾病，治疗目标是延长生存期和提高生活质量。不论肿瘤早期，还是中期治疗，均可配合中医。

3．分证论治

（1）常见临床证型的中医治疗。

①热毒炽盛证。

临床表现：肿块发展迅速，或乌黑或杂色相间，或红肿溃烂，灼热疼痛，或渗血流脓。伴心烦难寐，口干口苦，或口干多饮，大便干结，小便黄赤，舌质红，苔黄腻，脉滑数。

证候分析：热毒乘虚搏于气血，羁留肌肤，腐蚀肌肉，则见红肿溃破，灼热疼痛或甚则渗血流脓；热毒内结，心神被扰，故见心烦难寐；热毒内蕴，耗伤阴津，则口干口苦欲饮，小便黄赤，大便秘结。舌质红，苔黄腻，脉弦数或滑数均属热毒炽盛之象。

治法：清热解毒，消肿散结。

代表方：五味消毒饮（《医宗金鉴》）合仙方活命饮（《外科发挥》）加减。

常用药：金银花、野菊花、蒲公英、金银花、紫花地丁、青天葵、穿山甲、皂角刺、天花粉、赤芍、制乳香、苦参。

加减：溃烂流血不止者，加白茅根、旱莲草、蒲黄炭等；湿毒偏盛、流黄污水、苔厚腻者，加薏苡仁、苍术、车前草；热毒攻心者，加犀牛角、生地黄、赤芍、丹皮。

②瘀毒内结证。

临床表现：肿块乌黑紫暗，坚硬不平，局部刺痛，伴胸闷心烦，胸胁胀满，或肌肤甲错，口唇爪甲紫暗，舌质紫暗或有瘀斑，舌下络脉粗胀青紫，脉细涩或弦数。

证候分析：痰、瘀、癌毒蕴结肌肤，导致局部气血不通，瘀血停滞，故见局部肿块乌黑紫暗、坚硬不平、局部刺痛；瘀阻心脉，心神被扰，故胸闷心烦、胸胁胀满；肌肤甲错，口唇爪甲紫暗，舌质紫暗或有瘀斑，舌下络脉粗胀青紫，脉细涩或弦数均属瘀毒内结之象。

治法：活血祛瘀，解毒散结。

代表方：桃红四物汤（《医宗金鉴》）合四妙勇安汤（《验方新编》）加减。

常用药：桃仁、红花、当归、赤芍、生地黄、玄参、田七、蜈蚣、人工牛黄、白花蛇舌草、蒲公英、金银花。

加减：胸闷胁痛者，加柴胡、郁金、延胡索、川楝子；肿块乌黑，痛处不移者，加三棱、莪术、乳香、没药；兼有气滞者，加香附、佛手、台乌。

③痰湿蕴结证。

临床表现：肿块呈结节隆起，质地较硬、不红不肿、按之略痛，或溃破渗液，伴恶心纳差、肢体沉重困倦、胸闷咳喘等，舌质淡，舌体淡或胖，苔厚腻，脉弦滑。

证候分析：痰湿毒邪阻滞于局部肌肤，胶结不去，故见局部肿块呈结节隆起，质地较硬；痰湿属阴邪，故局部不红不肿；痰湿停滞中焦，脾胃运化失司，故见恶心纳差；痰湿流窜肢体，留滞经脉，阳气不达四肢，故见肢体沉重；痰湿阻肺，肺失宣降，故见胸闷咳喘，舌质淡，舌体淡或胖，苔厚腻，脉弦滑均为痰湿内困之象。

治法：消痰散结、理气燥湿。

代表方：二陈汤（《太平惠民和剂局方》）合海藻玉壶汤（《外科正宗》）加减。

常用药：海藻、昆布、浙贝母、陈皮、法半夏、青皮、茯苓、苍术、山慈菇、守宫、甘草。

加减：胸腹满闷，纳呆腹胀者，加党参、黄芪、白术、山药、枳壳；肿块隐痛或溃疡流黄水者，加夏枯草、七叶一枝花、薏苡仁；兼有血瘀者，加丹参、桃仁、田七、三棱、莪术等。

④气滞血瘀证。

临床表现：局部乌黑，坚硬疼痛；伴郁闷不舒，或胀痛，舌暗红，苔薄白，脉细涩。

证候分析：气郁痰结日久则血脉瘀滞，故局部乌黑、坚硬疼痛；气郁痰结故郁闷不舒或胀痛；舌暗红，苔薄白，脉细涩均为气滞血瘀之象。

治法：活血化瘀通络。

代表方：桃红四物汤（《医宗金鉴》）加减。

常用药：当归、川芎、白芍、干地黄、桃仁、红花。

加减：郁闷不舒。胀痛明显者，加柴胡、薄荷、玄胡；肿块乌黑，刺痛明显者，加三棱、莪术。

⑤气血双亏证。

临床表现：肿块溃破流水日久，缠绵难愈，腐肉难脱，倦怠乏力，少气懒言，面色苍白或萎黄，头晕眼花，心悸失眠，舌质淡，苔薄白，脉细弱。

证候分析：患病日久，或手术、放化疗后，正气大伤，气血虚弱，故倦怠乏力、少气懒言、面色苍白或萎黄、头晕眼花；正气亏虚，无力托毒生肌，故见肿块溃破流水、缠绵难愈、腐肉难脱；舌淡、苔薄白、脉细弱均为气血双亏之象。

治法：益气养血，扶正培本。

代表方：八珍汤（《瑞竹堂经验方》）加减。

常用药：人参、白术、茯苓、白芍、当归、熟地黄、川芎、黄芪、炙甘草、紫河车、木香。

加减：瘀毒未尽者，加半枝莲、半边莲、白花蛇舌草；腹胀、纳差、恶性、呕吐者，加陈皮、焦三仙、半夏、砂仁。

⑥肝肾亏虚证。

临床表现：皮肤黑斑，头痛，眩晕，耳鸣，腰膝酸软，五心烦热，小便短赤，大便干结，舌质嫩红，苔薄白，脉沉细或细数。

证候分析：多用于疾病晚期，邪耗伤肝阴及肾阴，故见皮肤黑斑、眩晕、耳鸣、腰膝酸软；肝肾阴液亏虚，虚热内扰，故五心烦热、小便短赤、大便干结；舌质嫩红，苔薄白，脉沉细或细数均为肝肾亏虚之象。

治法：滋补肝肾。

代表方：六味地黄丸（《小儿药证直诀》）加减。

常用药：熟地黄、山药、山茱萸、泽泻、茯苓、牡丹皮、杜仲、川续断、桑葚。

加减：肾阳虚者，加制附子、肉桂、淫羊藿；肾阴虚者，加麦冬、玉竹、沙参、女贞子；肾精亏虚者，加龟板、鹿角胶、菟丝子。

（2）放疗期间的中医治疗。

①肺阴损伤证。

临床表现：发热，咳嗽，咽干，气短乏力，纳差，小便短赤，舌红，苔少，脉细。

证候分析：放疗为热毒之邪，热邪入侵，内外热毒胶结，故见发热、小便短赤；热毒耗伤肺阴，肺津受灼，肺失清润，故见咳嗽、咽干；阳热之邪内扰，气血津液耗伤，故见气短乏力；舌红、苔少、脉细均为阴亏气虚之象。

治法：清热解毒、养阴生津。

代表方：养津汤（广州市中医医院方）。

常用药：雪梨干、芦根、天花粉、麦冬、生地黄、桔梗、荸荠、杭菊花。

加减：口干不欲饮或饮不多、舌苔白腻者，加佩兰、金丝草；咽痛、口糜者，加板蓝根、金丝草。

②气阴两虚证。

临床表现：患者行放射治疗，症见局部红斑，疼痛，口渴津少，黏膜溃疡，气短乏力，神疲形倦，头晕肢乏，反复感染，或低热，舌红，少苔，脉细数。

证候分析：机体长期瘤体消耗，素体正虚，放疗后瘤体急性坏死，引动火热毒邪，灼伤津液，故局部红斑，疼痛，口渴津少，黏膜溃疡；灼热耗气伤阴，故见乏力、疲倦、反复感染或低热；舌红、少苔、脉细数均为气阴两虚之象。

治法：益气养血、滋阴清热。

代表方：紫黄鸡汤（甘肃省原兰州军区总医院方）。

常用药：鸡血藤、干地黄、黄芪、紫丹参、全当归、乌药、黄芩、白芍、炙甘草。

（3）化疗期间的中医治疗。

①脾肾亏虚，气血不足证。

临床表现：恶性黑色素瘤化疗期间出现白细胞下降，伴腰膝酸软、形寒肢冷、头晕耳鸣，倦怠乏力，少气懒言，面白神疲，舌淡，脉沉弱无力等。

证候分析：正气先虚而后毒邪踞之，伤及气血津液，肾气不足，故腰膝酸软、形寒肢冷、头晕耳鸣；气血生化乏源，血虚精亏，故出现倦怠乏力、少气懒言、面白神疲；舌淡、脉沉细无力均为气血不足之象。

治法：健脾补肾、养血活血。

代表方：升白方（西安交通大学第一附属医院方）。

常用药：补骨脂、淫羊藿、女贞子、山萸肉、黄芪、大枣、当归、丹参、鸡血藤、三七粉、虎杖。

加减：腹泻者，加芡实；腹胀喜按者，加砂仁、焦三仙；气虚多汗者，加黄芪、白术；胃脘不适，口苦吞酸者，加黄连。

②气阴两虚，胃失和降症。

临床表现：恶性黑色素瘤化疗期间出现呕逆或干呕，不思饮食，舌红嫩，苔薄白，脉数。

证候分析：化疗药物进入人体，其毒邪刺激全身脏腑气血，引发脾气损伤，散耗胃阴，脾胃失于健运通降之职，则水谷不能化生精微，潴留酿生痰浊，郁结中焦，气机失常，故可见呕逆或干呕、不思饮食；舌红嫩，苔薄白，脉数均为阴虚化火之象。

治法：养阴清热、降逆和胃

代表方：橘皮竹茹汤（《金匮要略》）加减。

常用药：熟地黄、玄参、陈皮、党参、姜半夏、旋覆花、竹茹、生姜、大枣。

加减：小便不利者，加肉桂、车前子；四肢逆冷者，加升麻、生大黄、附片；大便不通者，加何首乌、鳖甲。

二、辨病治疗

1. 恶性黑色素瘤临床常用中药
（1）天花粉：天花粉水煎剂可诱导人恶性黑色素瘤细胞 A-375 凋亡。
（2）赤芍：赤芍总苷可抑制恶性黑色素瘤侵袭、迁移。芍药苷是赤芍总苷的主要有效单体成分之一，研究发现，芍药苷可诱导恶性黑色素瘤细胞 A-375 凋亡。
（3）白术：白术内酯Ⅰ能够抑制人恶性黑色素瘤细胞 A-873 增殖，抑制体外肿瘤血管生成。
（4）蟾蜍：蟾蜍灵抑制小鼠恶性黑色素瘤细胞 B-16 增殖，诱导凋亡。

（5）茯苓：茯苓多糖能抑制小鼠恶性黑色素瘤细胞 B－16 肺转移，增加脾质量和脾指数，增强免疫。

2. 恶性黑色素瘤常用中成药

（1）金丝地甲胶囊：金丝瓜葫芦、鳖甲、灵芝、三七、地龙等研制而成。针对淋巴结转移有显著疗效。

（2）平消胶囊：含枳壳、干漆、五灵脂、郁金、白矾、仙鹤草、火硝、制马钱子等，可攻坚破积、祛毒消肿，适用于恶性黑色素瘤各证，每日 3 次，每次 4～8 片。

（3）西黄丸：含牛黄、麝香、乳香、没药，可化瘀解毒、消癥散结，适用于恶性黑色素瘤各证，每日 2 次，每次 3g。

（4）六神丸：含蟾酥、牛黄、麝香、雄黄、珍珠粉、冰片等，可清热解毒、消肿止痛，适用于热毒炽盛证，每日 3 次，每次 20 粒。

3. 恶性黑色素瘤单方、验方

（1）四物汤加减化裁：健脾和胃，活血化瘀，配合雄麝散外敷，用治黑色素瘤血分蓄积热毒型。当归 20g，红花 10g，苍耳子 6g，白蒺藜 6g，川芎 10g，丹参 20g，苍术 12g，白芍 20g，熟地黄 12g。

（2）菊藻丸：清热解毒，软坚散结，祛风止痛，配五虎丹、红升丹外敷，用治恶性黑色素瘤热毒明显者。杭菊花、海藻、三棱、莪术、党参、黄芪、金银花、山豆根、山慈菇、漏芦、黄连各 100g，马蔺子 75g，制马钱子、制蜈蚣各 50g，紫草 25g，熟大黄、重楼各 15g，紫石英 30g。上药共研细末，制丸如梧桐子大，每日 2～3 次，每次 25～30 粒，饭后 1 小时温水吞服。

（3）牛黄麝酥丸：清热解毒，活血化瘀，扶正固本，用治恶性黑色素瘤各期热毒型。重楼根、菊叶、三七根、薏苡仁、赤芍、当归各 60g，红花、昆布、海藻各 30g，制马钱子 25g，珍珠末 20g，牛黄 6g，蟾酥 4g，麝香、雄黄各 3g。上药共研细末，制丸，400 粒。每日 2 次，每次 1 粒。

（4）蟾酥丸：清热解毒，祛瘀散结，用治各期恶性黑色素瘤属热毒蕴结型。蟾酥、雄黄、制乳香、制没药各 180g，蜗牛 60g，蜈蚣 30g，血竭 20g，朱砂 10g，胆矾、轻粉、寒水石各 6g，牛黄、冰片、麝香各 3g。上药共研细末，水泛为丸，如芥菜籽大，每次 5～10 粒，早晚各 1 次。

（5）银翘汤：用治恶性黑色素瘤湿毒凝聚型。银花 50g、连翘 50g，浓煎代茶，每日 1 剂，连服数月。

（6）生草乌 10g，重楼 30g，用童便浸泡 72 小时，晒干研末，装入瓶内备用。用时每次 2～5g，饭后温开水送服。同时，予红参 10g，田七、水牛角（先煎）、生地黄、玄参、麦冬各 15g，鹿角胶（烊）20g，每日 1 剂，水煎分 3 次饭前服。

（7）软坚散结汤：白花蛇舌草、牡蛎、海藻、昆布、枳实、橘核、赤芍。

4. 中药外治

（1）灰米膏：用成块火灰碱水调稠，将白川米插入灰内，留半米在外，片时许，候米熟用米点痣上，可落矣。

（2）冰蛳散：大田螺五枚，去壳，日中线穿晒干，白矾一钱二分，面裹煨熟，冰片一分，硇砂二分。用晒干螺肉切片，同煨熟白矾碾为细末，加硇片再碾，小罐密收。凡用时先用艾柱灸核上七壮，次候灸疮起泡，以小针挑破，将前药一二厘津唾调为饼，贴灸顶上，用绵纸以厚糊封贴核上，勿动泄气，七日后四边裂缝，再七日其核自落，换搽玉红膏，内服补药兼助完口，此药又治瘿瘤患大蒂小及诸般高突、异形难状者。

（3）珍珠散：青缸花五分，如无，用头刀靛花轻虚色翠者代之，终不及缸花为妙，珍珠一钱，不论大小，以新白为上，入豆腐内煮数滚，碾为无声方用，真轻粉一两。上三味，共碾千转，细如飞面，方入罐收。遇皮损，搽之即愈。

（4）雄麝散：雄黄 30g，斑蝥 10 个，麝香 5g，三棱、莪术、白芷 20g，云母 10g。上药共研细末，密封保存，每次取 2g，用凉水调涂于瘤体上，布包，1 日 1 换。

（5）茯苓拔毒散：茯苓、雄黄、矾石各等份，治疗溃疡性黑色素瘤，用治恶性黑色素瘤湿毒凝聚型。上药共研细末。每日换药 1~2 次。若患处有出血可敷少许三七粉。

（6）鱼腥草、石韦、骨碎补各 10g，浸泡于 75% 酒精 100mL 中，3 日后用消毒棉签蘸药外搽局部，日擦数次不拘。

三、对症治疗

（1）溃烂出血不止者，加仙鹤草、旱莲草、白茅根、蒲黄炭等。
（2）溃烂流黄水者，加夏枯草、七叶一枝花、薏苡仁等。
（3）痛处不移者，加三棱、莪术、乳香、没药。
（4）癌毒未尽者，加山豆根、白花蛇舌草、山慈菇、半枝莲等。
（5）腹胀、便溏者，加陈皮、焦三仙、半夏、砂仁等。

四、食物疗法

恶性黑色素瘤放化疗期间，可采用下列食物疗法促进机体恢复。
（1）五汁饮：半夏 20g，陈皮 10g，煎汤，汤汁与西瓜汁、梨汁、橘汁混合后饮用。
（2）生地粥：鲜生地黄 50g，煎半小时取汁，加大米 100g 和水适量煮粥食用。
（3）老母鸡 1 只，三七 10g，清蒸或清煮后食用。
（4）枸杞子 15g，冬虫夏草 3g，人参 3g，红枣 7 枚，煎汤代茶饮。
（5）当归、生黄芪 10g，水煎取汁，加入瘦肉片 200g 煮食。

【转归预后】

恶性黑色素瘤的预后与临床病理分期关系密切，肿瘤的 Breslow 厚度、溃疡情况、有丝分裂率以及淋巴结状态是重要的预后指标。原发局限性病变（0~II 期），5 年生存率 99.4%；局部淋巴结转移（III 期），5 年生存率 68%；远处转移（IV 期），5 年生存率 29.85%。不利预后组织学检查显示与侵犯较深、溃疡、有丝分裂计数增加、血管侵犯、肿瘤未见消退以及存在微卫星灶相关。

【调护预防】

一、调护

（1）调护心理，七情变化、起居失常，均可导致脏腑功能失调，气血阴阳失衡，大病之后尤其重要，故应做好心理疏导，积极调动患者的主观能动性，保持心情舒畅，积极配合治疗，避免忧思郁怒，乐观通达，必要时可服用逍遥丸、归脾丸等养生调志之品。
（2）禁止对病损部位触摸、肥皂洗涤、日光暴晒等。
（3）放疗期间注意皮肤护理，保持皮肤局部清洁干燥，禁止机械刺激，可使用洁净的润肤油类轻涂局部，或轻扑冰片滑石粉或痱子粉。局部反应严重可予五黄膏或烧伤膏外敷。

（4）放化疗后，注意全身情况的护理，注意饮食调整，防止外感。

二、预防

（1）减少紫外线暴露：穿防晒服、涂防晒霜、戴帽子和太阳镜，并避免在紫外线最强的时段接触日光。

（2）有特定风险的人群应每年接受一次皮肤检查，以便在早期发现黑色素瘤或其他皮肤癌。有家族史的患者，应定期复查血液生化指标。

（3）发生在易受摩擦和损伤部位的色素痣，尤其是生于足底、腰背、会阴等处的交界痣，应取活体组织进行病理检查，防止恶变。

（4）注意饮食均衡，节制烟酒，调畅情志，增强体质，固护肾气，防邪外侵。

【临证备要】

一、辨病思路

1. 根据症状辨病

恶性黑色素瘤无特异性症状，应可获得有关新发色素性皮损或变化的病史。全身症状例如咳嗽、体重减轻、乏力、盗汗及头痛可能是发生全身性转移的临床表现。

2. 根据体征辨病

恶性黑色素瘤可见皮损的不对称性、边缘不规则、颜色可变性、直径＞6mm、进一步发展可出现卫星灶、溃疡、反复不愈等体征。

3. 根据检查辨病

经病变部位视诊和区域淋巴结触诊怀疑恶性黑色素瘤的患者，可通过病理学检查来诊断和鉴别诊断，并结合影像学检查评估是否存在转移。

二、辨证思路

1. 未放化疗的证候特征

早期在正虚的基础上，或外邪搏结，或阳气束结，以热毒炽盛、瘀毒内结、痰湿蕴结、气滞血瘀证为主，久病者，耗气伤血，以气血双亏、肝肾亏虚证为主。

2. 放疗后的证候特征

放疗后以局部气血瘀滞、经脉受损、复受邪热感染等表现为主。

3. 化疗后的证候特征

化疗后常以头晕、乏力、出血、发热等症状，以正气虚弱、气血双亏为主。

4. 转移后的证候特征

恶性黑色素瘤易转移，常见纳差形瘦、黑痣连珠、黑痣溃烂恶臭等表现。

5. 复发后的证候特征

可表现为脾肾营血虚寒，寒凝痰滞瘀阻证候。

三、治疗注意事项

1．手术后的治法

健脾益气，温补脾肾，减少术后并发症，加速机体康复。

2．化疗期的治法

化疗前，以中药抗癌解毒，兼顾补益脾肾；化疗时，和胃降逆，益气生血，顾护正气，增强对化疗药物的耐受力；化疗后，健脾和胃、脾肾双补。

3．放疗期的治法

清热解毒、养阴生津、健脾补肾、益气养血。

4．康复期的治疗

术后、放化疗的患者，大多表现为邪去正虚，气血亏虚，体质下降，倦怠无力，食欲减退等症状，辨证治疗上以补气养血、健脾补肾，以调整阴阳、扶正固本，提高机体的免疫力，常用左归饮、右归饮、四君子汤、八珍汤、十全大补汤、人参、西洋参、紫河车、补骨脂、女贞子、大枣之类补益之品，以增强体质，巩固疗效和维持治疗，防止复发和转移。

肿瘤防治常用中药及中成药

第十九章　肿瘤防治常用中药

第一节　补益扶正药

人参

【性味归经】味甘、微苦，性微温。归脾、肺、心、肾经。

【功能主治】大补元气，复脉固脱，补脾益肺，生津养血，安神益智。

【临床应用】人参为大补元气、扶正祛邪、回阳固脱的常用药。本品能补"五脏六腑"，为"虚劳内伤第一要药"，可使五脏元气充沛，促进津液气血化生，故一切气、血、阴、津、液不足之证皆可用之。临床常用于多种肿瘤病证，如食管癌、肺癌、胃癌、肝癌、乳腺癌、白血病等。

【禁忌】不宜与藜芦、五灵脂同用。

西洋参

【性味归经】味甘、微苦，性凉。归心、肺、肾经。

【功能主治】补气益阴，清热生津。

【临床应用】用于气阴两虚，内热消渴，咳喘，痰血，虚热烦倦，口燥咽干，盗汗潮热等。临床上常用于鼻咽癌、肺癌、胃癌、多发性骨髓瘤等。

【禁忌】不宜与藜芦同用。

沙参

【性味归经】味甘、微苦，性微寒。归肺、胃经。

【功能主治】养阴清热，润肺化痰，益胃生津。

【临床应用】用于阴虚久咳，痨嗽痰血，燥咳痰少，虚热喉痹，津伤口渴等。临床上常用于肺癌、鼻咽癌、胃癌、皮肤癌、多发性骨髓瘤等。

党参

【性味归经】味甘，性平。归肺、脾经。

【功能主治】补中益气，止渴，健脾益肺，养血生津。

【临床应用】用于肺脾气虚，食少倦怠，咳嗽虚喘，气血不足，面色萎黄，心悸气短，津伤口渴等。本品功效与人参相似，唯药力薄弱。治一般虚证，可代替人参使用；虚脱重证，则仍用人参为宜。临床上常用于各种肿瘤患者的脾胃虚弱病证，如肿瘤术后以及放化疗后的肺脾气虚、气血两亏等。

太子参

【性味归经】味甘、微苦，性平。归脾、肺经。

【功能主治】益气健脾，生津润肺。

【临床应用】用于脾虚体倦,食欲不振,病后虚弱,气阴不足,自汗口渴,肺燥干咳。临床上常用于属于气阴两虚的肿瘤患者,特别是对肿瘤术后、放化疗后、肿瘤后期或体质虚弱而不受峻补或温补者。

刺五加
【性味归经】味甘、微苦,性温。归脾、肺、肾、心经。
【功能主治】益气健脾,补肾安神。
【临床应用】用于脾虚乏力,气虚浮肿,腰膝酸软,心悸失眠,痹痛等。临床上用治肺癌、食管癌、胃癌、胰腺癌、胆管癌等各种肿瘤的肺脾肾虚症。

山药
【性味归经】味甘,性平。归脾、肺、肾经。
【功能主治】补脾养肺,生津益肺,补肾涩精。
【临床应用】用于脾虚食少,久泻不止,肺虚喘咳,肾虚遗精,带下,尿频,虚热烦渴。临床上用治各种肿瘤,如肺癌、食管癌、胃癌、胰腺癌、胆管癌等肺脾肾虚症。

白术
【性味归经】味甘、苦,性温。归脾、胃经。
【功能主治】健脾益气,燥湿利水,止汗,安胎。
【临床应用】用于脾虚食少,腹胀泄泻,痰饮眩晕,水肿,自汗,胎动不安。临床上常用于治疗肺癌、食管癌、胃癌、肝癌、大肠癌等肿瘤,以及放化疗后白细胞低下或白蛋白低下者。

石斛
【性味归经】味甘,性微寒。归胃、肾经。
【功能主治】益胃生津,滋阴清热。
【临床应用】用于热病津伤,口干烦渴,胃阴不足,食少干呕,病后虚热不退,阴虚火旺,骨蒸痨热,目暗不明,筋骨痿软等。临床上用于治疗肺癌、胃癌、鼻咽癌、肠癌、肾癌、膀胱癌等多种肿瘤疾病。亦可用于肿瘤放化疗后胃阴不足,阴虚火旺等。

麦冬
【性味归经】味甘、微苦,性微寒。归心、肺、胃经。
【功能主治】养阴生津,润肺止咳。
【临床应用】用于肺胃阴虚之津少口渴、干咳咯血;心阴不足之心悸易惊及热病后期热伤津液等。临床上用于治疗肺癌、胃癌、鼻咽癌、白血病、膀胱癌等多种肿瘤疾病。亦可用于肿瘤术后、放化疗后气阴两伤等。

天冬
【性味归经】味甘、苦,性寒。归肺、胃经。
【功能主治】养阴润燥,清肺生津。
【临床应用】用于肺燥干咳,顿咳痰黏,腰膝酸痛,骨蒸潮热,内热消渴,热病津伤,咽干口渴,肠燥便秘。临床上用于治疗肺癌、胃癌、鼻咽癌、白血病、膀胱癌等多种肿瘤疾病。亦可用于肿瘤术后、放化疗后气阴两伤等。

黄芪

【性味归经】味甘，性微温。归脾、肺经。

【功能主治】补气升阳，固表止汗，利水消肿，生津养血，行滞通痹，托毒排脓，敛疮生肌。

【临床应用】常用于各种肿瘤患者在肿瘤术后和放化疗期间属脾胃虚弱，气血两虚，食少便溏等症。

灵芝

【性味归经】味甘，性平。归心、肺、肝、肾经。

【功能主治】补气安神，止咳平喘。

【临床应用】用于心神不宁，失眠，惊悸，咳喘痰多，虚劳证等，为滋补强壮、扶正固本的常用药。常用于肺癌、胃癌、鼻咽癌、白血病、妇科肿瘤、慢性粒细胞白血病等多种肿瘤疾病。

龙眼肉

【性味归经】味甘，性温。归心、脾经。

【功能主治】补益心脾，养血安神。

【临床应用】用于气血不足，心悸怔忡，健忘失眠，血虚萎黄等。临床上常用于各种肿瘤患者属心脾两虚、气血不足、心悸失眠等症。

鹿茸

【性味归经】味甘、咸，微腥，性温。归肾、肝经。

【功能主治】壮肾阳，补精髓，强筋骨，调冲任，托疮毒。

【临床应用】临床上常用于各种肿瘤患者属肝肾虚损、免疫力低下等症。

淫羊藿

【性味归经】味甘、辛，性温。归肾、肝经。

【功能主治】补肾壮阳、祛风除湿、强筋健骨。

【临床应用】用于阳痿遗精，虚冷不育，尿频失禁，肾虚喘咳，腰膝酸软，风湿痹痛，半身不遂，四肢不仁等。临床上常用于防治各种肿瘤患者放化疗后免疫抑制、骨髓抑制等症。

肉苁蓉

【性味归经】味甘、咸，性温。归肾、大肠经。

【功能主治】补肾阳、益精血、润肠通便。

【临床应用】用于男子阳痿，女子不孕，带下，血崩，腰膝冷痛，血枯便秘等。临床上常用于防治各种肿瘤患者属肾阳不足、精血亏虚、津枯便秘等症。

补骨脂

【性味归经】味苦、辛，性温。归肾、脾经。

【功能主治】温肾助阳，纳气平喘，温脾止泻；外用消风祛斑。

【临床应用】用于补肾壮阳，固精缩尿，肾虚腰痛，小便频数，小儿遗尿，肾漏，温脾止泻，纳气平喘等症。临床上常用于防治各种肿瘤患者属脾肾阳虚、阳虚肾泻等症。亦可用于放化疗后免疫抑制或白细胞减少者。

冬虫夏草

【性味归经】味甘，性平。归肺、肾经。

【功能主治】补肾益肺，止血化痰。

【临床应用】用于久咳虚喘，劳嗽痰血。本品甘平，为平补肺肾之佳品，补肾益肺，止血化痰，止咳平喘，尤为劳嗽痰血等症多用。临床上常用于各种肿瘤患者属肺气不足、肺肾两虚、正气不足、咳喘气促等症。

紫河车

【性味归经】味甘，性平。归肺、肾经。

【功能主治】补气，养血，益精。

【临床应用】用于虚损，羸瘦，劳热骨蒸，咳喘，咯血，盗汗，遗精，阳痿，妇女血气不足、不孕或乳少等。临床上常用于各种肿瘤患者属肺肾两虚、气血不足者。

当归

【性味归经】味甘、辛，性温、平。归肝、心、脾经。

【功能主治】补血活血，调经止痛，润肠通便。

【临床应用】用于血虚萎黄，眩晕心悸，月经不调，经闭痛经，虚寒腹痛，风湿痹痛，跌扑损伤，痈疽疮疡，肠燥便秘。酒当归活血通经，用于经闭痛经，风湿痹痛，跌扑损伤等。临床上常用于肺癌、鼻咽癌、大肠癌、乳腺癌、卵巢癌、白血病、恶性淋巴瘤等各种肿瘤患者属气滞血瘀、血虚癥瘕积聚等症。

地黄

【性味归经】鲜地黄：味甘、苦，性寒。干地黄：味甘，性寒。熟地黄：味甘，性微温。归心、肝、肾经。

【功能主治】鲜地黄：清热生津，凉血，止血。干地黄：清热凉血，养阴生津。熟地黄：补血滋阴，益精填髓。

【临床应用】鲜地黄：用于热病伤阴，舌绛烦渴，温毒发斑，吐血，衄血，咽喉肿痛。干地黄：用于热入营血，温毒发斑，吐血，衄血，热病伤阴，知绛烦渴，津伤便秘，咽喉肿痛。熟地黄：用于血虚萎黄，心悸怔忡，月经不调，崩漏下血，肝肾阴虚，腰膝酸软，骨蒸潮热，盗汗遗精，内热消渴，眩晕，耳鸣，须发早白。临床上根据辨证可用于各种肿瘤患者。本品性质黏腻，有碍于消化，凡气滞痰多，脘腹胀满、食少便溏者应慎用。

阿胶

【性味归经】味甘，性平。归肺、肝、肾经。

【功能主治】补血滋阴，润燥，止血。

【临床应用】临床上本品可用于各种肿瘤患者属肝血不足、阴虚燥热者。本品黏腻，有碍消化，故脾胃虚弱者慎用。

百合

【性味归经】味甘，性寒。归心、肺经。

【功能主治】养阴润肺，清心安神。

【临床应用】用于阴虚燥咳，劳嗽咯血，虚烦惊悸，失眠多梦，精神恍惚等。临床上本品可用于各种肿瘤患者属阴虚血燥、虚烦失眠者。

黄精

【性味归经】味甘，性平。归脾、肺、肾经。

【功能主治】补气养阴，健脾，润肺，益肾。

【临床应用】用于脾胃气虚，体倦乏力，胃阴不足，口干食少，肺虚燥咳，劳嗽咯血，精血不足，腰膝酸软，须发早白，内热消渴等。临床上本品可用于各种肿瘤患者属肺脾肾虚损者。

枸杞子

【性味归经】味甘，性平。归肝、肾经。

【功能主治】滋肾，润肺，补肝，明目。

【临床应用】用于肝肾阴亏，腰膝酸软，头晕，目眩，目昏多泪，虚劳咳嗽，消渴，遗精等。临床上常用于肺癌、肝癌、乳腺癌、膀胱癌、大肠癌等各种肿瘤。亦可用于肿瘤放化疗后的骨髓抑制。

女贞子

【性味归经】味甘、苦，性凉。归肝、肾经。

【功能主治】滋肾补肝，明目乌发。

【临床应用】用于眩晕耳鸣，腰膝酸软，须发早白，目暗不明等。临床上常用于各种肿瘤患者，亦可用于肿瘤放化疗后的免疫力低下、白细胞减少者。

山茱萸

【性味归经】味酸、涩，性微温。归肝、肾经。

【功能主治】补益肝肾，收涩固脱。

【临床应用】用于眩晕耳鸣，腰膝酸痛，阳痿遗精，遗尿尿频，崩漏带下，大汗虚脱，内热消渴等。临床上常用于肺癌、肾癌、妇科肿瘤等各种肿瘤患者。

第二节　健脾化湿药

陈皮

【性味归经】味苦、辛，性温。归肺、脾经。

【功能主治】理气健脾，燥湿化痰。

【临床应用】用于脘腹胀满，食少吐泻，咳嗽痰多。临床上常用于各种肿瘤肺脾气虚，痰湿内停等。

砂仁

【性味归经】味辛，性温。归脾、胃、肾经。

【功能主治】化湿开胃，温脾止泻，理气安胎。

【临床应用】用于湿浊中阻，脘痞不饥，脾胃虚寒，呕吐泄泻等。临床上常用于肺癌、胃癌、大肠癌、妇科肿瘤等各种肿瘤患者术后、放化疗期间属脾胃虚寒、呕吐腹泻等症。

鸡内金

【性味归经】味甘，性平。归脾、胃、小肠、膀胱经。

【功能主治】健胃消食，涩精止遗，通淋化石。

【临床应用】用于食积不消，呕吐泻痢，小儿疳积，遗尿，遗精，石淋涩痛，胆胀胁痛。临床上常用于各种肿瘤患者。

白扁豆

【性味归经】味甘，性微温。归脾、胃经。

【功能主治】健脾和中，消暑化湿。

【临床应用】用于暑湿吐泻，脾虚呕逆，食少久泄，水停消渴，赤白带下，小儿疳积等。临床上常用于各种肿瘤属脾胃虚弱、食少腹泻等症。

麦芽

【性味归经】味甘，性微温。归脾、胃经。

【功能主治】行气消食，健脾开胃，退乳消胀。

【临床应用】用于食积不消，脘腹胀痛，脾虚食少，乳汁郁积，乳房胀痛，妇女断乳。临床上常用于各种肿瘤属脾胃虚弱、食少纳呆等症。

谷芽

【性味归经】味甘，性温。归脾、胃经。

【功能主治】消食和中，健脾开胃。

【临床应用】用于食积不消，腹胀口臭，脾胃虚弱，不饥食少。炒谷芽偏于消食，用于不饥食少。焦谷芽善化积滞，用于积滞不消等症。临床上常用于各种肿瘤属脾胃虚弱、食少纳呆等症。

神曲

【性味归经】味甘，性平。归脾、胃、小肠、膀胱经。

【功能主治】健脾消食，涩精止遗，通淋化石。

【临床应用】用于食积不消，呕吐泻痢，小儿疳积，遗尿，遗精，石淋涩痛，胆胀胁痛等。临床上常用于肺癌、胃癌、胆囊癌、胆管癌、大肠癌、肾癌、膀胱癌等各种肿瘤患者。

芡实

【性味归经】味甘、涩，性平。归脾、肾经。

【功能主治】益肾固精，补脾止泻，除湿止带。

【临床应用】用于遗精滑精，遗尿尿频，脾虚久泻，白浊，带下等。临床上常用于各种肿瘤患者。

木瓜

【性味归经】味酸、性温。归肝、脾经。

【功能主治】舒筋活络，和胃化湿。

【临床应用】用于湿痹拘挛，腰膝关节酸重疼痛，暑湿吐泻，转筋挛痛，脚气水肿等。临床上常用于胃癌、肠癌、骨肉瘤等多种肿瘤。

第三节　消积化滞药

青皮

【性味归经】味苦、辛，性温。归肝、胆、胃经。

【功能主治】疏肝破气，消积化滞。

【临床应用】用于胸胁胀痛，疝气疼痛，乳癖，乳痈，食积气滞，脘腹胀痛等。临床上常用于各种肿瘤患者。

枳实

【性味归经】味苦、辛、酸，性微寒。归脾、胃经。

【功能主治】破气消积，化痰散痞。

【临床应用】用于积滞内停，痞满胀痛，泻痢后重，大便不通，痰滞气阻，胸痹，结胸，脏器下垂等。临床上常用于食管癌、胃癌、肠癌、胰腺癌等多种肿瘤。

枳壳

【性味归经】味苦、辛、酸，性温。归脾、胃经。

【功能主治】理气宽中，行滞消胀。

【临床应用】用于胸胁气滞，胀满疼痛，食积不化，痰饮内停，脏器下垂等。临床上常用于食管癌、胃癌、肠癌、胰腺癌等多种消化道肿瘤。

厚朴

【性味归经】味苦、辛，性温。归脾、胃、肺、大肠经。

【功能主治】燥湿消痰，下气除满。

【临床应用】用于湿滞伤中，脘痞吐泻，食积气滞，腹胀便秘，痰饮喘咳等。临床上常用于消化道肿瘤或其他肿瘤中晚期出现的呕吐、腹胀等。

第四节　清热解毒药

金银花

【性味归经】味甘，性寒。归肺、心、胃经。

【功能主治】清热解毒，疏散风热，消炎退肿。

【临床应用】用于外感风热或温病发热，中暑，热毒血痢，痈肿疔疮，喉痹，多种感染性疾病等。临床上常用于鼻咽癌、肺癌、食管癌、甲状腺癌、皮肤癌、大肠癌等多种肿瘤。

连翘

【性味归经】味苦，性平。归心、肝、胆经。

【功能主治】清热解毒，消肿散结。

【临床应用】用于痈疽，瘰疬，乳痈，丹毒，风热感冒，温病初起，温热入营，高热发斑，热淋尿闭。临床上常用于鼻咽癌、肺癌、食管癌、乳腺癌、甲状腺癌、皮肤癌、大肠癌等多种肿瘤。

穿心莲

【性味归经】味苦，性寒。归心、肺、大肠、膀胱经。

【功能主治】清热解毒，凉血消肿。

【临床应用】用于风热外感，温病初起，肺痈吐脓，咽喉肿痛，湿热泻痢，热淋涩痛，湿疹瘙痒，疮毒等。临床上常用于胃癌、肺癌、食管癌、皮肤癌、大肠癌、绒毛膜上皮癌等多种肿瘤。

蒲公英

【性味归经】味苦、甘，性寒。归肝、胃经。

【功能主治】清热解毒，利尿散结。

【临床应用】用于急性乳腺炎、淋巴腺炎、瘰疬、疔毒疮肿、急性结膜炎、感冒发热、急性扁桃体炎、急性支气管炎、胃炎、肝炎、胆囊炎、尿路感染等。临床上常用于胃癌、肺癌、食管癌、乳腺癌、肝癌、胆管癌等多种肿瘤。

野菊花

【性味归经】味苦、辛，性微寒。归肝、心经。

【功能主治】清热解毒，泻火清肝。

【临床应用】用于疔疮痈肿，目赤肿痛，头痛眩晕等。临床上常用于肺癌、胃癌、肺癌、食管癌、乳腺癌、肝癌、胆管癌等多种肿瘤。

菊花

【性味归经】味苦、甘，性微寒。归肺、肝经。

【功能主治】散风清热，平肝明目，清热解毒。

【临床应用】用于风热感冒，温病初起，肝阳眩晕，肝风实证，目赤昏花，疮痈肿痛等。临床上常用于鼻咽癌、胃癌、肺癌、肝癌、胆管癌等多种肿瘤。

重楼

【性味归经】味苦，性微寒，有小毒。归肝经。

【功能主治】清热解毒，消肿止痛，凉肝定惊。

【临床应用】用于疔疮痈肿，咽喉肿痛，蛇虫咬伤，跌扑伤痛，惊风抽搐等。临床上常用于鼻咽癌、消化道癌、淋巴瘤等多种肿瘤。

漏芦

【性味归经】味苦，性寒。归胃经。

【功能主治】清热解毒，消痈，下乳，舒筋通脉。

【临床应用】用于乳痈肿痛，痈疽发背，瘰疬疮毒，乳汁不通，湿痹拘挛等。临床上常用于甲状腺癌、乳腺癌、消化道癌、肾癌、膀胱癌等多种肿瘤。

土茯苓

【性味归经】味甘、淡，性平。归肝、胃经。

【功能主治】解毒，除湿，通利关节。

【临床应用】用于梅毒及汞中毒所致的肢体拘挛，筋骨疼痛，湿热淋浊，带下，痈疽，瘰疬等。临床上常用于消化道癌、肝癌、泌尿系肿瘤等多种肿瘤。

苦参

【性味归经】味苦，性寒。归心、肝、胃、大肠、膀胱经。

【功能主治】清热解毒，杀虫，利尿。

【临床应用】用于热痢，便血，黄疸尿闭，赤白带下，阴肿阴痒，湿疹，湿疮，皮肤瘙痒，疥癣麻风，外治滴虫性阴道炎等。临床上常用于肺癌、肝癌、大肠癌、泌尿系肿瘤等多种肿瘤。

栀子

【性味归经】味苦，性寒。归心、肺、三焦经。

【功能主治】泻火除烦，清热利湿，凉血解毒；外用消肿止痛。

【临床应用】用于热病心烦，湿热黄疸，淋沥涩痛，血热吐衄，目赤肿痛，火毒疮疡，外治扭挫伤痛等。临床上常用于肺癌、甲状腺癌、胃癌、大肠癌、泌尿系肿瘤等多种肿瘤。

夏枯草

【性味归经】味辛、苦，性寒。归肝、胆经。

【功能主治】清热泻火，明目，散结消肿。

【临床应用】用于目赤肿痛，目珠夜痛，头痛眩晕，瘰疬，瘿瘤，乳痈，乳癖，乳房胀痛等。临床上常用于甲状腺癌、乳腺癌、胆管癌、大肠癌等多种肿瘤。

鱼腥草

【性味归经】味辛，性微寒。归肺经。

【功能主治】清热解毒，消痈排脓，利尿通淋。

【临床应用】用于肺痈吐脓，痰热喘咳，热痢，热淋，痈肿疮毒等。临床上常用于肺癌、胃癌、食管癌、乳腺癌、甲状腺癌等多种肿瘤。

败酱草

【性味归经】味辛，性凉。归肝、胃、大肠经。

【功能主治】清热解毒，祛痰排脓。

【临床应用】用于肠痈，肺痈，痢疾，产后瘀血腹痛，痈肿疔疮等。临床上常用于肺癌、胃癌、大肠癌、子宫内膜癌等多种肿瘤。

射干

【性味归经】味辛，性凉。归肝、胃、大肠经。

【功能主治】清热解毒，祛痰排脓。

【临床应用】用于肠痈，肺痈，痢疾，产后瘀血腹痛，痈肿疔疮等。临床上常用于肺癌、胃癌、大肠癌、子宫内膜癌等多种肿瘤。

山豆根

【性味归经】味辛、苦，性寒。归肺、胃经。

【功能主治】清热解毒，消肿利咽。

【临床应用】用于火毒蕴结，乳蛾喉痹，咽喉肿痛，齿龈肿痛，口舌生疮等。临床上常用于肺癌、食管癌、胃癌、喉癌、甲状腺癌等多种肿瘤。

马勃

【性味归经】味辛，性平。归肺经。

【功能主治】清肺利咽，止血。

【临床应用】用于风热郁肺咽痛，音哑，咳嗽，外治鼻衄，创伤出血等。临床上常用于鼻咽癌、咽喉癌、肺癌、白血病等多种肿瘤。

白头翁

【性味归经】味苦，性寒。归胃、大肠经。

【功能主治】清热解毒，凉血止痢。

【临床应用】用于热毒血痢，阴痒带下等。临床上常用于胃癌、宫颈癌、膀胱癌、白血病、恶性淋巴瘤等多种肿瘤。

鸦胆子

【性味归经】味苦，性寒，有小毒。归大肠、肝经。

【功能主治】清热解毒，止痢，截疟；外用腐蚀赘疣。

【临床应用】用于痢疾，疟疾；外用治疣，鸡眼等。临床上常用于肺癌、脑癌、食管癌、贲门癌、肠癌、皮肤癌等多种肿瘤。

半枝莲

【性味归经】味辛、苦，性寒。归肺、肝、肾经。

【功能主治】清热解毒，化瘀利尿。

【临床应用】用于疔疮肿毒，咽喉肿痛，跌扑伤痛，水肿，黄疸，蛇虫咬伤等。临床上常用于肺癌、胃癌、食管癌、鼻咽癌、脑胶质瘤、恶性淋巴瘤等多种肿瘤。

白花蛇舌草

【性味归经】味微苦，性寒。归胃、大肠、小肠经。

【功能主治】清热解毒，利湿通淋。

【临床应用】用于肺热喘咳，咽喉肿痛，肠痈，疖肿疮疡，毒蛇咬伤，热淋涩痛，水肿，痢疾，肠炎，湿热黄疸，癌肿等。临床上常用于鼻咽癌、舌癌、喉癌、胃癌、食管癌、宫颈癌、肝癌等多种肿瘤。

山慈菇

【性味归经】味甘、微辛，性凉。归胃肝、脾经。

【功能主治】清热解毒，化痰散结。

【临床应用】用于痈肿疔毒，瘰疬痰核，蛇虫咬伤，癥瘕痞块等。临床上常用于鼻咽癌、食管癌、甲状腺癌、肝癌、淋巴结转移等多种肿瘤。

白英

【性味归经】味苦，性微寒，有小毒。归肝、胃经。

【功能主治】清热解毒，利湿消肿，抗癌。

【临床应用】全草：用于感冒发热，乳痈、恶疮，湿热黄疸，腹水，白带，肾炎水肿；外用于痈疖肿毒。根：用于风湿痹痛。临床上常用于肺癌、食管癌、直肠癌、乳腺癌、膀胱癌、骨肉瘤等多种肿瘤。

石上柏

【性味归经】味甘、微苦、涩，性凉。归肺、肝经。

【功能主治】清热解毒，抗癌，止血。

【临床应用】用于咽喉肿痛，目赤肿痛，肺热咳嗽，乳腺炎，湿热黄疸，风湿痹痛，外伤出血等。临床上常用于鼻咽癌、肺癌、喉癌、宫颈癌、乳腺癌等多种肿瘤。

石见穿

【性味归经】味苦、辛，性平。归肺、脾经。

【功能主治】清热解毒，活血止痛。

【临床应用】用于噎膈，痰喘，肝炎，赤白带，痈肿，瘰疬等。临床上常用于鼻咽癌、喉癌、食管癌、胃癌、大肠癌、肝癌等多种肿瘤。

龙葵

【性味归经】味苦，性寒，有小毒。归肺、胃、膀胱经。

【功能主治】清热解毒，活血消肿，利尿。

【临床应用】用于清热解毒，活血消肿。治疗疮，痈肿，丹毒，跌打扭伤，慢性气管炎，急性肾炎等。临床上常用于宫颈癌、胃癌、肝癌、肺癌、胆管癌、膀胱癌、癌性胸腔积液腹水等多种肿瘤。

鲜龙葵果

【性味归经】味苦，性寒。归肝、膀胱、肺、肾及胃经。

【功能主治】清热解毒，软坚消肿，利水，活血化瘀等。

【临床应用】用于发烧、咳嗽、咳痰、慢性支气管炎、尿路感染、乳腺炎、小便不利等。临床上常用于宫颈癌、胃癌、肝癌、肺癌、胆管癌、膀胱癌、癌性胸腔积液腹水等多种肿瘤。

红豆杉

【性味归经】味微甘、苦，性平，有小毒。归肾、心经。

【功能主治】清热解毒，消肿散结，通经利尿，祛湿止痒、抗癌、消积驱虫等。

【临床应用】主治毒蛇咬伤、湿疹、肾病、水肿，小便不利，风湿痹痛及各类肿瘤。临床上用于肾炎引起的水肿，小便不利；也用于配伍治疗各种肿瘤，如腺癌、直肠癌、乳腺癌、淋巴癌、前列腺癌、子宫癌、卵巢癌、胆管癌、食管癌、胃癌、肺癌、皮肤癌、膀胱癌、血癌等各类癌症，对白细胞居高不下的白血病及转移至骨骼的各类晚期癌症效果明显。

第五节　活血化瘀药

当归

【性味归经】味甘、辛，性温。归肝、心、脾经。

【功能主治】补血活血，调经止痛，润肠通便。

【临床应用】用于血虚萎黄，眩晕心悸，月经不调，经闭痛经，虚寒腹痛，风湿痹痛，跌扑损伤，痈疽疮疡，肠燥便秘。酒当归活血通经，用于经闭痛经，风湿痹痛，跌扑损伤等。临床上常用于甲状腺癌、肝癌、胆管癌、乳腺癌、宫颈癌等多种肿瘤。

赤芍

【性味归经】味苦，性微寒。归肝经。

【功能主治】清热凉血，散瘀止痛。

【临床应用】用于热入营血，温毒发斑，吐血衄血，目赤肿痛，肝郁胁痛，经闭痛经，癥瘕腹痛，跌扑损伤，痈肿疮疡。炒赤芍：炒后药性偏于缓和，活血止痛而不伤中，可用于瘀滞疼痛；酒赤芍：以活血散瘀力胜，清热凉血作用较弱。多用于闭经或痛经，跌打损伤等。临床上常用于甲状腺癌、肝癌、胆管癌、乳腺癌、宫颈癌等多种肿瘤。

白芍

【性味归经】味苦、酸，性微寒。归肝、脾经。

【功能主治】养血调经，敛阴止汗，柔肝止痛，平抑肝阳。

【临床应用】用于血虚萎黄，月经不调，自汗，盗汗，胁痛，腹痛，四肢挛痛，头痛眩晕等。临床上常用于甲状腺癌、肝癌、胆管癌、乳腺癌、胰腺癌、宫颈癌等多种肿瘤。

桃仁

【性味归经】味苦、甘，性平。归心、肝、大肠经。

【功能主治】活血祛瘀，润肠通便，止咳平喘。

【临床应用】用于经闭痛经，癥瘕痞块，肺痈肠痈，跌扑损伤，肠燥便秘，咳嗽气喘等。临床上常用于鼻咽癌、淋巴瘤、食管癌、肝癌、宫颈癌等多种肿瘤。

红花

【性味归经】味辛，性温。归心、肝经。

【功能主治】活血通经，散瘀止痛。

【临床应用】用于经闭，痛经，恶露不行，癥瘕痞块，胸痹心痛，瘀滞腹痛，胸胁刺痛，跌扑损伤，疮疡肿痛等。临床上常用于肝癌、骨癌、胃癌、食管癌、淋巴瘤、白血病等多种肿瘤。

川芎

【性味归经】味辛,性温。归肝、胆、心包经。

【功能主治】活血行气,祛风止痛。

【临床应用】用于安抚神经,正头风头痛,癥瘕腹痛,胸胁刺痛,跌扑肿痛,头痛,风湿痹痛等。临床上常用于肝癌、胆管癌、乳腺癌、胃癌、食管癌、淋巴瘤等多种肿瘤。

丹参

【性味归经】味辛,性温。归肝、胆、心包经。

【功能主治】活血祛瘀,通经止痛,清心除烦,凉血消痈。

【临床应用】用于胸痹心痛,脘腹胁痛,癥瘕积聚,热痹疼痛,心烦不眠,月经不调,痛经经闭,疮疡肿痛等。临床上常用于肝癌、乳腺癌、胆管癌、胃癌、食管癌、淋巴瘤等多种肿瘤。

郁金

【性味归经】味辛、苦,性寒。归肝、胆、心经。

【功能主治】活血止痛,行气解郁,清心凉血,利胆退黄。

【临床应用】用于胸胁刺痛,胸痹心痛,经闭痛经,乳房胀痛,热病神昏,癫痫发狂,血热吐衄,黄疸尿赤等。临床上常用于肺癌、肝癌、胆癌、胰腺癌等多种肿瘤。

姜黄

【性味归经】味辛、苦,性温。归脾、肝经。

【功能主治】破血行气,通经止痛。

【临床应用】用于胸胁刺痛,胸痹心痛,痛经经闭,癥瘕,风湿肩臂疼痛,跌扑肿痛等。临床上常用于胃癌、直肠癌、原发性肝癌等多种肿瘤。

三七

【性味归经】味甘,微苦,性温。归肝、胃经。

【功能主治】散瘀止血,消肿定痛。

【临床应用】用于咯血,吐血,衄血,便血,崩漏,外伤出血,胸腹刺痛,跌扑肿痛等。临床上常用于肺癌、肝癌、乳腺癌、胃癌、肠癌等多种肿瘤。

泽兰

【性味归经】味苦、辛,性微温。归肝、脾经。

【功能主治】活血调经,祛瘀消痈,利水消肿。

【临床应用】用于月经不调,经闭,痛经,产后瘀血腹痛,疮痈肿毒,水肿腹水等。临床上常用于肺癌、肝癌、肠癌、卵巢癌、宫颈癌等多种肿瘤。

鸡血藤

【性味归经】味苦、甘,性温。归肝、肾经。

【功能主治】活血补血,调经止痛,舒筋活络。

【临床应用】用于月经不调,痛经,经闭等。本品苦泄甘缓,温而不烈,性质和缓,既能活血,又能补血,为妇科调经要药。亦用于风湿痹痛,麻木瘫痪,血虚萎黄等。本品既能活血通络止痛,又能养血荣筋。临床上常用于骨肿瘤、肝癌、肠癌、卵巢癌、宫颈癌等多种肿瘤。

王不留行

【性味归经】味苦，性平。归肝、胃经。

【功能主治】活血通经，下乳消肿，利尿通淋。

【临床应用】用于经闭，痛经，乳汁不下，乳痈肿痛，淋沥涩痛等。临床上常用于乳腺癌、肝癌、肺癌、肾癌、膀胱癌等多种肿瘤。

斑蝥

【性味归经】味苦，性平。归肝、胃经。

【功能主治】活血通经，下乳消肿，利尿通淋。

【临床应用】用于经闭，痛经，乳汁不下，乳痈肿痛，淋沥涩痛等。临床上常用于乳腺癌、肝癌、肺癌、肾癌、膀胱癌等多种肿瘤。

水蛭

【性味归经】味咸、苦，性平。归肝经。

【功能主治】破血通经，逐瘀通经。

【临床应用】用于血瘀经闭，癥瘕痞块，中风偏瘫，跌扑损伤等。临床上常用于肝癌、胃癌、肠癌、乳腺癌等多种肿瘤。

土鳖虫

【性味归经】味咸，性寒。归肝经。

【功能主治】破血逐瘀，续筋接骨。

【临床应用】用于跌打损伤，筋伤骨折，血瘀经闭，产后瘀阻腹痛，癥瘕痞块等。临床上常用于肺癌、肝癌、骨肉瘤、乳腺癌、白血病等多种肿瘤。

地龙

【性味归经】味咸，性寒。归肝、脾、膀胱经。

【功能主治】清热息风，通经活络，清肺平喘，清热利尿。

【临床应用】用于半身不遂，惊痫抽搐，肺热咳喘，尿少水肿等。临床上常用于舌癌、鼻咽癌、肺癌、肝癌、肠癌、淋巴瘤、脑瘤等多种肿瘤。

急性子

【性味归经】味微苦、辛，性温。归肝、脾经。

【功能主治】破血行瘀，散结消肿。

【临床应用】用于噎膈，骨鲠咽喉，癥瘕痞块，经闭等。临床上常用于食管癌、贲门癌、胃癌等多种肿瘤。

徐长卿

【性味归经】味辛，性温。归肝、胃经。

【功能主治】祛风止痛，活血通经，止痒。

【临床应用】用于噎膈，骨鲠咽喉，癥瘕痞块，经闭等。临床上常用于骨癌、胰腺癌、肺癌、肝癌、鼻咽癌等多种肿瘤。

红景天

【性味归经】味甘、涩，性寒。归肺、心经。

【功能主治】益气活血，通脉平喘。

【临床应用】用于气虚血瘀，胸痹心痛，中风偏瘫，倦怠气喘等。临床上常用于各种肿瘤患者属气虚血瘀、心痛胸痹等症。

第六节 祛湿利水药

茯苓

【性味归经】味甘、淡，性平。归心、肺、脾、肾经。

【功能主治】利水渗湿，健脾宁心。

【临床应用】用于水肿尿少，痰饮眩悸，脾虚食少，便溏泄泻，心神不安，惊悸失眠。临床上常用于肺癌、食管癌、胃癌、肝癌、乳腺癌、大肠癌、膀胱癌等多种肿瘤。

薏苡仁

【性味归经】味甘、淡辛，性凉。归脾、胃、肺经。

【功能主治】利水渗湿，健脾止泻，除痹，排脓，解毒散结。

【临床应用】用于水肿，脚气，小便不利，脾虚泄泻，湿痹拘挛，肺痈，肠痈，赘疣，癌肿等。临床上常用于肺癌、甲状腺癌、肝癌、乳腺癌、宫颈癌、恶性淋巴瘤等。

瞿麦

【性味归经】味辛，性温，有毒。归肝、胃、肺经。

【功能主治】燥湿化痰，降逆止呕，消痞散结。

【临床应用】用于湿痰寒痰，咳喘痰多，痰饮眩悸，风痰眩晕，痰厥头痛，呕吐反胃，胸脘痞闷，梅核气；外治痈肿痰核等。临床上常用于泌尿系统等多种肿瘤。

猪苓

【性味归经】味甘、淡，性平。归肾、膀胱经。

【功能主治】利水渗湿。

【临床应用】用于小便不利，水肿，泄泻，淋浊，带下等。临床上常用于肺癌、膀胱癌、肾癌、前列腺癌等多种肿瘤。

马鞭草

【性味归经】味苦，性寒，有毒。归肝、脾经。

【功能主治】清热解毒，活血散瘀，利水消肿。

【临床应用】用于清热解毒，活血散瘀，利水消肿。治外感发热，湿热黄疸，水肿，痢疾，疟疾，白喉，喉痹，淋病，经闭，癥瘕，痈肿疮毒，牙疳等。临床上常用于肝癌、恶性淋巴瘤、卵巢癌、白血病、宫颈癌等多种肿瘤。

竹叶

【性味归经】味甘、淡，性寒。归心、肺、胃经。

【功能主治】利尿通淋，清心除烦。

【临床应用】用于热病烦渴，小儿惊痫，咳逆吐衄，小便短赤，口糜舌疮等。临床上常用于各种肿瘤热毒亢盛期，中医辨证属心火上炎者。

桑白皮

【性味归经】味甘、辛，性寒。归肺、脾经。

【功能主治】泻肺平喘，利水消肿。

【临床应用】用于肺热喘咳痰，水饮停肺，胀满喘急，水肿，脚气，小便不利等。临床上常用于肺癌、肾癌、膀胱癌等多种肿瘤。

石韦

【性味归经】味甘、苦，性微寒。归肺、膀胱经。

【功能主治】利尿通淋，清肺止咳，凉血止血。

【临床应用】用于热淋，血淋，石淋，小便不通，淋沥涩痛，肺热喘咳，吐血，衄血，尿血，崩漏等。临床上常用于肾癌、膀胱癌等多种肿瘤。

三白草

【性味归经】味甘、辛，性寒。归肺、膀胱经。

【功能主治】利尿消肿，清热解毒。

【临床应用】用于水肿，小便不利，淋沥涩痛，带下；外治疮疡肿毒，湿疹等。临床上常用于肺癌、肾癌、膀胱癌等多种肿瘤。

木通

【性味归经】味苦，性寒。归心、小肠、膀胱经。

【功能主治】利尿通淋，清心除烦，通经下乳。

【临床应用】用于淋证，水肿，心烦尿赤，口舌生疮，经闭乳少，湿热痹痛等。临床上常用于肺癌、乳腺癌、肾癌、膀胱癌等多种肿瘤。

茵陈

【性味归经】味苦、辛，性微寒。归脾、胃、肝、胆经。

【功能主治】清利湿热，利胆退黄。

【临床应用】用于黄疸尿少，湿温暑湿，湿疮瘙痒等。临床上常用于肝癌、胆管癌、乳腺癌等多种肿瘤。

泽漆

【性味归经】味辛、苦，性微寒。归肺、小肠、大肠经。

【功能主治】行水消肿，化痰止咳，解毒杀虫。

【临床应用】用于水气肿满，痰饮喘咳，疟疾，菌痢，瘰疬，结核性瘘管，骨髓炎等。临床上常用于肺癌、肝癌、食管癌、宫颈癌等多种肿瘤。

防己

【性味归经】味辛、苦，性寒。归膀胱、肺经。

【功能主治】祛风止痛，利水消肿。

【临床应用】用于风湿痹痛，水肿脚气，小便不利，湿疹疮毒等。临床上常用于肾癌、膀胱癌、乳腺癌等多种肿瘤。

泽泻

【性味归经】味甘、淡，性寒。归肾、膀胱经。

【功能主治】利水渗湿，泄热，化浊降脂。

【临床应用】用于湿痰寒痰，咳喘痰多，痰饮眩悸，风痰眩晕，痰厥头痛，呕吐反胃，胸脘痞闷，梅核气；外治痈肿痰核等。临床上常用于肺癌、肾癌、膀胱癌等多种肿瘤。

车前草

【性味归经】味甘，性寒。归肝、肾、膀胱经。

【功能主治】清热，利尿，祛痰，凉血，解毒。

【临床应用】用于水肿尿少，热淋涩痛，暑湿泻痢，痰热咳嗽，吐血衄血，痈肿疮毒等。临床上常用于食管癌、肝癌、胃癌、胆管癌等多种肿瘤。

益母草

【性味归经】味苦、辛，性微寒。归肝、心包、膀胱经。

【功能主治】活血调经，利尿消肿，清热解毒。

【临床应用】用于月经不调，痛经经闭，恶露不尽，水肿尿少，疮疡肿毒等。临床上常用于食管癌、肝癌、乳腺癌、宫颈癌、卵巢癌、口腔癌等多种肿瘤。

第七节 化痰散结药

半夏

【性味归经】味辛，性温，有毒。归肝、胃、肺经。

【功能主治】燥湿化痰，降逆止呕，消痞散结。

【临床应用】用于湿痰寒痰，咳喘痰多，痰饮眩悸，风痰眩晕，痰厥头痛，呕吐反胃，胸脘痞闷，梅核气；外治痈肿痰核等。临床上常用于食管癌、肝癌、乳腺癌、宫颈癌等多种肿瘤。

胆南星

【性味归经】味苦、微辛，性凉，有毒。归肺、肝、脾经。

【功能主治】清热化痰，息风定惊。

【临床应用】用于痰热咳嗽，咯痰黄稠，中风痰迷，癫狂惊痫等。临床上常用于食管癌、肝癌、肠癌、肺癌、乳腺癌、宫颈癌等多种肿瘤。

天南星

【性味归经】味苦、辛，性温，有毒。归肺、肝、脾经。

【功能主治】燥湿化痰，祛风止痉，外用散结消肿。

【临床应用】天南星：散结消肿；制天南星：燥湿化痰，祛风止痉，散结消肿等。临床上常用于食管癌、肝癌、肠癌、肺癌、乳腺癌、宫颈癌等多种肿瘤。

天花粉

【性味归经】味甘、微苦，性微寒。归肺、胃经。

【功能主治】清热泻火，生津止渴，消肿排脓。

【临床应用】用于热病烦渴，肺热燥咳，内热消渴，疮疡肿毒等。临床上常用于肺癌、胃癌、肠癌、肝癌、乳腺癌等多种肿瘤。

白芥子

【性味归经】味辛，性温。归肺经。

【功能主治】温肺豁痰利气，散结通络止痛。

【临床应用】用于寒痰咳嗽，胸胁胀痛，痰滞经络，关节麻木、疼痛，痰湿流注，阴疽肿毒等。临床上常用于肺癌、乳腺癌、甲状腺癌、淋巴瘤等多种肿瘤。

皂角刺

【性味归经】味辛，性温。归肝、胃经。

【功能主治】消肿托毒，排脓，杀虫。

【临床应用】用于淋巴结结核，乳腺炎，恶疮，脓成不溃等。临床上常用于甲状腺癌、肺癌、乳腺癌、肠癌、淋巴瘤等多种肿瘤。

旋覆花

【性味归经】味苦、辛、咸，性微温。归肺、脾、胃、大肠经。

【功能主治】降气，消痰，行水，止呕。

【临床应用】用于风寒咳嗽，痰饮蓄结，胸膈痞闷，喘咳痰多，呕吐嗳气，心下痞硬等。临床上常用于食管癌、胃癌、肺癌、淋巴瘤等多种肿瘤。

猫爪草

【性味归经】味甘、辛，性温。归肝、肺经。

【功能主治】化痰散结，解毒消肿。

【临床应用】用于瘰疬痰核，疔疮肿毒，蛇虫咬伤等。临床上常用于甲状腺癌、乳腺癌、淋巴瘤等多种肿瘤。

川贝母

【性味归经】味苦、甘，性微寒。归肺、心经。

【功能主治】清热化痰，化痰止咳，散结消痈。

【临床应用】用于肺热燥咳，干咳少痰，阴虚劳嗽，痰中带血，瘰疬，乳痈，肺痈瘰等。临床上常用于肺癌、甲状腺癌、乳腺癌、胃癌等多种肿瘤。

土贝母

【性味归经】味苦，性微寒。归肺、脾经。

【功能主治】解毒，散结，消肿。

【临床应用】用于乳核、瘰疬、痰核等。临床上常用于乳腺癌、大肠癌、胃癌、淋巴结转移癌等多种肿瘤。

瓜蒌

【性味归经】味甘、微苦，性寒。归肺、胃、大肠经。

【功能主治】清热涤痰，宽胸散结，润肠。

【临床应用】用于肺热咳嗽，痰浊黄稠，胸痹心痛，乳痈、肺痈、肠痈肿痛等。临床上常用于乳腺癌、肺癌、肝癌、肠癌、淋巴瘤等多种肿瘤。

桔梗

【性味归经】味苦、辛，性平。归肺经。

【功能主治】宣肺、祛痰、利咽、排脓。

【临床应用】用于咳嗽痰多，胸闷不畅，咽痛音哑，肺痈吐脓等。临床上常用于鼻咽癌、肺癌、喉癌等多种肿瘤。

昆布

【性味归经】味咸，性寒。归肝、胃、肾经。

【功能主治】消痰软坚散结，利水消肿。

【临床应用】用于瘿瘤，瘰疬，睾丸肿痛，痰饮水肿等。临床上常用于甲状腺癌、乳腺癌、肺癌、食管癌、宫颈癌等多种肿瘤。

海藻

【性味归经】味苦、咸，性寒。归肝、胃、肾经。

【功能主治】消痰软坚散结，利水消肿。

【临床应用】用于瘿瘤，瘰疬，睾丸肿痛，痰饮水肿等。临床上常用于食管癌、乳腺癌、肺癌、宫颈癌、甲状腺癌、鼻咽癌等多种肿瘤。

牡蛎

【性味归经】味咸，性微寒。归肝、胆、肾经。

【功能主治】潜阳补阴，重镇安神，软坚散结，收敛固涩，制酸止痛。

【临床应用】用于惊悸失眠，眩晕耳鸣，瘰疬痰核，癥瘕痞块，自汗盗汗，遗精崩带，胃痛泛酸等。临床上常用于甲状腺癌、肺癌、食管癌、胃癌、肝癌等多种肿瘤。

蛤壳

【性味归经】味苦、咸，性寒。归肺、肾、胃经。

【功能主治】清热化痰，软坚散结，制酸止痛；外用收湿敛疮。

【临床应用】用于清热，利水，化痰，软坚。治热痰喘嗽，水肿，淋病，瘿瘤，积聚，血结胸痛，血痢，痔疮，崩漏，带下等。临床上常用于甲状腺癌、乳腺癌、胃癌等多种肿瘤。

海浮石

【性味归经】味咸，性寒。归肺、肾经。

【功能主治】清肺火，化老痰，软坚，通淋。

【临床应用】用于痰热喘嗽，老痰积块，瘿瘤，瘰疬，淋病，疝气，疮肿，目翳等。临床上常用于甲状腺癌、肺癌、淋巴结转移癌等多种肿瘤。

僵蚕

【性味归经】味咸、辛，性平。归肝、肺、胃经。

【功能主治】息风止痉，祛风止痛，化痰散结。

【临床应用】用于肝风夹痰，惊痫抽搐，小儿急惊，破伤风，中风口喁，风热头痛，目赤咽痛，风疹瘙痒，发颐疔腮等。临床上常用于脑、乳腺癌、恶性淋巴瘤、淋巴结转移癌等多种肿瘤。

第八节　软坚散结药

瓦楞子

【性味归经】味咸，性平。归肺、胃、肝经。

【功能主治】消痰化瘀，软坚散结，制酸止痛。

【临床应用】用于顽痰胶结，黏稠难咯，瘿瘤，瘰疬，癥瘕痞块，胃痛泛酸等。临床上常用于胃癌、食管癌等多种肿瘤。

蜣螂

【性味归经】味咸、辛，性平。归肝、肺、胃经。

【功能主治】息风止痉，祛风止痛，化痰散结。

【临床应用】用于癥瘕，惊痫，噎膈反胃，腹胀便秘，痔漏，疔肿，恶疮等。临床上常用于甲状腺癌、恶性肿瘤淋巴结转移、脂肪肉瘤等多种肿瘤。

壁虎

【性味归经】味咸，性寒。归肾、肝经。

【功能主治】祛风，活络，散结。

【临床应用】用于中风瘫痪，风湿关节痛，骨髓炎，淋巴结结核等。临床上常用于食管癌、肝癌、肠癌、胃癌、肺癌等多种肿瘤。

昆布

【性味归经】味咸，性寒。归肝、胃、肾经。

【功能主治】消痰软坚散结，利水消肿。

【临床应用】用于瘿瘤，瘰疬，睾丸肿痛，痰饮水肿等。临床上常用于甲状腺癌、乳腺癌、肾癌等多种肿瘤。

夏枯草

【性味归经】味辛、苦，性寒，归肝、胆经。

【功能主治】清肝泻火，明目，散结消肿。

【临床应用】用于清肝泻火，明目，散结消肿等。临床上常用于甲状腺癌、肝癌、乳腺癌、胃癌、恶性淋巴瘤、淋巴结转移癌等多种肿瘤。

牡蛎

【性味归经】味咸、涩，性微寒，归肝、胆、肾经。

【功能主治】软坚散结，平肝潜阳，固涩制酸。

【临床应用】用于敛阴，潜阳，止汗，涩精，化痰，软坚。治惊痫，眩晕，自汗，盗汗，遗精，淋浊，崩漏，带下，瘰疬，瘿瘤。亦用于惊悸失眠，眩晕耳鸣，瘰疬痰核，癥瘕痞块，自汗盗汗，遗精崩带，胃痛泛酸。煅牡蛎收敛固涩，用于自汗盗汗，遗精崩带，胃痛吞酸等。临床上常用于肺癌、肝癌、胃癌、甲状腺癌、恶性淋巴瘤等多种肿瘤。

文蛤

【性味归经】味咸，性微寒。归肺、胃、肾经。

【功能主治】清肺化痰，软坚散结，利水消肿，制酸止痛，敛疮收湿。

【临床应用】用于痰热咳嗽，瘿瘤，痰核，胁痛，湿热水肿，淋浊带下，胃痛泛酸，臁疮湿疹等。临床上常用于多种肿瘤。

黄药子

【性味归经】味苦、辛，性凉。归肝、胃、心、肺经。

【功能主治】解毒消肿，化痰散结，凉血止血。

【临床应用】用于甲状腺肿大，淋巴结结核，咽喉肿痛，吐血，咯血，百日咳，癌肿；外用治疮疖等。临床上常用于甲状腺癌、肺癌、肝癌、恶性淋巴瘤等多种肿瘤。

第九节　行气止痛药

香附

【性味归经】味辛、微苦，性平。归肝、脾、三焦经。

【功能主治】疏肝解郁，理气宽中，调经止痛。

【临床应用】用于肝郁气滞，胸胁胀痛，疝气疼痛，乳房胀痛，脾胃气滞，脘腹痞闷，胀满疼痛，月经不调，经闭痛经等。临床上常用于肝癌、甲状腺癌、乳腺癌、宫颈癌、卵巢癌等多种肿瘤。

郁金

【性味归经】味辛、苦，性寒。归肝、心、肺经。

【功能主治】活血止痛，行气解郁，清心凉血，利胆退黄。

【临床应用】用于胸胁刺痛，胸痹心痛，经闭痛经，乳房胀痛，热病神昏，癫痫发狂，血热吐衄，黄疸尿赤等。临床上常用于甲状腺癌、胃癌、乳腺癌、宫颈癌、卵巢癌等多种肿瘤。

延胡索

【性味归经】味辛、苦，性温。归肝、脾经。

【功能主治】活血，行气，止痛。

【临床应用】用于胸胁、脘腹疼痛，胸痹心痛，经闭痛经，产后瘀阻，跌扑肿痛等。临床上常用于甲状腺癌、胃癌、肠癌、乳腺癌、宫颈癌、卵巢癌等多种肿瘤。

木香

【性味归经】味辛、苦，性温。归脾、胃、大肠、三焦、胆经。

【功能主治】行气止痛，健脾消食。

【临床应用】用于胸胁、脘腹胀痛，泻痢后重，食积不消，不思饮食等。临床上常用于消化道癌、乳腺癌、淋巴瘤、骨癌、白血病等多种肿瘤。

川楝子

【性味归经】味苦，性寒。归肝、小肠、膀胱经。

【功能主治】疏肝泄热，行气止痛，杀虫。

【临床应用】用于肝郁化火，胸胁、脘腹胀痛，疝气疼痛，虫积腹痛等。临床上常用于胃癌、肝癌、胰腺癌、乳腺癌等多种肿瘤。

乌药

【性味归经】味辛，性温。归肺、脾、肾、膀胱经。

【功能主治】行气止痛，温肾散寒。

【临床应用】用于寒凝气滞，胸腹胀痛，气逆喘急，膀胱虚冷，遗尿尿频，疝气疼痛，经寒腹痛等。临床上常用于胃癌、肠癌、膀胱癌等多种肿瘤。

乳香

【性味归经】味辛、苦，性温。归心、肝、脾经。

【功能主治】活血行气止痛，消肿生肌。

【临床应用】用于胸痹心痛，胃脘疼痛，痛经经闭，产后瘀阻，癥瘕腹痛，风湿痹痛，筋脉拘挛，跌打损伤，痈肿疮疡等。临床上常用于甲状腺癌、肝癌、乳腺癌、胃癌、淋巴瘤等多种肿瘤。

没药

【性味归经】味辛、苦，性平。归心、肝、脾经。

【功能主治】散瘀定痛，消肿生肌。

【临床应用】用于胸痹心痛，胃脘疼痛，痛经经闭，产后瘀阻，癥瘕腹痛，风湿痹痛，跌打损伤，痈肿疮疡等。临床上常用于甲状腺癌、肝癌、乳腺癌、胃癌、淋巴瘤等多种肿瘤。

莪术

【性味归经】味辛、苦，性温。归肝、脾经。

【功能主治】行气破血，消积止痛。

【临床应用】用于血气心痛，饮食积滞，脘腹胀痛，血滞经闭，痛经，癥瘕痞块，跌打损伤等。临床上常用于甲状腺癌、肝癌、乳腺癌、胃癌、肠癌、卵巢癌等多种肿瘤。

三棱

【性味归经】味辛、苦，性平。归肝、脾经。

【功能主治】破血行气，消积止痛。

【临床应用】用于癥瘕痞块，痛经，瘀血经闭，胸痹心痛，食积胀痛等。临床上常用于肝癌、乳腺癌、胃癌、肠癌、卵巢癌、宫颈癌等多种肿瘤。

九香虫

【性味归经】味咸，性温。归肝、脾、肾经。

【功能主治】理气止痛，温肾助阳。

【临床应用】用于膈脘滞气，脾肾亏损，元阳不足等。临床上常用于胃癌、肝癌、肠癌、肾癌、膀胱癌等多种肿瘤。

第十节　以毒攻毒药

硫黄

【性味归经】味酸，性温，有毒。归肾、大肠经。

【功能主治】外用解毒杀虫疗疮；内服补火助阳通便。

【临床应用】外治用于疥癣，秃疮，阴疽恶疮；内服用于阳痿足冷，虚喘冷哮，虚寒便秘等。临床上常用于食管癌、皮肤癌、淋巴瘤、白血病、前列腺肿瘤等多种肿瘤。

雄黄

【性味归经】味辛，性温。归肝、大肠经。

【功能主治】解毒杀虫，燥湿祛痰，截疟。

【临床应用】用于痈肿疔疮，蛇虫咬伤，虫积腹痛，惊痫，疟疾等症。临床上常用于皮肤癌、宫颈癌、乳腺癌、白血病、淋巴瘤等多种肿瘤。

蜈蚣

【性味归经】味辛，性温。归肝经。

【功能主治】息风镇痉，通络止痛，攻毒散结。

【临床应用】用于肝风内动，痉挛抽搐，小儿惊风，中风口㖞，半身不遂，破伤风，风湿顽痹，偏正头痛，疮疡，瘰疬，蛇虫咬伤等。临床上常用于脑瘤、骨肿瘤、肝癌、乳腺癌、淋巴瘤、食管癌等多种肿瘤。

肿节风

【性味归经】味苦、辛，性平。归肝经。

【功能主治】清热解毒凉血，活血消斑散瘀，祛风除湿通络。

【临床应用】用于血热紫斑、紫癜，风湿痹痛，跌打损伤，肢体麻木，骨折，妇女痛经，产后瘀滞腹痛，肺炎，急性阑尾炎，急性胃肠炎，菌痢，胆囊炎，脓肿，口腔炎，风湿痹痛等。临床上常用于消化道癌、胰腺癌、肝癌、大肠癌、骨肉瘤等多种肿瘤。

长春花

【性味归经】味苦，性寒。归肝、肾经。

【功能主治】解毒抗癌，清热平肝。

【临床应用】用于多种癌肿，高血压，痈疽肿毒，烫伤等。临床上常用于白血病、淋巴瘤、乳腺癌、卵巢癌、肺癌等多种肿瘤。

藤黄

【性味归经】味酸、涩，性凉。归脾、胃、大肠经。

【功能主治】消肿、攻毒、祛腐敛疮、止血、杀虫。

【临床应用】用于痈疽肿毒，溃疡，湿疮，肿瘤，顽癣，跌打肿痛，创伤出血及烫伤等。临床上常用于皮肤癌、淋巴瘤、乳腺癌、宫颈癌等多种肿瘤。

雷公藤

【性味归经】味苦，性寒，有大毒。归肝、肾经。

【功能主治】杀虫，消炎，解毒。

【临床应用】用于类风湿关节炎、皮肤发痒、腰带疮等。临床上常用于肺癌、肝癌、淋巴瘤、白血病、皮肤癌等多种肿瘤。

蜂房

【性味归经】味甘，性平。归胃经。

【功能主治】攻毒杀虫，祛风止痛。

【临床应用】用于疮疡肿毒，乳痈，瘰疬，皮肤顽癣，鹅掌风，牙痛，风湿痹痛等。临床上常用于肺癌、肝癌、骨癌、乳腺癌等多种肿瘤。

蟾酥

【性味归经】味辛，性温，有毒。归心经。

【功能主治】解毒，止痛，开窍醒神。

【临床应用】用于疔疮，痈疽，发背，瘰疬，慢性骨髓炎，咽喉肿痛，小儿疳积，心衰，风、虫牙痛等。临床上常用于肺癌、肝癌、胃癌、鼻咽癌等多种肿瘤。

全蝎

【性味归经】味辛，性平。归肝经。

【功能主治】息风镇痉，通络止痛，攻毒散结。

【临床应用】用于肝风内动，痉挛抽搐，小儿惊风，中风口喎，半身不遂，破伤风，风湿顽痹，偏正头痛，疮疡，瘰疬等。临床上常用于消化道癌、肝癌、乳腺癌、宫颈癌等多种肿瘤。

第二十章　肿瘤防治常用中成药

中成药是以中药材为原料，在中医药理论指导下，为了预防及治疗疾病的需要，按规定的处方和制剂工艺将其加工制成一定剂型的中药制品。目前中成药正广泛应用于各类型肿瘤的治疗中，如常见的肺癌、肝癌、膀胱癌等。此外，中成药还能减少肿瘤放化疗的毒副作用，提升患者免疫力，增强患者对放化疗的耐受力。

第一节　肺系肿瘤中成药

一、益气扶正类

癌肿为有形之邪，阻碍气血运行，日久损伤人体的正气，影响气血阴阳的生成。肺癌患者多有正气虚损、气血阴阳虚衰等表现。常见神疲乏力或气短，面色苍白，自汗盗汗，口干咽燥，咳嗽低弱，痰少或痰中带血，苔薄，脉细弱或细弱无力。常用中成药包括参一胶囊、参芪扶正注射液、金复康口服液、益肺清化颗粒、复方红豆杉胶囊、康莱特注射液。

参一胶囊

组成： 人参皂苷 Rg3。

功效： 培元固本，补益气血。

主治： 与化疗配合用药，有助于提高原发性肺癌、肝癌的疗效，可改善肿瘤患者的气虚症状，提高机体免疫功能。参一胶囊可通过增强患者免疫力，诱导肿瘤细胞凋亡，逆转肿瘤多药耐药作用，抑制肿瘤细胞增殖、侵袭和转移及肿瘤血管生成等，发挥较好的抑癌作用，与化疗药物联合可发挥其增效减毒作用。

用法： 饭前空腹口服，一次 2 粒，一日 2 次。8 周为 1 个疗程。

参芪扶正注射液

组成： 党参、黄芪、氯化钠（注射用）等。

功效： 益气扶正。

主治： 用于肺脾气虚引起的神疲乏力，少气懒言，自汗眩晕；肺癌、胃癌见上述证候者的辅助治疗。参芪扶正注射液通过调节免疫细胞、影响细胞因子和生长因子水平及诱导肿瘤细胞凋亡等机理，发挥其增效减毒效应、改善耐药及直接抑制肺癌细胞增殖和转移的作用，并能降低放射毒性及其毒副作用和骨髓抑制，提高临床疗效。

用法： 静脉滴注：一次 250mL（1 瓶），一日 1 次，疗程 21 天；与化疗合用，在化疗前 3 天开始使用，疗程可与化疗同步结束。

金复康口服液

组成： 黄芪、北沙参、麦冬、女贞子（酒制）、山茱萸、绞股蓝、葫芦巴（盐炒）、石上柏、石见穿、重楼、天冬等。

功效： 益气养阴，清热解毒。

主治： 用于原发性非小细胞肺癌气阴两虚证，不适合手术、放疗、化疗的患者，或与化疗并用，有助于提高化疗效果，改善免疫功能，减轻化疗引起的白细胞下降等毒副作用。Meta 分析研究显示，化疗联合金复康口服液可以提高临床总有效率，改善生存质量，有助于缓解化疗导致的不良反应，改善机体免疫功能。

用法： 口服，一次 30mL，一日 3 次，30 天为 1 个疗程，可连续使用 2 个疗程，或遵医嘱。

益肺清化颗粒

组成： 黄芪、党参、北沙参、麦冬、仙鹤草、拳参、败酱草、白花蛇舌草、川贝母、紫菀、桔梗、苦杏仁、甘草等。

功效： 益气养阴，清热解毒，化痰止咳。

主治： 适用于气阴两虚，阴虚内热型晚期肺癌的辅助治疗。症见：气短、乏力、咳嗽、咯血、胸痛等。益肺清化颗粒能够明显减轻肺癌患者咳嗽、痰多、胸痛、气短、乏力等症状、能够抑制肿瘤的生长与转移、减轻化疗引起的毒副作用、提高生活质量。其主要作用机制为：①改变 NSCLC 患者血液流变学，降低血液的高凝状态，保证良好的微循环，减少肿瘤患者的血栓形成，减轻转移的发生。②通过抑制肿瘤细胞的表达，降低肿瘤细胞与基底膜及细胞外基质的黏附，阻抑癌细胞的浸润及转移。③能够降低 NSCLC 患者血小板水平，从而减少肿瘤的侵袭与转移。④可改善晚期肺癌患者的免疫功能及化疗后免疫功能的抑制，增强机体自身免疫机制抗肿瘤作用。

用法： 口服。一次 2 袋，一日 3 次。两个月为 1 个疗程，或遵医嘱。

复方红豆杉胶囊

组成： 红豆杉树皮、红参、甘草。

功效： 益气化痰，祛邪散结；对恶性肿瘤具有广谱抗癌作用。

主治： 用于气虚痰瘀所致的中晚期肺癌化疗的辅助治疗。能够抑制肿瘤增殖，维持肿瘤的稳定，提高化疗的疗效和患者的生存质量，用于维持治疗可以显著延长患者的生存期，并且有较好的安全性。

用法： 口服，一次 2 粒，一日 3 次，21 天为 1 个疗程。

康莱特注射液

组成： 薏苡仁中提取的有效成分。

功效： 为双相广谱抗癌药，既能高效抑杀癌细胞，又能显著提高机体整理免疫功能。

主治： 适用于非小细胞肺癌和原发性肝癌的辅助治疗。研究证实：康莱特注射液能明显抑制新生血管生成，加快血管进入衰退期，控制肿瘤生长和转移；联合 GP 方案的安全性较好，不会增加不良反应发生率，并可缓解 GP 方案的骨髓抑制反应、消化道反应，从而提高患者的化疗耐受度。

用法： 静滴：200mL/次，1 次/日，20 天为 1 个疗程，间隔 3~5 天可开始下一个疗程。联合放、化疗时可酌情减量。

二、化瘀软坚类

肺癌为外感六淫、七情、外伤等各种因素长期作用于机体，从而产生的瘀滞，或痰湿、血瘀等病理癌肿产物。肺癌气滞毒邪瘀滞者，常症见咳嗽咳痰，咳痰不畅，痰重带有暗红血块，或胸胁胀满不适，或有刺痛，痛有定处，入夜尤甚，唇甲紫暗，舌暗红或青紫，有瘀斑瘀点，苔薄，脉弦细或涩。常用中成药：威麦宁胶囊、参莲胶囊、参丹散结胶囊、紫龙金片。

威麦宁胶囊

组成：金荞麦和绞股蓝、岩白菜素等。

功效：活血化瘀、抗肿瘤、清热解毒、抑制肿瘤细胞转移。

主治：配合放化疗治疗肿瘤有增效减毒作用；单独使用可用于不适宜放化疗的肺癌患者的治疗。研究显示，威麦宁胶囊在结合化疗方案基础上治疗 NSCLC，可减少患者免疫功能损伤，抑制炎性微环境，提高化疗疗效，降低化疗相关不良反应，帮助患者增强免疫力，改善患者临床症状。

用法：饭后口服。一次 6~8 粒，一日 3 次，或遵医嘱。

参莲胶囊

组成：苦参、山豆根、半枝莲、防己、三棱、莪术、丹参、补骨脂、苦杏仁、乌梅、白扁豆。

功效：清热解毒，活血化瘀，软坚散结。

主治：用于由气血瘀滞，热毒内阻而致的中晚期肺癌、胃癌患者。可以缓解中晚期肺癌患者临床症状，减轻放化疗不良反应，改善红细胞免疫功能，恢复血液系统功能，提高生存质量等作用。

用法：口服。一次 6 粒，一日 3 次。

参丹散结胶囊

组成：人参、黄芪、白术（麸炒）、鸡内金、瓜蒌、半夏（清）、厚朴、枳壳（炒）、郁金、丹参、全蝎、蜈蚣。

功效：益气健脾、理气化痰、活血祛瘀。

主治：合并化疗具有改善原发性非小细胞肺癌、胃肠癌、乳腺癌中医脾虚痰瘀证所致的气短、面色㿠白、胸痛、纳谷少馨、胸胁胀满等症状的作用，可提高患者化疗期间的生活质量。对原发性非小细胞肺癌合并 NP（NVB、PDD）及 MVP（MMC、VDS、PDD）方案化疗时，在抑制肿瘤方面具有一定的辅助治疗作用。

用法：口服，每次 6 粒，每日 3 次，疗程 42 天。

紫龙金片

组成：黄芪、当归、白英、龙葵、丹参、半枝莲、蛇莓、郁金等。

功效：益气养血，清热解毒，理气化痰。

主治：用于气血两虚证原发性肺癌化疗患者。临床研究显示，紫龙金片能够改善肺癌患者术后体液免疫和细胞免疫功能，联合放化疗起到增效减毒作用（提高近期疗效、减少不良反应发生率、改善症状等），同时能延长肺癌治疗疗效，提高生活质量等。

用法：口服。一次 4 片，一日 3 次，与化疗同时使用，每 4 周为一个周期，2 个周期为一个疗程。

三、清热攻毒类

肺癌患者病程日久，癌毒久积，使经脉瘀滞、邪毒积聚而产生新的致病物质；或手术、放化疗后，在杀伤肿瘤细胞的同时，也会严重损伤大量的正常细胞，破坏人体的正气，造成正气虚损，癌毒邪热积聚的局面。症可见骨髓抑制、肝损伤、疼痛、癌性发热、脱发、呕吐、发痒、麻木等。常用中成药：艾迪注射液、华蟾素片/胶囊、榄香烯注射液、鸦胆子油乳注射液、复方苦参注射液、消癌平滴丸等。

艾迪注射液

组成：人参、黄芪、斑蝥、刺五加等。

功效：清热解毒、消瘀散结、增强机体免疫力、抗肿瘤。艾迪注射液联合化疗治疗能有效地提高肺癌治疗的有效率和改善肺癌患者生活质量。

主治：用于原发性肝癌，肺癌，直肠癌，恶性淋巴瘤，妇科恶性肿瘤等。

用法：静脉滴注。成人一次 50 ~ 100mL，加入 0.9% 氯化钠注射液或 5% ~ 10% 葡萄糖注射液 400 ~ 450mL 中，一日 1 次；与放化疗合用时，疗程与放化疗同步。

华蟾素片/胶囊

组成：干蟾皮提取物。

功效：消炎止痛、清热解毒、破瘀散结。

主治：华蟾素能对多种肿瘤细胞产生毒副作用，是细胞周期的特异性药物，通常在 S 期作用，抗瘤作用机制为抑制癌细胞增殖，诱导癌细胞凋零，直接对 DNA 作用，能有效减轻化疗的毒副作用。华蟾素片联合化疗对晚期非小细胞肺癌患者进行治疗，能有效改善患者症状，提高生存质量，降低不良反应发生率。

用法：口服。一次 3 ~ 4 片，一日 3 ~ 4 次。

榄香烯注射液

组成：主要成分为 β - ，γ - ，σ - 榄香烯混合液，辅料为大豆磷脂、胆固醇、乙醇、磷酸氢二钠、磷酸二氢钠等。

功效：可用于合并放化疗常规方案，对肺癌、肝癌、食管癌、鼻咽癌、脑瘤、骨转移癌等恶性肿瘤可起增强疗效，降低放化疗毒副作用。并可用于介入、腔内化疗及癌性胸腹水的治疗。

主治：治疗肺癌的合并用药以抗肿瘤、抗菌、调节免疫、营养支持和改善肺功能为主。其中通过抑制肺癌细胞的 DNA、RNA 合成，抑制肺癌细胞有丝分裂，诱导肺癌细胞株凋亡，诱导肿瘤细胞分化，抑制肿瘤细胞浸润、迁徙、转移，抑制肿瘤血管生成，逆转肿瘤细胞耐药性，提高放化疗敏感性，提高机体免疫功能，减毒增效等作用机制达到抗癌作用。

用法：静注：一次 0.4 ~ 0.6g，一日 1 次，2 ~ 3 周为 1 个疗程。用于恶性胸腹水治疗：一般 200 ~ 400mg/m^2，抽胸腹水后，胸腔内或腹腔内注射，每周 1 ~ 2 次或遵医嘱。

鸦胆子油乳注射液

组成：鸦胆子油为主要原料组成的中药单方制剂。

功效：清热燥湿、杀虫解毒、抑癌。

主治：肺癌及肺癌脑转移、消化系统肿瘤等。鸦胆子油乳注射液能够抑制癌细胞 DNA 的合成，也能促进干扰素的合成；促进体液和细胞免疫；促进骨髓干细胞的造血功能。联合 GP 方案化疗治疗 NSCL，可显著提高患者临床总有效率和生活质量改善率，降低白细胞减少发生率。

用法：静脉注射，每次 5～10mL，每天 1 次，1 个月为 1 个疗程，使用时加 5%～10% 葡萄糖注射液或 0.85% 生理盐水 250～500mL 静脉滴注。根据病情，可加大剂量至每天 100～300mL。

复方苦参注射液

组成：苦参、白土苓。辅料为聚山梨酯 80、氢氧化钠、醋酸。

功效：清热利湿，凉血解毒，散结止痛。

主治：用于癌肿疼痛、出血，减少化疗不良反应。复方苦参注射液兼具抑制肿瘤细胞增殖、减少肿瘤血管新生等作用，是良好的化疗辅助药物，可提高化疗方案的整体疗效。

用法：每支装 5mL。谨遵医嘱。

消癌平滴丸

组成：通关藤。

功效：抗癌，消炎，平喘。

主治：用于食管癌、胃癌、肺癌、对大肠癌、宫颈癌、白血病等多种恶性肿瘤，亦可配合放疗、化疗及手术后治疗。并用于治疗慢性气管炎和支气管哮喘。消癌平滴丸能抑制肿瘤细胞增殖、分化促进肿瘤细胞凋亡；且其能提高机体免疫力减少患者感染等相关并发症发生，促进患者机体功能改善。辅助治疗能有效提高肺癌患者治疗效果，改善患者生活质量。

用法：口服，一次 8～10 丸，一日 3 次。

第二节　脾胃肠肿瘤中成药

一、健脾益气类

脾胃为后天之本，脾胃肠肿瘤的癌肿盘踞中焦脾胃，影响脾胃运化、气血生化。脾胃乃后天之本，气血生化之源，症见面色萎黄、纳差，或有吞咽不利，神疲乏力、气短、口干心烦、胃脘灼热或隐隐作痛，脘腹胀满，形体消瘦，大便秘结、小便短少或短赤，舌红少津或舌淡少苔，脉细数。常用中成药：参芪扶正丸、贞芪扶正颗粒、生脉注射液、香砂养胃丸、胃复春片等。

参芪扶正丸

组成：人参、黄芪、白花蛇舌草、半枝莲、山慈菇、莪术、三七、红花、薏苡仁、茯苓、刺五加、白术、女贞子、枸杞子。

功效：补气活血解毒。

主治：用于气虚血瘀为主要临床表现的肺癌、胃癌等癌症的辅助治疗。改善细胞免疫功能；恢复骨髓造血功能；调节人体免疫功能；抑制肿瘤血管新生，直接杀灭癌细胞，对放化疗起增效减毒作用。参芪扶正丸能明显增加 T 淋巴细胞亚群活性，提高机体免疫功能。参芪扶正丸辅助化疗方案治疗胃癌，能明显改善患者的免疫功能和细胞因子水平，减轻化疗毒副反应，提高生活质量。

用法：口服，一次 10g，一日三次，30 天为 1 个疗程，可连用 3 ~ 5 个疗程。

贞芪扶正颗粒

组成：黄芪、女贞子。

功效：提高人体免疫功能，保护骨髓和肾上腺皮质功能。

主治：用于各种疾病引起的虚损；配合手术、放射线、化学治疗，促进正常功能的恢复。贞芪扶正颗粒辅助化疗，能有效改善食管癌化疗患者免疫功能，提高患者生存质量，且可减少化疗所致毒副反应。

用法：口服，一次 1 袋，一日 2 次。

生脉注射液

组成：红参、麦冬、五味子。

功效：益气固脱、养阴复脉。

主治：用于气阴两亏、脉虚欲脱的心悸、气短、四肢厥冷、汗出、脉欲绝及心肌梗死、心源性休克、感染性休克等具有上述证候者。现代研究显示，具有抗疲劳、抗辐射、促进造血、保护心肌细胞、抗休克、增强机体免疫力、抗肿瘤等功效。生脉含药血清对耐药细胞有细胞毒性作用，同时可以调控耐药细胞周期分布，使细胞停滞于 G0/G1 期，下调 DNA 合成及复制的速度，能够明显抑制胃癌耐药细胞的增殖，因此，生脉注射液联合化疗能明显改善胃癌患者的生活质量，提高晚期胃癌的临床疗效。

用法：肌内注射：一次 2 ~ 4mL，一日 1 ~ 2 次。静脉滴注：一次 20 ~ 60mL，用 5% 葡萄糖注射液 250 ~ 500mL 稀释后使用，或遵医嘱。

香砂养胃丸

组成：木香、砂仁、白术、陈皮、茯苓、半夏（制）、醋香附、枳实（炒）、豆蔻（去壳）、姜厚朴、广藿香、甘草。

功效：温中和胃。

主治：胃阳不足、湿阻气滞所致的胃痛、痞满，症见胃痛隐隐、脘闷不舒、呕吐酸水、嘈杂不适、不思饮食、四肢倦怠等。现代应用：用于治疗慢性浅表性胃炎及萎缩性胃炎；功能性消化不良；呼吸道感染。

用法：口服，一次 9g，一日 2 次。

胃复春片

组成：红参、香茶菜、枳壳（麸炒）等。

功效：健脾益气，活血解毒。

主治：用于胃癌癌前病变及胃癌手术后辅助治疗。现代应用：用于治疗胃癌癌前病变及胃癌手术后的辅助治疗；慢性萎缩性胃炎。临床研究显示：胃复春可抑制激活促癌基因和抑制癌细胞类基因的表达，使细胞生长得到有效控制，从而修复胃黏膜，达到逆转胃癌癌前病变的可能。同时能抑制幽门螺杆菌，改善胃黏膜萎缩程度，减轻胃黏膜炎症，并逆转胃癌癌前病变，对 CAG 胃黏膜中、重度异型增生及肠上皮化生的病理组织学变化有逆转的作用，对萎缩性胃炎及癌前病变的临床症状及病理学改善均有疗效。

用法：口服。一次 4 片，一日 3 次。

二、化痰散瘀类

脾胃肠肿瘤中晚期患者，癌肿邪实瘀滞，或手术切除或化疗后，损伤脏腑经络，多有痰浊、瘀血、邪毒积聚。症见吞咽困难、饮食不入，甚至饮水难进，腹部或后背疼痛，固定不移，入夜尤甚，唇甲紫暗，肌肤甲错或枯槁，舌质紫暗，舌下瘀脉显露，脉弦涩或细涩。

常用中成药：康力欣胶囊、枫苓合剂、平消胶囊、仙蟾片等。

康力欣胶囊

组成：阿魏、九香虫、大黄、姜黄、诃子、木香、丁香、冬虫夏草。

功效：扶正去邪，软坚散结。

主治：用于消化道恶性肿瘤、乳腺恶性肿瘤、肺恶性肿瘤见于气血瘀阻证者。康力欣胶囊联合化疗治疗胃癌患者，能有效阻止肿瘤进展，改善免疫功能、血清肿瘤标志物，提高生活质量。

用法：口服，一次 2～3 粒，一日 3 次；或遵医嘱。

枫苓合剂

组成：大风子、木鳖子、大黄、甘草等。

功效：攻毒散积、活血行瘀。

主治：本品与化疗药合用，对瘀毒结滞证胃癌的化疗、瘀毒结滞证原发性肝癌介入加栓塞化疗有一定增效作用。有改善临床症状、生存质量的作用。

用法：口服，每次 15mL，每日 2 次。疗程 2 个月。原发性肝癌与介入加栓塞化疗合用时，在介入化疗前一周开始服用本品；胃癌与化疗合用时，与化疗同时开始服用本品。

平消胶囊

组成：郁金、马钱子粉、仙鹤草、五灵脂、白矾、硝石、干漆（制）、枳壳（麸炒）。

功效：活血化瘀，散结消肿，解毒止痛。

主治：对毒瘀内结所致的肿瘤患者具有缓解症状、缩小瘤体、提高机体免疫力、延长患者生存时间的作用。

用法：口服，一次 4～8 粒，一日 3 次。

仙蟾片

组成：马钱子粉、半夏（制）、人参、黄芪、仙鹤草、补骨脂、郁金、蟾酥、当归。

功效：化瘀散结，益气止痛。

主治：用于食管癌、胃癌、肺癌。

用法：口服，一次 4 片，一日 3 次；或遵医嘱。

三、清热解毒类

胃肠恶性肿瘤患者因其癌肿的形成或转移，使气血、痰瘀、癌毒郁积脉络脏腑，出现痰瘀、热毒互结等表现，症见口燥咽干、胃脘灼热、嘈杂隐痛、食欲减退、形体消瘦、两颧潮红、潮热、盗汗、大便干结，舌红少津，脉细数。

常用中成药：消癌平注射液、复方万年青胶囊、食道平散、抗癌平丸、复方天仙胶囊、安替可胶囊、增生平片、金蒲胶囊。

消癌平注射液

组成：通关藤。

功效：抗癌，消炎，平喘。

主治：用于食管癌、胃癌、肺癌、大肠癌、宫颈癌、白血病等多种恶性肿瘤，亦可配合放化疗及手术后治疗。并用于治疗慢性气管炎和支气管哮喘。消癌平注射液联合 SOX 方案一线治疗晚期胃癌可提高治疗疗效，改善患者生活质量。

用法：口服，一次 8～10 丸，一日 3 次。

复方万年青胶囊

组成：虎眼万年青、半枝莲、虎杖、郁金、白花蛇舌草、人参、丹参、黄芪、全蝎、蜈蚣。

功效：解毒化瘀，扶正固本。

主治：适用于肺癌、肝癌、胃癌化疗合并用药，具有减毒增效的作用。复方万年青胶囊联合 SOX 化疗方案治疗晚期胃癌，能有效阻止肿瘤细胞扩散，降低血清 TSGF、CA－199、CEA、CA724 等肿瘤标志物水平，减少恶心呕吐、血小板减少、脱发、神经毒性、血红蛋白减少等不良反应，可提高患者生活质量。

用法：口服，一次 3 粒，一日 3 次。

食道平散

组成：人参、西洋参、紫硇砂、珍珠、人工牛黄、熊胆粉、全蝎、蜈蚣、细辛、三七、薄荷脑、朱砂。

功效：益气破瘀，解毒散结。

主治：用于中晚期食管癌而致食道狭窄梗阻，吞咽困难，疼痛，噎膈反涎等病证。食道平散联合紫杉醇治疗食管癌，能有效缓解食管癌患者的化疗毒副作用，可以改善患者消化功能和提高患者食欲，增强患者的免疫力，提高患者的生存质量。

用法：口服，一次 0.3～0.5g，一日 3～5 次；或遵医嘱。

抗癌平丸

组成：珍珠菜、藤梨根、香茶菜、肿节风、蛇莓、半枝莲、兰香草、白花蛇舌草、石上柏、蟾酥。

功效：清热解毒，散瘀止痛。

主治：用于热毒瘀血壅滞肠胃而致的胃癌、食管癌、贲门癌、直肠癌等消化道肿瘤。抗癌平丸联合化疗治疗直肠癌具有较好的临床疗效，能够提高患者生活质量，改善患者免疫功能，提高临床疗效。

用法：口服，一次 0.5～1g，一日 3 次。饭后半小时服，或遵医嘱。

复方天仙胶囊

组成：本品为天花粉、威灵仙、白花蛇舌草、人工牛黄、龙葵、胆南星、乳香（制）、没药、人参、黄芪、珍珠（制）、猪苓、蛇蜕、冰片、人工麝香等制成的胶囊剂。

功效：清热解毒，活血化瘀，散结止痛。

主治：对食管癌、胃癌有一定抑制作用；配合化疗、放疗，可提高其疗效。

用法：口服，一次 2~3 粒，一日 3 次。饭后半小时用蜂蜜水或温水送下（吞咽困难可将药粉倒出服用）。一个月为一个疗程。停药 3~7 天再继续服用。

安替可胶囊

组成：当归、蟾皮。

功效：软坚散结、解毒定痛、养血活血。

主治：用于食管癌瘀毒病证，与放疗合用可增强对食管癌的疗效；用于晚期原发性肝癌瘀毒病证，对不宜手术、放化疗者有一定抑制肿瘤增长作用，可改善生存质量；用于中晚期胃癌（瘀毒病证）的化疗辅助治疗，配合 5-FU-DDP 方案（5-FU、MMC、DDP），可改善临床症状、生存质量。

用法：口服。一次 2 粒，一日 3 次，饭后服用；疗程 6 周，或遵医嘱。

增生平片

组成：山豆根、拳参、北败酱、夏枯草、白鲜皮、黄药子。

功效：清热解毒、化瘀散结。

主治：适用于食管和贲门上皮增生、具有呃逆、进食吞咽不利、口干、口苦、咽痛、便干舌暗、脉弦滑者热瘀内结表现者。

用法：口服。一次 8 片，一日 2 次。疗程 6 个月，或遵医嘱。

金蒲胶囊

组成：人工牛黄、金银花、蜈蚣、穿山甲（烫）、蟾酥、蒲公英、半枝莲、山慈菇、莪术、白花蛇舌草、苦参、龙葵、珍珠、大黄、黄药子、乳香（制）、没药（制）、延胡索（制）、红花、半夏（姜炙）、党参、黄芪、刺五加、砂仁。

功效：清热解毒，消肿止痛，益气化痰。

主治：用于晚期胃癌、食管癌患者痰湿瘀阻及气滞血瘀病证。

用法：饭后用温开水送服。一次 3 粒，一日 3 次，或遵医嘱。42 日为 1 个疗程。

第三节　脑肾膀胱肿瘤中成药

一、补虚扶正类

脑肾膀胱肿瘤患者多因正虚不足，癌毒积聚体内而发为肿瘤。癌肿日久可致使人体五脏失调、气血耗伤、正气衰败，出现邪实正虚的表现。症见神疲乏力、头痛、眩晕、食欲不振、形体消瘦、自汗盗汗、记忆力减退、腰痛、尿频、血尿等，舌淡苔薄或舌红少苔，脉弱无力或细数。常用中成药：六味地黄丸、右归丸等。

六味地黄丸

组成：熟地黄、酒萸肉、牡丹皮、山药、茯苓、泽泻。

功效：滋阴补肾

主治：肾阴亏损，头晕耳鸣，腰膝酸软，骨蒸潮热，盗汗遗精，消渴，适用于肾癌阴虚者。

用法：口服。大蜜丸一次 1 丸，一日 2 次。

右归丸

组成：熟地黄、附子（炮附片）、肉桂、山药、山茱萸（酒炙）、菟丝子、鹿角胶、枸杞子、当归、杜仲（盐炒）。

功效：温补肾阳，填精止遗。

主治：肾阳不足，命门火衰，腰膝酸冷，精神不振，怯寒畏冷，阳痿遗精，大便溏薄，尿频而清。适用于肾癌阳虚者。

用法：口服，小蜜丸一次 9g，大蜜丸一次 1 丸，一日 3 次。

二、清热攻毒类

脑肾膀胱肿瘤患者多有癌肿组织脏腑经络气血运行，致使人体气滞、血瘀、痰结、毒热等邪上犯，扰乱神窍，下侵影响肾膀胱气化，症见头痛、眩晕、痴呆、下腹部或腰骶部包块、疼痛，排尿困难、尿痛、尿潴留，舌质暗红，苔薄黄或黄厚腻，脉弦滑涩或数。常用中成药：复发斑蝥胶囊、平消胶囊、西黄丸、安宫牛黄丸、鸦胆子油乳注射液、八正合剂等。

复方斑蝥胶囊

组成：斑蝥、西洋参、刺五加、三棱、黄芪、半枝莲、女贞子、水蛭、莪术、山茱萸、甘草等。

功效：破血消瘀，攻毒蚀疮，增强免疫力，抗肿瘤。

主治：用于原发性肝癌，肺癌，直肠癌，恶性淋巴瘤，妇科恶性肿瘤等。

用法：口服，一次 3 粒，一日 2 次。

平消胶囊

组成：郁金、马钱子粉、仙鹤草、五灵脂、白矾、硝石、干漆（制）、枳壳（麸炒）。

功效：活血化瘀，散结消肿，解毒止痛。

主治：对毒瘀内结所致的肿瘤患者具有缓解症状、缩小瘤体、提高机体免疫力、延长患者生存时间的作用。

用法：口服，一次 4~8 粒，一日 3 次。

西黄丸

组成：牛黄或体外培育牛黄、麝香或人工麝香、乳香（醋制）、没药（醋制）。

功效：清热解毒，消肿散结。

主治：热毒壅结所致痈疽疔毒、瘰疬、流注、癌肿等。临床主要用于各种癌症的治疗及辅助治疗，改善中晚期癌症患者的临床症状，提高生活质量。

用法：口服，一次 1 瓶（3g），一日 2 次。

安宫牛黄丸

组成：牛黄、水牛角浓缩粉、人工麝香、珍珠、朱砂、雄黄、黄连、黄芩、栀子、郁金、冰片。

功效：清热解毒，镇惊开窍。

主治：用于热病，邪入心包，高热惊厥，神昏谵语；中风昏迷及脑炎、脑膜炎、中毒性脑病、脑出血、败血症见上述证候者。适用于脑瘤伴昏迷者。

用法：口服。一次 1 丸，一日 1 次；小儿三岁以内一次 1/4 丸，四岁至六岁一次 1/2 丸，一日 1 次；或遵医嘱。

鸦胆子油乳注射液

组成：鸦胆子油为主要原料组成的中药单方制剂。

功效：清热燥湿、杀虫解毒、抑癌。

主治：肺癌及肺癌脑转移、消化系统肿瘤等。

用法：静脉注射，每次 5 ~ 10mL，每天 1 次，一个月为一个疗程，使用时加 5% ~ 10% 葡萄糖注射液或 0.85% 生理盐水 250 ~ 500mL 静脉滴注。根据病情，可加大剂量至每天 100 ~ 300mL。

八正合剂

组成：瞿麦、车前子（炒）、萹蓄、大黄、滑石、川木通、栀子、灯心草、甘草等。

功效：清热、利尿、通淋。

主治：肝湿热下注，小便短赤，淋沥涩痛，口燥咽干。适用于肾癌、膀胱癌湿热下注者。

用法：口服，一次 15 ~ 20mL，一日 3 次，用时摇匀。

第四节　肝胆肿瘤中成药

一、扶正培本类

肝胆肿瘤患者因癌肿阻滞脏腑气血运行，影响脏腑运化、气血生成，出现气血不足，阴阳失调，脏腑亏虚等表现，症见神疲乏力，不思饮食，口苦咽干，形体消瘦，肋下痞满硬胀痛，腹部胀满不适，舌淡暗或淡胖，脉弦。常用中成药：参一胶囊，云芝胞内糖肽胶囊、槐耳胶囊、复方木鸡颗粒、康艾注射液等。

参一胶囊

组成：人参皂苷 Rg3（Ginsenoside Rg3）。

功效：培元固本，补益气血。

主治：与化疗配合用药，有助于提高原发性肺癌、肝癌的疗效，可改善肿瘤患者的气虚症状，提高机体免疫功能。

用法：饭前空腹口服，一次 2 粒，一日 2 次。八周为 1 个疗程。

云芝胞内糖肽胶囊

组成：云芝胞内糖肽。

功效：免疫增强药。

主治：用于慢性乙型肝炎、肝癌的辅助治疗及老年免疫功能低下者。

用法：口服，一次 0.5 ~ 1.0g，一日三次。

槐耳胶囊

组成：槐耳菌质。

功效：扶正固本，活血消症。

主治：适用于正气虚弱、瘀血阻滞、原发性肝癌不宜手术和化疗者辅助治疗用药，有改善肝区疼痛、腹胀、乏力等症状的作用。

用法：口服，一次 20g，一日三次。一个月为 1 个疗程，或遵医嘱。

复方木鸡颗粒

组成：云芝提取物、核桃楸皮、山豆根、菟丝子。

功效：抑制甲胎蛋白升高。

主治：用于肝炎，肝硬化，肝癌。临床应用证明，复方木鸡颗粒在抑制甲胎蛋白升高，治疗慢性乙型病毒性肝炎、肝纤维化、肝硬化、慢性肝内胆汁瘀积以及防治肝癌等方面疗效显著。此外，还对肝癌外的其他癌症也有一定的疗效。其保肝护肝的机制与降低血清谷丙转氨酶，抑制脂质过氧化反应和炎症因子释放，抑制肝癌细胞生长，诱导肝癌细胞凋亡等有关。

用法：口服，一次 10g，一日 3 次。饭后服。

康艾注射液

组成：黄芪、人参、苦参素。

功效：益气扶正，增强机体免疫功能。

主治：用于原发性肝癌、肺癌、直肠癌、恶性淋巴瘤、妇科恶性肿瘤；各种原因引起的白细胞低下及减少症；慢性乙型肝炎。

用法：缓慢静脉注射或滴注；一日 1～2 次，每日 40～60mL，用 5% 葡萄糖或 0.9% 生理盐水 250～500mL 稀释后使用。30 天为 1 个疗程，或遵医嘱。

二、清热消痰祛瘀类

肝胆肿瘤患者多因湿热、痰瘀侵袭，致气机阻滞，血行不畅，肝胆疏泄失常，日久湿、热、气、血结聚成毒，炼液成痰，结为癌毒肿物。症见神疲倦怠，面色黄染或萎黄，肝区胀痛，口苦咽干，食欲不振，或脘满厌食，腹大胀满，下肢肿胀，舌色青紫少苔，舌下瘀络显露或见结节，脉弦涩。常用中成药：金龙胶囊、西黄丸、肝复乐片、复方苦参注射液、华蟾素片、鳖甲煎丸等。

金龙胶囊

组成：鲜守宫、鲜金钱白花蛇、鲜蕲蛇。

功效：破瘀散结，解郁通络。

主治：用于原发性肝癌血瘀郁结病证，症见右胁下积块，胸胁疼痛，神疲乏力，腹胀，纳差等。

用法：口服。一次 4 粒，一日 3 次。

西黄丸

组成：牛黄或体外培育牛黄、麝香或人工麝香、乳香（醋制）、没药（醋制）。

功效：清热解毒，消肿散结。

主治： 热毒壅结所致痈疽疔毒、瘰疬、流注、癌肿等。临床主要用于各种癌症的治疗及辅助治疗，改善中晚期癌症患者的临床症状，提高生活质量。西黄丸能改善晚期肝癌患者的腹胀、纳差症状，明显缓解疼痛，提高生活质量，改善临床症状。

用法： 口服。一次 1 瓶（3g），一日 2 次。

肝复乐片

组成： 党参、鳖甲、重楼、黄芪、大黄、柴胡、桃仁、土鳖虫等。

功效： 健脾理气，化瘀软坚，清热解毒。

主治： 适用于以肝瘀脾虚为主证的原发性肝癌，症见上腹肿块，胁肋疼痛，神疲乏力，食少纳呆，脘腹胀满，心烦易怒，口苦咽干等。对于上述证候的乙型肝炎肝硬化患者的肝功能及肝纤维化血清学指标有改善作用。

用法： 口服。一次 6 片（薄膜衣片），一日 3 次。Ⅱ期原发性肝癌两个月为一个疗程，Ⅲ期原发性肝癌一个月为一个疗程，乙型肝炎肝硬化三个月为一个疗程，或遵医嘱。

复方苦参注射液

组成： 苦参、白土苓。辅料为聚山梨酯80、氢氧化钠、醋酸。

功效： 清热利湿，凉血解毒，散结止痛。

主治： 用于癌肿疼痛、出血。

用法： 谨遵医嘱。

华蟾素片

组成： 干蟾皮提取物。

功效： 解毒，消肿，止痛。

主治： 用于中晚期肿瘤，慢性乙型肝炎等症。华蟾素片联合化疗中晚期原发性肝癌的能改善患者的临床疗效，降低不良反应，提高生活质量及减少疼痛情况。

用法： 口服。一次 3～4 片，一日 3～4 次。

鳖甲煎丸

组成： 鳖甲胶、阿胶、蜂房（炒）、鼠妇虫、土鳖虫（炒）、蜣螂、硝石（精制）、柴胡、黄芩、半夏（制）、党参、干姜、厚朴（姜制）、桂枝、白芍（炒）、射干、桃仁、牡丹皮、大黄、凌霄花、葶苈子、石韦、瞿麦。

功效： 活血化瘀，软坚散结。

主治： 用于胁下癥块。鳖甲煎丸能显著抑制肝癌细胞的生长增殖、黏附及转移侵袭。

用法： 口服。一次3g（3g约半瓶盖），一口 2～3 次。

第五节　肢体筋骨肿瘤中成药

一、益气扶正类

肢体筋骨肿瘤患者多因正虚邪侵，禀赋遗传，致气滞、血瘀、痰浊积聚而生筋骨肿物。同时肿瘤阻滞经络气血运行，影响脏腑气化，日久则气血衰败、阴阳失衡。症见肢体肿块，肿胀不痛，不影响肢体活动，或隐痛不适，消瘦，乏力，食欲减退，贫血，舌淡或淡暗，苔薄，脉弱。常用中成药：艾迪注射液。

艾迪注射液

组成：人参、黄芪、斑蝥、刺五加等。

功效：清热解毒、消瘀散结、增强机体免疫力、抗肿瘤。

主治：用于原发性肝癌，肺癌，直肠癌，恶性淋巴瘤，妇科恶性肿瘤等。艾迪注射液对中晚期恶性肿瘤配合放化疗可提高疗效。主要通过抑制肿瘤血管新生减少肿瘤细胞 DNA 复制、修复、能量代谢及致癌活性物基因编码蛋白的表达，诱导肿瘤细胞凋亡和对多药耐药的逆转而产生抗肿瘤作用。减轻放化疗引起的 T 淋巴细胞免疫活性低下、T 细胞亚群指标下降显著升高 NK 细胞活性；对肝功能有一定的保护作用；对骨髓有保护作用；减轻化疗导致的胃肠道反应及其他相关症状在提高生活质量及延长生存期方面作用非常显著。

用法：静脉滴注。成人一次 50～100mL，加入 0.9% 氯化钠注射液或 5%～10% 葡萄糖注射液 400～450mL 中，一日 1 次；与放化疗合用时，疗程与放化疗同步。

二、化瘀解毒类

肢体筋骨肿瘤患者癌毒蕴结日久，耗伤气血，阻滞经络，腐骨蚀骼，痰瘀毒热聚结，症见肢体筋骨肿瘤日渐肿大和扩展，硬度不一，有的坚硬如石，有的皮肤紧张，局部有压痛，肢体疼痛、畸形，全身贫血貌，血管神经压迫征象，或可有近端淋巴结转移硬结、疼痛形成，舌淡暗或暗红，苔薄黄或黄柏厚腻，脉弦涩或涩。常用中成药：华蟾素片/胶囊、化岩胶囊、平消胶囊。

华蟾素片/胶囊

组成：干蟾皮提取物。

功效：消炎止痛、清热解毒、破瘀散结。

主治：用于中晚期肿瘤，慢性乙型肝炎等症。适用于骨癌中晚期伴有疼痛者。

用法：口服。一次 3～4 片，一日 3～4 次。

化岩胶囊

组成：补骨脂、黄芪、薏苡仁、大黄、皂角刺、三棱、莪术、白芍、木瓜、乌药等。

功效：补肾健脾，软坚散结，豁痰破瘀。

主治：用于恶性骨肿瘤，如骨肉瘤，骨转移癌等。

用法：一日 2～3 次，一次 5 粒，温开水送服。腹泻患者慎用或遵医嘱。

平消胶囊

组成：郁金、马钱子粉、仙鹤草、五灵脂、白矾、硝石、干漆（制）、枳壳（麸炒）。

功效：活血化瘀，散结消肿，解毒止痛。

主治：对毒瘀内结所致的肿瘤患者具有缓解症状、缩小瘤体、提高机体免疫力、延长患者生存时间的作用。可用于骨癌晚期瘀毒内结者。

用法：口服，一次 4~8 粒，一日 3 次。

第六节　血液肿瘤中成药

一、益气扶正类

血液肿瘤患者多因禀赋薄弱，或烦劳过度、后天失养，而卫外无力，邪侵骨髓，癌毒内生而致病。症见面色苍白，疲倦乏力、心悸、气短、神烦不寐、活动耐力进行性降低，舌淡，苔薄，脉细或弱。常用中成药：复方红豆杉胶囊、猪苓多糖注射液、康艾注射液。

复方红豆杉胶囊
组成：红豆杉树皮、红参、甘草。
功效：益气化痰，祛邪散结；对恶性肿瘤具有广谱抗癌作用。
主治：用于气虚痰瘀所致的血液肿瘤的辅助治疗。
用法：口服，一次 2 粒，一日 3 次，21 天为 1 个疗程。

猪苓多糖注射液
组成：猪苓多糖。
功效：本品能调节机体免疫功能，对慢性肝炎、肿瘤病证有一定疗效。
主治：与抗肿瘤化疗药物合用，可增强疗效，减轻毒副作用。
用法：肌内注射，一次 2~4mL（1~2 支），一日 1 次，小儿酌减或遵医嘱。

康艾注射液
组成：黄芪、人参、苦参素。
功效：益气扶正，增强机体免疫功能。
主治：用于原发性肝癌、肺癌、直肠癌、恶性淋巴瘤、妇科恶性肿瘤；各种原因引起的白细胞低下及减少症；慢性乙型肝炎。
用法：缓慢静脉注射或滴注；一日 1~2 次，每日 40~60mL，用 5% 葡萄糖或 0.9% 生理盐水 250~500mL 稀释后使用。30 天为 1 个疗程或遵医嘱。

二、化瘀攻毒类

血液肿瘤患者感受邪毒，侵袭营卫，深伏骨髓。扰乱机体正常代谢，致使营卫失和，阴阳失调，生化逆乱，痰瘀热毒积聚。症见神疲倦怠、乏力明显、食欲不振、气短、发热、皮肤黏膜出血（鼻、口腔及牙龈、眼底、球结膜），女性月经量增多、舌淡、苔薄、脉微细。常用中成药：蟾酥注射液、复发黄黛片（白血康）、青黄胶囊、六神丸。

蟾酥注射液
组成：蟾酥注射液。

功效：清热解毒，抗肿瘤，抗放射的辅助用药。

主治：用于多种晚期肿瘤。有改善全身症状、恢复细胞免疫功能，提高白细胞数目，缓解癌性疼痛的作用。

用法：肌注，每日 2 次，7 天为 1 个疗程。

复方黄黛片（白血康）

组成：青黛、雄黄（水飞）、太子参、丹参。

功效：清热解毒，益气生血。

主治：用于热毒炽盛型的急性早幼粒细胞白血病。亦可用于白血病、真性红细胞增多症。

用法：口服，一次 3~5 粒，一日 3 次。

青黄胶囊

组成：青黛、雄黄、天葵子、黄芪、太子参、地黄、鳖甲、土鳖虫、莪术、三七、人工牛黄。

功效：清热解毒、化瘀散结、益气养阴。

主治：用于肝经热毒、瘀血阻滞、气阴两虚引起的低热、自汗盗汗、消瘦等；急慢性白血病、骨髓纤维化、真性红细胞增多症、血小板增多症等证候。

用法：饭后半小时用温开水送服。一次 3~5 粒，一日 3 次，儿童酌减或遵医嘱。

六神丸

组成：麝香、牛黄、冰片、珍珠、蟾酥、雄黄、百草霜。

功效：清凉解毒，消炎止痛。

主治：用于烂喉丹痧，咽喉肿痛，喉风喉痛，单双乳蛾，小儿热疖，痈疡疔疮，乳痈发背，无名肿毒。六神丸的蟾酥和雄黄都有很好的抗白血病和抗肿瘤的效果。可以用瘀毒内盛型急性非淋巴细胞白血病。

用法：口服，一日 3 次，温开水吞服；一岁每次服 1 粒，二岁每次服 2 粒，三岁每次服 3~4 粒，四岁至八岁每次服 5~6 粒，九岁至十岁每次服 8~9 粒，成人每次服 10 粒。

第七节　肿瘤放化疗辅助中成药

一、广谱抗癌药

金菌灵胶囊

组成：金针菇菌丝体。

功效：调补气血，扶正固本。

主治：用于癌症、慢性肝炎的辅助治疗。

用法：口服，每次 4 粒，一日 2 次。

消癌平颗粒

组成：通关藤。

功效：抗癌，消炎，平喘。

主治：用于食管癌、胃癌、肺癌，对大肠癌、宫颈癌、白血病等多种恶性肿瘤，有一定疗效，亦可配合放疗、化疗及手术后治疗。

用法：口服，一次 8~10 丸，一日 3 次。

鸦胆子油软胶囊

组成：鸦胆子油、豆磷脂。

功效：清热燥湿、解毒、抑癌。

主治：抗癌药。用于肺癌、肺癌脑转移、消化道肿瘤及肝癌的辅助治疗。

用法：口服，每次 4 粒，每日 2~3 次，30 天为 1 个疗程。

复方斑蝥胶囊

组成：斑蝥、人参、黄芪、刺五加、三棱、半枝莲、莪术、山茱萸、女贞子、熊胆粉、甘草。

功效：破血消瘀，攻毒蚀疮。

主治：用于原发性肝癌、肺癌、直肠癌、恶性淋巴瘤、妇科恶性肿瘤等。

用法：口服，一次 3 粒，一日 2 次。

西黄丸

组成：牛黄或体外培育牛黄、麝香或人工麝香、乳香（醋制）、没药（醋制）。

功效：清热解毒，消肿散结。

主治：热毒壅结所致痈疽疔毒、瘰疬、流注、癌肿等。临床主要用于各种癌症的治疗及辅助治疗，改善中晚期癌症患者的临床症状，提高生活质量。

用法：口服。一次 1 瓶（3g），一日 2 次。

金复康口服液

组成：黄芪、北沙参、麦冬、女贞子（酒制）、山茱萸、绞股蓝、葫芦巴（盐炒）、石上柏、石见穿、重楼、天冬等。

功效：益气养阴，清热解毒。

主治：用于原发性非小细胞肺癌气阴两虚病证不适合手术、放化疗的患者，或与化疗并用，有助于提高化疗效果，改善免疫功能，减轻化疗引起的白细胞下降等毒副作用。Meta 分析研究显示，化疗联合金复康口服液可以提高临床总有效率，改善生存质量，有助于缓解化疗导致的不良反应，改善机体免疫功能。

用法：口服，一次 30mL，一日 3 次，30 天为 1 个疗程，可连续使用两个疗程，或遵医嘱。

二、益气扶正类

参一胶囊

组成：人参皂苷 Rg3（Ginsenoside Rg3）。

功效：培元固本，补益气血。

主治：与化疗配合用药，有助于提高原发性肺癌、肝癌的疗效，可改善肿瘤患者的气虚症状，提高机体免疫功能。

用法：饭前空腹口服，一次 2 粒，一日 2 次。8 周为 1 个疗程。

参芪扶正注射液

组成：党参、黄芪、氯化钠（注射用）。

功效：益气扶正。

用法：静脉滴注：一次 250mL（1 瓶），一日 1 次，疗程 21 天；与化疗合用，在化疗前 3 天开始使用，疗程可与化疗同步结束。

榄香烯注射液

组成：主要成分为 β-，γ-，σ-榄香烯混合液，辅料为大豆磷脂、胆固醇、乙醇、磷酸氢二钠、磷酸二氢钠等。

功效：可用于合并放化疗常规方案，对肺癌、肝癌、食管癌、鼻咽癌、脑瘤、骨转移癌等恶性肿瘤可以增强疗效，降低放化疗毒副作用。并可用于介入、腔内化疗及癌性胸腹水的治疗。

主治：治疗肺癌的合并用药以抗肿瘤、抗菌、调节免疫、营养支持和改善肺功能为主。

用法：静注：一次 0.4~0.6g，一日 1 次，2~3 周为 1 个疗程。用于恶性胸腹水治疗：一般 200~400mg/m²，抽胸腹水后，胸腔内或腹腔内注射，每周 1~2 次，或遵医嘱。

康艾注射液

组成：黄芪、人参、苦参素。

功效：益气扶正，增强机体免疫功能。

主治：用于原发性肝癌、肺癌、直肠癌、恶性淋巴瘤、妇科恶性肿瘤；各种原因引起的白细胞低下及减少症；慢性乙型肝炎。

用法：缓慢静脉注射或滴注；一日 1~2 次，每日 40~60mL，用 5% 葡萄糖或 0.9% 生理盐水 250~500mL 稀释后使用。30 天为 1 个疗程，或遵医嘱。

贞芪扶正颗粒

组成：黄芪、女贞子。

功效：提高人体免疫功能，保护骨髓和肾上腺皮质功能。

主治：用于各种疾病引起的虚损；配合手术、放射线、化学治疗，促进正常功能的恢复。

用法：口服，一次 1 袋，一日 2 次。

参麦注射液

组成：红参，麦冬等。

功效：益气固脱，养阴生津，生脉。

主治：用于治疗气阴两虚型之休克、冠心病、病毒性心肌炎、慢性肺心病、粒细胞减少症。能提高肿瘤患者的免疫机能，与化疗药物合用时，有一定的增效作用，并能减少化疗药物所引起的毒副反应。

用法：肌内注射：一次 2~4mL，一日 1 次；静脉滴注：一次 20~100mL（用 5% 葡萄糖注射液 250~500mL 稀释后使用），或遵医嘱，也可直接滴注。

艾愈胶囊

组成：山慈菇、白英、苦参、淫羊藿、人参、当归、白术。

功效：解毒散结，补气养血。

主治：用于中晚期癌症的辅助治疗以及癌症放化疗引起的白细胞减少症属气血两虚者。

用法：口服，一次 3 粒，一日 3 次。

芪珍胶囊

组成：珍珠、黄芪、三七、大青叶、重楼。

功效：益气化瘀，清热解毒。

主治：用于肺癌、乳腺癌、胃癌患者的辅助治疗。

用法：口服。一次 5 粒，一日 3 次。

养血饮口服液

组成：当归、黄芪、鹿角胶、阿胶、大枣。

功效：补气养血，益肾助脾。

主治：用于气血两亏，崩漏下血，体虚羸弱，血小板减少及贫血，对放疗和化疗后引起的白细胞减少症有一定治疗作用。

用法：口服，一次 1 支，一日 2 次。

养正合剂

组成：红参、黄芪、枸杞子、女贞子（酒蒸）、猪苓、茯苓。

功效：益气健脾，滋养肝肾。

主治：用于肿瘤患者化疗后引起的气阴两虚，症见神疲乏力，少气懒言，五心烦热，口干咽燥等及白细胞减少。

用法：口服，一次 20mL，一日 3 次。

三、化瘀软坚类

参丹散结胶囊

组成：人参、黄芪、白术（麸炒）、鸡内金、瓜蒌、半夏（清）、厚朴、枳壳（炒）、郁金、丹参、全蝎、蜈蚣。

功效：益气健脾、理气化痰、活血祛瘀。

主治：合并化疗具有改善原发性非小细胞肺癌、胃肠癌、乳腺癌等中医脾虚痰瘀病证所致的气短、面色㿠白、胸痛、纳谷少馨、胸胁胀满等症状的作用，可提高患者化疗期间的生活质量。在原发性非小细胞肺癌合并 NP（NVB、PDD）及 MVP（MMC、VDS、PDD）方案化疗时，在抑制肿瘤方面具有一定的辅助治疗作用。

用法：口服，每次 6 粒，每日 3 次，疗程 42 天。

参莲胶囊

组成：苦参、山豆根、半枝莲、防己、三棱、莪术、丹参、补骨脂、苦杏仁、乌梅、白扁豆。

功效：清热解毒，活血化瘀，软坚散结。

主治：用于由气血瘀滞、热毒内阻而致的中晚期肺癌、胃癌患者。

用法：口服。一次6粒，一日3次。

平消片

组成：郁金、马钱子粉、仙鹤草、五灵脂、白矾、硝石、干漆（制）、枳壳（麸炒）。

功效：活血化瘀，散结消肿，解毒止痛。

主治：对毒瘀内结所致的肿瘤患者具有缓解症状、缩小瘤体、提高机体免疫力、延长患者生存时间的作用。

用法：口服。一次4~8片，一日3次。

大黄䗪虫丸

组成：熟大黄、土鳖虫（炒）、水蛭（制）、虻虫（去翅足，炒）、蛴螬（炒）、干漆（煅）、桃仁、苦杏仁（炒）、黄芩、地黄、白芍、甘草。

功效：活血破瘀，通经消癥。

主治：用于瘀血内停所致的癥瘕、闭经，症见腹部肿块、肌肤甲错、面色黧黑、潮热羸瘦、经闭不行。

用法：口服。一次1~2丸，一日1~2次。

康力欣胶囊

组成：阿魏、九香虫、大黄、姜黄、诃子、木香、丁香、冬虫夏草。

功效：扶正去邪，软坚散结。

主治：用于消化道恶性肿瘤、乳腺恶性肿瘤、肺恶性肿瘤见于气血瘀阻者。

用法：口服，一次2~3粒，一日3次，或遵医嘱。

鳖甲煎丸

组成：鳖甲胶、阿胶、蜂房（炒）、鼠妇虫、土鳖虫（炒）、蜣螂、硝石（精制）、柴胡、黄芩、半夏（制）、党参、干姜、厚朴（姜制）、桂枝、白芍（炒）、射干、桃仁、牡丹皮、大黄、凌霄花、葶苈子、石韦、瞿麦。

功效：活血化瘀，软坚散结。

主治：用于胁下癥块。

用法：口服。一次3g（3g约半瓶盖），一口2~3次。

复生康胶囊

组成：鳖甲胶、阿胶、蜂房（炒）、鼠妇虫、土鳖虫（炒）、蜣螂、硝石（精制）、柴胡、黄芩、半夏（制）、党参、干姜、厚朴（姜制）、桂枝、白芍（炒）、射干、桃仁、牡丹皮、大黄、凌霄花、葶苈子、石韦、瞿麦。

功效：活血化瘀，健脾消积。

主治：用于胃癌、肝癌，能增强放化疗的疗效，增强机体免疫功能；能改善肝癌患者临床症状。

用法：口服，一次4粒，一日3次；四周为1个疗程。

四、清热解毒类

消癌平注射液

组成：通关藤。

功效：清热解毒，化痰软坚。

主治：用于食管癌、胃癌、肺癌、肝癌，并可配合放化疗的辅助治疗。

用法：肌内注射：一次 2~4mL，一日 1~2 次，或遵医嘱。静脉滴注：用5% 或 10% 葡萄糖注射液稀释后滴注，一次 20~100mL，一日 1 次；或遵医嘱。

珍香胶囊

组成：珍珠、麝香、血竭、人参、牛黄、冰片。

功效：清热解毒，活血化瘀，消痰散结。

主治：对于证属痰瘀凝聚、毒热蕴结的食管癌患者的放疗有协同作用。

用法：口服，每次 6 粒，一日 3 次。

慈丹胶囊

组成：莪术、山慈菇、鸦胆子、马钱子粉、蜂房等。

功效：化瘀解毒，消肿散结，益气养血。

主治：为原发性肝癌辅助治疗药。适用于原发性肝癌瘀毒蕴结病证，合并介入化疗，可改善临床症状，提高病灶缓解率。

用法：口服，一次 5 粒，一日 4 次，一个月为 1 个疗程，或遵医嘱。

艾迪注射液

组成：斑蝥、人参、黄芪、刺五加，辅料为甘油（供注射用）。

功效：清热解毒，消瘀散结。

主治：用于原发性肝癌，肺癌，直肠癌，恶性淋巴瘤，妇科恶性肿瘤等。

用法：静脉滴注。成人一次 50~100mL，加入 0.9% 氯化钠注射液或 5%~10% 葡萄糖注射液 400~450mL 中，一日 1 次；与放化疗合用时，疗程与放化疗同步；手术前后使用本品 10 天为 1 个疗程；介入治疗 10 天为 1 个疗程；单独使用 15 天为一个周期，间隔 3 天，2 周期为 1 个疗程；晚期恶病质患者，连用 30 天为 1 个疗程，或视病情而定。

博尔宁胶囊

组成：炙黄芪、女贞子（酒制）、光慈菇、马齿苋、重楼、龙葵、紫苏子（炒）、鸡内金（炒）、大黄、冰片、僵蚕（炒）。

功效：扶正祛邪，益气活血，软坚散结，消肿止痛。

主治：本品为癌症辅助治疗药物，可配合化疗使用，有一定减毒增效作用。

用法：口服，一日 3 次，一次 4 粒，或遵医嘱。

复方苦参注射液

组成：苦参、白土苓。

功效：清热利湿，凉血解毒，散结止痛。

主治：用于癌肿疼痛、出血。

用法：谨遵医嘱。

参考文献

［1］张晓羽．"治未病"应贯穿于防治肿瘤的始终［J］．光明中医杂志，2010，25（3）．

［2］马琳．浅谈中医对肿瘤的防与治［J］．求医问药·下半月刊，2012，10（10）．

［3］霍介格，王小宁．以治未病的思想指导中医肿瘤的防治［J］．时珍国医国杂志，2009，20（1）．

［4］张恩欣．治未病思想在中医防治肿瘤中的运用［J］．新中医杂志，2012，42（6）．

［5］王河宝，杨菲，孙悦，等．中医"治未病"思想在恶性肿瘤全程防治中的作用研究［J］．江西中医药大学学报，2018，30（2）．

［6］周岱翰．论中医肿瘤学的治疗特色与疗效优势［J］．中医肿瘤学杂志，2022，4（3）．

［7］刘伟胜，白建平．试论中医治疗中晚期恶性肿瘤的特点［J］．中国肿瘤，2003，12（6）．

［8］周宜强．突出中医特色优势确立肿瘤诊疗标准［J］．中医药管理杂志，2009，17（2）．

［9］周宜强，王黎军．中医防治肿瘤的现状及肿瘤学科的发展思路［J］．世界中医药，2007，2（5）．

［10］陈锐深，曹洋．中医药治疗恶性肿瘤的特色和优势［J］．中医药学刊，2006，24（1）．

［11］王晓群，贾英杰．中医药治疗恶性肿瘤的特色优势与思考［J］．时珍国医国药，2016，27（12）．

［12］栾晓文，马可．中医治疗肿瘤的优势［J］．中国医药指南，2013，11（5）．

［13］罗守江．中医治疗肿瘤的优势及其疗效评价［J］．世界最新医学信息文摘，2015，15（A0）．

［14］王辉，孙桂芝，花宝金．中医药防治肿瘤的源流、现状和发展趋势［J］．中华中医药学刊，2012，30（9）．

［15］孙静宜，李泉旺，胡凯文，等．金元时期中医古籍肿瘤防治认知源流述要［J］．北京中医药，2018，37（12）．

［16］张军力，饶燮卿，花宝金，等．先秦两汉时期中医古籍肿瘤防治认知源流述要［J］．北京中医药，2018，37（12）．

［17］梁燕凯，路夷平，吕培文，等．明清时期中医古籍肿瘤防治认知源流述要［J］．北京中医药，2018，37（12）．

［18］李忠．临床中医肿瘤学［M］．沈阳：辽宁科学技术出版社，2002．

［19］杨炳奎，曹振健，霍介格．肿瘤的中医药命名与分类［J］．中国中医基础医学杂志，2004，10（10）．

［20］周宜强．实用中医肿瘤学［M］．北京：中医古籍出版社，2006．

［21］李家庚，屈松柏．实用中医肿瘤病学［M］．北京：科学技术文献出版社，2001．

［22］周岱翰．临床中医肿瘤学［M］．北京：人民卫生出版社，2003．

［23］周岱翰．中医肿瘤学［M］．广州：广东高等教育出版社，2007．

［24］周岱翰．中医肿瘤学［M］．北京：中国中医药出版社，2011．

［25］毕凌，李和根，许玲，等. 恶性肿瘤中医外治进展［J］. 四川中医，2013，31（9）.

［26］王兵，侯炜，赵彪，等. 肿瘤中医常用外治方法概述［J］. 中医药信息，2013，30（4）.

［27］宋丹，谭洁，钟华苓. 中医外治法促进恶性肿瘤康复的研究进展［J］. 按摩与康复医学，2021，12（7）.

［28］马晓彤. 气功在肿瘤康复中的作用及其机理探讨［C］//2013 年全国中医肿瘤学术年会论文集，2013.

［29］汪心田. 气功养生法治疗肿瘤的机理［R］//世界医学气功学会第五届医学气功学会会员代表会议暨第七届学术交流会议，2012.

［30］闫淑伟. 肿瘤病人的饮食疗法［J］. 中国社区医师·综合版，2008，10（2）.

［31］陈军平. 中医药防治肿瘤转移的思路与方法［J］. 陕西中医杂志，2005，26（12）.

［32］王志学，焦中华. 中医药抗肿瘤转移治疗的思路与方法探讨［J］. 山东中医杂志，1997，16（12）.

［33］闵华庆. 新编常见恶性肿瘤诊治规范·鼻咽癌分册［M］. 北京：北京医科大学、中国协和医科大学联合出版社，1991.

［34］黄腾波，汪慧民，李景廉，等. 鼻咽癌高危人群癌前病变的确立［J］. 癌症杂志，1997，1（62）.

［35］黄腾波. 鼻咽癌早期诊断研究进展［J］. 中华耳鼻咽喉科杂志，1997，32（6）.

［36］纪晓花，王玲，单保恩，等. 连花参加方对小鼠食管癌前病变组织中 β – catenin 蛋白表达的影响［J］. 肿瘤，2015，35（5）.

［37］王俊，孙懿，黄雅慧，等. 清肝健脾方治疗 Barrett 食管临床疗效及其对 Cdx2 和 p38MAPK 的表达影响［J］. 中华中医药学刊，2016，34（2）.

［38］刘刚，陈宝财，康玉杰，等. 苓桂半夏汤加味治疗无反流症状 Barrett 食管临床观察［J］. 河南中医，2017，37（9）.

［39］孙盟朝，练宇飞，崔莉红. 增生平联合四君子汤治疗脾虚热瘀型食管低级别上皮内瘤变的临床效果［J］. 中国中西医结合外科杂志，2020，26（6）.

［40］阳思诗，江潮，邵迎新. 参赭培气汤加减治疗食管低级别上皮内瘤变的临床效果［J］. 中国医药导报，2020，17（17）.

［41］厉秀云，李振民. 疏肝健胃清热解毒法治疗胃癌前病变 65 例［J］. 陕西中医杂志，2009，30（1）.

［42］刘启泉，杜艳茹，王志坤，等. 解毒活血法治疗胃癌前病变临床研究［J］. 辽宁中医杂志，2005，32（6）.

［43］吴德坤，唐友明，郑景辉，等. 安胃汤对幽门螺旋杆菌阳性萎缩性胃炎模型大鼠保护作用的药理探索［J］. 中药新药与临床药理，2022，33（1）.

［44］白海燕，郝旭蕊，李娜，等. 化浊解毒方治疗慢性萎缩性胃炎伴幽门螺杆菌感染患者的临床研究［J］. 南京中医药大学学报，2020，36（3）.

［45］李慧臻，王天麟，马佳乐，等. 半夏泻心汤对 Hp 阳性慢性萎缩性胃炎小鼠趋化因子 CXCL9、CXCL10 及炎性因子的影响［J］. 时珍国医国药，2021，32（10）.

［46］徐燕立，朱飞叶，徐珊. "乐胃饮"加味方对慢性萎缩性胃炎模型鼠胃黏膜病变及相关炎症因子的作用［J］. 浙江中医杂志，2020，55（2）.

［47］林翔英，黄铭涵，方文怡，等. 健脾清化散瘀饮对慢性萎缩性胃炎模型大鼠胃黏膜 TXNDC5、NOX2、NF – κB、TNF – α 表达的影响［J］. 实用中医内科杂志，2021，35（10）.

[48] 陆鑫熠，罗斌，阙祖俊，等. 基于"正虚伏毒"理论探讨肺结节"炎—癌转化"与中医药防治策略 [J]. 上海中医药杂志，2023，57（4）.

[49] 叶永安，田德录，赵凤志，等. 肝癌前病变发生机理及中药干预作用的研究探讨 [J]. 中国中医基础医学杂志，2023，9（2）.

[50] 许文学，杨建宇，李杨，等. 中医治疗癌前病变专题讲座（二）：肝癌癌前病变 [J]. 中国中医药现代远程教育，2012，10（4）.

[51] 傅西林. 乳腺癌癌前病变的病理诊断 [J]. 中国实用外科杂志，2002，20（5）.

[52] 李永健，陈红风. 乳腺癌癌前病变的中西医研究近况 [J]. 中医药通报，2006，5（4）.

[53] 张晓慧，综述，许岸高，等. 大肠癌癌前疾病和癌前病变研究进展 [J]. 实用医学杂志 2003，19（12）.

[54] 黄小乔，冯伟勋，汪雪琦，等. 鲜青蒿预防湿热型肠息肉复发的作用机制研究 [J]. 时珍国医国药，2021，32（9）.

[55] 鲁仕显，林辉，冯明丽. 白花蛇舌草防治结直肠息肉 [J]. 中医学报，2022，37（4）.

[56] 王伟强，李晓，陈玉华，等. 黄连素对结直肠腺瘤内镜下切除后复发的预防作用 [J]. 胃肠病学和肝病学杂志，2020，29（1）.

[57] 郭伟鑫，赵琦，王秀琳，等. 基于生信分析赵琦教授对三仁汤主药治疗结直肠腺瘤的预测研究 [J]. 贵州医药，2019，43（12）.

[58] 杨兆林，汪莉，陈茵，等. 中西医结合治疗重度宫颈糜烂的临床疗效 [J]. 实用心脑肺血管病杂志，2017，25（7）.

[59] 佘序华，戚惠丽，黄玉梅，等. 宫颈糜烂的中西医治疗进展 [J]. 广西中医药，2020，43（4）.

[60] 史杨. 从《内经》疾病传变理论浅析恶性肿瘤转移的病机 [J]. 四川中医，2015，33（5）.

[61] 索凤茹. 邪毒传舍—经络流注与恶性肿瘤转移 [J]. 实用中医内科杂志，2014，28（5）.

[62] 庄振杰，陈贺，谢静怡，等. 浅析《黄帝内经》"以平为期"理论与恶性肿瘤疾病防治 [J]. 中医肿瘤学杂志，2021，3（2）.

[63] 顾瑛，杨晶，秦立强. 膳食模式与肿瘤的关系及作用机制 [J]. 肿瘤代谢与营养电子杂志，2022，9（6）.

[64] 张兆洲，王炎. 聚焦中医情志致病理论：中医药调节情志应激防治恶性肿瘤复发转移的优势与展望 [J]. 上海中医药杂志，2023，57（6）.

[65] 杨帆，莫凯岚，陈扬声. 鼻咽癌放疗前后中医证型分布及其演变规律的研究 [J]. 广东药学院学报，2014，30（2）.

[66] 都书樟，王文萍，李晓斌，等. 脑肿瘤术后并发症的中医治疗研究 [J]. 中外医学研究，2021，19（11）.

[67] 姜言红. 李氏半夏白术天麻汤治疗偏头痛（脾虚痰湿证）的临床研究 [D]. 济南：山东中医药大学，2022.

[68] 缪学建，宋志富，庞国银，等. 八珍汤联合通窍活血汤辅助治疗脑肿瘤术后气虚血瘀证的临床观察 [J]. 中国实验方剂学杂志，2016，22（10）.

[69] 钟佳，刘华，王理槐，等. "癌毒传舍"新认识及其在肺癌复发转移防治中的应用 [J]. 亚太传统医药，2022，18（3）.

[70] 原发性支气管肺癌（术后及术后复发转移）中西医结合优化临床方案研究 [N]. 山东：山东中医药大学附属医院，2015 – 10 – 01.

[71] 林丽珠, 孙玲玲. 岭南中医肿瘤学术流派治疗肺癌历程与展望 [J]. 中医肿瘤学杂志, 2021, 3 (6).

[72] 黄覃凤, 韦艾凌. 从活血化瘀法论治肝癌复发和转移的理论探讨 [J]. 时珍国医国药, 2018, 29 (8).

[73] 陈兰玉, 熊墨年, 胡凯文. 肝癌的肝脾同治 [J]. 中西医结合肝病杂志, 2020, 30 (6).

[74] 陈泽山, 邓鑫, 朱文琳, 等. 黄芪对肝癌的影响及潜在机制 [J]. 中华中医药学刊, 2022, 40 (11).

[75] 朱云, 李成, 林鑫盛, 等. 白术多糖对肝癌细胞增殖及侵袭的抑制作用及其机制 [J]. 南方医科大学学报, 2019, 39 (10).

[76] 邹玺, 王瑞平, 胡玥. 健脾化瘀药物对消化道肿瘤细胞的体外抑制作用 [J]. 南京中医药大学学报, 2010, 26 (1).

[77] 张逸娟. 加味八珍汤改善结肠癌气血两虚证型患者术后机体免疫功能水平的疗效观察 [D]. 南京: 南京中医药大学, 2022.

[78] 汤晓娟. 补肾化瘀解毒方药防治化疗药物所致周围神经毒性的临床研究 [D]. 广州: 暨南大学, 2018.

[79] 廖春华. 沙参麦冬汤对阴虚癌病放疗患者生活质量的评估研究 [D]. 南京: 南京中医药大学, 2011.

[80] 卢霞, 刘凯. 阳和汤联合化疗治疗惰性淋巴瘤 30 例疗效观察 [J]. 湖南中医杂志, 2016, 32 (5).

[81] 夏清, 克晓燕, 胡凯文. 从脾虚痰浊论治非霍奇金淋巴瘤 [J]. 广州中医药大学学报, 2022, 39 (12).

[82] 李雪松, 段赟, 郭炳涛, 等. 扶正养荣膏对气血两虚型非霍奇金淋巴瘤化疗患者免疫功能及中医症候的改善作用 [J]. 甘肃医药, 2022, 41 (6).

[83] 朱华宇, 司徒红林. "从六郁治乳" 学术思想在乳腺癌治疗中的运用策略 [J]. 中医肿瘤学杂志, 2022, 4 (5).

[84] 王霞. 乳腺癌患者放疗后引起的癌因性疲乏中医证型研究 [D]. 呼和浩特: 内蒙古医科大学, 2021.

[85] 乔璐涵. 六君子汤加减联合放疗治疗脾胃虚弱型乳腺癌术后患者的临床疗效观察 [D]. 哈尔滨: 黑龙江中医药大学, 2019.

[86] 杨小玉. 加味五参越鞠汤治疗乳腺癌放疗后气阴两虚证的临床研究 [D]. 昆明: 云南中医学院, 2017.

[87] 乳腺癌分期辨证规范 (试行稿) [C] //中华中医药学会乳腺病防治协作工作委员会. 第十一届全国中医及中西医结合乳腺病学术会议论文集. 中华中医药学会乳腺病防治协作工作委员会: 中华中医药学会, 2009.

[88] 唐晓铭. 乳腺癌内分泌治疗后不良反应的中医证治规律研究 [D]. 长沙: 湖南中医药大学, 2020.

[89] 石远凯, 孙燕. 临床肿瘤内科手册 [M]. 6 版. 北京: 人民卫生出版社, 2015.

[90] 周岱翰. 中医肿瘤学 [M]. 修订版. 广州: 广东高等教育出版社, 2020.

[91] 刘道新, 臧云彩, 谢秋利, 等. 郑玉玲通腑泻热法论治脑瘤 [J]. 中医学报, 2023, 38 (5).

[92] 吴勉华, 李文婷. 中医药防治肿瘤放疗后放射性损伤述要 [J]. 江苏中医药, 2023, 55

(3).

［93］连粉红，夏小军，郭炳涛，等. 中医药防治肿瘤放疗损伤的思路和方法［J］. 甘肃医药，2020，39（8）.

［94］薛道金，黄涛，沈有碧，等. 基于数据挖掘的当代脑瘤中医医案诊治规律分析［J］. 中华中医药杂志，2016，31（7）.

［95］谢学敏，程丽明，谢海涛，等. 127 例脑瘤患者中医证候特点多元统计分析［J］. 新中医，2018，50（7）.

［96］陈若万. 黄立中教授中医药治疗颅内肿瘤学术观点及经验总结［D］. 长沙：湖南中医药大学.

［97］段朝晖，张敏，徐杰茹，等. 2000—2019 年中国脑瘤死亡趋势分析及预测研究［J］. 中国全科医学，2023，26（6）.

［98］周德亮，廖恒祥，方软学. 青少年甲状腺癌误诊原因分析［J］. 临床外科杂志，1999，7（2）.

［99］钱彦方. 甲状腺病中医论治体会［J］. 中华中医药学刊，2007，25（10）.

［100］朱垚，陆明，王旭. 瘿病小考［J］. 中医药通报，2007，6（4）.

［101］郁仁存. 中医肿瘤学［M］. 北京：科学出版社，1983，2022.

［102］李曰庆. 中医外科学［M］. 北京：中国中医药出版社，2017.

［103］黄国贤，张蓓，丘惠娟，等. 鼻咽癌急性放射性口咽炎的中药防治［J］，中山大学学报（医学科学版），2003，24（1）.

［104］袁国荣，卢丽琴，钦志泉，等. 加味清营汤对鼻咽癌放疗增效减毒的临床研究［J］. 中医药学刊，2006，24（4）.

［105］陈锐深. 现代中医肿瘤学［M］. 北京：人民卫生出版社，2003.

［106］曲玉婷，康宁，孙颖，等. 从气机升降辨治舌癌的经验撷英［J］. 中华中医药杂志，2022，37（7）.

［107］吴结妍. 刘展华教授辨证论治舌癌经验［J］. 河北中医，2017，39（6）.

［108］王宪贝，李秋艳，许云，等. 杨宇飞教授舌癌的中医康复治疗与验案两则［J］. 世界科学技术－中医药现代化，2022，24（9）.

［109］马春燕，李方超，侯爱画. 侯爱画教授运用清热解毒散结法治疗舌癌的经验总结［J］. 世界最新医学信息文摘，2018，18（51）.

［110］王兵，侯炜，赵彪，等. 朴炳奎教授治疗舌癌临床经验探析［J］. 世界中医药，2013，8（9）.

［111］王兵，侯炜，赵彪，等. 朴炳奎教授治疗喉癌经验探析［J］. 世界中西医结合杂志，2013，8（8）.

［112］伍映芳，陈彩凤，李云英. 151 例喉癌患者的中医证型聚类分析［J］. 辽宁中医杂志，2019，46（4）.

［113］段金芳. 中西医结合治疗喉癌 66 例临床研究［J］. 深圳中西医结合杂志，2014，24（10）.

［114］龚晨露，沈丽萍，刘苓霜. 中医辨证维持治疗晚期非小细胞肺癌研究进展［J］. 西部中医药，2023（7）.

［115］王强，杨继，张垚. 中医治疗原发性支气管肺癌研究进展［J］. 国际中医中药杂志，2021（5）.

［116］王剑锋，胡凯文，段桦，等. 中医专方治疗肺癌研究进展［J］. 河南中医，2020（6）.

［117］邓生明. 中医治疗肺癌现状及研究进展［J］. 黑龙江中医药，2020（4）.

［118］王小伟，李志刚，王振祥，等. 肺癌的中医证型及治疗研究进展［J］. 中医临床研究，2021（11）.

［119］陆舜，王俊，王长利，等. 肺癌—中国肿瘤整合诊治指南（2022）［M］. 天津：天津科学技术出版社，2022.

［120］石远凯，孙燕. 临床肿瘤内科手册［M］. 6版. 北京：人民卫生出版社，2015.

［121］潘敏求，黎月恒. 肿瘤特色方药［M］. 北京：人民卫生出版社，2006.

［122］汤钊猷. 现代肿瘤学［M］. 3版. 上海：复旦大学出版社，2011.

［123］周维顺，吴林生，刘振东. 试述乳腺癌的中西医诊治原则［J］. 实用中医药杂志，2004（2）.

［124］孙贻安，刘晓菲. 中医对乳腺癌的认识及术后治疗原则［J］. 中医药学刊，2005，23（1）.

［125］孙燕，周际昌. 临床肿瘤内科手册［M］. 4版. 北京：人民卫生出版社，2003.

［126］吴在德，吴肇汉. 外科学［M］. 7版. 北京：人民卫生出版社，2008.

［127］樊代明. 整合肿瘤学·基础卷［M］. 西安：世界图书出版西安有限公司，2021.

［128］胡洁，林丽珠，骆肖群，等. EGFR－TKI不良反应管理专家共识［J］ 中国肺癌杂志，2019（2）.

［129］赵杰. 孙桂芝从肝脾论治胆囊癌经验初探［J］. 辽宁中医杂志，2015，42（11）.

［130］国家癌症中心中国结直肠癌筛查与早诊早治指南制定专家组. 中国结直肠癌筛查与早诊早治指南（2020，北京）［J］. 中华肿瘤杂志，2021，43（1）.

［131］中华人民共和国国家卫生健康委员会. 中国结直肠癌诊疗规范（2020年版）［J］. 中华外科杂志，2023（8）.

［132］尹小兰. 子宫颈癌中医辨证分型与临床相关因素的研究［D］. 广州：广州中医药大学，2014.

［133］韩凤娟，姜婷婷，张茗. 中医药在宫颈癌治疗中的作用及其机制研究［J］. 天津中医药大学学报，2018，37（1）.

［134］郭永红. 李光荣教授治疗宫颈癌前病变及宫颈癌的经验［J］. 中华中医药杂志，2013，28（10）.

［135］中国抗癌协会妇科肿瘤专业委员会. 子宫内膜癌诊断与治疗指南（2021年版）［J］. 中国癌症杂志，2021，31（6）.

［136］宋冰冰，孙惠昕，陈王洋，等. 2014年中国子宫体癌发病与死亡分析［J］. 中国肿瘤，2018，27（10）.

［137］中华人民共和国国家卫生健康委员会. 肾细胞癌诊治指南（2022年版）.

［138］罗仁，曹文富. 中医内科学［M］. 北京：科学出版社，2012.

［139］张瑞，唐启胜，丁瑞，等. 骨肉瘤原代癌相关成纤维细胞对骨肉瘤SOSP－9607细胞增殖的影响［J］. 肿瘤研究与临床，2020，32（12）.

［140］夏祥柱，于冬冬，李鑫. 中医药治疗骨肉瘤的研究进展［J］. 云南中医中药杂志，2021，42（11）.

［141］周楠楠，方斌，易春智，等. 中医药治疗骨肉瘤的研究进展［J］. 中医肿瘤学杂志，2021，3（1）.

［142］曹毛毛，陈万青. GLOBOCAN 2020全球癌症统计数据解读［J］. 中国医学前沿杂志（电

子版），2021，13（3）.

[143] 郑荣寿，孙可欣，张思维，等. 2015 年中国恶性肿瘤流行情况分析 [J]. 中华肿瘤杂志，2019，41（1）.

[144] 王吉耀，葛均波，邹和建. 实用内科学 [M]. 16 版. 北京：人民卫生出版社，2022.

[145] 黄晓军，黄河，胡豫. 血液内科学 [M]. 3 版. 北京：人民卫生出版社，2020.

[146] 梁冰. 梁冰衷中参西血液病经验 [M]. 天津：天津科学技术出版社，2019.

[147] 刘亚娴. 中西医结合肿瘤病学 [M]. 北京：中国中医药出版社，2014.

[148] 孙伟正，孙凤，孙岸弢. 中医血液病学 [M]. 北京：人民卫生出版社，2017.

[149] 王吉耀，葛均波，邹和建. 实用内科学 [M]. 北京：人民卫生出版社，2022.

[150] 丁飞，朱平，伍学强. 多发性骨髓瘤发病的分子机理和恶性克隆演化 [J]. 中国实验血液学杂志，2015，23（5）.

[151] 钱树树. 升麻水提物通过激活 TLR4 - NF - κB 信号通路重编程 TAMs 治疗多发性骨髓瘤的机制研究 [D]. 南京：南京中医药大学，2022.

[152] 黄陈翼，刘宗超，马川，等. 冬凌草甲素抑制多发性骨髓瘤细胞 H929 增殖和诱导凋亡的分子机制 [J]. 现代肿瘤医学，2020，28（14）.

[153] 徐小梦，康迪，朱新宇，等. 基于 IRAK4/ERK/p38 信号通路雷公藤红素对多发性骨髓瘤细胞增殖和凋亡的影响 [J]. 中国实验血液学杂志，2022，30（1）.

[154] 陈平. 重楼皂苷 B 通过 PI3K/AKT/mTOR 诱导多发性骨髓瘤细胞自噬及凋亡的体外实验研究 [D]. 南京：南京中医药大学，2022.

[155] 陈颖. 双氢青蒿素诱导多发性骨髓瘤周期停滞并克服地塞米松耐药 [D]. 南京：南京中医药大学，2020.

[156] 李琤，李达. 梁冰老中医诊治多发性骨髓瘤经验拾遗 [J]. 中华中医药杂志，2013，28（7）.

[157] 李仝，黄玉燕. 多发性骨髓瘤从肾虚毒瘀论治 [J]. 北京中医药大学学报，2008，31（6）.

[158] 翟怡然，蒋士卿. 中医药治疗软组织肉瘤研究进展 [J]. 中华中医药杂志，2021，36（7）.

[159] 范晓杰，冯建刚，蒋怡芳，等. 艾迪注射液联合新辅助化疗后手术在软组织肉瘤患者中的疗效及其对外周血淋巴细胞亚型水平的影响 [J]. 中国新药杂志，2019，28（15）.

[160] 王安明. 中医药治疗脾门淋巴肉瘤完全缓解 1 例 [J]. 吉林中医药，2005，25（8）.

[161] 吴洪文. 中医药治疗肠系膜淋巴肉瘤一例疗效观察 [J]. 成都中医学院学报，1983（2）.

[162] 刘汉庆. 中医药治疗多发性特发性出血性肉瘤 1 例报告 [J]. 新中医，1999（6）.

[163] 吴兰康. 抗癌散结膏外敷并内服中药治疗软组织肉瘤 [J]. 四川中医，1991（3）.

[164] 崔旭红，张春明. 林芹璧治疗恶性软组织肿瘤验案 2 则 [J]. 中医杂志，2009，50（9）.

[165] 和瑞欣. 和贵章教授治疗脂肪肉瘤验案 [J]. 中医学报，2012，27（7）.

[166] 展文国. 裴正学教授自拟五尾大竭合剂治疗软组织肉瘤经验 [J]. 甘肃医药，2011，30（10）.

[167] 黄子菁，孙玲玲，林丽珠. 林丽珠治疗软组织肉瘤用药规律的数据挖掘研究 [J]. 广州中医药大学学报，2018，35（6）.

[168] 丁大伟，章永红. 章永红以毒攻毒治癌经验探析 [J]. 中国中医基础医学杂志，2015，21（6）.

［169］王茜，刘怀民. 刘怀民教授治疗恶性纤维组织细胞瘤术后肺转移1例［J］. 中国中医药现代远程教育，2018，16（20）.

［170］储真真，石可金. 滑膜肉瘤 中医可延生存期［J］. 中医健康养生，2016（7）.

［171］孟丹，朱莹杰. 中医药治疗老年复发性未分化肉瘤的1例报道［J］. 世界华人消化杂志，2016，24（32）.

［172］徐鑫，王赛，张孟哲，等. 蒋士卿教授重用阳和汤治疗软组织肉瘤经验［J］. 中医学报，2016，31（3）.

［173］于彬，顾恪波，王逊，等. 孙桂芝治疗恶性黑色素瘤经验［J］. 北京中医药，2016，35（12）.

［174］程培育，李辰慧，张青. 郁仁存治疗恶性黑色素瘤经验［J］. 北京中医药，2013，32（7）.

［175］李佩文. 中西医临床肿瘤学［M］. 北京：中国中医药出版社，1996.

［176］于同月，崔昊震，张松男，等. 参一胶囊对晚期非小细胞肺癌临床化疗效果及免疫功能的影响分析［J］. 中国免疫学杂志，2018，34（7）.

［177］卞正航，单渝菲，崔琳晗，等. 参芪扶正注射液抗肿瘤机制研究进展［J］. 新中医，2022，54（9）.

［178］王郝嘉，吴嘉瑞，巫志姗，等. 基于Meta分析的金复康口服液辅助化疗治疗肺癌临床评价研究［J］. 药物流行病学杂志，2021，30（1）.

［179］李斐斐，崔一鸣，陈露，等. 益肺清化颗粒治疗非小细胞肺癌研究进展［J］. 中华中医药杂志，2013，28（7）.

［180］董军. 复方红豆杉胶囊维持治疗晚期非小细胞肺癌疗效及其机制研究［D］. 北京：中国中医科学院，2022.

［181］罗星，陈琪，潘博，等. 康莱特注射液联合GP方案对晚期非小细胞肺癌患者免疫功能、新生血管生成和血清JAK2/STAT3信号通路的影响［J］. 现代生物医学进展，2022，22（22）.

［182］胡彦辉，于卫江，耿良. 威麦宁胶囊对肺癌化疗患者免疫功能及炎性微环境的影响［J］. 辽宁中医杂志，2019，46（3）.

［183］郑凤长，陈静，孙朋，等. 威麦宁胶囊联合放化疗对肺癌患者根治术后复发率及免疫功能的影响［J］. 甘肃医药，2021，40（9）.

［184］于明薇，刘强，吴万垠，等. 基于多中心真实世界数据的紫龙金片辅助治疗肺癌患者生存分析［J］. 中草药，2022（12）.

［185］叶思思，肖祖林，任真，等. 紫龙金片联合化疗治疗非小细胞肺癌的疗效及安全性Meta分析［J］. 中医药导报，2020，26（5）.

［186］张晓春. 艾迪注射液联合GP方案治疗非小细胞肺癌临床观察［J］. 辽宁中医药大学学报，2016，18（2）.

［187］李现忠. 华蟾素胶囊联合化疗对晚期非小细胞肺癌患者的疗效［J］. 实用中西医结合临床，2020，20（3）.

［188］赵晓晓，谢雁鸣，王连心. 真实世界榄香烯乳状注射液治疗肺癌临床应用特征研究［J］. 中国药物警戒，2022（9）.

［189］夏本跃，聂国庆，钱堃，等. 鸦胆子油乳注射液辅助治疗对中晚期非小细胞肺癌患者疗效的影响［J］. 中国医院用药评价与分析，2023，23（5）.

［190］刘岩，罗贻雪，王梅芳，等. 复方苦参注射液联合常规化疗对复发性非小细胞肺癌的疗效

分析 [J]. 肿瘤药学, 2017, 7 (4).

[191] 陈建娥. 消癌平滴丸辅助治疗非小细胞肺癌 Ⅱ 期的疗效评价探讨 [J]. 中国医药指南, 2016, 14 (31).

[192] 毛跃峰, 爨国庆, 李彩霞. 参芪扶正汤治疗 Ⅲ～Ⅳ 期胃癌临床研究 [J]. 新中医, 2020, 52 (24).

[193] 吴俊生. 贞芪扶正颗粒对食管癌化疗患者的应用价值 [J]. 中国继续医学教育, 2018, 10 (35).

[194] 刘丽坤, 宋微, 郝淑兰, 等. 生脉注射液含药鼠血清对人胃癌细胞多药耐药性的逆转作用及可能机制 [J]. 中华中医药杂志, 2018, 33 (9).

[195] 张也青, 柯樱, 叶冠. 胃复春片治疗慢性萎缩性胃炎及胃癌前病变的临床应用和研究现状 [J]. 上海医药, 2018, 39 (7).

[196] 李鹏远, 王晓芳, 刘月, 等. 康力欣胶囊联合 FOLFOX4 方案对中晚期胃癌患者免疫功能、生活质量和血清肿瘤标志物的影响 [J]. 现代生物医学进展, 2022, 22 (1).

[197] 阮新建, 贾佳, 刘慧龙, 等. 消癌平注射液联合 SOX 化疗方案一线治疗晚期胃癌的临床观察 [J]. 临床合理用药杂志, 2021, 14 (22).

[198] 高梦捷, 肖康. 食道平散联合紫杉醇化疗方案治疗食管癌的疗效及对患者吞咽功能的影响 [J]. 中文科技期刊数据库 (全文版) 医药卫生, 2022 (5).

[199] 王永锋, 吴洁. 抗癌平丸联合卡培他滨治疗直肠癌的临床研究 [J]. 现代药物与临床, 2019, 34 (7).

[200] 龚瑜, 牛刚, 郑芝欣, 等. 复方天仙胶囊联合 FOLFOX4 双周标准化疗方案治疗中晚期胃癌的临床研究 [J]. 中国合理用药探索, 2021, 18 (11).

[201] 娄彦妮, 贾立群. 安替可胶囊治疗消化系统肿瘤的文献分析 [J]. 中国医院用药评价与分析, 2013, 13 (9).

[202] 刁宗盛, 江立静, 阎磊, 等. 金蒲胶囊对消化系统肿瘤术后放、化疗作用的临床观察 [J]. 安徽卫生职业技术学院学报, 2003 (3).

[203] 王勇, 姜维广. 西黄丸联合膀胱灌注化疗对浅表性膀胱癌术后的影响 [J]. 中国实用医药, 2016, 11 (31).

[204] 孙悦, 包永睿, 王帅, 等. 基于微流控芯片的复方木鸡颗粒药效组分诱导肝癌 HepG2 细胞凋亡配伍规律研究 [J]. 世界科学技术 (中医药现代化), 2021, 23 (10).

[205] 程志强. 西黄丸治疗晚期原发性肝癌 23 例疗效观察 [J]. 中华中医药杂志, 2010, 25 (1).

[206] 向旭, 邹增城, 张炯善. 肝复乐胶囊联合射频消融术治疗原发性肝癌的临床疗效 [J]. 新医学, 2021, 52 (5).

[207] 程旸, 贺松其, 朱云, 等. 鳖甲煎丸抑制肝癌细胞增殖、黏附及侵袭作用的实验研究 [J]. 中国中西医结合杂志, 2013, 33 (5).

[208] 朱广媛, 李东华, 张树范, 等. 艾迪注射液的临床研究进展 [J]. 中医药学报, 2010, 38 (1).